U0947610

矫形外科进路手术学

编　　著 侍　德

编著助理 侍　宏　吴静霞　吴　菊

上海交通大学出版社

内 容 提 要

本书是一部图文结合介绍矫形外科各种手术进路的专著。手术进路是手术选择和过程中必须面对的问题。作者根据多年的临床经验，对矫形外科手术进路进行了系统的归类分析，在书中总结了 220 余种进路，详细介绍了各种手术进路的局部解剖、适应证、手术体位和麻醉方法、手术的详细步骤以及手术中的经验、心得，同时配上近千幅示意图。本书不仅可直接指导读者实际操作，而且还向读者提供了手术进路创新的思路。本书适合临床骨科医生和相关人员在工作和科研中参考。

图书在版编目(CIP)数据

矫形外科进路手术学/侍德编著. —上海：上海交通大学出版社，2009

ISBN 978-7-313-05721-1

Ⅰ. 矫… Ⅱ. 侍… Ⅲ. 矫形外科手术 Ⅳ. R687

中国版本图书馆 CIP 数据核字(2009)第 038663 号

矫形外科进路手术学

侍　德　编著

上海交通大学出版社出版发行

(上海市番禺路 951 号　邮政编码 200030)

电话:64071208　出版人:韩建民

常熟市文化印刷有限公司印刷　全国新华书店经销

开本:889mm × 1194mm　1/16　印张:29.25　字数:848 千字

2009 年 8 月第 1 版　2009 年 8 月第 1 次印刷

印数:1 ~ 2 030

ISBN978-7-313-05721-1/R　定价:85.00 元

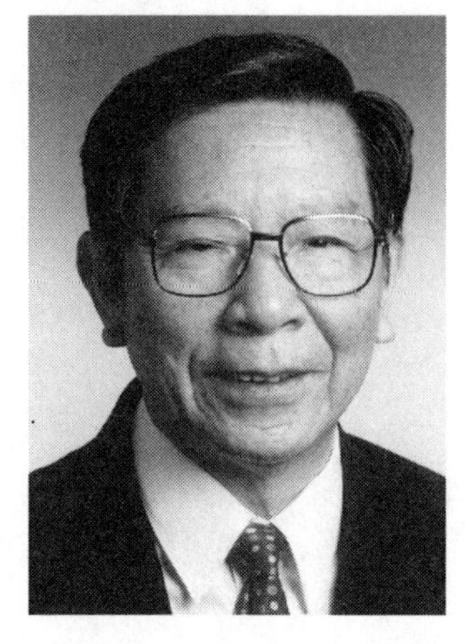

侍　德　1928年生，江苏盐城人，中共党员，1955年毕业于中国医科大学，曾任南通医学院附属医院骨科主任、主任医师、教授、研究生导师、创伤研究室主任、手外科研究中心顾问；中华显微外科学会第一届委员、中华手外科学会第一届委员、中国修复与重建外科研究会理事、中国脊髓损伤研究会第二届理事、中华医学会江苏省分会骨科、显微外科副主任委员、手外科学组主任委员、《中华手外科杂志》副总编辑、《中华显微外科杂志》编委、《中国修复重建杂志》编委。

长期致力于骨科临床、教学、科研和带教研究生。擅长骨科、手外科、显微外科，特别是将显微外科和整形外科技术用于骨科和手外科有独特的经验，在国内具领先地位。上颈椎前路手术、胸腰椎骨折前方固定术以及人工椎体置换术等在国内都有建树。编著《矫形外科手术进路图解》由上海科学技术出版社出版，编著《骨科修复重建外科学》及主编《手外科手术学》由上海医科大学出版社出版，并参加全国骨科专家编著的有《矫形外科学》、《现代显微外科学》、《显微外科进展》、《实用急诊医学》、《外科解剖学》、《现代骨科手术学》、《骨科手术图解》、《交通医学》、《整形外科学》和《股骨头缺血性坏死诊疗》、《外科学前沿与争论》等近20部专著，发表论文100多篇，并多次参加国际性及国内学术会议。获国家级、部级、省级科技奖共10项。1991年起享受国务院政府特殊津贴，1981年被评为江苏省劳动模范，1984年、1986年两次被评为全国卫生先进工作者，1991年被评为江苏省高等学校优秀共产党员，1992年被评为全国劳动模范并获“五一”劳动奖章，1993年获江苏省教委和江苏省学位委员会授予的优秀研究生教师称号。

序　一

评价一部著作的好坏，读者是否欢迎非常重要。

侍德教授所著的《矫形外科手术进路图解》一书于1982年出版，1996年再版，1999年第三次印刷，作为一部科技专著，印数能达两万多册，由其销路之畅可见其实用价值之大。

该书不同于一般的手术学，没有长篇文字的描述，读起来简便易行；又不像普通图谱书那样，单纯地显示手术层次、步骤。书中每个手术都较详细地列举了适应证。在"说明"中介绍了手术的设计者、改进过程、注意事项，以及优缺点等，颇具特色。

墨线图组织质感很强，层次分明，结构清晰，科学性与艺术性兼顾，表现力不逊于照片，在某些方面胜于摄影。

一切事物都是在不断发展的。该书对骨科医生，特别是对广大基层医生开展骨科手术，提高技术水平，曾起了很大作用。但作者又考虑到，书中单纯显示手术步骤，描绘手术层次，还嫌美中不足。故本书在该书基础上加入了大量解剖学资料，围绕每个手术详细地讲述局部解剖，使读者能全面、深入、整体地掌握与手术有关的解剖知识。这样，不但使术者可顺利地完成典型的手术，而且在术中还可根据伤情或病变的变化，随机应变而回旋自如地予以适当的处理。还有，可在原有手术及解剖知识的基础上，改进入路，设计新的术式。

侍教授在《矫形外科手术进路图解》基础上增加了局部应用解剖，使之体系更完善后的新著问世，对我国骨科界又是一项新的贡献。

王澍寰

中国工程院院士

北京积水潭医院名誉院长

2009年春于北京

序　　二

身居救死扶伤第一线的骨科医师，在医学院校毕业后，重返学校进修基础理论的机会不多。青年医师的成长，除上级医师指导外，要在临床诊疗实践中，有针对性地查阅参考文献和工具书，不断积累，逐步成熟。

侍德教授是我国骨科学界的一代名医，也是医学教育战线上的一代名师。他编著的《矫形外科手术进路图解》一书，20多年来，春风化雨，润物无声，对我国新一代骨科医师的茁壮成长，起到过深远的影响。

"东风露消息，万物有精神"，侍德教授的新作《矫形外科进路手术学》，在百尺竿头又有新的发展，主要的特色是把手术进路设计与临床解剖密切结合。我作为一名临床解剖学教学科研工作者，深知万变不离其宗，根壮才能叶茂，临床解剖学确是骨科持续发展的重要基础。对广大的骨科医师，特别是初出茅庐，始挑重担的新秀，若有本书为伴，当可温故知新，对手术进路的设计，不仅知其然，还能知其所以然。一切造福于伤残患者的实践和创新，都应建立在依据充分、科学性强的理论基础上。

钟世镇
中国工程院院士
第一军医大学临床解剖学研究所所长
2009年春于广州

前　言

《矫形外科手术进路图解》一书，于 1982 年和 1996 年先后两次由上海科学技术出版社出版，深受广大读者欢迎，是骨科同仁必须具备的参考书，并认为每次手术前都应参阅，能使病灶顺利显露，有利手术进行。该书显然为读者提供了较满意的参考内容，但其内容尚停留在局部层次的叙述，而缺乏整体三维介绍。因此必须做到“间渠哪得清如许，为有源头活水来”，即必须对其骨科手术进路的临床解剖作进一步介绍，才能对每个手术进路有深入、全面、三维的认识，从知其然到知其所以然，特别在当前，解剖学者对局部解剖复杂、功能意义重大、手术要求高的部位都作了深入的临床解剖学研究，从而为本书在原有的基础上对每一部位的手术进路作临床解剖介绍提供资料。本书在写作方法上是按区域层次，用近代的临床解剖为基础编写，使读者对该区域的解剖有一个整体三维的认识，这样通过区域解剖、应用解剖以及原有对每一个层次的叙述，使读者对每一个手术入路有一个深入、整体的印象。由于本书加入了大量的解剖资料，而且围绕每一个手术步骤又详细讲述了局部的应用解剖，因此已不是单纯地显示手术步骤，故用《矫形外科进路手术学》更确切。

为了使本书进一步适应骨科手术的新进展，故在《矫形外科手术进路图解》的基础上又增加 12 个手术进路，并保持了原有的特点，因此本书是一本更加全面的参考书。

本书在编写过程中承蒙王澍寰和钟世镇两位院士的指导，于晓巍医师参加了部分绘图，在此一并表示衷心的感谢。

编　者

2008年12月

目 录

第二篇　上肢手术进路

第三篇　下肢手术进路

绪　论

《矫形外科手术进路图解》一书，于1982年问世，1996年再版，至今已20多年。在这20多年间，科学技术发展突飞猛进，骨科领域的科研和临床同样也有很大进展，新的治疗方法不断涌现，相应的手术进路有所增添并对原进路不断改进，鉴于该书仅停留在局部手术进路层次的介绍，而缺乏整体三维观。为了做到“间渠哪得清如水，为有源头活水来”，故《矫形外科进路手术学》把骨科手术进路的临床解剖作为重要组成部分，加以介绍，对每个手术进路都有深入、全面的三维认识，以从知其然到知其所以然。特别在当前，解剖学者对局部解剖复杂、功能意义重大、手术要求高的部位都作了深入的临床解剖学的研究，为本书每一部位的手术进路提供了丰富的临床解剖资料；加之作者以前编著时停留在技术的介绍，而未深入和突出对骨科手术进路进展、骨科手术途径的选择原则和注意事项，故这次给予突出，以供同道研究参考。

矫形外科手术进路，在20世纪40年代和50年代，国外有较大的发展，提出了很多新的手术途径，并出版了一些专著，如1945年出版的Nicola《骨与关节手术进路图谱》，1953年和1957年先后出版Benks和Henry关于骨科手术途径的专著。如果深入加以研究，就会发现这些著作中所说的新手术途径，并不是什么新发明，也不是第一个提出者，大多是在前人的基础上，对有关解剖学作进一步描述，或是对手术途径作改进。如大家所熟悉的Smith-peterson切口，早在1917年即提出，后经Bardenheuor，Sprengel和Larghi等进一步描述和推广，得到广泛应用，随后Cave Van Gordre于1931年又作改进，使它能更好地用于股骨颈骨折开放复位内固定。1947年Walson用Callahan介绍的切口作股骨颈骨折开放复位内固定，而Callahan切口实际是Smith-peterson、Cave Van Gordre切口的改进。其次大家比较熟悉的髋关节后方Gibson切口，这一切口实质是1911年Kocher切口的改进，把原先的臀大肌中部分开，改为将臀大肌上缘向内侧牵开，作臀中肌和臀小肌附丽部上方切开进入关节腔。其他有Qsbone和Moor切口，都是在Kocher切口的基础上改进的。即使近年来多数骨科同道在全髋置换术中常用的Harding切口，也是在Watson-Jones切口和Harriz切口的基础上改进而来的。但我们应该承认，他们的改进对骨科手术途径有很大贡献。

国内老一代专家在这方面也做了不少工作。最早吴祖尧教授于1951年翻译了一本骨与关节手术进路图谱。1955年朱通伯教授在编译的《矫形外科手术》一书中也专门介绍了骨科手术进路，但后来较长时间未有新的专著。到1982年5月侍德教授编著了《矫形外科手术进路图解》，为初学者提供了手术途径选择的参考。同年10月吴祖尧和朱盛修两位教授也在《骨科手术学》中介绍了常用的骨科手术途径。

国内外学者之所以重视骨科手术途径问题，是基于它在手术中处于非常重要的位置。因为不少骨科手术如能选择一个良好的手术途径，使病变显露满意，则可说手术已完成十分之八；如选错途径，不仅增加手术难度，可造成不必要的副损伤，甚至会导致手术失败。因此，随着骨科学的发展和对人体解剖的认识不断深入，根据新手术的需要，不断创立新的骨科手术途径和改良老的途径，就成为必然趋势。

骨科手术途径的设计其皮肤切口最好是与皮纹平行，其深部需按肌肉间隙或间隔进入，并且要尽可能避免通过重要的神经和血管。在这一总的原则基础上，将下列几项作为选择手术途径的要点。

1. 做好手术前的准备　手术途径的选择应服从手术的需要。而手术方案的制定又决定于病变的性质。为明确病变的性质，必须借助病史、临床检查与影像学检查等。特别X线片对骨与关节疾病十分重要，它能较明确地提出诊断的根据和病变的准确部位；如有困难，还可借助特殊造影、断层摄影或CT和MRI等。这些都是选择手术途径的依据。在制定手术方案时，还必须认识到，书本上介绍的骨科手术方法和途径都是一般原则，按照典型的解剖、病理情况叙述和绘图，而与具体病人的病变情况常有出入，如骨折和脱位的移位情况，肿瘤和脓肿的部位、范围、大小等，甚至手术的体位都可能影响正常解剖关系，何况个别病例还可合并畸形，这些问题在书中难以一一详述。如果不加具体分析，按教条进行，就会影响手术的显露，导致手术困难或误入歧途。因此在具体的手术过程中，除遵循书本上手术原则和操作步骤外，尚需根据具体情况作适当改变，有时还须在术前进行尸体上的操练，而后再做手术。总之，为了对病人负责，必须周密计划手术步骤，充分做好应变和应急措施，才能使手术顺利完成。

2. *皮肤切口的选择*　与皮肤皱襞平行作切口最为合理。因为这样的切口瘢痕最轻，特别是在关节部更应重视这一点。但由于手术显露的需要，上述原则常不能执行。如膝关节前方常采取正中绕髌纵切口、后方采用“S”形切口、手指采用侧面切口等，但这些切口的瘢痕对关节功能的伸屈影响较小。在重要血管、神经肌肉、肌腱等部位，为了避免将其损伤，应采用与这些组织走向相平行的切口，如髋关节手术的切口、前臂肌腱手术的切口等。在肢体或躯干负重部位，应避免作切口。如跟骨手术切口应在脚底的外侧缘；坐骨结节手术切口应在臀股沟。皮肤下有骨突的部位，如跟骨的后侧、脊柱的棘突等亦禁忌直接作皮肤切口，因这些部位的切口瘢痕极易破溃，又极疼痛，故应在骨突的旁侧作切口。总之，皮肤切口选择应在有利于手术顺利进行的前提下，重视其皮肤皱襞和深部组织的关系。

3. *深部切口*　切口进入深部时，原则上应该从肌内隙或肌间隔进入，这样可以避免切断肌肉或劈开肌腹而影响肌肉的功能，减少出血，并可清晰地显露主要血管、神经，以免损伤。但为了顺利到达手术部位，必要时也可以切断肌肉或劈开肌腹，但必须注意不影响肌肉的神经与血管。如髋关节后侧的Kocher切口，为能顺利显露髋关节，需沿臀大肌肌腹纤维方向分开。为了保证分开后的臀大肌具有良好的神经支配与血管供应，必须在臀大肌中部按肌纤维方向分开。这样，其上半有臀上神经与臀上动脉支配，其下半有臀下神经、臀下动脉支配。该切口还需切断梨状肌肌群的一部分，需要注意在靠近大转子附丽处的肌腱与肌腹交界处切断，这样既有利于缝合与愈合，又不影响被切断的梨状肌肌群的神经支配。

手术切口途径原则上应避免通过主要神经、血管，但临床上不少手术必须通过主要的血管、神经才能顺利完成手术。在这种情况下，必须先通过肌间隙显露神经和血管，并用盐水纱布条或橡皮条牵开，予以保护。在特殊情况下非切断血管才能显露病变时，可以作血管暂时切断，待病变处理后再作血管吻合。如为了显露上胸椎椎体病变，在劈开胸肌后，需先切断右侧头颈静脉（无名静脉），才能顺利显露胸$_{1\sim4}$椎体前方：在处理好病变后必须作头颈静脉吻合才能缝合切口。在任何情况下，作神经切断以显露病变都是禁忌的，因为神经切断后将严重影响早期功能，吻合后的远期效果也不确定。

通过骨骼与关节显露深部病变的手术途径，在临床上也很少应用，只有对不重要的骨骼与关节，而且术后愈合与否不影响功能者才考虑使用。如劈开胸骨显露上胸椎椎体的进路、切断腓骨下端的踝关节外侧切口、凿下髂骨内侧骨瓣将其向中线翻转的骶髂关节后方手术进路等。

4. *骨与关节组织的保护*　骨与关节是有生命的组织，任何粗暴的手术都将影响其愈合与功能。在做骨干手术时，能够不剥离骨膜完成手术时，不应剥离骨膜，这有利于骨的愈合。必须在骨膜下进行手术时，可以切开并剥离骨膜。但手法应轻柔，剥离范围不可太广，因为骨的血供大部分依赖骨膜，术中意外的骨断裂和人为的骨缺损是不容许的。

关节内外结构都是精致的组织，关节的韧带是稳定关节的重要结构，一般不作切断，如必须切断才能显露关节病变，则在病变处理后应作可靠缝合并术后固定2～3周，待韧带愈合后作关节伸屈活动。关节面的软骨是光洁度很高的组织，如长时间暴露于空气中，即可因水分蒸发而干涸；用于纱布擦拭软骨，其损害更重。软骨经上述不正确的处理后，可发生骨性关节炎或纤维粘连，影响功能。故在关节内手术时，经常用生理盐水润湿关节软骨，并避免关节软骨的机械损伤，这是非常重要的。

第一篇

躯干手术进路

弓间韧带（黄韧带）
椎弓根（锯断）
横突
椎弓
棘上韧带
棘间韧带
椎间盘
前纵韧带
椎间关节
纤维环
髓核
椎间盘
后纵韧带
前纵韧带
椎间盘
面前静脉
咬肌
面神经下颌缘支
腮腺
下颌下淋巴结
茎突舌骨肌
面神经颈支
面总静脉
枕动脉
枕大神经
下颌舌骨肌
下颌下腺
下颌二腹肌
肩胛舌骨肌
颈浅淋巴结
颈丛皮支
枕小神经
耳大神经
颈皮神经
锁骨上神经
副神经
胸骨舌骨肌
颈前浅静脉
胸锁乳突肌
颈外浅静脉
肩胛舌骨肌
斜方肌
颈静脉弓
肛提肌
直肠

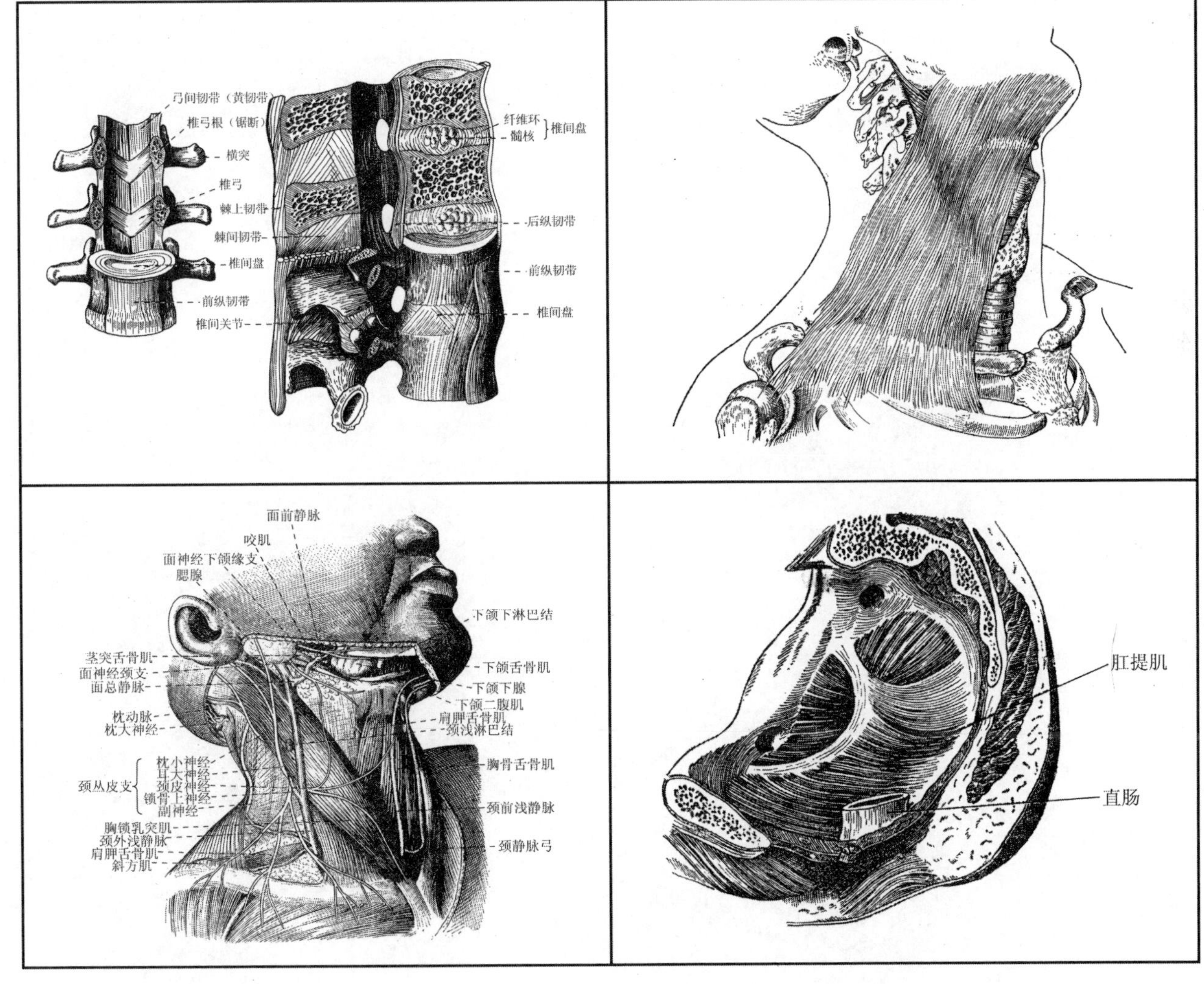

第一章　脊柱结构

一、脊柱

脊柱位于背部的中央，在全身骨骼中占主要地位，是身体的支柱，由颈椎 7 个、胸椎 12 个、腰椎 5 个，共 24 个椎骨、一个骶骨和一个尾骨，借椎间盘、关节和韧带紧密连接而成(图 1-1-1)，与颅骨借助寰枕关节直接相连，与上肢借助肩胛带与颈胸部间接相连。与下肢借助髋关节也直接相连。其功能组

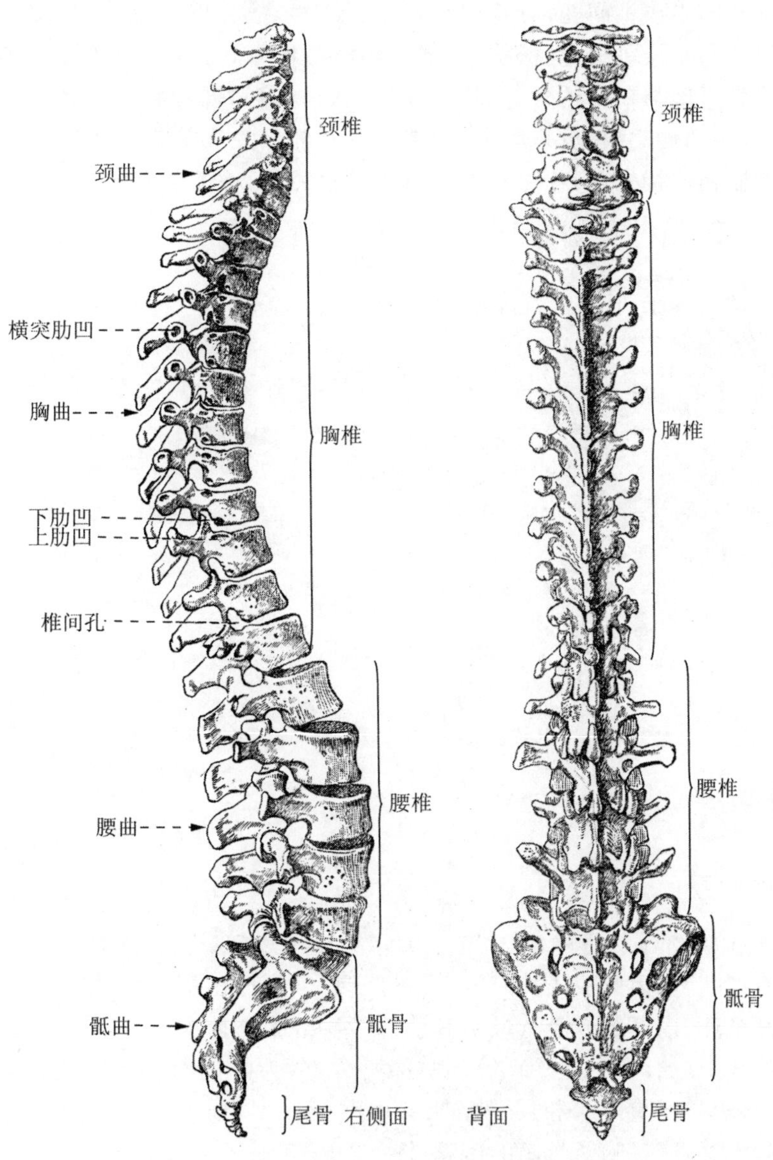

图 1-1-1　脊柱

成椎管保护脊髓，支持体重，借助椎体间椎间盘和椎骨的小关节的联合维持其躯干的运动。并且参与胸腔、腹腔和骨盆的组成。

二、椎骨的典型结构

主要有前方椎体和后方的椎弓，椎体和椎弓之间围成椎孔，全部椎孔连成椎管，以容纳脊髓和被膜。

椎体呈短圆柱形，表层为密质骨，除此都为松质骨。上下周围稍隆起，表面粗糙，有椎间盘附着。除寰椎外都有椎体。由于负重程度影响逐渐增加，第二颈椎椎体最小，第五腰椎椎体最大，亦最坚固。椎体前面圆凸，有许多滋养孔，后面即椎管的前面，上下平坦，左右凹陷，亦有许多静脉小孔，椎体受暴力、外伤可发生压缩性或爆破型骨折。

椎弓呈弓形，位于椎体的后面两侧，有一对椎弓根，一对椎板，一个棘突，一对横突及上下各一对关节突，共同构成椎孔和椎管的侧壁和后壁。椎弓根短而细，是椎骨最坚固的结构，故被作为脊柱骨折后路椎根螺丝钉主要部位，它位于椎体后外侧，上下缘各有一小切迹，称为椎骨上下切迹。上位椎骨下切迹和下位椎骨上切迹共同围成椎间孔，有脊神经和血管通过，故在置入椎弓根螺丝钉时必须准确，以免损伤神经根。椎弓根后面是椎弓板，呈板状，上下相邻椎弓板之间有黄韧带附着。棘突位于椎弓的后方正中，向后下方突出，为肌肉与韧带的附着部，各棘突之间有棘间韧带和棘上韧带相连。横突起自椎弓根与椎弓板相连接处，向两侧突出，也是肌肉、韧带的附着部。关节突有一对上关节突及一对下关节突，均起自椎弓根和椎弓板相连接处，为相邻椎骨之间的主要关节，称关节突关节。关节突周围有关节囊及肌肉的附着部(图 1－1－2)。

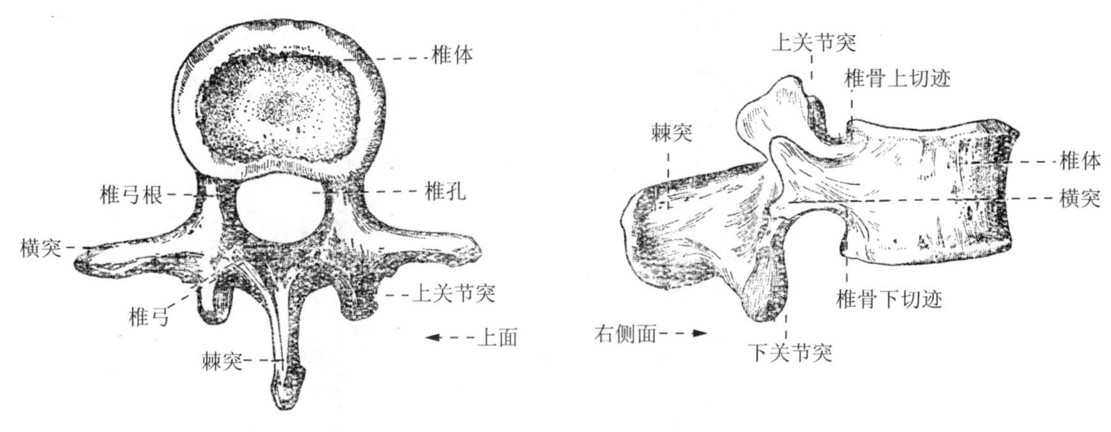

图 1－1－2　腰椎

三、脊柱的连接

(一) 椎体间的连接

1. 椎间盘　椎间盘由纤维软骨构成，位于上下两个椎体之间。第 1、2 颈椎之间无椎间盘，但第5 腰椎与第 1 骶椎之间有椎间盘，因此成人共有 23 个椎间盘。椎间盘的形状、大小，与所连接的椎体相似。椎间盘的周围部称纤维环，由纤维软骨构成。其前部浅层纤维与前纵韧带的纤维融合在一起，后部的浅层纤维与后纵韧带的纤维融合在一起。纤维环中部稍后方，为白色而有弹性的胶样物质，称髓核。颈、腰部椎间盘较厚，前部较后部更厚。相反，胸、骶部椎间盘较薄，前方比后方更薄。椎间盘坚固而富弹性，可承受压力，吸收震荡，减轻脑及脊髓的震动(图 1－1－3)。

2. 前纵韧带　为全身最长的韧带，位于椎体前面，很坚韧。上起枕骨底的咽结节，向下经寰椎前结节及各椎体前面，下达第 1 或第 2 骶椎的前面。前纵韧带与椎间盘及椎体边缘连结牢固，但与椎体间连

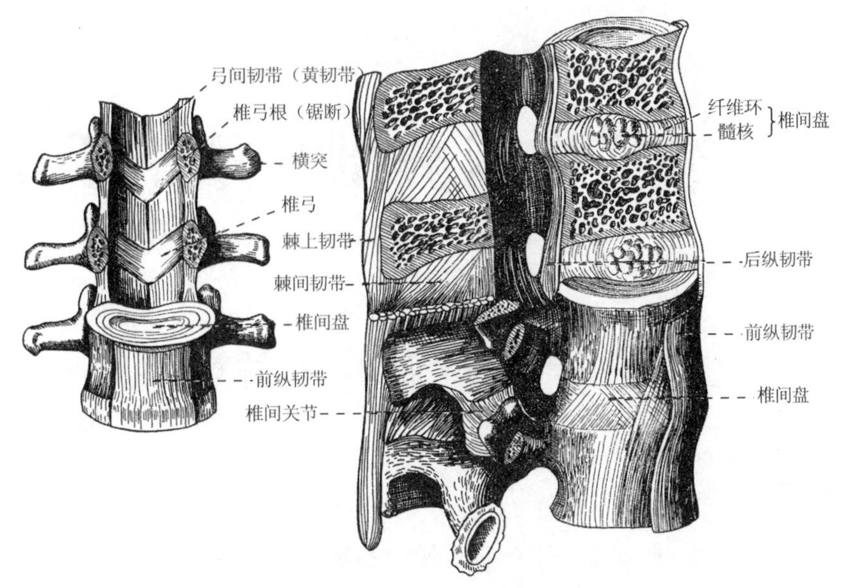

图 1-1-3　椎体间的连接

接疏松。前纵韧带有防止脊柱过度后伸的作用(图 1-1-3)。

3. *后纵韧带*　细长而坚韧,位于椎体后面,上起枢椎,下沿各椎体后面至骶管。各部韧带的宽窄与厚薄有所不同,颈椎、上部胸椎及椎间盘的部分较宽,下部胸椎、腰椎及各椎体的部分较窄。它与椎体上下缘紧密相连,有限制脊柱过度前屈的作用;与椎体间仅疏松连接,其间有椎体的静脉通过(图 1-1-3)。

(二) 椎弓根的连接

1. *关节突关节*　由上位椎骨的下关节突和下位椎骨的上关节突连接组成。关节面覆盖一层透明软骨,关节囊附着于关节软骨的周缘。

2. *黄韧带*　位于相邻两椎弓板之间,由弹力纤维构成,坚韧而富有弹性。在后正中线上,两侧黄韧带之间有少许脂肪和小裂隙,有静脉通过。黄韧带的侧缘构成椎间孔后壁,因此除后正中间和椎间孔有小裂隙外,黄韧带几乎充满整个椎弓板之间。脊柱屈曲时,黄韧带变为紧张,起限制脊柱过度前屈,同时也有维持身体直立姿势的作用(图 1-1-3)。

3. *棘上韧带*　细长而坚韧,起自第 7 颈椎棘突,向上移行于项韧带,向下沿各椎体的棘突尖部,抵止于骶中棘,是一条坚强连结棘突的韧带。前方与棘间韧带融合,各部的宽窄与厚薄不同,在腰部发育良好,宽而肥厚较坚强,胸部窄而薄,强度较细弱。它和棘突间韧带都有限制脊柱前伸的作用(图 1-1-3)。

4. *棘间韧带*　棘间韧带不如棘上韧带坚强,连接相邻两个棘突,前方与黄韧带融合,后方移行于棘上韧带。棘间韧带的厚度由下胸部至下腰部逐渐增加,因此腰椎部宽而较厚,对腰椎的稳定起一定作用(图 1-1-3)。

5. *横突间韧带*　连接相邻的两个横突,颈部纤维较少,有时缺如,由横突间肌纤维所替代;胸椎部呈细索状,腰部发育较好,呈膜状。

6. *项韧带*　为颈后部的一片三角形弹力纤维膜。功能与肌间隔相似,上方附着于枕骨外面,后缘游离而肥厚,为斜方肌的起始部,向下前与颈椎棘突的尖部相连。从位置和功能上看,它相当于胸部和腰部的棘上韧带和棘间韧带(图 1-1-3)。

7. *腰骶连接*　为第 5 腰椎与骶椎之间的连接,与其他椎骨间的连接基本相似,但椎间盘较厚,前部比后部更厚,黄韧带发育良好,后纵韧带薄弱,无横突间韧带。

8. *骶尾联合*　为第 5 骶椎体与第 1 尾椎体借薄而较软的椎间盘相连所构成。

第二章　颈部临床解剖与颈椎手术进路

第一节　颈部临床解剖

一、颈部的体表解剖

颈部其上界为头面的下界，即面部的下颌骨下缘向后延伸至乳突及枕骨后上项线，下界自胸骨柄上缘向外后依次胸锁关节、锁骨、肩峰与第7颈椎棘突的连线。

其皮肤纹为弧形(图1-2-1)，故在下颈椎前路手术中采用横切口，而上颈椎由于深部解剖结构的特点一般采用斜切口。

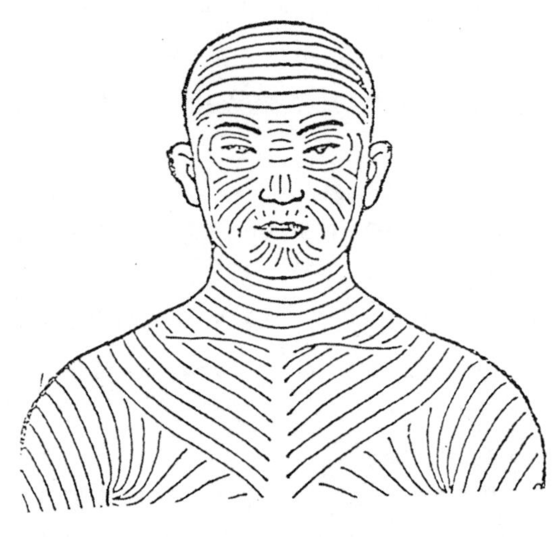

图1-2-1　皮肤纹

颈部的胸锁乳突肌在体表较明显，而且深部组织与该肌肉的关系也比较恒定，故临床应充分运用这特点。按颈部肌肉的解剖位置，可将颈部分为若干区。以斜方肌前缘为界分为颈前外侧部(固有颈部)和颈部。颈前外侧部以胸锁乳突肌前、后缘为界，又可分为颈前区、胸锁乳突肌区和颈外侧区。颈部重要器官和结构皆密集于此，因此在作颈部切口时要特别注意以上的解剖特点。以颈前区，舌骨以上称舌骨上区，舌骨以下称舌骨下区。

为便于描述及临床应用，常把颈部分为若干个三角。舌骨上区有两个三角：颏下三角、下颌下三角，内有面动静脉和舌下神经、颌下腺，内有颏下腺。舌骨下区有两个三角：颈动脉三角，内有颈内动静脉及分支以及迷走神经；肌三角(肩胛舌骨肌气管三角)。颈外侧区有两个三角：肩胛舌骨肌斜方肌三角(枕三角)，内有颈从由此发出和颈横动脉；肩胛舌骨肌锁骨三角(锁骨上大窝)，内有臂丛和锁骨下动静脉(图1-2-2)。颈部有一个三角，即枕下三角，无特别重要的血管和神经。

除上述分区外尚需注意几个颈部体表标志。首先舌骨平第3颈椎，甲状软骨平第4颈椎上缘，环状

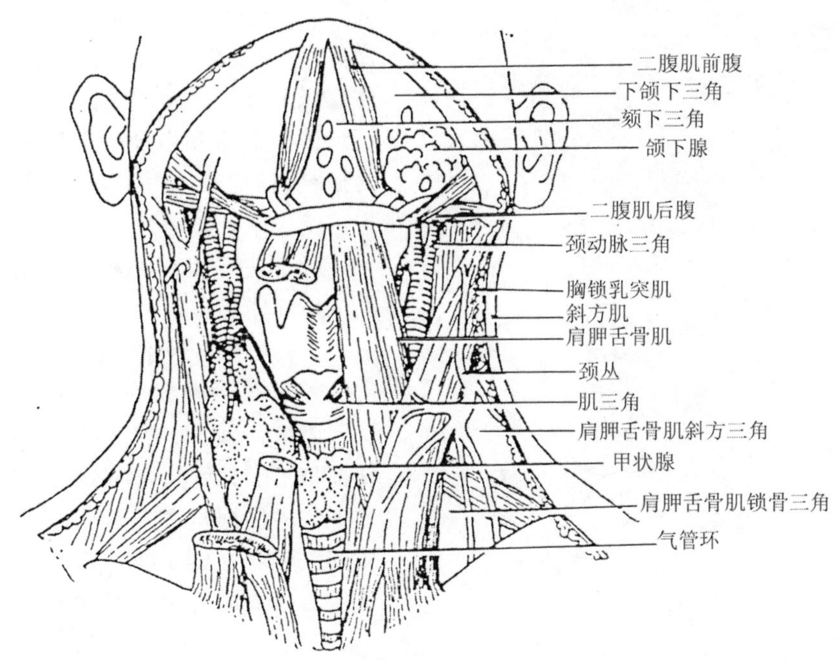

图 1-2-2　颈前外侧部各三角及其内容

软骨平第 6 颈椎。以上体表标志对手术中作颈椎定位有所帮助。其次是胸锁乳突肌的标志，颈动脉鞘位于其深面，而颈外静脉自下颌角经胸锁乳突肌表面向内下锁骨中点处入锁骨下静脉。而臂丛位于该肌的后缘中下 1/3 交界至锁骨中外 1/3 之连线内侧。其次膈神经亦位于该肌下段深面。总之，在颈部选择切口要充分借助上述体表标志，是预防手术中的副损伤的关键(图 1-2-3)。

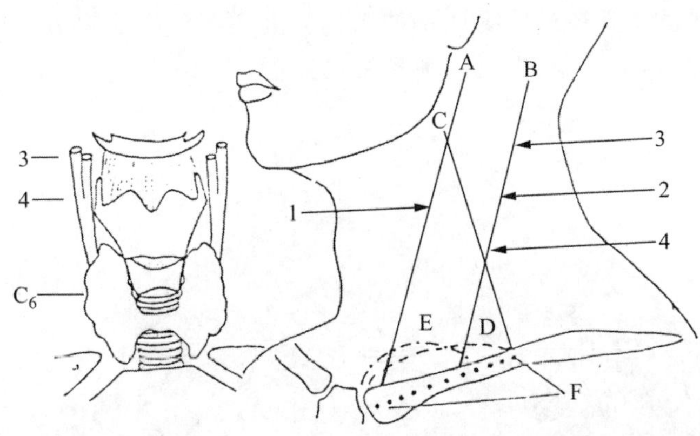

图 1-2-3　颈部体表标志、主要神经血管及胸膜顶的投影

A. 下颌角与乳突尖连线的中点与胸锁关节的连线相当于颈总动脉走行。　B. 相当于胸锁乳突肌后缘。
C. 相当于颈外静脉走行。　D. 锁骨下动脉的投影。　E. 胸膜顶的投影。　F. 锁骨下静脉的投影。
1. 处相当于甲状软骨上缘，颈总动脉分叉部。　2. 为颈丛分出耳大、枕小、颈皮、锁骨上神经部位。
3. 相当副神经出胸锁乳突肌后缘部位。　4. 相当臂丛出胸锁乳突肌后缘部位

二、颈部前外侧层次解剖

(一) 皮肤及皮下组织

颈前外侧部的皮肤柔软、较薄，活动性大，横纹明显，故手术时常选用横或弧形切口，这样既有利于

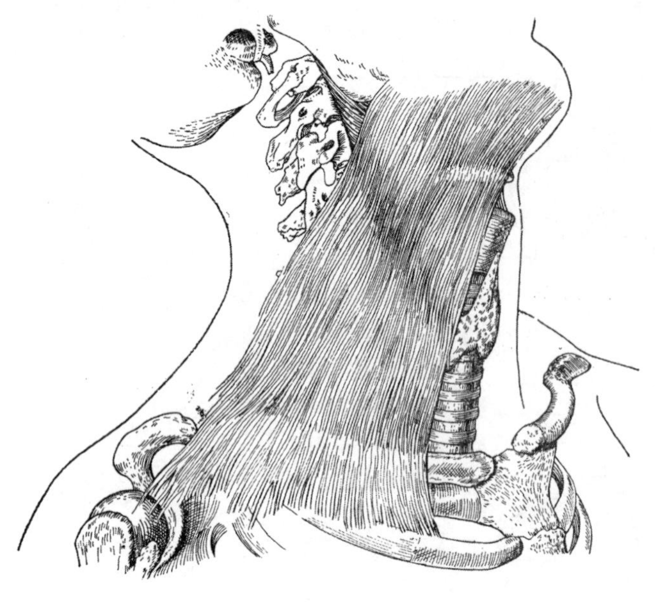

图 1-2-4　颈阔肌

愈合，又不致遗留较大瘢痕。此部皮肤的血液供应呈分散型，因而以往常用此部皮肤作转移皮瓣做移植。近年来由于国内、外口腔和颌面外科的临床应用以及颈阔肌肌皮瓣外科解剖学的研究，使得带有颈阔肌的肌皮瓣临床应用更为广泛。

此部皮下组织亦称颈浅筋膜。在颈前外侧部浅层筋膜中含有颈阔肌。此肌起自胸肌筋膜，向上斜行抵止于下颌骨下缘并延续至口角附近皮肤。两侧颈阔肌在下颌骨下缘处互相接近。据国内统计，此肌左右两侧在舌骨上方有部分或全部相互交叉重叠，越往下方则相距越远。在舌骨下方中线附近和肩胛舌骨肌斜方肌三角区的颈部浅筋膜中则不含此肌。作颈部切口时充分运用由内上向外下走行的特点识别切开皮肤与皮下组织的深度，并在其深面分离皮肤，则解剖层次分明而且出血很少。颈阔肌的营养动脉主要来自面动脉、颏下动脉、甲状腺上动脉、舌动脉、颈横动脉等。静脉主要通过颏下静脉、颈横静脉、颈前静脉及颈外静脉回流(图 1-2-4)。

（二）颈筋膜

颈筋膜亦称颈深筋膜或颈固有筋膜，与身体其他部位的深筋膜一样由致密结缔组织构成，衬附于浅筋膜与颈部器官之间。分为：浅层筋膜、脏筋膜、中层筋膜、椎前筋膜。由于颈部器官比较复杂且按层次排列，因而颈筋膜除包被各器官外还形成某些特殊结构。上述的致密筋膜之间充以疏松结缔组织，称作筋膜间隙，分为筋膜前间隙、锁上间隙、内脏间隙和椎前间隙(图 1-2-5)。

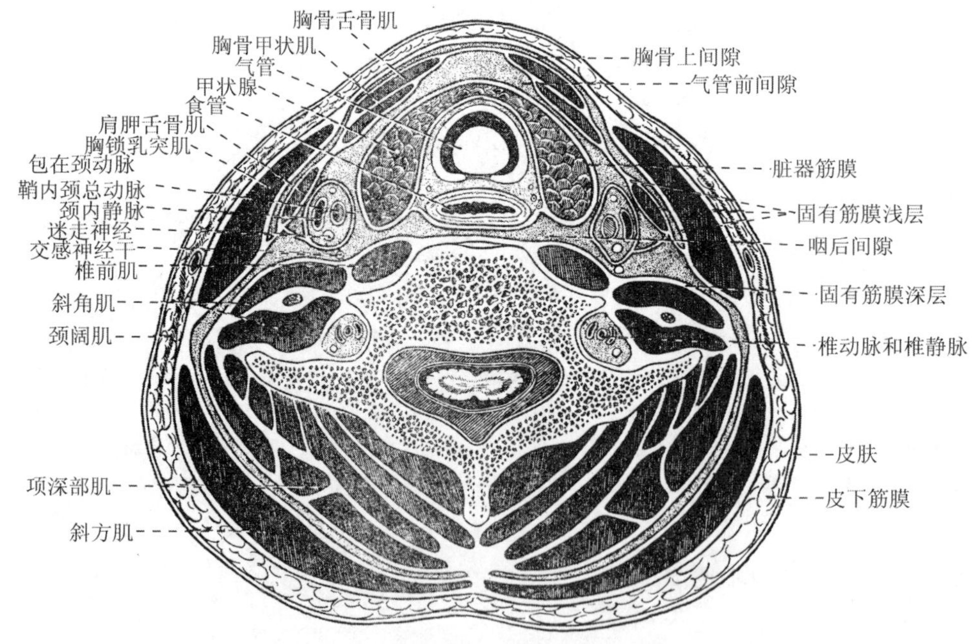

图 1-2-5　颈部横断面(示筋膜间隙)

1. *浅层筋膜*　亦称封套层，包绕整个颈部。自中线向外至胸锁乳突肌及斜方肌时，各分两层包绕上述两肌，形成该两肌的肌鞘，继续向后附于项韧带及第 7 颈椎棘突。在中线处与对侧融合构成颈白线的一部分。此层向上包绕颌下腺形成该腺被膜，向上再分浅深两层，浅层附于下颌骨，并向上包绕腮腺形成腮腺腺鞘，最终附于颧骨弓、乳突、上项线及枕外粗隆；深层越过下颌骨深面至颅底。向下在胸骨柄上缘再分两层附于胸骨柄前、后缘，形成胸骨上间隙，向外附于锁骨及肩峰。

2. *中层筋膜*　在浅层的深面，包绕舌骨下肌，在中线部与对侧共同构成颈白线的一部分，向上附于舌骨，向下附于胸骨柄后缘及锁骨、肩胛骨，向后随同浅层附于项韧带及第 7 颈椎棘突。

3. *脏筋膜*　为包绕颈部诸器官的筋膜。脏筋膜又分壁、脏两层，两层在食管后方互相移行形成内脏间隙。壁层在中线处与对侧构成颈白线的一部分；向两侧在中层的深面向后包绕，形成颈动脉鞘，包绕颈内静脉、颈总动脉及其分支和迷走神经。脏筋膜壁层在食管后方移行为脏层，包绕颈部诸器官，向下在胸骨柄深面下行，走向前纵隔并形成气管前层。脏筋膜脏层部分覆盖咽、食管、喉、气管、甲状腺等诸器官，并形成诸如甲状腺假被膜(外科囊)、甲状腺外侧韧带、甲状腺悬韧带及气管前筋膜等特殊结构。

4. *椎前筋膜*　为覆盖颈椎、颈交感干及颈深部肌肉前面的一层筋膜。此筋膜上附于颅底，向下延至后纵隔。椎前层包绕出椎间孔神经形成的臂丛，经前、中斜角肌间至腋窝，形成腋鞘。椎前层与脏筋膜壁层之间的间隙，称为咽后间隙。

(三) 颈前外侧肌群

1. *颈阔肌*　同皮下组织。

2. *胸锁乳突肌*　以稍扁圆的、富于腱性的胸骨头起于胸骨柄前面和另一富于肌性的锁骨头起自锁骨内侧 1/3。两个头之间形成一个小三角形间隙(即锁骨上小窝)，间隙的深处有颈动脉鞘的下部。肌纤维向后上方斜行，止于乳突外侧面和上项线的外 1/3。该肌被颈部深筋膜的浅层所包裹，形成肌筋膜鞘。鞘的上部厚而牢固，其外层在下颌后窝处移行于腮腺筋膜(图 1-2-6)。

3. *颈前肌群*　此区以舌骨为界，分为舌骨上、下两区，有舌骨上、下肌群。

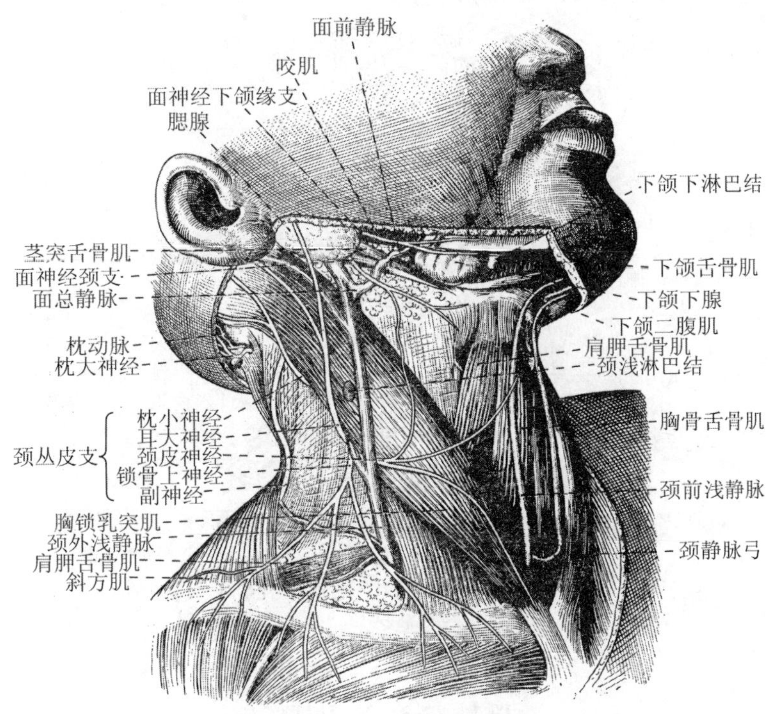

图 1-2-6　颈外静脉

(1) 舌骨上肌群：①下颌舌骨肌，起于下颌骨内面颌舌线，止于舌骨体，由三叉神经支配，作用为拉舌骨向前上。②二腹肌，起于乳突切迹，止于下颌骨二腹肌窝，前腹由三叉神经支配，后腹由面神经支配，作用为拉下颌骨向下及上提舌骨。③茎突舌骨肌，起于茎突根部，止于舌骨大角基部，拉舌骨向后上，由面神经支配，作用为拉舌骨向后上。④颏舌骨肌，起于下颌骨颏棘，止于舌骨体，由舌下神经支配，作用为拉舌骨向上。

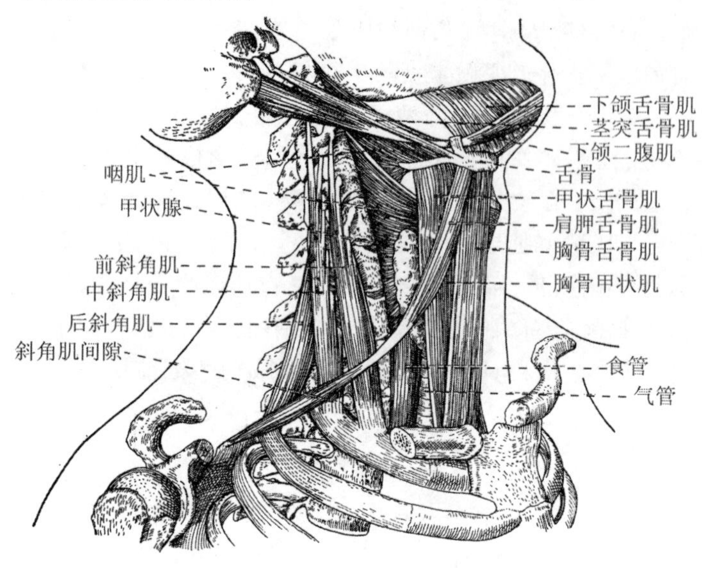

图 1-2-7　舌骨肌群与斜角肌群

(2) 舌骨下肌群(图 1-2-7)：①胸骨舌骨肌，起于胸骨柄和锁骨内侧端后面，止于舌骨体内侧半，由颈襻($C_{1\sim3}$)神经支配，作用为下拉舌骨。②胸骨甲状肌，起于胸骨柄和第一肋后面，止于甲状软骨板斜线，由颈襻($C_{1\sim3}$)神经支配，作用为下拉甲状软骨。③肩胛舌骨肌：起于肩胛骨上缘及肩胛横韧带，止于舌骨体外侧半，由颈襻($C_{1\sim3}$)神经支配，作用为下拉舌骨。④甲状舌骨肌：起于甲状软骨板斜线，止于舌骨体与大角交界处，由舌下神经($C_{1\sim3}$)支配，作用为下拉舌骨(图 1-2-7)。

4. *斜角肌群*　斜角肌包括前、中、后 3 对肌及常出现的小斜角肌，均位于椎前筋膜的深面(图 1-2-8)。

(1) 前斜角肌：呈扁带状，以细腱条起自第 3～6 颈椎横突的前结节，止于第 1 肋上面的斜角肌结节。

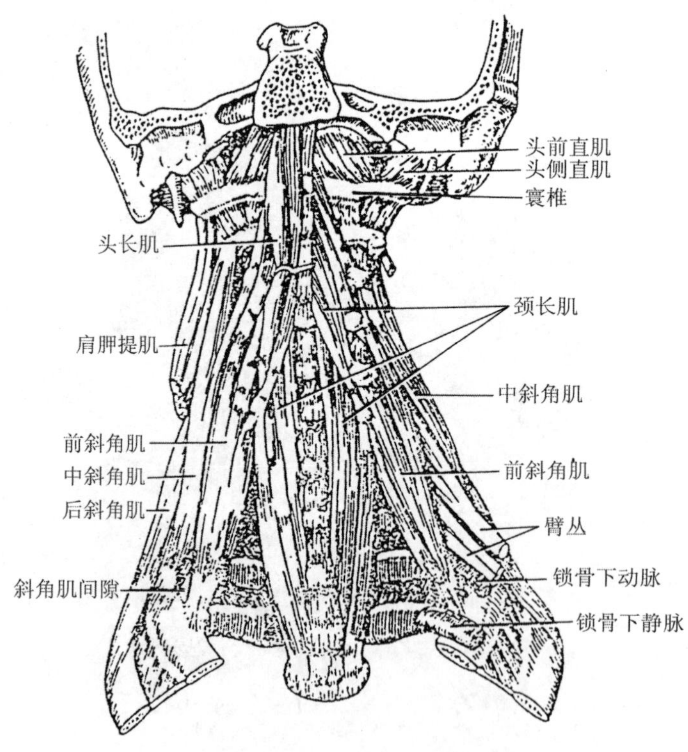

图 1-2-8　颈深肌群

(2) 中斜角肌:起自第 2～6 颈椎横突的后结节,止于第 1 肋上面的锁骨下动脉沟的后方。

(3) 后斜角肌:起自第 5～7 颈椎横突的后结节,止于第 2 肋骨的外侧面。

当颈部固定时,前、中、后斜角肌可上提肋骨,协助吸气。而当胸廓固定时,两侧肌同时收缩可以屈颈,但一侧肌收缩则颈部侧屈并旋转。3 对肌均接受颈神经的前支支配。

此外,在前、中斜角肌之间,可出现一小斜角肌(又称胸膜斜角肌或小前斜角肌),有时双侧可同时存在。据 Sunderland 和 Bedbrood 报道,右侧出现率达 80%,左侧达 69%。典型的小斜角肌由一小的肌纤维束构成,起自第 6 或第 7 颈椎横突前结节,通常止于第 1 肋或胸膜上筋膜(Sibson 筋膜)。如抵止于第 1 肋,则紧靠前斜角肌抵止处,但两者之间被锁骨下动脉分开,即小斜角肌插入锁骨下动脉与臂丛之间。若此肌抵止处更靠近前斜角肌的抵止处时,锁骨下动脉被更高地举起于第 1 肋上方(图 1-2-7)。

5. 颈椎前肌群　(图 1-2-8)

(1) 头直肌:起于第 1 颈椎横突前结节,止于头长肌后面的枕骨底部的下面。

(2) 颈长肌:起于第 2、3 胸椎椎体的两侧,止于第 3～6 颈椎椎体两侧。

(3) 头长肌:起点与颈长肌一致,止于枕骨咽结节外侧。

(四) 颈前外侧血管和神经

1. 颈外静脉　为颈部最粗大的浅静脉,位于胸锁乳突肌浅层,与胸锁乳突肌交叉斜行向下。颈外静脉由前后两根合成,前根为面后静脉的后支,后由枕静脉与耳后静脉合成,主要收集枕部、颈外侧部皮肤与肌肉的静脉血。一般情况下两根在平下颌角处会合。颈外静脉最终在锁骨中点上方约 2.5cm 处穿深筋膜汇入锁骨下静脉(图 1-2-6)。

2. 颈前静脉　由颏及下颌等处小静脉汇合而成,位于舌骨下肌浅层沿中线两侧下行,进入胸骨上间隙内,转向外侧,经胸锁乳突肌深面,注入颈外静脉(图 1-2-6)。

3. 颈动脉鞘　是颈部深筋膜的脏筋膜壁层包裹颈总动脉、颈内静脉和迷走神经等形成的封闭性筋膜鞘。鞘的后壁借疏松筋膜与椎前筋膜相续,其前壁与气管前筋膜相延续。覆盖于颈内静脉表面的鞘筋膜较薄,手术解剖时要特别细心,但覆盖于颈总动脉的鞘筋膜则较厚且致密。颈动脉鞘的浅面被胸锁乳突肌所掩盖,并有肩胛舌骨肌跨越。手术时必须切断该肌肉才能充分显露颈动脉鞘。鞘的前外侧或后内侧有颈襻、颈椎前诸肌及颈交感干相邻;鞘的内侧有咽、食管颈段、喉、气管颈段及甲状腺侧叶(图 1-2-5)。

(1) 颈总动脉:是头颈部的主要动脉干。右侧颈总动脉是发自头臂动脉干的分支,左侧则直接起自主动脉弓。左、右颈总动脉起始变异时有所见。两侧颈总动脉经胸锁关节后方进入颈部,继而向下颌角方向斜行上升,一般在平甲状软骨止缘处分为颈内动脉和颈外动脉两支(图 1-2-9)。

颈总动脉居于斜角肌和颈长肌的前方,其内侧邻接于食管、喉、气管和甲状腺,外侧有颈内静脉,颈总动脉与颈内静脉之间的后方有迷走神经。颈总动脉下段前方被胸锁乳突肌遮盖,但在上段的颈动脉三角处仅有颈深筋膜浅层、浅筋膜及颈阔肌遮盖,动脉位置表浅,在此处可触摸其搏动。颈总动脉在其上行过程中,行经第 6 颈椎横突前结节前方,因而,在头颈部大出血时,可在环状软骨外侧用力向后沿胸锁乳突肌前缘按压,即可将颈总动脉压向第 6 颈椎横突上,以达到临时性紧急止血的目的。

(2) 颈内动脉:在颈动脉三角处自颈总动脉分出后,真实位于颈外动脉的后外侧上行,以后即转至颈外动脉的后内侧,继而沿咽的外侧垂直上升至颅底,经颈动脉管入颅腔,分为大脑前、中动脉等分支。颈内动脉在颈部无分支,可作为鉴别颈内、外动脉的依据之一。颈内动脉在颈动脉三角处被胸锁乳突肌覆盖,并有舌下神经跨越其外侧面,当其上行经二腹肌后腹和茎突舌骨肌深面进入下颌下区时,又被耳后动脉和枕动脉所跨越,颈内静脉及迷走神经亦大分部居于动脉的外侧,动脉的后方隔以椎前筋膜,与颈交感干相邻。

颈内动脉是脑血供的主要来源之一。据临床实践表明,结扎一侧颈动脉后,有 30%～50%的病人

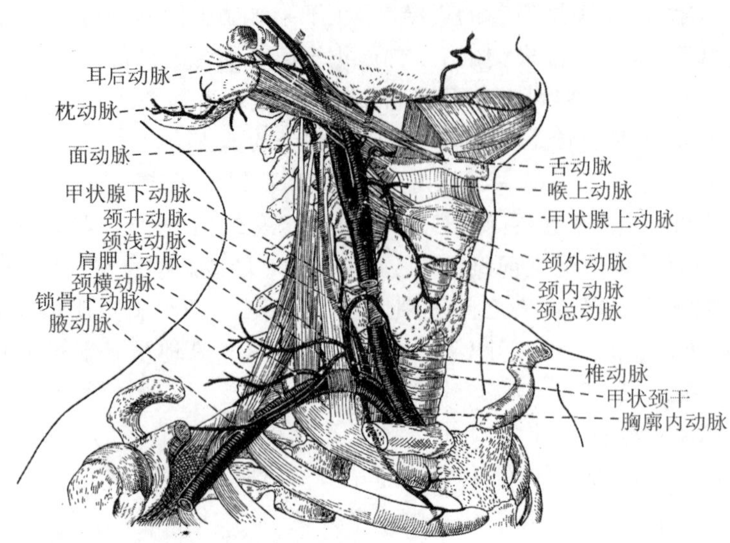

图 1-2-9　颈部动脉

可出现脑血循环障碍，发生脑软化或偏身瘫痪，故临床上很少应用。作颈内动脉造影诊断时，常在胸锁乳突肌前缘中点处，先穿刺颈总动脉，再向上进入至颈内动脉(图 1-2-9)。

(3) 颈外动脉：在颈动脉三角处自颈总动脉分出，其起始段常位于颈内动脉的前内侧，继而转至其外侧，上行至下颌角的后方，经二腹肌后腹和茎突舌骨肌深面至腮腺的后内面，上行入下颌后窝的腮腺内，到达下颌颈高度分为上颌动脉和颞浅动脉两个终支。颈外动脉与颈内动脉起始段的位置关系变异较常见。颈外动脉在颈动脉三角区，其表面除覆有颈深筋膜浅层、浅筋膜及颈阔肌外，舌下神经和面总静脉亦横越其表面。由于此处动脉位置表浅，故颈外动脉结扎术即在此施行。颈动脉的下颌后窝段形态变化甚大，常呈"C"形弯曲，有少数呈"S"形或螺旋形弯曲。这些弯曲常给颞浅动脉逆行插管造成困难。

颈外动脉在颈部向前发出甲状腺上动脉、舌动脉和面动脉，向后发出枕动脉和耳后动脉，向内侧发出咽升动脉(图 1-2-9)。

1) 甲状腺上动脉：甲状腺上动脉的起点，文献报道不尽相同。根据国内资料，起于颈总动脉为 21.4%，起于颈总动脉分叉处为 28.9%，起于颈外动脉占 49.6%。因起于颈外动脉者居多，故可称为颈外动脉的第一个分支。甲状腺上动脉自颈外动脉分出后向前下走在舌骨下肌群的深面，在甲状腺侧叶上极处与喉上神经外支伴行，行甲状腺内侧叶的上极韧带中。据国内资料，喉上神经位于动脉上内侧者占 40.3%；在动脉后内侧者占 39.5%；与动脉交叉的占 20.2%。动脉在向下走行过程中发出到喉、胸锁乳突肌、环甲肌、舌骨下诸肌以及颈阔肌等诸支(图 1-2-9)。

甲状腺上动脉的主要分支有喉上动脉(约占 89%)、胸锁乳突肌支、舌骨下支、环甲肌支与腺支。腺支一般分为前、后两支，分布到甲状腺侧叶的前、后。腺支分出处距甲状腺侧叶上极以上 1～2cm 内，有的距侧叶上极最高位置为 3.2cm。腺支以 2 支者最多，占 62.8%。

2) 舌动脉：相当于舌骨大角水平自颈外动脉分出，隔舌骨舌肌，与浅层的舌下神经相邻，并经颌下三角至口底。舌动脉单独起于颈外动脉者占 67.4%，共干起始的占 28.8%。舌出血无法制止时，可结扎此血管以达到止血的目的。

舌动脉最终分为舌骨上支、舌上动脉、舌背支和舌深动脉(图 1-2-9)。

3) 面动脉：在近下颌角水平自颈外动脉分出，经茎突舌骨肌与二腹肌后腹深面，并经下颌下腺后缘深层上行，越过下颌骨下颌支浅层，在咬肌前缘上行至面。

面动脉单独起自颈外动脉者占 71.4%；共干起自颈外动脉者占 28.3%。

面动脉的最终分支有腭升动脉、扁桃体支、颏下动脉、腺支、下唇动脉、上唇动脉及内眦动脉。

4）咽升动脉：发自颈外动脉的内侧，于颈内动脉深面发出分支，分布于咽、软腭及脑膜等。

咽升动脉绝大多数起自颈外动脉（占 97.1%）。其主要分支有脑膜后动脉、咽支及鼓室下动脉。

5）枕动脉：在面动脉分出的水平，自颈外动脉的后面发出，经二腹肌后腹深面，走向乳突和枕部诸肌，并经颈外侧部穿出达皮下分布于头后皮肤。动脉与肋颈干的颈深支相互吻合，形成颈总动脉与锁骨下动脉间的侧支循环通路之一。

枕动脉的最终分支有乳突支、耳支、胸锁乳突肌支、枕支、降支等（图 1－2－9）。

（4）甲状颈干：甲状颈干为一短干，在前斜角肌内侧缘附近发自锁骨下动脉的第一段，立即分为以下 4 支（图 1－2－9）。

1）甲状腺下动脉：自甲状颈干分出后，沿颈长肌上升至第 6 颈椎平面，继而弯向内下，经颈动脉鞘后方，潜入甲状腺侧叶的后面，分数支进入腺体。此外，还发出小支至邻近的肌肉、喉、咽、食管上段和气管等。甲状腺下动脉也有发自锁骨下动脉（占 4.39%）、椎动脉和胸廓内动脉，甚至发自头臂干或主动脉弓者，但较少见。一侧甲状腺下动脉缺如者也不罕见（占 3.62%）（图 1－2－10）。

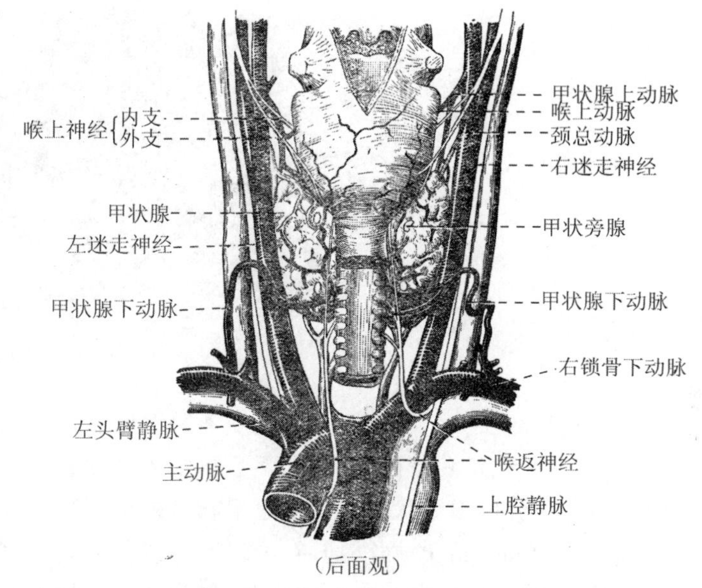

图 1－2－10　甲状腺的血管

2）颈升动脉：起始变异较常见。可发自甲状腺下动脉或颈横动脉等处。动脉伴随膈神经上升，分支分布于颈深肌、脊髓及其被膜。

3）颈浅动脉：发自甲状颈干，经胸锁乳突肌深面行向外上，分支分布至斜方肌和肩胛提肌等。

4）肩胛上动脉：发出后经前斜角肌和膈神经浅面行向外下，斜经臂丛的前方，进入冈上窝，绕过肩胛颈至冈下窝，沿途分支营养冈上、下肌和肩胛骨，并与肩胛下动脉的旋肩胛动脉及颈横动脉的降支吻合，构成肩胛动脉网。肩胛上动脉的起始变化较大，可直接或与颈横动脉共干起自锁骨下动脉者，分别约占 30.9%和 4.6%。

（5）颈动脉窦：为颈内动脉起始部的梭形膨大部分，有舌咽神经的窦神经分布于窦壁内，其特殊的感觉末梢是压力感受器。当动脉血压升高时，引起颈内动脉窦扩张，刺激了压力感受器，向中枢发放神经冲动，通过中枢反射性地引起心率变慢，末梢血管扩张，起着降低血压的作用。此外，窦壁内可见有交感和副交感神经纤维。

（6）颈动脉小球：是一个棕红色稍扁的椭圆形小体，长 4～7mm，宽 2～3mm，常位于颈内、外动脉分叉处的后内方，借结缔组织连于动脉上。内含有来自舌咽神经和颈上神经节的纤维，是化学感受器，感受血液中二氧化碳浓度的变化。当其受到血中缺氧刺激时，可引起反射性的心率加快、血压上升、呼吸加快。颈动脉球发生肿瘤时，称之为化学感受器瘤。

（7）颈内静脉：为颈部最粗大的静脉干，是乙状窦出颈静脉孔的直接延续，伴随颈内动脉下降。起初位于动脉的后方，逐渐转向其外侧，继续沿颈总动脉的外侧下行，至胸锁关节后方稍外侧，与锁骨下静脉汇合成头臂静脉。颈内静脉的下段呈纺锤形膨大，其内腔的上部有 1～2 个瓣膜，与锁骨下静脉汇合处亦有一个瓣膜，这些瓣膜具有防止血液逆流的作用（图 1－2－11）。

由于颈内静脉附着于颈动脉鞘，并通过鞘与颈深筋膜中层及肩胛舌骨肌中间腱相连，故静脉管腔经常处于开放状态，以利于血液回流。但当颈内静脉损伤时，近端由于管腔不能闭合，加之胸腔负压对静脉血的吸引，而有导致空气栓塞的危险。

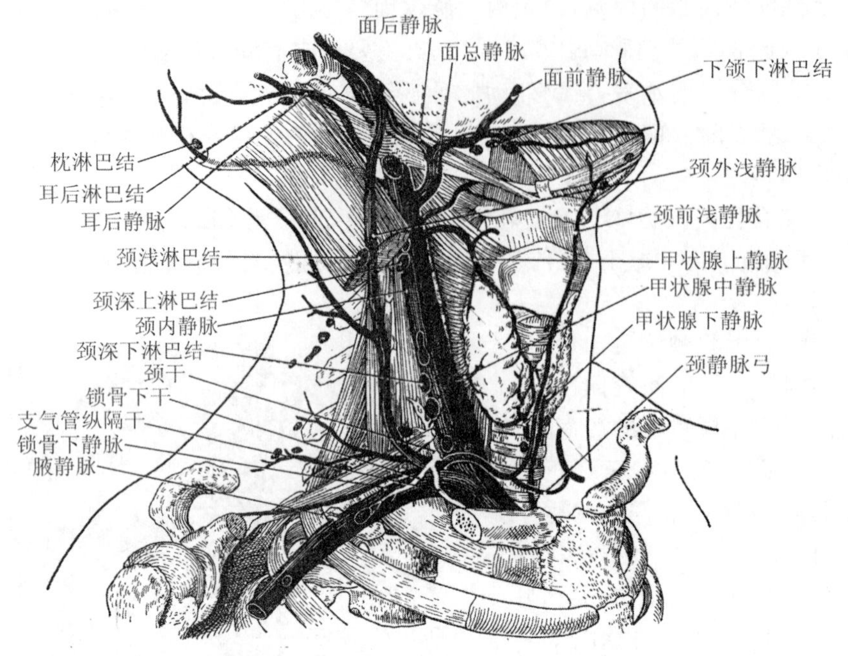

图 1-2-11　颈部静脉

颈内静脉在舌骨大角稍下方，接受面总静脉、舌静脉和甲状腺上静脉等属支。有时可出现舌静脉和甲状腺上静脉均汇集于面总静脉，然后再汇入颈内静脉，此静脉干称之为甲状舌面静脉干。甲状腺中静脉没有伴行动脉，自甲状腺侧叶横过甲状腺外侧间隙注入颈内静脉。在侧颈部前路手术时，切断肩胛舌骨肌后必须小心，给予结扎、切断才能进入深层。结扎一侧颈内静脉并不影响脑的血液回流，因而，临床上有时可切取一段无属支的颈内静脉，作为血管移植的材料。

(8) 迷走神经：是一对行程最长、分布最广的混合性脑神经。在颈部，迷走神经干位于颈动脉鞘内，行于颈总动脉与颈内静脉之间的后方，降至颈根部，经锁骨下动、静脉之间进入胸腔(左侧迷走神经经左颈总动脉与左头臂静脉之间)。迷走神经与颈总动脉和颈内静脉的位置关系密切，在施行颈部血管结扎术时，若伤及迷走神经将导致严重后果(图 1-2-12)。

迷走神经颈段的主要分支有：①咽支：主要为运动纤维，分布于咽壁肌，并与舌咽神经和交感神经的分支共同构成咽丛。②喉上神经：在颈内动脉的深面行向前下，至舌骨平面分为喉内、外两支。此两支的行程及其与喉上动脉、甲状动脉的毗邻关系已于前述。在进行寰枢椎侧前方显露时有时将该支适当与主干劈开才能充分显露寰枢椎。③心上支：每侧有 2 支，参与心丛的组成，其中一支为减压神经，分布于主动脉弓，与降低血压有关。④喉返神经：两侧喉返神经在颈部的走行略有不同。左侧喉返神经自迷走神经分出后，勾绕主动脉弓上行，距正中平面较近，行程亦长，位置较深，多在气管食管间沟内走行，有文献记载，其 100%行于沟内。右侧喉返神经勾绕锁骨下动脉斜向上行，离正中平面较远，与左侧相比位置较浅。文献记载右侧喉返神经走行于是沟内的仅为 64.7%，故与气管食管间沟的关系一般不如左侧者密切。喉返神经经甲状腺下极附近上行时与甲状腺外侧韧带的关系密切。

关于甲状腺下动脉与喉返神经的关系文献报道并不完全一致。国内的一组资料统计显示，动脉在神经前方者占38.1%，动脉在神经后者占19.1%，动脉与神经交织者占40.7%，动脉与神经末交叉者占2.1%。

4. 颈横动脉　发自锁骨下动脉的第 3 段，但更常见于发自甲状颈干(约占 63%)。动脉行向外跨越或穿过臂丛，进入斜方肌深面，至肩胛提肌前缘，分为升、降两支。升支沿肩胛提肌与夹肌之间上行，营养附近肌肉；降支经肩胛提肌深面，至菱形肌深面，分支营养附近肌肉，并参与组成肩胛动脉网。颈横动脉除有伴行的同名静脉外，其周围尚有锁骨上淋巴结(图 1-2-9)。

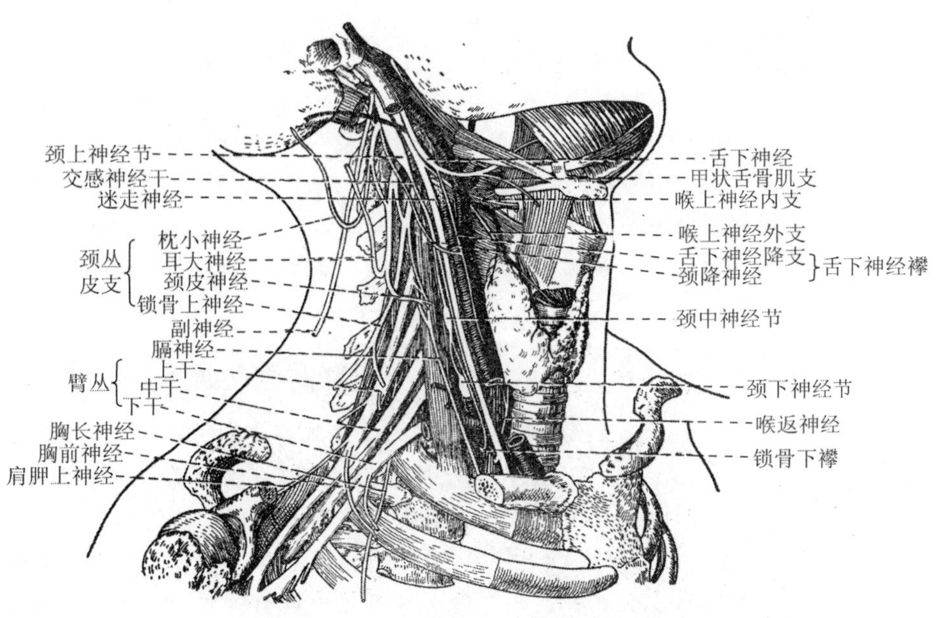

图 1－2－12　颈部神经

5. *椎动脉*　通常在胸膜顶前面发自锁骨下动脉第 1 段的上壁，有时可发自主动脉弓或颈总动脉。国内资料报道，发自主动脉弓者约占 3.84％，发自颈总动脉者极少见；副椎动脉的出现率约为 1.4％。椎动脉的管径通常左侧略大于右侧。动脉在前斜角肌、颈长肌及锁骨下动脉围成的锥开间隙内直上或弯曲上行，途中有甲状下动脉和椎静脉跨越其前方，动脉的后方有胸膜顶，颈交感干的颈中、下神经节位于动脉的后内侧。椎动脉穿经第 6 颈椎（有时穿经第 5、7 颈椎，甚至第 4、3 颈椎）以上的各颈椎横突孔，出寰椎横突孔后，出现于枕下三角内，穿过寰枕后膜，经枕骨大孔入颅腔。沿途发出肌支、椎骨支和脊髓支，并有同名静脉伴行。临床上常借助椎动脉造影观察其形态变化，以帮助对椎动脉病变和脑部某些疾病的诊断。

6. *颈丛*　主要由第 1～4 对颈神经前支构成，位于胸锁乳突肌深面与中斜角肌和肩胛拉肌浅面之。每对颈神经接受来自颈交感神经节的灰交通支，并相互联系形成一系列的襻，由襻分出浅支和深支。浅支为皮支，有耳大神经、枕小神经、枕横神经和锁骨上神经，分布于头、颈、胸上部、肩及肩胛冈以上的皮肤；深支支配颈部深层肌肉，并有颈襻的下支和膈神经（图 1－2－12）。

7. *臂丛*　主要由第 5、6、7、8 颈神经和第 1 胸神经的前支构成。有时有第 4 颈神经和第 2 胸神经的分支参加。这些前支称之为臂丛的根，根在穿经斜角肌间隙处合成为上、中、下 3 个大的神经，上位两根（$C_{5、6}$）合成上干；下位两根（C 和 T_1）合成下干：中间一根（C_7）单独作成中干。每个干在前斜角肌外缘处又分为前、后两股，前股主要分布于上肢的前面，后股则与之相反。这些股在锁骨下动脉的后方行向外下，进入腋腔，并围绕腋动脉的周围，上、中干的前股合并成外侧束，下干的前股单独成为内侧束，3 个干的后股合成后束。由 3 个束分别发出正中神经、肌皮神经、尺神经、桡神经及腋神经等的主要神经支（图 1－2－12）。

国内有关臂丛变异的解剖资料较多，变异的类型较复杂，但大致上可分为两大类：一类是干变异丛，另一类为股束变异丛。前者的出现率为 5.1％；后者的出现率为 11.1％。此外，尚有少数单束臂丛。

三、颈后部层次解剖

颈后部大部分由脊柱颈段后方的软组织组成。其上界为枕骨的上项线；前外侧界是自乳突根缘至肩峰的弧形线，此线基本上与斜方肌前缘的体表投影线一致；下界则是通过第 7 颈椎棘突向两侧肩峰所作的水平线。在颈后部的中线上，即在枕外隆突的稍下方有枕下窝（又名项窝）。在此可触摸到各颈椎的棘突。

（一）皮肤及皮下组织

颈后部的皮肤韧厚，内含有较多的毛囊和皮脂腺。皮下组织中的浅筋膜较致密，形成许多坚韧的纤维隔，分隔脂肪组织成脂肪柱。此部的皮下组织是头皮的皮下组织的直接延续，尤其在颈后的上部，皮下组织与覆盖于斜方肌的深筋膜紧密相连。

浅层结构的血供主要来自枕动脉和颈横动脉的细小分支，静脉血主要回流颈内静脉，神经是来自颈神经后支的皮支。

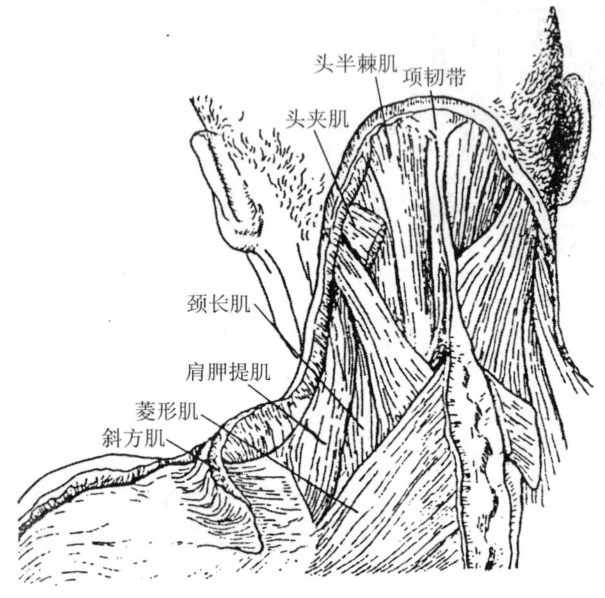

图 1-2-13　颈后部浅层肌

（二）颈后部肌群

1. *浅层肌群*　斜方肌的上半部，此部起自上项线、枕外隆突、项韧带及第 7 颈椎棘突，从这些起始处的肌纤维集中抵止于锁骨的外 1/3、肩峰及肩胛冈上缘。项韧带由颈部棘上韧带扩大而成，是颈后部两侧肌肉之间具有弹性活动的结构，也是保持头部正常位置的重要结构(图 1-2-13)。

2. *中层肌群*　头夹肌和肩胛提肌以及位于下部的菱形肌(图 1-2-13)。

3. *深层肌群*　头半棘肌、最长肌和髂肋肌，这些肌组成颈后部的第三层肌。紧靠上项线的下方有第四层肌，它们是头后大直肌、头后小直肌、头上斜肌和头下斜肌，这些肌连接于枕骨与上位颈椎横突之间，并围成枕下三角。三角内有重要的椎动脉和神经通行其间(图 1-2-14)。

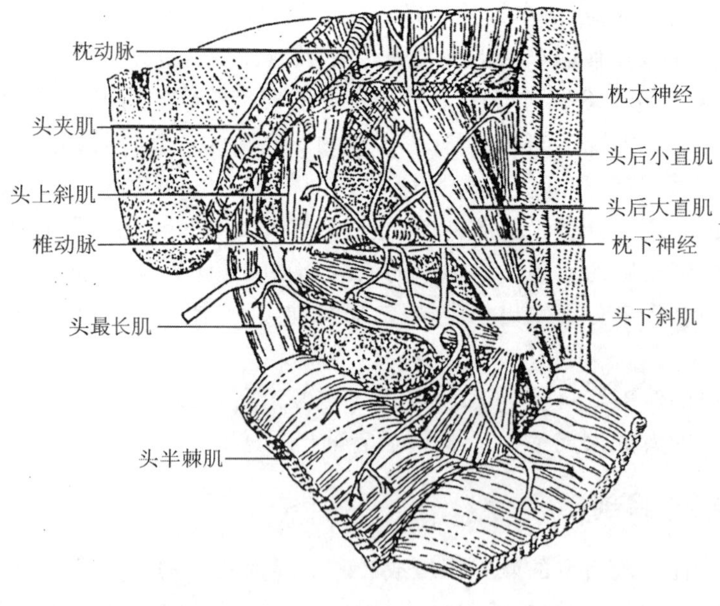

图 1-2-14　枕下三角

（三）颈后部血管和神经

1. 血管　颈后部的多数肌层由枕动脉、颈横动脉的升支、颈深动脉及椎动脉的分支分布。枕动脉是颈外动脉的分支之一，经乳突与寰椎横突之间自乳突后缘进入颈后部。颈横动脉是甲状颈干的分支之一，在前面已作介绍。椎动脉是锁骨下动脉第一段的分支。颈深动脉是锁骨下动脉肋颈干的分支，在颈深部上升，分布于颈深部肌，并与枕动脉的分支吻合(图 1－2－14)。

2. 神经　颈后部的神经都是颈神经的后支。第 1 颈神经的后支，又名枕下神经，经枕骨与寰椎后弓之间行向背侧，主要支配寰枕部的深层 4 块小肌肉；第 2 颈神经的后支称枕大神经，经寰椎与枢椎之间行向背侧，穿头半棘肌至皮下组织内，折向上到枕部，分布于枕部皮肤。第 3 颈神经后的皮支又称第三枕神经，较枕大神经细小，穿出斜方肌至皮下组织，分布于颈后部至枕外隆突附近的皮肤(图 1－2－14)。

四、颈椎的骨性结构

颈椎有 7 块骨组成，除第 1 颈椎(寰椎)与第 2 颈椎齿突相关节外其余颈椎都借助椎间盘、小关节和韧带紧密连接成脊柱的颈段，并支持其颈部的稳定。颈椎中第 1、2 及第 7 颈椎，因形状特殊，单独叙述。其余 4 个颈椎形状相似。特点为棘突分叉，横突具有前后两个结节，其内有横突孔，横突孔内有椎动脉通过。第 6 颈椎横突前结节高面粗大，前方有颈总动脉通过，称为颈动脉结节。颈椎关节突的方位便利于前屈后伸运动，下关节突呈圆形，关节面的方向朝前下方；上关节突的关节面向后上方。由于关节面呈水平位，当颈椎受外伤时，易导致向前、后及左、右脱位。

1. 第 1 颈椎　又名寰椎，与枕骨相连，呈环状。没有椎体、棘突和关节突，主要由前、后弓及侧块构成。前弓前面有突隆，中央有前结节，为颈长肌及前纵韧带的附着部；后面有齿凸凹，与第 2 颈椎齿突相关节。后弓连于两侧块后面，较前弓为大，后面正中处有粗糙的隆起，称为后结节，为棘突的遗迹。侧块介于两弓之间，两侧块上面各有一个肾形的上关节凹，与枕骨髁关节面相关节，其下面也有一对下关节面，与第 2 颈椎上关节面相关节。上关节凹与下关节面的周缘，分别为寰枕关节囊与寰枢关节囊的附着部。侧块的内侧面有一粗糙的结节，为寰椎横韧带的附着部。横突末端肥厚而粗糙，横突孔较大(图 1－2－15)。

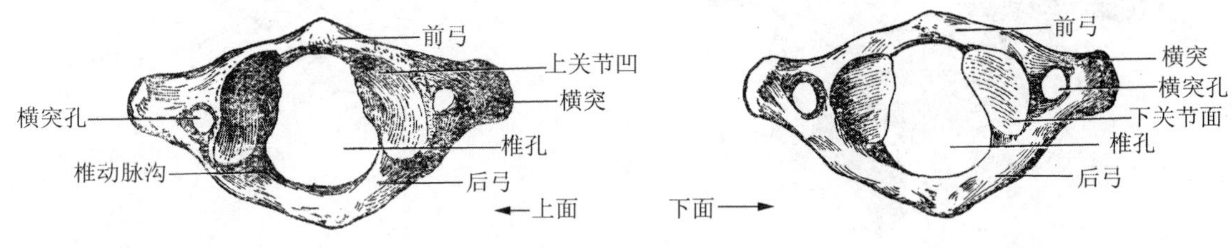

图 1－2－15　寰椎

2. 第 2 颈椎　又名枢椎，其特点为自椎体向上发出一指状突起，称为齿突。齿突长约 1.5cm，齿突的前、后面有前关节面与后关节面，分别与寰椎的齿凹及寰椎横韧带相接。枢椎椎体比其他颈椎小，上面在齿突两侧有上关节面，与寰椎下关节面相关节。椎弓根短粗，椎弓板较厚，横突短小，棘突粗大，末端分叉(图 1－2－16)。

3. 第 7 颈椎　又名隆椎，形状及大小与上位胸椎相似，其特点为棘突特别长且不分叉，为确定椎骨序数的标志。横突长而坚固，横突孔小，仅通过椎静脉(图 1－2－17)。

寰枕之间借助寰枕关节、寰枢关节囊以及翼状韧带、齿状突韧带、寰椎横韧带、颅盖膜以及前后纵韧带支持头颈间的稳定和活动。而其余颈椎间借助椎间盘、小关节和韧带(项韧带、前后纵韧带、棘间韧

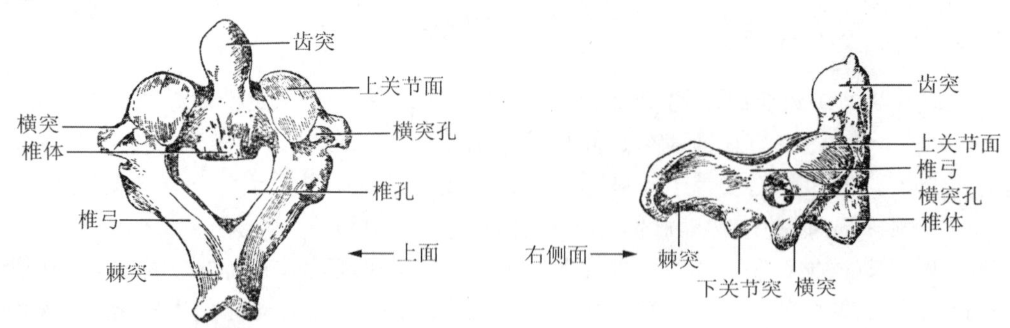

图 1-2-16　枢椎

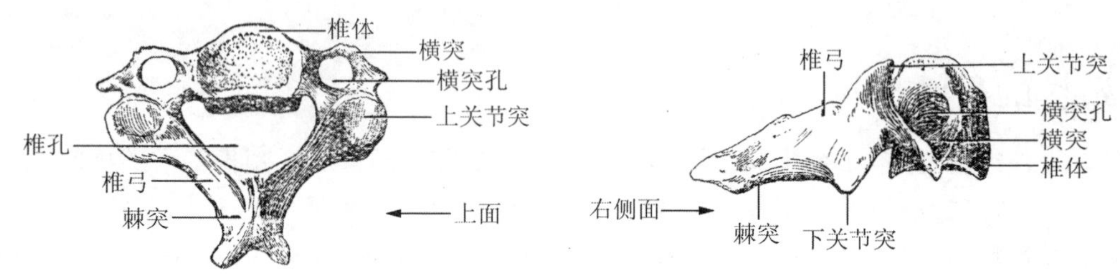

图 1-2-17　颈椎

带、棘上韧带、横突间韧带）支持颈稳定和活动（图 1-2-18）。

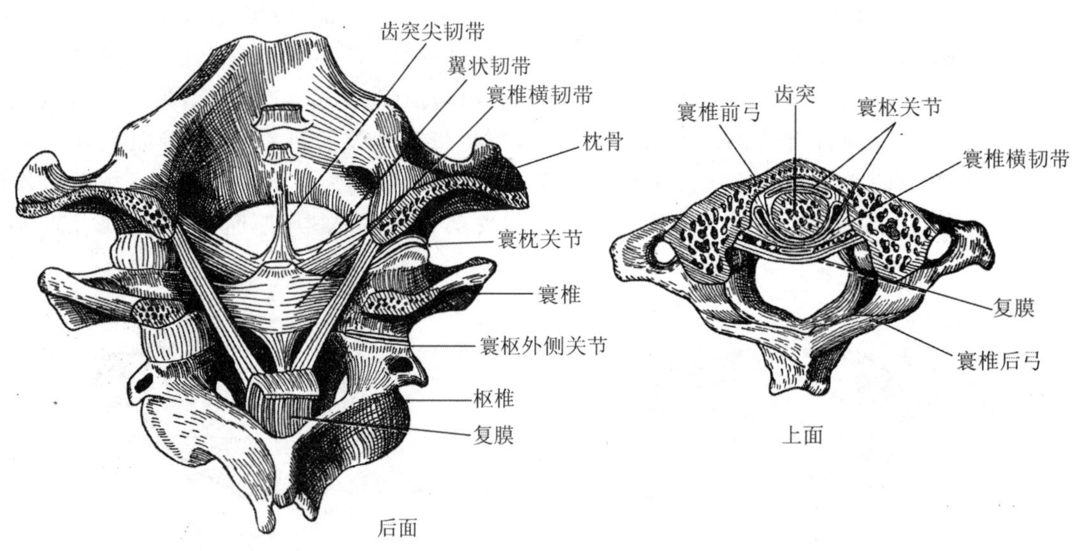

图 1-2-18　寰枕枢骨连接（后面）和寰枢关节（上面）

第二节　上颈椎前方经口手术进路

【应用解剖】

该切口系 1962 年 Fang 提出的寰枢椎的手术进路，通过咽后壁的黏膜层（图 1-2-19a，b）和咽后壁的肌层颈前筋膜，即为上颈椎的前方。第 1、2、3 颈椎两侧为头长肌，而两侧椎动脉在未穿出寰椎横突孔前不露于颈椎两侧，因此作咽后壁正中纵切口不影响两侧椎动脉，在向两侧分离时则要不超过两侧侧块外缘(图 1-2-19c)。从局部解剖学的观点看也是很安全的。但由于在咽部手术对呼吸道通畅有影响,故为了保证呼吸道通畅,需作气管切开。

【适应证】

1. 咽后壁脓肿切开引流。
2. 寰枕脱位或骨折合并脊髓损伤前方减压融合术。
3. 寰枢椎骨折或脱位合并脊髓损伤前方减压融合术。
4. 寰枢椎不稳定两侧侧块融合术。

【体位】

患者平卧于手术台上,两肩胛间垫一扁枕,颈部后伸。

【麻醉】

气管插管麻醉或气管切开麻醉。

【手术步骤】

1. 在 Davis-Crowe 张口器充分张口,使咽后壁充分显露,于咽后壁作一 4～5cm 纵形切口,切口中点在寰椎前结节下一横指(图 1-2-19a)。

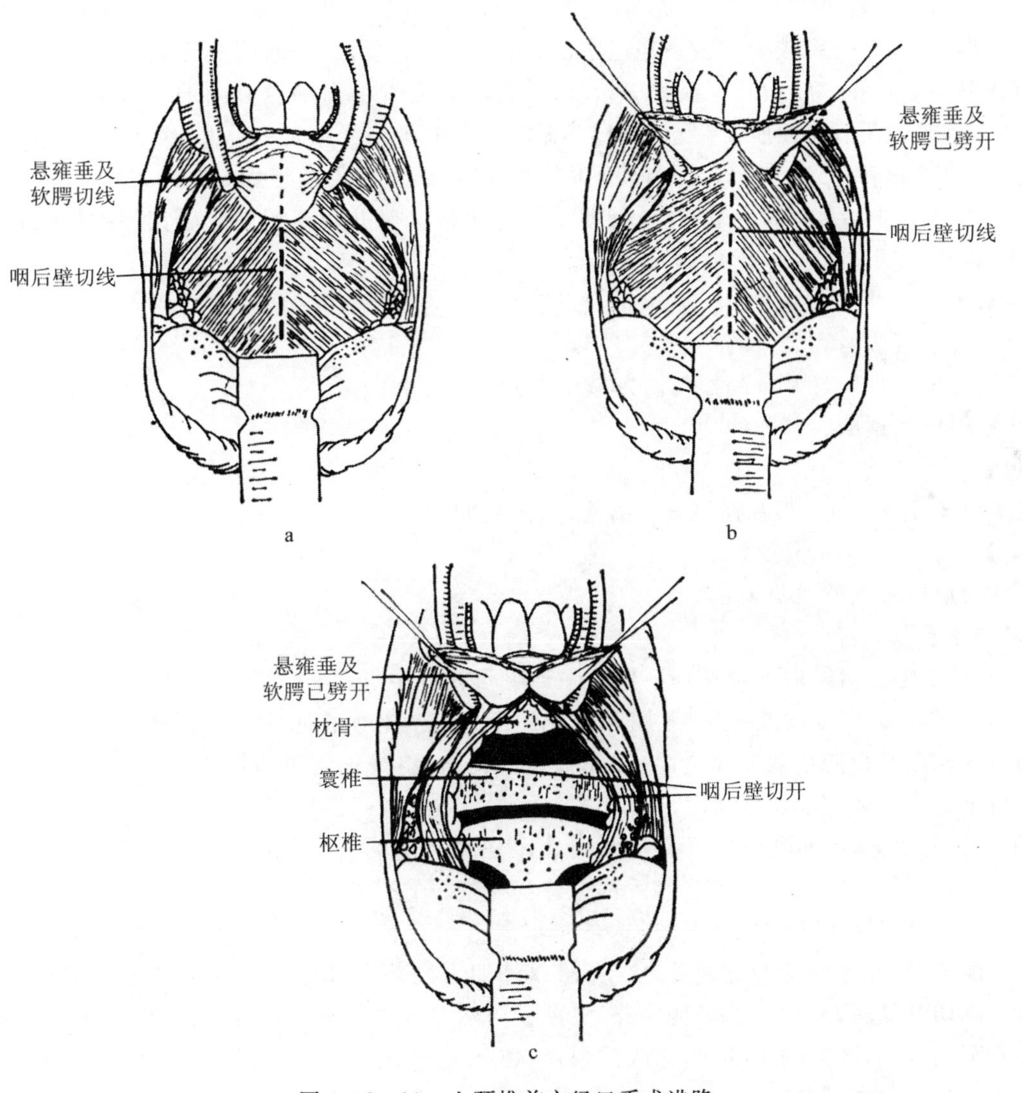

图 1-2-19　上颈椎前方经口手术进路

2. 为了使手术显露满意，先纵行劈开软腭，并作牵引(图 1-2-19b)。

3. 沿切线切开咽后壁黏膜、肌层并深达骨组织。由于在正中，切开该区无特殊血管，故出血不多。切开后向两侧分离，直达两侧的侧块外缘至。此缘以外即为椎动脉，切勿损伤。向近侧扩大软腭切口，并向前牵拉舌根，可显露第 2～3 颈椎连接部，如此可显露颅骨底部到第 3 颈椎(图 1-2-19c)。

【说明】

该进路做寰椎手术时，必须在头颈过伸位下用 Davis-Crowe 张口器作充分张口。为保证术中呼吸道通畅，一般需作气管切口，待病情稳定，创口愈合后，再拔除气管插管。术中咽后壁切口必须在中线无知名血管区进行，剥离咽后壁黏膜、肌瓣时不能超过侧块外缘，以防椎动脉损伤，特别在作侧块植骨融合术时更需注意这一点。

第三节　枕骨斜坡下部及上颈椎劈开下颌骨手术进路

【应用解剖】

该手术进路比经口手术途径显露充分，对病变的切除更方便，但手术途径操作较复杂，术后的口腔处理也较困难，故临床应用较少。因系经正中线，作下唇和下颌骨劈开，因此涉及的深部解剖结构并不多。在切开下唇黏膜和皮肤后其深面为口轮匝肌，其滋养血管由面动脉分出的下唇动脉经两侧口角呈环形穿入肌肉，故切断口轮匝肌需注意处理，其下颌骨系由于用线锯正中劈开(图 1-2-20a)，故不影响两侧下齿槽、动静脉和神经，在切开颈前筋膜时注意保护颏下三角内组织(图 1-2-20b)，正中劈开舌体不会影响由两侧进入舌体的舌下神经、舌神经和舌动脉。在进入到咽后壁后其解剖层次同经口手术途径。

【适应证】

1. 原发性颅底凹陷和先天畸形。

2. 寰枕脱位或骨折合并脊髓损伤前方减压内固定术。

3. 枕骨斜坡上颈椎前部肿瘤切除术。

【体位】

患者平卧于手术台上，两肩胛间垫一扁枕，颈向后伸。

【麻醉】

气管插管麻醉或气管切开麻醉。

【手术步骤】

1. 于下唇正中作切线向下延长到下颏正中到甲状软骨中点(图 1-2-20a)。

2. 沿上述切口线切开皮肤、下唇黏膜和皮下组织，显露口轮匝肌，经适当分离，在用唇夹夹持下切断下唇的口轮匝肌和口腔底黏膜及骨膜，并作骨膜下剥离，将线锯经下方门齿入口腔，作下颌骨正中劈断显露咽后壁(图 1-2-20b)。

3. 在劈开下颌骨后，如咽后壁显露满意可作不正中切开舌体、悬雍垂，如尚不满意可正中切开舌体、悬雍垂。由于系正中切开，故不影响舌部血管和神经(图 1-2-20c)。

4. 沿正中线切开咽后壁黏膜肌层深达骨组织。由于在正中，切开该区无特殊血管，故出血不多。切开后向两侧分离，直达两侧的侧块外缘。此缘以外即为椎动脉，切勿损伤。如需显露颅底到第 3 颈椎前方则向近侧切开软腭，并向硬腭延伸 3cm，将黏膜向两侧推进到牙槽边缘，注意保护大的腭部血管，用骨钳咬除硬腭约 3cm，两侧约 1.5cm，确认到犁骨，必要时可切除犁骨和蝶窦的中隔，如此可显露枕骨斜坡下部到第 3 颈椎前方(图 1-2-20d)。

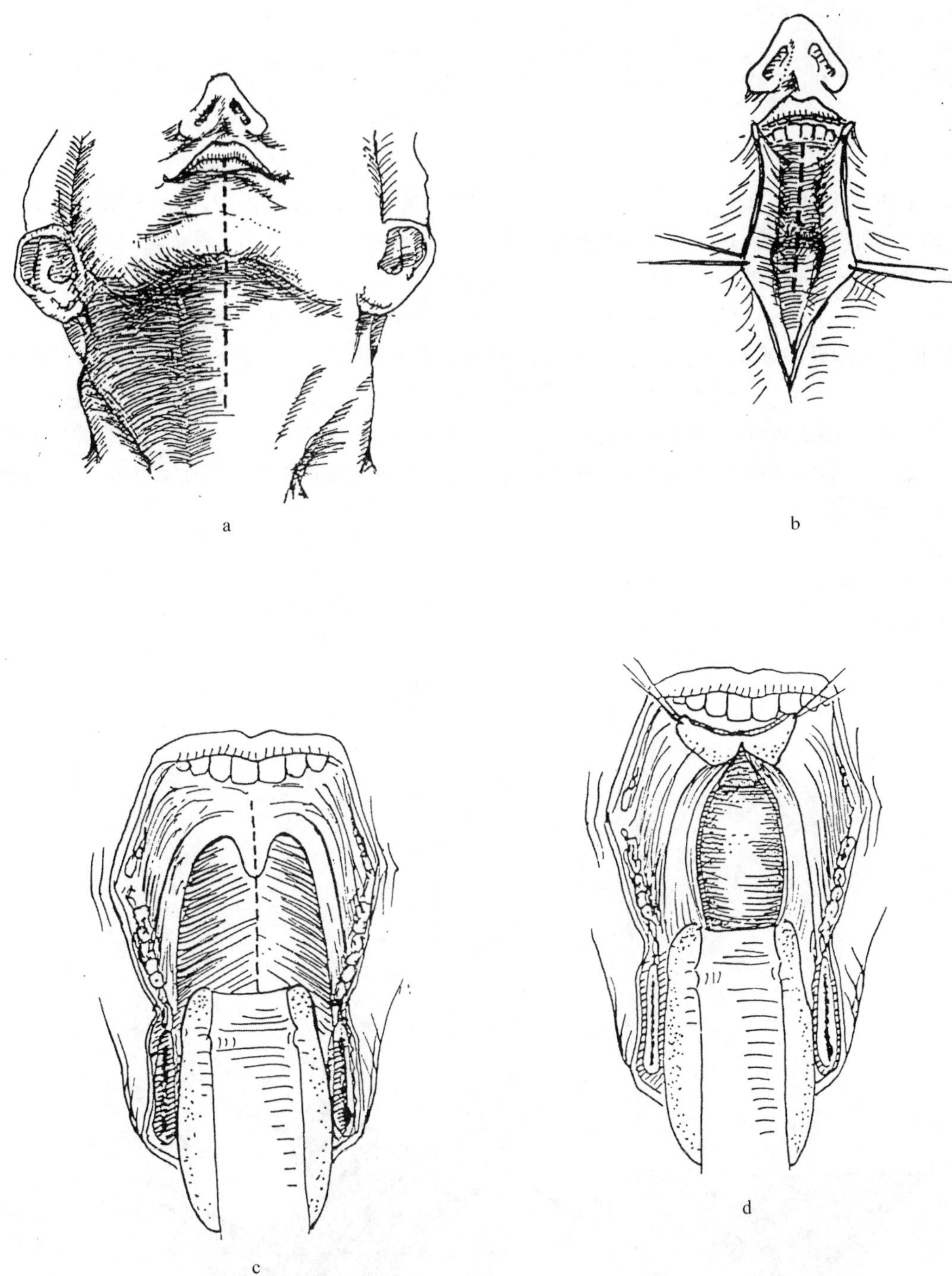

图 1-2-20　上颈椎劈开下颌骨手术进路

【说明】

由于该手术进路需劈开下颌骨必要时尚需劈开舌体，故手术复杂，因此要严格掌握手术适应证。术中尽可能不作舌体劈开，以减少术后护理困难。手术中要严格注意在正中线进行，特别处理舌体时以免损伤舌下神经、舌神经和舌动脉。术终注意作舌的修复(切开舌体者)和下颌骨的正确复位和有效内固定，必要时尚需增加齿弓结扎固定。术后需常规气管切开，保持术后的呼吸道通畅，等病情稳定后再拔除气管导管。其他同经口手术进路。

第四节　枕骨斜坡下部及上颈椎前外侧手术进路

【应用解剖】

该切口系1966年由Whiteside提出，后于1969年经De Andrate改进，由颈前外侧经胸锁乳突肌上中段前缘，切开皮肤、颈阔肌，在下颌角、腮腺后下解剖出颈外静脉(图1-2-6)，给予结扎切断，后切开胸锁乳突肌前缘颈浅筋膜，继而在胸锁乳突肌中下交界处深面，解剖出肩胛舌骨肌，并切断牵向两侧，在胸锁乳突肌后面可充分显露颈动脉鞘。于颈总动脉处切开颈动脉鞘，可以清晰解剖出位于动脉前方甲状腺中静脉和由颈动脉发出的甲状腺上动脉、舌动脉和面动脉及伴行静脉(图1-2-9)。将上述血管结扎切断后可以解剖出由迷走神经上段结状神经节处发出的咽上神经、喉上神经内外支(图1-2-12)。在结扎切断上述血管时注意不可损伤上述神经，与咽后壁食管一同分离后，用小"S"拉钩牵向对侧，上颈椎即能充分显露。于头长肌之间(即上颈椎正中)切开颈椎前筋膜后，在第1、2、3颈椎前方即可显露(图1-2-21c)。

【适应证】

1. 寰枢椎不稳定前路融合内固定术。
2. 上颈椎结核，病灶清除术。

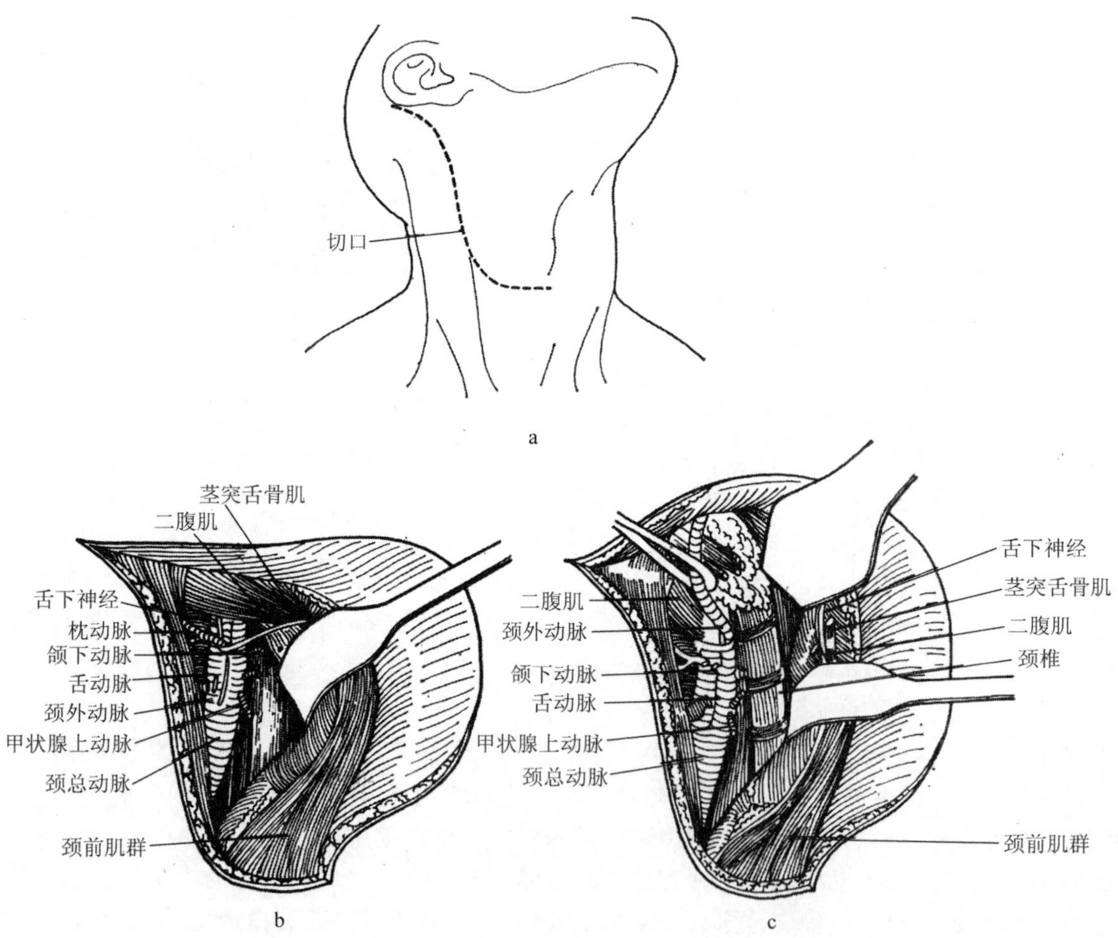

图1-2-21　上颈椎前外侧手术进路

3. 上颈椎化脓性脊柱炎咽后壁脓肿引流术。

4. 枕骨斜坡下部及上颈椎良性肿瘤摘除术。

5. 枕骨大孔前方减压术。

【体位】

患者平卧于手术台上，两肩胛间垫一扁枕，使颈部后伸，头略偏左侧。

【麻醉】

气管内插管麻醉。

【手术步骤】

1. 于颈前右侧或左侧作胸锁乳突肌前缘切口，自乳突沿胸锁乳突肌前缘作"ʅ"形切口，到胸锁关节上 3cm(图 1-2-21a)。

2. 沿上述切口，切开皮肤、皮下组织和颈阔肌，于颈阔肌下进行适当游离，显露出甲状腺前肌群、胸锁乳突肌、颈外静脉与颈前浅静脉。切断结扎颈前浅静脉，并沿胸锁乳突肌前缘切开肌膜。将胸锁乳突肌向外后牵开，甲状腺和甲状腺前肌群向内侧牵开，显露肩胛舌骨肌，并于肩胛舌骨肌中间腱部切断，向两侧牵引，使颈总动脉、颈内静脉、颈外动脉和甲状腺上动静脉、舌动静脉和颌下动静脉以及舌下神经，得以充分显露(图 1-2-21b)。

3. 将甲状腺上动静脉、舌动静脉分别切断，双重结扎，必要时也可将颌下动静脉切断，双重结扎，以利充分显露上颈椎。注意保护舌下神经、喉上神经。切断二腹肌后腹和茎突舌骨肌。将颈外动脉向后牵引，喉头向内侧牵引，显露出颈椎前筋膜和两侧头长肌，于正中纵行切开椎前筋膜和前纵韧带，压迫止血后，向两侧剥离到头长肌内缘为止(注意勿过于向外，以免损伤椎动脉造成大出血和损伤颈交感神经引起霍纳征)。显露枕骨斜坡下部及上颈椎的前方(图 1-2-21c)。

【说明】

由颈前外侧经肌间隙切断、结扎甲状腺上动静脉、舌动静脉和颌下动静脉，并切断二腹肌后腹和茎突舌骨肌，直达枕骨斜坡下部及上颈椎前方，便于作上颈椎前方融合和消除病灶，便于作上颈椎前方融合、枕骨斜坡下部和上颈椎椎体肿瘤切除、病灶清除术以及枕骨大孔前方减压，但不能作椎管探查。由于手术需经过颈部的重要组织和血管，因此必须熟悉颈部的解剖和有熟练的技术操作才能进行该手术。无论是术中还是术后都必须注意呼吸道畅通，若出现呼吸困难，必须立即作气管切开。

第五节　下颈椎前方手术进路

【应用解剖】

该手术系 1973 年 Robision 由颈椎前外侧手术进路改进而来。采用颈前下横切口，切开皮肤、颈阔肌，其深面可充分解剖显露颈前静脉和舌骨下甲状腺前肌群(图 1-2-6)。其上界到由两侧甲状软骨形成喉结，下界到胸骨柄上切迹，两侧需到胸锁乳突肌后缘。后于胸锁乳突肌前中下缘前方切开颈浅筋膜，继而在胸锁乳突肌中下交界处深面解剖出由舌骨角走向外下的肩胛舌骨肌(图 1-2-22c)，后在该肌深面解剖出颈动脉鞘(图 1-2-22c)，于颈总动脉前方切开该鞘，则可见前上甲状腺中静脉，于动脉鞘的深面，可以解剖出由甲状颈干分出甲状腺下动脉，该血管沿颈长肌上升，到第 6 颈椎平面弯向内下，经颈动脉后方于气管、食管间沟，横过喉返神经进入甲状腺(图 1-2-10)。在作动脉结扎切断时，必须紧靠颈总动脉鞘进行，不可损伤喉反神经。结扎切断甲状腺下动脉后将气管、食管牵向内侧，则下颈椎前方的颈前筋膜和两侧颈长肌得以显露。于颈椎前正中(即两侧颈长肌的中间)。用电凝处理好颈椎前的静脉后切开颈前筋膜并向两侧分离，注意不超过颈长肌内缘。

【适应证】

1. 颈椎骨折伴脊髓损伤前方减压融合内固定术。
2. 颈椎间盘脱出症前方髓核摘除术。
3. 脊髓型颈椎病前方减压融合内固定术。
4. 颈椎前方融合术。
5. 颈椎椎体良性肿瘤切除术。
6. 颈椎结核病灶清除术。
7. 颈椎化脓性脊柱炎咽后壁脓肿前侧方引流术。

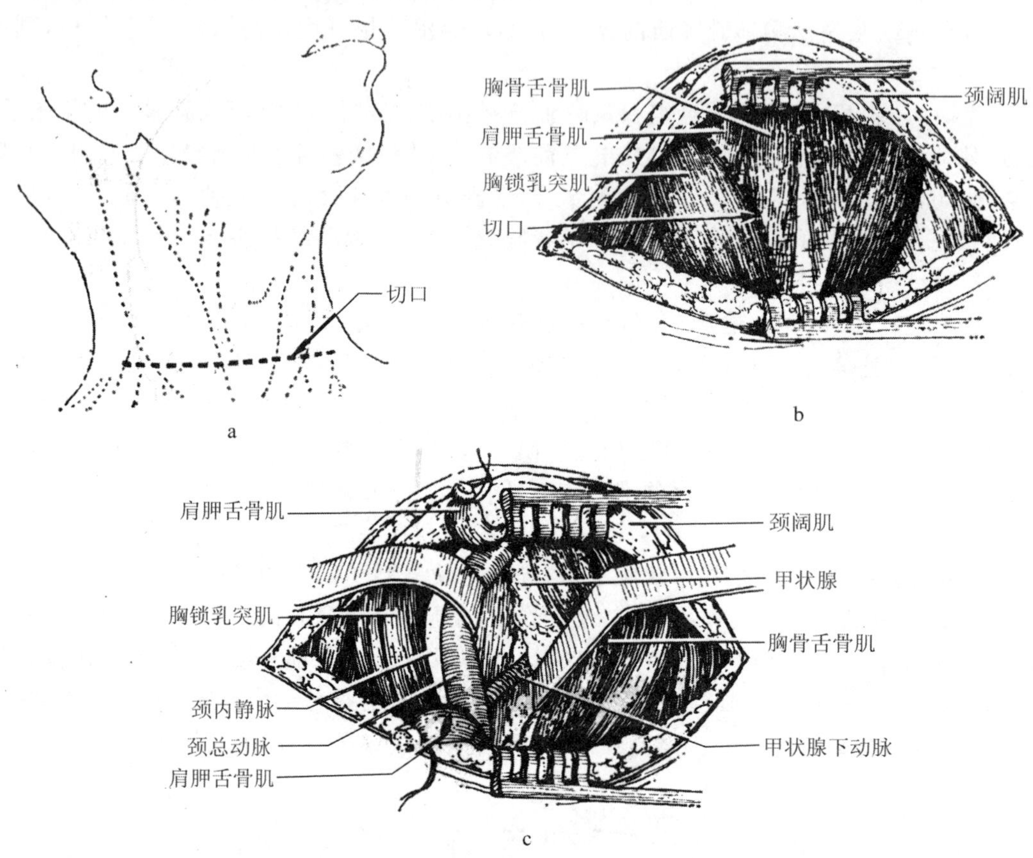

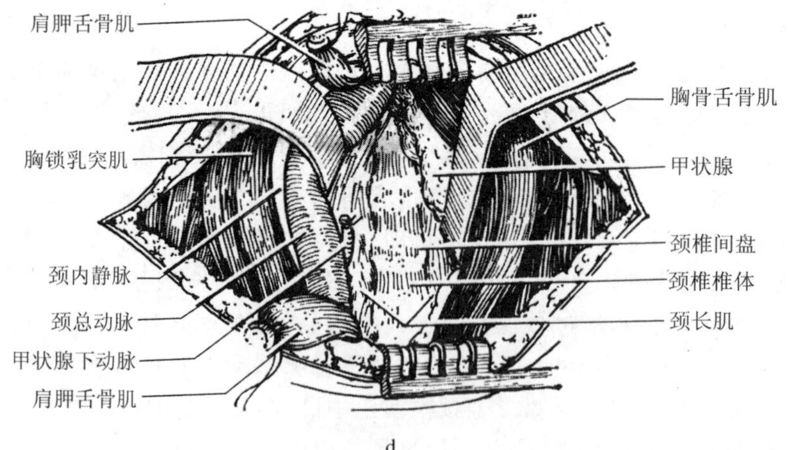

图 1-2-22　下颈椎前方手术进路

【体位】

患者平卧于手术台上，两肩胛间垫一扁枕，颈部略后伸，头略偏向左侧。

【麻醉】

局部麻醉或颈丛阻滞麻醉。

【手术步骤】

1. 于颈前右侧为主的横行切口，在胸骨柄上 3～4cm，自右侧胸锁乳突肌外缘 1～2cm 开始横行到左侧胸锁乳突肌外缘止(图 1-2-22a)。

2. 沿以上切口切开皮肤、皮下组织、颈阔肌，于颈阔肌下进行游离，向上到环状软骨水平，向下到胸骨柄上缘，显露出甲状腺前肌群和胸锁乳突肌，再以右侧胸锁乳突肌前缘为切口(图 1-2-22b)。

3. 沿右侧胸锁乳突肌前缘肌膜切口切开肌膜，将胸锁乳突肌向右侧牵开，甲状腺与甲状腺前肌群向左侧牵开，显露出肩胛舌骨肌，将其在中间腱部切断，并于断端以缝合线作支持，牵向两端，显露出颈总动脉鞘，将其牵向外侧，显露出甲状腺下动脉(图 1-2-22c)。

4. 将甲状腺下动脉在远离甲状腺处切断，作双重结扎。在作甲状腺下动脉结扎时，注意勿损伤喉返神经。后将甲状腺与甲状腺前肌群向内侧牵开，显露出颈椎前筋膜和两侧颈长肌，于正中纵行切开椎前筋膜、前纵韧带，向两侧剥离，到颈长肌为止(注意勿超过这个界限，以免损伤椎动脉而造成大出血)。即显露出颈椎的前方，隆起而发白的是椎间盘，略凹而色深的是椎体(图 1-2-22d)。

【说明】

通过颈部横切口经颈前肌间隙直达椎体前方，便于摘除颈椎椎体、椎间盘病变或颈脊髓前方减压以及椎体间植骨融合及内固定术。但不能作椎管探查。

手术中牵开胸锁乳突肌显露颈动脉鞘时，要避免损伤颈总动脉和颈内静脉。切断、结扎甲状腺下动脉时避免损伤喉返神经。在显露椎体前方时不要超出两侧颈长肌，以免损伤椎动脉。

术后需常规作创口的负压吸引外，还需注意观察呼吸、血压、脉搏等，发现问题应及时处理。

为维持术后的稳定性，如术前已作颅钩牵引则术后继续牵引 3 周；如术前未作牵引，需用砂袋作颈两侧固定，拆线后改用头、颈、胸石膏固定 3 个月。

第六节　下颈椎前侧方手术进路

【应用解剖】

该进路系 1973 年 Robision 的颈椎前外侧途径，于胸锁乳突肌中下段前缘作皮肤和颈阔肌切开(图 1-2-23b)，切开后可以充分解剖出胸锁乳突肌前缘、颈外静脉和颈前浅静脉；于胸锁乳突肌前缘切断颈前浅静脉和切开颈浅筋膜，可解剖出肩胛舌骨肌，再于切断后切开颈动脉鞘，解剖出甲状腺中静脉，给予切断结扎，后解剖出甲状腺下动脉，给予结扎切断，则颈椎下段前面就得以显露。以上解剖同下颈椎前方解剖(图 1-2-10)。

【适应证】

1. 颈椎骨折伴脊髓损伤前方减压融合内固定术。
2. 颈椎间盘脱出症前方髓核摘除术。
3. 脊髓型颈椎病前方减压融合内固定术。
4. 颈椎前方融合内固定术。
5. 颈椎椎体良性肿瘤切除术。
6. 颈椎结核病灶清除术。
7. 颈椎化脓性脊柱炎咽后壁脓肿前侧方引流术。

【体位】

患者平卧于手术台上，两肩胛间垫一扁枕，头略偏向对侧。

【麻醉】

局部麻醉或颈丛阻滞麻醉。

【手术步骤】

1. 于颈前一侧作一胸锁乳突肌前缘斜切口，由乳突下 2～3cm 到胸锁乳突肌下端胸骨附着处(图 1－2－23a)。

2. 沿以上切口切开皮肤、皮下组织、颈阔肌，于颈阔肌下作适当两侧游离。显露出甲状腺前肌群与

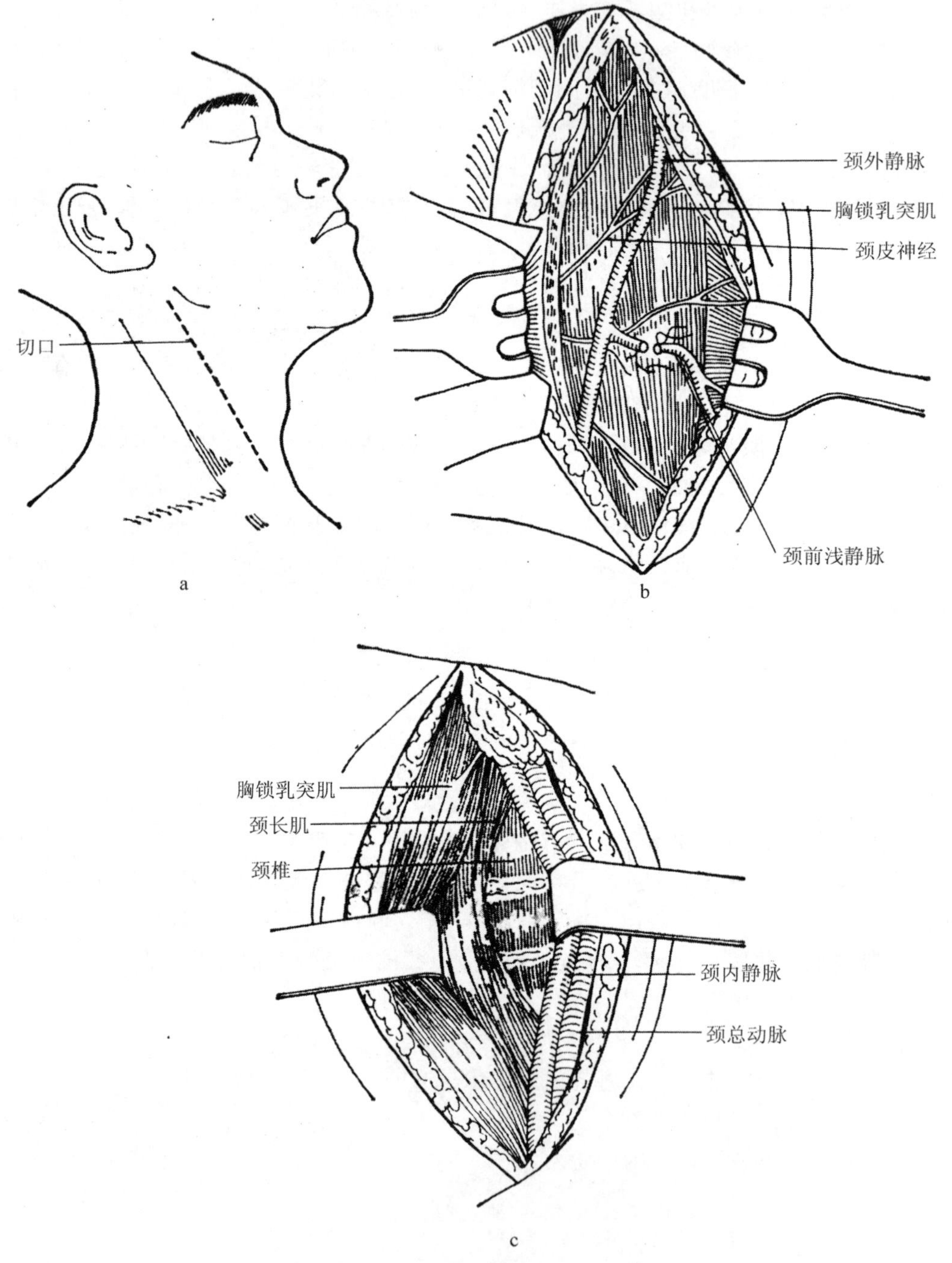

图 1－2－23　下颈椎前侧方手术进路

胸锁乳突肌、颈外静脉与颈前浅静脉，切断结扎颈前浅静脉(图 1－2－23b)。

3. 沿胸锁乳突肌前缘切开肌膜，将胸锁乳突肌向外后牵引(如胸锁乳突肌向外后牵引不满意，可将该肌于中部切断，扩大创口)，甲状腺与甲状腺前肌群向外侧牵引，显露出肩胛舌骨肌，将其在中腱部切断，并于断端用线作支持，显出颈总动脉鞘(颈总动脉、颈内静脉和迷走神经)。将其向内或外侧牵引，显露出颈椎前筋膜和两侧颈长肌，于正中纵行切开颈前筋膜、前纵韧带，止血后向两侧剥离，至颈长肌为止(注意勿超过这界限，以免损伤椎动脉而造成大出血和损伤颈交感神经引起霍纳征)。显露颈椎的前方，隆起发白的是椎间盘，略凹而色深的为椎体(图 1－3－23c)。

【说明】

该切口用于第 3～5 颈椎前的病变，由颈前经外侧肌间隙，将颈总动脉鞘向内或外前方牵引(目前都采用向外牵引)，直达颈椎体前方。它的优点是避免切断、结扎甲状腺下动脉和损伤喉返神经的危险。

术中由于需通过颈总动脉鞘，故必须避免损伤颈总动脉和颈内静脉。显然不作甲状腺下动脉切断、结扎，但也必须注意勿损伤甲状腺下动脉和喉返神经。在显露椎体前方时不要超过两侧颈长肌，以免损伤椎动脉。术中、术后必须保持呼吸通畅，一旦发现呼吸困难，立即作气管切开。

第七节　颈椎前方手术进路

【应用解剖】

前面已介绍了上颈椎与下颈椎前方手术进路应用解剖，本进路可以参照上述两种进路的应用解剖。不同之处在于该切口显露需更充分，近侧切口采用颌下弧形切口，再连接上颈椎斜切口的近端，因此该切口在颌下切开皮肤、颈阔肌后可将皮瓣充分向内解剖，使颈前肌群和颈前浅静脉得以充分解剖(图 1－2－6)。在胸锁乳突肌前缘切开颈浅筋膜和切断肩胛舌骨肌后切开颈动脉鞘，解剖出甲状腺中静脉、甲状腺上动静脉，舌动静脉和舌下动静脉(图 1－2－9)，给予切断结扎，后将甲状腺前肌群和气管、食管牵向对侧并进一步解剖，对舌骨上肌群、二腹肌、茎突舌肌和走行二腹肌后方舌下神经、颌下腺管，给予保护。这时颈椎的前方得以充分显露，可做清除颈椎的广泛病变手术(图 1－2－24c)。

【适应证】

1. 上下段颈椎前方融合内固定术。
2. 上下段颈椎病前方减压融合内固定术。
3. 颈动脉减压术。
4. 上下段颈椎结核病灶清除术。
5. 颈椎肿瘤切除，人工椎体置换术。
6. 颈神经丛和臂丛探查术。

【体位】

患者平卧于手术台上，两肩胛间垫一扁枕，颈部略后伸，头略偏向对侧。

【麻醉】

气管内插管麻醉。

【手术步骤】

1. 切口于颈前下颌颏部开始，沿下颌下缘 1.5cm 向后上到乳突，再由乳突沿胸锁乳突肌前缘向内下到胸锁关节止(图 1－2－24a)。

2. 沿以上切口切开皮肤、皮下组织、颈阔肌，于颈阔肌下进行广泛向内侧游离。解剖出面神经下支、腮腺牵向侧方，解剖出颌下腺向前方。显露出甲状腺前肌群、胸锁乳突肌、颈外静脉和颈前浅静脉(图 1－2－24b)。

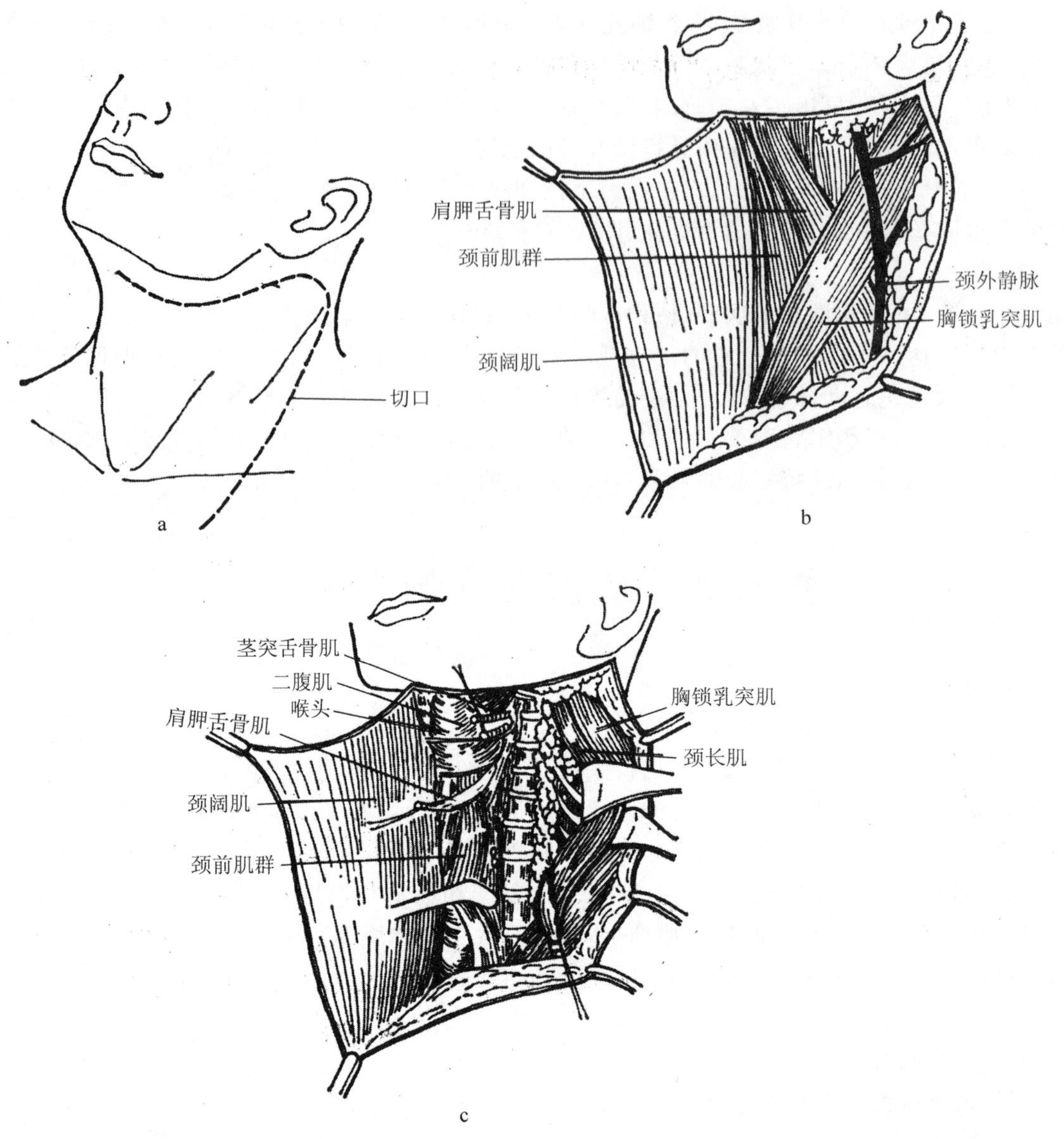

图 1-2-24　颈椎前方手术进路

3. 切断结扎颈前浅静脉，沿胸锁乳突肌前缘切口切开肌膜，将胸锁乳突肌向外后牵开，甲状腺和甲状腺前肌群向内牵开，并于肩胛舌骨肌中间腱部切断，并于断端用线作支持，线牵向两端，显露出颈总动脉、颈内静脉、颈外动脉、甲状腺下动脉、甲状腺上动静脉、舌动静脉和颌下动静脉，以及喉上神经、舌下神经、二腹肌后腹和茎突舌骨肌。切断结扎甲状腺上动静脉、舌动静脉和颌下动静脉（注意保护喉返神经、喉上神经和舌下神经），继而切断二腹肌后腹与茎突舌骨肌。这样可将颈总动脉、颈外动脉、颈内静脉、迷走神经与胸锁乳突肌一并牵向后外侧。喉头、食管、气管、甲状腺和颈前肌群一并牵向内侧。显露出颈椎前筋膜和两侧颈长肌和头长肌。于正中纵行切开颈椎前筋膜、前纵韧带，向两侧剥离，不超过头长肌和颈长肌。这样枕骨斜坡下部和颈椎前方可以显露。如需显露同侧椎动脉和颈椎椎间孔、颈神经根，则需进一步切断同侧头长肌和颈长肌（图 1-2-24c）。

【说明】

该切口虽同样是通过颈肌间隙，但由于切断甲状腺上动静脉、舌动静脉、颌下动静脉、二腹肌后腹和茎突舌骨肌，因此显露非常充分，使颈椎上段和下段全部得到暴露，便于上下段颈椎同时融合或减压融合，特别是切断颈长肌有利显露椎动脉和颈椎间孔和颈神经根。

由于该切口通过颈部的主要组织，并切断结扎甲状腺下动脉、甲状腺上动静脉、舌动静脉和颌下动静脉等，故必须熟悉解剖，操作必须熟练，方可应用。

第八节　颈椎后方手术进路

【应用解剖】

颈椎的后方进路都采用后正中切线，切开皮肤和筋膜后，其上方为枕后和项韧带，将皮瓣向两侧适当解剖，可见两侧斜方肌的附丽处及肌腹(图 1－2－13)。只要沿着项韧带切开紧贴颈椎棘突椎板两侧剥离，其深面的头半棘肌、头后小直肌、头后大直肌、头下斜肌等都能够推向两侧，不发生肌肉撕裂出血，而且能顺利显露枕骨后及上颈椎棘突椎板以及两侧关节突(图 1－2－25c)。

一、上颈椎后方手术进路

【适应证】

1. 枕颈后方融合内固定术。
2. 枕颈后方减压内固定术(枕骨大孔减压术)。
3. 上颈段后方椎管探查术。
4. 上颈椎椎管扩大成形术。
5. 后侧和外侧上颈椎肿瘤切除术。

【体位】

患者俯卧于手术台上，额部置于枕圈上，两肩各垫一扁枕，使颈部前屈。亦可采用坐位屈颈体位。

【麻醉】

气管内插管麻醉。

【手术步骤】

1. 于枕部及头部作后正中纵行切口。自后头部枕骨结节开始，沿颈椎棘突作正中纵行切口，到所需长度为止(图 1－2－25a)。

2. 沿上切口，切开皮肤、皮下组织，并将皮瓣向两侧作适当剥离，显露枕骨结节和项筋膜，再沿颈后肌群的最高附着处作横形切口和沿项韧带作与皮肤切口等长的纵行切口(图 1－2－25b)。

3. 沿以上切线切开项筋膜，并纵行切开项韧带与棘上韧带，显露出棘突尖端，用锐性剥离器紧贴切口远侧棘突的一侧骨面插入，直至棘突基底部，将附着在棘突上的韧带、肌肉连同骨膜一起向侧方剥离。将骨膜剥离器柄撬起，用干纱布塞入棘突旁间隙，同时抽出骨膜剥离器，并将干纱布进一步紧密填塞止血。用同样的方法使该侧所需的棘突由远端向头侧逐步进行，直到枕骨为止。

从该侧远端开始，将填塞于每两个棘突侧方的干纱布取出，用两把骨膜剥离器分别插入棘突旁空隙直至棘突基底部，将骨膜剥离器柄向侧方撬起，使附着于两棘突间的韧带和肌肉拉紧，后用刀将其切断，并用骨膜剥离器进一步剥离后，再用干纱布将这两个棘突旁的空隙填塞。用同样方法将该侧其他棘突间韧带和肌肉全部推开为止，并用干纱布将该侧空隙紧密填塞。

用以上方法作对侧棘突旁的韧带和肌肉剥离，完成后用干纱布将该侧空隙紧密填塞。再将先完成的一侧棘突旁纱布取出，用深部拉钩牵开项部肌肉，进一步将棘突、椎板和枕骨上的软组织剥离干净，填塞干纱布去除拉钩。

用同样方法处理对侧。最后取出两侧干纱布，用深部拉钩或自动牵开器将两侧项部肌肉向两侧牵开，显露棘突两侧、两侧椎板和枕骨(图 1－2－25c)。

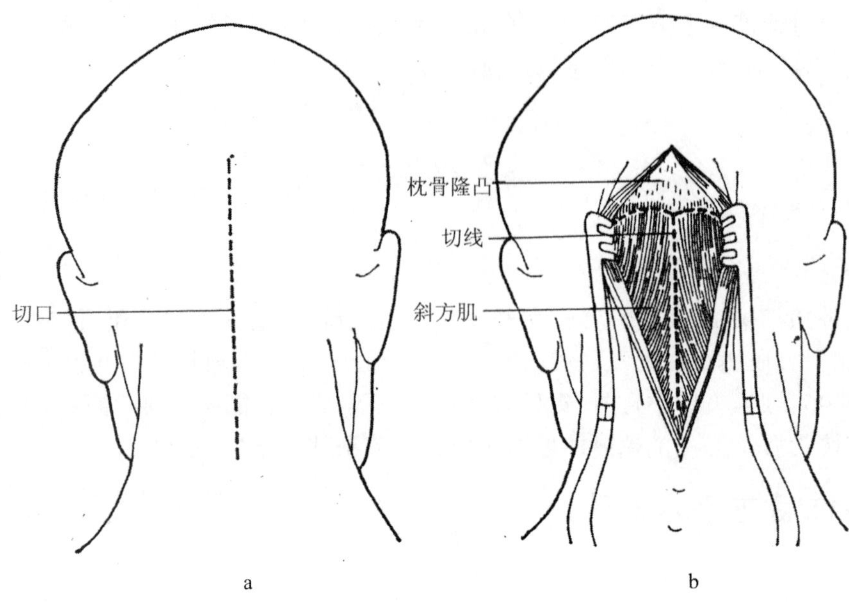

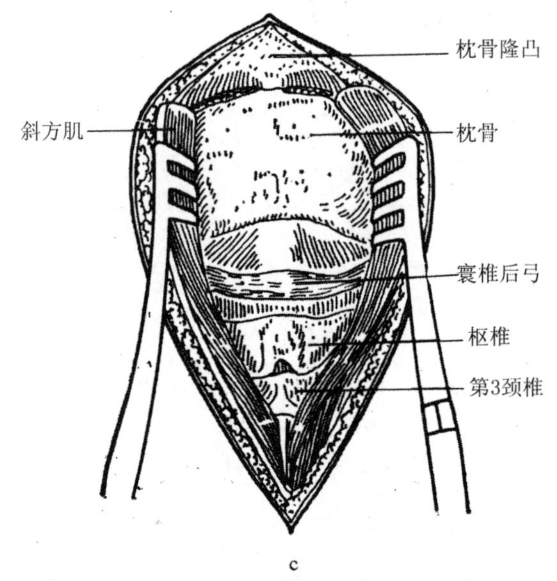

图 1-2-25　上颈椎后方手术进路

【说明】

该切口的优点是：手术方便，副损伤少，不仅可作枕颈椎融合、内固定术，且可在直视下作颈椎椎管探查术，特别是颈椎骨折伴脊髓损伤以后柱为主受压更为适宜。

手术过程中注意剥离棘突两侧时要紧贴棘突与椎板，并用干纱布填塞止血，以免剥离不彻底和渗血。椎板切除不能过多，特别要注意不要切除小关节突，以免影响颈椎的稳定。作椎板和黄韧带切除时，不要损伤硬脊膜和脊髓。

二、下颈椎后方手术进路

【适应证】

1. 颈椎骨折并脊髓损伤，后方压迫者作减压内固定术。

2. 颈椎后方减压内固定术。

3. 颈椎后方椎管探查术。

4. 颈椎管狭窄症椎管扩大成形术。

【体位】

患者俯卧于手术台上，额部置于枕圈上，两肩各垫一扁枕，使颈部前屈。亦可采用侧卧位，头部垫高枕。

【麻醉】

气管插管麻醉。

【手术步骤】

1. 于颈椎棘突自颅骨基底起沿颈椎棘突向下到第 7 颈椎棘突止，作后正中纵形切口，其长度根据需要决定(图 1－2－26a)。

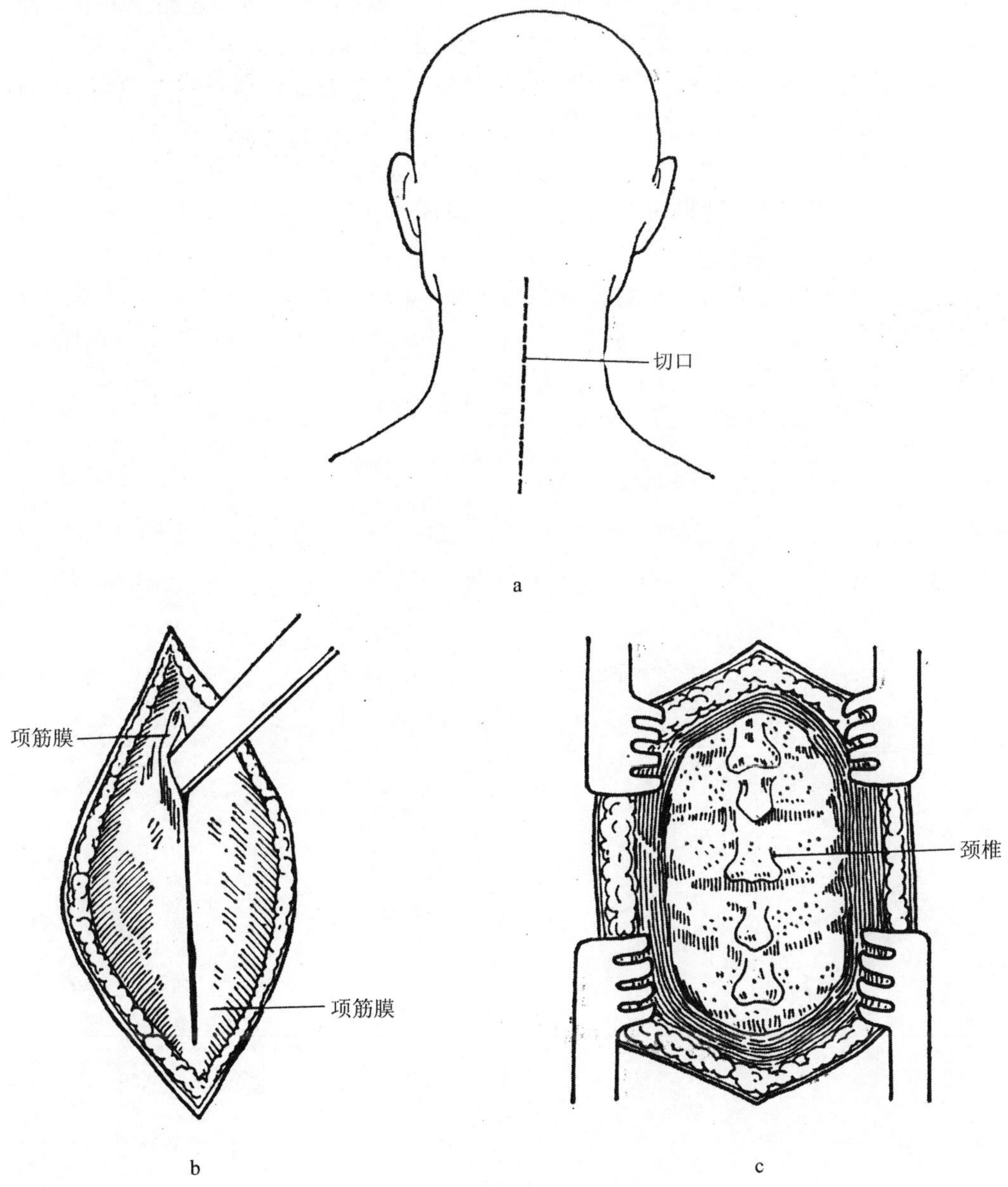

图 1－2－26　下颈椎后方手术进路

2. 沿以上切口切开皮肤、皮下组织，并将皮瓣向两侧作适当的剥离，显露项筋膜，按切口长度沿项韧带作纵形切口(图 1-2-26b)。

3. 沿以上切线切开项筋膜，并纵形切开项韧带与棘上韧带，显露出棘突尖端，用锐性剥离器紧贴切口远侧棘突的一侧骨面插入，直至棘突基底部，将附着在棘突上的韧带、肌肉连同骨膜一起向侧方剥离。将骨膜剥离器柄撬起，用干纱布塞入棘突旁间隙，同时抽出骨膜剥离器，并将干纱布进一步紧密填塞止血。用同样的方法对该侧所需的棘突按远端向头侧逐步进行。

从该侧远端开始，将填塞于每两个棘突侧方的干纱布取出，用两把骨膜剥离器分别插入棘突旁空隙直至棘突基底部，将骨膜剥离器柄向侧方撬起，使附着于两棘突间的韧带和肌肉拉紧，后用刀将其切断。并用骨膜剥离器进一步剥离后，再用干纱布将这两个棘突旁的空隙填塞。用同样方法将该侧其他棘突间韧带和肌肉全部推开，并用干纱布将该侧空间紧密填塞。

用以上方法作对侧棘突旁的韧带和肌肉剥离，完成后用干纱布将该侧空隙紧密填塞。再将先完成的一侧棘突旁纱布取出，用深部拉钩牵开项部肌肉，进一步将棘突、椎板上的软组织剥离干净，填塞干纱布，去除拉钩。

用同样的方法处理对侧。最后取出两侧干纱布，用深部拉钩或自动牵开器将两侧项部肌肉向两侧牵开，显露两侧枕骨棘突和两侧椎板(图 1-2-26c)。

【说明】

该切口的优点是：手术方便、副损伤少，不仅可作颈融合、内固定术，而且可在直视下进行上颈椎椎管探查和减压。

手术过程中注意剥离棘突两侧时要紧贴棘突与椎板，并用干纱布填塞止血，以免剥离不彻底和渗血。其次椎板切除不能过多，特别要注意不要切除小关节突，以免引起颈椎不稳定。再次作椎板和黄韧带切除时不要损伤硬脊膜和脊髓。

第三章　胸腰部临床解剖与胸腰椎手术进路

第一节　胸腰部临床解剖

一、胸腹部的体表解剖

胸腹的上界，前面由胸骨的颈静脉切迹、锁骨上缘和肩胛骨的肩峰之间连线与颈部分界，后面以第7颈椎棘突至肩峰之间的连线与颈部分界，外上方以三角肌前、后线与上肢为界。其下界为耻骨联合上线、耻骨结节、腹股沟、髂骨嵴与第5腰椎棘突的连线。而借左右肋弓、第11和12肋及第12胸椎棘突为胸腹的分界线。其胸部上方两侧与上肢相连，此部由胸骨、肋骨和胸椎构成骨性的稳定支架(胸廓)，故胸椎骨折较稳定。一般无须采用内固定手术。而腹部下界借助骨盆与下肢相连。

胸腹的体表骨性标志较明显，其胸部有：①胸骨颈静脉切迹：平第2胸椎体下缘，临床上常以此切迹为标志检查颈段气管是否移位。②胸锁关节：此关节的后方有锁骨下静脉与颈内静脉汇合成头臂静脉；在右侧有头臂动脉分成颈总动脉与锁骨下动脉；在左侧有左颈总动脉与左锁骨下动脉。③胸骨角：为胸骨柄与胸骨体连结处。两侧连接第2肋软骨，计数肋骨时常以此角为标志。其后方平对第4、5胸椎体之间。④肩胛骨：肩胛骨上角对第2肋；下角对第7肋或第7肋间隙。⑤胸椎棘突：第7颈椎棘突特别隆起，可以此为标志向下计数各胸椎棘容。⑥肋骨：除第1肋外，其余各肋均能扪到。⑦胸骨下角：即左右肋弓所夹之角，其顶点为剑突。此角的大小与人的体形有关，一般为70°。而腹部的骨性标志在腹前侧壁上方可触到剑突、肋弓，下方可触到髂前上棘、髂嵴及耻骨联合等骨性标志。

二、胸腹部浅层结构

(一) 胸部皮肤及皮下组织

1. 胸前壁皮肤　较薄，胸后壁的较厚，而胸侧壁、腋窝、锁骨下窝、乳头部和胸骨部的皮最薄。胸部浅筋膜内含有的脂肪组织依性别、年龄和部位而有差异。胸部前外侧面的脂肪组织含量较多，正中部则较少。女性胸部前面的浅筋膜分为两层，从前、后方包绕着乳房。

2. 皮肤的血液供应　来自许多皮动脉。胸前壁的皮动脉发自胸廓内动脉的前穿支、肋间后动脉的外侧皮支的前支；胸侧壁的皮动脉发自肋间后动脉的外侧皮支和胸外侧动脉；胸后壁的皮动脉发自肋间后动脉的后支和外侧皮支的后支。其静脉在皮肤的深面可分为上、下重叠的四个静脉网。血液从第4个网(位于真皮与浅筋膜之间)注入浅筋膜中的皮下静脉(浅静脉)，并与腹部浅筋膜内的浅静脉网有广泛吻合。起于脐周静脉网的胸腹壁静脉沿胸侧壁上升，至腋窝注入胸外侧静脉，然后注入腋静脉。当下腔静脉的血液回流发生障碍或门静脉高压症血液循环发生障碍时，腹部的静脉血可通过胸腹壁的静脉吻合注入上腔静脉系统，此时胸部的浅静脉呈现明显地扩张。

3. 皮肤的神经分布　除胸部前面上部的皮肤由颈丛分支分布外，大部分的皮肤是由胸神经的前支(肋间神经)分布。胸后壁的小部分皮肤由胸神经后支分布。胸部皮肤的神经分布呈现明显的节段性。

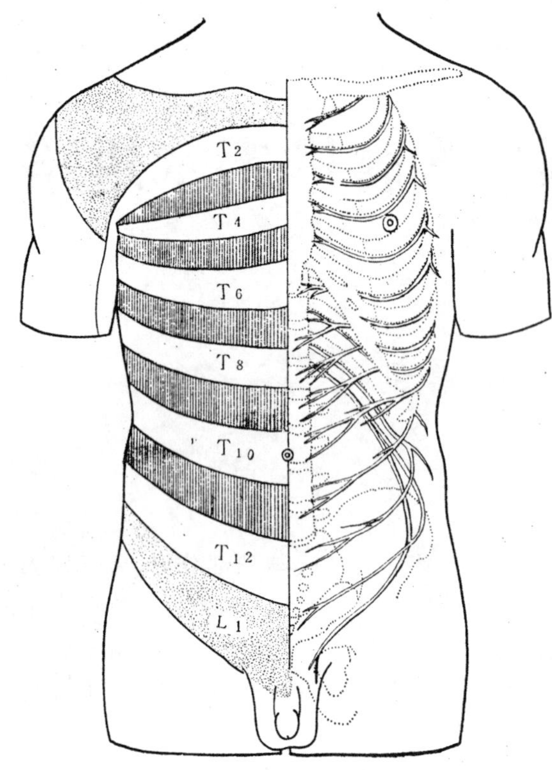

图 1-3-1 脊神经的节段性分布

上 6 对肋间神经的皮支分布于相应胸壁的皮肤;下 5 对肋间神经和肋下神经的皮支除分布胸壁皮肤外,还分布到腹壁皮肤。每条神经皮支的分布区域形似条带,按神经的序数从上向下依次安排(图 1-3-1),临床上常依此来检查感觉障碍的节段。通常依以下标志来确定神经的节段:胸骨角平对第 2 胸神经;乳头平面相当于第 4 胸神经;剑突平面相当于第 6 胸神经;肋下平面相当于第 8 胸神经;脐平面相当于第 10 胸神经;耻骨联合与脐连线中点平面相当于第 12 胸神经。需要注意的是,肋间神经在皮肤上的分布呈羽状重叠,即相邻的神经分布区互相重叠。当一条神经损伤时,其感觉障碍并不明显,若 2~3 条以上的神经受损时,则出现一个节段范围的皮肤病感觉减退或消失。特别需注意由于胸前上部有颈丛皮肤支,故胸前感觉不能作为胸椎上段脊髓损伤的定位。

(二) 腹部皮肤与皮下组织

1. 腹前外侧壁的皮肤　较薄而富于弹性,与其深面的皮下组织愈着疏松,因而易于分离,临床上常从腹前外侧壁采取皮瓣,以修补缺损。腹前外侧壁的皮肤(腹股沟附近除外)活动性较大,如此适应了生理性或腹内压增高时的腹部膨隆。皮下组织由脂肪组织及疏松结缔组织构成,其厚度因人而异。在下腹部(约在脐平面以下)浅筋膜分成两层:浅层筋膜、深层筋膜。

浅层紧贴皮肤的深面,含脂肪组织,因而又称脂肪层,向上与胸壁浅筋膜相续,向下为大腿的脂肪层与阴囊的肉膜。深层与为富于弹性纤维的膜样组织,因而又称膜性层,在中线处附于腹白线,两侧向下在腹股沟韧带下方约一横指处,止于大腿阔筋膜。

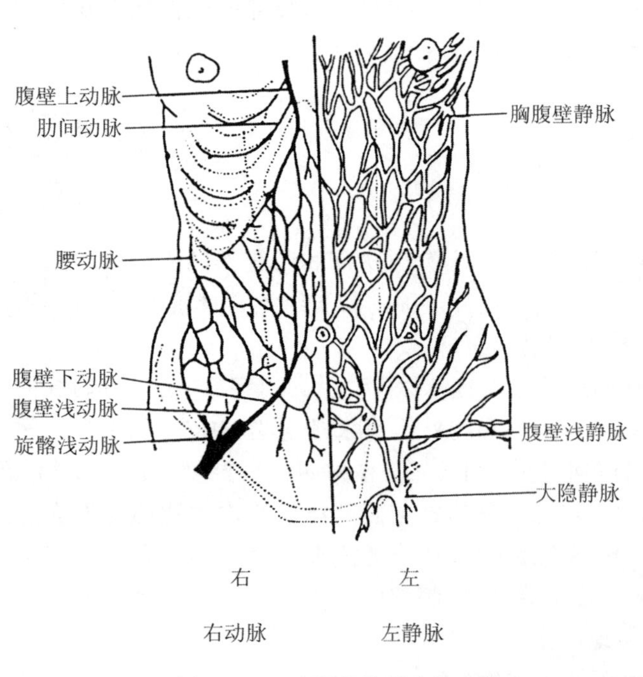

图 1-3-2 腹前外侧壁的血管

2. 腹部皮肤及皮下组织的血供　前方主要来自腹壁上动脉与腹壁下动脉,其次尚有肋间血管的外侧支和旋髂浅动脉和会阴浅动脉。其静脉回流为伴行静脉,其侧腹部皮主要来自肋间外侧皮支其回流亦为伴行静脉(图 1-3-2)。

3. 腹前外侧壁皮肤的神经分布　有下 5 对肋间神经和肋下神经。这些神经在腹壁侧方发出外侧皮支,分布于腹壁侧方皮肤;而主要干继续前行,穿过腹直肌鞘后浅出皮下,分布于腹壁前部的皮肤,称前皮支。腹前外侧壁的皮神经分布有明显的节段性,其中第 8、10 肋间神经及肋下神经分别分布于肋弓、脐及耻骨联合与脐连线中点平面。临床上常按此测定椎管内麻醉平面的高低。同样也可根据感觉障碍平面来帮助确定脊髓疾患损害的节段(图 1-3-1)。

三、胸腹部深层结构

(一) 肌层

1. *胸壁肌层*　胸壁肌层有浅层和深层,其浅层胸前壁有:①胸大肌:位于胸前壁的上部,是宽大的扇形肌肉。起于锁骨内侧半、胸骨和上 6 个肋骨以及腹直肌鞘等处。向外侧汇合成扁腱,止于肱骨大结节脊(图 1-3-3),其支配神经为臂丛的胸前内侧神经和胸前外侧神经。覆盖于胸大肌浅面和深面的胸部固有筋膜,构成胸大肌鞘。②胸小肌:位于胸大肌的深面,起于第 3～5 肋骨,向外上方附阒于肩胛骨的喙突(图 1-3-3)。其支配神经为胸前内侧神经。③锁骨下肌:为一小肌,起于锁骨下面,向内下方止于第 1 肋软骨。胸部固有筋膜深层包绕胸小肌,向上附着于肩胛骨喙突和锁骨,故将胸小肌以上的胸固有筋膜深层称为喙锁胸筋膜,分布到胸大肌的胸前神经和胸肩峰动、静脉皆穿过此筋膜,从上肢来的头静脉和淋巴管等也穿过此筋膜进入腋窝。④前锯肌:为一长方形扁肌,以 8～9 个肌齿起于第 1～8 肋骨的外面,紧贴胸廓走向后方,止于肩胛骨脊柱缘及下角(图 1-3-3)。此肌受胸长神经支配,前锯肌瘫痪可产生"翼状肩"。⑤腹外斜肌:为构成腹壁最外层的一块扁肌,其上 1/3 部分覆盖于胸廓的前外下方。本肌以 8 个肌齿起于第 5～12 肋骨外面,其起始部的肌齿与前锯肌的肌齿互相交错(图 1-3-3)。

胸后壁的肌层:①斜方肌:呈三角形,位于胸后壁的内上方,两侧合成斜方形。起自枕骨、颈椎和胸椎的棘突,止于锁骨、肩峰和肩胛冈(图 1-3-4)。收缩时使肩胛骨向脊柱靠拢,可提肩和降肩,瘫痪时

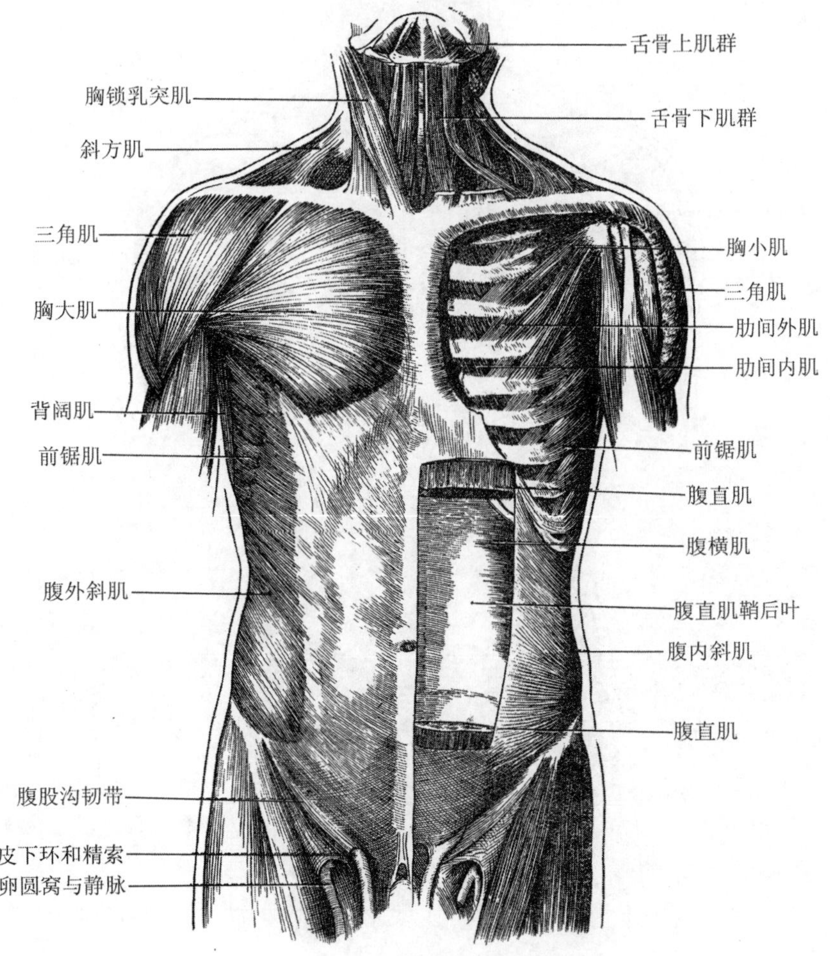

图 1-3-3　胸腹部前壁肌层

产生“塌肩”。②背阔肌：略呈三角形，位于胸后壁的下部，起于下6个胸椎棘突和腰背筋膜。肌纤维走向外上方，以扁腱止于肱骨小结节脊，使肱骨内收和内旋(图1-3-4)。此肌受胸背神经支配。③肩胛提肌：起自上位颈椎横突，止于肩胛骨的内侧角，收缩时可上提肩胛骨(图1-3-4)。此肌受臂丛的肩胛背神经支配。其深层胸前后侧有以肋骨为附丽处的有：①肋间外肌：位于肋间隙的浅层，起自上位肋骨的下缘，斜向前下方，止于下位肋骨的上缘(图1-3-3)。此肌在肋软骨之间的部分变成腱膜，称为肋间外膜(或肋间外韧带)，此肌的作用为提肋、助吸气。②肋间内肌：位于肋间外肌的深面，起自下位肋骨的上缘，斜向前上方，止于上位肋骨的下缘(图1-3-3)。此肌前方抵达胸肌侧缘，后方在肋角处变成腱膜，称为肋间内膜(或肋间内韧带)，此肌的作用为降肋、助呼气。③肋间最内肌：位于肋间隙中部，肋间内肌的深面。肌纤维的走行方向与肋间内肌相同，作用也相同。因仅存在于肋间隙的中部，故走行在肋间内肌与肋间最内肌之间的肋间血管和神经，在肋间隙的前部和后部，直接与胸内筋膜和肋胸膜接触，胸膜炎时这部分肋间神经易受到刺激，可引起肋间神经痛。胸后壁的深层肌称为背深肌或背部固有肌。其中主要为骶棘肌，还有众多的短肌。骶棘肌位于躯干背面的内侧半，起于骶骨和髂骨嵴，肌纤维沿脊柱两侧上行至颅，沿途有广泛的起点和止点。此肌的主要作用是竖直躯干，其神经支配是锁、胸、腰部脊神经的后支。

2. *腹部肌层* 腹壁肌层有前群和外侧群。外侧肌群有：①腹外斜肌：为腹肌中最大的阔肌，以8个肌齿起自第5～12肋骨的外面，上部肌齿与前锯肌肌齿相交错；下部肌齿与背阔肌肌齿相交错。肌纤维

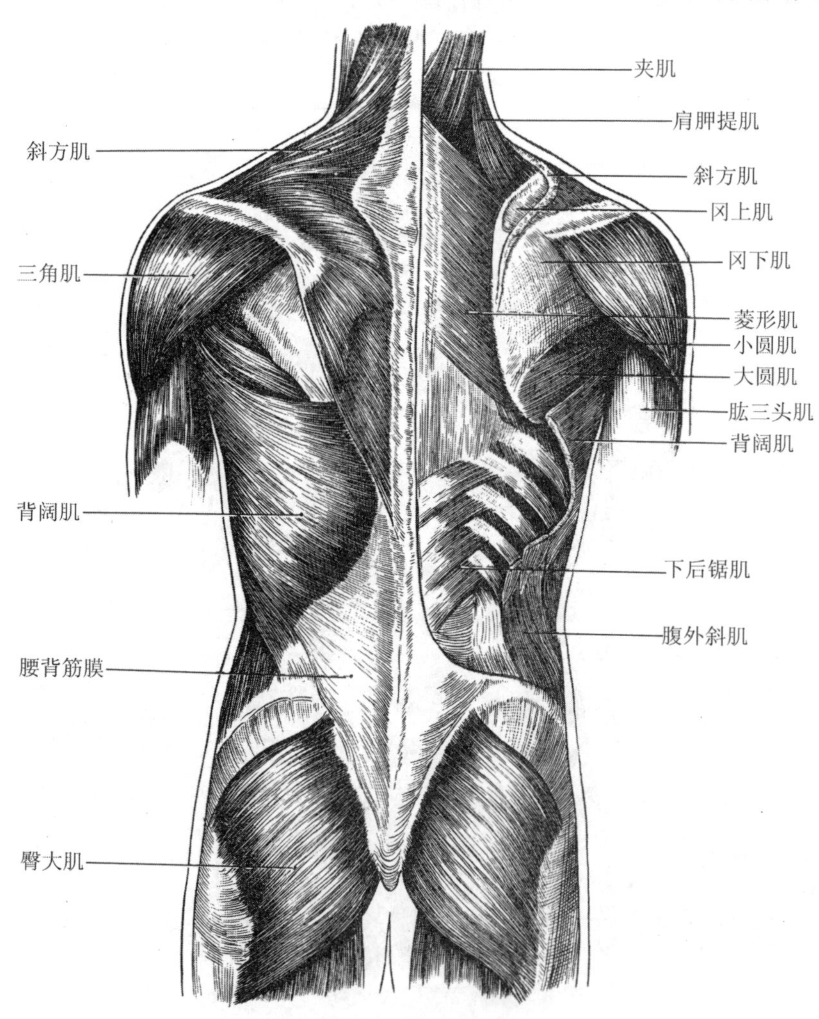

图1-3-4 胸腹部后壁肌层

斜向前下方，后下部的肌纤维止于髂嵴前部的外唇；前上部的肌纤维向前下，于髂前上棘与脐的连线处移行为腱膜，腱膜的最下方附于髂前上棘与耻骨结节（图 1－3－3）。②腹内斜肌：位于腹外斜肌的深面。由后至前起于腰背筋膜、髂嵴前部中间线和髂腰肌筋膜（在腹股沟韧带外侧 1/2 份的深面）。肌纤维方向与腹外斜肌纤维的方向相交叉。腹内斜肌的走行方向有 3 种：起自髂前上棘附近的肌纤维几乎水平向内；其上方的肌纤维斜向内上；其下方的肌纤维则是斜向内下。腹内斜肌向内移行为腱膜，参与腹直肌鞘的形成（图 1－3－3）。③腹横肌：大部分被腹内斜肌遮盖，最上部的肌纤维为腹直肌遮盖。自上而下起自第 7～12 肋软骨内面（其肌齿与膈肌的肌齿相交错）、腰背筋膜、髂嵴前部内唇和髂腰肌筋膜（于腹股沟韧带外 1/3 份的深面）肌纤维向内横行，移行为腱膜（图 1－3－3）。

其前群有：①腹直肌：位于腹前壁正中线两侧，为上宽下窄的带形多腹肌。上起自第 5～7 肋软骨前面和剑突，肌纤维向下止于耻骨上缘（耻骨结节与耻骨联合之间）及耻骨联合的前面。每条腹直肌被数个锯齿状的腱性组织分隔，称腱划。腹直肌鞘：是由 3 块阔肌的腱膜形成的封套状结构，包绕着腹直肌。该鞘分为前后两层，各层在不同部位构成的方式有所不同。一般说来，腹内斜肌腱膜在腹直肌上 2/3 份的外缘分为两层：浅层与腹外斜肌腱膜愈合，构成鞘的前层；深层与腹横肌腱膜愈合，构成鞘的后层。在腹直肌下 1/3 份，3 块阔肌的腱膜全部移至腹直肌的前面，构成腹直肌鞘的前层，因而腹直肌鞘的后层缺如，缺如以下的腹直肌的后面仅有增厚的腹横筋膜。在腹直肌鞘后层的缺如处游离下缘呈凸向上方的弧形线称弓状线或半环线。腹白线为一条窄带形的结缔组织由起自胸骨剑突，下至耻骨联合，恰位于腹前正中线，在体表可见纵行的浅沟。白线是由 3 块阔肌的腱膜在两侧腹直肌内缘之间交错纺织而成。约在白线的中点处有疏松的瘢痕组织区，称脐（图 1－3－3）。②锥状肌：为三角形的小扁肌，居腹直肌鞘前层内、腹直肌下端前面。三角形的底朝下，起自耻骨嵴的前面，肌纤维向内上方，止于白线。锥状肌与其深面的腹直肌的关系可以为紧密相贴，两者之间仅隔以薄层筋膜，也可以是被伸入两者之间的腹直肌鞘部分腱膜而分隔。

腹部后壁的深肌群有 3 层：浅层有背阔肌（见前内容）、腹外斜肌（见前内容）。中层有：①竖脊肌：位于脊柱棘突纵嵴的两侧，胸腰筋膜浅、中两层形成的筋膜鞘内，约有一手掌宽，是一支强大的纵行肌。竖脊肌起自骶骨背面和髂嵴的后部，向上分出许多肌齿，分别止于椎骨和肋骨，并到达枕骨。两侧竖脊肌收缩，使脊柱后伸，与维持人体直立姿势有关。②腹内斜肌（见前内容）。③下后锯肌（见前内容）。上述 3 块肌肉，在背阔肌深面组成腰上三角或称外科腰三角。其上界为下后锯肌下缘，下界为腹内斜肌的后缘，内界为竖脊肌的外缘。由于是一个薄区，腹腔内容物有时可从该处突出，形成腰疝。深层有：①腹横肌（见前面的内容）。②腰方肌：为长方形的扁肌，位于脊柱的两侧，腰大肌的外侧，竖脊肌的深层由胸腰筋膜的中、深两层形成的筋膜鞘所包裹。该肌起自髂嵴后部和髂腰韧带，在髂嵴与第 5 腰椎横突之间行向上内方，止于第 1～4 腰椎横突和第 12 肋内侧半的下缘，附着在第 12 肋时变窄（图 1－3－5）。③腰大肌：在腰椎横突和椎体之间的沟内，起自第 12 胸椎和全部腰椎的外侧横突，沿骨盆边缘向下斜行，经腹股沟韧带的深面进入股部，抵止在股骨的小转子。腰大肌位于肾和脊柱之间，对肾有缓冲和保护作用。因该肌被包裹在筋膜鞘内，胸、腰椎结核时，脓可沿此筋膜鞘流到髂窝或股部。④腰方肌：为长方形肌，位于第 12 助与髂嵴和髂腰韧带之间，内侧为腰椎横突并附着，外侧为游离缘，起自第 12 肋，下缘止于髂嵴后缘（图 1－3－5），由第 12 胸神经和第 1～3 腰神经支配。

（二）筋膜

1. 腹部的筋膜　①腹横筋膜：是腹内筋膜的一部分。腹内筋膜衬覆于腹腔各壁的内面，并依其衬覆的结构而命名。例如衬覆于腰方肌的部分，称为腰方筋膜；衬覆于髂腰肌的部分称髂筋膜；衬覆于膈肌下面的部分称膈筋膜；而衬覆于腹前外侧壁内面的部分，称腹横筋膜。可见腹横筋膜与腹内筋膜的其他各部是相互延续的。在腹前外侧壁的侧方，腹横筋膜紧贴腹横肌的深面，两者结合疏松；在腹前外壁近中线附近，腹横筋膜与腹直肌鞘后层（弓状线以上）和腹直肌深面（弓状线以下）相贴，并愈着紧密，手

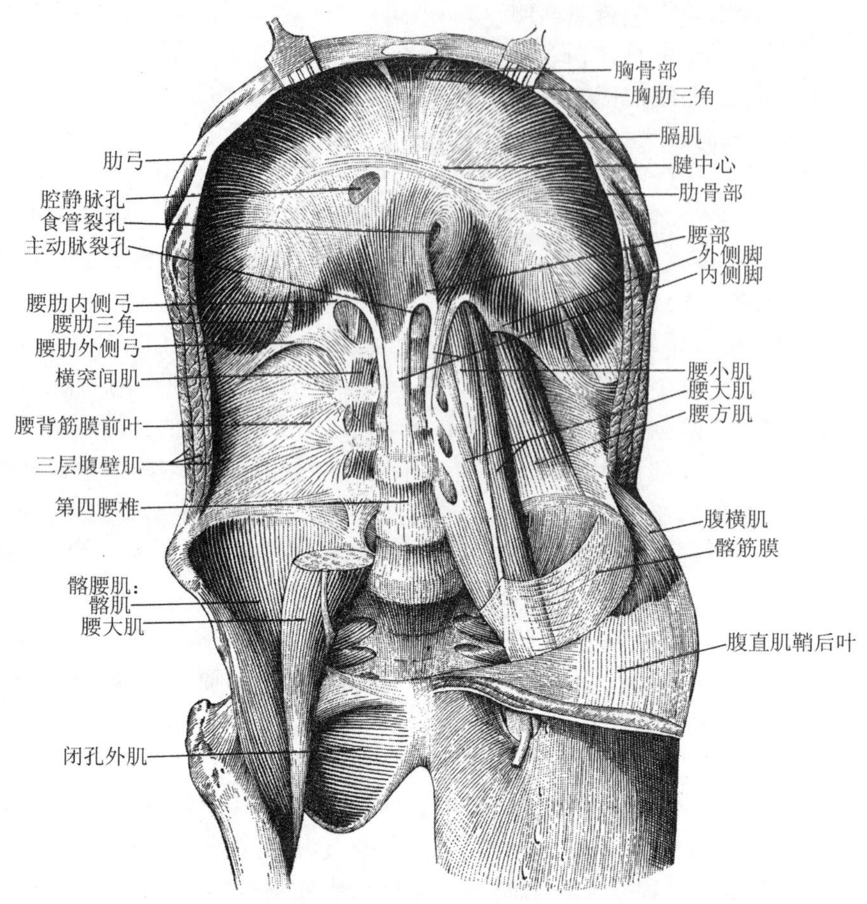

图 1-3-5　膈肌与腹盆后壁肌肉

术时可视为一层而切开。腹横筋膜在腹股区为致密，并形成腹环等结构。②腹膜下筋膜：亦称腹膜外脂肪层。为充填于壁腹膜与腹横筋膜之间的一层脂肪组织，向后方与腹膜后间隙的疏松脂肪组织相延续。该层的厚度不均，在脐、腹股沟管、腹环等处发育不佳，从而与腹膜和腹横筋膜紧密愈着，不易分离。在下腹部，特别是腹股沟区较发达。由于此层中有脂肪的存在，某些手术(如膀胱等)，一般无需进入腹腔，经腹膜外入路即可顺利进行。③壁层腹膜：壁腹膜为腹前外侧壁的最内层，薄而光滑，系单层扁平上皮和结缔组织构成，由躯体神经分布($T_{7\sim12}$及L_1)，反应敏锐，疼痛定位准确。当腹膜炎刺激壁腹膜时，引起剧烈疼痛，并反向性地引起腹肌强直。在上腹部，壁腹膜形成一个近似矢状位的双层腹膜皱襞，连于肝上面及膈，称肝镰状韧带；在下腹部(脐以下)，壁腹膜与其浅面的结构一起形成数条凸向腹膜腔的皱襞，并相应地出现数个陷凹。

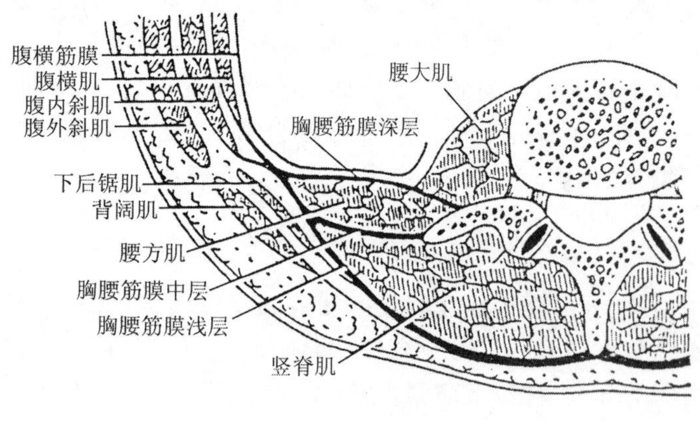

图 1-3-6　胸腰筋膜

2. 胸腰筋膜　胸腰筋膜或称腰背筋膜，分为浅、中、深三层(图 1-3-6)。胸腰筋膜的浅层最厚，在背阔肌和下后锯肌的深侧，覆盖在竖脊肌的浅层，内侧起自腰椎的棘突和棘上韧带，外侧延续为腹肌起始的腱膜，上方与颈部的深筋膜相接，下方附着在髂嵴和骶外侧嵴。该层筋膜在腰背部腱膜状，白色并具有光泽。胸腰筋膜的中层在竖脊肌和腰方肌之间，内侧附于腰椎横突的后面和末端，外侧竖脊肌的侧缘与其浅层愈合，构成腹横肌起始部的腱膜。浅、中两层与椎骨共同组成骨性纤维鞘，包裹竖脊肌。中层的上方附于第12肋骨下缘，下附于髂嵴。在第1～2腰椎横突至第12肋骨下缘之间，胸腰筋膜的中层明显增厚，称为腰肋韧带。腰肋韧带与第1～2腰椎横突之间的连接恒定，但在第12肋骨缺如或较短时，腰肋韧带可直接附于第11肋骨。胸腰筋膜的深层比较薄弱，起自腰椎横突的前面和基底部，向外行于腰方肌的前面，是腹内筋膜的一部分，又称腰方肌筋膜。此筋膜在上部增厚，形成外侧弓状韧带。

（三）胸腹部血管和神经

胸腹壁血管主要有两种类型：一种为节段型，即由胸腰椎左前方的胸主动脉和腹主动脉发出肋间动脉（图1－3－7）和腰动脉，其静脉为伴行静脉，进入在胸腰椎体右前方下腔静脉；另一种类型是由主动脉发出的周围型（四肢血管），即由腋动脉发出的胸最上动脉、胸外侧动脉、胸背动脉及由锁骨下动脉发出的乳内动脉，其远侧为腹壁上动脉以及由髂外动脉分出的腹壁下动脉和股动脉发出的腹壁浅动脉和旋髂浅动脉，其静脉亦为伴行静脉。以上血管分布胸腹壁深层为主，而后者分布在胸腹壁浅层为主，其腹直肌由乳内动脉发出的腹壁上动脉和腹壁下动脉分布。

胸腹部神经支主要也是由节段型第2～12胸神经和髂腹下神经以及髂腹股沟神经支配（图1－3－7），由椎管内通过椎间也穿出。而胸壁浅层则大部由臂丛发出的胸前侧神经、胸长神经和胸背神经支配。

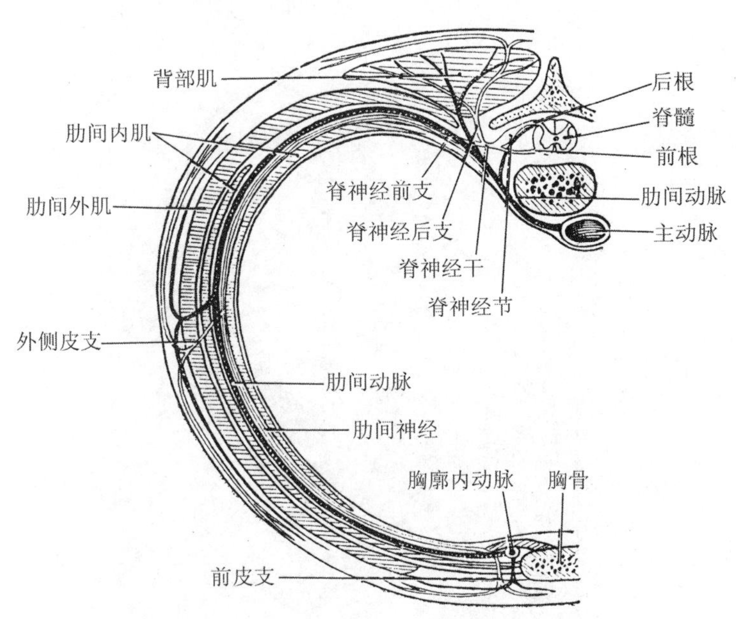

图1－3－7　胸壁神经与动脉的典型经过（横断面）

四、胸腰椎的骨构成

胸腰段的脊柱构成是由12个胸椎（图1－3－8）与5个腰椎（图1－1－2）借助椎间盘、小关节和韧带紧密连接而成，胸腰段的脊柱，并保持其稳定，特别是胸段借助胸廓更加稳定（图1－3－8、9）。①胸椎有支持肋骨的作用，参与胸廓的构成。上位胸椎近似颈椎，而下位胸椎又类似腰椎；椎体外侧面后份接近椎体上缘和下缘处各有一半圆形的肋凹，与肋骨小头相关节。横突短粗，伸向后外方，末端前方有横突肋凹，与肋结节相关节（图1－3－10）。②腰椎椎体因负重关系，为所有椎骨中最大的，第3～5腰椎前高后低，以适应腰段脊柱前凸。椎体呈横肾形，上下面扁平。椎弓根粗大，椎骨上切迹较浅，椎骨下切迹

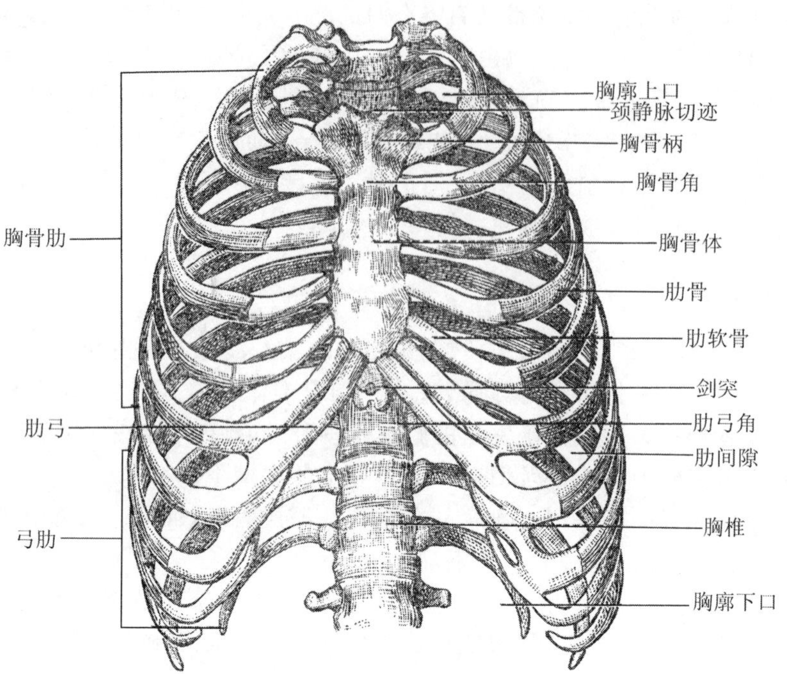

图 1－3－8　胸廓(前面)

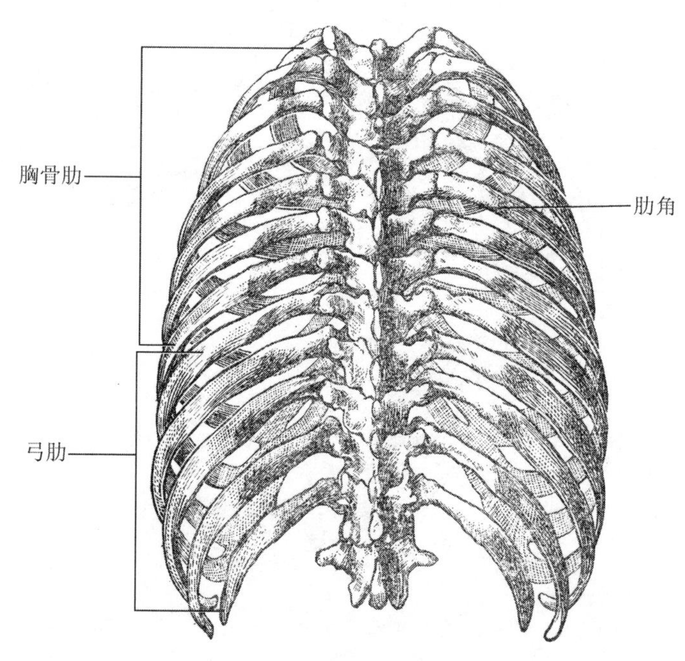

图 1－3－9　胸廓(后面)

宽面深。上下关节突的关节面正常时是矢状位,可以增加腰椎的屈伸动作。若一个或多个,左右关节面不对称,呈斜形或扭转时,容易使韧带遭受损伤,引起腰痛。上关节突的后缘,有一卵圆形隆起,称乳状突。可作为椎弓根螺钉的进钉点。横突薄而长,以第 3 腰椎横突最长。棘突为长方形骨板,呈水平位,伸向后方,末端膨大(图 1－1－2)。

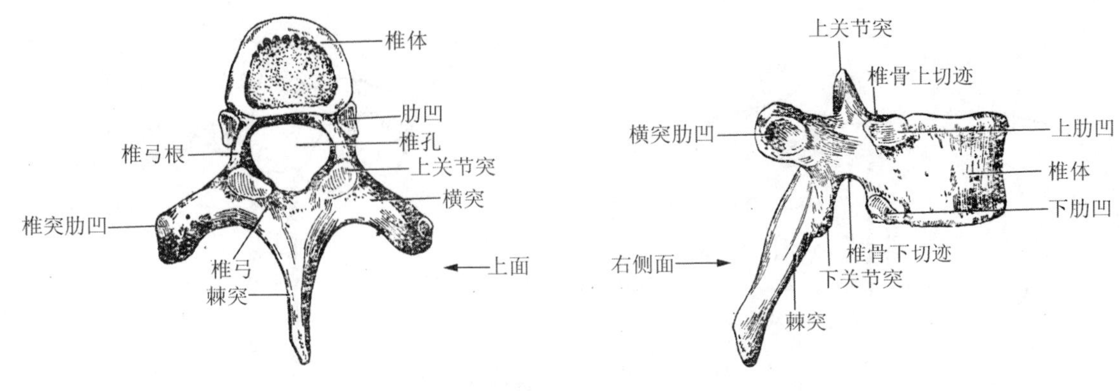

图 1－3－10 胸椎

第二节 颈胸椎前方手术进路

【应用解剖】

该切口经颈前下方和劈开胸骨通过胸骨后的前纵隔，显露颈胸段前方。在作胸颈切迹上横切口时，切开浅筋膜后，注意附丽于胸骨柄两侧的胸骨长肌和胸骨甲状肌(图 1－2－7)。通过该两侧肌的内缘分开，沿胸骨柄后壁用手指向深部分离止于第 4 肋间。在注意位于胸骨外缘 1.25cm 由锁骨下动脉分出的乳内动脉(图 1－2－9)情况下，切断胸骨并正中劈开胸骨。使前纵隔内的头臂干(无名动脉)和颈总动静脉得以显露。将上段胸椎前气管右头臂干(无名动脉)、头臂静脉牵向右侧，左侧颈总动脉和静脉牵向左侧，则上段胸椎和第 7 颈椎得以充分显露。如果右侧头臂静脉影响手术，可以切断结扎，并不影响右侧上肢的血液回流(图 1－3－11c)。

【适应证】

1. 上胸椎椎体肿瘤切除术。
2. 上胸椎椎体置换术。
3. 上胸椎结核病灶清除术。

【体位】

患者平卧于手术台上，两肩胛间垫一扁枕，颈部略后伸。

【麻醉】

气管插管麻醉。

【手术步骤】

1. 于胸颈切迹上约 1～2cm 处作一短的横切口，再于该切线的中点作一垂直切口至胸骨体下端(图 1－3－11a)。

2. 沿切口切开皮肤、皮下组织，并将皮瓣向两侧游离，后切开浅筋膜至胸骨骨膜，但不作骨膜下分离。再作颈部切口，将两侧胸骨舌骨肌及胸骨甲状肌的内缘分开，用弯剪的两头靠胸骨柄的深面分开进入前纵隔。用右手示指探入，将胸骨后的蜂窝组织分离，便于劈胸骨(图 1－3－11b)。

3. 用胸骨剪或胸骨刀将胸骨由上而下自中线劈开，为保证切口整齐清晰，拟用胸骨刀为佳，用时用锤渐次作胸骨刀下凿。目前也有用胸骨气锯。一般不必将整胸骨劈开，只切至第 4 或第 5 肋间即可。将附着于胸骨两侧肌肉和筋膜用剪剥离，然后将胸骨横切，注意不要损伤乳内动脉，用胸骨分离器分开胸骨，进入中央，确定头臂干(无名动脉)和颈总动静脉界线，钝性解剖左侧可显露上段胸椎体。在后凸

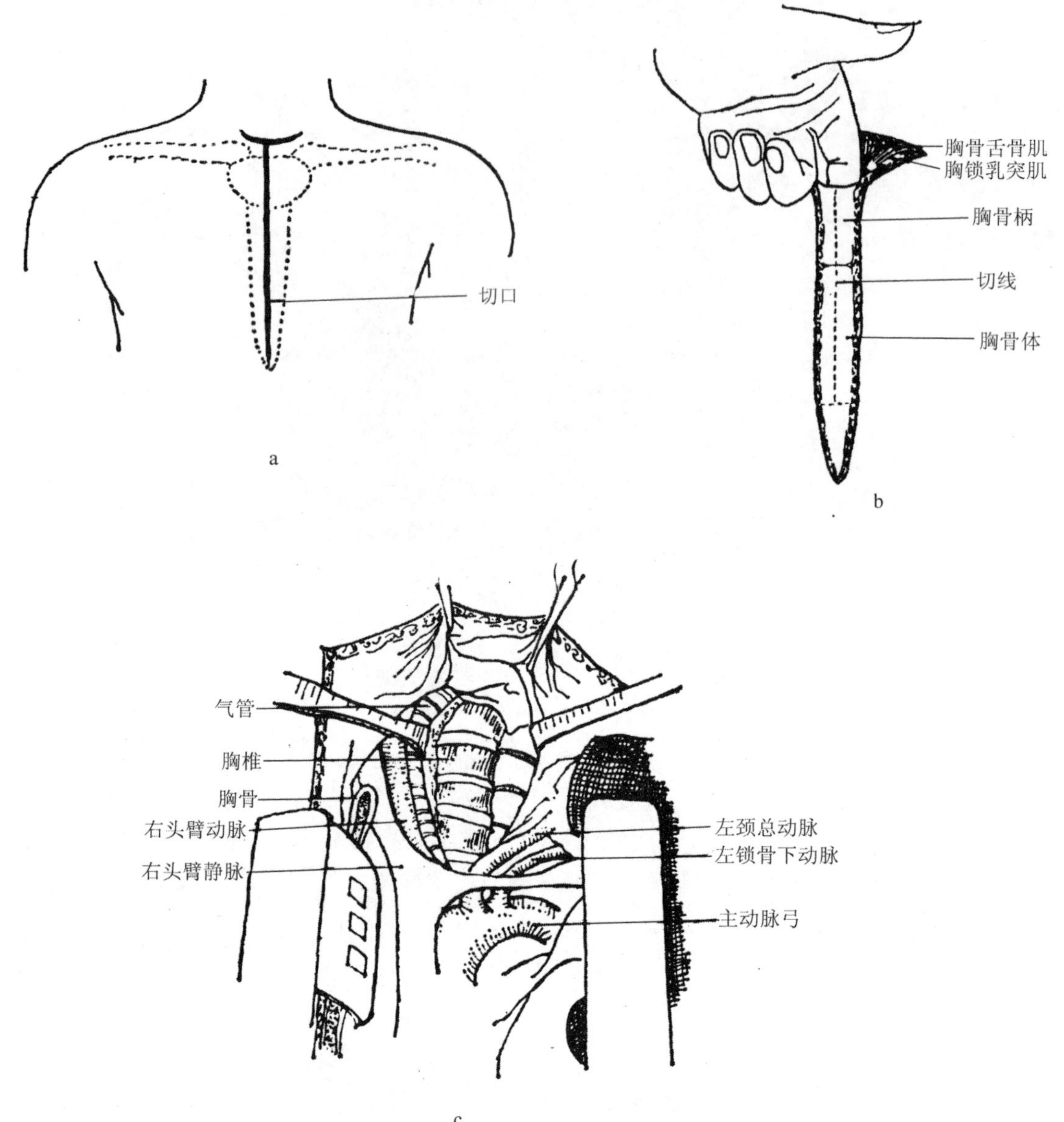

图 1-3-11　颈胸椎前方手术进路

畸形患者，可结扎切断右头臂静脉使显露满意(图 1-3-11c)。

【说明】

该切口由 1957 年 Caucheix 提出，经颈前下方和胸中央显露上胸段，故需通过较多重要组织，因此局部解剖必须熟悉，在作胸颈切迹分离时注意勿损伤下甲状腺静脉。在儿童伤口的上部即为甲状腺后，防止副损伤。钝性解剖胸中央时对上纵隔的解剖要熟悉，确定头臂干(无名动脉)和颈总动静脉界限是解剖上纵隔的关键。如右头臂静脉牵引较紧张，可结扎切断。目前主张术后再吻合。也有不吻合者。术后有轻度左上肢增粗，但不明显。

第三节 胸椎经胸前方手术进路

【应用解剖】

该切口是通过切除第6或第7肋骨的中后段肋骨进入胸腔，显露胸椎侧前方，因此，首先按常规沿肩胛脊柱缘弧形到前胸壁的锁骨中线，作胸壁浅层切开，故除切开皮肤与筋膜外，要按切线切断背阔肌、前锯肌(图1-3-3,4)，使胸壁肋骨得以显露，在切除中后段肋骨时，按“H”形骨膜切开后必须注意在剥离肋骨下缘，除注意肋间外肌由肋骨下向前下缘止于下位肋骨的上缘解剖关系，即肋骨下缘由远侧向近侧剥离外更注意位于肋骨下缘内面和内外肋间肌之间肋间血管神经(图1-3-7)，避免损伤其肋骨上缘由近侧向远侧剥离，待肋骨切除后用肋骨剥离器的圆头，将该血管神经从肋骨床剥离全长，给予切除，切开胸膜壁层，即肺自然回缩，使胸段椎体的侧前方得以显露(图1-3-12c)。此时必须注意位于胸椎前后纵隔的器官即食管、胸导管、胸主动脉、奇动脉与半奇动脉以交感干的解剖关系，以免损伤(图1-3-7)。

【适应证】

1. 胸椎骨折脱位伴脊髓损伤前方复位减压内固定术。
2. 胸椎侧弯畸形前方矫正术。
3. 胸椎椎体肿瘤切除术以及人工椎体置换术。
4. 胸椎结核经胸病灶清除术。

【体位】

患者侧卧位，患侧在上，根据手术需要可稍向前倾或后仰，对侧腋下垫一扁枕。

【麻醉】

气管内插管麻醉。

【手术步骤】

1. 切口自第3～4胸椎水平，沿肩胛骨脊柱缘与胸椎棘突间开始，向下稍成弧形绕过肩胛下角2～3cm，至前胸壁达锁骨中线邻近止(图1-3-12a)。

2. 沿切口切开皮肤、皮下组织和深筋膜，将皮瓣适当向两侧游离并牵开，再沿背阔肌按切口的方向作切口(图1-3-12b)。

3. 先于听三角处作深筋膜切开，将示指与中指由听三角深筋膜切口伸入到胸壁肌肉的深面，即肋骨的浅面向前分离肌层，后按层切断背阔肌、前锯肌。为减少出血，应将置于肌层下的手指向上顶起肌组织，达到暂时性压迫止血，有利于止血钳夹住出血点。同法切断斜方肌，后将手伸入肩胛下间隙，自第2肋向下数，以确定进胸切除的肋骨。一般上胸段切除第6肋，下胸段切除第7肋。再沿确定的肋骨作“H”形骨膜切开(图1-3-12c)。

4. 用肩胛拉钩向上牵开肩胛下角，用左手拇指与示指置于肋骨上下缘为引导，沿肋骨骨膜切口切开肋骨骨膜，并用肋骨骨膜剥离器紧贴肋骨进行剥离，其上缘由近端向远端；下缘由远端向近端剥离，后用肋骨剥离器的圆头自肋骨下缘深面与肋床间隙伸入，紧贴肋骨深面前后来回游离全长肋床。后用肋骨剪先剪断近端，再剪断远端。再紧靠肋床下缘游离出肋间神经作切断并抽除。沿肋床中线切一小口使肺萎缩后，再剪开全肋床，用自动拉钩在盐水纱布的保护下撑开肋间隙，则胸腔椎体得以显露(图1-3-12d)。

【说明】

该切口的优点是：暴露满意，可在直视下手术，可作胸椎前方减压、椎体融合术或椎体肿瘤切除人工椎体置换术。但缺点是：手术侵袭大，出血多，对体质差的结核患者不宜采用。作为中段胸椎椎体良性

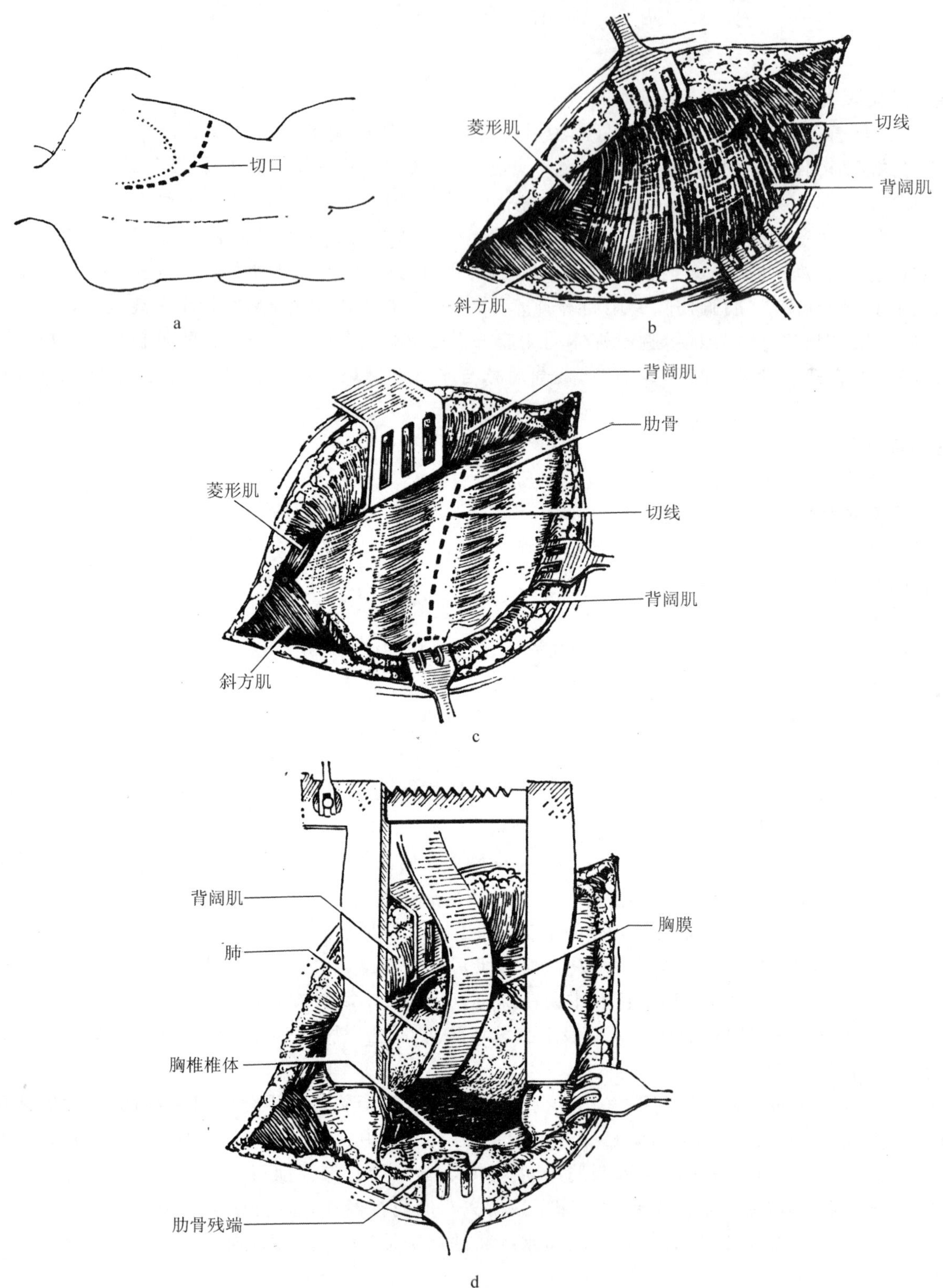

图 1-3-12　胸椎经胸前方手术进路

肿瘤的手术，仍是首选的进路。

手术中必须注意体位正确，胸部垫软枕，防止臂丛神经损伤，切除肋骨时定位要正确，一般上胸段以第5或第6肋为主，下胸段以第7或第8肋为主。在剥离肋骨时将骨膜剥离器从肋间肌附着点与肋骨形成的锐角处剥离肋间肌，即上缘由近端向远端，下缘由远端向近端，以免撕裂肌肉。切除肋骨时前端不包括肋软骨，后端不超过肋骨颈。胸膜切开后，如胸膜有黏连，用手指或湿纱布球轻轻地剥离。在切开椎体前纵隔胸膜显露椎体时，需缝合结扎椎体前肋间血管，以免出血。关闭胸腔时要常规放置闭合引流管。

第四节　胸椎侧前方手术进路

【应用解剖】

该切口以病椎为中心，在患侧棘突旁2指作15～20cm的皮肤与皮下组织切开，按切口线的位置，切断背部第一层肌肉脊柱缘，即上方的斜方肌、下方的背阔肌。再切断第二层，上方的菱形肌和下方的后锯肌，使棘突旁的骶棘肌得以显露(图1-3-7)。根据手术需要，可将骶棘肌纵形向外牵开，也可牵向内侧，显露肋骨后段、横突(图1-3-13c)，后常规切除肋骨后段(注意包括肋骨头)和横突。分别结扎肋间动脉并切断和单纯切断肋神经，再沿椎弓根和椎体剥离其壁层胸膜(图1-3-13d)。

【适应证】

1. 胸椎骨折合并截瘫侧前路椎管减压内固定术。
2. 胸椎侧前方融合内固定术。
3. 胸椎结核肋骨横突切除病灶清除术。
4. 胸椎化脓性脊柱炎侧前方引流术。

【体位】

患者侧卧位，患侧在上，躯干前倾10°～15°，腰部垫一扁枕。

【麻醉】

气管内插管麻醉。

【手术步骤】

1. 以病变椎体为中心，在棘突旁2～3cm作一纵形或“S”形或“L”形切口，其长度根据病变范围，一般需15～20cm，切口的上、下端至少应包括有病椎上、下各一个椎体。下面以纵形切口叙述(图1-3-13a)。

2. 沿切口切开皮肤、皮下组织和筋膜，将皮瓣适当向两侧游离，显露出棘突、棘上韧带及侧方斜方肌、背阔肌，再沿切口的方向作背部第一层肌肉即斜方肌与背阔肌的切口(图1-3-13b)。

3. 沿背部第一层肌肉，即上方的斜方肌、下方的背阔肌切口切开，向前外侧牵开，然后切开第二层肌肉，即上方的前锯肌、大小菱形肌，下方的后锯肌，显露出骶棘肌。于棘突旁2～3cm处纵行分开，后与上述诸肌一并向两侧牵开，显露出横突尖部和肋骨后段。后将病变椎体相应的两个横突周围的短小肌肉给予切除，并切开肋横突关节囊及其韧带，再用骨膜剥离器剥离横突周围的软组织，则该两个横突及肋骨后段得到显露，再作横突和肋骨“H”形切口(图1-3-13c)。

4. 沿两个横突切口用咬骨钳将横突大部分咬掉，再沿“H”形切口切开两根肋骨骨膜，并仔细剥离肋骨前方的骨膜，以免损伤壁层胸膜，一旦胸膜破裂不可立即修补，以免引起裂口扩大，先用纱布保护，等术后作修补。将肋骨床及胸膜推开，用肋骨剪先切除肋结节与肋骨角的一段肋骨，长5cm。注意切下的肋骨要保存好，以备植骨用。然后再切除肋骨颈与肋骨头，并分别结扎肋间神经和血管。沿肋间神经找出椎间孔。用骨膜剥离器沿椎弓根部和椎体侧前方推开胸膜。注意必须紧贴椎体进行，以免损伤侧前方的胸膜、大血管和脏器。胸椎体的侧前方可显露(图1-3-13d)。

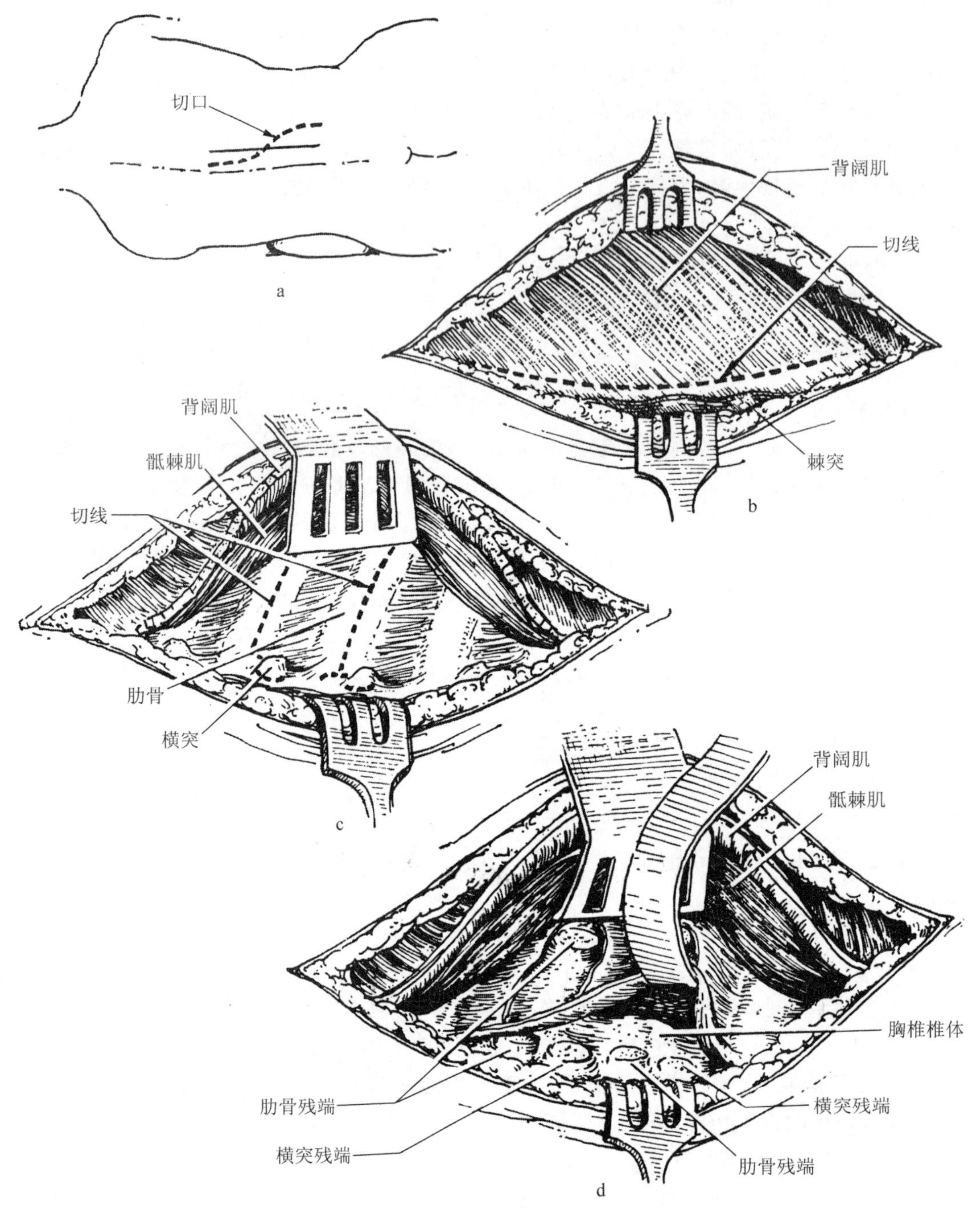

图 1－3－13　胸椎侧前方手术进路

【说明】

该切口系目前做胸椎骨折合并截瘫和胸椎结核手术较理想的手术进路，可作椎管前方和侧后方的减压操作。

在剥离和切除肋骨后段和横突时，要避免损伤前方的胸膜、血管和脏器，如需探查椎管，则沿神经根寻找椎间孔，用手枪式咬骨钳伸入椎间孔，作椎弓咬除，避免损伤神经根袖和硬脊膜。

术后先用硬板床仰卧位，如术中有胸膜破裂，经胸透检查有气胸者，必要时穿刺抽气，拆线后 2～3d 动员患者在床上活动，3～4 周进行康复训练。

第五节　胸腰椎侧前方手术进路

一、胸腰椎侧前方手术进路(Ⅰ)

【应用解剖】

该切口系传统的胸腰段侧前方进路，与常规肾部腰切口的步骤基本一致，只是不切开肾脂肪囊，而是直接显露胸腰段椎体的侧前方。在切开皮肤与皮下脂肪后可显露背阔肌、腰三角、腹外斜肌(图 1 -3 -4)，按切口位置切断背阔肌、腹外斜肌、腹内斜肌显露第 12 肋(图 1 - 3 - 14c)，后常规切除第 12 肋，则肾脂肪囊得以显露，牵向内上方，则胸腰段椎体侧前方得以显露(图 1 - 3 - 14d)。

【适应证】

1. 胸腰段脊柱骨折合并截瘫侧前路椎管减压内固定术。
2. 胸腰段椎体肿瘤切除术。
3. 胸腰段结核病灶清除术。

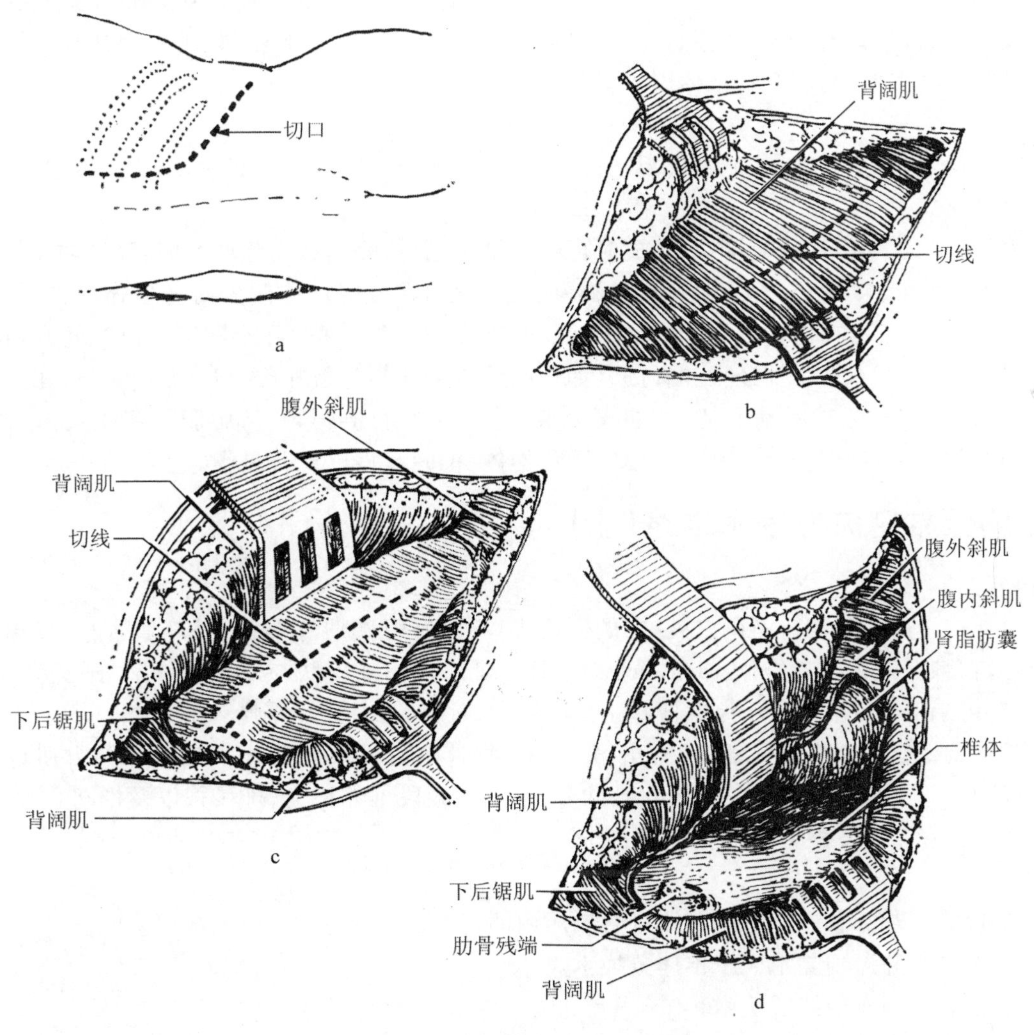

图 1 - 3 - 14　胸腰椎侧前方手术进路(Ⅰ)

4. 胸腰段脊柱侧弯戴瓦矫正术。

5. 类风湿性脊柱炎截骨矫形术。

【体位】

患者斜俯卧位，胸壁与手术台成45°，腰部垫一扁枕。

【麻醉】

气管内插管麻醉或持续硬脊膜外麻醉。

【手术步骤】

1. 切口自第10胸椎棘突旁2～3cm沿棘突平行向下，至第12肋下方，再沿第12肋下缘下2cm弯向前下方止于腋前线(图1-3-14a)。

2. 沿切口切开皮肤、皮下组织和深筋膜，并将皮瓣适当向两侧游离拉开，显露背阔肌和腹外斜肌。再沿切口的方向，作背阔肌和腹外斜肌的切口(图1-3-14b)。

3. 沿上述切口横行切断背阔肌、下后锯肌及深部的腰髂肋肌最长肌的外侧部，向两侧牵开上述切断肌群。则第12肋与横突可以得到充分显露，再沿第12肋作"H"形切口(图1-3-14c)。

4. 沿第12肋"H"形切口切开肋骨骨膜，于骨膜下游离肋骨，在横突附近切断第12肋骨，并将其完全切除。将切下的肋骨保存好，以备植骨用。切除第12胸椎横突与肋骨头，然后按第12肋骨的方向切开第12肋骨床。注意在近端勿要损伤胸膜返折部，再沿肋骨床远端向下前方切开腹外斜肌、腹内斜肌和腹横肌及其筋膜，显露出腹膜、肾脂肪囊，并可见肾脂肪囊随呼吸上下移动，用生理盐水保护后，一并推向中线，则第12胸椎、第1、2腰椎体即显露(图1-3-14d)。

【说明】

该切口的优点是：显露满意，能在直视下进行手术，对胸腔及腹腔都无影响，故为胸腰段椎体病变最常用的手术进路。

手术中切口的长度根据病变部位，必要时可包括第11肋切除。在切除肋骨时，注意防止损伤胸膜，如有胸膜破裂，切勿直接缝合，需用肌膜或肌瓣覆盖并缝合，在显露椎体侧方时勿损伤由椎间孔穿出的神经根，以免影响下肢的功能。如作椎管前方减压时需先找出神经根，再沿神经找出椎间孔，这样可顺利地进行椎管减压，而不损伤神经根和脊髓。如作胸腰段脊柱侧弯戴瓦(A. F. Dwyer)矫正术，脊柱凸侧在上，需作第10、11或12肋骨切除，并打开胸腔，剪开后方的横膈脚，从腹膜外将主动脉(或下腔静脉)、肾脏和腹腔内脏器推向凹侧的前方，使胸腰段椎体、椎间盘得以充分显露。

二、胸腰椎侧前方手术进路(Ⅱ)

【应用解剖】

该切口与传统的剖腰切口不同之处，它的创伤小，不切断背阔肌和腹内、外斜肌，而是以第12胸椎棘突为中心，在棘突外2横指处作15～20cm"L"形切口。在切开皮肤与皮下组织后，显露背阔肌脊柱缘(图1-3-4)，沿切口方向切开背阔肌脊柱缘腱膜，牵向外侧，充分显露骶棘肌(图1-3-15c)。于骶棘肌外缘紧贴胸壁游离到横突根部，显露出第11、12肋骨的后段及其浅面下锯肌和腰方肌(图1-3-15d)。常规切除第12或12及11肋骨，包括肋骨头，则胸腰段椎体横突、椎弓根以及椎间孔和由椎间孔穿出的肋间神经和第1、2腰神经(图1-3-15c)。

【适应证】

1. 胸腰段脊柱骨折合并截瘫侧前路椎管减压内固定术。

2. 胸腰段椎体肿瘤切除术人工椎体置换术。

3. 胸腰段脊柱侧弯前路矫正术。

4. 强直性脊柱炎截骨矫形术。

【体位】

侧卧位，腰部垫枕。

【麻醉】

气管插管麻醉。

【手术步骤】

1. 以第12胸椎椎体为中心在手术侧棘突2指处作15～20cm纵切口，必要时其下端向外侧，到髂嵴中后1/3交点(图1-3-15a)。

2. 沿切口线切开皮肤、皮下组织、腰背筋膜，将皮瓣向两侧牵开显露出背阔肌和腰三角、腹外斜肌，

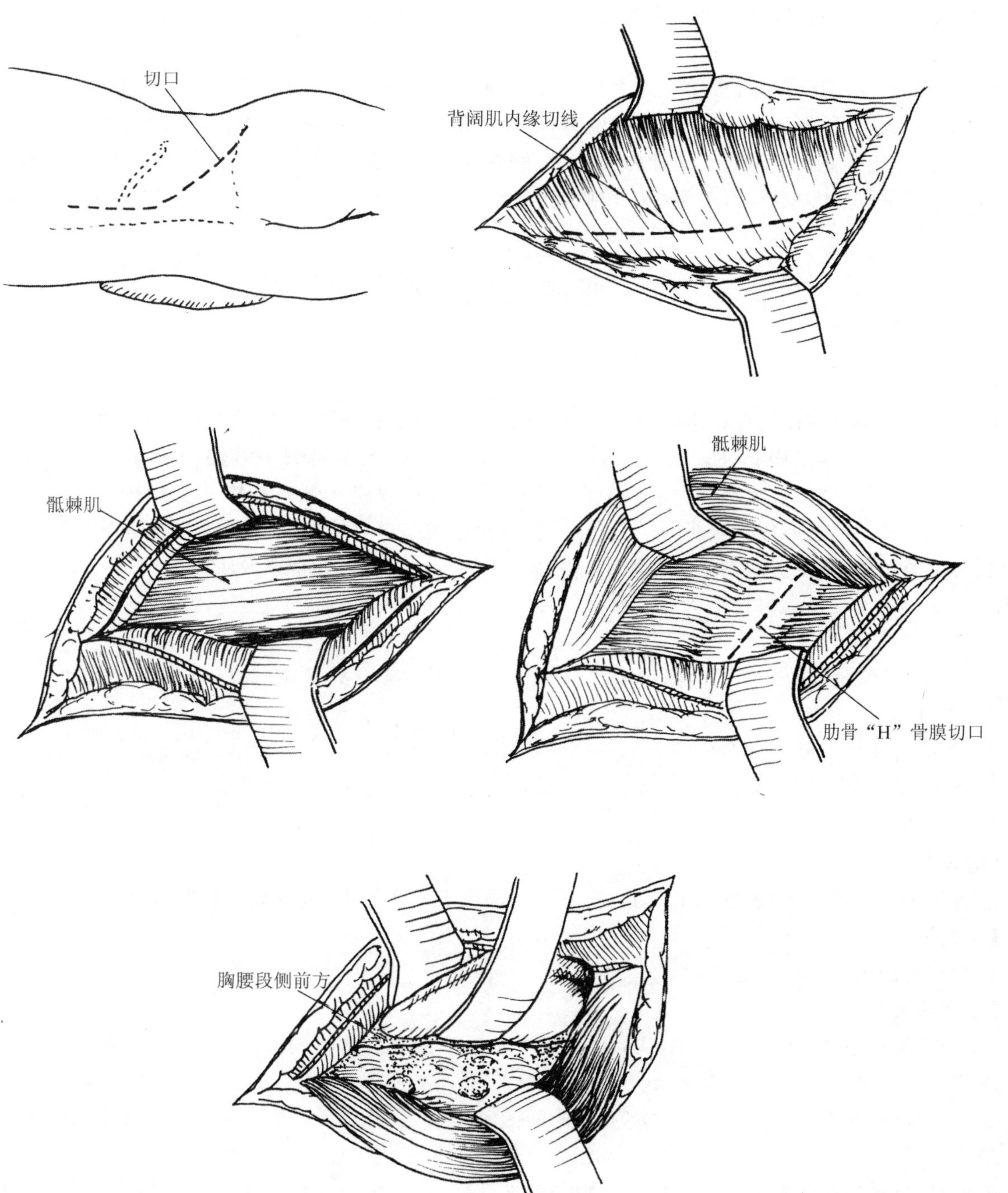

图1-3-15　胸腰椎侧前方手术进路(Ⅱ)

再沿切口方向作背阔肌内缘和下缘附着处作切线(图 1-3-15b)。

3. 沿上述切线切断背阔肌的内侧,牵向外侧,显露骶棘肌外缘(图 1-3-15c)。

4. 沿骶棘肌外缘紧贴肋骨浅面连同下后锯肌剥离后牵向内侧,使第 10、11、12 肋后段横突和腰方肌得以显露。再作需要切除第 12 或第 11 和 12 肋骨的"H"骨膜切口(图 1-3-15d)。

5. 沿第 12 肋"H"形切口切开肋骨膜于骨膜下游离肋骨直达肋骨头,作第 12 肋全切除。结扎切断肋间血管,保留第 12 肋间神经(必要可以同时切除后段第 11 肋,但需同时切除肋骨头,保留第 11 肋间神经),继向紧贴第 12 胸椎、第 1、2 腰椎或第 11、12 胸椎、第 1、2 腰椎横突尖,切开腰方肌和腰大肌附丽处,并紧贴横突、椎弓根、椎体侧前,将腰方肌、腰大肌椎间前方向,但需保护好由椎间孔穿出的神经和肋下动脉以及腰动脉,一旦破裂要给予妥善结扎,则胸腰段侧前方得以显露(图 1-3-15e)。

【说明】

该切口系通过切开背阔肌脊柱缘的腱膜,再于骶棘肌外缘贴胸壁游离牵向内侧,故创伤小,在切除第 12 或 11 肋骨时,注意不损伤胸膜,如有破裂,处理同前面。在紧贴横突椎弓根和椎体侧方推开腰方肌和腰大肌时,注意妥善处理肋下动脉和腰动脉,显露由椎间孔穿出的第 1、2 腰神经根,并给予保护,以免损伤。特别是侧前方减压时,要用小手枪咬骨钳沿神经根进入椎间隙咬除椎弓根,以免损伤神经根。

第六节　胸腰椎后方手术进路

【应用解剖】

该手术切口系临床作脊柱骨折脱位后方复位内固定和椎管探查减压最常用的切口,通过背部正中切开皮肤和筋膜,直接显露棘突尖端和两侧背筋膜(图 1-3-4),在棘突尖端侧切腰背筋膜,紧贴棘突尖端棘突棘间韧带,继向椎板,用锐性骨膜剥离连同骨膜将骶棘肌在棘突和椎板上的附丽处向外侧剥离。现在一般都采用电刀作骶棘肌附丽处作电切,直至小关节突外缘止。以同样方法处理对侧,通过将骶棘肌向两侧剥离,胸腰段后方的棘上韧带、棘突、棘间韧带、椎板横韧带以及小关节突都可得以充分显露(图 1-3-16c),便于做脊柱后方各类手术。

【适应证】

1. 脊柱骨折、脱位切开复位内固定术。
2. 脊柱侧弯矫正术。
3. 椎板切除减压术。
4. 椎管探查术。
5. 椎板植骨融合术。

【体位】

患者俯卧于手术台上,两髂前上棘处垫一软枕,摇折手术床使患者髋部半屈和腰前突变平。

【麻醉】

持续硬脊膜外麻醉或全身麻醉。

【手术步骤】

1. 于背部正中作一纵形切口,切口部位和长度按手术需要而定,一般根据病变的部位,上下各超过一个棘突(图 1-3-16a)。

2. 沿切口切开皮肤、皮下组织,并将皮瓣向两侧游离,再沿棘突尖端的腰背筋膜作纵行切口(图 1-3-16b)。

3. 沿切口纵形切开棘突尖端的腰背筋膜和棘上韧带,用骨膜剥离器紧贴切口远侧棘突的一侧骨面插入直至棘突基底部,将附着在棘突上的肌肉连同骨膜一起向侧方剥离。将骨膜剥离器柄撬起,用干纱

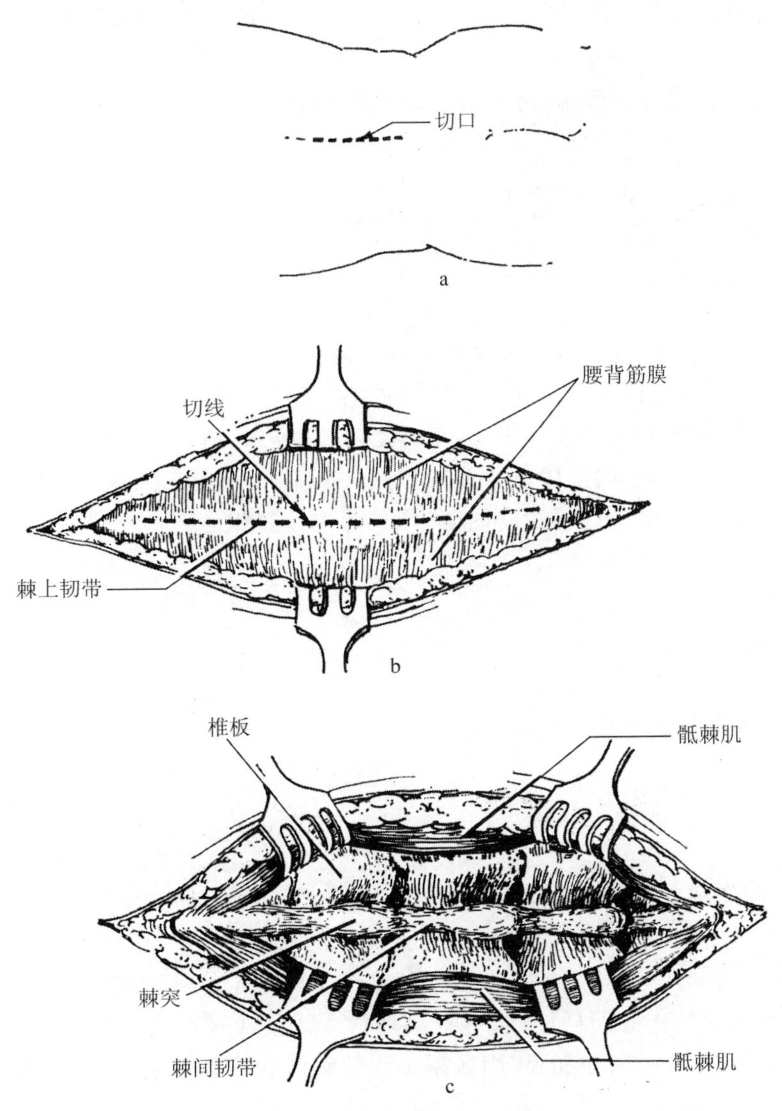

图 1－3－16　胸腰椎后方手术进路

布塞入棘突旁空隙，同时抽出骨膜剥离器，并将干纱布进一步紧密填塞止血。用同样的方法，使该侧所需要显露的棘突由远侧向近侧逐个进行。

从该侧远端开始，将填塞于每两个棘突侧方的干纱布取出，用两把骨膜剥离器分别插入棘突旁空隙直至棘突基底部，将骨膜剥离器柄向侧方撬起，使附着于两棘突间的棘间韧带上的骶棘肌拉紧，后用刀将该肌于紧贴棘间韧带处切断。使用骨膜剥离器进一步剥离后，再用干纱布将这两个棘突旁的空隙填塞。用同样的方法再将该侧其他棘间韧带上的骶棘肌全部推开为止，并用干纱布将该侧空隙紧密填塞。再用这方法将对侧的棘突旁骶棘肌剥离，完成后用干纱布进行紧密填塞。

将先完成的一侧棘突旁的纱布取出，用深部拉钩牵开骶棘肌，进一步将棘突和椎板上的软组织剥离干净，填塞干纱布去除拉钩，再以同样方法处理对侧。最后取出两侧的干纱布，用深部拉钩或自动牵开器将两侧骶棘肌向两侧牵开，显露棘突和两侧椎板(图 1－3－16c)。

【说明】

该切口的优点是：手术方便，副损伤少，可在直视下进行椎管探查，根据需要切口可上下延长，并可同时进行脊椎内固定，脊椎椎板融合术。

手术过程中注意剥离棘突两侧骶棘肌时要紧贴棘突和椎板，以免肌肉撕裂，并填塞止血，以防剥离不彻底和渗血。在切除椎板时不能过多，特别要注意不能切除小关节，作椎板和黄韧带切除时，不能损伤硬脊膜和脊髓。

术后先仰卧位，待患者清醒后改俯卧位，并注意定时翻身，防止并发症。

第七节　腰骶椎经腹膜外手术进路

【应用解剖】

该切口是腰骶关节常用的切口，通过作腹部一侧自第12肋末端到耻骨结节的斜形切开皮肤和皮下组织，显露出腹外斜肌和腹外斜筋膜（图1-3-3），再沿切口位置切开腹外斜肌和腱膜，并钝性分开腹外斜肌，显露腹内斜肌和深部腹横肌，继而按切口斜度切断腹内斜肌和腹横肌，则腹膜壁层和腹膜外脂肪得以显露（图1-3-17b），将腹膜与腹膜外脂肪椎间内侧，则位于腹后壁输尿管和位于盆内壁的髂血管得以显露（图1-3-17d）。将输尿管牵向内侧，则腰骶椎显露骶血管后方（图1-3-17d）。

【适应证】

1. 腰骶段前方脊柱融合内固定术。
2. 腰骶段椎体肿瘤切除术。
3. 腰骶段结核病灶清除术。
4. 第4或第5腰椎椎间盘突出髓核前方摘除术。

【体位】

患者平卧于手术台上，腰部垫一扁枕。

【麻醉】

全身麻醉或持续硬脊膜外麻醉。

【手术步骤】

1. 于腹部一侧作斜形切口，自第12肋末端至耻骨结节联线上作15～20cm之斜形切口，如同时需作两侧显露病变，则可于对侧作一同样切口。切口呈倒“八”字形（图1-3-17a）。

2. 沿切口切开皮肤、皮下组织和筋膜，则显露出腹外斜肌和腹外斜肌腱膜，再按腹外斜肌的方向作腹外斜肌切口（图1-3-17b）。

3. 沿腹外斜肌切口，切开腹外斜肌和腹外斜肌腱，再于腹壁深层肌肉作一小切口直达腹膜外，然后用示指、中指伸入到腹横肌深面，推开腹膜，再沿切口的方向切开腹壁肌肉。此时腹膜外脂肪和腹膜即向切口膨出（图1-3-17c）。

4. 于腹后壁找到腹膜返折处，用盐水纱布裹住手指作钝性分离后腹膜，后用盐水纱布保护腹膜向中线推开，直至显露出腰大肌内侧缘、椎体外侧及其同侧输尿管和血管（右侧为下腔静脉，左侧为腹主动脉）（图1-3-17d）。

【说明】

该切口是腰骶段椎体病变常用的手术进路。其优点是显露较满意，可在直视下进行手术，并可做一期椎体间融合术。

手术中需注意切口的高低长短，要根据病变的所在位置而决定。在向中线剥离腹膜时必须轻柔，以免损伤腹膜，如损伤了腹膜应立即缝合。其次注意腹膜后的输尿管，避免损伤。在处理腰骶段椎体时，注意前方的腹主动脉、下腔静脉及其分叉的髂总动脉及髂总静脉，以免损伤。

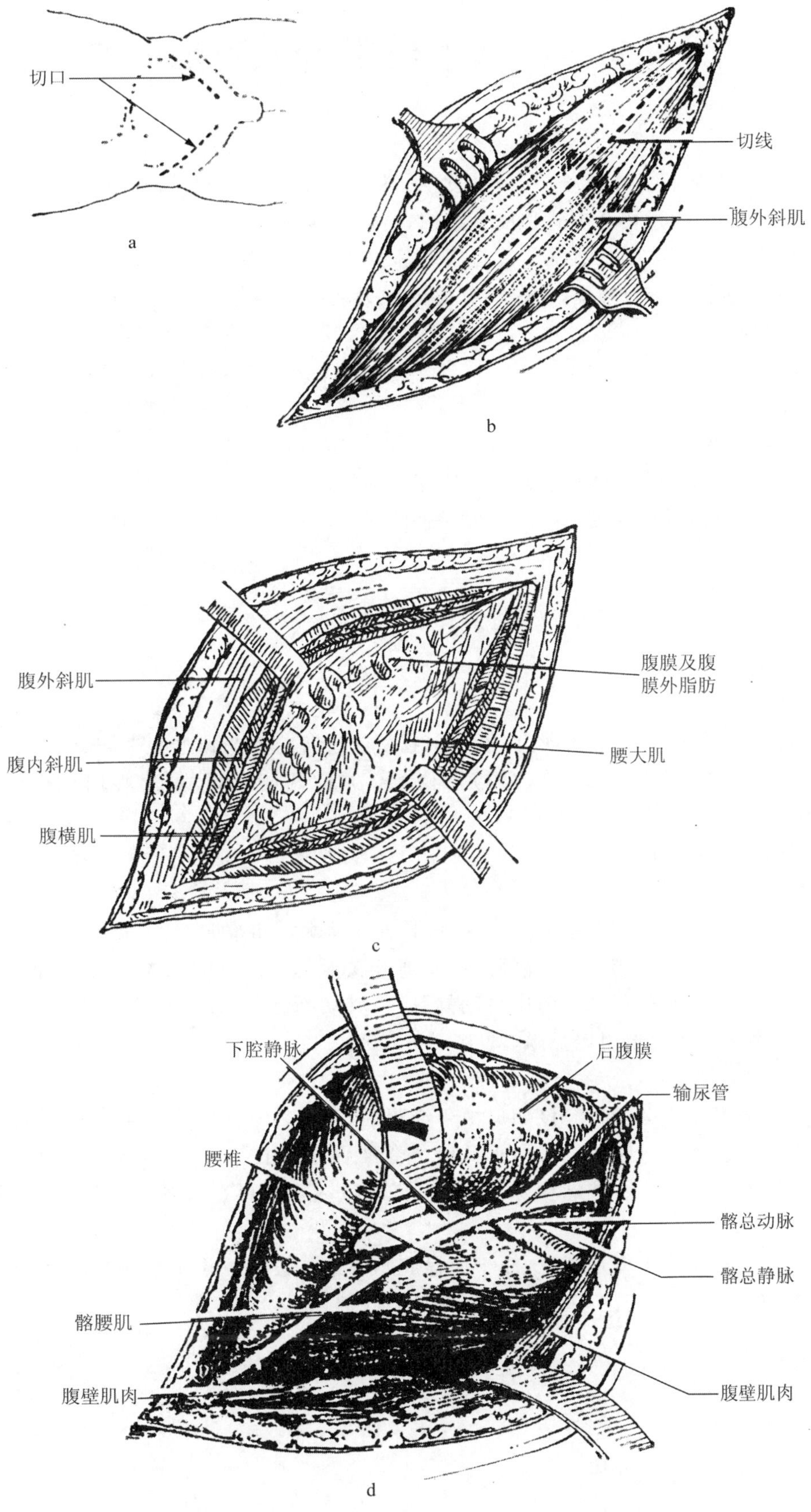

图 1－3－17　腰骶椎经腹膜外前方手术进路

第八节　腰骶椎经腹前方手术进路

【应用解剖】

该切口由于需经腹膜显露腰骶椎前方，易发生肠粘连，加之可以通过腰骶椎经腹膜外手术进路所代替，因此应用较少。它是通过切开皮肤和皮下组织，再切开腹白线(图 1－3－3)分开腹直肌，显露腹膜，切开腹膜后将肠管牵向头侧，则腰骶椎前方腹主动静脉两分叉的左右髂总动静脉得以显露。切开腹膜的壁层腹膜，使上述血管以充分显露，切断结扎骶前中央动静脉，则第 5 腰椎前腰骶关节和骶骨上部得以显露(图 1－3－18d)。

【适应证】

1. 腰骶关节融合术。
2. 腰骶关节结核病灶清除术。
3. 第 5 腰椎、第 1、2 骶椎椎体良性肿瘤切除术。
4. 第 5 腰椎、第 1 骶椎椎间盘突出前方髓核摘除术。

【体位】

患者平卧于手术台上。

【麻醉】

全身麻醉或持续硬脊膜外麻醉。

【手术步骤】

1. 于腹下部作正中切口，自耻骨向上，沿正中到脐或过脐向上 3cm 止(图 1－3－18a)。
2. 沿切口切开皮肤、皮下组织，将皮瓣适当游离，并向两侧牵开，再于腹白线作切口(图 1－3－18b)。
3. 沿腹白线切口切开腹白线，分开腹直肌，用盐水纱布或刀柄推开腹膜前脂肪和下方的膀胱(图1－3－18c)。
4. 切开腹膜，这时将手术台头部降低，以利将肠管用盐水纱布推向上方，腰骶角得以显露。此时通过后腹膜可看到腹主动脉叉部与左髂总静脉，小心剪开腰骶关节前方的后腹膜，以免损伤骶神经、血管和交感神经节。特别要注意先找到骶前中央动静脉，将其切断结扎，以免出血。将后腹膜向两侧牵开，第 5 腰椎、腰骶关节和骶骨上部得以显露(图 1－3－18d)。

【说明】

该切口也可作腹壁正中旁切口。该切口由于经腹腔，故术后常发生肠黏连，因此临床应用较少。过去曾作为腰骶关节融合术的进路。近来由于开展了脊椎后外侧植骨融合术，故应用更少。但目前在作第 5 腰椎、第 1、2 骶椎椎体良性肿瘤切除术时仍是首选进路，因可在直视下进行手术，并可同时做融合术。

手术过程中需注意采取头低足高位，便于使盆腔肠管进入腹腔。并注意保护，有利于手术进行。在切开腰骶关节前方后腹膜时，需注意勿损伤骶前的血管、神经。

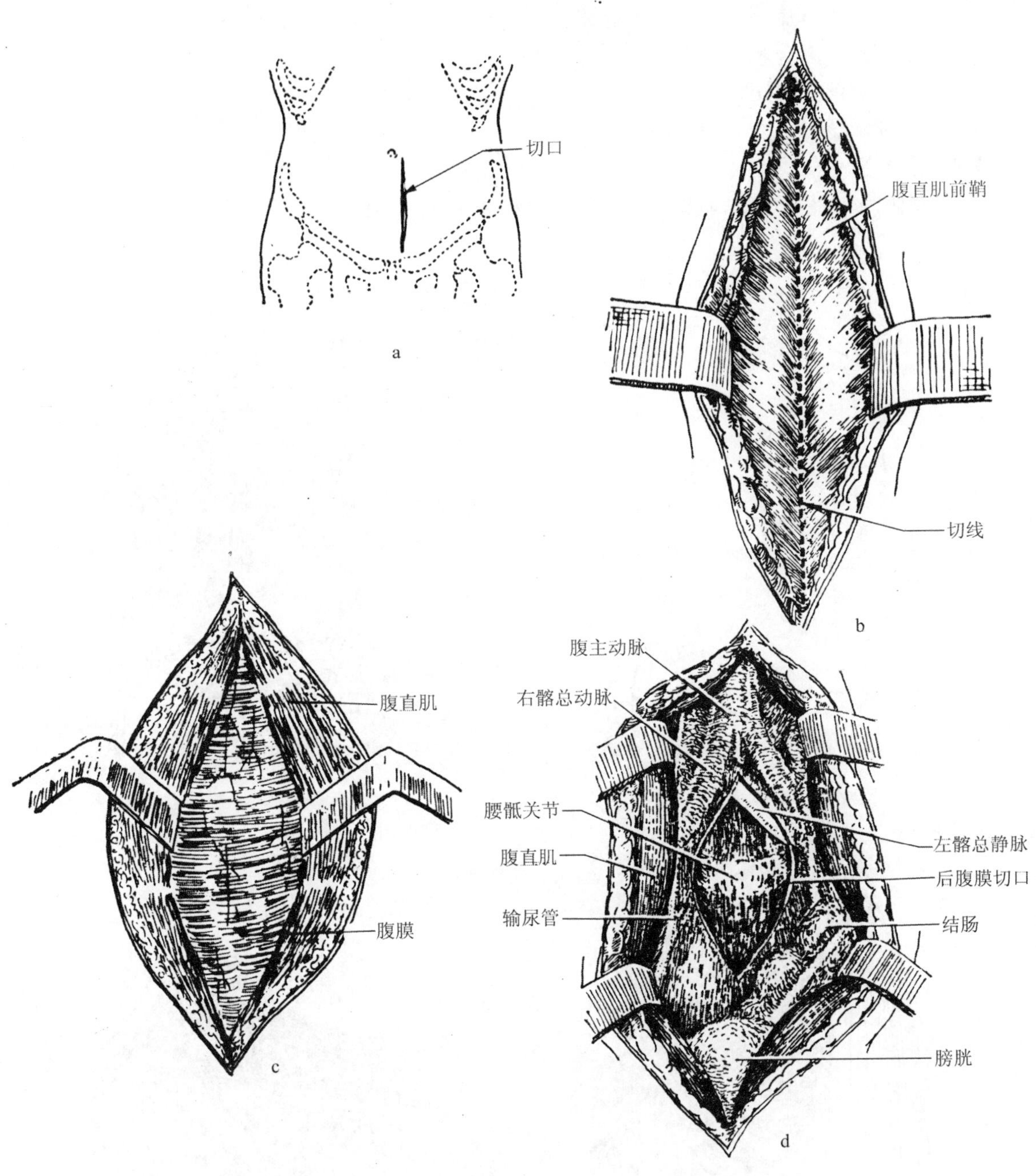

图 1－3－18　腰骶椎经腹前方手术进路

第九节　腰骶椎侧方手术进路

【应用解剖】

该切口是通过骶棘肌外侧将其牵向内侧显露腰椎的侧前方，切开皮肤皮下组织和腰背筋膜，显露骶棘肌(图 1－3－19b)，将骶棘肌从外缘沿腰方肌浅面剥离至腰椎横突尖(图 1－3－19c)，从腰椎横突尖部将腰方肌的附丽部剥离推向前方，则腰椎的侧前方(包括椎间盘)得以显露(图 1－3－19d)。

【适应证】

1. 腰椎间盘脱出症侧前方髓核摘除术。
2. 腰骶椎侧方融合术。
3. 下腰椎侧前方减压内固定术。
4. 腰骶椎结核侧前方病灶清除术。

【体位】

患者侧俯卧于手术台上，胸壁与手术台成45°，腰部垫一扁枕。

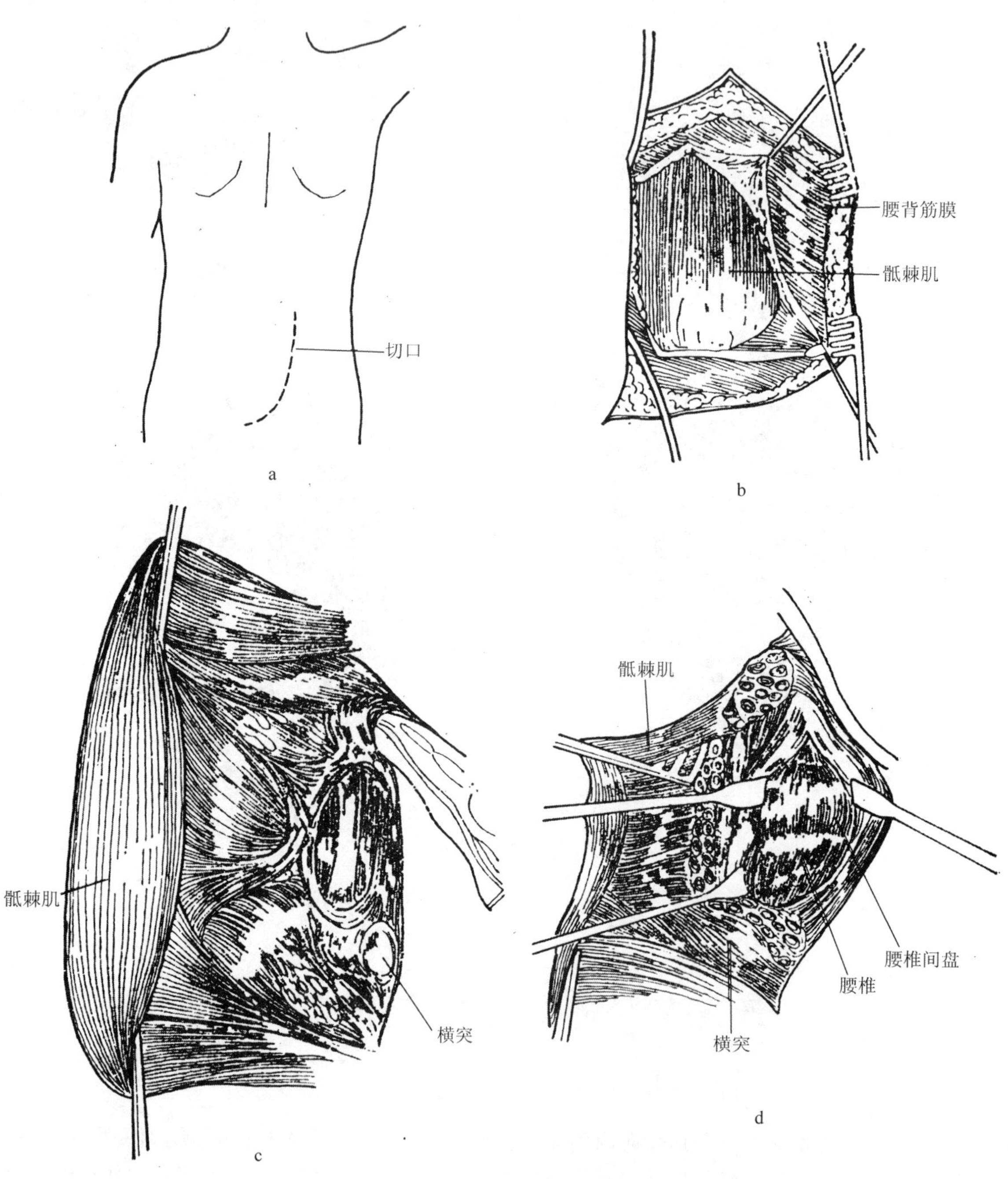

图1-3-19 腰骶椎侧方手术进路

【麻醉】

持续硬脊膜外麻醉或气管内插管麻醉。

【手术步骤】

1. 于左或右侧腰部作弧形切口，自第2腰椎棘突旁，沿骶棘肌外缘斜经髂嵴作弧形切口(图1-3-19a)。

2. 沿切口切开皮肤、皮下组织与腰背筋膜，并将皮瓣和腰背筋膜适当地向两侧游离牵开，显露出骶棘肌外缘(图 1－3－19b)。

3. 于骶棘肌外缘切开肌膜，在骶棘肌与腰方肌之间向深部分离，用深部拉钩将骶棘肌向内侧牵引，腰方肌和腰大肌向前方牵引，则下腰段横突、椎体侧方可得到显露(图 1－3－19c)。

4. 切开椎体侧方的髂腰韧带，用骨膜剥离器作适当的剥离，侧下腰段椎体即可显露(图 1－3－19d)。

【说明】

该切口的优点是避免了腰骶椎前方进路所引起的经腹或腹膜外所带来的副损伤，它可在上下腰椎横突之间做融合术和腰骶间融合术。

手术中作髂腰韧带切开暴露椎体时，需注意勿要损伤由椎间孔穿出的神经根，一般作横突间融合，不需作椎体暴露，只有在作下腰段侧前减压或髓核摘出术时才需显露椎体。特别是作前方减压时，可将第 4、5 腰椎横突前半作侧切除或全部切除，这样有利作侧方减压。为了顺利找到椎间孔，需先找到第 4 腰神经根，以神经根为向导即可找到椎间孔。

第十节　腰骶椎后方手术进路

【应用解剖】

该切口与胸腰后方手术切口一样，也是常用的切口，通过切开皮肤、皮下组织，显露腰骶的棘突和腰背筋膜(图 1－3－4)。纵向切开附丽与棘突尖腰背筋膜，沿腰骶椎棘突尖，用锐性骨膜剥离器或电刀将附丽于棘突椎板上的骶棘肌沿骨膜下剥离，一直至关节突外缘，使椎棘突、棘间韧带、腰椎椎板、关节突和黄韧带得以显露(图 1－3－20c)。

一、腰骶椎后方常规手术进路

【适应证】

1. 中央型腰椎间盘突出症髓核摘出术。

2. 腰骶椎椎管减压内固定术。

3. 腰骶椎椎管探查术。

4. 腰骶椎椎板融合内固定术。

【体位】

患者俯卧于手术台上，腹部垫一扁枕。

【麻醉】

持续硬脊膜外麻醉或全身麻醉。

【手术步骤】

1. 于腰骶部后方正中作一纵形切口或弧形切口，以第 4、5 腰椎棘突为中心向上下延长(图 1－3－20a)。

2. 沿以上切口切开皮肤、皮下组织，将皮瓣适当向两侧游离，显露出棘上韧带与腰背筋膜(图1-3-20b)。

3. 沿切口纵形切开棘突尖端的腰背筋膜和棘上韧带，用骨膜剥离器紧贴切口远侧棘突的一侧骨面

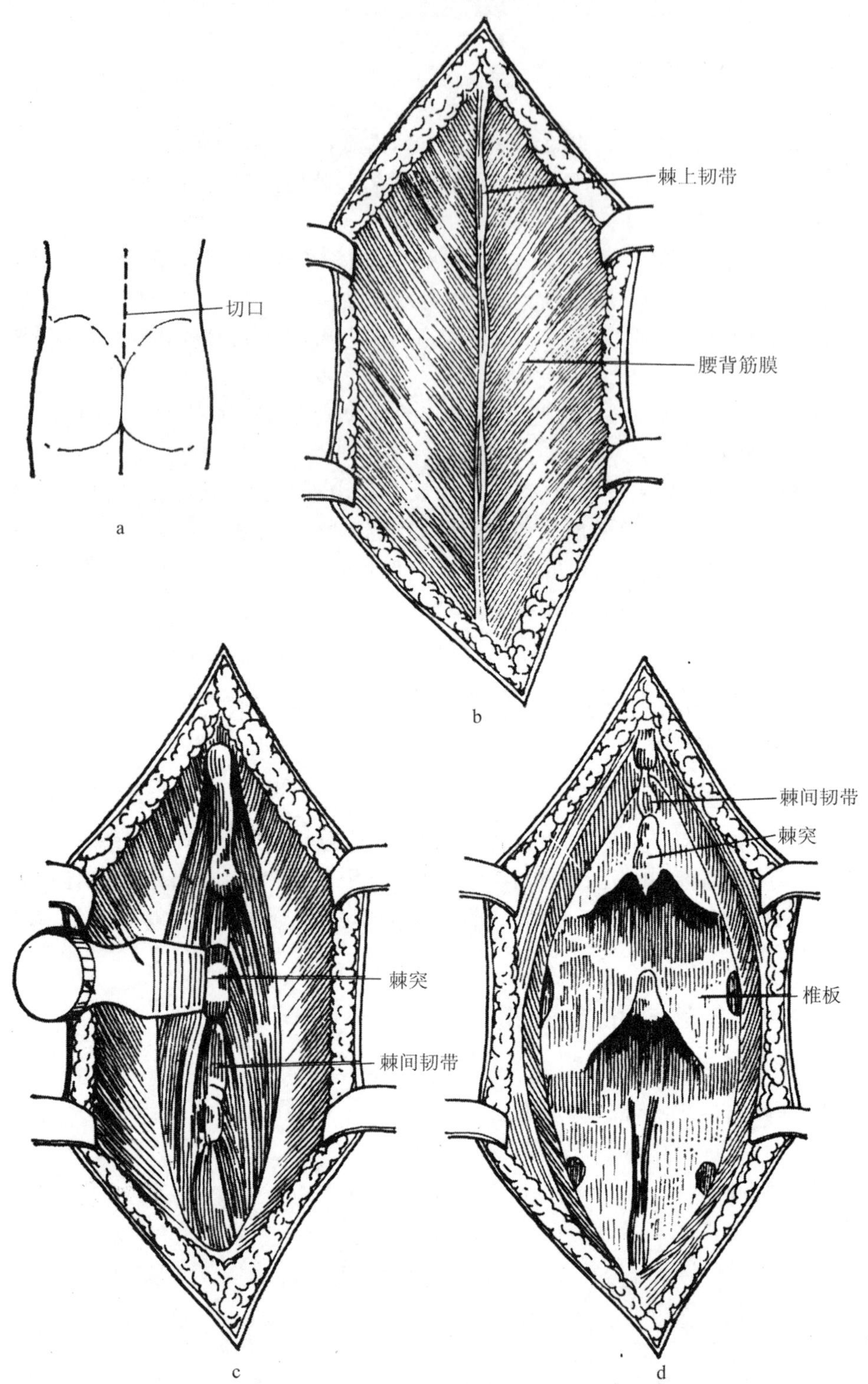

图 1-3-20　腰骶椎后方手术进路

插入直至棘突基底部，将附着在棘突上的肌肉连同骨膜一起向侧方剥离。将骨膜剥离器柄撬起，用干纱布塞入棘突旁空隙，同时抽出骨膜剥离器，并将干纱布进一步紧密填塞止血，用同样的方法，使该侧所需要显露的棘突由远端向近端逐个进行。

从该侧远端开始，将填塞于每两个棘突侧方的干纱布取出，用两把骨膜剥离器分别插入棘突旁空隙直至棘突基底部，将骨膜剥离器向侧方撬起，使附着于棘突间的棘间韧带上的骶棘肌拉紧，后用刀将该肌于紧贴棘间韧带处切断。使用骨膜剥离器进一步剥离后，再用干纱布将这两个棘突旁的空隙填塞。用同样的方法再将该侧其他棘间韧带上的骶棘肌全部推开为止。并用干纱布将该侧空隙填塞。

将先完成的一侧棘突旁的纱布取出，用深部拉钩牵开骶棘肌，进一步将棘突和椎板上的软组织剥离干净，填塞干纱布去除拉钩，再以同样的方法处理对侧(图 1－3－20c)。

4. 最后取出两侧的干纱布，用深部拉钩或自动牵开器将两侧骶棘肌向两侧牵开，显露出下腰段棘突、两侧椎板和第 1 骶椎骶中嵴(图 1－3－20d)。

【说明】

该切口的优点是：手术方便，副损伤少，可在直视下进行腰骶椎椎管探查，根据需要可上下延长，并可作腰骶椎内固定和融合术。

手术过程中注意剥离两侧骶棘肌时要紧贴棘突和椎板并填塞止血，以免剥离不彻底和渗血。椎板切除不能过多，特别不要切除小关节。作椎板和横韧带切除时，不能损伤硬脊膜和脊髓。

二、腰骶椎后方一侧椎板手术进路

【适应证】

1. 腰椎间盘突出症髓核摘出术。

2. 一侧隐窝狭窄半椎板切除减压术。

3. 一侧椎板融合术。

【体位】

患者作健侧侧卧位，腰部垫一扁枕，完全屈曲髋关节及膝关节，使腰向后突。

【麻醉】

腰椎麻醉或持续硬脊膜外麻醉。

【手术步骤】

1. 于腰背侧正中作一纵形切口，自第 3 腰椎棘突开始经第 4、5 腰椎棘突至第 1 骶椎棘突(图 1－3－21a)。

2. 沿切口切开皮肤、皮下组织，并将皮瓣向两侧游离，再沿棘突稍偏向患侧，沿切口方向作腰背筋膜切口(图 1－3－21b)。

3. 沿腰背筋膜切口切开筋膜和棘上韧带(图 1－3－21c)。

4. 用一骨膜剥离器紧贴第 3 腰椎棘突的患侧骨面插入直至棘突基底部，将附着于棘突上的肌肉连同骨膜一起向侧方剥离。将骨膜剥离器柄撬起，用干纱布塞入棘突旁空隙，同时抽出骨膜剥离器，并将干纱布进一步紧密填塞止血。用同样的方法将需要显露的第 4、5 腰椎棘突和第 1 骶椎棘突的患侧骨面肌肉逐个作骨膜下剥离，并用干纱布填塞。

从切口的远端开始，将填塞于每两个棘突侧方的干纱布取出，用两把骨膜剥离器分别插入棘突旁空隙直至棘突基底部，将骨膜剥离器柄向侧方撬起，使附着于棘突间的棘间韧带上的肌肉拉紧，后用刀将这些肌肉于紧贴棘间韧带上切断，并用骨膜剥离器进一步剥离后，再用干纱布将这两个棘突旁的间隙填塞，用同样方法将其他棘间韧带上的肌肉完全推开为止，这样出血少。后用椎板拉钩牵开骶棘肌，并进一步将棘突和椎板骨面上软组织剥离干净(图 1－3－21d)。

【说明】

该切口是腰椎间盘突出症常用的手术进路，其他方面应用较少。其优点是既探查了椎管摘除腰椎间盘，又避免了暴露过多而引起的组织损伤和影响脊柱的稳定性。

手术过程中需注意在切开筋膜显露棘突时，沿棘突中线切开棘上韧带和患侧骶棘肌的附着处，以免损伤棘上韧带健侧的一半和健侧骶棘肌附着处。在用长柄尖刀作黄韧带切除和用椎板咬骨钳垂直咬除椎板时，注意不要损伤硬脊膜和神经根。在咬除椎板时，尽量少损伤小关节。

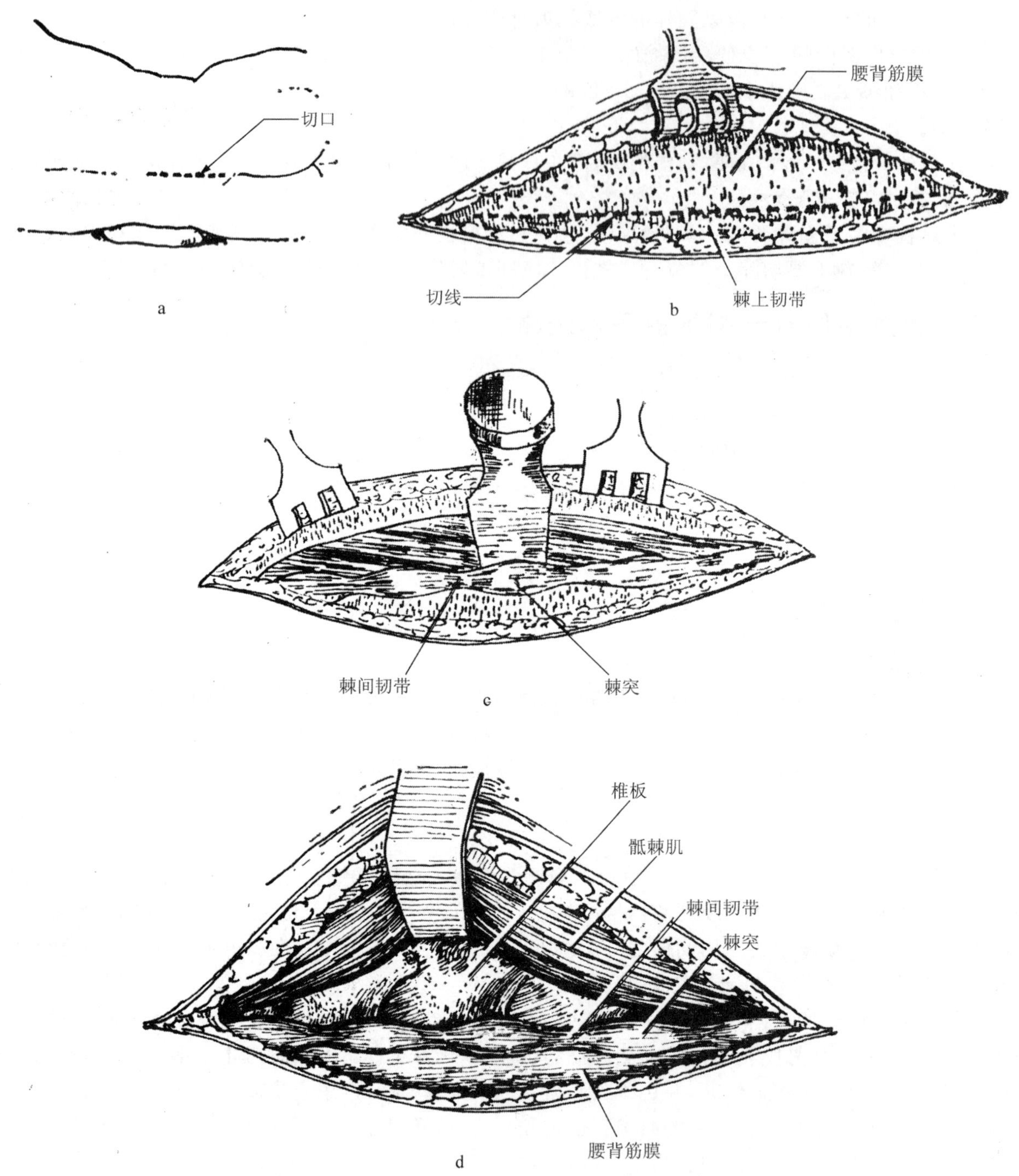

图 1-3-21　腰骶椎后方一侧椎板手术进路

第四章　骨盆部临床解剖与手术进路

第一节　骨盆部临床解剖

一、骨盆的体表解剖

骨盆为骨性结构，上部以耻骨联合上线、耻骨结节、腹股沟、髂骨嵴及第 5 腰椎棘突的连线与腹部连接，下部以腹股沟、髂骨嵴与下肢连接，传递躯干负重至下肢。其后为骶骨和尾骨，两侧和前弓为髋骨。以上四骨互相连接形成完整的环形(图 1－4－1)。由肌层和筋膜组成的分隔位于骨盆的下方，将盆腔与外界封闭，会阴位于骨盆底即躯干的下端。其全部为软组织结构。体表前方为阴阜，后界为臀部，两侧为股部；其深部境界为骨盆的出口。若于两坐骨结节间作一横线，可将会阴分为 2 个三角，前者为尿生殖三角，后者为肛门三角。

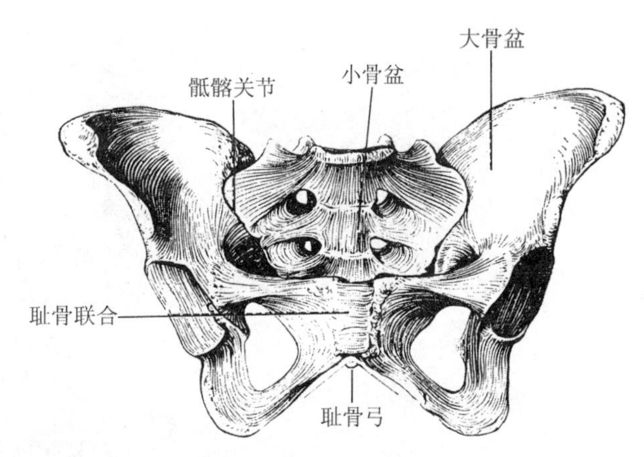

图 1－4－1　女骨盆

由于髋骨大部突起部位较浅表，故成为骨科常采用的标志。在骨盆两侧髋骨上缘可触及髂嵴。在髂嵴的前端有髂前上棘和下方髂前下棘。沿髂嵴向后可触到髂后上棘。自髂前上棘沿腹股沟向内下方可触及耻骨结节、耻骨嵴和耻骨联合。从耻骨联合向外、向下可触及耻骨下支、坐骨支和坐骨结节。两侧髂嵴最高点边线可通过第 4 腰椎棘突。第 5 腰椎棘突约在两髂嵴最高点连线中点下 1.5cm 处。两侧髂后上棘的连线经过第 2 骶椎棘突。左右髂后上棘分别与第 5 腰椎棘突和尾骨尖的连线构成腰骶部菱形区。菱形区上下角连线的深部为骶中嵴，其外侧为骶中间嵴。骨畸形时，此菱形区的外侧角或左右髂后上棘可能出现不对称。第 5 骶椎下关节突即骶角，左右骶角之间可摸到骶管裂孔，为骶管麻醉穿刺的标志。

二、骨盆内面的软组织结构

(一) 盆壁肌肌间孔和盆壁筋膜

1. 盆壁肌　①髂腰肌由腰大肌和髂肌组成，腰大肌呈纺锤形，位于腰椎体横突之间的沟内。浅层起自第 12 肋、上 4 个腰椎体及其椎间盘侧面，深层起自全部腰椎横突，两层间夹有部分腰丛；髂肌位于髂窝，呈扇形，居腰大肌的外侧，起自髂窝上份、髂嵴内唇和骶骨侧部，与腰大肌组成髂腰肌后，经腹股沟韧带深侧的肌腔隙，贴近髋关节囊的前内侧，止于股骨小转子(图 1－3－5)。腰大肌的上部前邻腰肋内侧弓、髂筋膜、腹膜、肾及其血管和输尿管、性腺血管和生殖股神经。上部后面邻腰椎横突和腰方肌，腰丛位于其后内份；上部内侧邻腰椎体、腰动静脉、腰交感干和腰淋巴结，左侧尚邻腹主动脉，或侧尚邻下腔静脉;在小骨盆入口缘,内邻髂血管,外邻髂肌。下部前邻阔筋膜,后邻髋关节囊;髂内前邻耻骨肌和股动脉,外邻股神经,股神经初穿插腰大肌,继经腰大肌与髂肌间,后居腰大肌之间。髂腰肌受腰丛肌支(T_{12}、$L_{1\sim4}$)支配。②腰小肌:为长表形,贴于腰大肌前面,起自第 12 胸椎体第 1 腰椎体侧面,止于髂耻隆起和髂筋膜(图 1-3-6),有紧张髂筋膜的作用,受腰丛肌支($L_{1\sim2}$)支配。③闭孔内肌:为扇形,位于小骨盆外侧壁,起自闭孔膜盆面及其周围骨面,向后直角向外,穿坐骨小孔至臀部,经梨状肌与股方肌之间和髋关节囊的后面,止于股骨转子窝(图 1-4-2),为大腿外旋肌,受闭孔神经($L_4\sim S_2$)支配。④闭孔内肌上下方各有一小肌,上方为上孖肌,起自坐骨棘,下方者为下孖肌,起自坐骨结节,二肌肌纤维并入闭孔内肌腱。⑤梨状肌:呈三角形,位于小肌盆后壁,起自骶骨盆面、骶前孔外侧和骶结节韧带,向外穿坐骨大孔至臀部,绕髋关节囊,止于股骨大转子尖(图 1-4-2),为大腿外旋、外展肌,受骶从肌支($S_{1\sim3}$)支配。

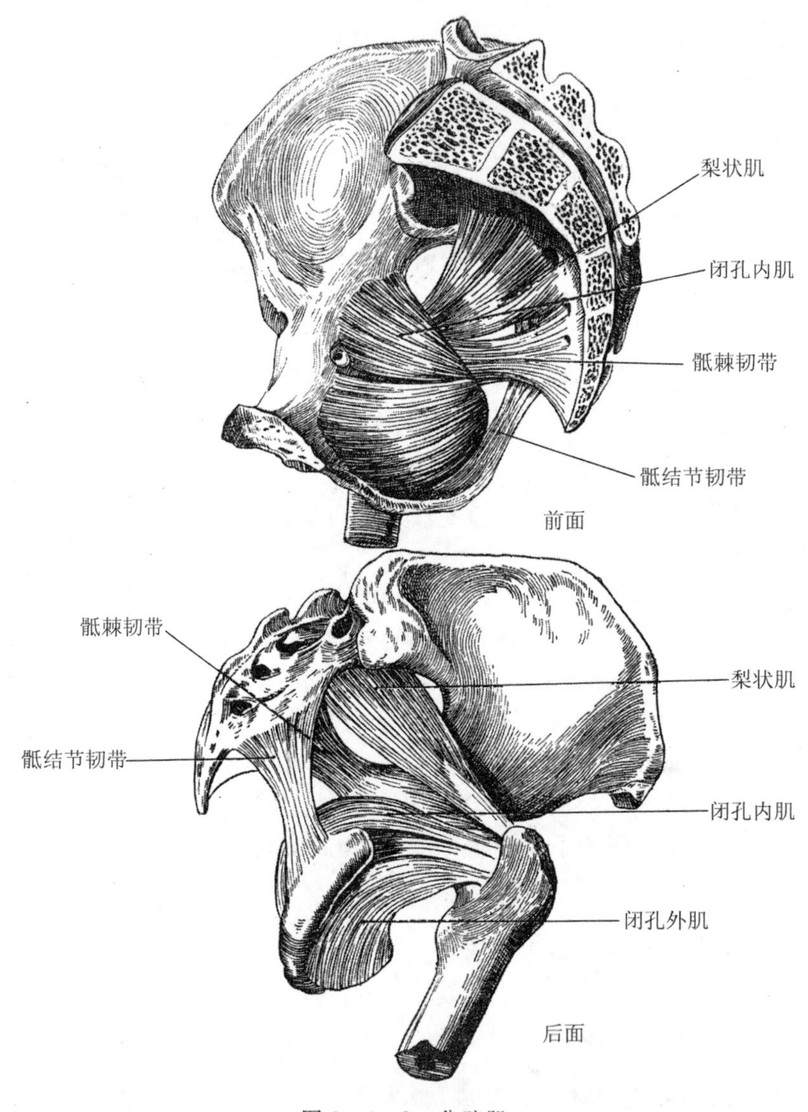

图 1-4-2　盆壁肌

2. 肌间孔　①闭膜孔:位于小骨盆外侧壁,耻骨上支下,由闭孔沟、闭孔膜、闭孔内外肌及其筋膜上缘共同围成。内口位于小骨盆内,由闭孔沟近端、闭孔内肌及其筋膜上缘围成。外口位于小骨盆外,耻骨肌深面,由、闭孔沟远端、闭孔外肌及其筋膜上缘围成。闭膜管内有闭孔动、静脉和闭孔神经通过,由上而下,依次以神经、动脉、静脉多见。骨盆腔内容物偶可经闭膜管脱出形成疝。②梨状肌上孔:位于小骨盆后外侧壁，在盆面由坐骨大切迹和梨状肌上缘围成。在背面由臀中肌下(后)缘和梨状肌上缘围成，有臀上动、静脉和臀上神经通过。梨状肌上孔为骨盆腔内脓肿播散途径之一。骨盆腔内容物偶见可经此脱出形成疝。③梨状肌下孔：位于小骨盆后外侧壁，梨状肌上孔之下，由梨状肌下缘、坐骨棘和骶棘韧带上缘围成。有臀下动、静脉和臀下神经，阴部内动、静脉和阴部神经，坐骨神经和股后皮神经通过。梨状肌下孔亦为骨盆腔内脓肿播散途径之一。骨盆腔内容物偶见可经此脱出形成疝。

3. *盆壁筋膜*　也称盆筋膜壁层，被覆于盆腔各壁的盆面，向上连于腹内筋膜，向下附于骶结节韧带、坐骨结节、坐骨下支和耻骨下支，向内续于盆膈上筋膜，向前附于耻骨联合盆面。按其所被覆的肌肉

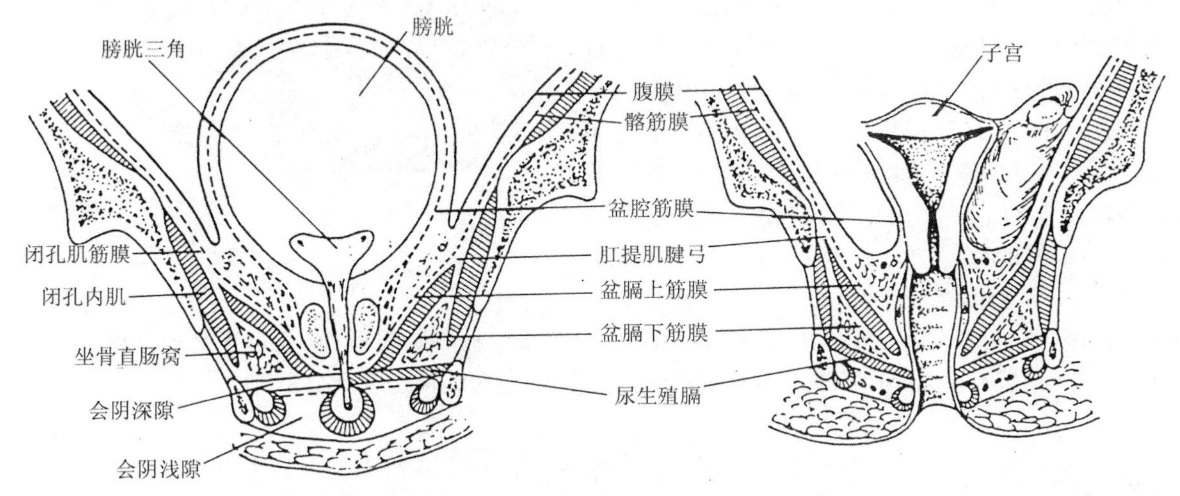

图 1-4-3　盆壁筋膜(男、女盆腔冠状切面)

和部位的不同可分为：①髂筋膜(图 1-4-3)：被覆于髂腰肌，故又称髂腰筋膜、髂腰肌筋膜、髂腰肌鞘。内侧部与耻骨肌筋膜相连而成髂耻筋膜，构成股血管鞘后壁。②闭孔筋膜(图 1-4-3)：较强厚，被覆于闭孔内肌盆面，闭孔筋膜在耻骨联合盆面稍外侧与坐骨棘连线之间部分增厚而成盆筋膜腱弓，又称肛提肌腱弓，以作肛提肌起点。盆筋膜腱弓与闭孔筋膜间有一裂隙，称西瓦伯裂隙，盆腔内容物偶可经此脱出至坐骨直肠窝。③梨状肌筋膜：较薄弱，被覆于梨状肌盆面。④骶前筋膜(图 1-4-4)：又称 Waldyer 筋膜，为盆壁筋膜增厚部，位于骶骨前面，骶前筋膜前面为直肠筋膜，两者间为直肠后(间)隙，

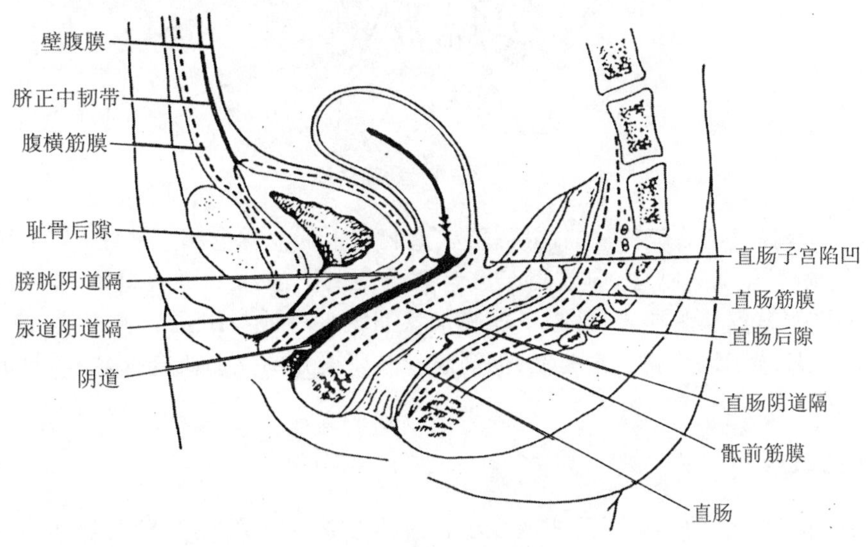

图 1-4-4　骶前筋膜(女盆部矢状切面)

有骶前静脉丛,直肠手术应谨防手术损伤骶前静脉丛。

(二) 盆膈肌与筋膜

1. 肌肉　①肛提肌:薄而宽,左右合成漏斗状,起自盆筋膜腱弓,按肌纤维排列和位置,由前向后可分为耻尾肌和髂尾肌两部,其间以神经支、缝隙为其分界依据。耻尾肌分三种肌束,即前列腺提肌(男)或耻骨阴道肌(女)、耻骨直肠肌和耻尾肌固有部(图 1-4-5)。耻尾肌起自耻骨盆面和盆筋膜腱弓前份,肌纤维向后,行经前列腺(男)、尿道、阴道(女)和直肠外侧,止于会阴中心腱、肛尾韧带和尾骨。②髂尾肌起自耻骨盆面、盆筋膜腱弓后份和坐骨棘盆面,肌纤维向后下内,止于肛尾韧带和尾骨,也有认为止于直肠壁,并随其纵走肌纤维下行,有参与固定直肠的作用。肛提肌受 $S_{2\sim4}$ 和阴部神经支配(图 1-4-6)。③ 尾骨肌:又称坐骨尾骨肌,呈三角形,位于肛提肌的后方,覆盖于骶棘韧带盆面,起自坐骨棘盆面,止于尾骨侧缘。与肛提肌间借神经支、筋膜膈和脂肪组织等分隔。受 $S_{4\sim5}$ 神经支配(图 1-4-6)。

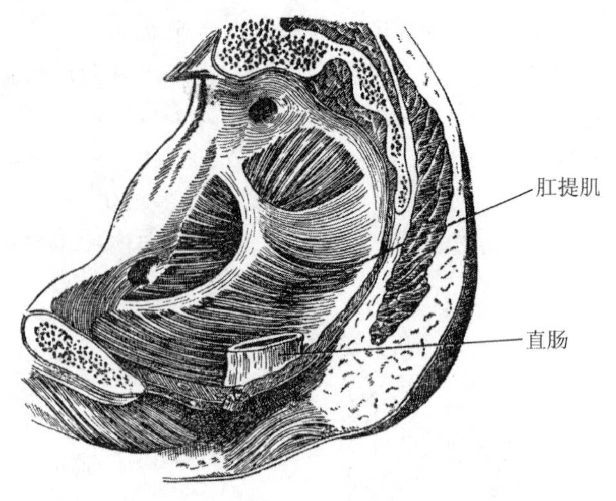

图 1-4-5　盆膈肌

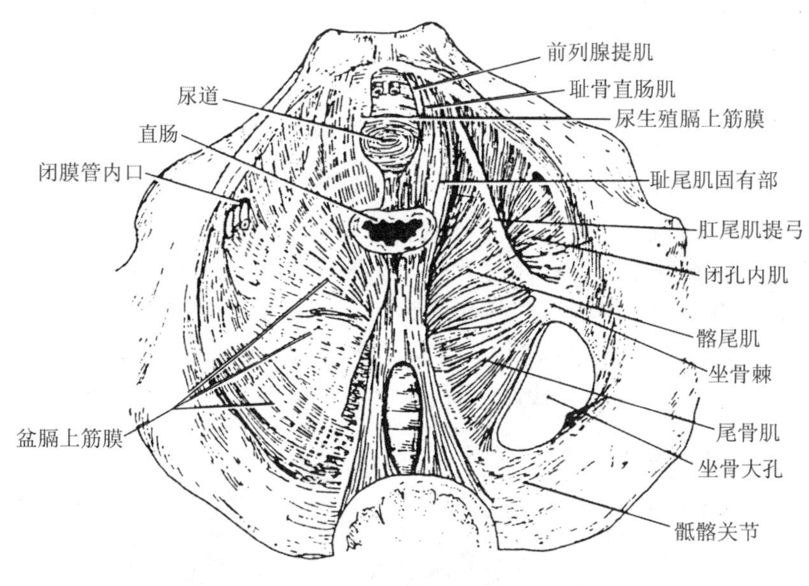

图 1-4-6　盆膈筋膜

2. 筋膜　覆盖盆膈肌的筋膜称盆膈筋膜,覆盖盆膈肌上面的称盆膈上筋膜,下面的称盆膈下筋膜。盆膈上筋膜向外上附于盆筋膜腱弓,向前附于耻骨联合距其下缘约 2cm 处盆面,向后下内折转至盆腔脏器移行于盆脏筋膜(盆筋膜脏层)。盆膈下筋膜于盆筋膜腱弓处与闭孔筋膜相续,向下内移行于肛门外括约肌的筋膜,向后续于尾筋膜。盆膈上、下筋膜及其所覆盖的盆助肌合称盆膈,封被骨盆出口,并分隔盆腔和会阴(图 1-4-6)。

(三) 盆壁的血管

盆部的腹膜后间隙广义的应包括髂凹区和小骨盆的腹膜后间隙,是盆壁血管和神经所在部位。

1. 动脉系统

(1) 髂总动脉:一般位于骶髂关节的前方于小骨盆入口缘上方分为髂内外动脉(图 1-4-7),其分

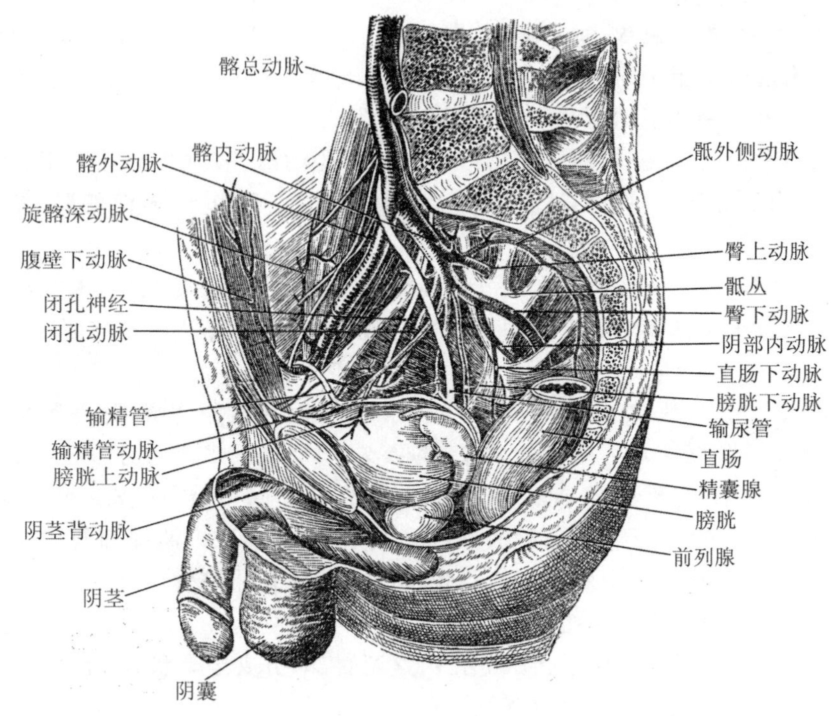

图 1-4-7　盆腔动脉

叉平面一般在第 4 腰椎椎体上分与第 1 骶椎下分之间。髂总动脉长度可颇长或甚短，少数有缺如。

(2) 髂外动脉：沿腰大肌内侧缘下行，经腹股沟韧带下方至股前部移行于股动脉。髂外动脉在其近端前方，右侧有输尿管跨越，在女性两侧有子宫圆韧带跨越；后内侧为髂骨静脉；外侧为睾丸血管（男）和生殖股神经伴行。其分支有腹壁下动脉和旋髂深动脉，两者发出的部位与腹股沟韧带的位置关系，腹壁下动脉多于腹股沟韧带上方发出，旋髂深动脉则在腹股沟韧带后方发出为多见。腹壁下动脉可与腹壁上动脉、肋间动脉根动脉、睾丸动脉、闭孔动脉、旋髂浅动脉和阴部外动脉吻合。

(3) 髂内动脉：沿骨盆后外侧壁下行，达坐骨大孔上缘附近分为前、后两干。前干走向坐骨棘，后干走向坐骨大孔。前干主要分出脏支，后干主要分出壁支。脏支走行于盆腔内疏松结缔组织间隙中，要布于盆腔内脏和会阴部器官，壁支主要分布于盆壁后部、臀部和股内侧肌群等。盆腔内血管均位于盆壁筋膜盆面，出盆者需穿盆壁筋膜而行。髂内动脉脏支与脏支间、壁支与壁支间、脏支与壁支间、同侧与对侧间、盆内与盆外间均有丰富吻合。髂内动脉的前方有输尿管，女性尚有卵巢和卵巢伞；后方有伴行静脉、腰骶干和腰骶椎间盘；外侧有髂外静脉和闭孔神经；内侧为腹膜壁层，隔腹膜，左侧与乙状结肠（乙状结肠系膜根可跨左髂总动脉），右侧与回肠相邻。骶内动脉周围没有淋巴结群。髂内动脉可直接发出髂腰动脉、膀胱上动脉、膀胱下动脉、子宫动脉（女）等，术中剥离骶内动脉时如不注意其存在，颇易损伤，可导致大出血。

脐动脉：远段闭锁成脐内侧韧带，近段发出膀胱上动脉。

膀胱下动脉：男性独有，其起始动脉变化较大，髂内动脉干及其分支均可发出。

直肠下动脉：又称痔中动脉，可起自阴部内动脉、脐动脉、臀下动脉、骶中动脉等。

阴部内动脉：起自髂内动脉干或为其直接延续，行向后下，经梨状肌下孔和坐骨小孔至坐骨直肠窝，分支至肛门、阴茎（蒂）、阴囊（阴唇）和膀胱，至肛门的称肛动脉，又称痔下动脉。

阴部内副动脉（不经梨状肌下孔而由耻骨联合下方出盆者）：可起自阴部内动脉、臀下动脉、闭孔动脉和脐动脉等。

子宫动脉：可起自髂内动脉干、脐动脉、阴部内动脉等，有1～2支。沿骨盆壁向下向内，经子宫阔韧带基部两层间向内，距子宫颈外侧约2cm外跨越输尿管前上方（双支时可分别跨越其前、后方），靠近子宫颈沿其侧缘向上，沿途分支至子宫外，并分支至输卵管、卵巢、子宫圆韧带和阴道上部。

阴道动脉：相当男性的膀胱下动脉，可起自阴部内动脉等。

髂腰动脉：可发自髂总动脉、髂内动脉干、臀下动脉、闭孔动脉、与骶中动脉共干、髂外动脉、腹主动脉等，有1～3支。发出后经腰大肌深面达小骨盆上缘，分为髂支和腰支，至髂腰肌、腰方肌、髂骨、脊髓的马尾和被膜等。

骶外侧动脉：有2～3支，上支经第1骶前孔入骶管，再分支至骶管内结构，末支出骶后孔至骶骨背面的肌肉和皮肤，并与臀上动脉吻合。下支斜向内下，于骶前内侧下降达尾骨前面，与骶中动脉、对侧同名动脉吻合。

臀上动脉：在腰骶干与S_1或S_1与S_2神经之间穿梨状肌上孔出盆达臀部（在臀部的穿出点定位为髂后上棘与股骨大转子尖连线中点上方），分为深、浅二支至梨状肌、闭孔内肌、臀大、中、小肌、髋骨和髋关节。臀上动脉深支发出后，在臀中肌深面，动脉起始处前方分1～3支，每支又可分支，其中上支称臀上动脉深上支，此支几乎全程均行于髂前、后上棘连线上方，一般于臀中肌深面与臀小肌始部上缘之间的筋膜鞘中，循髂嵴弓向前，终于臀中肌或阔筋膜张肌。此支具有外径粗、行程恒定、供血范围较大等优点，临床上常用作带血管蒂游离髂骨移植的供血血管。

臀下动脉：经S_1与S_2神经之间穿梨状肌下孔出盆至臀部，分支至梨状肌、尾骨肌、肛提肌、臀大肌、髋关节囊、坐骨神经、股后皮神经等，尚可分支至膀胱。

闭孔动脉：有1～3支，也可缺如。它沿骨盆侧壁前行，与同名静脉、神经共同经闭膜管入股部，分支至髂骨、髂肌、股内收肌群、闭孔外肌、耻骨联合盆面和膀胱等。

直肠上动脉：又称痔上动脉，由肠系膜下动脉主干延续而成，行于乙状结肠系膜根部内下方，越左髂总血管入盆，平S_3高度分为两支，沿直肠两则壁斜向前下，穿肠壁肌层至齿状线以上的黏膜下层内，并于直肠下端前面相互吻合。

骶中动脉：由腹主动脉末端分杈处稍上方从其后壁分出，下降入盆，于直肠后方，骶、尾骨盆面向下，终于尾骨球。

卵巢动脉：仅见于女性，由腹主动脉发出后下行，跨输尿管和髂外血管入盆，经卵巢悬韧带和卵巢系膜之后，在卵巢系膜内输卵管下方与子宫动脉的卵巢支吻合成弓，由弓发支分布于卵巢、输卵管和子宫。

2. 静脉系统　一般多在同名动脉分叉点下方，由髂内、外静脉合成。右髂总静脉还可有两支。左、右髂总静脉常在腹主动脉末端分叉处右侧合成下腔静脉，也偶可于其左侧合成。合成位置以平第5腰椎者较多。下腔静脉合成平面与腹主动脉分叉平面两者有一定间距，其大小可影响此区大血管近段间的位置关系变化。由于腹主动脉居左，下腔静脉居右，右髂总动脉必然要越过静脉前面由左而右。间距相差不甚悬殊时，右髂总动脉大多数越过左髂总静脉、下腔静脉连接处；如间距过大，右髂总动脉可能越过左、右髂总静脉，或越过下腔静脉。由于左髂总静脉被右髂总动脉越过面而明显受压所产生的堵塞症状，有称之为左髂总静脉压迫综合征。髂总静脉的分支都来自与动脉同名伴行静脉，故这里不再叙述。

（四）盆部的神经

神经位于盆部筋膜间隙内，有：

1. 闭孔神经　为腰丛分支，潜出腰大肌内侧缘，循骨盆侧壁伴同名血管行至闭孔，穿闭膜管入股部，分为前、后2支，支配肌内收肌群、闭孔外肌和股侧皮肤。

2. 骶丛　由腰骶干和骶、尾神经前支组成。由L_4～S_4神经合成者多见。贴于盆后壁，行于梨状肌与其筋膜之间，呈三角形。前方为髂内血管和输尿管，左前方有乙状结肠系膜，右前方有回肠平襻。骶丛支配臀部、会阴和下肢，其分支中有的粗大而长，有的细小而短，坐骨神经为最粗最长者。

坐骨神经在臀部的体表投影线，通常以股骨大转子与坐骨结节间边线的内、中 1/3 交点（图 1-4-8 中的 *D* 点）为一点，髂后上棘与 *D* 点间连线中点（*F* 点）为另一点，此两点连线即为其体表投影线。行坐骨神经干注射或传导阻滞麻醉，在此体表投影线上任何一点进行穿刺，均可能刺中坐骨神经干。此法简便易行，又较准确，即使坐骨神经高位分支也不例外（图 1-4-8）。

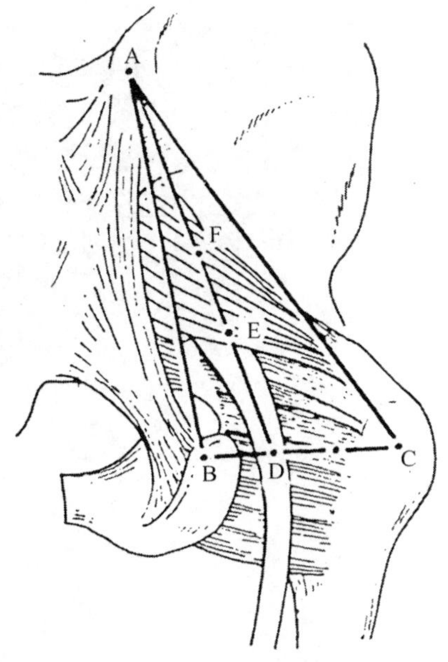

图 1-4-8 坐骨神经体表投影线
A. 髂后上棘； B. 坐骨结节； C. 股骨大转子； D. BC 连线的中、内 1/3 交点； E. AD 连线的中、下 1/3 交点； F. AD 连线的中点

3. 骶交感干 位于盆后壁、骶骨盆面骶前孔内侧或其前方。一般由 4～5 个骶交感神经节、尾神经节和切间支构成。尾神经节不成对，由两侧骶交感干末端于尾骨盆面汇合而成，又称奇节。两侧骶交感干间有横支相连，骶交感神经节与骶、尾神经前支之间有交通支相连。骶交感干要支除参与形成盆丛外，尚分布于尾骨球、骶中动脉、髂内动脉和阴部内动脉。灰交通支随坐骨神经胫侧半分布于腘动脉及其以下的下肢动脉。

4. 盆内脏神经 属副交感神经骶部，由 $S_{2\sim4}$ 骶髓节灰质中间外侧核发出，随相应骶神经前支入盆后，离开骶神经前支称为盆内脏神经，参与形成盆丛。由于含有混在阴部神经内行走并分布阴茎（蒂）勃起组织的纤维，可使螺旋动脉舒张，从而使其勃起，故又称勃起神经。

5. 盆丛 又称盆下腹下丛。男性位于直肠和膀胱底两侧：女性位于直肠、子宫颈、阴道穹和膀胱两侧，并延入子宫阔韧带基底部。盆丛外侧为髂内血管及其分支和肛提肌，后方为骶丛。盆丛由来自上腹下丛和骶交感干分出的交感神经加上盆内脏神经共同形成。丛内有神经节。丛内纤维相互交织，局部损伤或摘除对整体功能影响不大。盆丛发出的纤维分布于盆内脏器，可直接或伴随髂内动脉分支走行，其纤维亦形成丛，有直肠下丛、膀胱丛、前列腺丛和子宫阴道丛等，丛内亦有神经节。过去曾认为盆丛中的副交感神经和交感神经对盆内脏器有相互拮抗作用，以维持其功能平衡，现根据实验材料表明，交感神经对膀胱和尿道以及直肠等脏器的平滑肌作用不显著，而副交感神经则为其主要控制者。副交感神经既是管理这些脏器平滑肌的运动神经，又兼为这些脏器内括约肌的抑制神经，因而排便、排尿主要由副交感神经所控制，当脊髓骶节中部或其以上损伤，可导致大小便失禁。

三、骨盆的骨性结构

骨盆的骨形结构由骶骨（由 5 个骶椎愈合而成）、尾骨、髋骨和韧带紧密连接而成，略呈扁平三角形，稍向后方弯曲，两侧与左右髋骨相关节，构成骨盆。骶骨底朝上与第 5 腰椎借椎间盘相连接，前缘向前凸出，成为骶岬，骶骨尖向下与尾骨相连。骶骨有前后两面，前面又称盆面，光滑凹陷，有扩大盆腔容积的作用，中部有 4 条平等横线，是椎体融合的痕迹。横线两侧有 4 对骶前孔，与骶管相通，有骶神经及血管由骶前孔出入。骶骨后面粗糙而隆起，中线处有由棘突融合而成的骶中嵴，嵴下方接骶管裂孔。骶中嵴的侧方也有 4 对骶后孔，有骶神经后支和血管通过（图 1-4-9）。

尾骨由 4 块退化尾椎融合而成，在人类属退化的结构，在生理上不起重要作用。

髋骨为不规则扁骨，由髂骨、坐骨和耻骨构成，幼年其三骨之间为软骨，成年后三角融合为髋骨，在融合处的外侧形成髋臼。①髂骨，构成髋骨后上部，分为体和翼两部，体部肥厚、坚固，构成髋臼上部，体的上方为髂翼，上缘为髂嵴，前端上方为髂前上棘，其下方突起为髂前上棘，后外缘为后上端突起为髂后上棘，其下突起为后下棘，在髂前上棘后外缘为骨嵴结节。髂翼内面为髂窝，其界为弓状线，此线后为耳状面。②坐骨，分体与上下两支，体较厚构成髋臼的后下部，自体向后下延续而成坐骨上支，再转折向前而成坐骨下支，上下支会合成较厚粗糙的坐骨结节，其上方有坐棘，棘的上为坐骨大切迹。下方为坐骨小切迹。

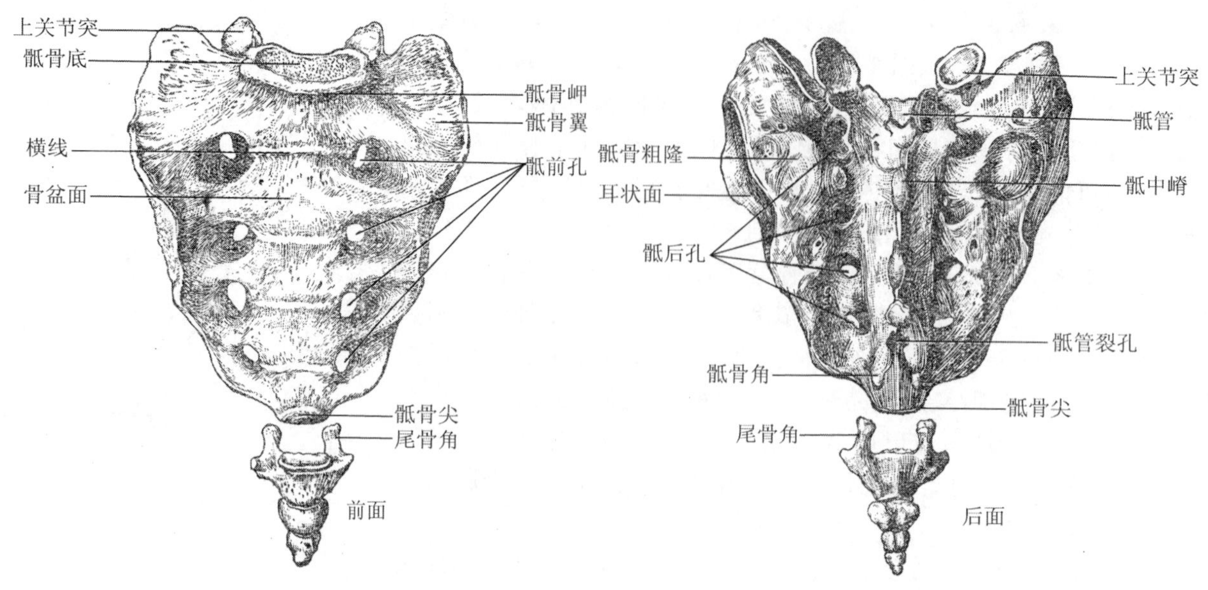

图 1-4-9　骶骨和尾骨

③耻骨，为髋骨的前下部，可分为体及上、下两支，体部构成髋臼的前下部，较肥厚与髂骨愈合处为髂耻隆起，自体向前内侧延伸为耻骨上支，续此方向下弯曲移行为耻骨下支。后者与坐骨下支连接，围成一大孔，称闭孔。沿耻骨上支上缘为耻骨梳，是髂骨弓状线的延续。梳的前方处为耻骨结节。在上下支相移行处的内侧为耻骨联合面。在耻骨联合面上缘和耻骨结节间为耻骨嵴。由上述髂、坐、耻三骨体构成髋臼，髋臼下缘的缺口为髋臼切迹。髋臼内有半月形的关节面，与股骨头相连(图 1-4-10)。

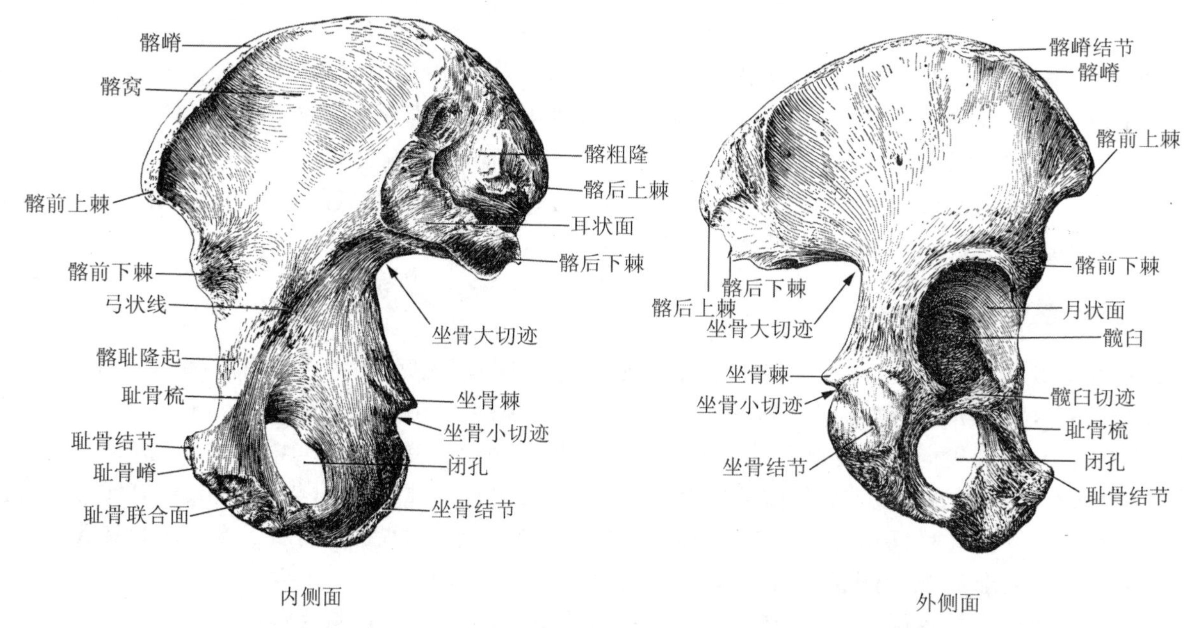

图 1-4-10　髋骨

上述骶骨、尾骨和两侧髋骨借助骶髂前韧带、骶髂后韧带骶髂间韧带骶结节韧带、骶棘韧带以及耻骨韧带、耻骨弓韧带(图 1-4-11)、耻骨间盘组成坚强骨环，即骨盆，内壁分为上部的大骨盆(亦称假骨盆)和下部的小骨盆(亦称真骨盆)，大小骨盆的界限称界线，此线由第一骶骨上线、髂骨弓状线、髂耻隆突、耻骨梳、耻骨结节、耻骨嵴、耻骨联合上线所围成。①大骨盆：界线以上的盆腔延伸部分。大骨盆的后部，在两侧髂骨和腰椎之间形成深切迹，由髂骨翼内面的髂窝作为两侧的边界，前方边界缺骨性结构，由腹前壁围成。②小骨盆:界线后下方的狭小部分。小骨盆可分为骨盆入口、骨盆出口和骨盆腔三部分。骨盆入口即骨盆上口,由骨盆界线围成;骨盆出口即骨盆下口,为不规则的四边形,其后界为尾骨尖,两侧为坐骨结节,前方以耻骨弓为界,此弓由坐骨支和耻骨下支构成。骶骨至坐骨结节和坐骨棘之间有骶结节韧带、骶棘韧带、坐骨大切迹和坐骨小切迹围成坐骨大孔及坐骨小孔。因此,骶结节韧带下缘辅助骨盆出口的形成(图 1-4-1)。

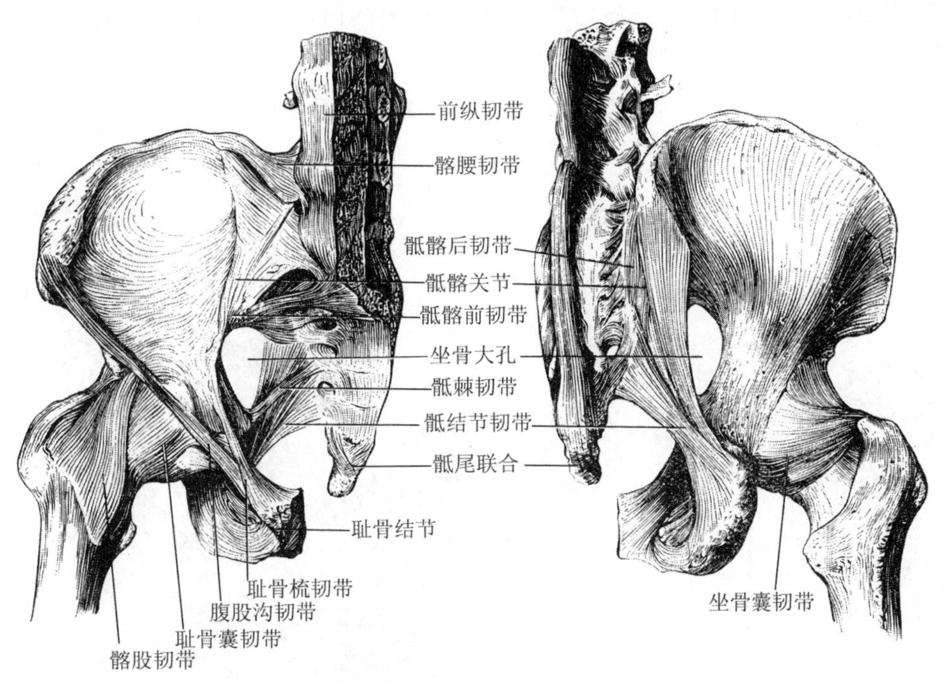

图 1-4-11　骨盆骨连接及髋关节

第二节　骶骨及两侧骶髂关节前方手术进路

【应用解剖】

该切口是能充分显露骶骨前方和两侧骶髂关节的最佳切口。通过下腹部两侧“八”字切口,切开皮肤、皮下组织,使下腹部两侧腹壁外侧肌层得以显露(图 1-3-3)。按切口切开腹外斜肌、腹内斜肌、腹横肌,将壁层腹膜推向内侧,继将输尿管也牵向内侧,则大骨盆及其位于第 5 腰椎和腰骶关节前方左右髂总动脉及静脉以及两侧分支、髂外、髂内动静脉显露在视野内。继将左侧乙状结肠和直肠的后方作分离,连同膀胱作(女性连同子宫)用纱布条牵向前方,则骶骨前方得以充分显露(图 1-4-12d)。

【适应证】

1. 骶骨肿瘤全切除术的前方手术。
2. 双侧骶髂关节结核前方病灶清除术。

【体位】

患者平卧于手术台上。

【麻醉】

持续硬脊膜外麻醉或气管内插管麻醉。

【手术步骤】

1. 于腹部两侧作倒“八”字形切口,自肋弓顶端以下起到耻骨结节止(图 1-4-12a)。

2. 沿以上切口切开皮肤、皮下组织，并向两侧作适当游离，则显露出腹外斜肌和腹外斜肌腱膜，再按腹外斜肌的方向作腹外斜肌和腹外斜肌腱的切口(图 1－4－12b)。

3. 沿以上切线切开腹外斜肌与腹外斜肌腱膜，再在腹内斜肌与腹横肌作切口直达腹膜外，然后将示指、中指伸入到腹横肌深面，推开腹膜，再沿切口方向切开腹内斜肌与腹横肌，此时腹膜外脂肪和腹膜即向切口膨出，于腹膜反折处，用盐水纱布裹住手指作钝性分离后腹膜，并用盐水纱布保护腹膜向中线牵引，直至显露出输尿管、髂总动静脉、髂内外动静脉，分出髂内动静脉，用 10－0 线作单纯结扎，不切断。再于腰大肌内缘骶椎前外缘间作一切线(图 1－4－12c)。

4. 沿以上切线切开两侧的腰大肌内缘肌膜，于骶骨前作充分的游离，将盆腔脏器推向远方，则骶骨前面及双侧骶髂关节得到充分显露(图 1－4－12d)。

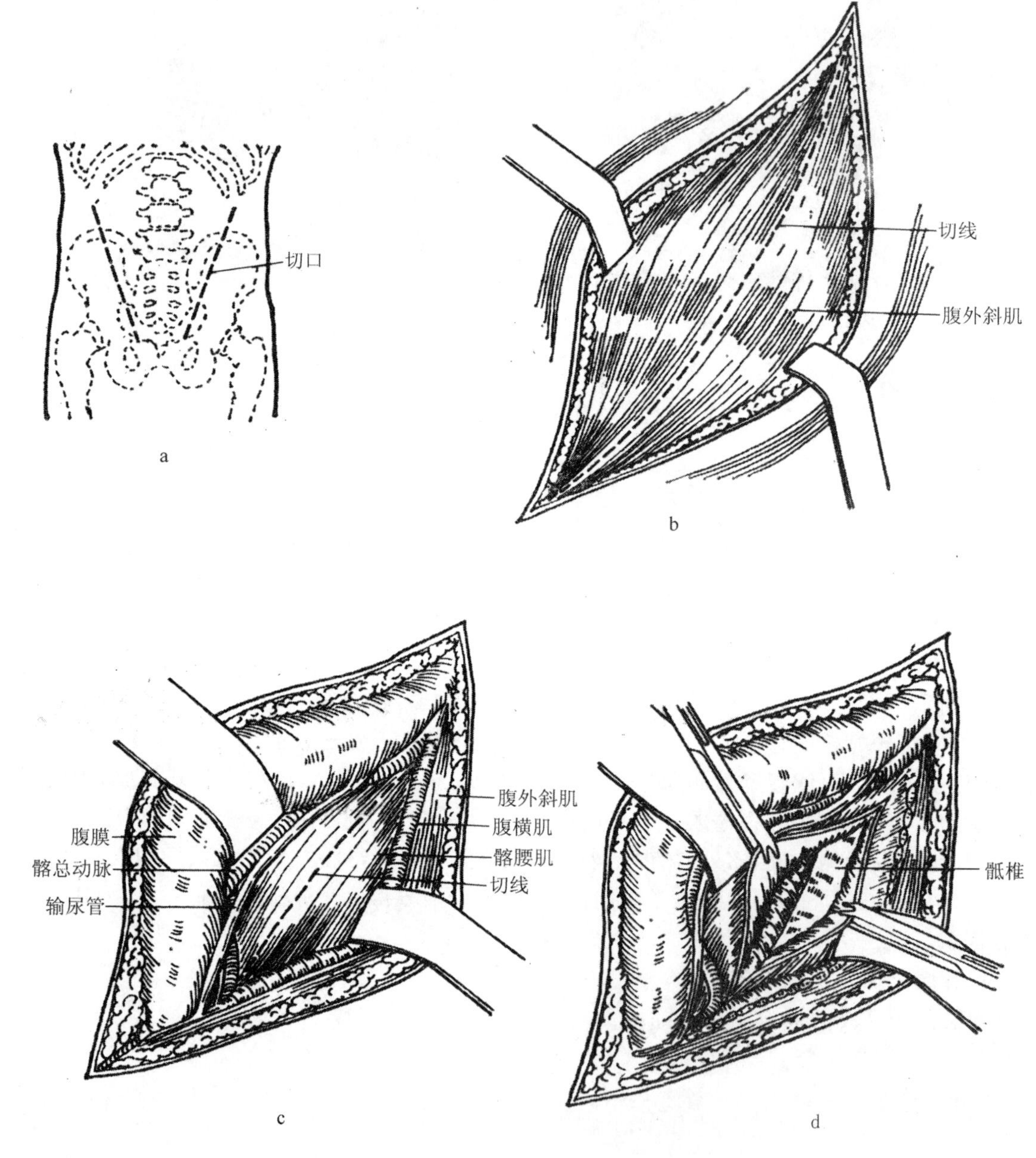

图 1－4－12　骶骨及两侧骶髂关节前方手术进路

【说明】

该切口是作骶骨肿瘤全切除术的第一步，即骶骨前显露。使骶骨前的主要血管，髂总动静脉、髂内外动静脉和输尿管、膀胱、直肠等脏器得到充分游离，推向前方，用盐水纱布保护，免于副损伤。

由于该手术在骶骨前进行，侵袭到骶前静脉丛，渗血较多，需要准备足够的血源。为了减少渗血，常规结扎髂内动静脉，减少出血，并有利于手术进路。

第三节　骶骨两侧骶髂关节后方手术进路

【应用解剖】

该切口是通过骶后作弧形切开皮肤皮下组织，将充分游离，使骶骨棘两骶棘肌以及两侧臀大肌（图1－3－4），将骶棘肌从骶骨棘作剥离，再将附着在髂骨嵴后侧，骶骨和尾骨外缘的臀大肌给予剥离，牵向两侧，骶骨后方与两侧髂前、髂后上、下棘（图1－4－13c）。

【适应证】

1. 骶骨肿瘤全切除术。

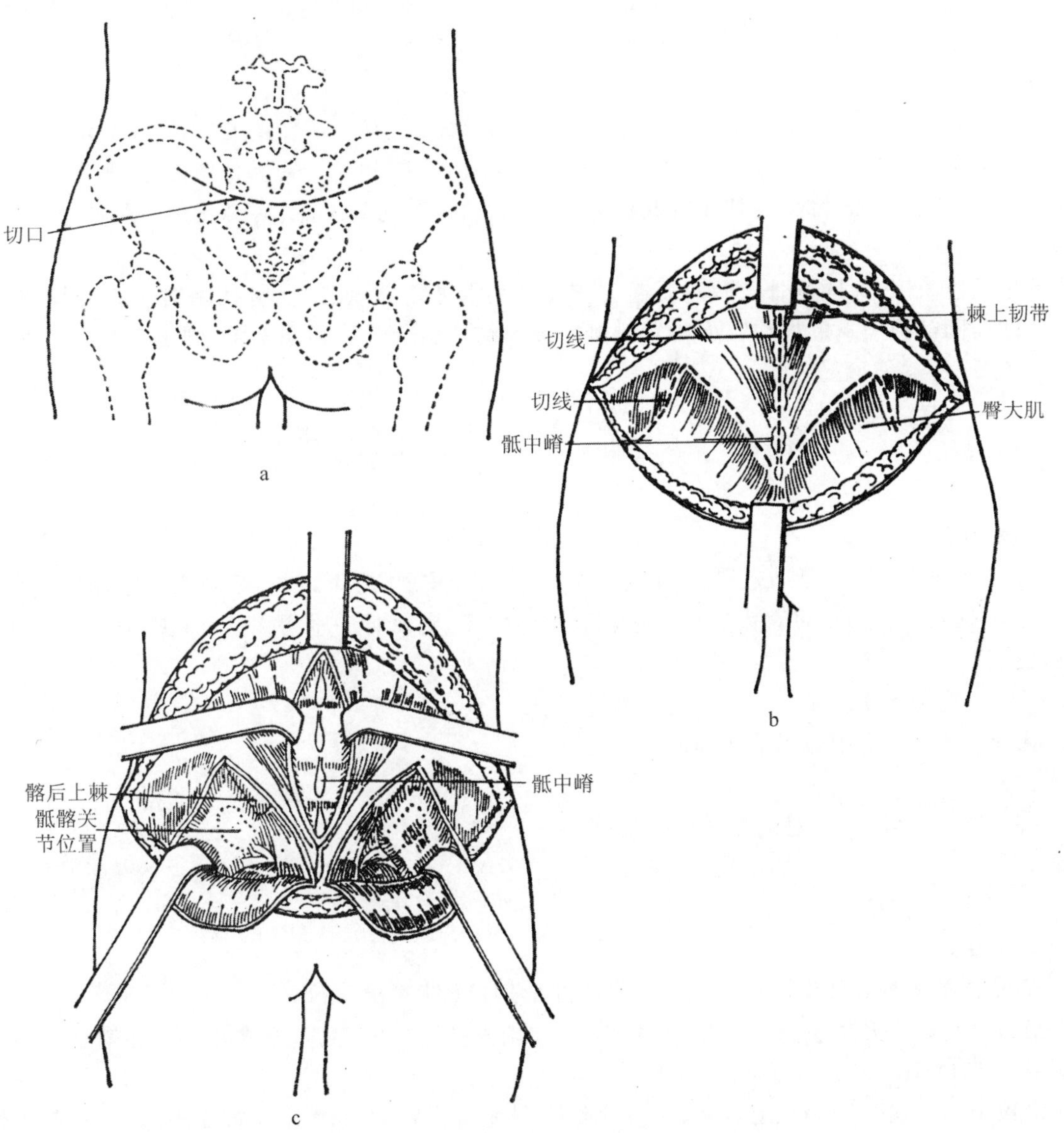

图1－4－13　骶骨两侧骶髂关节后方手术进路

2. 双侧骶髂关节结核病灶清除术。

3. 双侧骶髂关节融合术。

【体位】

患者俯卧于手术台上。

【麻醉】

持续硬脊膜外麻醉或气管内插管麻醉。

【手术步骤】

1. 于两侧髂后上棘之间作一弧形向下的弧形切口,其两端按弧形方向越过两侧髂后上棘(图 1-4-13a)。

2. 沿以上切口切开皮肤、皮下组织和筋膜,并充分向上下游离,上方超过腰骶关节,下方到骶尾关节,使骶骨、骶髂关节后部的臀大肌骶棘肌的附着处得以显露,并于上述肌肉的附着部作切口(图 1-4-13b)。

3. 沿骶棘肌下方附着处切口,切开棘上韧带,用锐性骨膜剥离器紧贴骶中嵴剥离骶棘和多裂肌,使骶骨背侧得以显露,再沿臀大肌附着处切线锐性剥离臀大肌,使骶髂关节、髂骨内侧得以显露,并沿骶中嵴向尾侧剥离到骶尾交界处,则骶骨与骶髂关节背侧得到充分显露(图 1-4-13c)。

【说明】

该切口是作骶骨肿瘤全切除的第二步骤,即骶骨后显露,只要切断骶尾关节,则骶骨前后可交通,再切断骶骨与髂骨间的韧带——髂腰韧带、骶髂前韧带、骶髂后韧带以及骶坐骨韧带,则骶骨即充分游离。为保护骶神经丛,在切骶骨时,需依骶骨孔作分块切除,这样既切除了骶骨,又保护了骶神经丛和会阴部神经丛。

手术中注意事项,除同骶骨及两侧骶髂关节前方手术进路外,在作骶骨切除时一定分块切除,以免骶神经丛和会阴部神经丛的损伤。如作双侧骶髂关节结核病灶清除和融合术,则不需作上述处理。

第四节　骶骨一侧后方进路

【应用解剖】

该切口临床应用较少,是通过骶一侧作弧形切口,切开皮肤、皮下组织,使臀大肌附丽处和一侧骶棘肌得以显露(图 1-3-4)。将臀大肌从外缘剥离牵向内侧,则骶骨手术得以显露(图 1-4-14d)。

【适应证】

1. 骶骨一侧肿瘤切除术。

2. 骶骨一侧骨髓炎引流或病灶清除术。

【体位】

患者侧卧位,患侧在上,对侧腰部垫一扁枕。

【麻醉】

持续硬脊膜外麻醉。

【手术步骤】

1. 于骶中嵴旁 2cm 处作一纵形的直切口或弧形切口(图 1-4-14a)。

2. 沿以上切口切开皮肤、皮下组织和筋膜,并向两侧作适当的游离,显露臀大肌在髂后与骶骨的附着部,并作一切口(图 1-4-14b)。

3. 沿以上切口切开臀大肌附着处,用锐性骨膜剥离器将臀大肌附着处向外侧翻开,显露出骶棘肌在骶骨的附着部,再于骶骨外缘作切口(图 1-4-14c)。

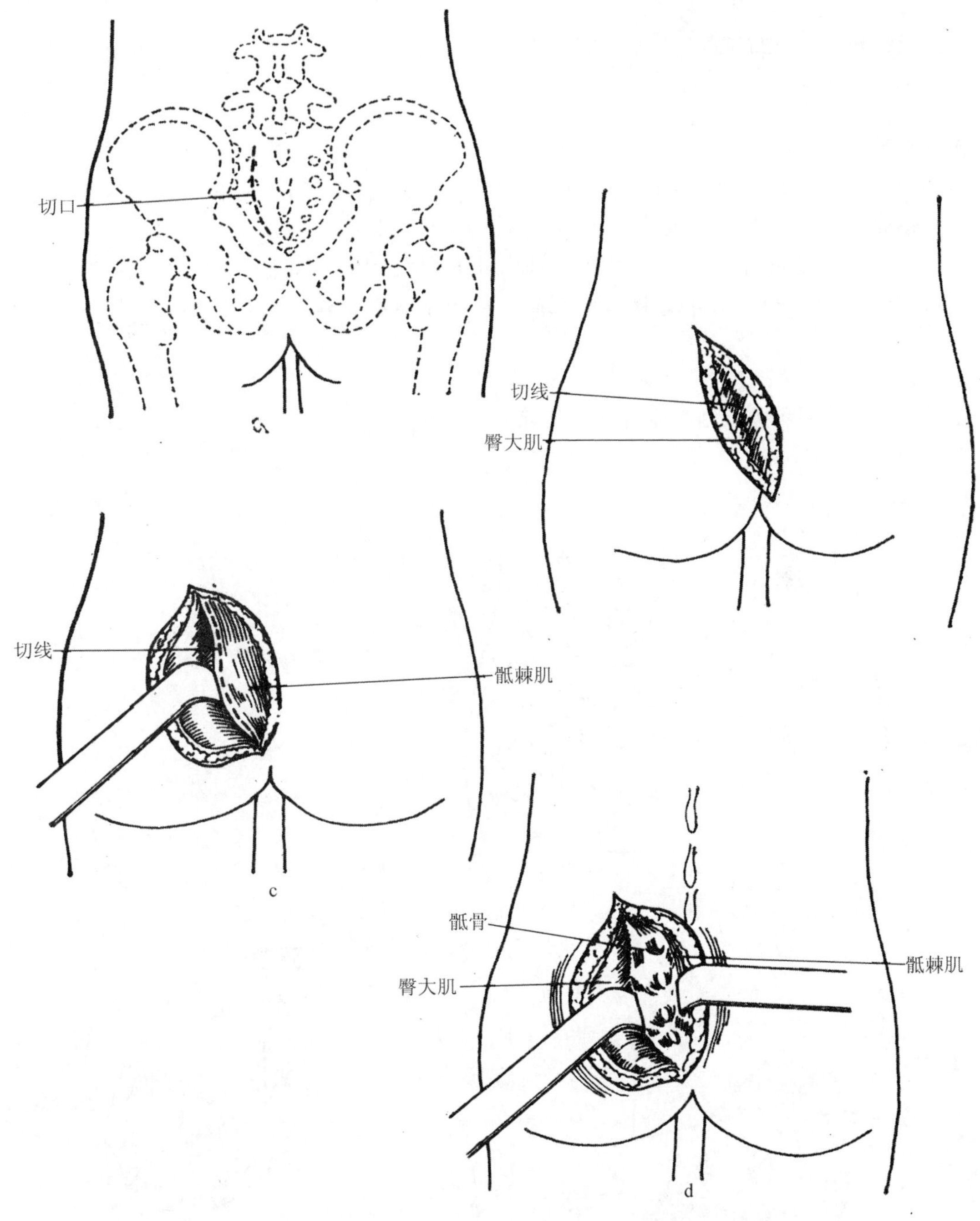

图 1－4－14　骶骨一侧后方手术进路

4. 沿以上切口切开骶棘肌和多裂肌外缘，用锐性骨膜剥离器紧贴骶骨向内侧作骨膜下剥离，则骶骨一侧背部得到充分显露(图 1－4－14d)。

【说明】

由于骶骨背侧大部覆盖于髂后上棘与髂后下棘的深面，因此该切口不能满意显露骶骨一侧，故临床应用不多。

第五节　骶髂关节及腰骶关节一侧后方手术进路

【应用解剖】

该切口临床应用较前者为多，是通过于骶髂关节一侧弧形切口，切开皮肤与皮下组织和筋膜，使骶骨棘骶棘肌、髂骨嵴后段以及臀大肌得以显露(图 1－3－4)。将臀大肌从髂骨嵴和骶骨外缘给予剥离，使髂骨后上、下棘得以显露，再将骶棘肌从附丽处向外上剥离，则腰骶部得以显露，使骶髂关节在髂骨内侧投影线得以显露(图 1－4－15b)。这时则在髂骨后上下棘部位作骨板翻向内，则骶髂关节得以显露(图 1－4－15c)。

【适应证】

1. 骶髂关节合并腰骶关节结核联合病灶清除术。

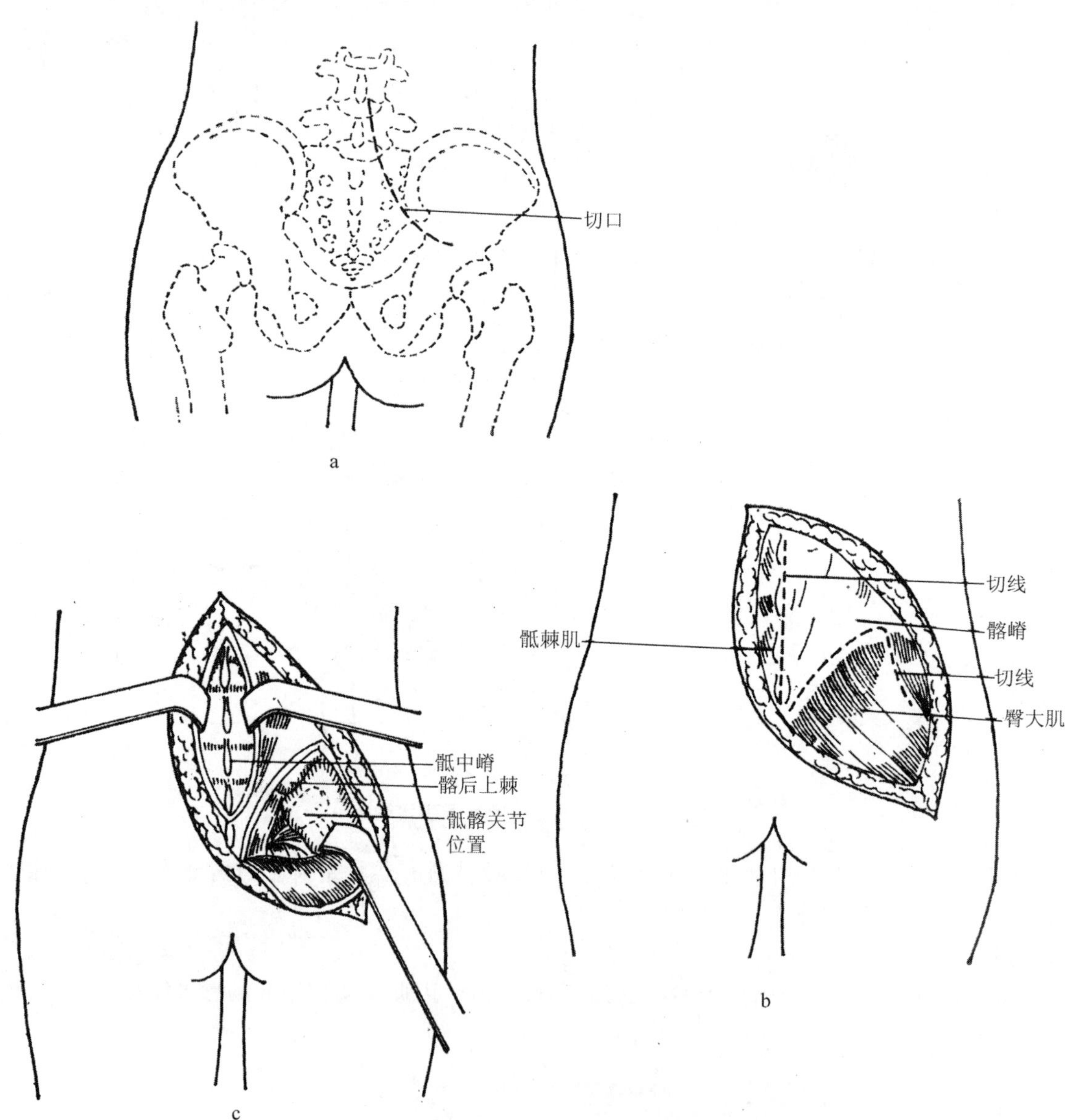

图 1－4－15　骶髂关节及腰骶关节一侧后方手术进路

2. 骶髂关节与腰骶关节联合融合内固定术。

【体位】

患者斜俯卧位，胸壁与腹部和手术台成45°，腰部垫一扁枕。

【麻醉】

持续硬脊膜外麻醉。

【手术步骤】

1. 于第4腰椎棘突外侧起向外下方作弧形切线，伸延到髂后上棘外下方3～5cm为止(图1-4-15a)。

2. 沿以上切口切开皮肤、皮下组织和筋膜，显露出腰背筋膜、棘上韧带、骶骨中嵴与臀大肌的附着部，再沿棘上韧带与臀大肌附着部作切口(图1-4-15b)。

3. 首先按棘上韧带切口，切开腰背筋膜和棘上韧带，用锐性骨膜剥离器紧贴外侧第4、5腰椎棘突与椎板和第1、2骶中嵴作骨膜下充分剥离，并用干纱布填塞止血。用同样方法处理对侧，使第4、5腰椎棘突与椎板、骶中嵴得到显露。继而按臀大肌附着部切口，切开肌膜和臀大肌附着部，并用锐性骨膜剥离器作骨膜剥离，使臀大肌翻向外下方，使髂骨后方得以显露(图1-4-15c)。

【说明】

该切口临床上主要用于腰骶关节结核合并有骶髂关节结核者，可以联合进行腰骶关节与骶髂关节病灶清除术，也可作联合融合术。为了显露骶髂关节必须在髂骨后侧，髂后上下棘之间，相当于骶髂关节面处，将髂骨凿开一个3cm×4cm骨瓣，并向内侧掀开骨瓣，使骶髂关节得以显露，有利于暴露病灶。

手术中注意在剥离臀大肌下缘时，只能达到坐骨上切迹上方1cm处为止，以免损伤臀上动静脉。在凿髂骨骨瓣时，定位要正确，不要过深，以免损伤盆腔内血管和脏器。

第六节　骶髂关节一侧后方手术进路

【应用解剖】

系骶髂关节常用切口，通过于骶髂关节处的弧形切口，切开皮肤、皮下组织和筋膜，使位于髂骨嵴、骶骨外缘的臀大肌得以显露(图1-3-4)。后将臀大肌从上述附丽处剥离使髂骨后上、下棘以及后方髂骨得以显露(图1-4-16c)，再将髂骨后侧、髂后上棘与后下棘之间作一开窗骨块，保持与髂骶后长韧带与后关节韧带相连，并翻向内侧，则骶髂关节得以显露。

【适应证】

1. 骶髂关节结核病灶清除术。

2. 骶髂关节融合内固定术。

3. 带血管髂骨瓣移植骶髂关节融合内固定术。

4. 带臀大肌肌骨瓣移植骶髂关节融合内固定术。

【体位】

患者俯卧位，于患侧髂部垫一扁枕。

【麻醉】

全身麻醉或持续硬脊膜外麻醉。

【手术步骤】

1. 于骶髂关节后方作一弧形切口。自髂嵴中后1/3交界处起，沿髂嵴向后至髂后上下棘并弯向大粗隆，止于坐骨大切迹稍下方(图1-4-16a)。

2. 沿切口切开皮肤、皮下组织和深筋膜，向外侧剥离皮瓣，显露出臀大肌，再沿臀大肌的附着处作

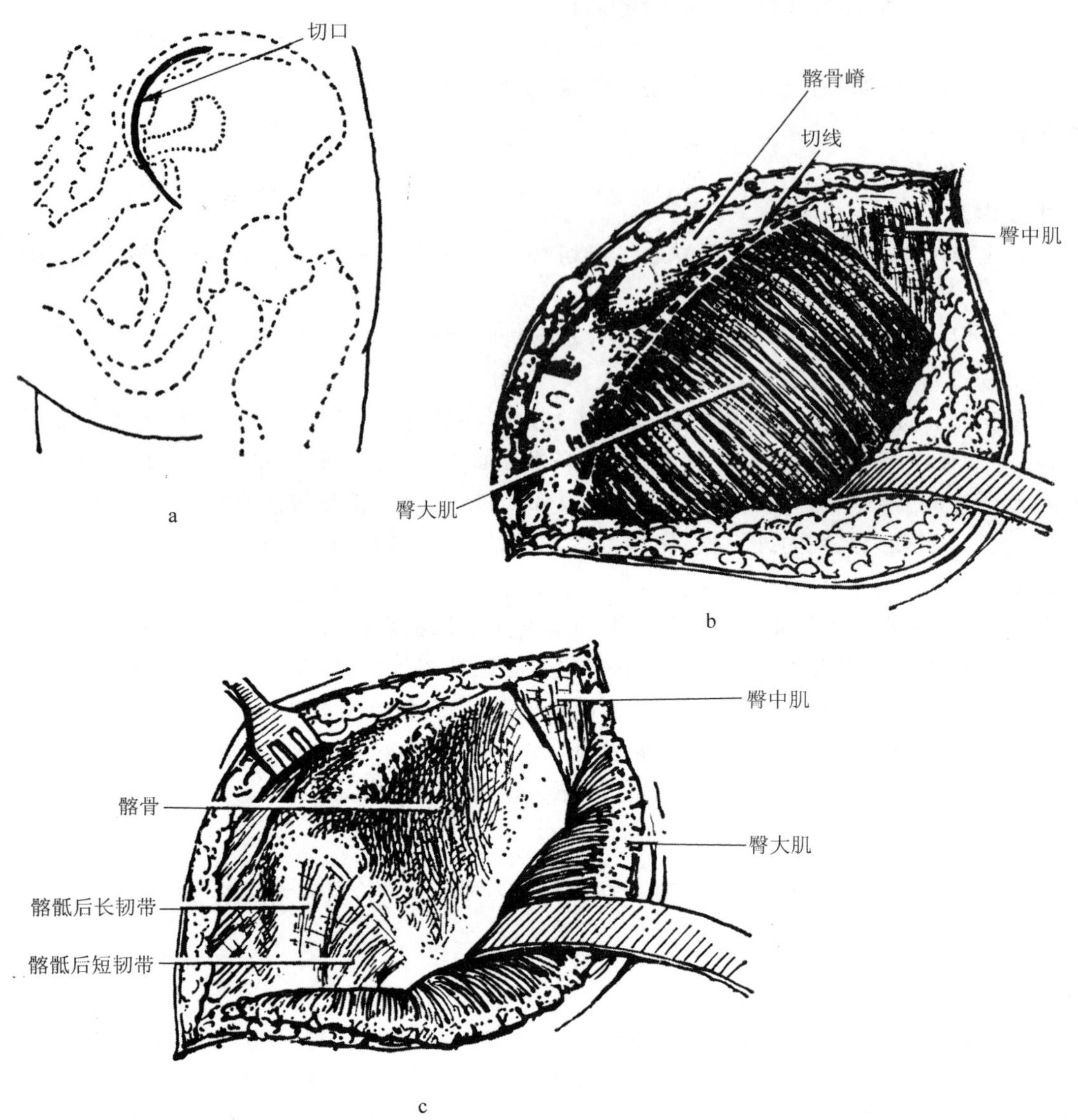

图 1－4－16　骶髂关节一侧后方手术进路

切口(图 1－4－16b)。

3. 沿上述切口切开附着于髂嵴上的臀肌纤维性结构及骶棘肌筋膜，向下再切开臀大肌的附着部，用骨膜剥离器在髂骨背面骨膜下剥离臀大肌，向下达坐骨大切迹上方 1cm 处，不可再向下剥离以免损伤臀上神经、血管。同时要保护髂腰韧带和骶髂后长、短韧带的完整。根据需要可于髂后上棘与髂后下棘之间作开窗或作髂骨后部切除一块三角形髂骨，则可显露骶髂关节面(图 1－4－16c)。

【说明】

该切口是骶髂关节手术首选的进路，其优点是显露满意，能在直视下进行手术，副损伤少。只有病变以骶骨为主，如脓肿在盆腔内或有前方窦道者，才考虑前方进路。

手术中需注意在分离臀大肌下缘时，只能达到坐骨大切迹上方 1cm 处为止。如向下剥离过多，可损伤臀上动脉和静脉。若血管发生断裂并缩回盆腔则不易止血。在作切骨开窗时，必须正确了解骶髂关节的解剖位置，并注意切骨时不可过深，以免误入盆腔损伤脏器和血管。如作带血管髂骨瓣移植，骶髂关节融合术，其切口需沿髂骨嵴向前方伸沿到髂前下嵴，经“无臀大肌面”入路作带髂上血管深支的髂骨瓣。

第七节　骶髂关节一侧前方手术进路

【应用解剖】

该切口是通过沿髂嵴的皮肤切口切开皮肤及皮下组织，将腹外斜肌腱膜、腹外斜肌、腹横肌在髂嵴的附丽处切开，连同腹膜推向内侧，使附丽于髂内板的髂肌得以显露（图 1－4－17c）。为保护髂窝处腰神经丛和骶神经丛免受损害，故在髂骨内板骨膜下将髂肌剥离推向内侧，使髂骶关节得以显露（图 1－4－17d）。

【适应证】

1. 骶髂关节融合内固定术。
2. 骶髂关节结核前方病灶清除术。
3. 骶髂关节化脓性关节炎前方引流术。

【体位】

患者平卧于手术台上，患侧臀部垫一扁枕。

【麻醉】

硬脊膜下麻醉或全身麻醉。

【手术步骤】

1. 由髂前上棘开始，沿髂骨嵴向后侧骶棘肌止点作一弧形切口（图 1－4－17a）。

2. 沿切口切开皮肤、皮下组织，向两侧牵开，显露髂骨棘和腹外斜肌，并沿腹外斜肌附着处，作髂棘切口（图 1－4－17b）。

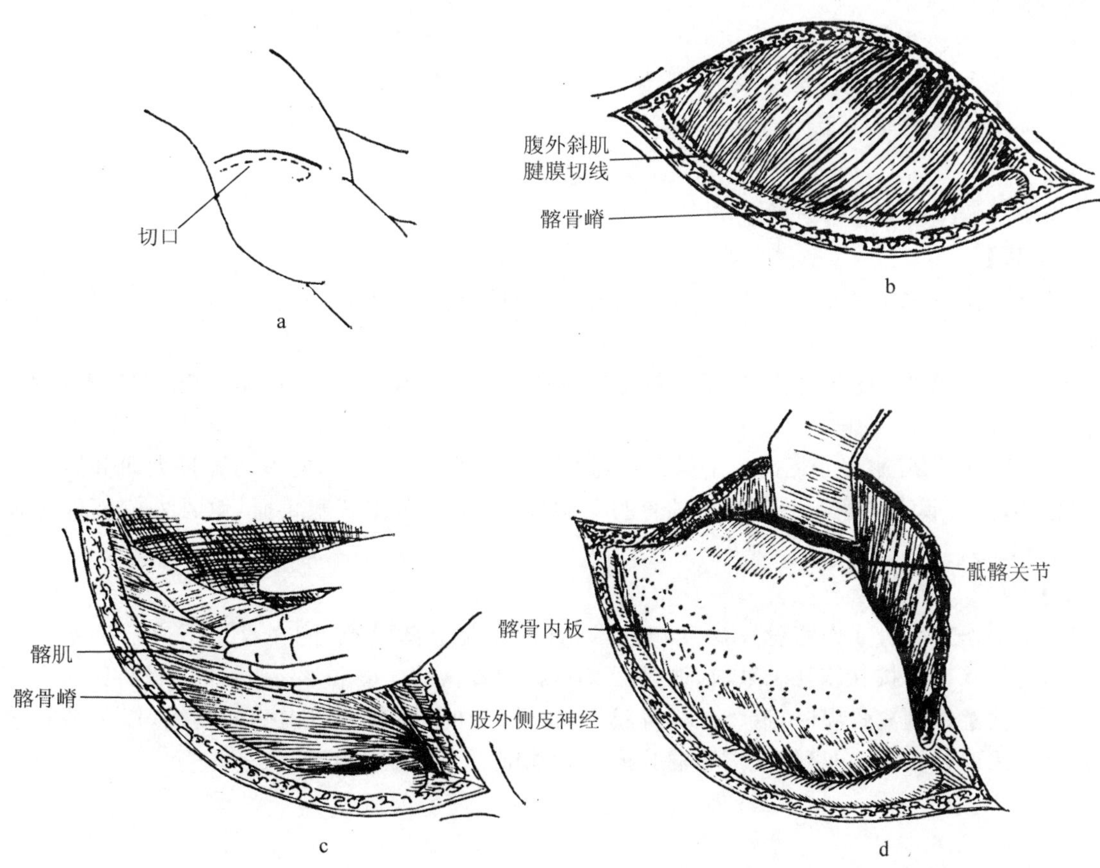

图 1－4－17　骶髂关节一侧前方手术进路

3. 切开腹外斜肌附着处，将腹外斜肌连同腹膜推向内侧，并于髂肌在髂棘的附着处作切口(图 1－4－17c)。

4. 沿切线切开髂肌附着处和骨膜，沿髂骨内板作骨膜下剥离，将髂肌和骨膜向内侧剥离牵引，对骨面滋养血管处用骨蜡止血。再于骶髂关节处，切断髂肌的附着处向内推开，即可显露骶髂关节上段。经过弓状线向下方剥离，即可显露坐骨切迹和骶髂关节下段，这样骶髂关节前方得到充分显露(图 1－4－17d)。

【说明】

该切口定位较方便，但切开皮肤、皮下组织和腹外斜肌时不可损伤腹膜，一旦腹膜有裂口需立即修补，再作髂肌骨膜剥离，滋养血管处出血用骨蜡止血，在分离骶髂关节要注意避免损伤臀上血管和神经。该切口可与后方进路联合使用，显露骶髂关节前方和后方。

第八节　髂骨外侧手术进路

【应用解剖】

该进路是显露髂骨外板的手术进路。通过沿髂嵴的弧形切口，切开皮肤、皮下组织和筋膜，使附丽于髂骨嵴的臀大肌、臀中肌得以充分显露(图 1－3－4)。沿髂骨嵴外缘将臀大肌、臀中肌的附丽处剥离，于髂骨外板骨膜下将臀大肌、臀中肌、臀小肌充分剥离，则可以显露髂骨外板(图 1－4－18c)。

【适应证】

1. 取髂骨做骨移植术。
2. 髂骨肿瘤切除术。
3. 髂骨慢性骨髓炎死骨摘除术。

【体位】

患者侧卧于手术台上，患侧在上。

【麻醉】

腰椎麻醉或持续硬脊膜外麻醉。

【手术步骤】

1. 于髂嵴上作一弧形切口。可自髂前上棘沿髂棘向后到髂后上棘，具体长度可按需要而定(图 1－4－18a)。

2. 沿切口切开皮肤、皮下组织和筋膜，并将皮瓣适当向下游离，显露出髂嵴和臀大肌、臀中肌，再沿髂嵴缘作切口(图 1－4－18b)。

3. 沿上述切口切开附着于髂嵴上的臀肌纤维性结构及腹壁肌筋膜，向下切开臀大肌和臀小肌的附丽部直到骨部，用骨膜剥离器于髂骨背面的骨膜下剥离，用干纱布作填塞止血，髂骨外侧面即可得到显露(图 1－4－18c)。

【说明】

该切口主要作为取骨或作髂骨翼病变切除术，其优点是显露满意，能在直视下进行手术。作为取骨，供应量多，形状又可按临床要求采取，取骨后又不影响骨盆的功能和形态，故常为骨科医师所用。

手术中应注意在剥离骨膜时，沿骨外板骨膜下，将骨膜和所附着的肌肉一同剥离，以干纱布填塞止血。取骨时只采取外板，这样可保证不影响其形态和功能。术中注意止血。

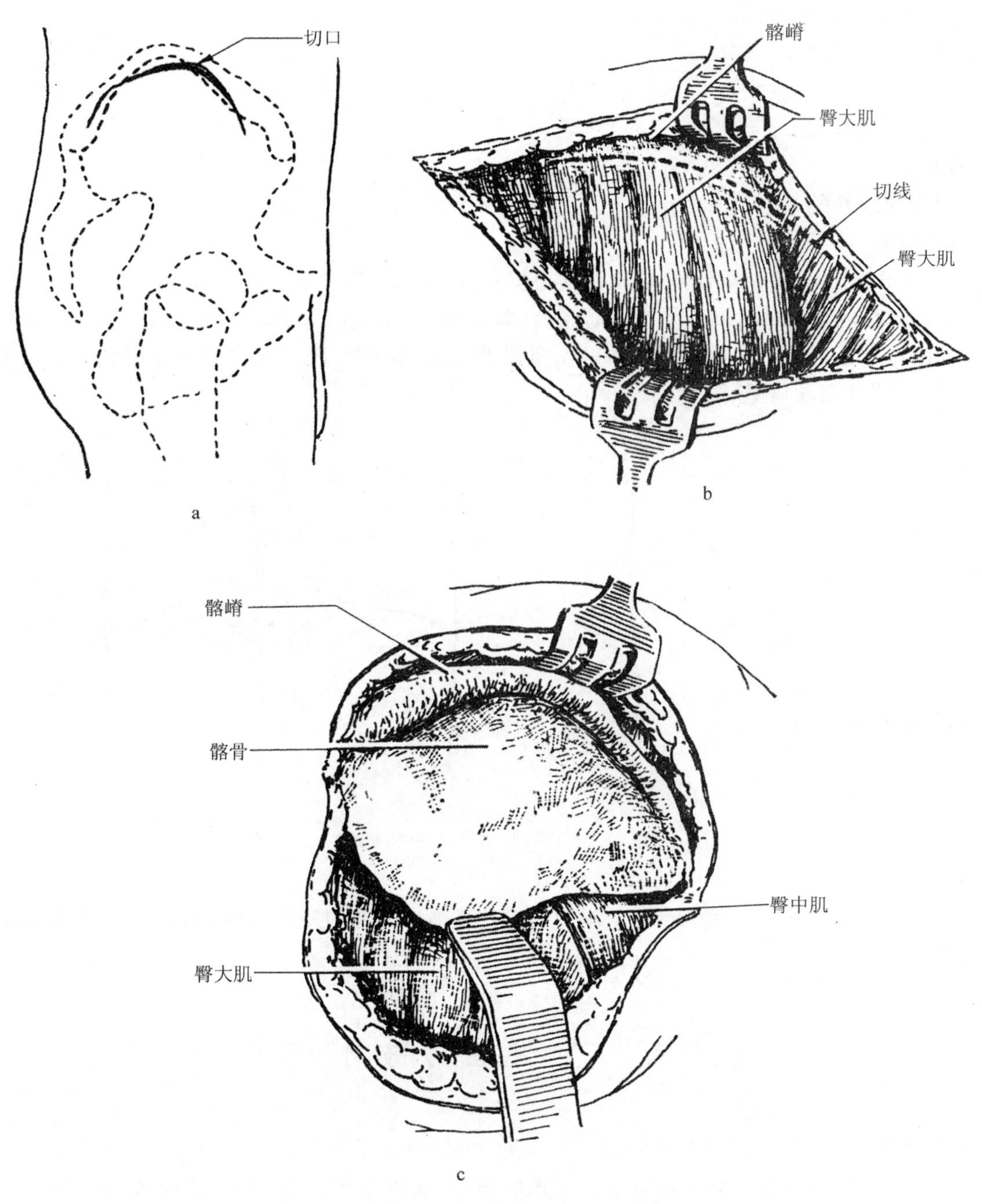

图 1-4-18　骶骨外侧手术进路

第九节　耻骨联合手术进路

【应用解剖】

该进路是通过在耻骨联合上缘作弧形切口，切开皮肤、皮下组织和筋膜，使附丽于耻骨上的腹直肌和锥状肌显露(图 1-3-3)。将上述附丽肌给予剥离，则耻骨联合得以显露(图 1-4-19c)。

【适应证】

1. 耻骨联合分离开放复位内固定术。

2. 耻骨联合结核病灶清除术。

3. 耻骨肿瘤切除术。

【体位】

患者平卧于手术台上。

【麻醉】

持续硬脊膜外麻醉。

【手术步骤】

1. 于耻骨联合上缘作一弧形切口，其长度根据病变长度决定(图 1-4-19a)。

2. 沿以上切口切开皮肤、皮下组织和筋膜，并将皮瓣适当向上下游离，使耻骨联合得以显露，并于耻骨联合切断附着于耻骨上缘的腹直肌和锥状肌附着点，用锐性骨膜剥离器紧贴耻骨内侧面和外侧面剥离，耻骨联合即可充分显露(图 1-4-19b)。

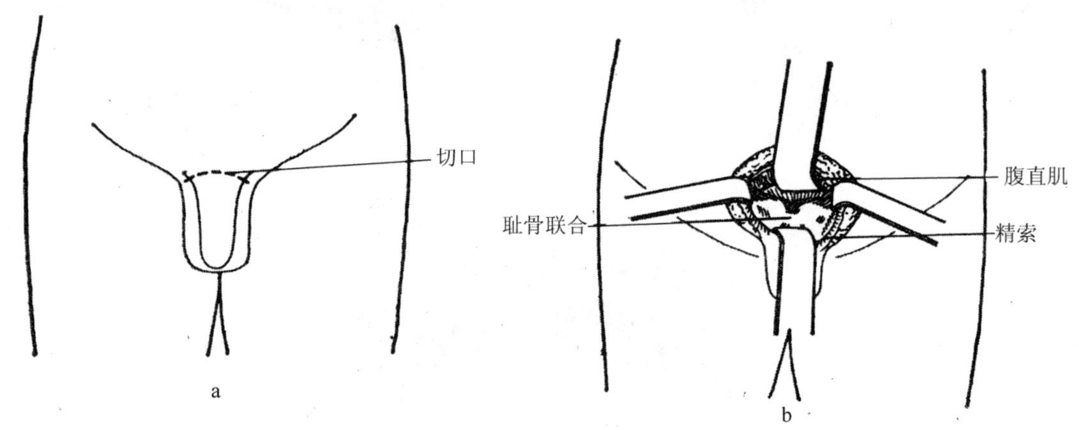

图 1-4-19　耻骨联合手术进路

【说明】

该切口是显露耻骨联合的唯一进路。术中注意在作耻骨剥离时紧贴骨壁，防止剥离器刺入盆腔，造成不应有的副损伤。

第十节　坐骨后方手术进路

【应用解剖】

该进路通过臀部坐骨结节处的臀肌皱褶作弧形切口，使附丽于骶骨外缘与尾骨处臀大肌得以显露(图 1-3-4)。将臀大肌附丽处剥离并牵向外上，则坐骨结节上的附丽的胭和骶结节韧带即可显露。将上述附丽组织剥离，则坐骨结节和坐骨体即可显露(图 1-4-20c)。

【适应证】

1. 坐骨滑囊炎切除术。

2. 坐骨肿瘤切除术。

3. 坐骨结核病灶切除术。

【体位】

患者俯卧于手术台上。

【麻醉】

持续硬脊膜外麻醉。

【手术步骤】

1. 以坐骨结节为中心，沿臀股皱褶作一弧形切口，长度根据病变决定(图 1－4－20a)。

2. 沿以上切口切开皮肤、皮下组织和筋膜，显露出臀大肌内缘。沿臀大肌作臀大肌肌膜切口(图1－4－20b)。

3. 沿以上切口切开臀大肌肌膜，并将臀大肌在骶尾部的附着部切开，于臀大肌深面作适当游离，并翻转向外上，显露出附着在坐骨结节的骶结节韧带和腘绳肌腱。再切开坐骨结节上腘绳肌腱韧带和骨膜，用锐性骨膜剥离器作骨膜下剥离，显露出坐骨结节和坐骨体(图 1－4－20c)。

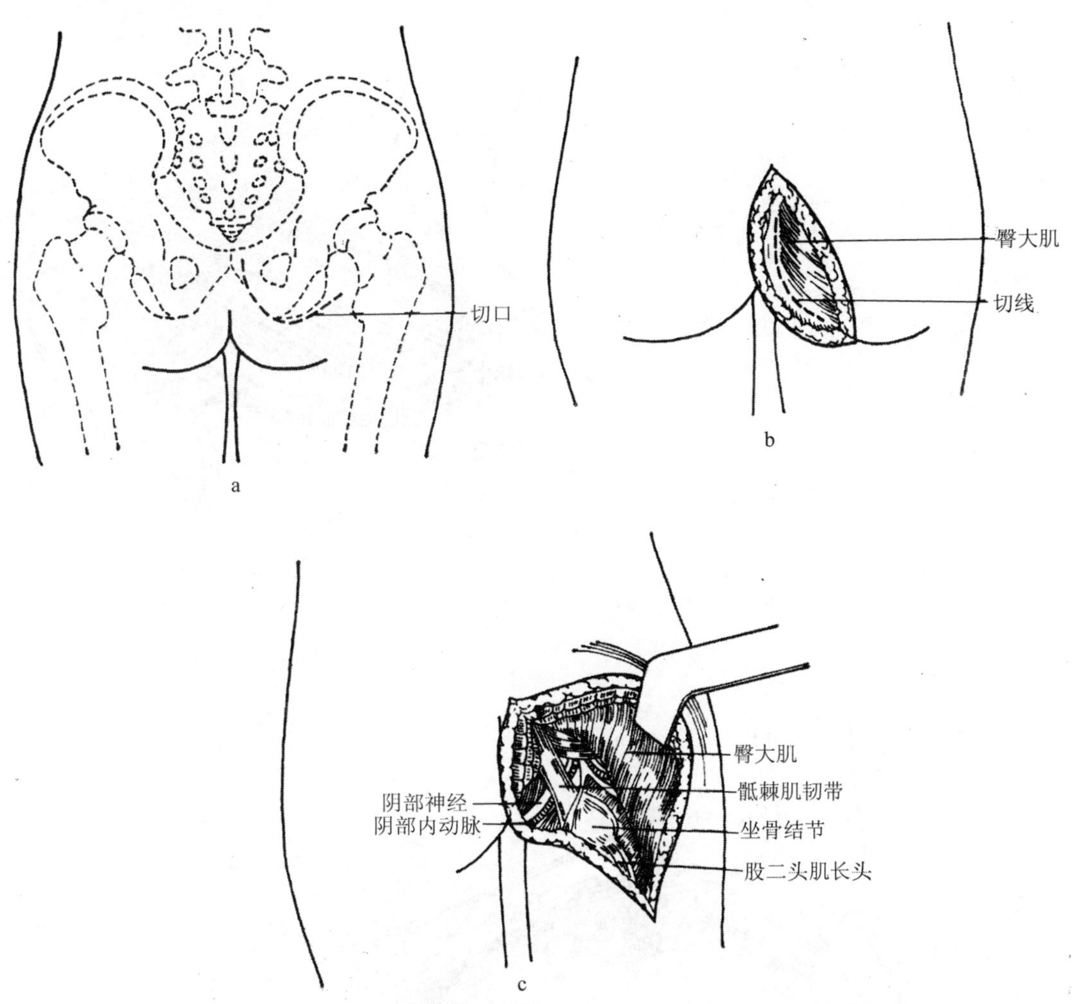

图 1－4－20　坐骨后方手术进路

【说明】

该切口是显露坐骨结节和坐骨体的唯一切口。由于靠近肛门，故切口定位必须稍离肛门。术后创口需用胶布封闭，预防污染。

第十一节　髋骨内侧壁手术进路

【应用解剖】

近 10 年来对骨盆骨折，特别是通过髋臼的骨折，如有对位不良，为了保证髋臼关节面的对位都主张手术，如系前柱骨折移位或横形骨折都采用该切口。

该进路是通过髂嵴前 2/3 髂前上棘，继沿腹股沟至中点向远侧 5cm，切开皮肤、皮下组织和筋膜，使附丽于髂骨嵴上的腹壁肌、腹股沟韧带、缝匠肌得以显露。沿髂骨嵴内缘将附丽于髂骨嵴上的腹壁肌群、腹肌韧带、缝匠肌给予剥离，连同髂肌于髂骨内板骨膜下剥离推向内侧，使髂骨的髂骨内板弓状线、耻骨梳以及小骨盆的内壁都可以显露(图 1-4-21c)。

【适应证】

1. 髋臼前壁骨折移位开放复位内固定术。

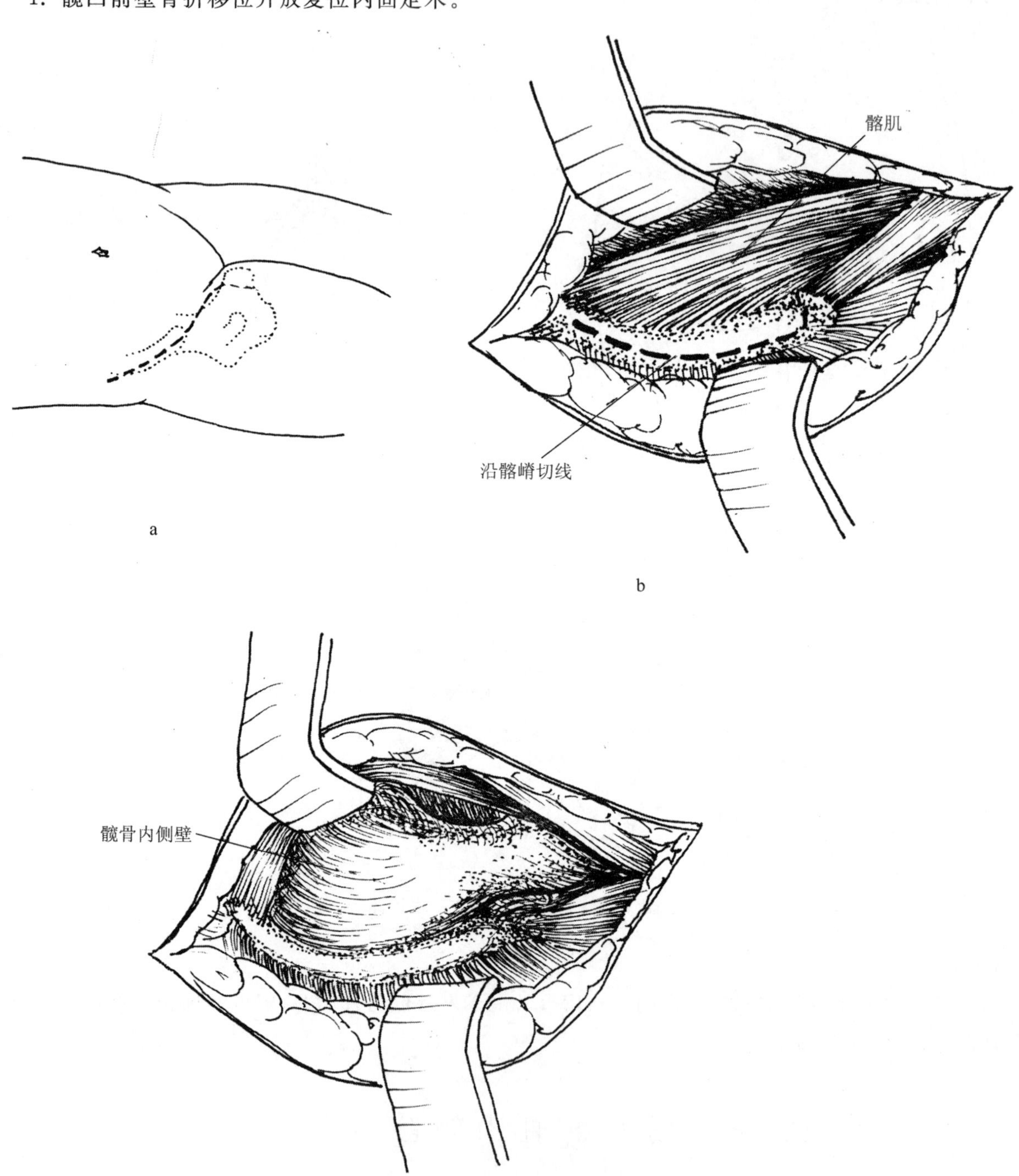

图 1-4-21　髂骨内侧壁手术进路

2. 髋臼前柱骨折移位或脱位开放复位内固定术。

3. 向前移位的横形髋臼骨折开放复位内固定术。

4. 前柱横形骨折有移位开放复位内固定术。

【体位】

患者仰卧，臀部垫高 10～15cm。

【麻醉】

持续硬脊膜外麻醉。

【手术步骤】

1. 在髂骨嵴中后 1/3 交界处，沿髂嵴的前到髂前上棘，继沿腹股沟到中点向远侧 5～10cm 作皮肤切线(图 1－4－21a)。

2. 沿皮肤切线切开皮肤、皮下组织和筋膜，显露腹外斜肌腱膜、腹股沟韧带、缝匠肌及其附丽处，并找出股外侧皮神经用橡皮条作保护，再沿以上附丽处按切口位置作切线(图 1－4－21b)。

3. 于髂前上棘内侧解剖出腹外侧皮神经，用橡皮条保护，后沿髂嵴切开腹外斜肌、腹内斜肌以及腹横肌，在髂嵴的附丽处再切断腹股沟韧带，使髋骨内壁弓状线、耻骨梳以及小骨盆的内壁得以显露(图 1 -4－21c)。

【说明】

该切口是用于髋臼前柱骨折伴脱位为主，故术前诊断必须明确。在切口由髂前上棘向腹股沟中点延长，注意不能过长，以免损伤深面股血管和神经，而且注意保护股外侧皮神经。在髂肌深面作骨膜下剥离时，必须紧贴骨面以免损伤大骨盆内的血管神经。在处理小骨盆内的脏器时必须用深部拉钩紧贴小骨盆向内牵引，使小骨盆壁得以显露，必要时可同时将闭孔内肌一起从小骨盆壁剥离，以显露髋臼前面部分。如需显露髋关节时可将切口下端进一步向远侧偏外延长，按髋关节前外侧进路显露髋关节，注意需作股直肌髂骨下棘止点的“ㄣ”形延长切断，这样髋关节显露更充分。

第十二节　髋骨外侧壁手术进路

【应用解剖】

该进路主要用于髋臼后柱骨折为主，以及髋臼“T”形骨畸形伴坐骨神经损害。该切口是从髂嵴后上棘，沿髂骨嵴向前到髂前上棘近侧的弧形向下经大转子中点到臀皱襞转向内侧，在大腿后中点向下 5～10cm。切开皮肤、皮下组织和筋膜，使臀大肌、臀中肌及阔筋膜张肌在髂骨嵴的附丽处及肌腹得以显露(图 1－4－22a)。沿切口线位置切开臀大肌、臀中肌附丽处，并于臀大肌外侧缘切开肌膜并向下后沿臀肌在股骨的臀肌粗隆和髂胫束的附丽处将其切开，翻向内侧，使坐骨神经、梨状肌群得以显露。在保护好坐骨神经条件下将梨状肌群(外旋短肌)于大转子处切断，向内翻，使髋关节后方得以显露(图 1－4－22c)。必要时可将臀中肌和臀小肌从大转子处切下翻向上方，使髋关节和髋臼上方得以显露(图 1－4－22d)，有利复位固定。

【适应证】

1. 后柱骨折移位开放复位内固定术。

2. 髋臼后壁骨折开放复位内固定术。

3. 后柱骨折伴髋臼后壁骨折开放复位内固定术。

4. 后柱骨折伴有坐骨神经症状坐骨神经探查术。

5. 横形们后壁骨折开放复位内固定术。

6. 向后移位的髋臼“T”型骨折开放复位内固定术。

【体位】

患者侧卧于手术台上，健侧在下。

【麻醉】

持续硬脊膜外麻醉或全麻。

【手术步骤】

1. 自髋后上棘沿髂嵴和前到髂前上棘后10cm弧形经大转子中心向下经臀皱褶到大腿后中点再向下5～10cm作切线(图1-4-22a)。

2. 沿切线切开皮肤、皮下组织，并向后方充分游离，使髂嵴以及附丽于髂嵴上臀大肌、臀中肌前方阔筋膜张肌起点和腹肌得以显露，再沿臀大肌、臀中肌在髂嵴上的附丽缘作切线(图1-4-22b)。

3. 按上述切线切开臀大肌、臀中肌在髂棘的附丽处和臀小肌在髂外侧翼上的前缘。并作骨膜下充分剥离，翻向后方，使髂骨外侧壁和髋关节囊得以显露(图1-4-22c)。

4. 作髋关节切开，使髋臼和股骨头得以显露(图1-4-22d)。

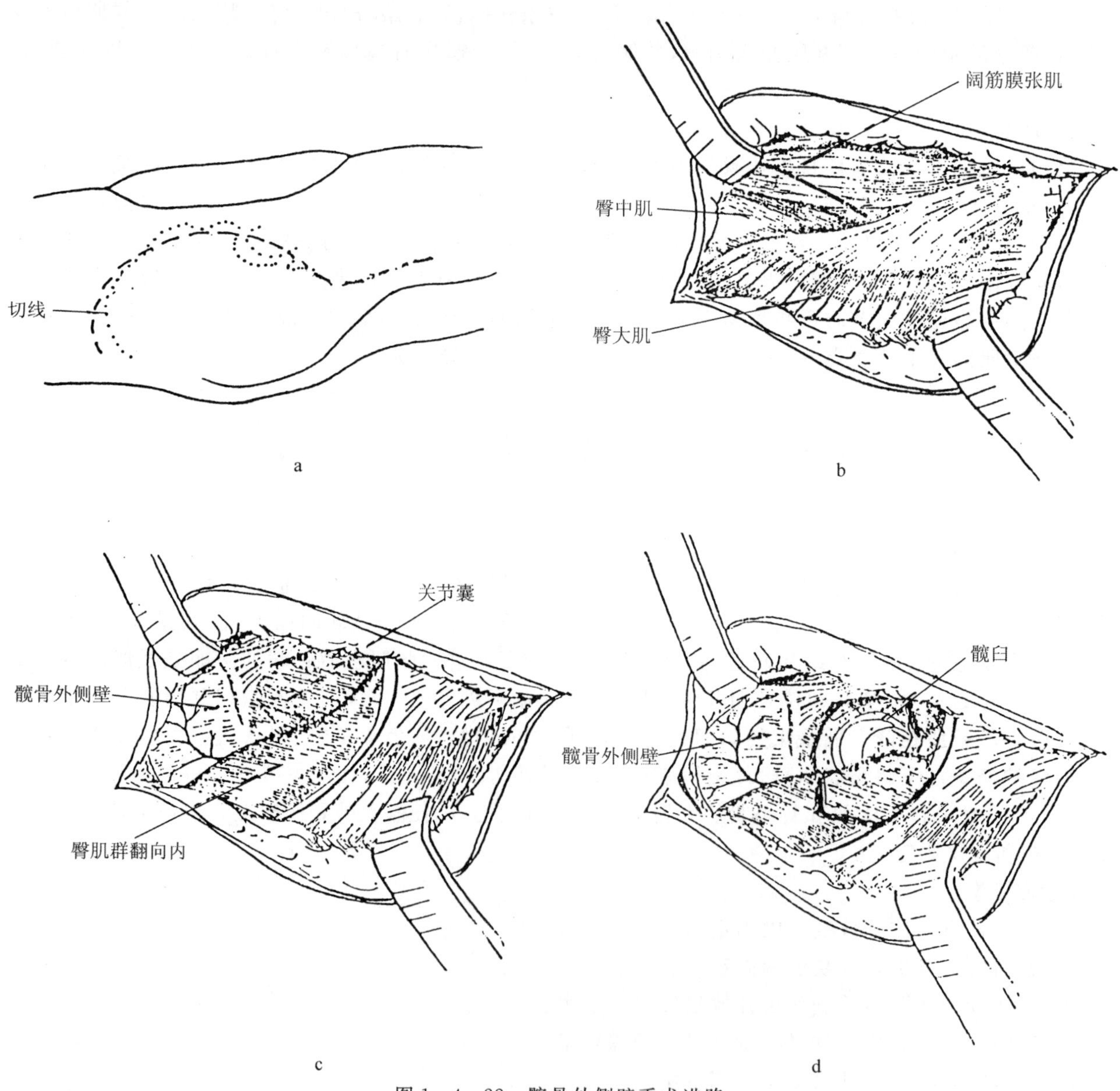

图1-4-22　髂骨外侧壁手术进路

【说明】

该切口是本书作者设计，充分显露髂骨外侧壁和髋关节囊，便于整复骨盆后柱骨折或合并有髋臼骨折以及同时做内固定。术中如需探查坐骨神经，只需在切开关节前将梨状肌群给予显露，解剖出坐骨神经给予探查。对单纯髋臼后缘骨折可采用髋关节后方切口。

第十三节　髋骨内外侧壁手术进路

【应用解剖】

该切口是 Carnesale 提出的为进行复杂性髋臼骨折即骨盆双柱骨折、髋“T”形骨折等手术而设计的，他是将髋骨内壁手术进路与髋骨外壁进路两者结合一起进行，因此在做内壁手术时应用髋骨内壁手术进路应用解剖，在进行髋骨后壁手术时采用外壁手术进路的应用解剖。

【适应证】

1. 髋臼双柱骨折有移位开放复位内固定术。
2. 髋臼“T”形骨折伴中心脱位开放复位内固定术。
3. 髋臼横形骨折并移位开放复位内固定术。
4. 髋臼前柱骨折伴髋臼后半部横形骨折移位开放复位内固定术。

【体位】

患者侧卧位，健侧在下。

【麻醉】

持续硬脊膜外麻醉或全麻。

【手术步骤】

1. 自髂后上棘沿滑嵴到髂前上棘再沿腹股沟至中点，后于髂嵴的最高点(髂结节)，沿大腿外侧中线垂直向远侧伸延，通过大转子中心在臀皱纹转向后到大腿后侧正中线，再向远侧伸延 5～10cm(图 1-4-23)。

2. 按皮肤切线、切开皮肤、皮下组织和筋膜，将皮瓣作充分的剥离，使髂骨嵴、臀大肌、阔筋膜张肌、腹壁肌群的附丽部、腹股沟韧带、缝匠肌、股直肌、股外侧皮神经等得以显露(图 1-4-21b、1-4-22b)。

3. 按髂骨内侧壁手术进路 3 显露髋骨内壁(图 1-4-21c)。

4. 按髂骨外壁手术进路 3、4 显露髂骨外侧壁和髋臼(图 1-4-22c、1-4-22d)。

【说明】

该切口是根据 Carnesale 进行复杂性髋臼骨折即骨盆双柱骨折、髋“T”形骨折等而设计的手术进路改良的。为髂骨内侧壁和外侧壁手术进路的联合，需注意的是定位要准确以保护坐骨神经、股外侧皮神经以及股部血管神经不受损伤，手术层次要清晰，特别是显露骨盆内壁时，要保护好小骨盆内的脏器。

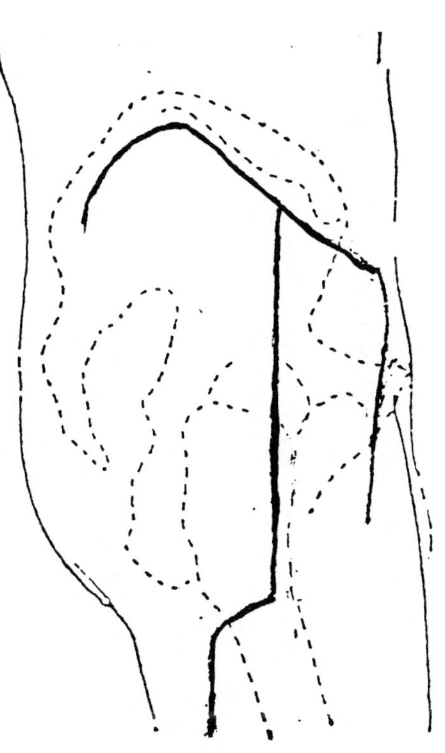

图 1-4-23　髋骨内外侧壁手术进路切口

第二篇

上肢手术进路

肱二头肌短头
喙肱肌
胸大肌
肱二头肌短头
肱二头肌长头
肩胛下肌
四边孔
三边孔
腋下裂隙
大圆肌
背阔肌
肱三头肌长头
骨间掌侧肌
臂外侧皮神经
桡神经
前臂背侧皮神经
前臂内侧皮神经
尺神经手背支
桡神经浅支
手背静脉网

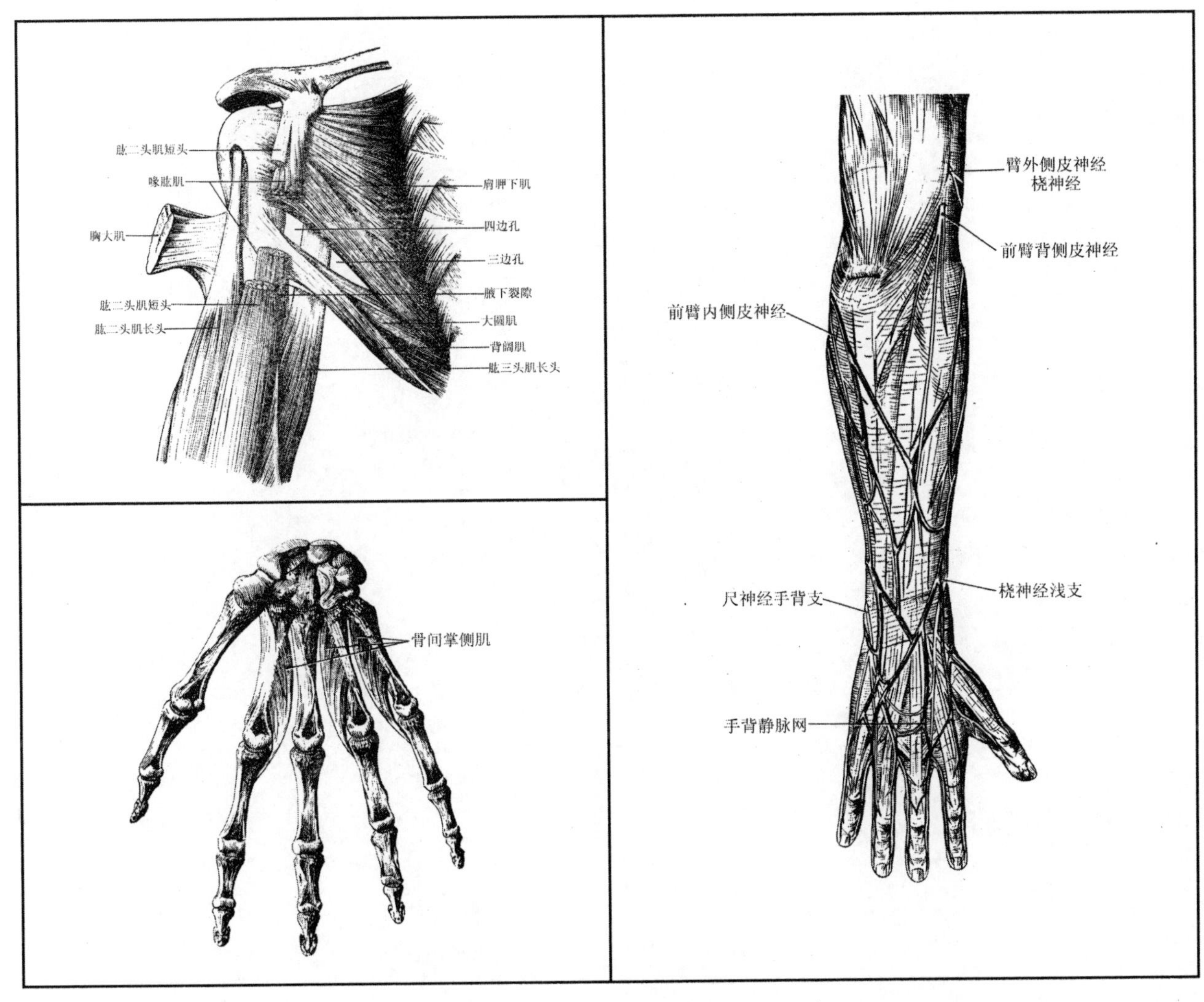

第一章　上肢的体表解剖

一、上肢的体表境界和分区

上肢借肩部与颈、胸相连，与颈、胸的分界线：上为锁骨、肩峰，前为三角肌前缘；后为三角肌后缘；下为通过腋前、后皱襞在胸壁上的连线。可区分为肩部、臂部、肘部、前臂部、腕部和手部。

二、上肢的体表标志和投影

上肢体表标志较明显，胸廓上方可摸到锁骨全长，其外侧端为肩峰，沿肩峰向后内可摸到肩胛冈。在锁骨外，中 1/3 交界的下方 2.5cm 处可触及喙突。臂部前面纵行的肌隆起为肱二头肌，其两侧形成肱二头肌内、外侧沟，肩峰下方的左右可扪及大结节。三角肌粗隆位于臂中份外侧。在臂部下端两侧和后方可摸到肱骨内、外上髁和尺骨鹰嘴（图 2－1－1）。在肱骨内上髁与尺骨鹰嘴之间有一深沟，称肘后内侧沟，即尺神经沟。从肩峰到肱骨外上髁的距离为臂部相对长度。当前臂旋转时在肘后外方，肱骨外

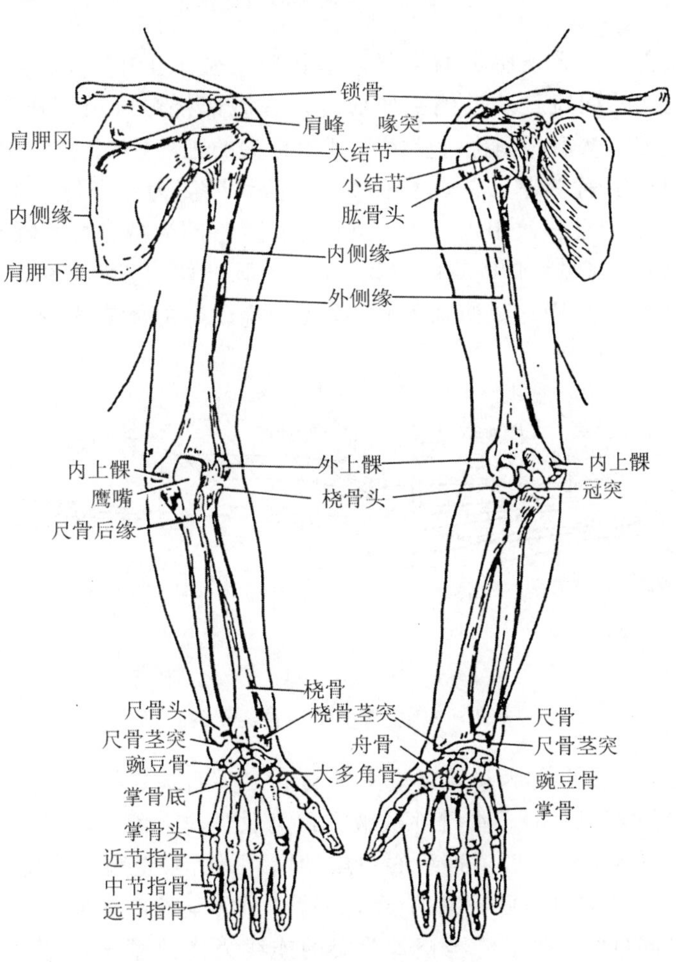

图 2－1－1　上肢的骨性标志

上髁下两横指处可摸到桡骨头的转动。当上肢处于旋后位伸直时，臂与前臂并非呈一直线，臂偏向外侧10°～15°，称为提携角(外偏角)(图 2-1-2)。屈肘时肱骨内、外髁与鹰嘴呈一等腰三角形，肘关节脱位时可改变这种关系。

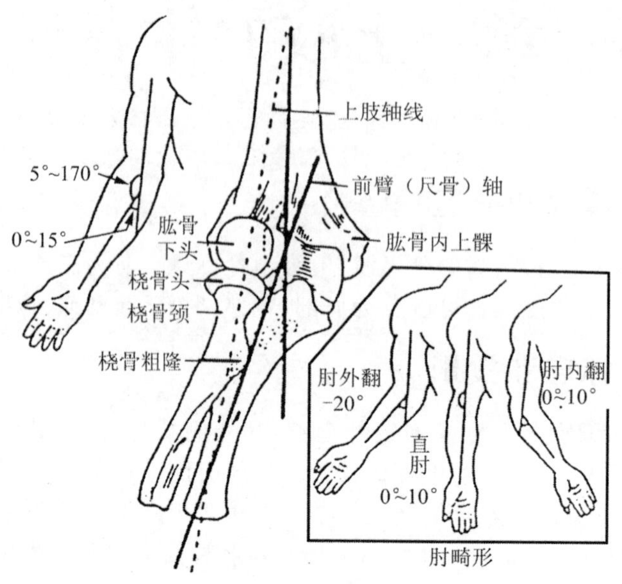

图 2-1-2　上肢轴线及提携角

握拳并屈腕时，在腕部可见数条肌腱的隆起。掌长肌腱位于正中，掌长肌腱的桡侧为桡侧腕屈肌腱，掌长肌的尺侧依次为指浅屈肌腱及尺侧腕屈肌腱。在腕部桡侧可摸到桡肌茎突，尺侧可见尺骨小头，其远侧可摸到尺骨茎突。从肩峰到桡骨茎突或到中指尖的距离，为上肢的相对长度。手掌的中部呈尖端朝向近侧的三角形凹陷，称为掌心。其桡侧为大鱼际，尺侧为小鱼际。其体表投影：当上肢外展90°并稍旋后，由锁骨中点到肘前横纹中点远侧 2cm 处的连线，即为腋、肱动脉的全表投影(图 2-1-3)。由肘前横纹中点远侧 2cm 处到腕豆骨桡侧的连线，为尺动脉的体表投影(图 2-1-3)。由肘前横纹中点远侧 2cm 处到桡骨茎突前方(桡动脉搏动处)的连线为桡动脉的体表投影。正中神经的体表投影在

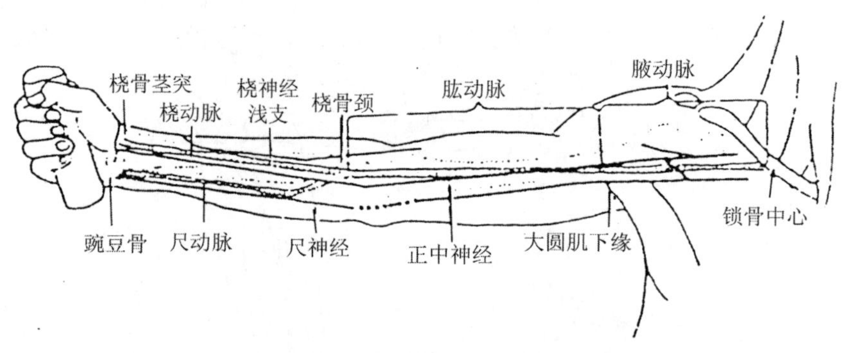

图 2-1-3　上肢动脉与神经干的投影

臂部与肱动脉的投影相同，在前臂部为从肱骨内上髁与肱二头肌腱连线的中点下到腕部桡侧腕屈肌腱与掌长肌腱之间的连线(图 2-1-3)。在臂部从腋窝顶至肱骨内上髁与鹰嘴之间的中点(肘后内侧沟)的连线，在前臂部为从肱骨内上髁与鹰嘴连线的中点(肘后内侧沟)至腕豆骨桡侧缘的连线，为尺神经的体表投影(图 2-1-3)。在臂部自腋后皱襞的下方经臂部后方至臂部外侧中、下 1/3 处，再从该处至肱骨外上髁的边线，在前臂部自肱骨外上髁至桡骨茎突的连线为桡神经浅支的投影。自肱骨外上髁至前臂背侧中线的中、下 1/3 交界处的连线，为桡神经深支的体表投影(图 2-1-3)。

第二章　肩部临床解剖与手术进路

第一节　肩部临床解剖

肩部可分为腋区、三角肌及肩胛部。

一、腋区的临床解剖

腋区位于肩关节下方，臂与胸廓上部之间，前壁为胸大肌近段，后壁为背阔肌近段，当上肢外展时腋区向上呈穹隆状凹陷，即腋窝(图 2-2-1)。

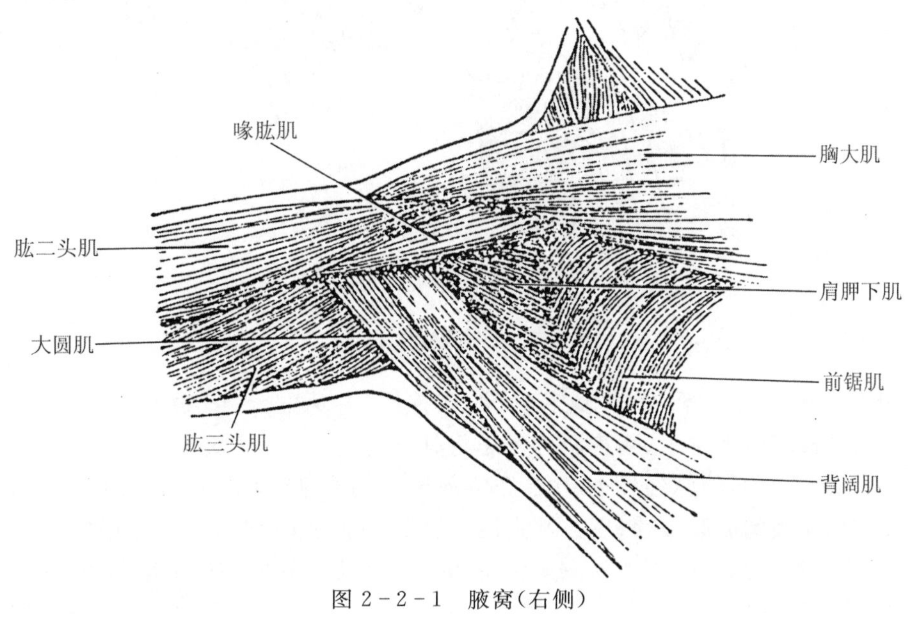

图 2-2-1　腋窝(右侧)

(一) 浅层结构

1. 皮肤　腋窝表面皮肤较薄，成人生有腋毛，皮肤内含有大量的皮脂腺和汗腺。后者多属于大汗腺，少数人可以分泌臭味的汗液，称为腋臭。

2. 筋膜　① 浅筋膜：不明显，与深筋膜紧密相连，有纤维束将其隔为许多独立的小窝，内含有脂肪。② 深筋膜：又称腋筋膜，与胸肌筋模、喙锁胸筋膜、背阔肌筋膜、前锯肌筋膜以及臂部筋膜相连续，腋筋膜与喙锁胸筋膜相连接的部分(胸小肌下缘以下的筋膜)称为腋悬韧带。腋筋膜中央部较薄弱，且有许多浅血管、皮神经和淋巴管穿过而呈筛状，故名筛状筋膜。在腋筋膜深面的腔隙，称腋腔。

(二) 深层结构

1. 肌层　腋区的肌肉将其围成腋腔，前壁为胸肌、胸小肌、喙肱肌及肱二头肌短头，后壁为大圆肌、背阔肌、肩胛下肌，内侧壁为前锯肌、后侧壁由肌肉组成两个间隙，即内侧三边间隙，其境界为肩胛下肌和小圆肌，下为大圆肌和背阔肌，外侧为肱三头肌长头，旋肩胛动脉由此通过。而外侧为四边间隙，其境界上为肩胛下肌和小圆肌、下为大圆肌、背阔肌，内为肱三头肌长头，外侧为肱骨外科颈，其腋神经和旋后动、静脉由此通过(图 2-2-1,2)。

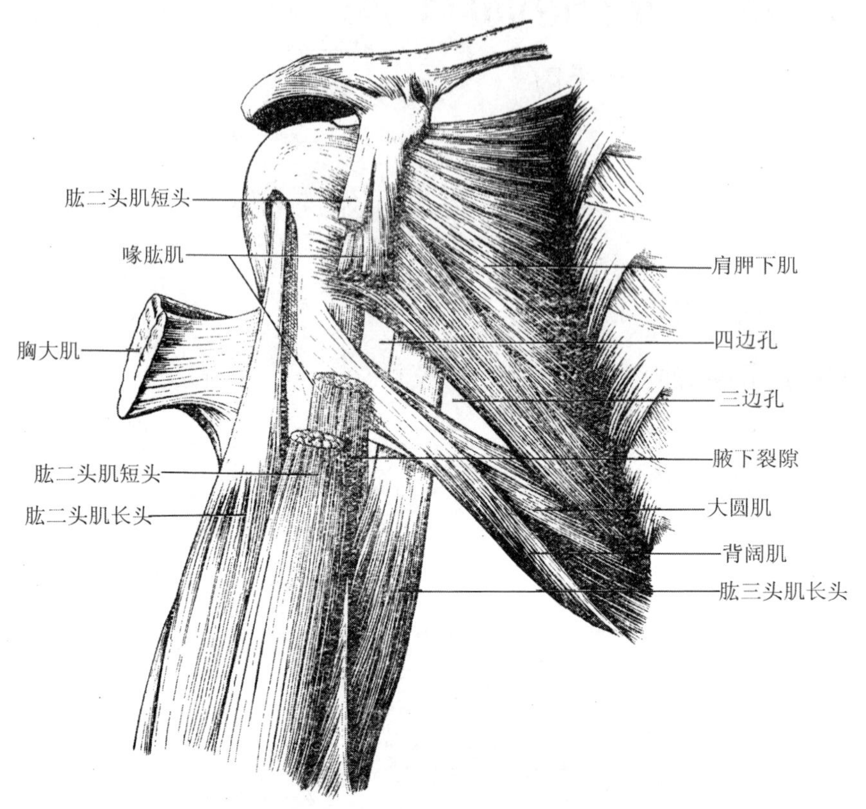

图 2-2-2　腋窝壁的肌肉

2. 血管和神经　腋区的血管(腋动脉、腋静脉)和神经(臂丛的分支)紧密伴行，而它们间的位置行程中有所改变。现以腋动脉为主干、胸小肌为标志将其分为三个阶段(图 2-2-3,4,5)。

(1) 第一阶段：由锁骨下动脉经锁骨中点经腋前壁向腋区伸延，到胸小肌上缘之间(锁骨胸肌三角)，前方被胸大肌和喙锁胸筋膜覆盖；后方邻近胸长神经和臂丛内侧束以及前锯肌第一、二肌齿；内侧有腋动静脉伴行，外侧与臂丛的后束和外侧束紧密相邻。该动脉分出胸最上动脉，沿胸小肌上缘走向前内，主要分布于腋腔内侧壁的上部。

(2) 第二阶段：相当于胸小覆盖的一段(胸肌三角)。该段动脉的前方有胸小肌和胸大肌；后方、内侧和外侧分别包绕以臂丛的后束、内侧束和外侧束，腋静脉仍居其内侧，中间隔以臂丛的内侧束。该动脉分出：① 胸肩峰动脉：为一短干，与胸前神经伴行，共同穿出喙锁胸筋膜，分布于胸大、小肌和三角肌等处。② 胸外侧动脉：沿胸小肌下缘向下，分布于胸廓侧面的肌肉。在女性该动脉较大，分支布于乳房。在胸外侧动脉的后方有胸长神经，在腋中线胸小肌下缘下行于胸廓的侧面，支配前锯肌(图 2-2-3,4)。

(3) 第三阶段：位于胸小肌下缘与胸大肌下缘之间的一段(胸肌下三角)。该段动脉位置较浅，被臂丛的主要分支所包绕。前方为正中神经内侧根和肌皮神经；后方有腋神经和桡神经，肩胛下肌下部以及背阔肌和大圆肌；外侧为正中神经外侧根和肌皮神经；内侧为臂内侧皮神经。腋动脉在第三段分出：① 肩胛下动脉：沿肩胛下肌下缘向后下方走行 2～3cm 分出旋肩胛动脉和胸背动脉。沿旋肩胛下肌下缘下行到冈下窝。胸背血管与胸背神经伴行，腋血管沿肩胛下肌下缘下行，到肩胛下角附近，而胸背神经于腋后皱襞中点处进入背阔肌。② 旋肱后动脉：通过四边孔分布于三角肌和肩关节。③ 旋肱前动

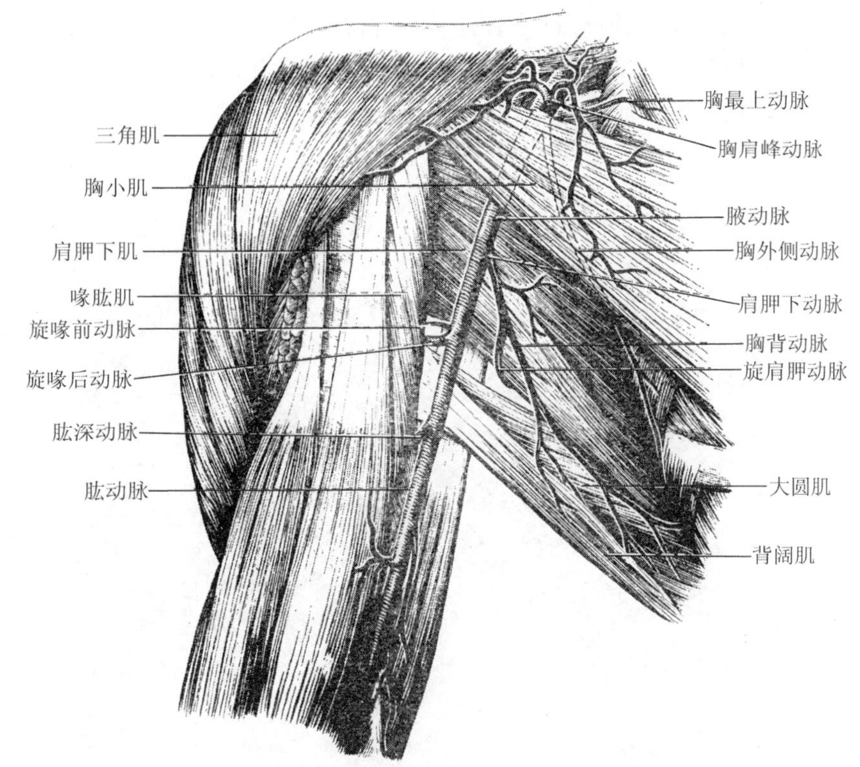

图 2-2-3　腋窝的动脉

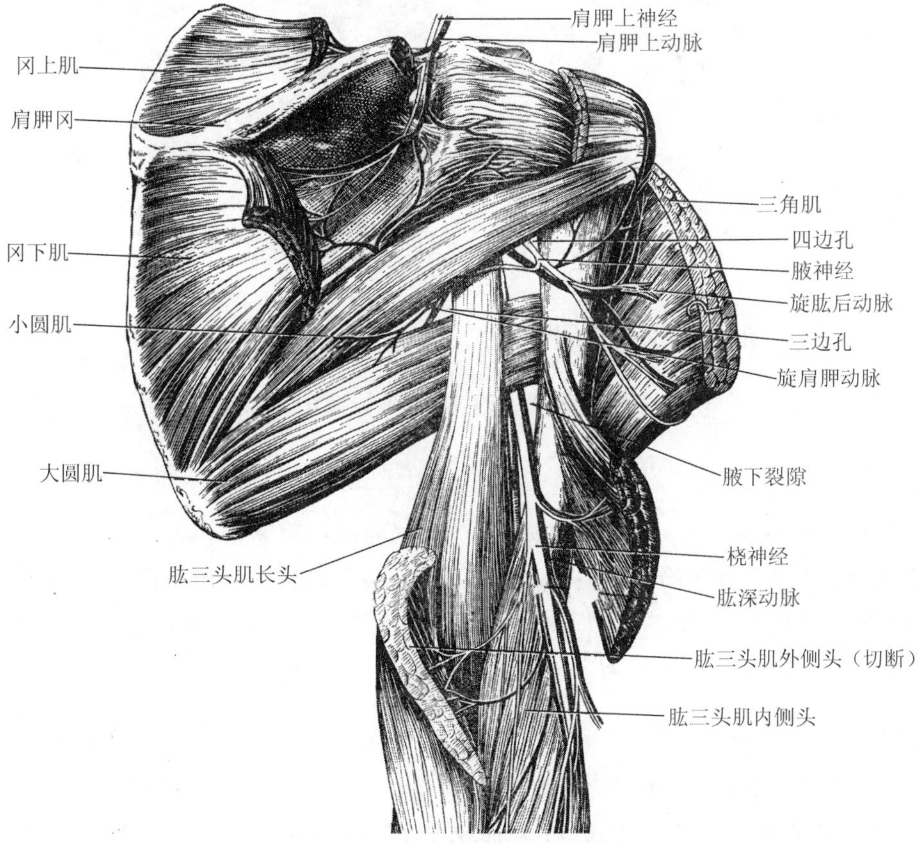

图 2-2-4　腋动脉在第三段的分支

脉:较小,起点与旋肱后动脉同高,向前绕过肱骨外科颈与旋肱后动脉吻合(图 2-2-3,4,5)。

上述三段血管和神经被腋鞘包绕,其组成由椎前筋膜延续包绕血管和神经(臂丛)而成。其锁骨下臂丛(腋丛)麻醉药就注入此鞘内。

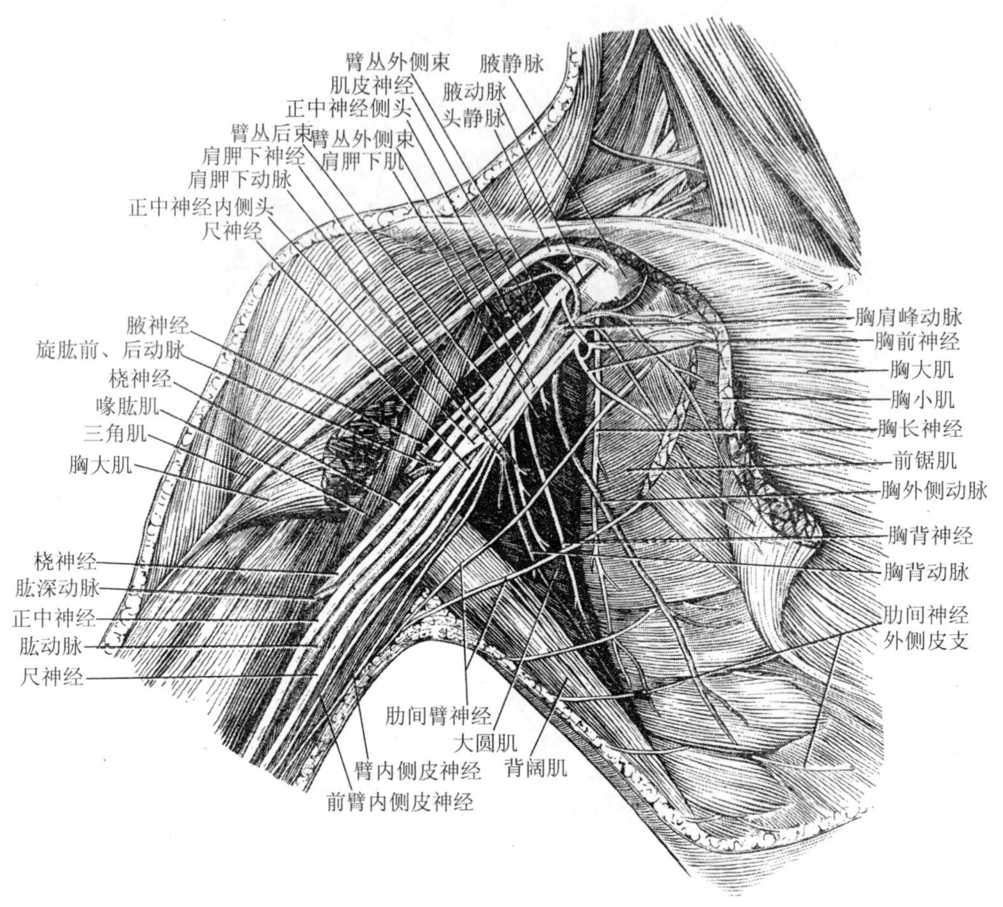

图 2-2-5 臂丛

二、三角肌和肩胛部层次解剖

三角肌和肩胛肌部是指三角肌范围和肩胛骨范围的两个部分,两者之间关系较密切。

(一) 浅层结构

1、*皮肤及皮下组织(浅筋膜)* 该部皮肤较厚,与致密的浅筋膜紧密相连。

2. *深筋膜(肩带筋膜)* 该深筋膜覆盖于肩带肌表面,其中包被于三角肌深、浅面者为三角肌筋膜,向下延续为臂筋膜;被于冈上肌表面者为强厚的腱质为冈上筋膜;覆盖于冈下肌和小圆肌表面的为强厚的腱质为冈下筋;被于肩胛下肌表面的为薄弱的肩胛下筋膜。

(二) 深层结构

1. *肌层* 浅层肌有三角肌、大圆肌和小圆肌。三角肌前部覆盖肱二头肌长、短头,后部覆盖冈上肌、冈下肌,小圆肌的止点和肱三头肌的起点,从前、外、后包绕着肩关节。三角肌在外表上呈圆形隆起,该肌腔面与肱骨大结节之间有一黏液囊,称为三角肌下囊,一般与关节囊相通。深层肌有冈上、下肌和肩胛下肌,分别位于冈上、下窝以及肩胛下窝内,它们的腱性部分分别经肩关节的后和前方至肱骨大小结节(图 2-2-6,7,8,9)。

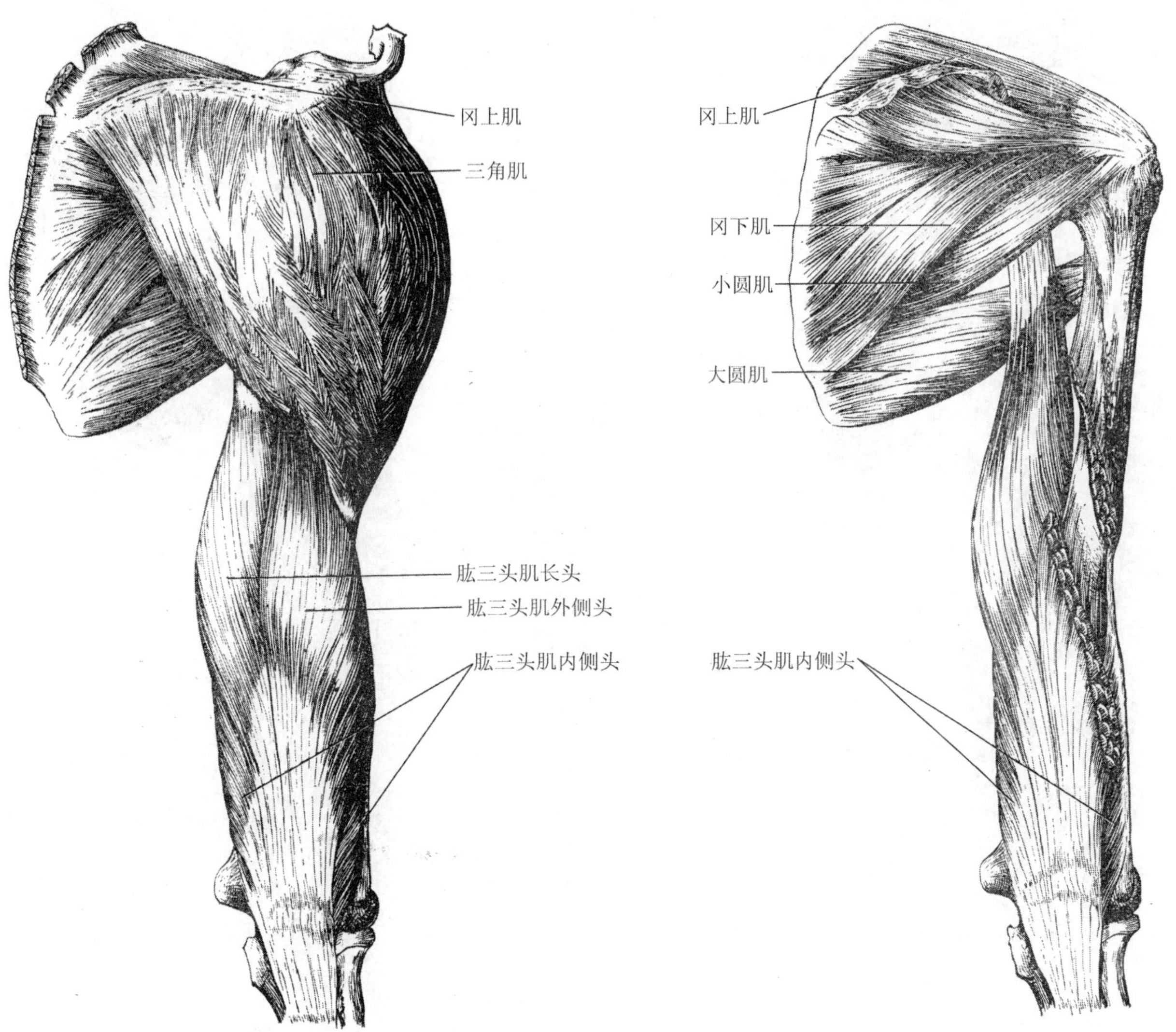

图 2-2-6　肩与上臂后面肌(浅层)

图 2-2-7　肩与上臂后面肌(深层)

2. *三角肌深面的血管神经束*　有旋肱前、后血管和腋神经。旋肱后动脉与腋神经伴行,绕过肱骨外科颈的后面,它有一隆支与肱深动脉吻合,另有一支向前与旋肱前动脉吻合。旋肱前动脉经三角肌深面,绕过肱骨外科颈的前面,向后与旋肱后动脉的分支吻合。腋神经与旋肱后动脉一起通过四边孔,在三角肌后缘中点紧靠肱骨外科颈后面走行。分支有:肌支、后支、关节支。肌支支配三角肌、小圆肌。皮支(臂外侧皮神经)分布于三角肌区的皮肤。此外尚有 1～2 支关节支进入肩关节。肱骨外科颈骨折或肩关节脱位以及使用腋杖不当的情况下,都可能损伤腋神经导致三角肌麻痹和三角肌区域感觉消失。深层有分布于冈上、下肌的血管神经有肩胛上血管和肩胛上神经,血管经肩胛横韧带的上方,神经穿插过韧带与肩胛切迹围成的孔,然后进入冈上窝,再绕过肩胛颈至其后方进入冈下窝。旋肩胛动脉:穿过三边孔到达肩胛区,有冈下窝与肩胛上动脉吻合(图 2-2-5)。

三、骨与关节

肩部的骨性结构有锁骨(图 2-2-10)、肩胛骨(图 2-2-11)、肱骨近端,并组成肩肱、肩锁和胸锁关节以及肩胛胸壁间(图 2-2-12)。而肩关节系指其中的肩肱关节。关节盂浅,其周围边缘有纤维软

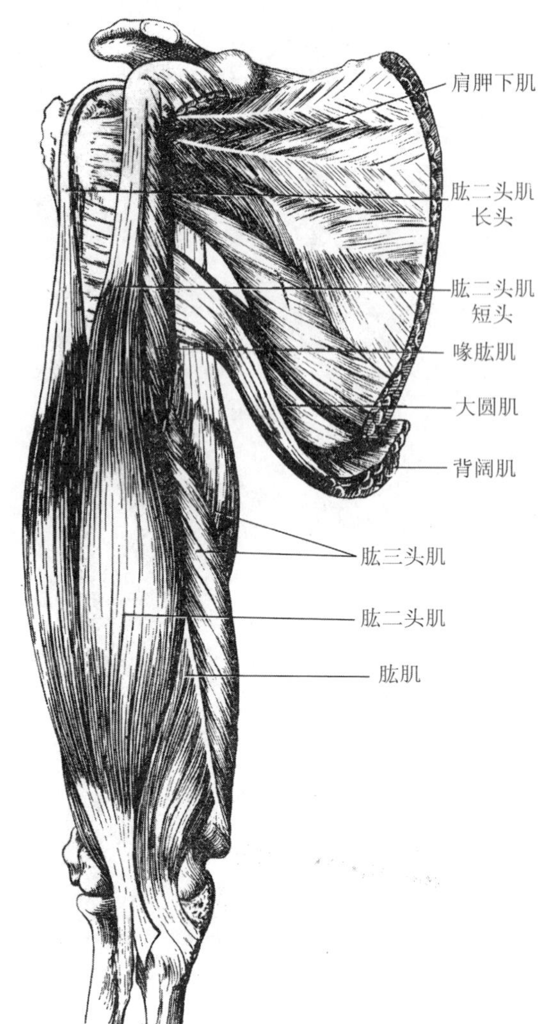

图 2-2-8　肩与上臂前面肌(浅层)

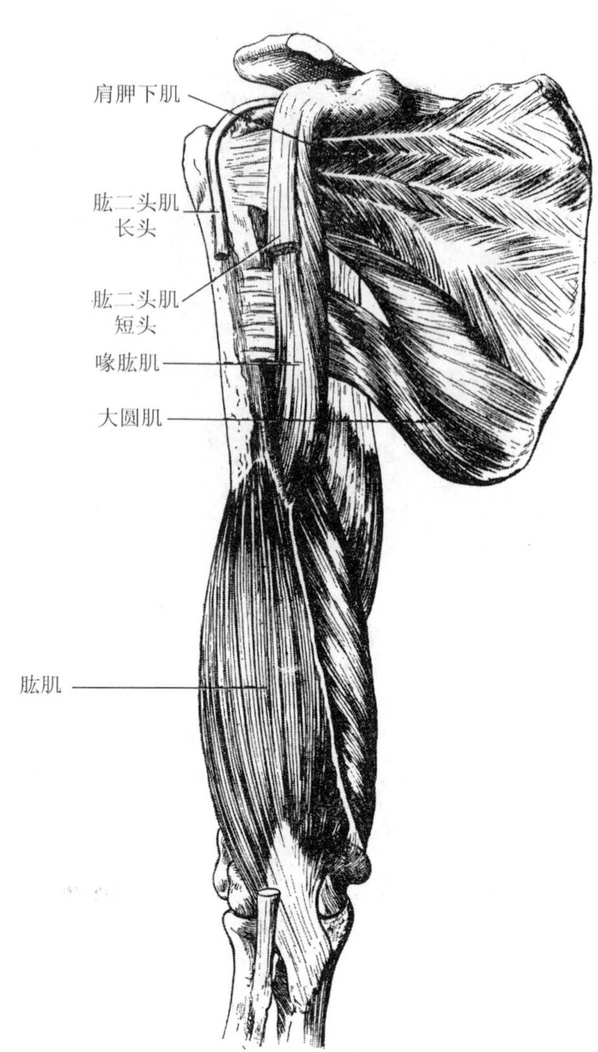

图 2-2-9　肩与上臂前面肌(深层)

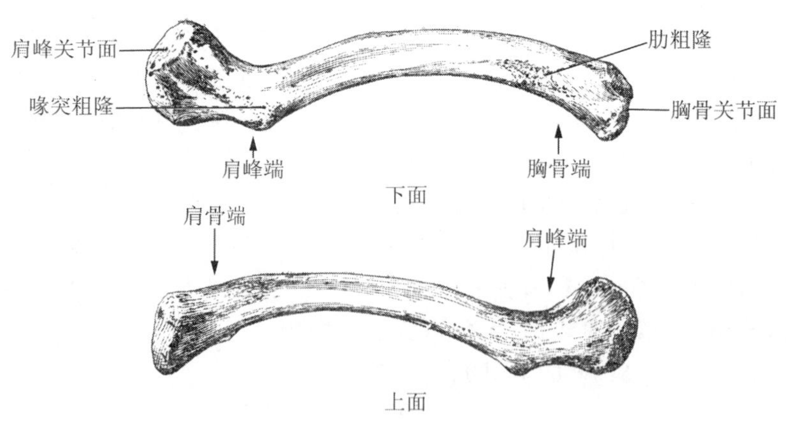

图 2-2-10　锁骨

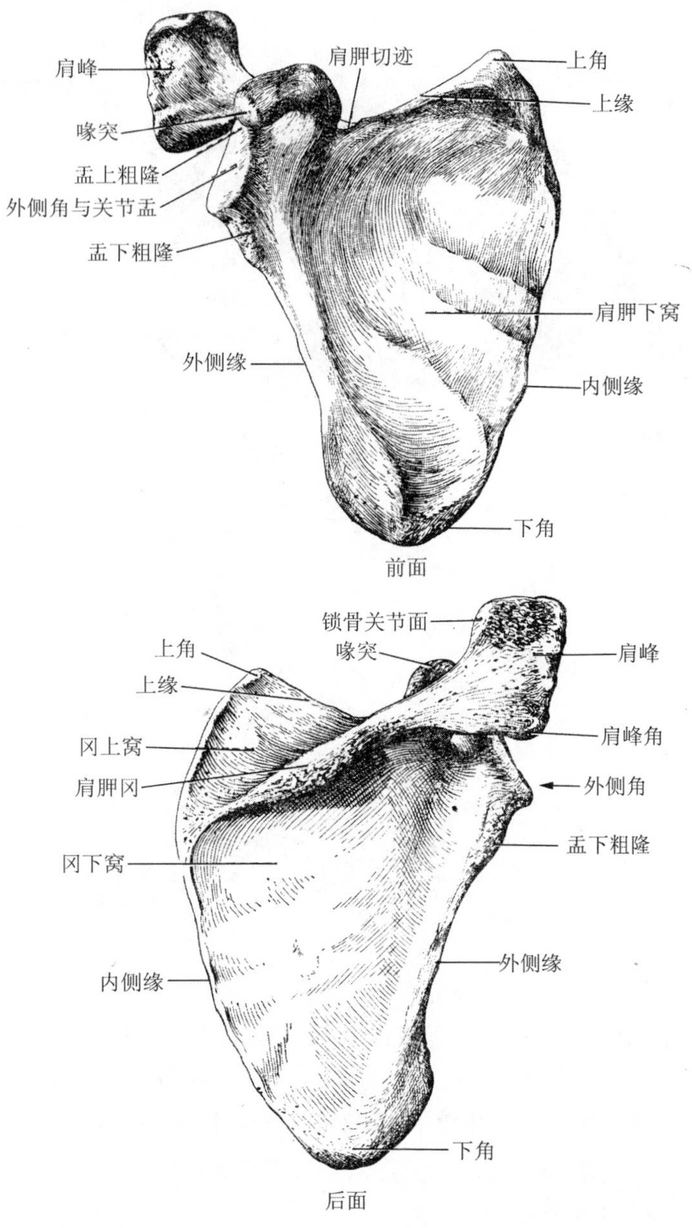

图 2-2-11 肩胛骨

骨环所构成的关节盂缘使之加大、加深，但肱骨头的关节面还较关节盂约大 2 位，因此肩关节在全身关节中的活动范围最广。肩关节囊很松弛，适应于范围大的关节运动，附于关节盂周缘和肱骨的解剖颈。因此肱骨大、小结节和外科颈的骨折均为囊外骨折。关节囊上方增厚形成喙肱韧带，关节囊前高增厚形成盂肱上、盂肱中、盂肱下韧带。喙突、肩峰、喙肩韧带和喙肱韧带在肩关节的上方形成坚强的弓状韧带结构，可防止肱骨向上方移位，而紧贴关节周围的肌肉亦增强了关节的稳定性。但在关节的下方无肌肉和韧带，因而比较薄弱，所以肩关节脱位常在此处发生。冈上肌、冈下肌、小圆肌和肩胛下肌的腱组成一层厚而彼此相连续的腱板(肩袖)。分别止于肱骨的大、小结节，围绕肩关节的上方、后方和前方，并与关节囊附着，加强了关节囊，对肩关节活动起着重要稳定作用。肩关节的滑膜，除贴附在关节囊的内面外，还有两个伸展部，即肩胛上肌囊，位于肩胛下肌下缘、关节囊与喙肱肌之间：结节间滑液囊，在肱骨结节间沟，沿肱二头肌长头腱伸展，止于外科颈平面。

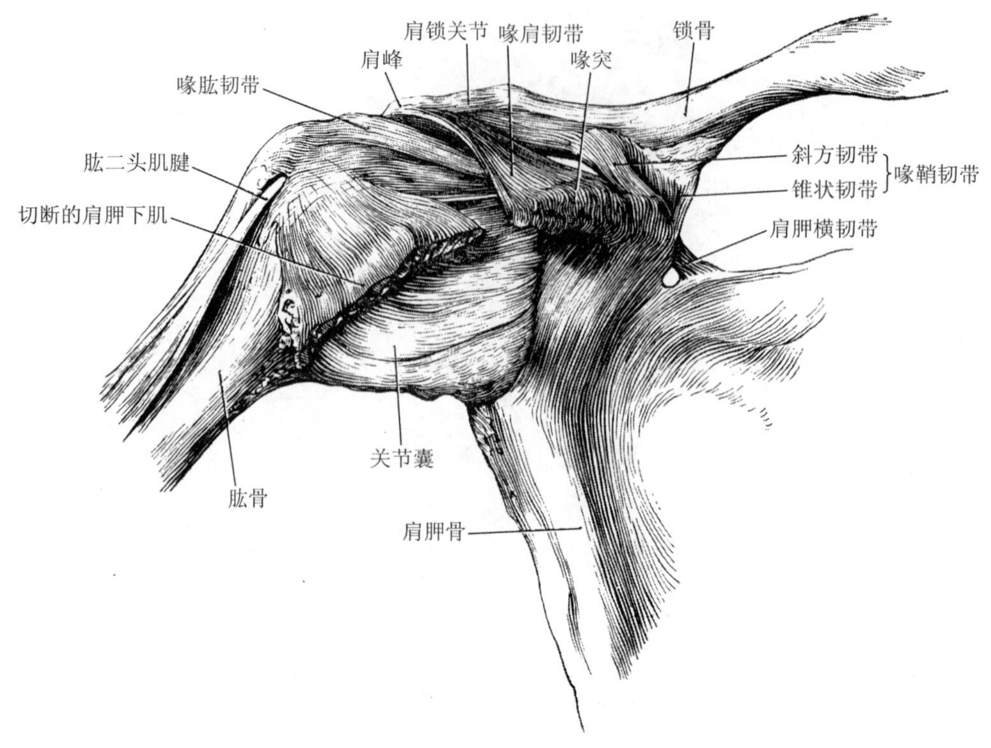

图 2-2-12　肩关节(前面)

第二节　锁骨前方手术进路

【应用解剖】

锁骨是位于胸廓前上两侧,它的外端与肩胛骨的肩峰形成肩锁关节,内侧与胸骨相连接形成胸锁关节,由于全长都在皮下,故在皮下能扪及。切口沿骨下缘切开皮肤与皮下组织及筋膜即顺利显露位于锁骨前的颈阔肌(图 1-2-4),切开颈阔肌和骨膜,于骨膜下剥离即能显露锁骨(图 2-2-13c)。

【适应证】

1. 锁骨骨折切开复位内固定术。
2. 锁骨肿瘤切除术。
3. 锁骨慢性骨髓炎死骨摘除术。

【体位】

患者平卧于手术台上,患侧肩部后方垫一扁枕。

【麻醉】

局部麻醉或高位持续硬脊膜外麻醉。

【手术步骤】

1. 在锁骨前下缘作一与锁骨平行之横形切口。以病变为标志,沿锁骨下缘向内外延长,其长度根据病变的手术要求决定(图 2-2-13a)。

2. 沿切口切开皮肤、皮下组织和深筋膜,并将皮瓣适当地向上下游离,沿切口的方向切开颈阔肌,显露出锁骨,再按切口的位置,在锁骨上缘作为锁骨骨膜的切口(图 2-2-13b)。

3. 沿锁骨骨膜的切口,切开骨膜,并于骨膜下剥离,显露出锁骨。在剥离锁骨后方骨膜时,要紧贴

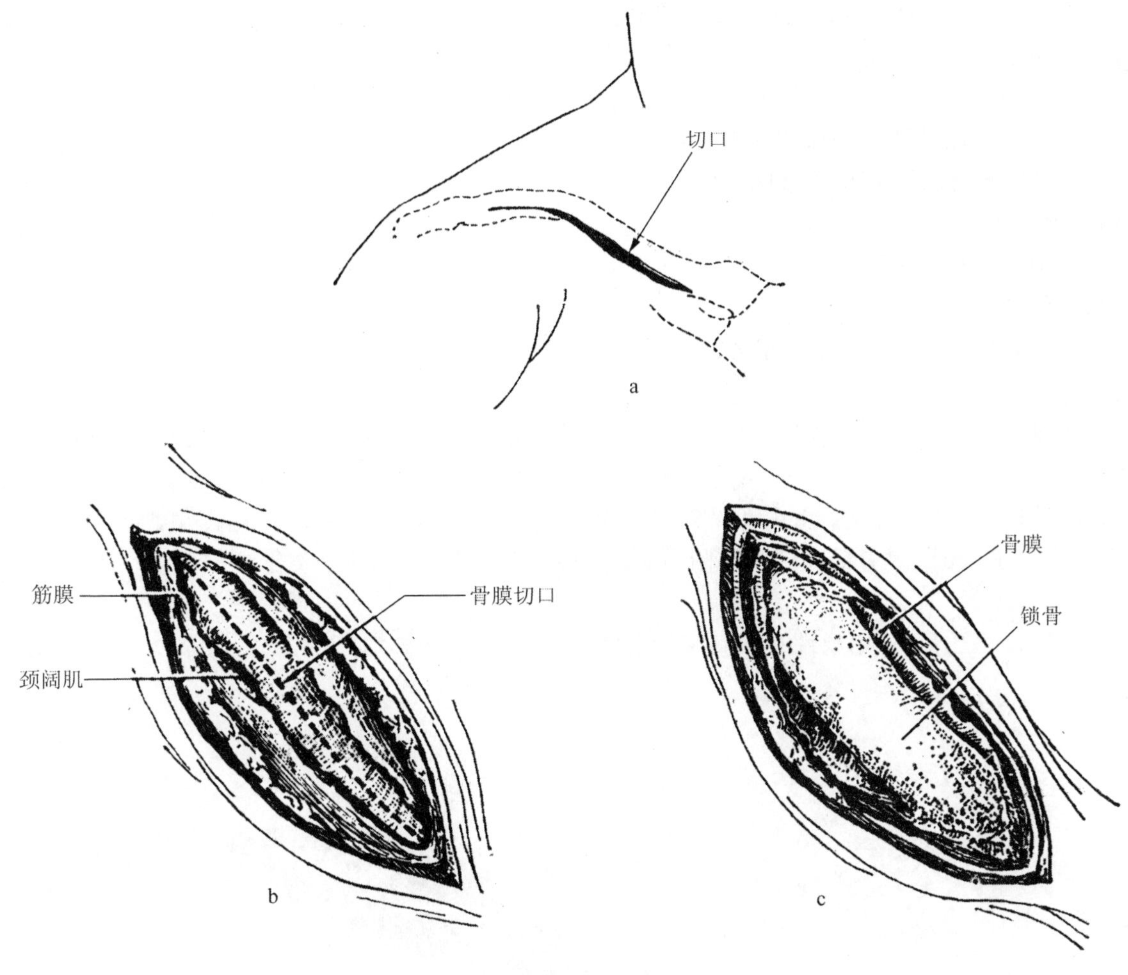

图 2－2－13　锁骨前方手术进路

锁骨，以免损伤锁骨后方的锁骨下动脉和胸膜(图 2－2－13c)。

【说明】

整个锁骨从肩峰端起到胸骨端止，可在皮下找到，因此采用锁骨前方偏下的进路可以得到一个直视下满意地显露，便于手术进行。

手术中需注意在切开颈阔肌和骨膜时，需沿锁骨上缘切口，这样使皮肤切口和肌肉切口不在一个平面上，以免两者粘连。在剥离锁骨骨膜后方时，要紧贴锁骨进行，而且剥离器控制要稳，避免损伤锁骨后血管、神经和胸膜。如果将切口延长到外侧 1/3，在锁骨的上方可见斜方肌。如果将切口延长到胸骨柄，则可见到胸锁乳突肌。

第三节　肩胛冈手术进路

【应用解剖】

肩胛冈为位于胸廓后侧方、肩胛骨后方横行的高骨嵴，在皮下即可扪到。沿扪到的肩胛冈切开皮肤、皮下组织和筋膜，适当游离即能显露肩胛冈和附丽上缘的斜方肌和下缘三角肌(图 1－3－4)。沿切口的位置切开肩胛冈骨膜，紧贴骨膜剥离，则附丽于冈上、下窝的冈上、下肌就得以显露(图 2－2－14c)。在剥离肩胛冈下缘显露肩胛下肌时，注意由甲状颈干分出的沿肩胛前外缘进入冈下窝的肩胛横动脉和由臂丛神经束分出肩胛上神经(图 2-2-14c)。

【适应证】

1. 肩胛冈良性肿瘤切除术。
2. 肩胛冈恶性骨肿瘤局部切除术。
3. 肩胛冈慢性骨髓炎死骨摘除术。

【体位】

患者俯卧位或健侧卧位。

【麻醉】

局部麻醉或高位持续硬脊膜外麻醉。

【手术步骤】

1. 在肩胛骨背侧作横形切口。以肩胛冈为标志，由肩峰开始，沿肩胛冈至肩胛骨脊柱缘止(图 2-2-14a)。

2. 沿切口切开皮肤、皮下组织和深筋膜，并将皮瓣适当地向上下游离，显露出肩胛冈上方的斜方肌附着部、下方的三角肌附着部和冈下肌附着部，按切口位置即肩胛冈中线作为肩胛冈骨膜切口(图 2-2-14b)。

3. 沿切口切开骨膜，用锐性骨膜剥离器于骨膜下作锐性剥离肩胛冈上缘，即斜方肌附着部连同骨

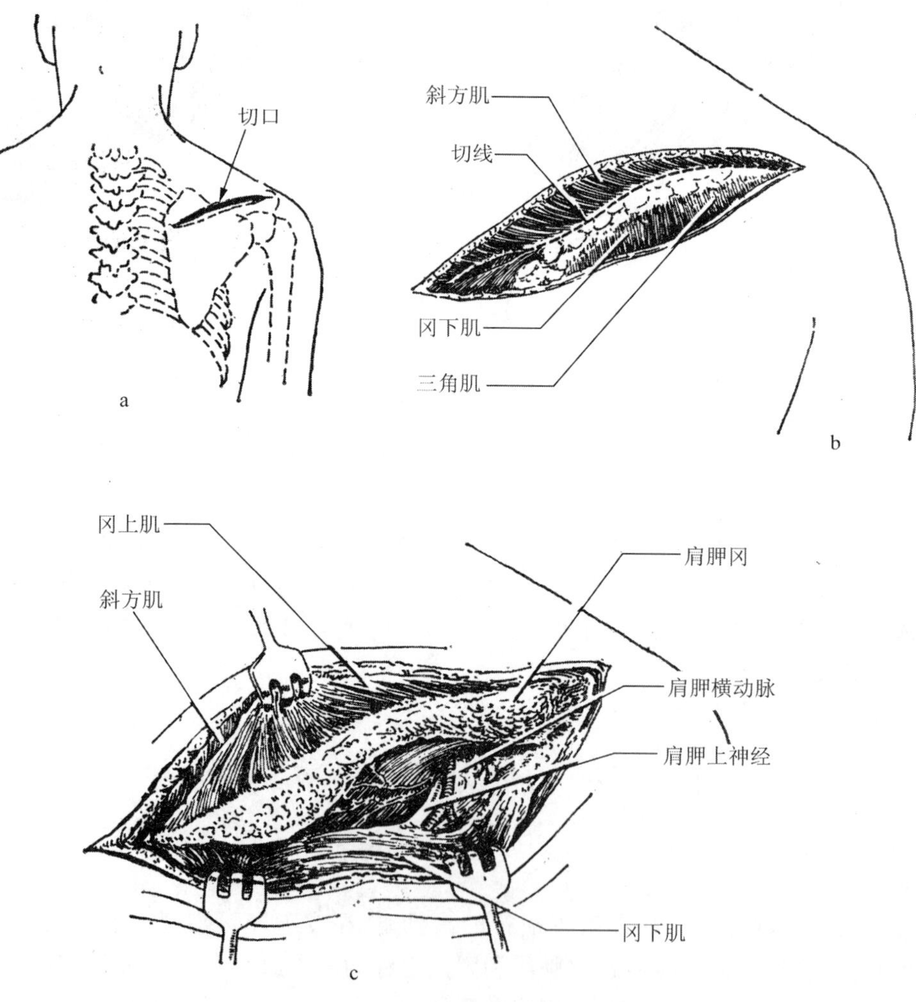

图 2-2-14　肩胛冈手术进路

膜向上方牵开，显露出肩胛冈上缘；再于骨膜下锐性剥离肩胛冈下缘，将三角肌附着部和冈下肌附着部连同骨膜拉向下方，显露出肩胛冈下缘。在剥离肩胛冈下缘的外侧冈下肌时，注意勿损伤由甲状颈干分出的沿肩胛骨前外缘进入冈下窝的肩胛横动脉和由臂丛神经束分出的肩胛上神经(图 2－2－14c)。

【说明】

肩胛冈在皮下即能摸到，故定位较方便。显露时沿肩胛冈切开皮肤，在切开骨膜剥离斜方肌与冈下肌、三角肌附着处时，必须采用锐性剥离；并用骨膜剥离器从肌肉的附着点与肩胛冈成锐角处剥离，这样既便于剥离又保证附着部的完整，有利于缝合。附着处剥离后，其上下骨膜采用锐性剥离。在肩胛冈下外侧剥离冈下肌时，注意勿损伤由甲状颈干分出的、沿肩胛骨前外侧进入冈下窝的肩胛横动脉和由臂丛神经束分出的肩胛上神经。

第四节　肩胛骨冈上窝手术进路

【应用解剖】

该进路的切口与肩胛冈切口一致。显露肩胛冈后，在肩胛冈上，适当游离，充分显露斜方肌和三角肌、冈下肌(图 1－3－4)，按切线方向切开冈上肌上缘的斜方肌附丽处，适当剥离使冈上肌得以显露(图 2－2－15b)。继续切开冈上肌附丽处，作骨膜下剥离，则冈上窝得以显露。在剥离上缘时要注意不要越过肩胛切迹，以免损伤肩胛横动脉和肩胛上神经(图 2－2－15c)。

【适应证】

1. 肩胛骨冈上窝部肿瘤切除术。

2. 肩胛骨冈上窝部慢性骨髓炎死骨摘除术。

【体位】

患者俯卧位或健侧卧位。

【麻醉】

局部麻醉或高位持续硬脊膜外麻醉。

【手术步骤】

1. 在肩胛骨背侧作一横形切口。以肩胛冈为标志，切口从肩峰后缘开始，沿肩胛冈上缘至肩胛骨脊柱缘止。(图 2－2－15a)。

2. 沿切口切开皮肤、皮下组织和深筋膜，并将皮瓣适当向上下游离，显露出肩胛冈、斜方肌附着部、三角肌附着部和冈下肌附着部。按切口位置即肩胛冈上缘，先作斜方肌附着部锐性切断，并向上分离，用肌肉拉钩向上牵引，使肩胛冈上缘得以充分显露，再按切口位置作为肩胛冈的骨膜切口(图 2－2－15b)。

3. 沿切线切开骨膜，用锐性骨膜剥离器于骨膜下剥离肩胛冈下缘骨膜与冈上肌附着部连同骨膜向上方剥离，显露出肩胛冈上缘与肩胛骨冈上窝。注意在剥离肩胛冈上缘时，不要越过肩胛切迹，以免损伤支配冈上肌和冈下肌的肩胛横动脉和肩胛上神经(图 2－2－15c)。

【说明】

肩胛冈在皮下即能摸到，故较易定位。显露时沿肩胛冈上缘切开皮肤，在切开肩胛冈上缘时，用锐性骨膜剥离器剥离斜方肌与冈下肌、三角肌的附着处，这样剥离既方便，又保证附着部完整，有利于缝合。在肩胛冈上窝剥离冈上肌时，注意勿损伤行走在肩胛上切迹由甲状颈干分出的肩胛横动脉和由臂丛神经分出的肩胛上神经，以免引起冈上肌、冈下肌麻痹，造成肩外旋外展无力。

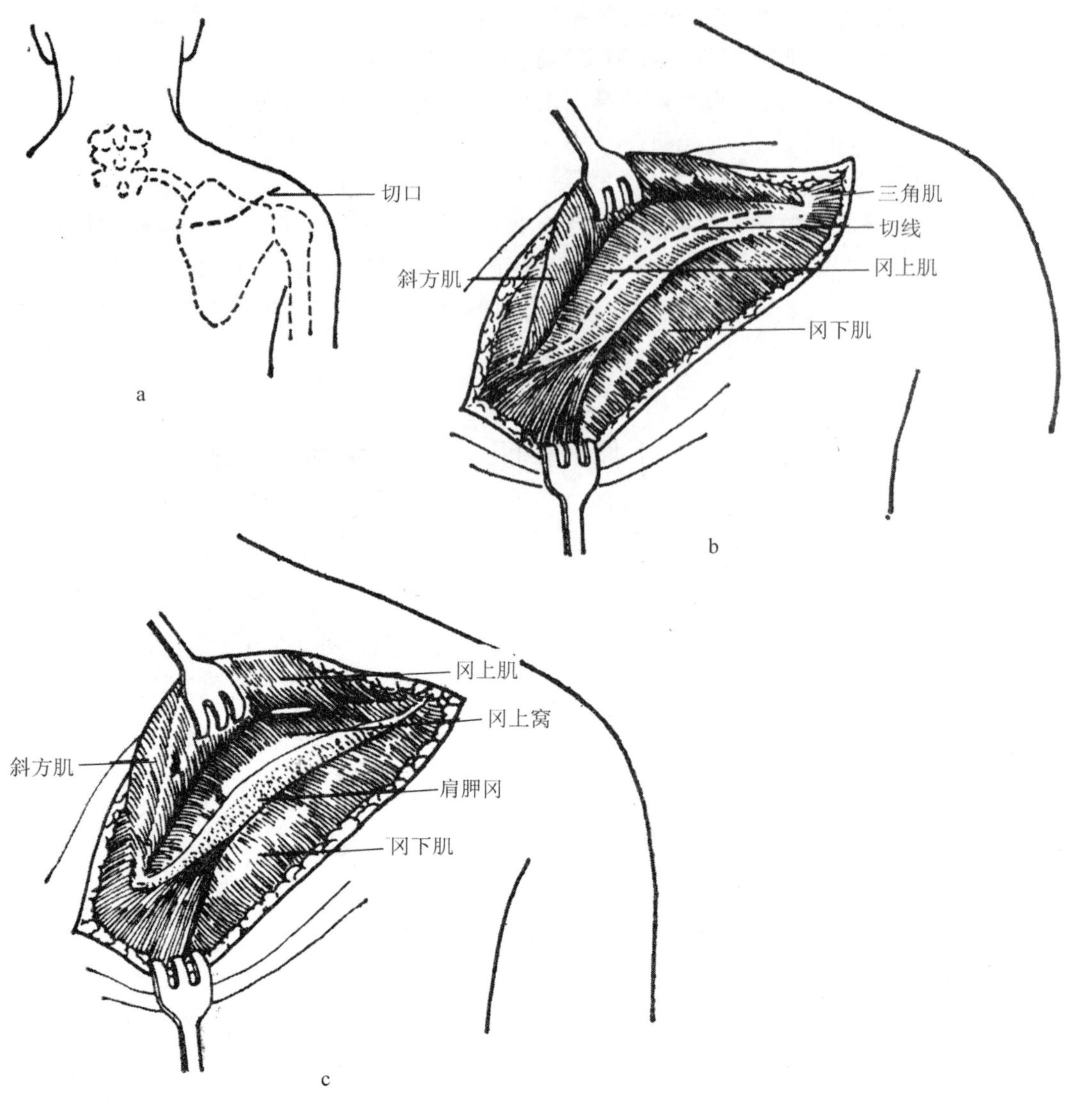

图 2－2－15　肩胛骨冈上窝手术进路

第五节　肩胛骨冈下窝手术进路

【应用解剖】

该进路的切口与冈上窝切口的区别在于，按肩胛冈作一弯曲形切口，在直视肩胛冈后继而在脊柱缘作适当游离，使三角肌、冈下肌充分显露以及斜方肌与大菱形肌得以显露(图 2－2－16b)；按切口位置，切开三角肌、冈下肌，在肩胛冈和脊柱缘的附丽处，紧贴骨膜剥离使肩胛骨冈下窝得以充分显露。在剥离冈下肌外缘时，注意经肩胛切迹到冈下肌的肩胛横动脉和肩胛上神经(图 2－2－16c)。

【适应证】

1. 肩胛骨冈下窝肿瘤切除术。
2. 新鲜骨折处理。
3. 肩胛骨冈下窝部慢性骨髓炎死骨摘除术。

【体位】

患者俯卧位或健侧卧位。

【麻醉】

高位持续硬脊膜外麻醉或全麻。

【手术步骤】

1. 在肩胛骨背侧沿肩胛冈作一弯曲形切口。以肩胛冈为标志，切口从肩峰后缘开始，沿肩胛冈于肩胛骨脊柱缘弧形向下，沿肩胛骨脊柱缘至肩胛骨下角(图 2-2-16a)。

2. 沿切口切开皮肤、皮下组织和深筋膜，并将皮瓣适当向下游离，显露出肩胛冈、斜方肌附着部、三角肌附着部和冈下肌附着部，将斜方肌外下缘适当分离，用肌肉拉钩向内侧牵引，使肩胛骨脊柱缘充分显露。再沿肩胛冈下缘和肩胛骨脊柱缘作肩胛骨的骨膜切线(图 2-2-16b)。

3. 沿切线切开骨膜，于肩胛冈下缘和肩胛骨脊柱缘的背侧面作骨膜下锐性剥离，并将三角肌、冈下肌连同骨膜一并向内下方牵开，显露出冈下窝。在剥离冈下肌时，注意勿损伤由肩胛切迹经冈上窝和肩胛冈前方进入冈下窝支配冈下肌的肩胛横动脉和肩胛上神经(图 2-2-16c)。

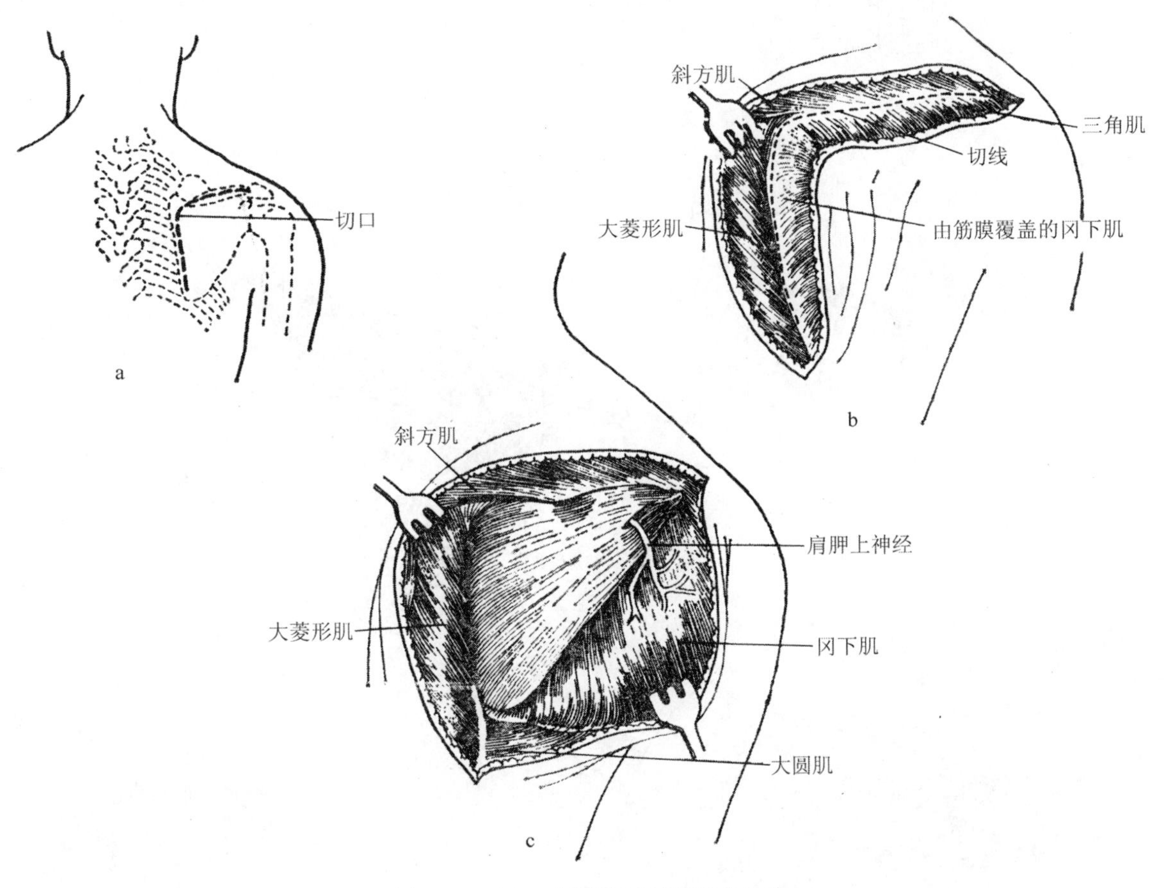

图 2-2-16　肩胛骨冈下窝手术进路

【说明】

该切口是显露肩胛骨冈下窝的理想切口，便于切除肩胛骨冈下窝的骨肿瘤或骨髓炎的死骨切除和少数肩胛骨冈下窝的骨折处理。手术的注意点与肩胛冈切口有很多相同处，在剥离肩胛冈下缘和肩胛骨脊柱缘的肌肉附着处必须用锐性剥离，在剥离冈下肌下缘时要注意保护由甲状颈干分出的沿肩胛切迹冈上窝进入冈下窝肩胛横动脉和由臂丛神经束分出的肩胛上神经，以免引起冈上肌、冈下肌麻痹使肩关节外旋和外展无力。

第六节　肩胛骨背侧弯曲手术进路

【应用解剖】

该进路是显露全肩胛骨的最佳伤口。通过肩胛冈和脊柱缘的弯曲切口，首先显露附丽于肩胛冈和脊柱缘的浅层肌肉斜方肌、大菱形肌、三角肌、冈下肌(图2-2-17b)；按切口位置切开上述浅层肌肉的附丽处，进一步切开深层肌冈上肌、冈下肌、前锯肌、肩胛下肌，于骨膜下沿肩胛骨的冈上窝、冈下窝及肩胛下窝剥离，则肩胛骨的后面的冈上窝、肩胛冈、冈下窝以及前面肩胛下窝都能显露(图2-2-17c)。必要时尚可将附丽于肩胛骨、外侧的大圆肌与小圆肌给予剥离，使肩胛骨除喙突、关节盂、肩峰外都给予显露(图2-2-17d)。

【适应证】

1. 肩胛骨折开放复位内固定术。
2. 肩胛骨良性骨肿瘤切除术。
3. 肩胛骨恶性骨肿瘤局部切除术。

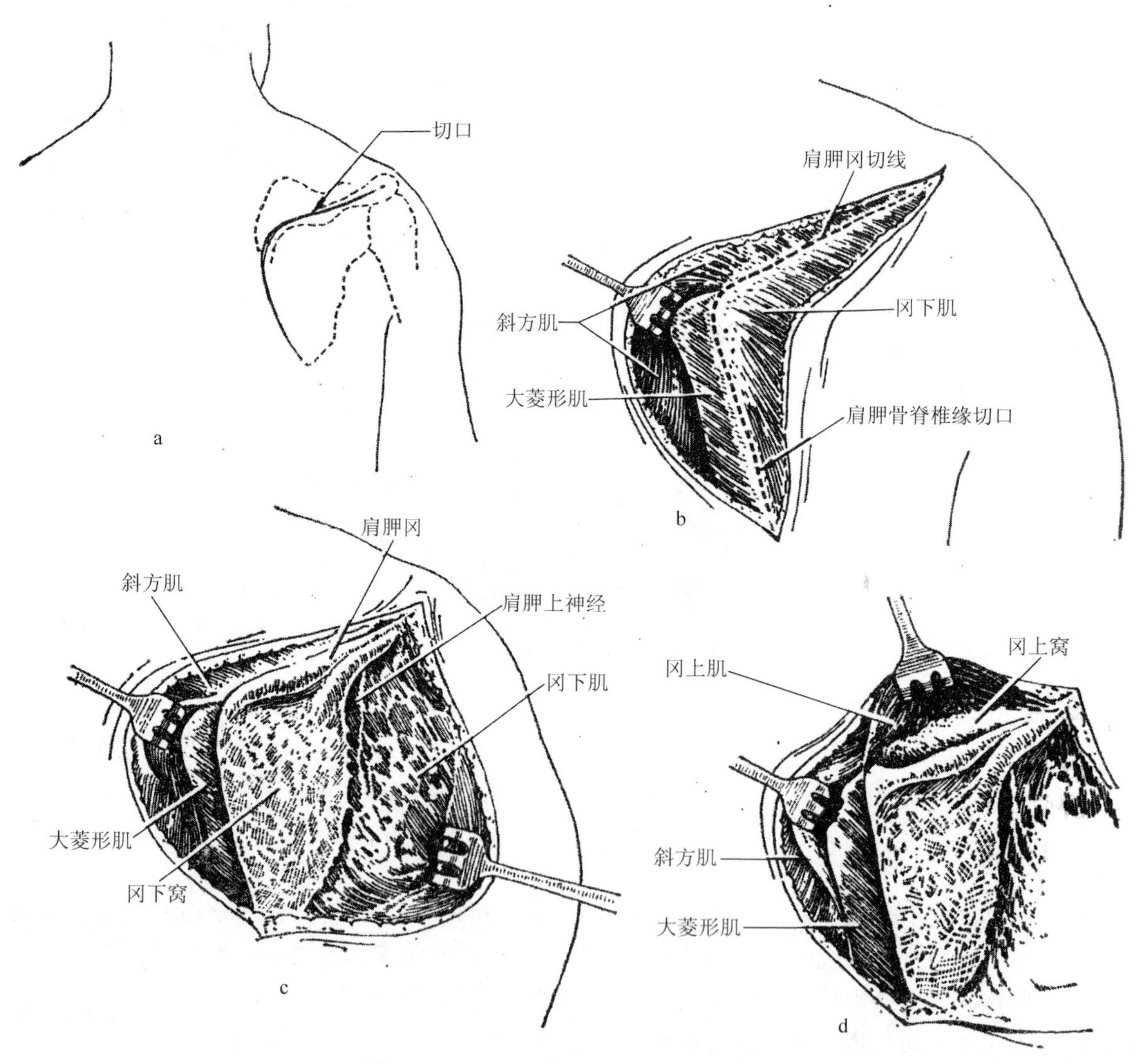

图2-2-17　肩胛骨背侧弯曲手术进路

4. 肩胛骨慢性骨髓炎死骨摘除术。

【体位】

患者俯卧位，患侧肩部前方垫一扁枕。

【麻醉】

高位持续硬脊膜外麻醉或全麻。

【手术步骤】

1. 在肩胛骨背侧面，沿肩胛冈作一弯曲形切口。以肩胛冈为标志，由肩峰开始，沿肩胛冈于肩胛骨脊柱缘弧形向下，继沿肩胛骨脊柱缘至肩胛骨下角(图 2-2-17a)。

2. 沿切口切开皮肤、皮下组织和深筋膜，并将皮瓣适当向上下游离，显露出肩胛冈、斜方肌附着部、三角肌附着部以及冈下肌附着部。再沿肩胛冈和肩胛骨脊柱缘为肩胛骨骨膜切口(图 2-2-17b)。

3. 沿切口切开骨膜，先于肩胛冈下缘和肩胛骨脊柱缘的背侧面作骨膜下锐性剥离，并将三角肌、冈下肌连同骨膜一并向下方牵开，显露出冈下窝。在剥离冈下肌时，注意勿损伤肩胛上神经和肩胛横动脉(图 2-2-17c)。

4. 沿肩胛冈上缘骨膜下锐性剥离，并将斜方肌和冈上肌连同骨膜一并向上方牵开，显露出冈上窝(图 2-2-17d)。

【说明】

该切口是显露肩胛骨的一个理想的进路，是切除肩胛骨的首选进路。手术的注意点和肩胛冈切口有很多相同之处，在剥离肩胛冈和肩胛骨脊柱缘的肌肉附着处，必须采用锐性剥离，并将骨膜剥离器从肌肉附着点与肩胛冈和肩胛骨脊柱缘成锐角外剥离，以免肌肉与骨膜撕裂。剥离肩胛骨冈下窝时要注意保护由甲状颈干分出的沿肩胛切迹冈上窝肩胛冈前方进入冈下窝的肩胛横动脉和臂丛神经束分出的肩胛上神经，以免损伤。

第七节　肩胛骨肩胛下窝手术进路

【应用解剖】

该进路临床应用较少，仅适用肩胛骨肋面(前面)的骨肿瘤切除。切口沿肩胛脊柱缘，切开皮肤与皮下组织，显露覆盖于肩胛脊柱缘的肌层——斜方肌、大菱形肌和冈下肌(图 2-2-18b)。继续沿脊柱缘切开上述肌肉或附丽处以及深面附丽肌肉——前锯肌、肩胛下肌，沿骨膜下将上述肌肉向外侧缘剥离使肩胛下窝得以显露(图 2-2-18d)。

【适应证】

1. 肩胛骨肋面良性肿瘤切除术。

2. 局限性肩胛骨肋面恶性肿瘤姑息性切除术。

【体位】

患者俯卧位，患侧肩部前方垫一扁枕。

【麻醉】

高位持续硬脊膜外麻醉或全麻。

【手术步骤】

1. 在肩胛骨脊柱缘作弧形切口。以肩胛骨脊柱缘为标志，由肩胛骨脊柱缘上端开始，沿肩胛骨脊柱缘向下，至肩胛骨下角(图 2-2-18a)。

2. 沿切口切开皮肤、皮下组织和深筋膜，并将皮瓣适当向两侧游离，显露出斜方肌附着部、大菱形肌附着部以及冈下肌附着部。再沿肩胛骨脊柱缘作切口(图 2-2-18b)。

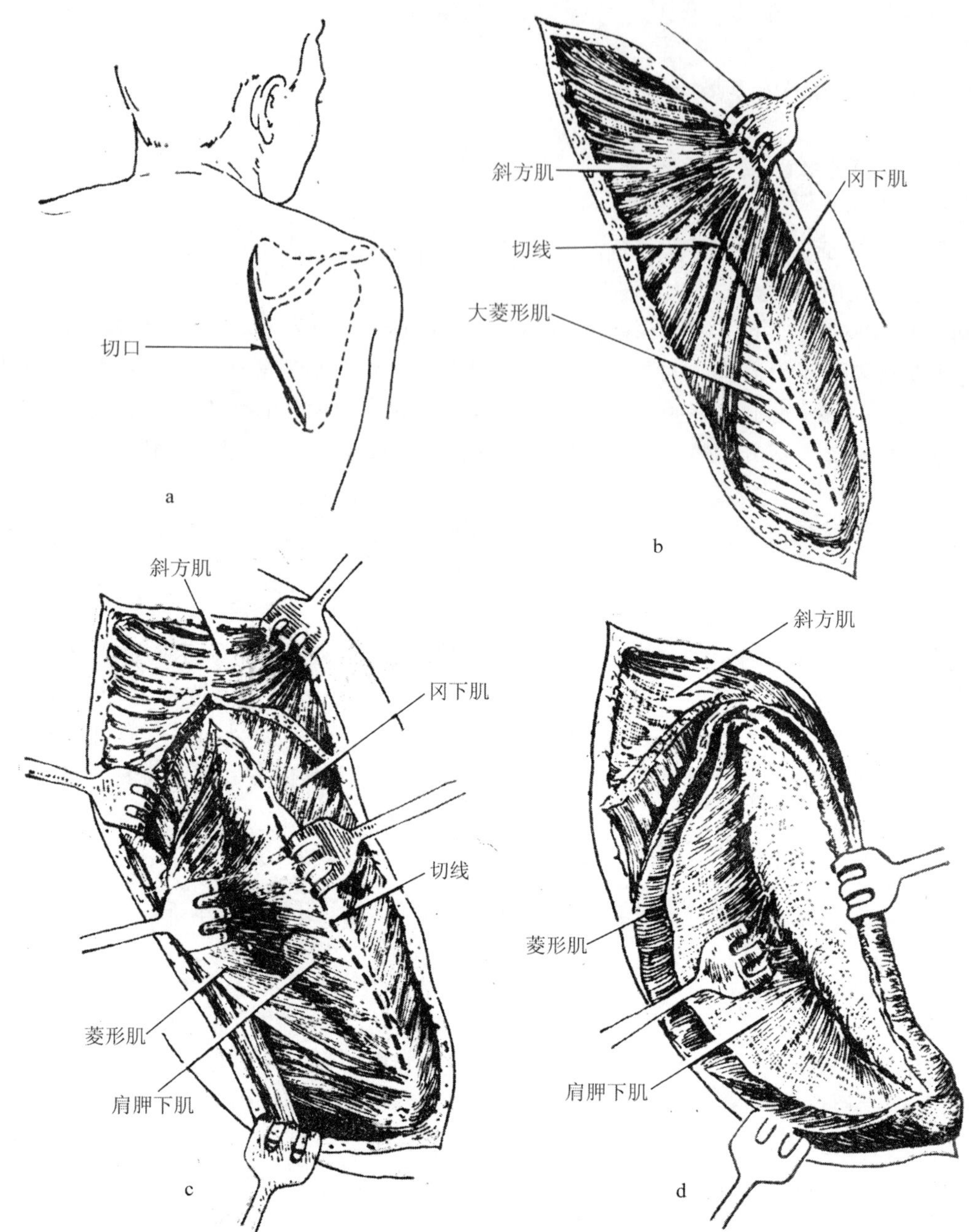

图 2-2-18　肩胛骨肩胛下窝手术进路

3. 沿切口切断斜方肌下缘和大菱形肌的附着部，作适当的分离并向内侧牵开，将肩胛骨脊柱缘向上方牵开，显露出肩胛下肌。再沿肩胛骨脊柱缘作为骨膜切口（图 2-2-18c）。

4. 沿切口切开肩胛骨脊柱缘之骨膜，于骨膜下进行剥离，将骨膜与肩胛下肌向胸壁牵开；肩胛骨脊柱缘向外上方牵开，显露出肩胛肋骨面的肩胛下窝（图 2-2-18d）。

【说明】

该切口临床应用不多，只适用于肩胛肋骨面的肿瘤。为了便于手术的显露，患者的体位要注意，特别是肘关节屈曲、上臂贴胸内收很重要，只有这样才能使肩胛骨脊柱缘得到满意显露。为显露脊柱缘，在切开皮肤后，必须沿肩胛骨脊柱缘上方切断斜方肌，术后注意原位缝合。在切断、剥离肩胛骨脊柱缘大菱形肌和肩胛下肌附着处时必须用锐性剥离，骨膜剥离器必须沿肌肉附着点与肩胛骨脊柱缘成锐角剥离，以免撕裂肌肉。在处理肩胛骨肋面时，采用骨膜下剥离，这样可以保护在菱形肌群的脊柱缘附着点内侧的肩胛背神经和肩胛上动脉的下伸支，以免损伤，并用干纱布填塞止血，可减少出血。

第八节　肩胛骨冈上窝、冈下窝和肩胛下窝手术进路

【应用解剖】

该进路特点是，用较小的手术切口即能显露肩胛骨的冈上窝、冈下窝和肩胛下窝。采用肩胛骨的脊柱缘的皮肤切线显露肩胛骨的脊柱缘所覆盖的浅层肌肉——斜方肌、大菱形肌、冈下肌（图 2－2－19b）。按切口的位置切开斜方肌和附丽于脊柱缘的菱形肌、冈下肌，使附丽冈上窝、冈下窝和肩胛下窝的冈上肌、冈下肌及肩胛下肌得以显露（图 2－2－19c）。切开上述肌肉在脊柱缘和肩胛冈的附丽处于骨膜下剥离则冈上窝、冈下窝和肩胛下窝得以显露（图 2－2－19d）。

【适应证】

1. 肩胛骨肿瘤切除术。
2. 肩胛骨骨折开放复位内固定术。
3. 肩胛骨慢性骨髓炎死骨摘除术。
4. 先天性高位肩胛畸形矫形术。

【体位】

患者俯卧位，患侧肩部前方垫一扁枕。

【麻醉】

高位持续硬脊膜外麻醉或全麻。

【手术步骤】

1. 在肩胛骨背侧面，沿肩胛骨脊柱缘作一纵形切口。从肩胛骨上角起，沿肩胛骨脊柱缘到肩胛骨下角止（图 2－2－19a）。

2. 沿切口切开皮肤、皮下组织和深筋膜，并将皮瓣适当向两侧游离，显露出斜方肌附着部、冈下肌附着部、大菱形肌附着部和肩胛骨脊柱缘的下段和肩胛骨下角，并沿肩胛骨脊柱缘切断斜方肌。再沿肩胛骨脊柱缘作切线（图 2－2－19b）。

3. 沿切线切断菱形肌附着部，作适当分离，显露出肩胛下肌附着部。再沿肩胛骨脊柱缘、肩胛冈作肩胛下肌附着部切线、冈下肌附着部切线和冈上肌附着部切线（图 2－2－19c）。

4. 沿冈上肌附着部切线切开肩胛骨冈上缘和肩胛骨脊柱缘上段的骨膜，于骨膜下进行剥离，并将骨膜与冈上肌向外上牵开；沿冈下肌附着部切线切开肩胛冈下缘和肩胛骨脊柱缘的下段骨膜，于骨膜下进行剥离，并将骨膜与冈下肌向外下方牵开。在剥离冈上肌和冈下肌时，注意勿损伤由肩胛切迹经冈上窝外侧和肩胛冈外侧前方进入冈下窝支配冈上肌和冈下肌的肩胛横动脉和肩胛上神经。最后沿肩胛下肌附着部切线切开肩胛骨脊柱缘的骨膜，于骨膜下进行剥离，将骨膜与肩胛下肌向胸壁牵开、肩胛骨脊柱缘向外上牵开，这样肩胛骨的冈上窝、冈下窝和肩胛下窝都得到显露（图 2－2－19d）。

【说明】

该切口是显露全肩胛骨的切口，适用于肩胛骨大部被肿瘤侵犯或肩胛骨广泛骨折的手术。为了便于手术中肩胛骨的暴露，患者的体位需要肘关节屈曲，上臂内收贴胸，这样肩胛骨脊柱缘能充分显露，有利于手术进行。在显露冈上窝和冈下窝时，注意保护肩胛横动脉和肩胛上神经，以免损伤。

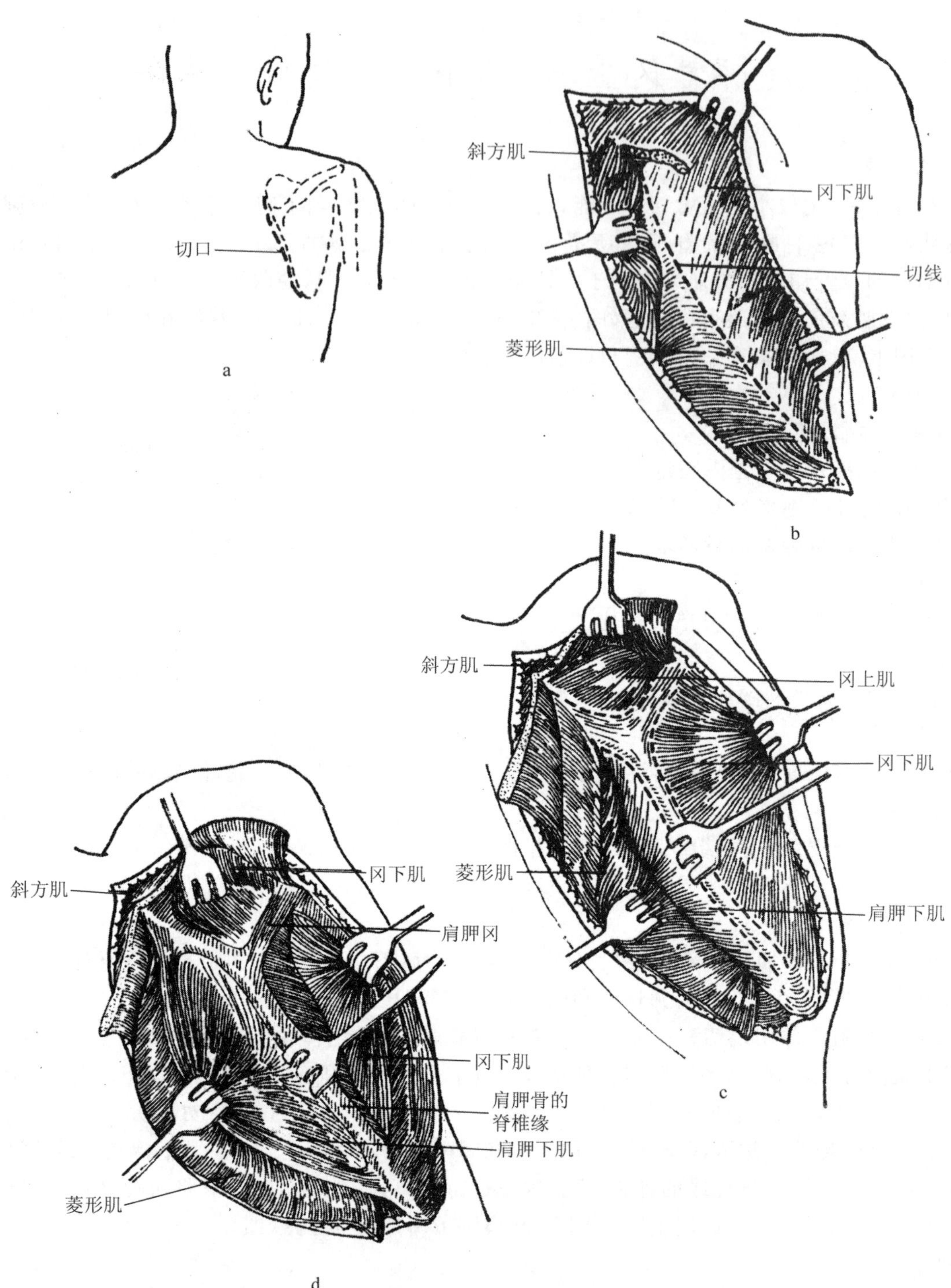

图 2-2-19　肩胛骨冈上窝、冈下窝和肩胛下窝手术进路

第九节　肩胛骨腋窝缘下半手术进路

【应用解剖】

该进路其切口的定位以术者触诊到的肩胛骨下角和腋窝缘(外侧缘)的下半为切口线,切开皮肤和筋膜后解剖出腋缘内侧冈下肌和外侧大圆肌和小圆肌(图 2-2-7),在冈下肌与大圆肌肩胛骨腋缘的附丽处切开,紧贴骨膜下向两侧剥离,肩胛骨腋缘下半即得以显露(图 2-2-20c)。

【适应证】

1. 肩胛骨腋窝缘下部肿瘤切除术。
2. 肩胛骨腋窝缘下部慢性骨髓炎死骨摘除术。

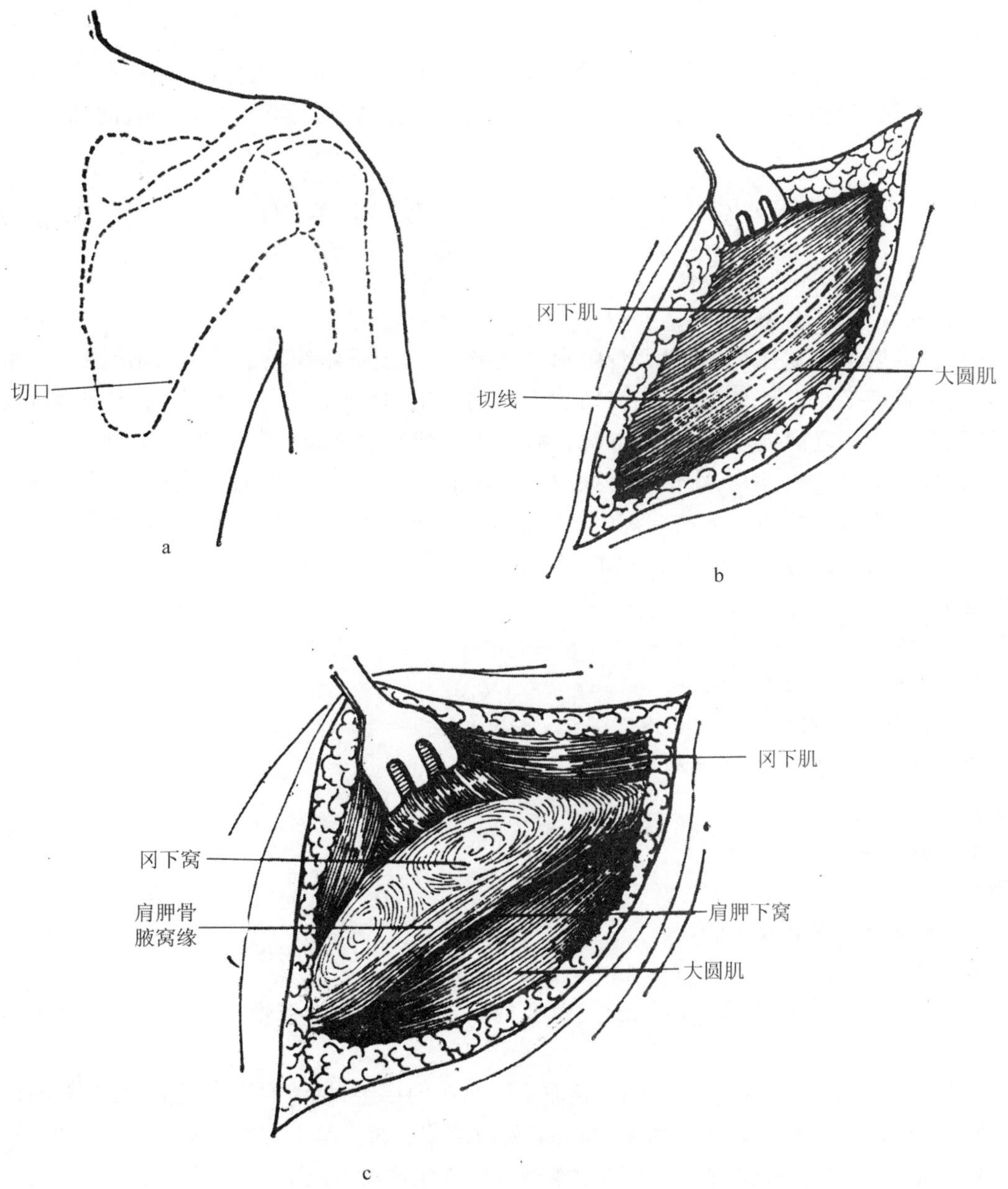

图 2-2-20　肩胛骨腋窝缘下半手术进路

【体位】

患者侧卧位，患侧在上。

【麻醉】

高位持续硬脊膜外麻醉。

【手术步骤】

1. 于肩胛骨腋窝缘作斜形切口。由肩胛骨下角开始，沿肩胛骨的腋窝缘，在冈下肌和大圆肌之间向上延长到腋窝缘的中点稍上(图 2－2－20a)。

2. 沿切口切开皮肤、皮下组织和深筋膜，并将皮瓣适当向两侧游离，显露出冈下肌附着部和大圆肌附着部，再沿冈下肌与大圆肌之间作切线(图 2－2－20b)。

3. 沿切线切开肩胛骨腋窝缘骨膜，先在肩胛骨腋窝缘背侧作骨膜锐性剥离，并将冈下肌连同骨膜向肩胛骨背侧牵开，再于肩胛骨腋窝缘腹侧作骨膜下锐性剥离，并将大圆肌和肩胛下肌向肩胛骨腹侧牵开，则肩胛骨腋窝缘下部和肩胛下角得以充分显露(图 2－2－20c)。

【说明】

采用触诊辨认肩胛骨下角和肩胛骨腋窝缘，有利于该切口的定位。剥离冈下肌时，注意保护行走在肩胛颈后方、冈下肌深面的肩胛横动脉和肩胛上神经，以免损伤造成冈下肌与大圆肌的麻痹。

第十节　肩胛骨腋窝缘后上半及肩关节下方手术进路

【应用解剖】

该进路局部的解剖较复杂，切开肩胛骨腋窝缘上半皮肤、皮下组织及筋膜，解剖出浅层三角肌后缘、冈下肌外缘及大圆肌后(图 2－2－7)，将三角后缘牵向外上，将冈下肌外缘牵向内上，小圆肌被显于切口。于小圆肌和冈下肌之间钝性分离并牵向两侧，位于肩胛骨切迹部肩胛横动脉、肩胛上神经以及位于小圆肌深面即肱三头肌长头外缘、肱骨外科颈内侧大圆肌上缘(四边间隙)的腋神经和旋肩胛动脉都可显露在该切口的深面(图 2－2－5)。在保护好上述的神经血管前提下切开肩胛骨腋窝缘上半骨膜和肩关节囊的下方，使其得以显露(图 2－2－21d)。

【适应证】

1. 肩关节固定术。
2. 肩关节囊内下方游离体摘除术。
3. 肩胛骨腋窝缘上部骨肿瘤切除术。
4. 肩胛骨慢性骨髓炎死骨摘除术。

【体位】

患者侧卧位，患侧在上。

【麻醉】

高位持续硬脊膜外麻醉或全麻。

【手术步骤】

1. 于肩胛骨的腋窝缘作斜形切口。于三角肌的后缘开始，沿肩胛骨的腋窝缘向下至适当的位置(图 2－2－21a)。

2. 沿切口切开皮肤、皮下组织和深筋膜，显露出三角肌的后缘，摸清肩胛骨的腋窝缘，辨明冈下肌、小圆肌和大圆肌的间隙，并将两肌适当分离牵向两侧，使肩胛骨的腋窝缘上部得以显露(图 2－2－21b)。

3. 沿肩胛骨腋窝缘切开骨膜，先在肩胛骨背侧骨膜下作锐性剥离，掀起冈下肌，并将其向内上方牵开，显露出部分冈下窝和肩关节囊后壁。再于肩胛骨腋窝缘腹侧游离小圆肌，并将其向下方牵开，使肩胛骨的盂下

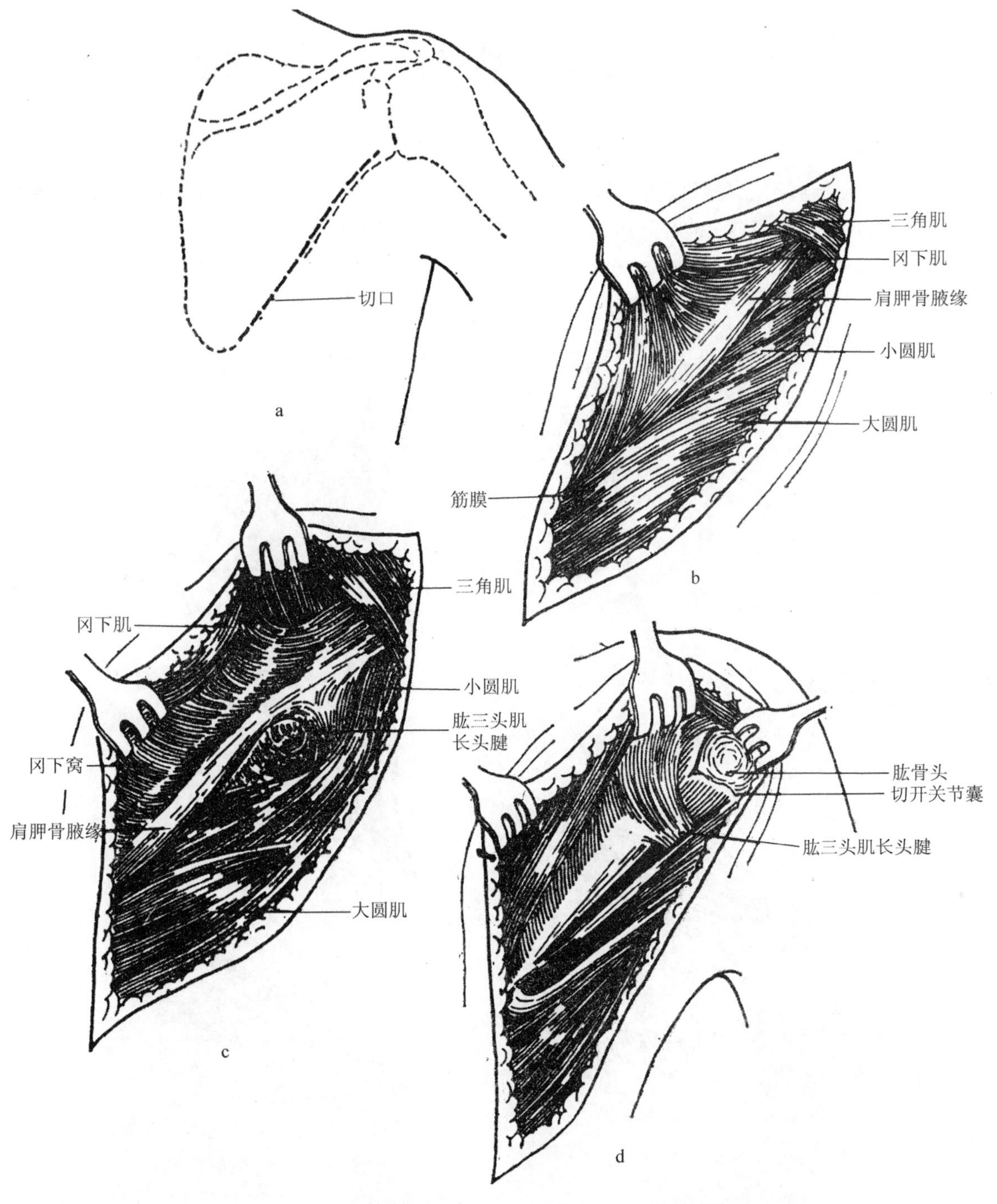

图 2-2-21　肩胛骨腋窝缘上半和肩关节下方手术进路

粗隆上的肱三头肌腱长头的起点得以显露。再于肩关节囊后壁作肩关节囊的切缘(图 2-2-21c)。

4. 将三角肌向外上方牵开,充分显露肩关节囊的后壁,沿切缘切开肩关节囊的后壁,使肱骨头得以显露(图 2-2-21d)。

【说明】

在这一范围内肩胛横动脉和肩胛上神经走在冈下肌的深面,腋神经和旋肩胛动脉走在小圆肌的外缘和肱二头肌长头深面,因此在该切口线上没有重要的血管和神经,故手术比较安全。但在向两侧分离时必须在骨膜下,以免损伤上述两组血管和神经。

第十一节　肱骨外科颈前内侧手术进路

【应用解剖】

肱骨外科颈位于肩部三角肌区内。该手术进路是临床上较常用的手术进路，其切口沿三角肌前缘切开皮肤、皮下组织及筋膜，解剖出三角肌前缘头静脉与胸大肌外缘(图 2-2-3)。将三角肌牵向外侧，头静脉与胸大肌牵向内侧，则肱骨外科颈及前方的旋肱前动脉内侧的肱二头肌，喙突韧带显露在深面(图 2-2-22d)。

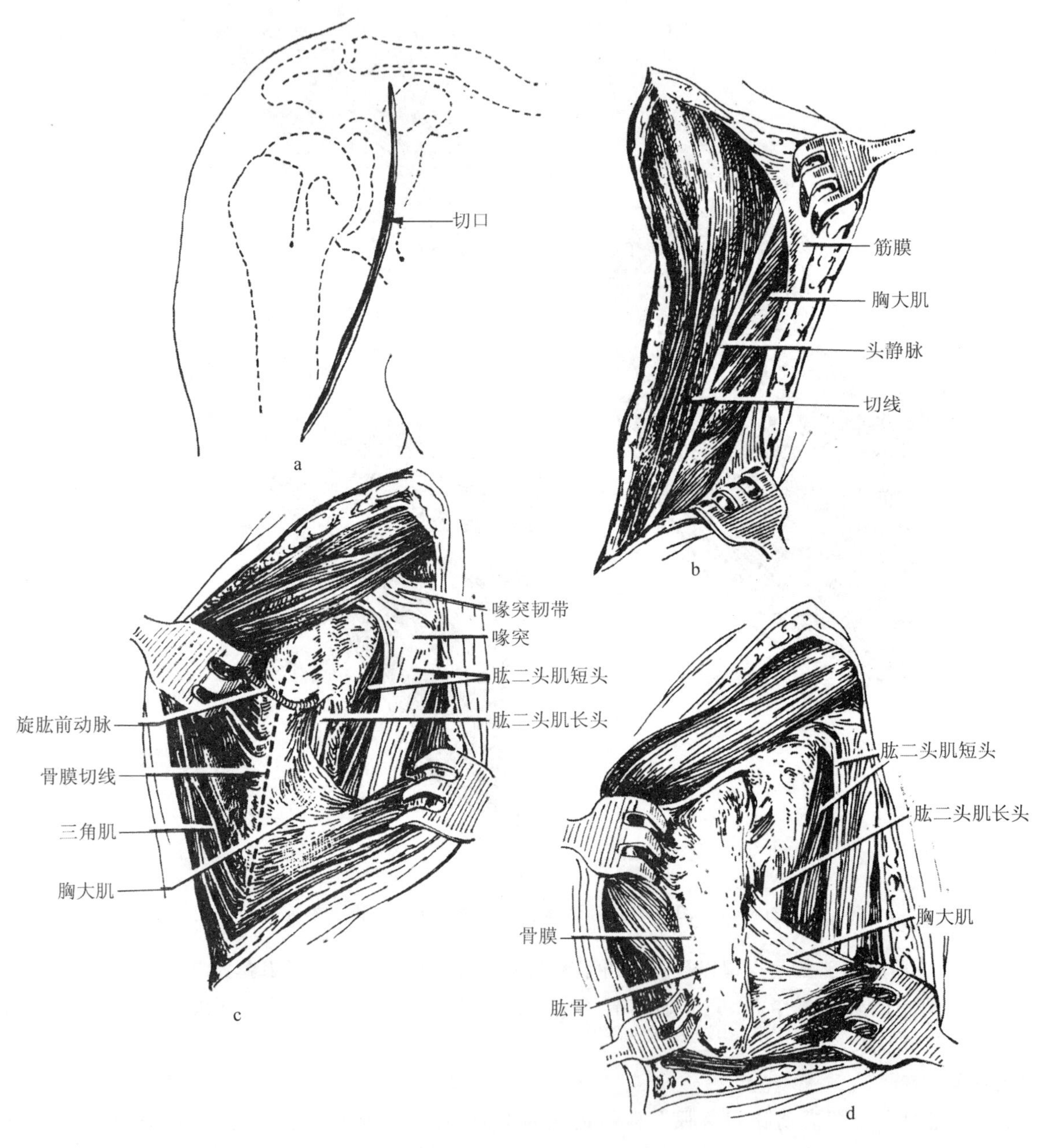

图 2-2-22　肱骨外科颈前内侧手术进路

【适应证】

1. 肱骨外科颈骨折切开复位内固定术。

2. 肱骨外科颈骨折不愈合或畸形愈合的手术。

3. 肱骨外科颈肿瘤切除术。

4. 肱骨外科颈恶性肿瘤大块切除术。

5. 肱骨外科颈慢性骨髓炎死骨摘除术。

【体位】

患者平卧于手术台上，患侧肩部后方垫一扁枕。

【麻醉】

高位持续硬脊膜外麻醉或全麻。

【手术步骤】

1. 于肩关节内作一弧形切口。以喙突为标志，向外上延长至肩锁关节，向下沿三角肌前缘至该肌前缘中下 1/3 交界处(图 2-2-22a)。

2. 沿切口切开皮肤、皮下组织和深筋膜，并将皮瓣适当向两侧游离牵开，显露出三角肌与胸大肌联合处的头静脉，于三角肌前缘外侧 0.5cm 处顺肌纤维方向作为分开三角肌的切口(图 2-2-22b)。

3. 沿三角肌切口，分开三角肌，保留一狭条三角肌纤维与头静脉，这样可以避免在三角肌与胸大肌间隙分离时损伤头静脉，但需注意三角肌阔度不宜超过 0.5cm，因该部分肌纤维已失去神经支配，日后势必发生萎缩和纤维化。将三角肌向外侧牵开；残留的三角肌、头静脉和胸大肌向内侧牵开，显露出肱骨外科颈和覆盖在肱二头肌长头前方并附着结节间沟的胸大肌腱的远侧部分和肱二头肌长头，后将上臂内旋，于肱二头肌长头外侧 1cm 处，作纵行肱骨外科颈骨膜切口(图 2-2-22c)。

4. 沿骨膜切口切开肱骨外科颈外侧骨膜，注意勿损伤旋肱前动脉，后于骨膜下向两侧剥离，如需显露外科颈整个周径，必须严格执行骨膜下剥离，这样可以避免损伤穿过腋窝外间隙行走于肱骨外科颈后方的腋神经和旋肱后动脉(图 2-2-22d)。

【说明】

此进路临床上较常用。手术中必须注意在头静脉外侧保留一条长 0.5cm 的三角肌纤维，并与头静脉一同牵向内侧，这样可避免在分离过程中损伤头静脉。在显露胸大肌腱的远侧部分时，胸肩峰动脉的三角肌分支位置，正在胸大肌腱的上缘，横贯手术野，应予结扎。在显露肱骨外科颈时必须充分内旋，于肱二头肌长头外侧 1cm 处切开骨膜。在作骨膜切口时，注意旋肱前动脉正经过肱骨颈部的下方，必要时将其结扎。切开骨膜时紧贴外科颈作骨膜下剥离，这样可避免损伤肱骨外科颈周围的组织，特别是腋神经和旋肱后动脉。

第十二节　胸锁关节手术进路

【应用解剖】

胸锁关节系微动关节，临床应用很少。以关节为中心作手术切口，切开皮肤、皮下组织和筋膜，适当游离后即能显露附丽于锁骨内侧与胸骨柄处上缘的胸锁乳突肌的胸骨头和锁骨头以及下缘的胸大肌(图 2-2-23b)，于上下缘附丽处交界处平行切开关节囊和骨膜，适当游离即能显露胸锁关节(图 2-2-23c)。

【适应证】

1. 胸锁关节外伤性脱位切开复位内固定术。

2. 胸锁关节结核病灶清除术。

3. 锁骨胸骨端良性肿瘤切除术。

【体位】

患者平卧于手术台上。

【麻醉】

局部麻醉或高位持续硬脊膜外麻醉。

【手术步骤】

1. 在胸锁关节前作一于锁骨平行之弧形切口，以胸锁关节做标志，向外延锁骨延长约 3～4cm，向内延胸骨柄延长约 2～3cm（图 2-2-23a）。

2. 沿切口切开皮肤、皮下组织，并将皮瓣适当向上下分离，再切开深筋膜，因该处无肌肉覆盖，故深筋膜切开后即显露胸锁关节囊，按切口的位置作为胸锁关节囊的切口（图 2-2-23b）。

3. 沿胸锁关节的切口，切开关节囊，用拉钩向上下牵开，显露锁骨的胸骨头与胸骨的锁骨切迹（图 2-2-23c）。

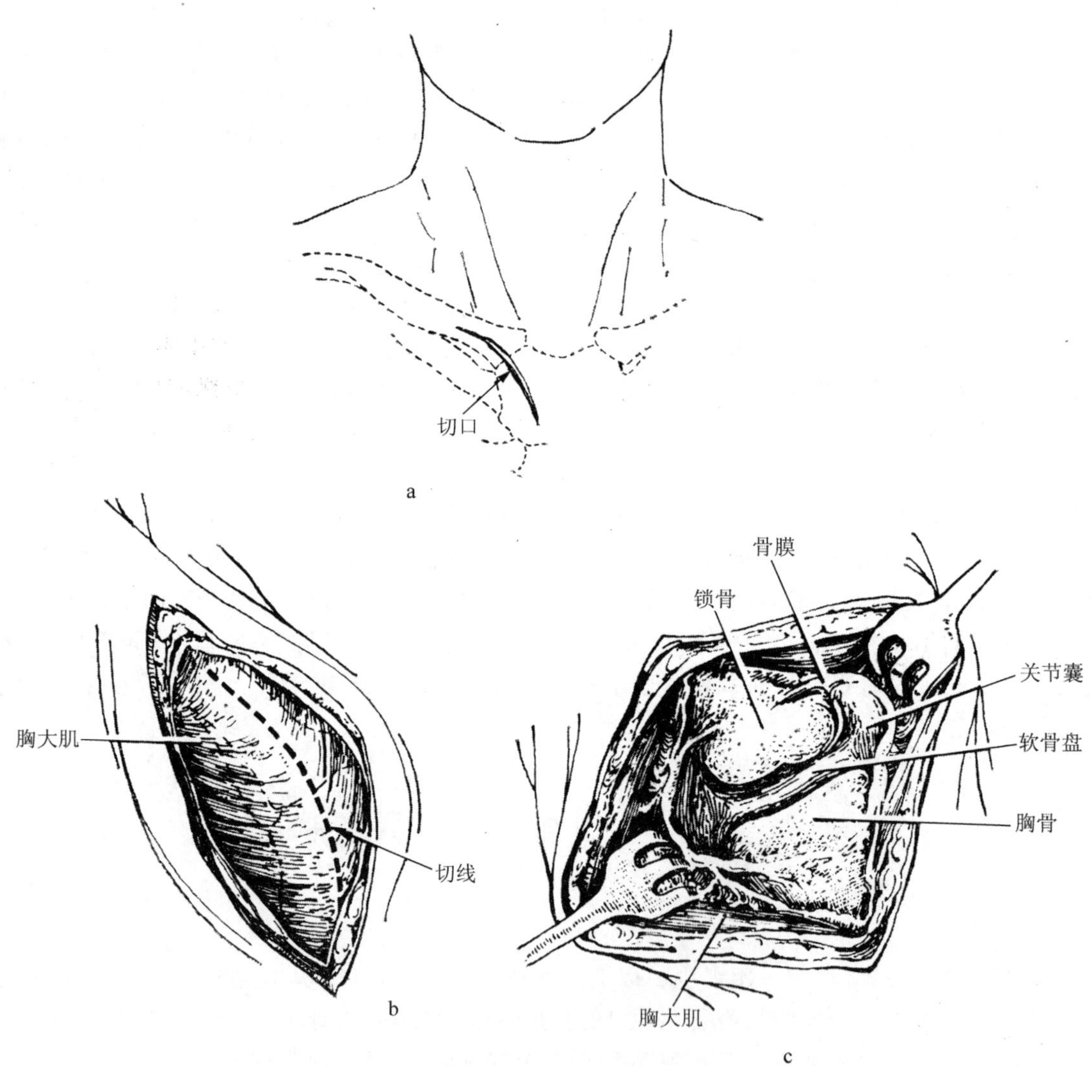

图 2-2-23　胸锁关节手术进路

【说明】

该切口临床上应用不多，因胸锁关节为一微动关节，外伤性脱位和病变发生率较低。如需胸锁关节手术，则该切口是唯一的手术进路。

手术中必须注意皮肤切口与胸锁关节囊的切口不可在一条线上。

第十三节　肩锁关节手术进路

【应用解剖】

该进路系采用肩胛冈和锁骨远端以肩锁关节为中心作一弧形切口，切开皮肤与皮下组织和筋膜，解剖出附丽于该处的斜方肌和三角肌（图 2－2－24b）。以肩锁关节为中心，在上述两组肌肉的附丽交界处切开关节囊和骨膜，适当剥离则肩锁关节得以显露（图 2－2－24c）。

【适应证】

1. 肩锁关节外伤性脱位切开复位内固定术。
2. 陈旧性肩锁关节脱位开放复位及喙锁韧带修复内固定术。
3. 锁骨肩峰端良性肿瘤切除术。

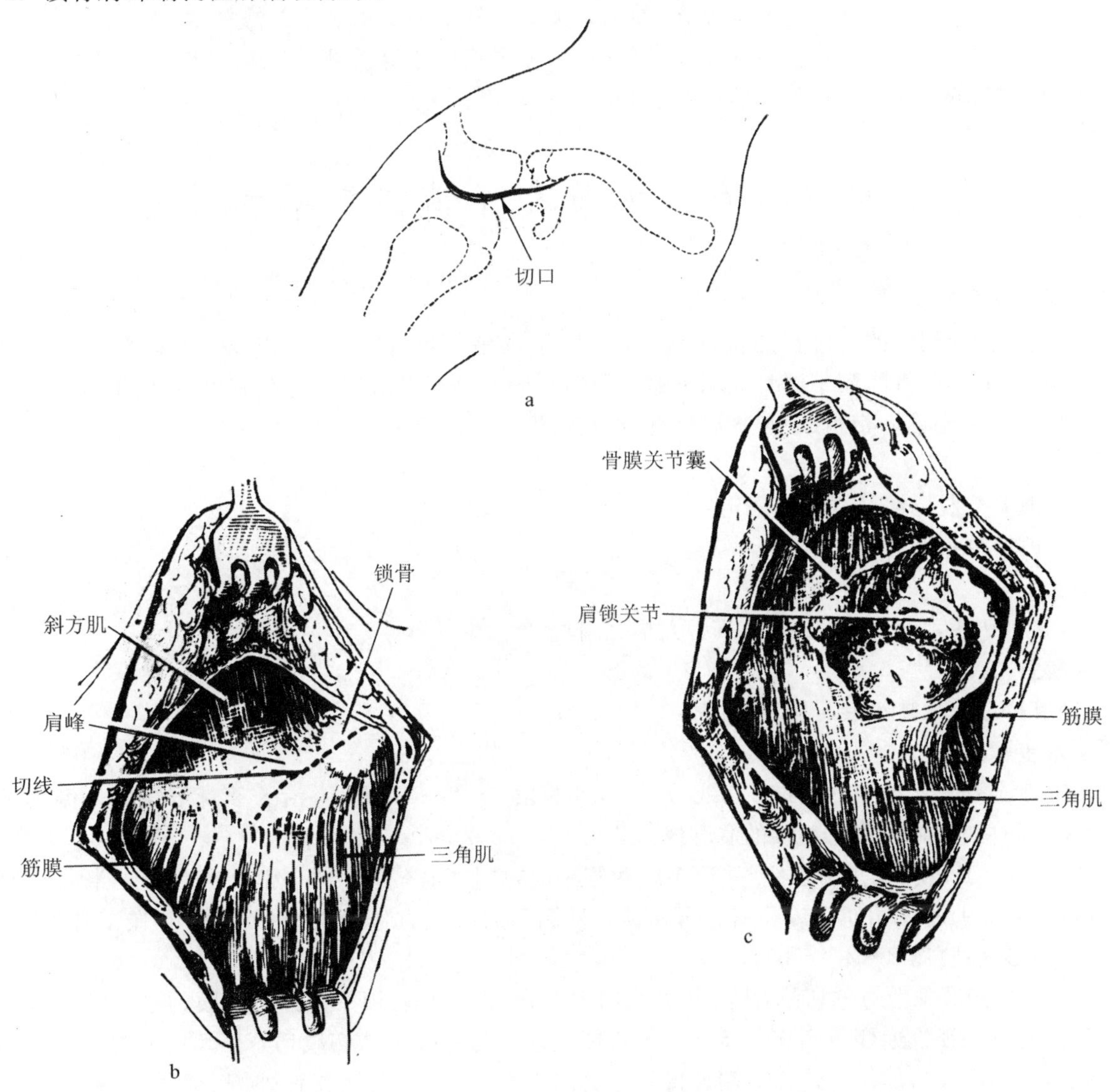

图 2－2－24　肩锁关节手术进路

4. 锁骨肩峰慢性感染的手术。

【体位】

患者平卧于手术台上，患侧肩部后方垫一扁枕。

【麻醉】

局部麻醉或高位持续硬脊膜外麻醉。

【手术步骤】

1. 在肩锁关节前下缘作一弧形切口，以肩锁关节下缘为标志向外沿肩峰下缘向后延长约4cm，向内沿锁骨肩峰端下缘延长约3cm(图2-2-24a)。

2. 沿切口切开皮肤、皮下组织，并将皮瓣适当向上下分离，后按切口位置切开深筋膜，用拉钩向上下牵开，显露肩锁关节囊的前方，按皮肤切口的位置作锁骨的远侧骨膜、肩锁关节囊和肩峰骨膜的切口(图2-2-24b)。

3. 沿切口横行切开关节囊，将其向上下牵开，显露肩峰、肩锁关节和锁骨的远侧(图2-2-24c)。

【说明】

该切口系Roberis切口，可直接显露肩峰、肩锁关节和锁骨远侧，必要时将斜方肌向上剥离，三角肌向下剥离，使肩峰、锁骨外侧得到充分显露，便于肩锁关节复位和喙锁韧带的修补术。

手术中应注意剥离三角肌和胸大肌联合处时，不可损伤由上臂外侧沿三角肌与胸大肌联合处进入锁骨下静脉的头静脉。一旦损伤，其近侧端回缩，不易止血。

第十四节　肩锁关节和喙锁韧带手术进路

【应用解剖】

该进路的浅层切口的应用解剖和肩锁关节手术基本是一致(图2-2-25b)，但深层切口采用在切开肩锁关节囊的同时将附丽于锁骨远端下缘三角肌从附丽处紧贴骨膜下完全剥离，牵向下方，使喙锁韧带(由菱形韧带和圆锥韧带组成)和喙肩峰韧带显露(图2-2-25c)。

【适应证】

1. 肩锁关节脱位切开复位内固定术。

2. 喙锁韧带损伤的修复术。

【体位】

患者平卧于手术台上，患侧肩关节后方垫一扁枕。

【麻醉】

局部麻醉或高位持续硬脊膜外麻醉。

【手术步骤】

1. 在肩锁关节前方作一弯曲形切线，从锁骨外侧段7～8cm处开始，沿着锁骨下缘向外侧延长，绕过肩锁关节和肩峰，到达和它相接的肩胛冈为止(图2-2-25a)。

2. 沿切口切开皮肤、皮下组织，并适当向两侧游离，后切开深筋膜，在骨膜下作广泛的潜行剥离，使锁骨、肩峰、斜方肌和三角肌得以显露。再在锁骨外侧和肩峰上方作一直线形切线，并在锁骨外侧和肩峰下缘作弧形切线(图2-2-25b)。

3. 沿锁骨和肩峰上方的切线，先将斜方肌向上牵开，再切开肩锁关节囊和骨膜，并在骨膜下进行锐性剥离，使肩峰和锁骨远侧得到充分显露。再将锁骨远侧与肩峰下缘切线切开三角肌的附着部，并将它向下翻开，直到喙突的部位。这样一端连接着喙突的上面，另一端连接锁骨外侧深面的喙锁韧带，以及一端连接喙突的上面，一端连接肩峰的喙肩韧带(图2-2-25c)。

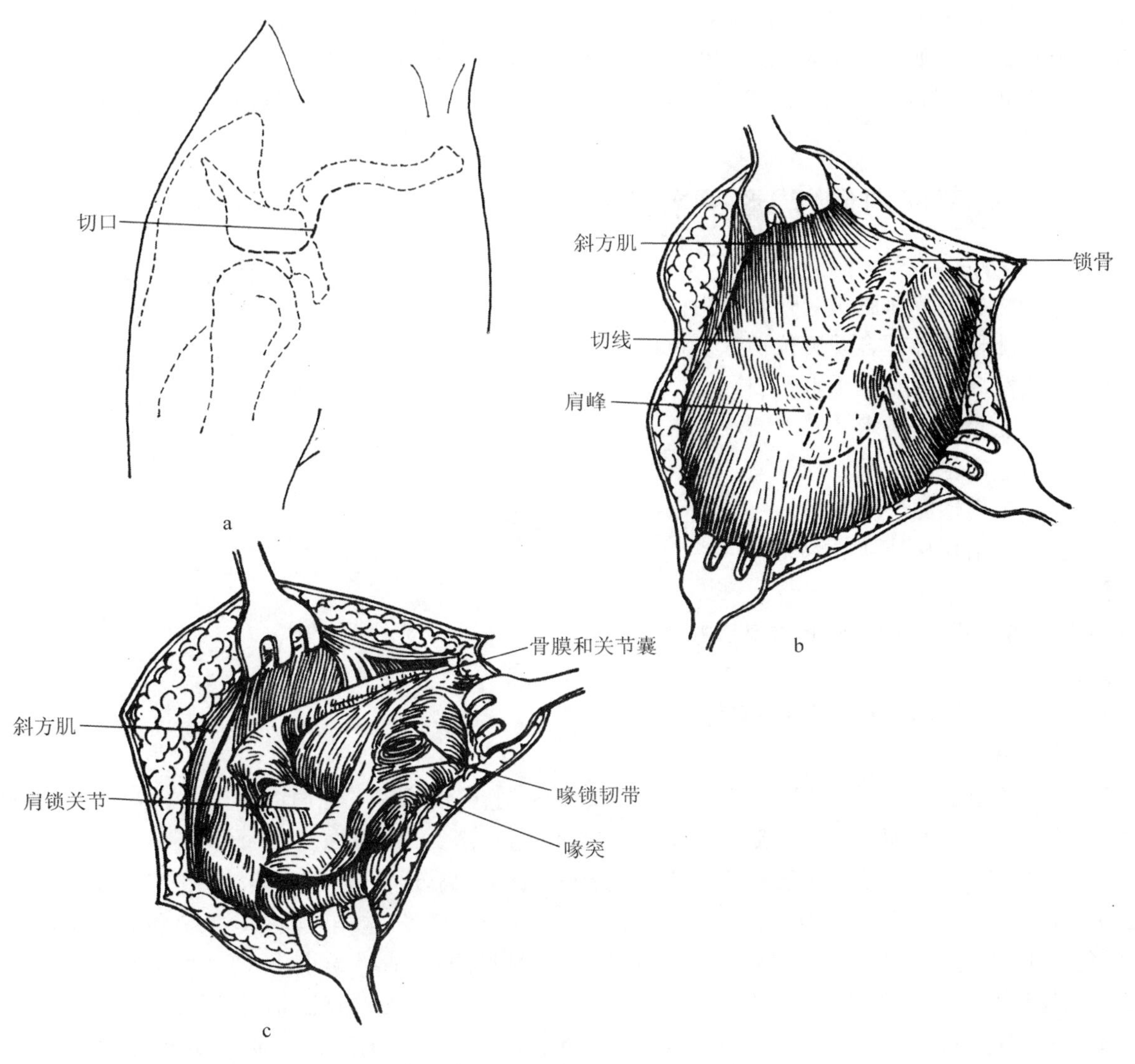

图 2-2-25　肩锁关节和喙锁韧带手术进路

【说明】

该切口系 Cabins 切口，因能充分显露肩胛、锁骨远侧、喙突、喙锁韧带和喙肩韧带，故能作肩锁关节脱位的切开复位，并同时喙锁韧带和喙肩韧带的修补。

手术中应注意在切开皮肤后，在作三角肌附着部切断并向下翻时，因需将三角肌与胸大肌的联合部分开向下翻，故需保护沿三角肌与胸大肌联合部进入锁骨下静脉的头静脉，一旦损伤其近侧端回缩，不易止血。

第十五节　肩关节前内侧手术进路

【应用解剖】

肩关节前内侧手术进路由于皮肤的切口形式和深层手术步骤不需较多的进路方法，本文介绍三种形式：① “7”形切口；② 弧形切口Ⅰ；③ 弧形切口Ⅱ。其局部胸部解剖是一致的，在切开皮肤皮下组织和筋膜后解剖出外侧的三角肌前缘和锁骨附丽部，内侧胸大肌外缘和锁骨附丽部以及两侧之间头静脉

(图 2-2-3),沿三角肌前缘与头静之间向深部解剖,显露出肱骨外科颈,及其前方肱二头肌短头、喙肱肌以及位于肱骨外外科颈前面旋肱前动脉(图 2-2-26c), 根据所选择的切口的要求"7"形切口或弧形切口Ⅱ,则将肱二头肌短头和喙肱肌附丽处的喙突用骨凿切断翻向下方,再切开肩胛下肌的腱部和关节囊,则肩关节前方得以显露(图 2-2-26d),也可按弧形切口Ⅰ,在肱二头肌短头外侧纵形切开关节囊(图 2-2-27d)。

一、肩关节前内侧"7"形手术进路

【适应证】

1. 外伤性肩关节前脱位切开复位内固定术。
2. 肱骨外科颈骨折合并脱位切开复位内固定术。
3. 习惯性肩关节脱位手术。
4. 人工肱骨头置换术。
5. 肩关节固定术。
6. 肱骨头良性肿瘤切除术。
7. 肩关节结核病灶清除术。

【体位】

患者平卧于手术台上,患侧肩部后方垫一扁枕。

【麻醉】

全身麻醉或高位持续硬脊膜外麻醉。

【手术步骤】

1. 于肩关节前内侧作一"7"形切线,以肩锁关节为起点,沿锁骨下缘向内侧延伸到三角肌附着部的前缘,后弯向下沿三角肌前缘至该肌的中下 1/3 交界处止(图 2-2-26a)。

2. 沿切线切开皮肤、皮下组织和深筋膜,并适当向两侧分离,向两侧牵开,显露出三角肌与胸大肌联合部的头静脉及三角肌的锁骨附着部,于三角肌前 0.5cm 分开三角肌,这样可以有一条三角肌纤维保护头静脉,以免损伤,再将三角肌在锁骨附着处下 1cm 处向外横行切断至肩峰为止,并向外侧牵开。使肱二头肌短头与喙肱肌喙突得以显露。切开喙突上的骨膜,于距基底部 1cm 处作凿断切线(图 2-2-26b)。

3. 用切骨刀斜形凿断喙突,将凿断的喙突连同附着于喙突上的肱二头肌短头和喙肱肌向远侧翻转,使向前外止于肱骨小结节的肩胛下肌及附着部以及位于下方的旋肱前动脉分支得以显露。将上肢充分外旋,使肩胛下肱腱得以充分显露,于肩胛下肌腱部作纵形切线(图 2-2-26c)。

4. 充分游离肩胛下肌腱,并将肩胛下肌腱与深面的肩关节囊前壁作分离,与肩胛下肌腱靠近肱骨小结节处按切线切断,并用组织钳将其牵向内侧,使肩关节囊得以显露。再于肩关节囊前方作纵行切线(图 2-2-26d)。

5. 沿肩关节囊的切线,切开关节囊的前壁,并用两把组织钳将关节囊壁向两侧牵开,使肩关节腔充分显露(图 2-2-26e)。

【说明】

该切口系 James E Thompson 和 Henry 切口,将三角肌前缘向外侧翻转,并凿断喙突向下翻转,切断肩胛下肌腱,再切开肩关节囊,因此肩关节显露很充分,使肩关节的手术完全能在直视下进行,因此适用于肩关节多种疾病的手术。但由于该切口要切断三角肌、凿断喙突、切断肩胛下肌腱,因此手术创伤较大,特别是不能充分显露肩关节后方的病变,故不能代替肩关节其他的手术进路。

手术中除注意保护头静脉外,在切断肩胛下肌腱时,要看清下缘的旋肱前动脉分支,给予保护,免于损伤。术后要特别注意原位缝合喙突、肩胛下肌腱和三角肌附着部。

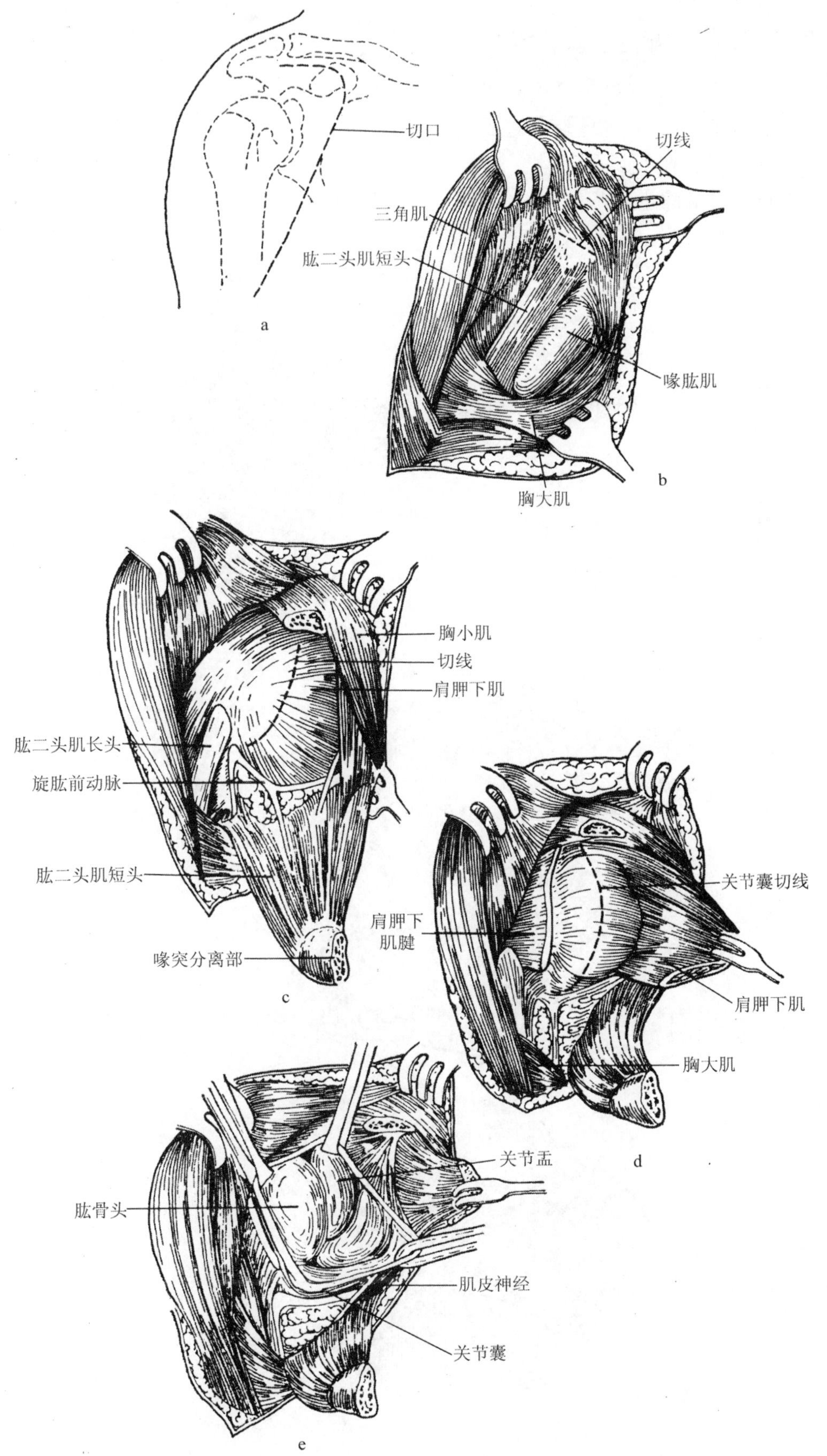

图 2-2-26　肩关节前内侧“7”形手术进路

二、肩关节前内侧弧形手术进路(Ⅰ)

【适应证】

1. 肩关节固定手术。
2. 肩关节活组织检查。
3. 肩关节内异物摘除术。
4. 肩关节粘连松解术。

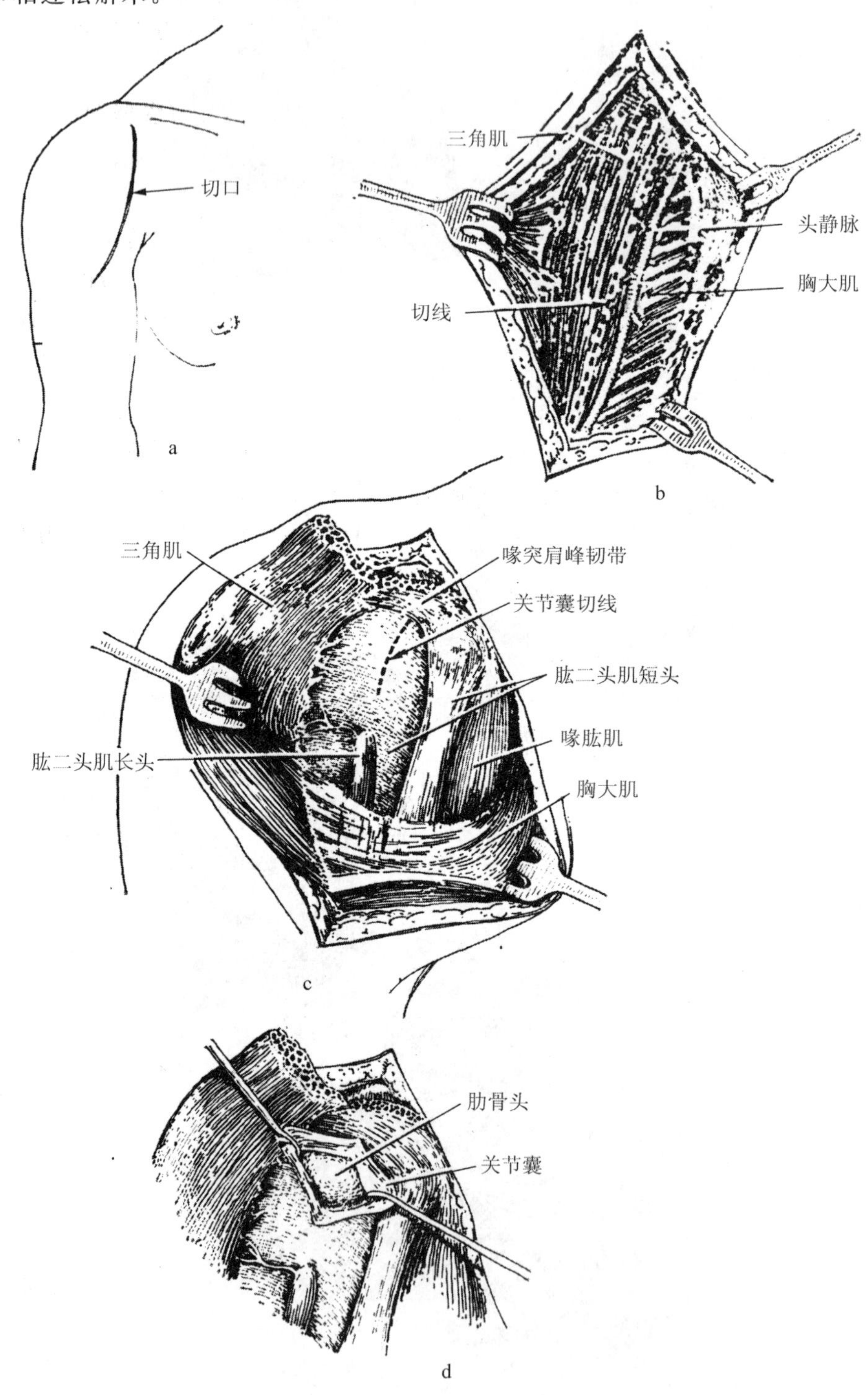

图 2-2-27　肩关节前内侧弧形手术进路(Ⅰ)

【体位】

患者平卧于手术台上，患侧肩部后方垫一扁枕。

【麻醉】

高位持续硬脊膜外麻醉或全麻。

【手术步骤】

1. 于肩关节前内侧作一弧形切口，以喙突为标志，向外上延长至肩锁关节，向下沿三角肌前缘至此肌前缘中下 1/3 交界处(图 2-2-27a)。

2. 沿切口切开皮肤、皮下组织和深筋膜，将皮瓣适当向两侧游离，并向两侧牵开，显露三角肌与胸大肌联合处的头静脉及三角肌的锁骨附着部，于三角肌前缘外侧 0.5cm 沿肌纤维方向作为分开三角肌的切口(图 2-2-27b)。

3. 沿三角肌切口分开三角肌，保留一狭条三角肌纤维与头静脉一并向内侧牵开。这样可以避免在三角肌与胸大肌间隙深入解剖时损伤头静脉，但需注意三角肌纤维宽度不宜超过 0.5cm，因该部分已失去神经支配，日后势必发生萎缩和纤维化。将三角肌于距锁骨 1cm 平面处向外横行切断至肩峰止，将其向外翻转，并将前臂内旋，即可显露肱二头肌长头和肩关节前面的关节囊，在肩关节前肱二头肌长头上方作关节囊的切口(图 2-2-27c)。

4. 沿切口切开肩关节囊，并向两侧牵开，显露肩关节腔及肱骨头，在切开关节时注意勿损伤肱二头肌长头(图 2-2-27d)。

【说明】

该切口由于不凿断喙突，不切断肩胛下肌止于肱骨小结节的肌腱部，能直接于肱二头肌长头的上方切开关节囊，因此损伤较少。但肩关节的显露不够充分，故只能作一般的关节囊内的活检等较简单的肩关节手术。

手术中应注意在分离胸大肌与三角肌联合处要细心，以免损伤头静脉。在沿三角肌纤维方向分开三角肌时，需于头静脉外侧保留一条约 0.5cm 的三角肌纤维，以保护头静脉，以后这条三角肌萎缩也不影响三角肌的功能。向外牵开三角肌后，于肱二头肌长头上方切开肩关节囊时，要细心不能切断关节囊内的肱二头肌长头肌腱。

三、肩关节前内侧弧形手术进路(Ⅱ)

【适应证】

1. 外伤性肩关节前脱位切开复位内固定术。
2. 外科颈骨折合并肩关节脱位切开复位术。
3. 习惯性肩关节脱位的手术。
4. 肩关节固定术。
5. 人工肱骨置换术。
6. 肱骨头良性肿瘤摘除术。
7. 肩关节结核病灶清除术。

【体位】

患者平卧于手术台上，患侧肩部后垫一扁枕。

【麻醉】

高位持续硬脊膜外麻醉或全麻。

【手术步骤】

1. 于肩前内侧作一弧形切口，以喙突为标志，向外上延长至肩锁关节，向下沿三角肌前至此肌前缘中下 1/3 交界处止(图 2-2-28a)。

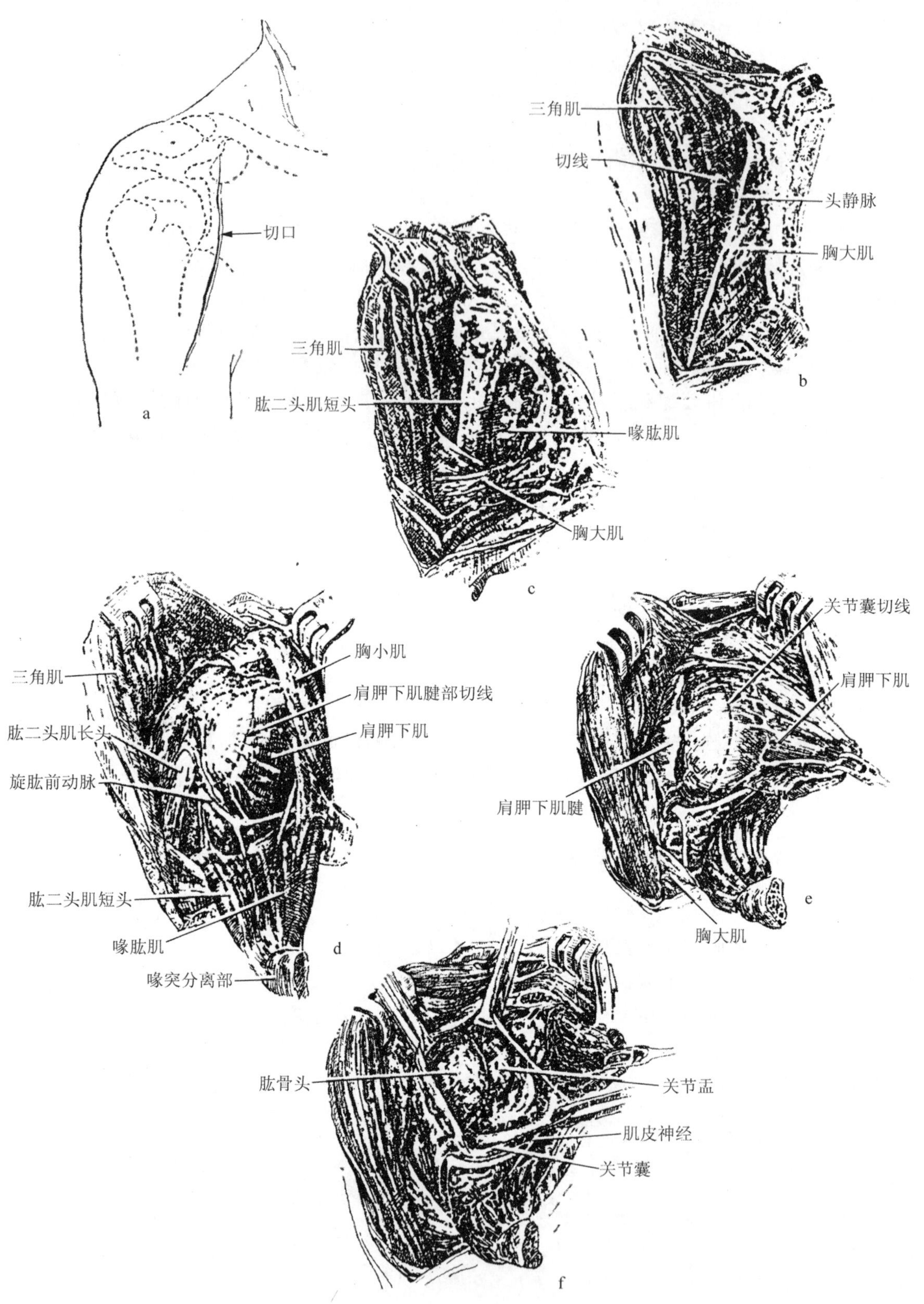

图 2-2-28　肩关节前内侧弧形手术进路(Ⅱ)

2. 沿切口切开皮肤、皮下组织和深筋膜，将皮瓣适当向两侧分离，并向两侧牵开，显露出三角肌与胸大肌联合处的头静脉及三角肌锁骨附着部，于三角肌前缘外侧0.5cm，按肌纤维方向作分开三角肌的切口(图2-2-28b)。

3. 沿三角肌切口分开三角肌保留一狭条三角肌纤维与头静脉一并向内侧牵开，将三角肌于距锁骨下1cm平面处向外横行切断至肩峰为止，并将其向外翻转，显露肩关节前面的肱二头肌短头、喙肱肌和喙突，使喙突充分暴露，切开喙突上方的骨膜，于距基底部1cm处作喙突凿断切口(图2-2-28c)。

4. 用切骨刀斜形凿断喙突，将切断后的喙突连同附着于上的肱二头肌短头和内侧的喙肱肌向远侧翻转，显露深部的肩胛下肌，向前向外止于肱骨小结节，以及肩胛下肌下方的旋肱前动脉的分支。将上臂外旋，使肩胛下肌腱充分显露，并将肩胛下肌腱与深面的肩关节前壁作钝性分离，于距小结节止点附近作纵行切断该肌腱部的切口(图2-2-28d)。

5. 沿切口切断肩胛下肌腱部，注意勿损伤下缘的旋肱前动静脉分支，将肩胛下肌向内侧翻转，则肩关节囊前壁充分显露，于肩关节盂前缘作为纵行切开关节囊的切口(图2-2-28e)。

6. 沿关节囊的切口，切开肩关节囊，用组织钳向两侧牵开，肩关节腔充分显露(图2-2-28f)。

【说明】

该切口系改良的James E Thompson和Henry切口，由于要凿断喙突，切断肩胛下肌止于肱骨小结节的肌腱部，并于该处切开肩关节囊，因此肩关节显露比较充分，能在直视下进行手术，故适用于肩关节多数疾病的手术。但由于凿断喙突，切断肩胛下肌止点处的肌腱部，因此损伤较大。特别是位于肩关节后方的病灶，显露尚不够满意，为此不能完全代替其他类型的肩关节进路。该切口在切断肩胛下肌腱部后，进一步向内侧分离，而不切开关节囊，可在切口深处扪到肩胛骨的腋面，再用骨膜剥离器剥离，可显露肩胛下窝，作该部位良性肿瘤切除，但只适用于不能作肩胛骨脊柱缘切口时。

手术中除注意保护头静脉外，参考“肩关节前内侧弧形手术进路(Ⅰ)”。在切断肩胛下肌腱部时要看清下缘的旋肱前动脉的分支，切勿损伤。术终原位缝回切断的肩胛下肌和凿断的啄突。

第十六节　肩关节前上后手术进路

【应用解剖】

该进路系肩关节显露最充分的进路，它由肩胛冈中点向前沿肩胛冈经肩峰锁骨至锁骨外1/3转向外下，沿三角肌前缘于三角肌中下1/3交界处止，切开皮肤、皮下组织和筋膜，经适当的游离解剖出三角肌及其在肩胛骨和锁骨的附丽处，同前缘的头静脉，使肩关节的浅层得以显露。继沿三角肌在肩胛冈肩峰和锁骨的附丽处下0.5cm切断三角肌，在保护好头静脉的情况下沿三角肌深面解剖，注意保护好紧贴三角肌深面的腋神经和旋肱后动静脉，不可损伤亦不能与三角肌分离，使紧贴肩关节囊后外附丽于肱骨大结节后区小圆肌、冈下肌、冈上肌和前方喙肩韧带、肩胛下肌得到充分地显露(图2-2-29c)，切断小圆肌、冈下肌、冈上肌，在肱骨大结节附丽处的腱部则肩关节得以显露(图2-2-29d)。

【适应证】

1. 肩关节后脱位开放复位术。
2. 肩关节固定术。
3. 人工肱骨头置换术。
4. 肱骨头后方良性肿瘤切除术。
5. 肩关节结核以后方为主的病灶清除术。

【体位】

患者侧卧于手术台上，患侧肩部在上。

【麻醉】

高位持续硬脊膜外麻醉或全身麻醉。

【手术步骤】

1. 于肩关节外侧作一"T"形切口线，自肩胛冈外1/2开始，沿肩胛冈向肩外，经过肩峰至锁骨外1/3弧形转向外下，沿三角肌前缘至三角肌中下1/3交界处止(图2-2-29a)。

2. 沿切口切开皮肤、皮下组织和筋膜，将皮瓣适当游离，并向外下牵开，显露出三角肌、肩胛冈、肩峰和锁骨。再以肩胛冈、肩峰、锁骨的下缘0.5cm和三角肌前缘作切口(图2-2-29b)。

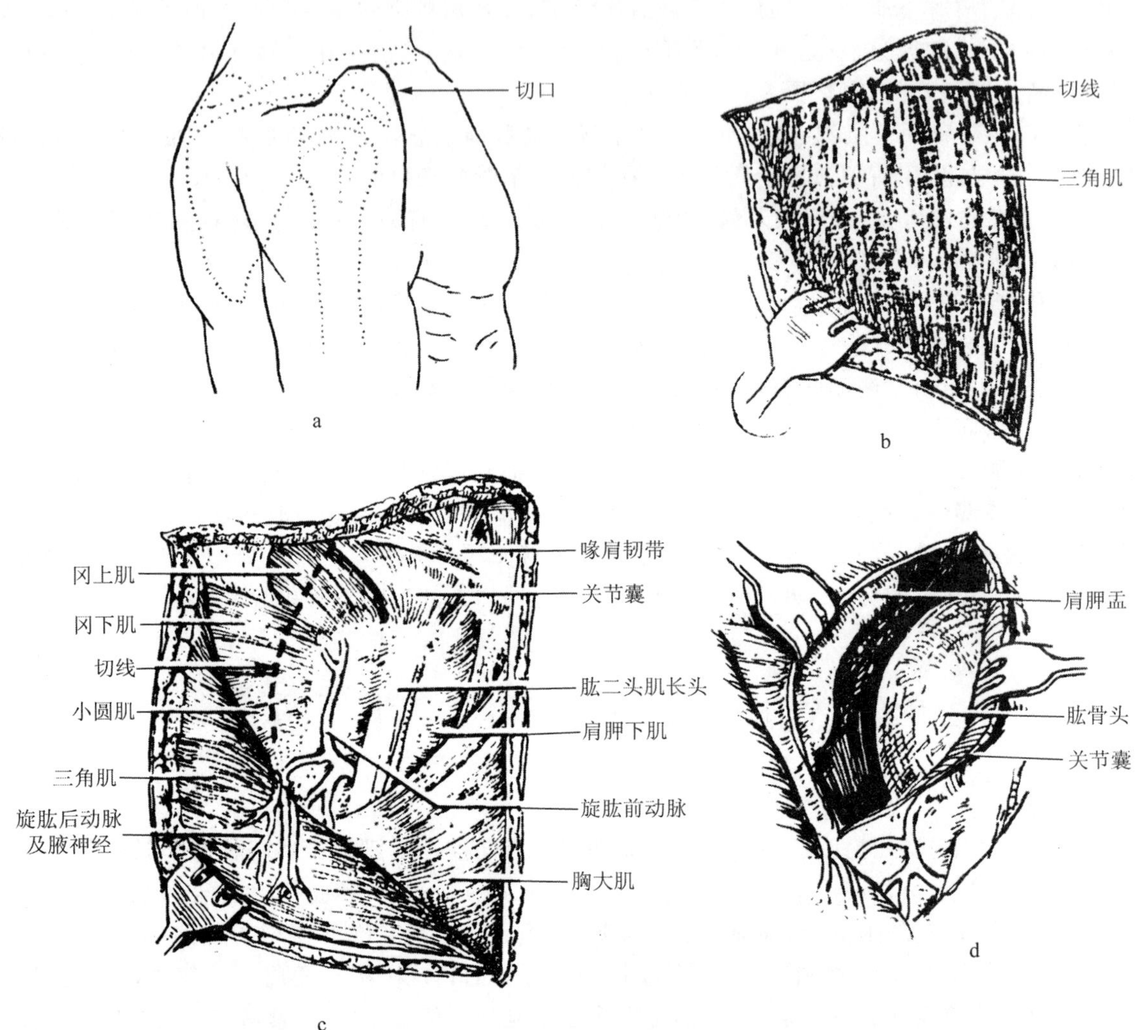

图2-2-29　肩关节前上后手术进路

3. 先将三角肌前缘按肩关节前内侧手术进路的方法分开三角肌。后将右手示指伸到三角肌下，沿肩胛冈、肩峰、锁骨下缘切口切断三角肌的附着处，并将其翻向外下(注意勿损伤腋神经和旋肱后血管)。则附着于肱骨大、小结节上的冈上肌、冈下肌、小圆肌和肩胛下肌，以及肱二头肌长头腱、喙突尖部和大部分关节囊都得到显露。再沿大、小结节的后上方，即冈上肌、冈下肌、小圆肌的附着处外0.5cm处作切口(图2-2-29c)。

4. 沿上述切口切断冈上肌、冈下肌、小圆肌，并向两侧牵开(注意在术终时要缝合好上述三个肌，以免影响肩关节的外展功能)，继沿该切口的位置，切开关节囊，并向两侧牵开，则肩关节腔充分显露(图2-2-29d)。

【说明】

该切口系 Culbins 等切口，除了将三角肌自锁骨与肩峰附着处切断向下翻转，并切断附着于肱骨大、小结节上的冈上肌、冈下肌、小圆肌后，即能使肩关节的后方与上方得到充分显露，便于处理位于肩关节后方的病变。由于切断了冈上肌、冈下肌、小圆肌，虽然术终给予缝合，但对其肩袖的外展功能受到了影响。同时因不能充分显露肱骨外科颈，因此在临床的应用受到了一定的限制，仅病变位于肱骨头与肩胛盂的后上方，则选用该切口。该切口还可根据要采用切口的某一段以显露某区病变(如切口的前部分可显露肩关节和喙突)。

手术中在切断三角肌的附着处并向下翻转时，虽然对腋神经和旋肱后动脉干扰较少，但仍需注意。在关闭切口时，必须将冈上肌、冈下肌、小圆肌原位缝合，否则会影响肩关节的外展功能。

第十七节　肩关节外侧手术进路

【应用解剖】

肩关节外侧手术进路，包括：① 倒“U”形切口；② 纵形切口；③ 经肩峰弧形切口。它们浅层解剖都是先解剖出肩峰和肩胛冈及锁骨的远端，以及附着在该处的三角肌(图 2-2-6)。其深部的解剖是根据切口的要求给予切开，① 倒“U”形切口，按切口要求将三角肌在肩峰前、后方纵形分开肌纤维(注意不能超过远侧 5cm)，将其三角肌在肩峰上的附丽处用切骨刀上丛肩胛冈上凿下，并翻向远侧，使深部的冈上肌、冈下肌和关节得以显露(图 2-2-30c)。再根据需要切开关节和冈上肌、冈下肌的腱部；② 纵形切口，则于肩峰向远侧纵开形分开三角肌纤维(注意不超过远侧 5cm)向两侧牵开则可显露深部滑囊，并给予切开(图 2-2-31c)。③ 经肩峰弧形切口，于肩峰处将三角肌附丽点给予切开剥离，显露肩峰(图 2-2-32c)。根据手术的要求切除肩峰一部分(图 2-2-32d)。

一、肩关节外侧倒“U”形手术进路

【适应证】

1. 肱骨大结节撕脱骨折切开复位内固定术。
2. 肩袖断裂修补术。
3. 肱骨大结节处良性肿瘤切除术。
4. 肱骨大结节处病理性破坏的活检。

【体位】

患者侧卧于手术台上，患侧肩部在上。

【麻醉】

高位持续硬脊膜外麻醉或全身麻醉。

【手术步骤】

1. 于肩关节外侧作倒“U”形切口，由三角肌近侧附着处后中 1/3 肩峰下 5cm 处起，向上前绕过肩锁关节，再延三角肌前缘向下延伸 7cm 为止(图 2-2-30a)。

2. 沿切口切开皮肤、皮下组织及深筋膜，将倒“U”形皮瓣作适当游离，并向下牵开，显露出三角肌前部和后部，并按切口作三角肌后中 1/3 交界肌纤维分开线与肩峰截断线和三角肌前缘分开线(图 2-2-30b)。

3. 先将三角肌前缘按肩关节前内侧手术进路的方法分开三角肌前半，再按三角肌后中 1/3 交界切线分开三角肌纤维。后将右手示指由三角肌前缘伸到三角肌下，并通到后方的三角肌分开处，使三角肌在肩峰部附着处充分显露，再用切骨刀或线锯于肩关节外侧将肩峰从肩胛冈上截断，并将截断的肩峰突

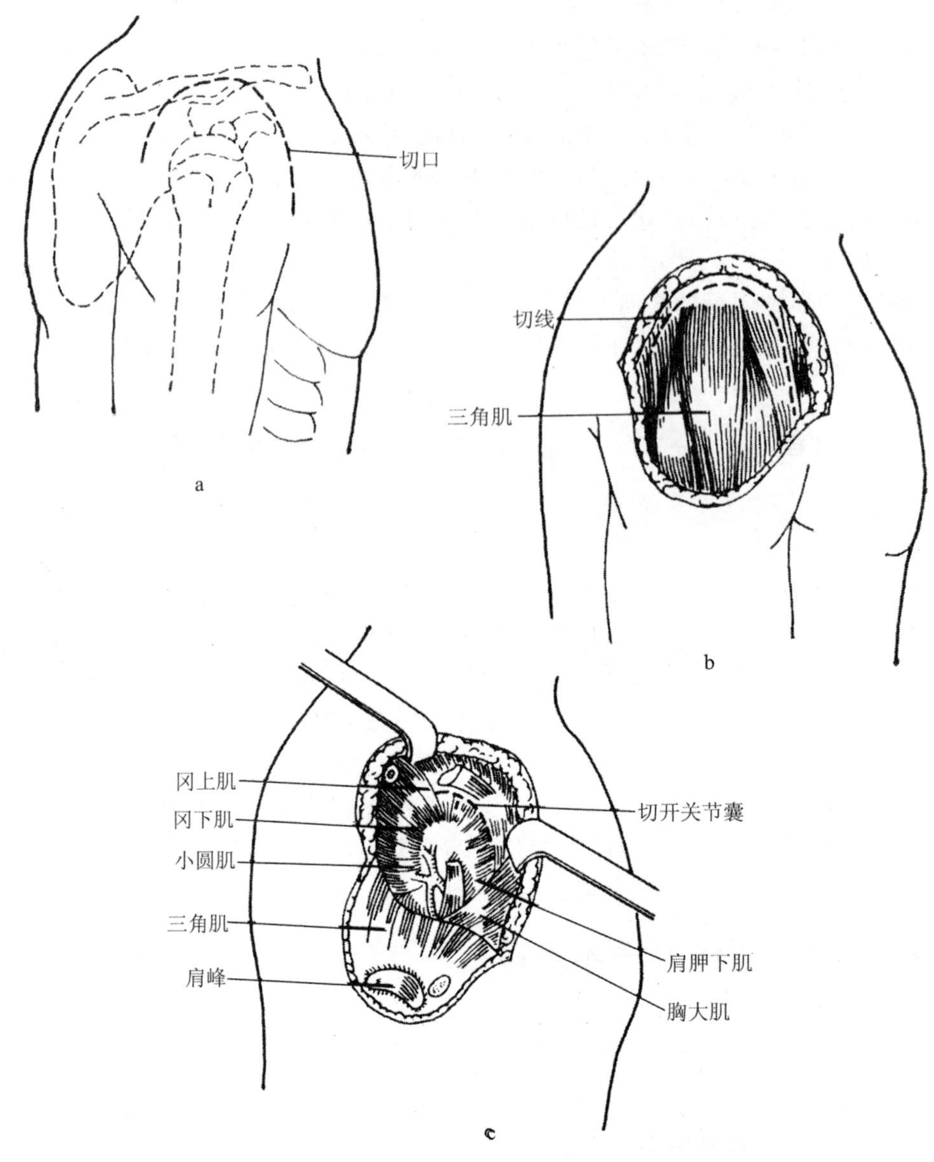

图 2-2-30 肩关节外侧倒“U”形手术进路

起连同三角肌向外侧翻开，但必须注意不要损伤绕过肩胛切迹的肩上神经及肩胛横动静脉。此时肩关节的上方、外后侧充分显露。如需作关节囊切开，则在其上部作弧形切开关节囊，则肩关节得以显露。如需充分显露肩关节，则必须向前切断肩胛下肌腱，向后切断冈上肌和冈下肌即可(图 2-2-30c)。

【说明】

该切口为军刀切迹入路，便于显露肩关节外侧和肱骨大结节，是处理肩关节外侧和肱骨大结节病变的良好进路。一般在作肩袖断裂修补时，可作肩峰尖切断。如需完全暴露肩关节，则作肩峰大部切断，只有在作肩峰全切除时，才能肩峰完全切断摘除，对前两种术终需妥善固定截断的肩峰。手术中在作肩峰截断向外翻开时，不可损伤绕过肩胛切迹的肩胛上神经与肩胛横动静脉。在扩大切口充分显露肩关节作肩胛下肌腱切断时，勿损伤位于该肌下缘旋肱前动脉。在切断冈上肌与冈下肌充分分离和作三角肌向下翻转时，勿损伤腋神经和旋肱后动脉。

二、肩关节外侧纵形手术进路

【适应证】

1. 肱骨大结节撕脱骨折切开复位内固定术。
2. 三角肌下滑囊切除术。
3. 冈上肌腱或三角肌下滑囊钙化切除术。
4. 肱骨大结节处的病理性破坏的活检。

【体位】

患者腱侧卧位。

【麻醉】

局部麻醉或高位持续硬脊膜外麻醉。

【手术步骤】

1. 切口于肩关节外侧上方作一短的纵形切口，自肩峰顶端开始向下直线延长 4～5cm(图 2-2-31a)。

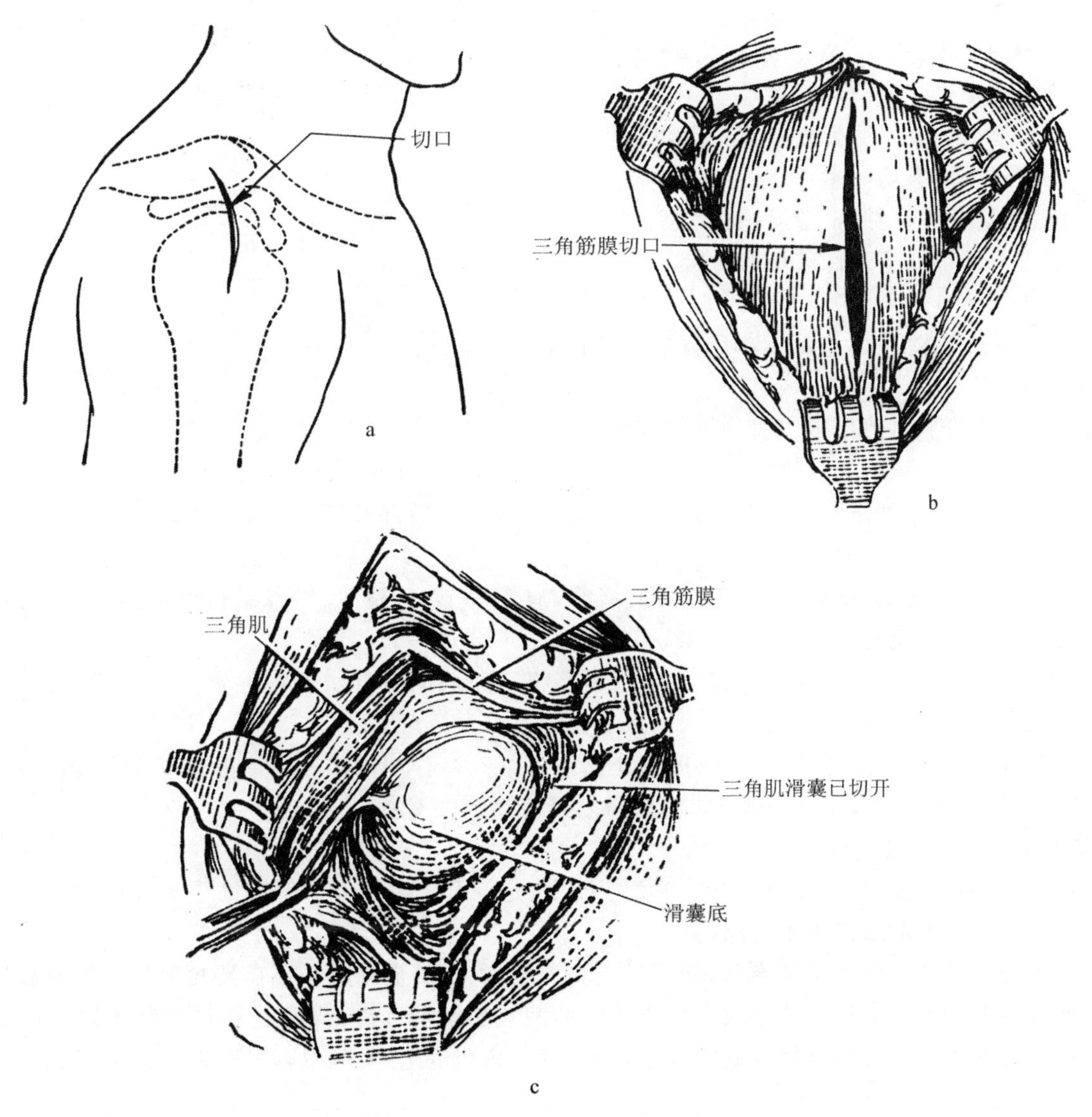

图 2-2-31　肩关节外侧纵形手术进路

2. 沿切口切开皮肤、皮下组织和深筋膜，将皮瓣适当向两侧游离，并向两侧牵开，显露出三角肌，沿三角肌纤维的方向钝性分开三角肌，注意在分开三角肌纤维时不宜超过 5cm，而且必须作钝性分离，以免损伤三角肌深面的旋肱前动脉和腋神经，如该神经损伤，则使该神经支配的一部分三角肌瘫痪，引起肩部功能障碍(图 2-2-31b)。

3. 用钝性拉钩将三角肌向两侧牵开，将肘关节屈曲 90°并内旋，即显露结节间沟、大结节及附着在上面冈上肌、冈下肌、小圆肌等的止端，以及三角肌下滑囊，切开三角肌下滑囊，囊底深面即为大结节(图 2-2-31c)。

【说明】

该切口系于肩峰下作纵形切口，切开皮肤后纵行分开三角肌，在上臂内旋位时直达三角肌滑囊，故只能作三角肌滑囊切除、钙化切除或大结节病变活检，不宜作肩关节的其他手术。

手术中需注意切口不宜过长，即不能超过肩峰下 5cm，而且必须钝性分离，以免损伤三角肌深面的旋肱前动脉和腑神经。

三、肩关节外侧经肩峰手术进路

【适应证】

1. 肩腱袖手术。
2. 肩峰下撞击症的肩峰成形术。
3. 肩关节脱位并发肱骨大结节骨折切开复位。
4. 三角肌下滑囊切除术。
5. 冈上肌腱或三角肌下滑囊钙化切除术。
6. 肱骨大结节处病理性破坏的活检。

【体位】

患者平卧于手术台上，患侧肩部后方垫一扁枕。

【麻醉】

高位持续硬脊膜外麻醉或气管内插管麻醉。

【手术步骤】

1. 于肩锁关节外侧作一平行肩峰的弧形切口，自肩峰的后部开始，沿三角肌附着部向前到肩峰前下方 5cm 止(图 2-2-32a)。

2. 沿切口切开皮肤、皮下组织和筋膜，使肩峰、肩锁关节、三角肌、斜方肌得以显露，并沿切口方向作肩峰处的三角肌剥离切线(图 2-2-32b)。

3. 沿三角肌附着处的切线，用锐性骨膜剥离器将三角肌附着处由肩峰上剥离，并同时切断喙肩韧带，向外牵引，使肩峰、喙肱韧带、冈上肌、冈下肌得以部分显露(图 2-2-32c)。

4. 根据临床手术需要，决定肩峰截骨线(图 2-2-32d)，作肩袖修补则肩峰按 A 线作斜形切骨；作肩关节完全显露，则肩峰按 B 线切除；如作肩峰完全切除则按 C 线。

【说明】

该切口系 Darrach Mc Laughlin 于 1944 年提出，是一个作肩关节的肌腱袖手术和肩关节骨折脱位手术以及肩峰切除术的最佳手术进路。

手术中需注意切口的定位要准确，肩峰显露要充分，切除的肩峰骨块不需要再复位。如显露肩关节需顺肩袖纤维方向劈开肩袖的肌腱或者分离其中的两块肌腱的间隙，最好是经过肩胛下肌和冈上肌之间的喙肱韧带进入。分开的肩袖缘要作缝合，最后将三角肌的边缘缝在肩峰残端的骨膜和筋膜上。

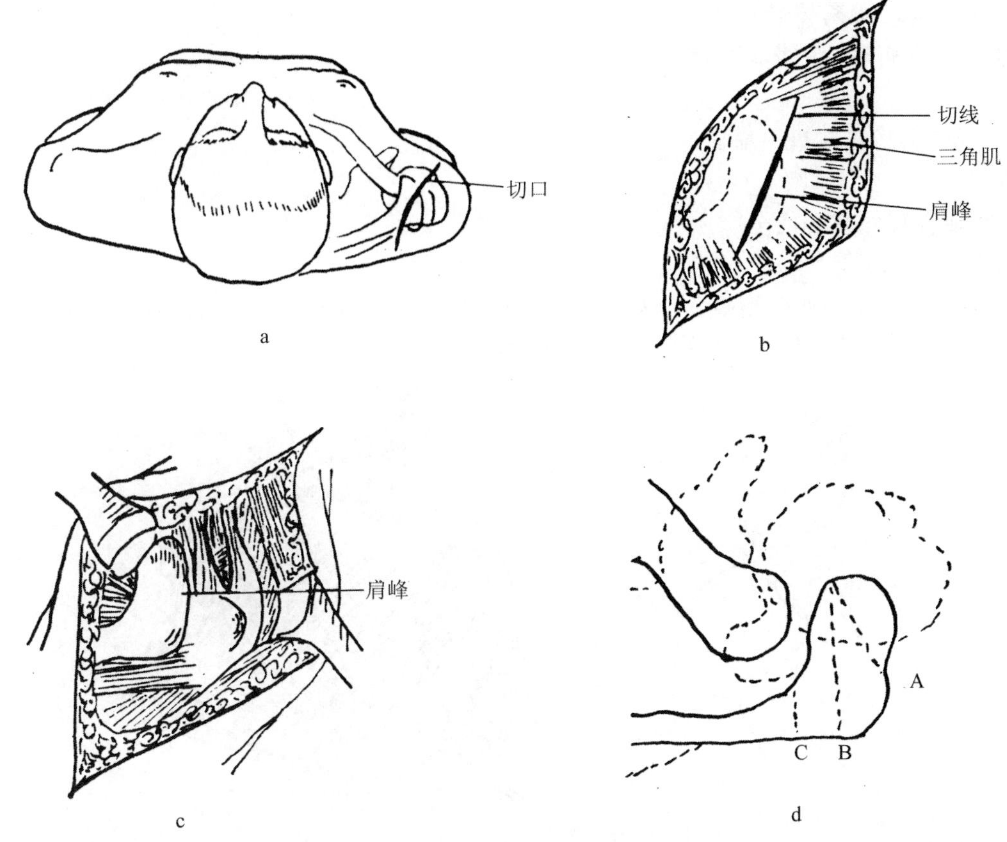

图 2-2-32 肩关节外侧经肩峰手术进路

A. 足以修补一般的肩袖损伤；

B. 为了完全显露肩关节所用的切骨部位；

C. 肩峰全切除术。

第十八节 肩关节后方手术进路

【应用解剖】

肩关节后方进路包括：① 弯曲形手术切口；② 倒“U”形切口。前者经肩峰沿肩胛冈向后到三角肌后缘，止点转向外下，继沿三角肌后缘到腋部皺上 3cm 止，而后者，再于肩峰向远侧伸延 5cm。切开皮肤、皮下组织及筋膜，向远侧翻转解剖三角肌和肩胛冈上的附丽处(图 2-2-6)。① 弯曲形手术切口，将三角肌在肩胛冈的附丽处切断，在其深面向后外侧解剖翻转，注意保护紧贴三角肌深面的腋神经和旋肱后动脉，不使其分离，则其深面冈上肌、小圆肌得到解剖(图 2-2-33c)。分开上述二肌或切断上述两肌的腱部，肩关节的后方得到显露(注意冈下肌深面的肩胛上神经)(图 2-2-33d)。② 倒“U”形切口，与前不同之处是在切断三角肌后在肩胛冈的附丽处将三角肌沿肩峰垂直向下分开肌纤维长 5cm，将三角肌瓣成倒“U”，向远侧游离翻转，亦需保护深面腋神经和旋肱后动脉，其关节囊显露同(2-2-34d)。

一、肩关节后方弯曲手术进路

【适应证】

1. 肩关节后脱位切开复位术。

2. 肩关节后方的游离体摘除术。

3. 肩胛盂后方病理性破坏切除术。

【体位】

患者俯卧位，患侧肩部垫一扁枕。

【麻醉】

高位持续硬脊膜外麻醉或全麻。

【手术步骤】

1. 于肩关节后方作一弯曲切口，自肩锁关节开始，沿肩峰、肩胛冈下缘到肩胛骨内侧，即三角肌附

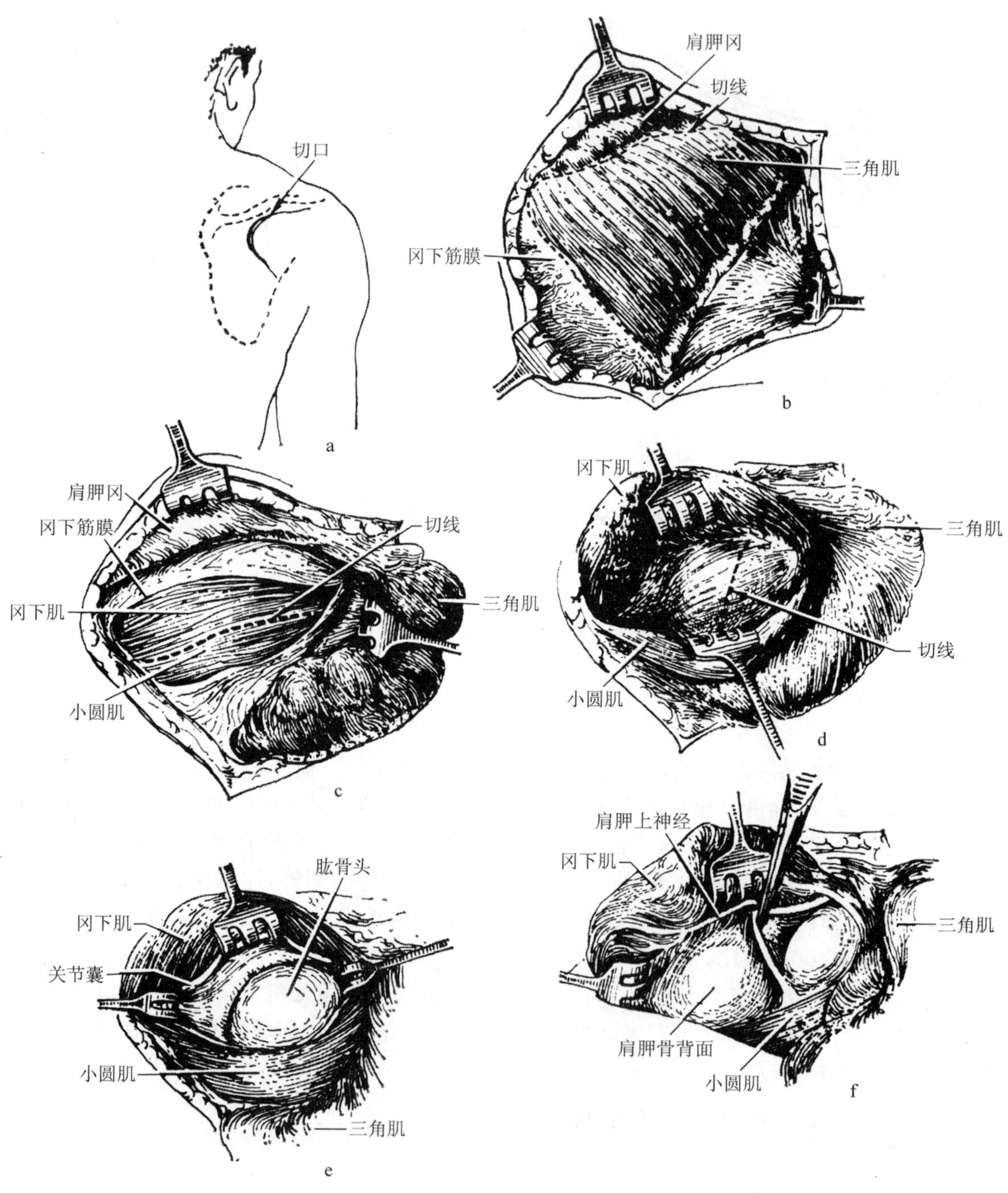

图 2-2-33　肩关节后方弯曲手术进路

着部后缘转弯，再沿三角肌后缘即腋后皱襞呈曲线延伸，直到高于皱襞 3cm 处止（图 2－2－33a）。

2. 沿切口切开皮肤、皮下组织和深筋膜，适当向上下游离，并向上下牵开，显露出肩胛冈、三角肌，再沿肩胛冈下缘与三角肌后缘作切口（图 2－2－33b）。

3. 先切开三角肌后缘肌膜，将手指伸入三角肌下，再沿肩胛冈下缘切口，距肩胛冈 0.5cm 处，横行切断三角肌（这样有利于缝合），并将其向外下方翻开，翻开时不能用力过度，以免损伤三角肌后缘中部进入三角肌的旋肱后动脉和腋神经。再沿冈下肌与小圆肌之间作切口（图 2－2－33c）。

4. 沿冈下肌与小圆肌之间切开肌膜，后将冈下肌向上牵引，小圆肌向下牵引，显露出肩关节囊的后襞，再于关节囊上作一纵形切口（图 2－2－33d）。

5. 沿关节囊切口，切开关节囊，向两侧牵开，显露出肱骨头与肩胛盂（图 2－2－33e）。

6. 如肩关节后方显露尚不满意，将冈上肌、冈下肌腱部在距附着部 0.5cm 处切断，向后内侧翻转，这样肩关节后方显露比较充分。必要时还可在小圆肌腱距附着部 0.5cm 处切断，以扩大肩关节后方的显露（图 2－2－33f）。

【说明】

该切口系改良的 Kocher 切口，由肩关节的后方沿肩胛冈下缘作一个弯曲的切口，将三角肌由后缘翻向外侧，再沿冈下肌与小圆肌之间显露肩关节的后方，这样不切断冈上肌、冈下肌和小圆肌，以保证肩袖的外展功能不受影响。但如因后方病变较广泛，则应作冈上肌、冈下肌和小圆肌部附着处切断（Kocher 肩关节后方切口）。术中注意保护肩胛上神经和肩胛横动脉。

手术中需注意局部解剖，在分开肩胛下肌与小圆肌时，应在肌间隙进行，如要扩大切口，切断冈上肌与冈下肌时，不可损伤肩胛上神经和肩胛横动脉，术终需将冈上肌、冈下肌作原位缝合。

二、肩关节后方倒“U”形手术进路

【适应证】

1. 肩关节后脱位切开复位术。
2. 肩关节后方的游离体摘除术。
3. 肩胛盂后方病理性破坏切除术。

【体位】

患者俯卧位，患侧肩部垫一扁枕。

【麻醉】

高位持续硬脊膜外麻醉或全麻。

【手术步骤】

1. 切口自肩胛冈下方 5cm 的肩胛骨中、内 1/3 交界处（三角肌后缘）开始，向上经过肩胛冈然后向外到肩峰角，再弧形向远侧延伸 7.5cm。在三角肌后面和中间 1/3 之间经过（图 2－2－34a）。

2. 沿切口切开皮肤、皮下组织，继切开三角肌后缘的肌膜、三角肌后面和中间 1/3 的腱性间隙的肌膜（图 2－2－34b）。

3. 再切断三角肌在肩胛冈的附着处的腱性部深达骨膜下，并在三角肌深面向远侧剥离。为防止皮瓣与肌瓣分离，作皮瓣与肌瓣间缝合固定。后将皮瓣与肌瓣向远侧翻转，翻转的皮瓣长度不超过 5cm，使冈下肌、小圆肌四边间隙得以显露。因旋肱后动脉和腋神经由四边间隙穿出，在离三角肌起点下 5cm 处的后 1/3 部分分出前后两支，进入三角肌，其后支支配三角肌的后部分 1/3，前支支配三角肌的前 2/3。故该肌瓣内有其后支支配功能不受影响，三角肌前部由于有 5cm 以下走行的前支支配，故不会受到影响（图 2－2－34c）。

4. 将肩袖（冈上肌、冈下肌、小圆肌）的腱部在距附着处 0.5cm 左右处切断，向内翻转，使肩关节囊后襞得以显露。再纵行切开关节囊，则肩关节腔的后方得以显露（图 2－2－34d）。

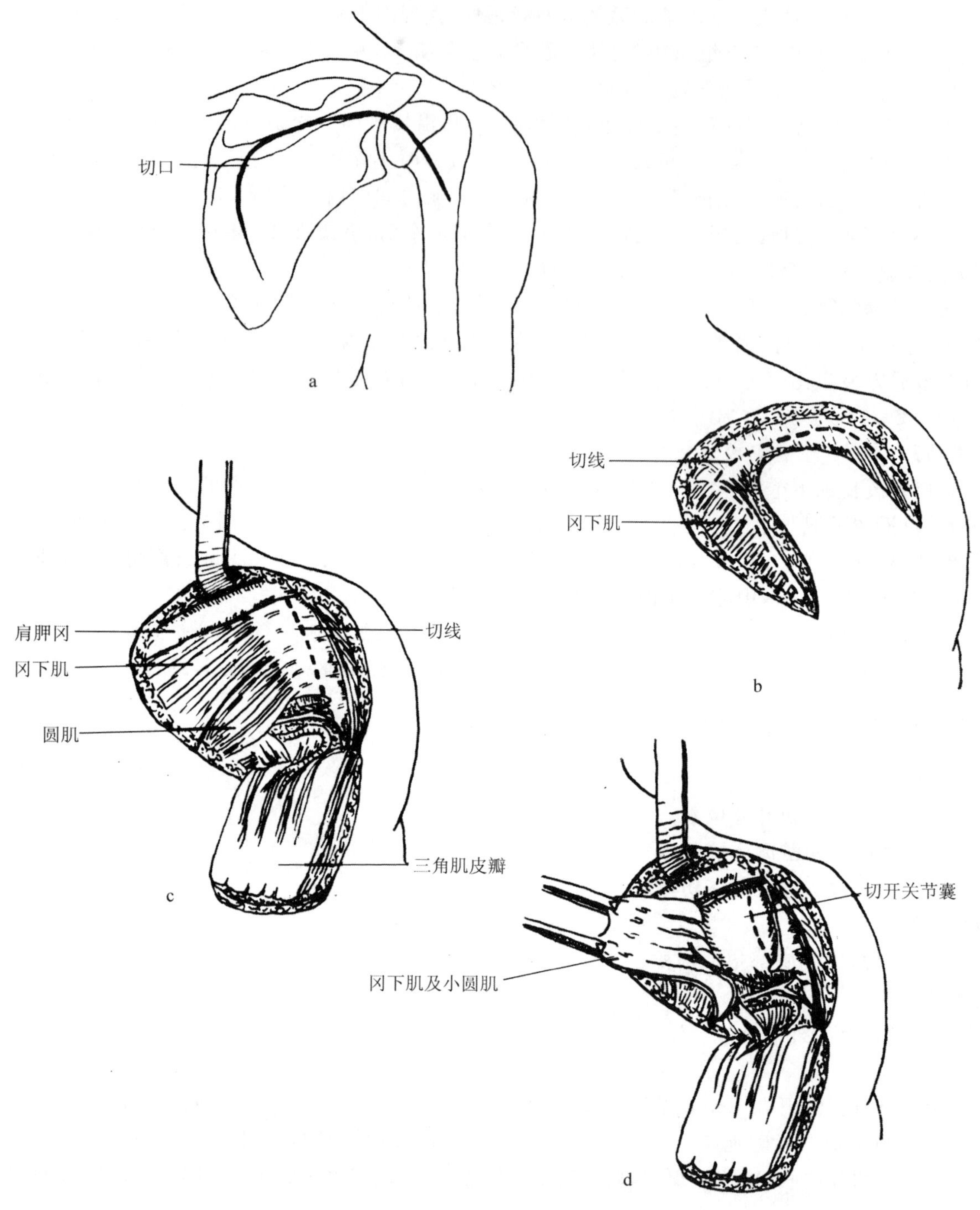

图 2-2-34　肩关节后方倒"U"形手术进路

【说明】

该切口系 Abbot-Lucas 切口，一般情况下可由肩关节后方的弯曲切口所代替，故临床很少采用。如因手术需要采用该切口，则应充分熟悉局部解剖。首先切口设计要准确，对三角肌瓣的处理一定注意其长度不能超过 5cm，以保证不损伤旋肱后动脉和腋神经。对肩袖的处理，术终一定要妥善缝合，这是保证术后肩关节外展功能的关键。

第三章　臂部临床解剖与手术进路

第一节　臂部临床解剖

一、臂部的体表解剖

臂部位于肩部的腋区与肘部之间。上界为腋前、后襞外侧端在臂的边线；下界为通过肱骨内、外髁近端两横指的环行线。臂外侧三角肌止点处的肱骨三角肌粗隆是个明显标志，它相当于肱骨干中份外侧，其尖适平肱骨干外侧中点；肱骨干内侧中点为喙肱肌止点。这两点的平面标志其前面是肱肌起点的上缘，内侧有肱骨滋养血管出入孔；后方是桡神经沟。

二、臂部的层次解剖

（一）浅层结构

皮肤与皮下组织。臂部前方的皮肤较薄，且有移动性，皮下组织（浅筋膜）薄而疏松，而后方的皮肤较厚，亦有移动性，皮下组织（浅筋膜）比前方致密，在浅筋膜深面肱二头肌外侧沟下部有头静脉和其伴行的前臂外侧皮神经，于肱二头肌内侧沟的下半有贵要静脉和其伴行的前臂内侧皮神经（图 2－3－1）。

静脉和神经在臂部的中点平面出入深筋膜。贵要静脉注入肱静脉或直接续腋静脉（图 2－3－1）。在臂部后方有三条皮神经：①臂外侧皮皮神经，是腋神经的分支，于三角肌后缘中点下方穿出深筋膜，分布于三角肌区及臂部下外侧的皮肤。②臂外侧下皮神经，于三角肌粗隆起自桡神经，分布于相应部分的皮肤（图 2－3－2）。③前臂后皮神经，也是桡神经的分支，行于肱桡肌与肱三头肌的间隙中，在臂中、下 1/3 交界处穿出深筋膜，分布于前臂后面皮肤（图 2－3－2）。

（二）深层结构

1．深筋膜　臂部的深筋膜是由大量横行纤维组成，臂部深筋膜向上方移行于三角筋膜、胸筋膜和腋筋膜等，向下移行于前臂筋膜。臂前区的深筋膜较薄，遮盖肱二头肌；伸侧的较厚，遮盖肱三头肌并为该肌所附着。深筋膜还在臂部屈肌和伸肌之间形成内侧和外侧肌间隔（图 2－3－3）。臂内侧肌间隔上端起于肱肌的止点处，位于肱肌和肱三头肌内侧头之间。臂外侧肌间隔上端起自肱三头肌止点处，在臂部中份位于肱肌和肱三头肌外侧头之间。肌间隔连同肱骨骨膜和深筋膜将臂部分为前、后两个骨筋膜鞘，前者包绕臂部的屈肌群、肱血管、肌皮神经、正中神经、尺神经的一段等。后骨筋膜鞘包绕着臂部伸肌群、肱深血管、桡神经和尺一段等。肱肌与肱二头肌间有一筋膜隔（图 2－3－3）。

2．肌层　臂部前方为屈肌群浅层为肱二头肌（图 2－3－4），其起点长头在肩关节腔内关节盂上粗面，短头在缘突，止于桡骨粗隆，由肌皮神经支配。深层有在肱二头肌上半深面的喙肱肌其起点肱骨前方下半，止于尺骨粗隆，由肌皮神经支配；位于肱二头肌下半深面的肱肌其起点在喙突，止点在肱骨内侧缘深面，由肌皮神经支配 2－3－5。肱二头肌两侧各有一沟，臂部的血管神经束沿肱二头肌内侧沟走行，

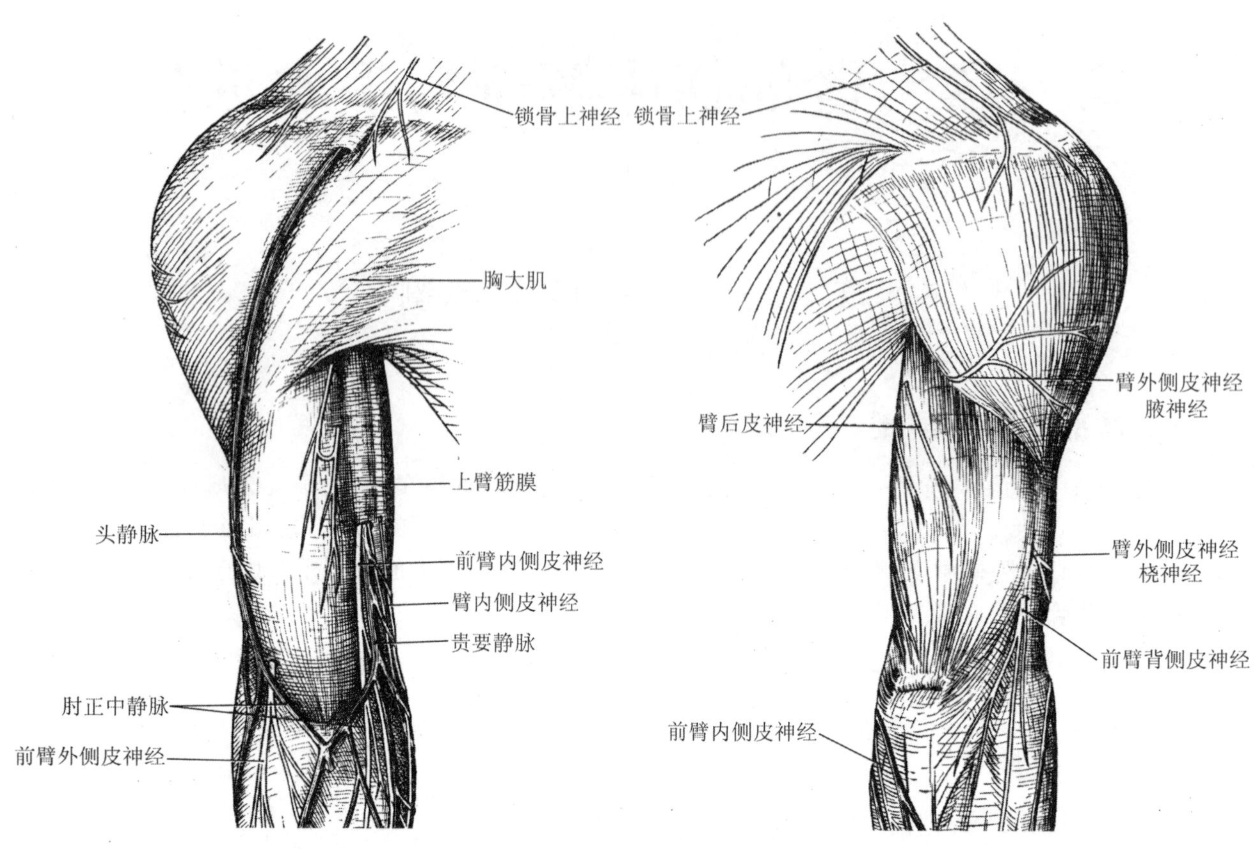

锁骨上神经
胸大肌
上臂筋膜
头静脉
前臂内侧皮神经
臂内侧皮神经
贵要静脉
肘正中静脉
前臂外侧皮神经

图 2-3-1　臂部浅层结构(前面)

锁骨上神经
臂外侧皮神经
腋神经
臂后皮神经
臂外侧皮神经
桡神经
前臂背侧皮神经
前臂内侧皮神经

图 2-3-2　臂部浅层结构(后面)

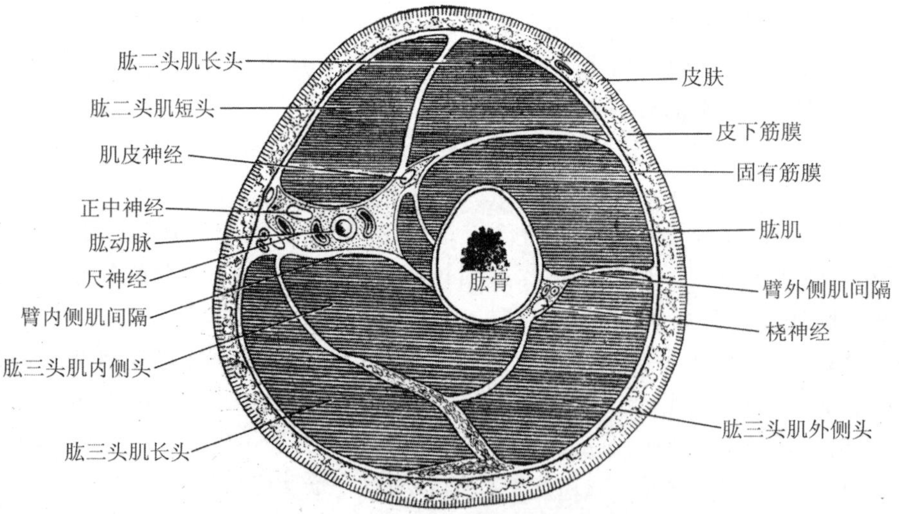

肱二头肌长头
肱二头肌短头
肌皮神经
正中神经
肱动脉
尺神经
臂内侧肌间隔
肱三头肌内侧头
肱三头肌长头
皮肤
皮下筋膜
固有筋膜
肱肌
臂外侧肌间隔
桡神经
肱三头肌外侧头
肱骨

图 2-3-3　上臂中份横断面

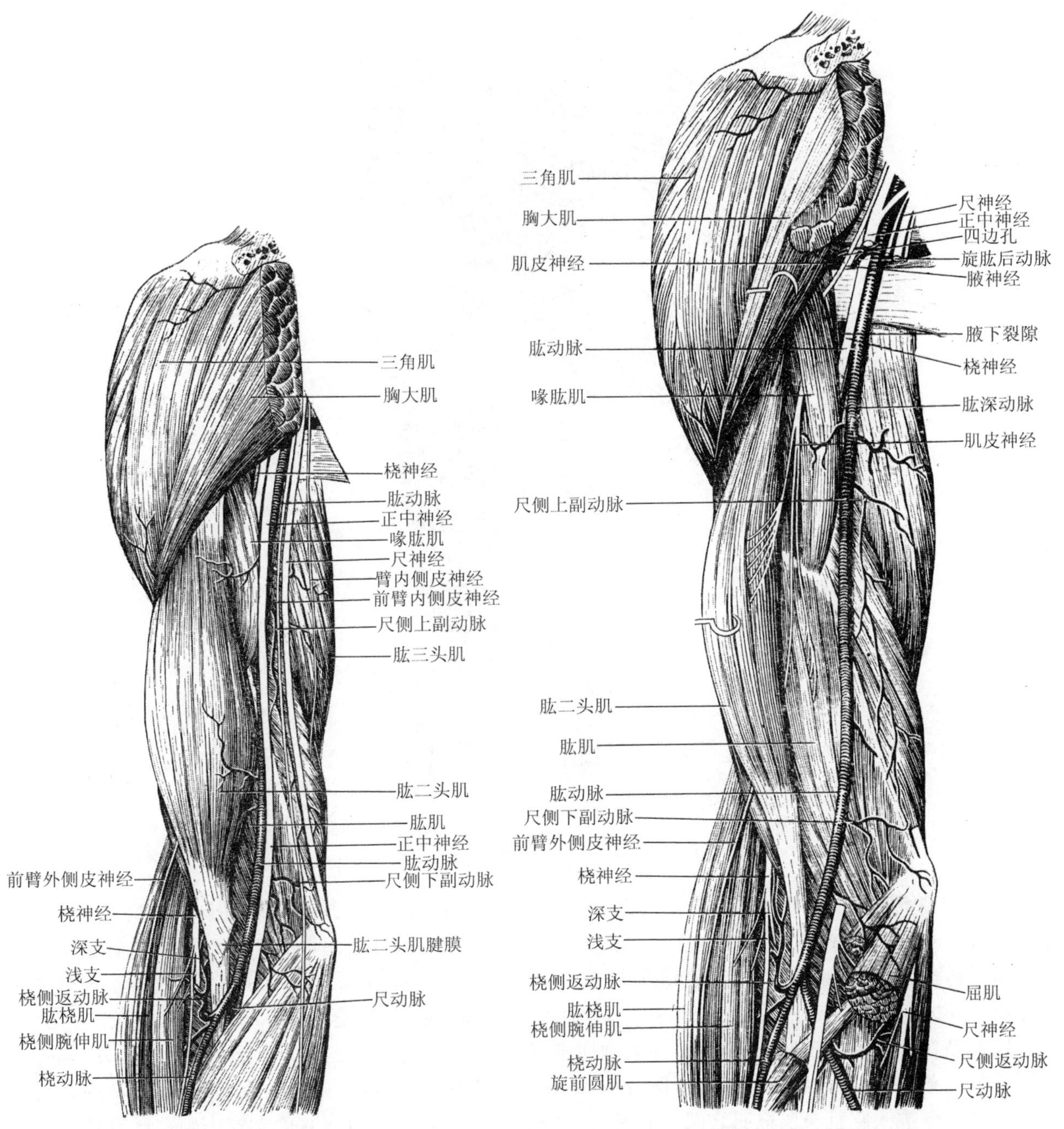

图 2-3-4 臂部前方深层结构(浅层)

图 2-3-5 臂部前方深层结构(深层)

束内有肱血管、正中神经和尺神经等(图 2-3-4)。

臂部后方为臂后伸肌即肱三头肌(图 2-3-6),其长头和外侧头在表面,内侧头大部分隐藏在外侧头的深面。该肌的内、外侧头及长头与肱骨桡神经沟形成一个旋绕肱骨中份后面的管道,即肱骨肌管,由于桡神经和伴行的肱深动脉血管通过,故又名桡神经管(图 2-3-6)。

3. 血管和神经 肱动脉在背阔肌下缘由腋动脉延续而来,肱动脉在臂上部与三大神经伴行。尺神经、桡神经于臂中点上方入臂后,正中神经在臂上部位于肱的外侧,至臂中点跨越动脉的前面向下行于肱动脉的内侧。肱动脉在臂上份居肱肌的内侧,于臂中份位于肱骨的前内方,至臂下份位于肱肌前方。与两条肱静脉及正中神经伴行,三者沿肱二肌内侧沟下行,由上而下先越喙肱肌,继之越过肱三头肌长

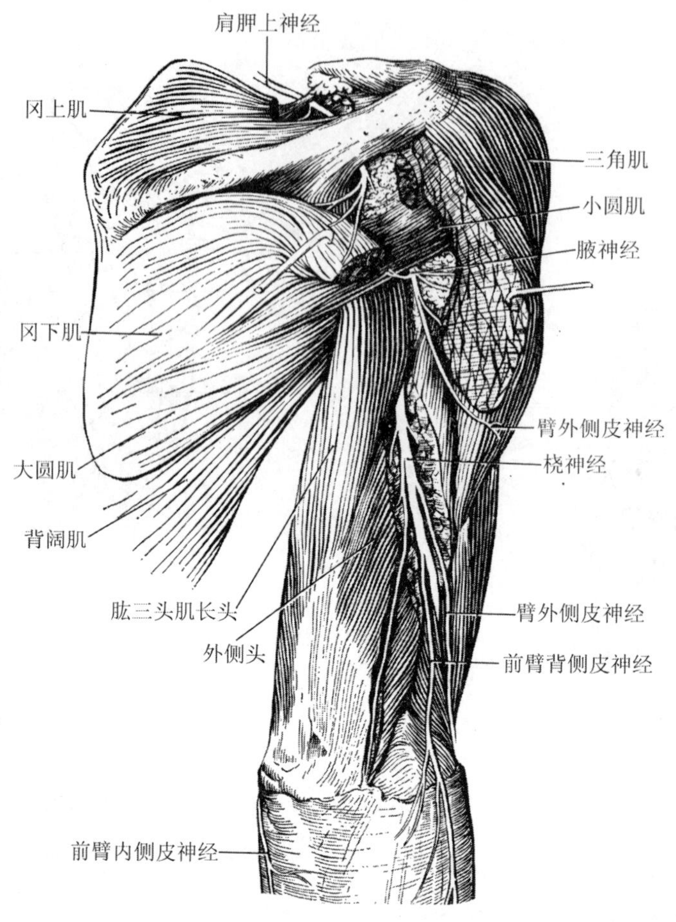

图 2-3-6　桡神经

头，然后行至肱肌的前方(图 2-3-5)。沿途发生三个侧支：①肱深动脉起自肱动脉上端背面，与桡神经伴行(图 2-3-5)，于臂上、中 1/3 交界平面进入桡神经管至臂后区；②尺侧上副动脉平肱肌起点处发出后与尺神经伴行，向下穿过内侧肌间隔，转向臂后(图 2-3-4、5)；③尺侧下副动脉平肱骨内上髁的上方约 5cm 处，发自肱动脉，分为前、后两支，分别与尺前、后返动脉吻合(图 2-3-4、5)。

桡神经在臂上部位于肱动脉后方，在大圆肌下缘与肱骨交界处，斜向下外，于肱骨干的后方，与肱深动脉及其两条伴行静脉，经肱骨肌管至肱骨中、下 1/3 交界处，与肱深动脉的前支，即桡侧副动脉共同穿过外侧肌间隔进入肱肌与肱桡肌之间。后者与桡侧返动脉吻合。肱动脉的后支即中副动脉在臂后区下行，与骨间返动脉吻合。桡神经穿经肱骨肌管时，紧贴骨面而行(图 2-3-6)，故在肱骨中段骨折时，容易并发桡神经损伤。尺神经与尺侧副动脉伴行，于臂中份以下行于内侧肌间隔后方，经肘后内侧沟进入前臂。

三、肱骨

肱骨是上肢最长的管状骨(图 2-3-7)，分为体及上下两端，上端是组成肩关节的近侧骨性结构，下端是组成肘关节远侧骨性结构。肱骨体部其外侧面的中部有一较大的粗糙面，称三角肌粗隆，是三角肌的附丽处，体后面的中部有由上内向下外的螺旋状的浅沟，桡神经干紧贴浅内向远侧称之为桡神经沟，在显露肱骨干时需特别注意，以防损伤。

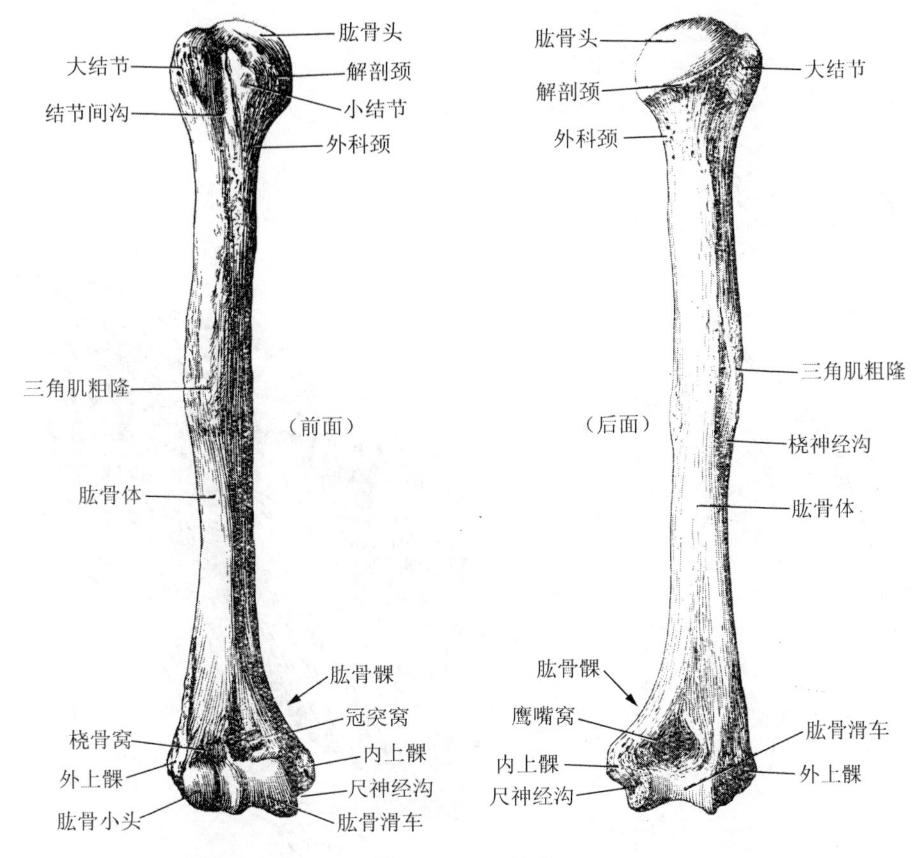

图 2-3-7　肱骨

第二节　肱骨干前外侧手术进路

【应用解剖】

该进路系 Jemes E Thompser 与 Jenry 提出，通过在臂的前面由三角肌前缘后延肱二头肌外缘，到肱骨干的全长，切开皮肤，皮下，使三角肌、头静脉胸大肌以及下方的肱二头肌与肱肌外缘得以显露（图 2-3-1），于头静脉外缘与三角肌之间以及肱肌、肱二头肌之间外缘分开显露出肱骨干（图 2-3-8c）。

【适应证】

1. 肱骨干骨折切开复位内固定术。
2. 肱骨干骨折不愈合或畸形愈合的手术。
3. 肱骨干慢性骨髓炎死骨摘除术。
4. 肱骨干肿瘤切除术。

【体位】

患者平卧于手术台上，患侧肩部后方垫一扁枕。

【麻醉】

高位持续硬脊膜外麻醉或全麻。

【手术步骤】

1. 于上臂中上部前外侧作一弧形切口。以三角肌前缘中点为标志，沿三角肌前缘向下，经三角肌

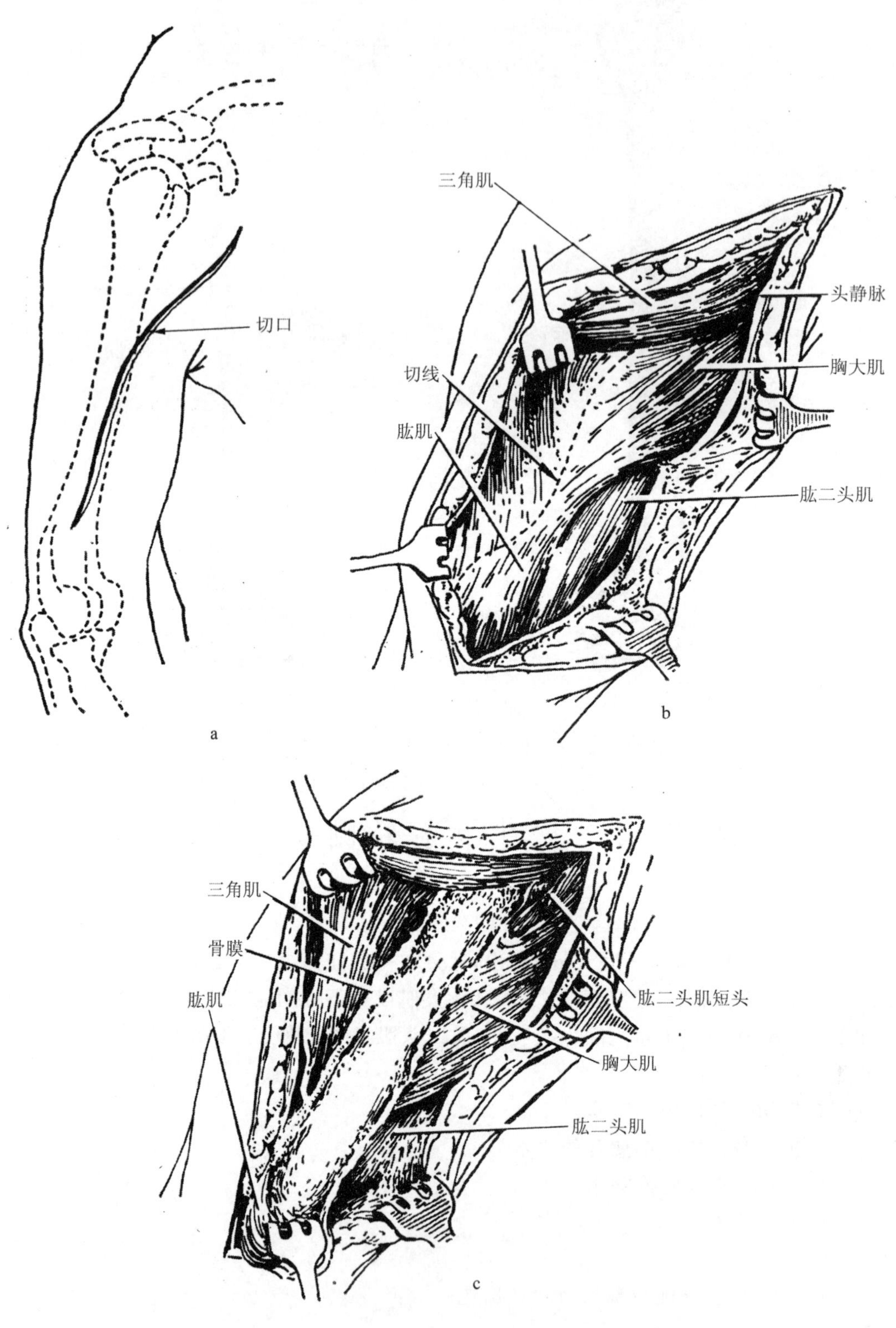

图 2-3-8　肱骨干前外侧手术进路

止点处，再沿肱二头肌外侧缘向下，直至肘关节上 8cm 左右(图 2－3－8a)。

2. 沿皮肤切口切开皮肤、皮下组织和深筋膜，并将皮瓣适当向两侧游离，显露三角肌、头静脉、胸大肌、肱二头肌外侧缘。于切口近端小心解剖出三角肌与头静脉间隙，使其分开，将头静脉、胸大肌和肱二头肌外侧缘向内侧牵开；三角肌向外侧牵开，显露出肱骨干前外侧骨膜和肱肌。再沿三角肌附着部和胸大肌附着部之交界处作为肱骨干骨膜切口(图 2－3－8b)。

3. 沿肱骨干骨膜切口切开骨膜，用锐性骨膜剥离器作骨膜下剥离。如需显露肱骨干整个周径，可将三角肌与胸大肌附着部自肱骨干上锐性剥离，但必须在骨膜下剥离，这样可以避免损伤紧贴肱骨干的桡神经。在显露三角肌止点以下的肱骨干时，可沿肱二头肌外侧解剖出肱肌，将肱肌纤维纵行向两侧分开，用肱肌外侧部分保护桡神经，然后切开骨膜，注意亦必须在骨膜下剥离，以免损伤桡神经。由于肱肌内、外侧两部分分别由肌皮神经和桡神经支配，故手术时作肱肌纵行分开，不致引起肌肉瘫痪(图 2－3－8c)。

【说明】

该切口系 Jcmes E Thompson 与 Henry 切口。由于显露肱骨干比较广泛，可在直视下进行手术，而且没有主要神经和血管在切口内，因此临床上较常用。

手术中应注意不要损伤头静脉。在切开肱骨干骨膜时，必须沿三角肌附着部和胸大肌附着部之交界处进行，而且剥离骨膜显露整个肱骨干周径时，要严格掌握紧贴肱骨干进行，以免损伤紧贴肱骨干后方的桡神经。如需显露三角肌止点以下肱骨干时，必须沿肱二头肌外侧缘纵行分开肱肌纤维，因该肌内外两侧分别由肌皮神经和桡神经支配，故不致引起术后的肌肉瘫痪，同时用肱肌外侧部分保护桡神经。在剥离骨膜显露中段肱骨干整个周径时，也要严格掌握紧贴肱骨干进行，以免损伤桡神经。

第三节　肱骨干外侧手术进路

【应用解剖】

该手术进路是以臂部外侧作切口，切开皮肤皮下组织，解剖出肱二头肌肱肌的外缘与桡神经及臂外侧皮神经与三角肌上方(图 2－3－1,2)，于肱肌外缘与三头肌外缘之间分开使肱骨干外侧得以显露(图 2－3－9c)。

【适应证】

1. 肱骨干骨折切开复位固定术。
2. 肱骨干骨折不愈合或畸形愈合的手术。
3. 肱骨干慢性骨髓炎死骨摘除术。
4. 肱骨干肿瘤切除术。

【体位】

患者平卧于手术台上，患肢置于胸前。

【麻醉】

臂丛麻醉或高位硬脊膜外麻醉。

【手术步骤】

1. 于上臂外侧作一弧形切口。以肱二头肌外侧缘中点为标志，向上沿肱二头肌外侧缘至三角肌附着部稍上方，向下沿肱二头肌外侧向下至肘关节稍上方。其切口长度，根据手术需要决定(图 2－3－9a)。

2. 沿切口切开皮肤、皮下组织和深筋膜，并将皮瓣适当向两侧游离，显露肱二头肌、三角肌附着部、肱肌以及位于肱肌外缘与肱桡肌间隙的桡神经，并将该处桡神经游离，用橡皮条牵引，再沿肱肌外侧缘

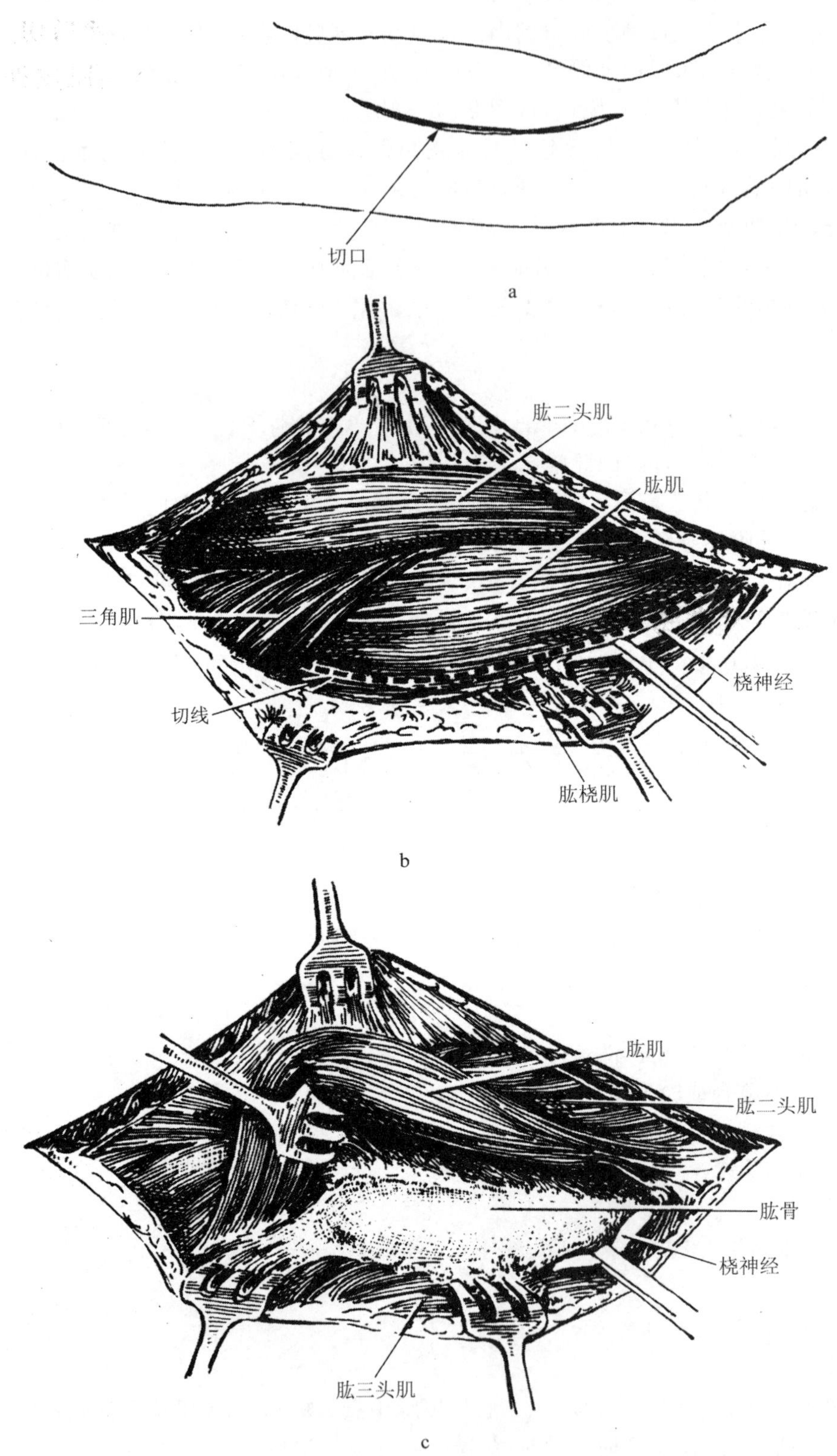

图 2-3-9　肱骨干外侧手术进路

作为肌膜切口(图 2－3－9b)。

3. 沿肌膜切口切开肌膜,并将肱肌游离后向内侧牵开,显露出肱骨干,后切开外侧骨膜,在切开远端骨膜时,注意勿损伤走于肱肌外缘的桡神经,如需要显露肱骨干的整个周径时,必须严格执行骨膜下剥离,以免损伤紧贴肱骨干后方的桡神经(图 2－3－9c)。

【说明】

该切口用于肱骨干骨折接近中下段者。完全由肌间隙显露肱骨干,故对肌肉的损害小,但显露肱骨的范围受到一定的限制,特别是向近侧延长时受到三角肌影响。

手术中需特别注意行走在肱肌外侧缘与肱桡肌间隙的桡神经,在显露时要避免操作,游离后严加保护,以免造成术后腕下垂。在剥离肱骨干骨膜时,必须严格执行骨膜下剥离,以免损伤紧贴在肱骨干后方的桡神经。

第四节　肱骨干内侧手术进路

【应用解剖】

该手术进路于臂内侧作纵切口,解剖出肱三头肌内侧缘,与臂内侧肌间隔之间的尺神经而不解剖臂前内侧的正中神经和肱动脉(图 2－3－4,6)。保护尺神经时牵开肱三头肌内缘和内侧肌间隔,即显露肱骨干内侧(图 2－3－10c),如需将切口向上延长,显露肱骨干内侧的后上段,则将三头肌的长头作适当解剖牵向内侧,使深部桡神经上段得以显露(图 2－3－10d),保护好桡神经则肱骨干上段可进一步显露(图 2－3－10e)。

【适应证】

1. 肱骨干内侧肿瘤切除术。

2. 肱骨慢性骨髓炎病灶位于内侧的手术。

【体位】

患者平卧于手术台上,患侧上肢置于上肢手术台上。

【麻醉】

臂丛麻醉或高位持续硬脊膜外麻醉。

【手术步骤】

1. 于上臂内侧作一纵形切口,以肱骨内上髁为标志,自内上髁沿肱三头肌内缘直线向上,根据手术需要决定长度(图 2－3－10a)。

2. 沿切口切开皮肤、皮下组织和深筋膜,并将皮瓣适当向两侧游离,于肱三头肌内侧缘与上臂内侧肌间隔之间解剖出尺神经(图 2－3－10b)。

3. 将解剖出的尺神经用橡皮条牵向前方,用盐水纱布保护。将内侧肌间隔向前方牵开,肱三头肌内侧缘向后方牵开,显露出肱骨干内侧,将显露出的肱骨干内侧,并作一纵行骨膜切口(图 2－3－10c)。

4. 沿肱骨干内侧骨膜切口,切开骨膜,于骨膜下剥离,显露出肱骨干中下段(图 2－3－10d)。

5. 如需显露肱骨干中上段,则将切口延虚线延长,切开皮肤、皮下组织和深筋膜,于上臂内侧肌间隔和肱三头肌内侧缘之间解剖出桡神经,给予保护,与肱三头肌一同向内后方牵开,使肱骨干内侧上段得以显露。再沿骨膜切口向上延长,并于骨膜下进行剥离,如需显露出肱骨干整个周径。必须严格执行骨膜下剥离,以免损伤紧贴于肱骨干的桡神经(图 2－3－10e)。

【说明】

该切口临床应用不多,只有个别病例一定要经上臂内侧才能进行病灶手术。因该切口需经内侧肌间隔,涉及尺神经亦接近正中神经和肱动脉,故易引起损伤。

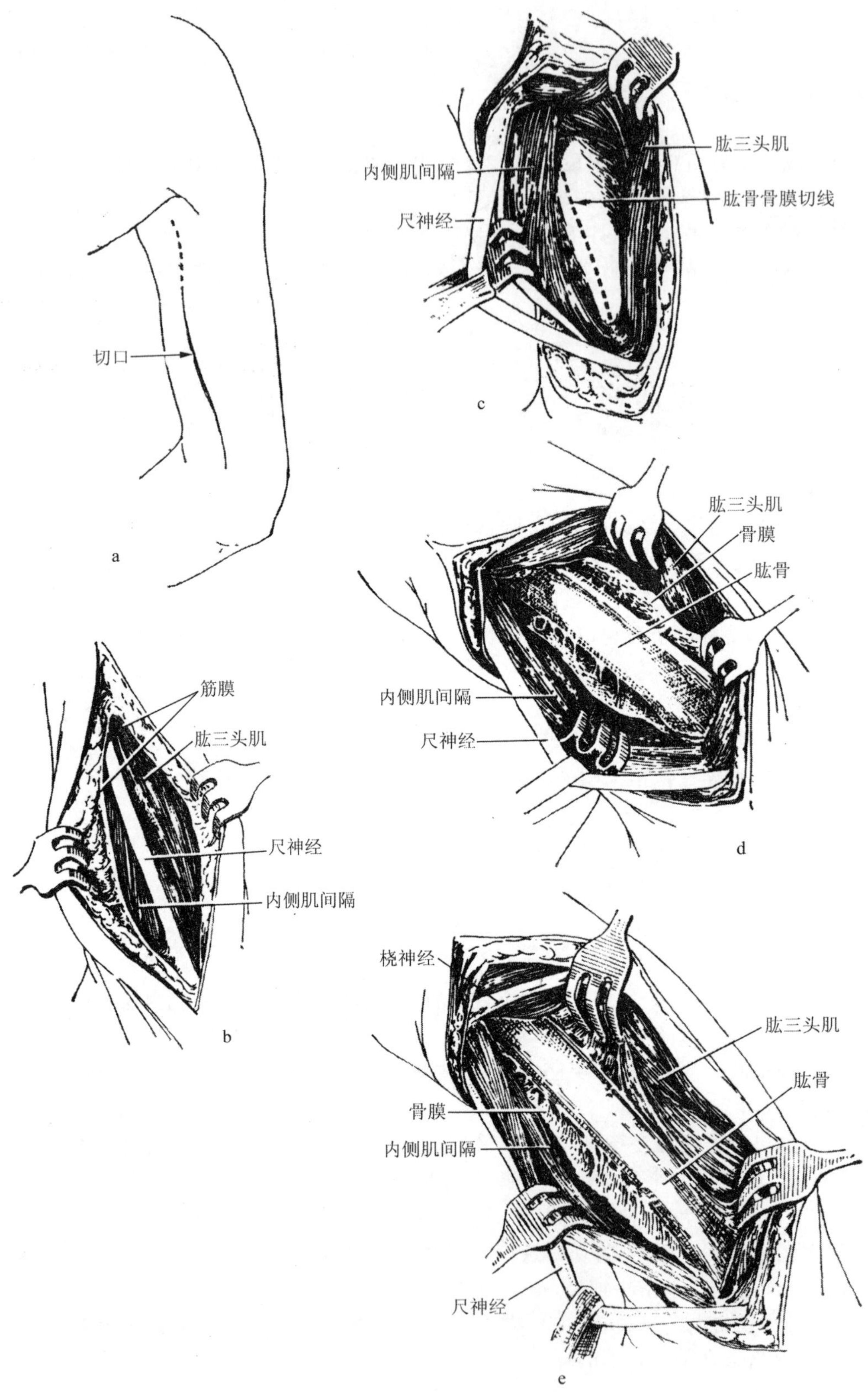

图 2-3-10 肱骨干内侧手术进路

手术中必须熟悉局部解剖，切口定位要正确，游离皮瓣时层次要清楚。作肱三头肌内侧缘与上臂内侧肌间隔分离时，操作要轻柔，细心解剖出尺神经，并用盐水纱布加以保护，以免暴露时间过长和损伤。如要将切口向上延长，则术中需注意解剖出行走于肱三头肌内侧与上臂内侧肌间隔的桡神经，以免损伤。剥离肱骨干骨膜时要严格执行骨膜下剥离，以免损伤紧贴于肱骨干后方的桡神经。

第五节　肱骨干后方手术进路

【应用解剖】

该手术进路是在臂的后侧纵形切开皮肤，解剖出臂后肱三头肌，沿肱三头肌外侧头内缘与长头外缘之间切开向两侧牵开，解剖出深面位于桡神经沟内的桡神经，以及解剖出位于肱三头肌长头深面的内侧尺神经(图 2－3－11c)，则纵形劈开肱三头肌，则肱骨干得以显露(图 2－3－11d)。

【适应证】

1. 肱骨干后方良性肿瘤切除术。
2. 肱骨干后方恶性肿瘤局部切除术。
3. 肱骨干慢性骨髓炎病灶在后方的手术。

【体位】

患者平卧于手术台上，将患肢肘关节屈曲，置于胸前。

【麻醉】

臂丛麻醉或高位持续硬脊膜外麻醉。

【手术步骤】

1. 于上臂后方作一纵行切口，自三角肌后缘中点开始至尺骨鹰嘴上 5cm 止(图 2－3－11a)。

2. 沿切口切开皮肤、皮下组织和深筋膜，并将皮瓣适当向两侧游离，再沿肱三头肌长头与外侧头之间为肌膜切口(图 2－3－11b)。

3. 沿肌膜切口切开肌膜，于肱三头肌长头与肱三头肌外侧头之间分离，将长头向内侧牵开，外侧头向外侧牵开，同时分离下面的疏松蜂窝组织，解剖出位于外侧头深面桡神经沟内的桡神经。再于桡神经沟近端下方沿切口方向作肱三头肌内侧头的肌纤维切线(图 2－3－11c)。

4. 于肱三头肌长头深面解剖出尺神经，后沿肱三头肌内侧头纤维切开，分开肱三头肌内侧头的肌纤维直至骨膜，后切开骨膜，紧贴骨膜下剥离，显露肱骨干后面，注意勿损伤紧贴肱骨桡神经沟内的桡神经(图 2－3－11d)。

【说明】

该切口与内侧进路一样，只在病灶位于肱骨干后方，非经后方进路不能处理的病灶才选用。因该切口要通过肱三头肌长头与内侧头显露出尺神经与桡神经，解剖较复杂，副损伤的机会多，而且还要分开肱三头肌内侧头，影响肱三头肌内侧功能，故临床应用较少。

手术中必须熟悉局部解剖，在分开肱三头肌长头与内侧头时，严格执行肌间隙分离，这样才能避免损伤行走在肱三头肌二头之间的桡神经和尺神经。在作肱三头肌内侧头肌纤维纵行分开时(需注意保护行走在肱三头肌外侧深面、肱三头肌内侧浅层的肱深动脉，以免损伤)，必须直达骨膜下，并严格执行骨膜下分离，以免损伤桡神经和过多的损害肱三头肌的内侧头。

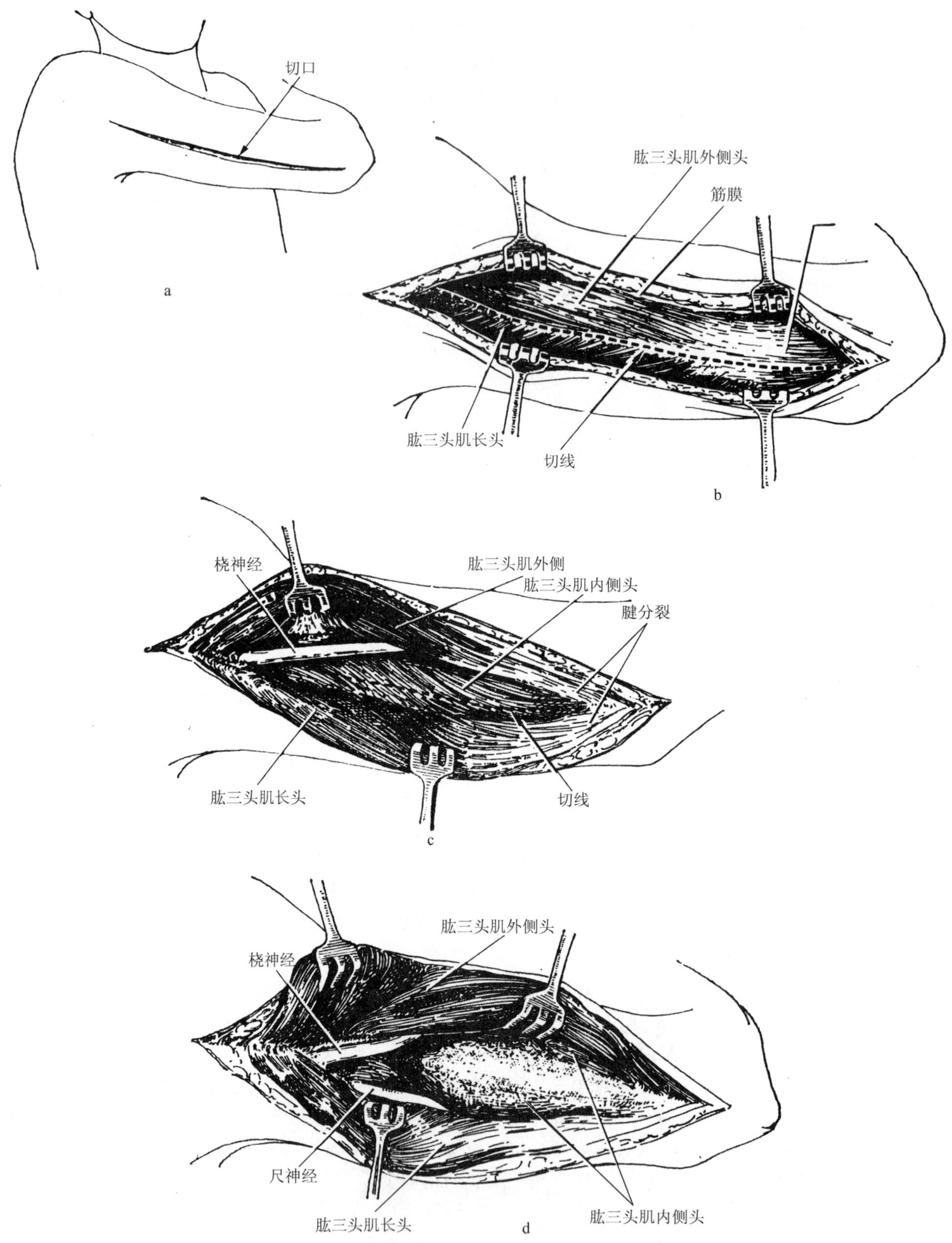

图 2－3－11　肱骨干后方手术进路

第六节　肱骨干下1/3前外侧手术进路

【应用解剖】

该手术进路是通过切开臂下1/3前外侧皮肤，解剖出臂下外侧肱二头肌、肱肌、肱桡肌(图2-3-4)，牵开肱桡肌可显露出桡神经(图2-3-12c)。将桡神经保护好后，于肱肌外缘切开牵向内侧，则肱骨下段得以显露(图2-3-12d)。

【适应证】

1. 肱骨远端骨折切开复位内固定术。
2. 肱骨远端骨折不愈合或畸形愈合手术。
3. 肱骨远端骨肿瘤切除术。
4. 肱骨远端慢性骨髓炎死骨摘除术。

【体位】

患者平卧于手术台上，患肢置于上肢手术台上。

【麻醉】

臂丛麻醉或高位持续硬脊膜外麻醉。

【手术步骤】

1. 于患肢上臂远端前外侧作一弧形切口，以肱二头肌外侧缘中点作为标志，向下沿肱二头肌外侧缘远端到肘窝止。一般长8～10cm(图2-3-12a)。

2. 沿切口切开皮肤、皮下组织和深筋膜，并将皮瓣适当向两侧游离，显露肱二头肌、肱肌及肱桡肌。再以肱肌与肱桡肌间为切口(图2-3-12b)。

3. 沿切口切开肌膜，将肱肌向前内侧牵开，将肱桡肌向后外侧牵开，解剖出桡神经(注意勿损伤支配肱桡肌的桡神经分支)。于桡神经与肱肌之间作显露肱骨干下端的切口(图2-3-12c)。

4. 沿切口剪开肌膜，先用橡皮条将桡神经悬吊，向外侧牵开，将肱肌向内侧牵开，显露出肱骨干下端，后纵行切开骨膜，于骨膜下剥离(图2-3-12d)。

【说明】

该切口临床应用较少。因局部解剖较复杂，特别因其近肘关节前方，易引起并发症。但该切口能直接显露肱骨下端的前方，可在直视下进行手术，故病变在肱骨下端前方时还是一个值得选用的切口。该切口可根据临床需要上下延长，向上可与肱骨干前外侧切口相连接；向远侧可与显露肘关节处的桡神经切口相连，这样可充分暴露肱骨小头，必要时尚可显露桡骨小头。作以上延长必须熟悉以上两切口的注意事项。

手术中必须熟悉局部解剖。解剖时应在肱桡肌与肱二头肌及肱肌间隔进行。在解剖桡神经时勿损伤由桡神经分出的支配肱桡肌的分支以及桡神经深支与浅支。

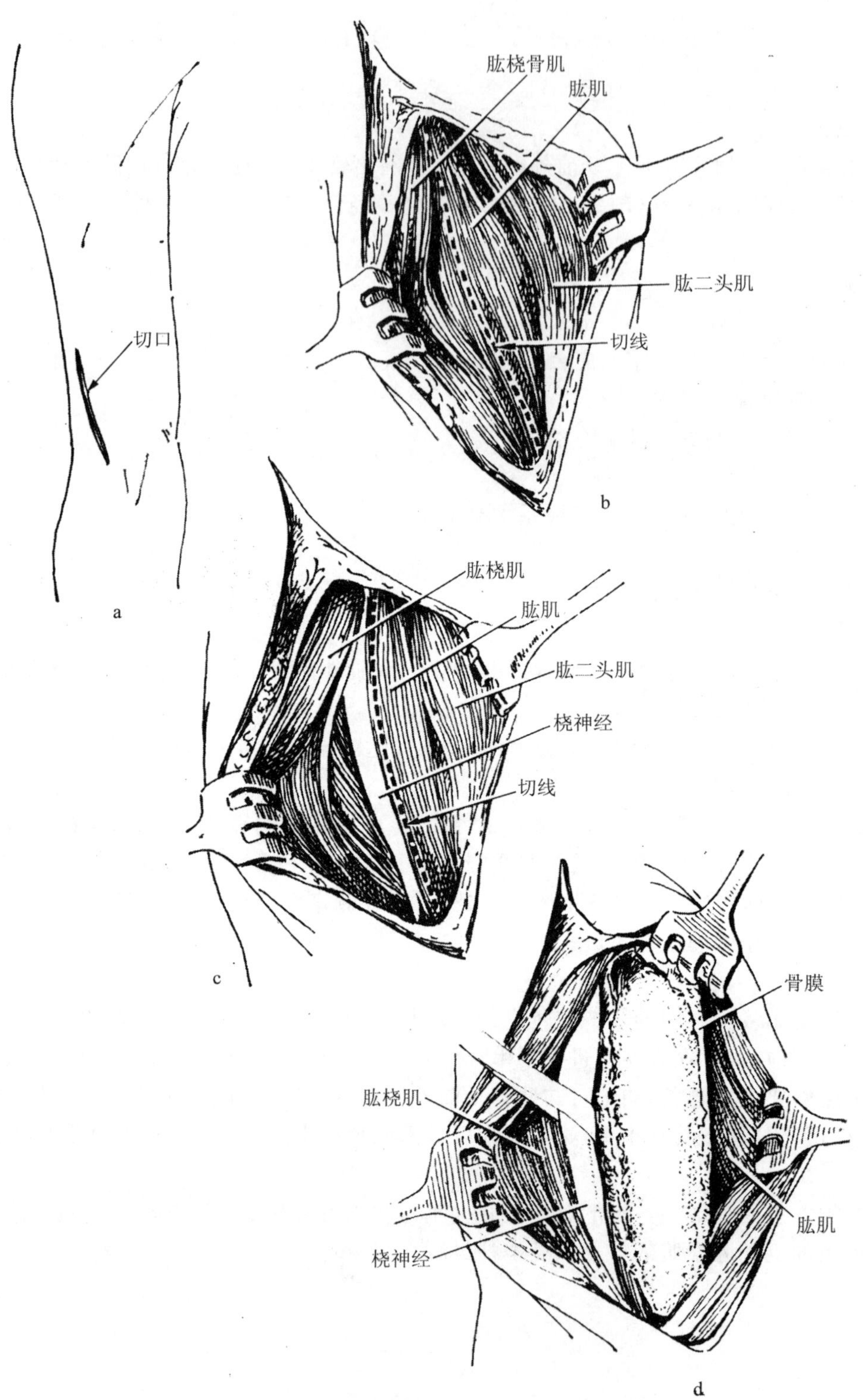

图 2－3－12　肱骨下 1/3 前外侧手术进路

第七节　肱骨干下1/3外侧手术进路

【应用解剖】

该手术进路是通过在臂下段后外侧作纵形皮肤切开，解剖出肱骨外髁及前外侧肱桡肌、肱三头肌及伸肌总肌附丽处以及后方肱三头肌(图 2-3-1,2)，将位于肱桡肌与肱肌之间桡神经在保护连同肱桡肌推向前内侧，将肱三头肌牵向后内侧，则肱骨干下段得以显露(图 2-3-13c)。

【适应证】

1. 肱骨远端骨折切开复位内固定术。
2. 肱骨远端骨折不愈合或畸形愈合手术。
3. 肱骨远端骨肿瘤切除术。

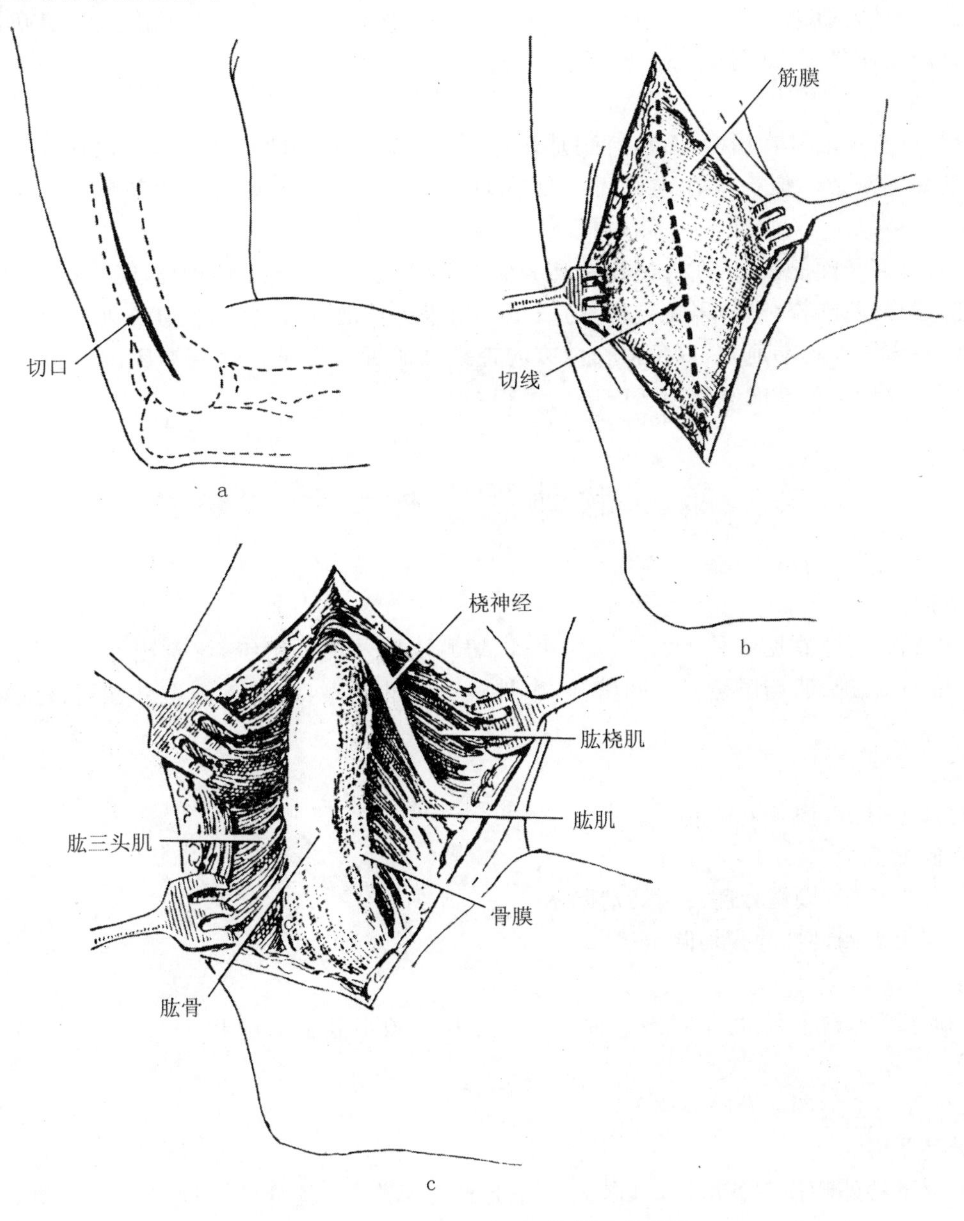

图 2-3-13　肱骨下 1/3 外侧手术进路

4. 肱骨远端慢性骨髓炎死骨摘除术。

【体位】

患者平卧于手术台上，患肢肘关节屈曲 90°，置于胸前或上肢手术台上。

【麻醉】

臂丛麻醉或高位持续硬脊膜外麻醉。

【手术步骤】

1. 于上臂下端外侧作一纵行切口，以肱骨外上髁为标志，自肱骨外上髁沿上臂外侧直线向上至上臂外侧中下 1/3 交点(图 2-3-13a)。

2. 沿切口切开皮肤和皮下组织，并将皮瓣适当向两侧游离，再按皮肤切口的位置作为深筋膜的切口(图 2-3-13b)。

3. 沿深筋膜切口，切开深筋膜，并向两侧游离，显露出肱三头肌、肱桡肌和肱肌。桡肌与肱肌之间解剖出由桡神经沟向前下进入此两肌间的桡神经，以免在切开肱骨外膜时损伤桡神经。后将肱三头肌向后牵开，肱肌、肱桡肌以及桡神经向前牵开，显露出肱骨端外侧，沿肱骨外上髁向上切开骨膜，并作骨膜下剥离，显露出肱骨下端(图 2-3-13c)。

【说明】

该切口是肱骨下端较常用的切口，特别是在骨折的切开复位和畸形矫正等。因该切口浅表，显露满意，局部解剖并不复杂。但病灶在内侧者不能在直视下暴露，故不能完全代替其他肱骨下端的手术进路。

手术中注意切开深筋膜后，在外侧作肱三头肌与肱桡肌、肱肌间隙解剖时，要仔细地分离由桡神经沟向前下进入肌间隙的桡神经，以免损伤，造成不良后果。在前方分离时，要在肱肌外侧缘切开骨膜，作骨膜下剥离，显露肱骨远端前方，以免损伤前方的神经和血管。在作肱骨下端内侧骨膜剥离时，亦需严格执行骨膜下剥离，这样才能避免损伤内侧的尺神经。

第八节　肱骨髁上外侧手术进路

【应用解剖】

该手术进路是通过在肱骨外上髁作纵行切口，切开皮肤及皮下组织，解剖出肱三头肌与肱桡肌(图 2-3-1)。后在肱三头肌与肱桡肌之间劈开，作骨膜下锐性剥离，则肱骨髁上外侧得以显露(图 2-3-14c)。

【适应证】

1. 肱骨髁上骨折，切开复位内固定术。
2. 肱骨髁上截骨术。
3. 肱骨髁上外侧，慢性骨髓炎病灶清除术。
4. 肱骨髁上外侧良性肿瘤切除术。

【体位】

患者平卧于手术台上，患肢肘关节屈曲 90°，置于胸前或上肢手术台上。

【麻醉】

臂丛麻醉或高位持续硬脊膜外麻醉。

【手术步骤】

1. 于上臂下端外侧作一纵形切口，以肱骨外上髁为标志，自肱骨外上髁沿上臂外侧直线向上 4～5cm(图 2-3-14a)。

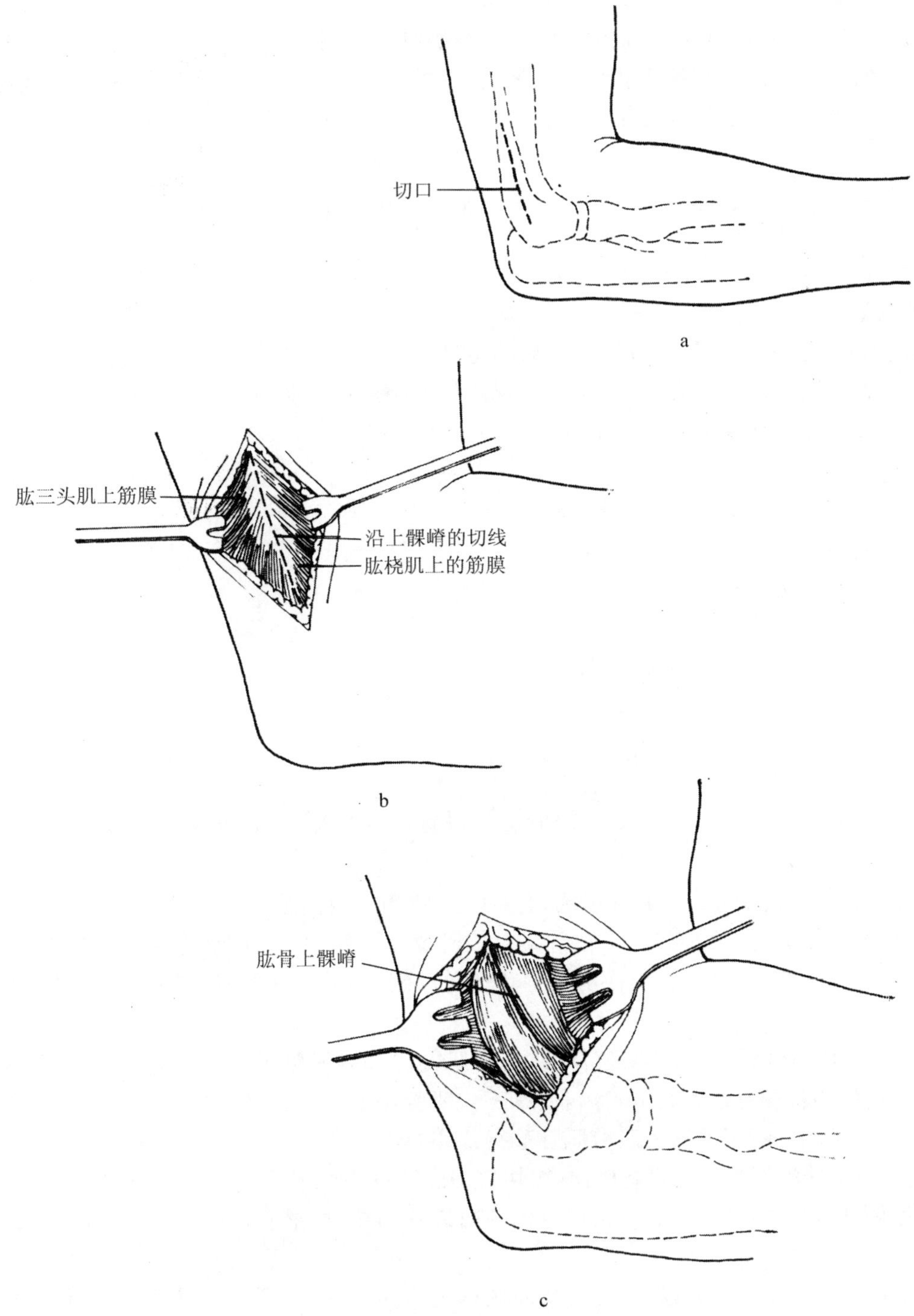

图 2－3－14　肱骨髁上外侧手术进路

2. 沿切口切开皮肤和皮下组织，并将皮瓣适当向两侧游离，再按切口位置（在显露出肱三头肌上的筋膜和肱桡肌的筋膜之间），作为深筋膜的切线（图 2－3－14b）。

3. 沿深筋膜切线，切开深筋膜，并作适当的潜行剥离，于后方肱三头肌附着部、前方肱桡肌附着部之间切开骨膜，作骨膜下锐性剥离，从骨的前方掀起肱桡肌的附着部和肱前肌的下部并牵向前方。从肱骨的后方掀起伸展肌的总附着部和肱三头肌深面，并牵向后方，则肱骨髁上外侧得以显露（图 2－3－14c）。

【说明】

该切口的前方有重要的桡神经、正中神经、尺神经和肱动静脉，要特别细心作骨膜下剥离，最好用两把弯头的锐性骨膜剥离器，一把插入肱骨髁上之前，一把插入肱骨髁上之后，并使骨膜剥离器的两头相会并重叠在肱骨髁上的内侧，这样可保护肱骨周围的神经和血管，以免损伤。

第九节　肱骨下1/3后方手术进路

【应用解剖】

该手术进路是通过在臂下段后方作正中纵形切口，切开皮肤与皮下组织，解剖肱三头肌腱部和位于三头肌内侧尺神经沟内尺神经(图2-3-15c)，保护好尺神经后作肱三头肌腱与肌腹交界处作倒"V"形切开(图2-3-15d)，向两端翻转，则肱骨下段可以显露(图2-3-15e)。

【适应证】

1. 肱骨远端骨折切开复位内固定术。

2. 肱骨远端骨折畸形愈合手术。

3. 肱骨远端肿瘤切除术。

【体位】

患者平卧于手术台上，患肢肘关节屈曲置于胸前。

【麻醉】

臂丛麻醉或高位持续硬脊膜外麻醉。

【手术步骤】

1. 于上臂后下方正中作一纵形切口，以肘关节尺骨鹰嘴为标志，自鹰嘴沿上臂后方正中直线向上10～12cm(图2-3-15a)。

2. 沿切口切开皮肤、皮下组织和深筋膜，并将皮瓣适当向两侧游离(图2-3-15b)。

3. 进一步将皮瓣充分向两侧游离，在游离内侧时要小心解剖，并于肱三头肌内侧缘——尺神经沟内解剖出尺神经，并适当向下游离，用橡皮条将其牵向尺侧，再沿肱三头肌腱外侧缘作游离切口(图2-3-15c)。

4. 沿肱三头肌腱外侧切口切开筋膜，将肱三头肌腱内外侧缘给予充分游离，后于肱三头肌腱内外缘切开肱骨下端两侧骨膜并作骨膜下剥离，使肱三头肌腱深面与骨膜贯通。在游离肱三头肌腱内侧缘时，注意勿损伤尺神经。再于肱三头肌向肌腱移行部作"V"形切口(图2-3-15d)。

5. 于肱三头肌腱深面放一骨膜剥离器，按切口切断肱三头肌下部，特别注意勿损伤内侧尺神经，将肱三头肌腱远侧部向远侧翻转，将肱三头肌近侧部向近侧翻转，显露出肱骨远端的后方(图2-3-15e)。

【说明】

该切口临床应用不太普遍，其缺点是要切断肱三头肌的下部，虽术终给予缝合，但仍不如由肌间隙进路理想。主要用于肱骨下端后方或偏后之病变，可以在直视下进行手术，而且不需显露肘关节腔。

手术时先在尺神经沟内解剖出尺神经，并适当加以游离，用橡皮条牵引和盐水纱布保护，以免损伤。在作肱三头肌下端切断时，其部位应在肱三头肌肌腱与肌腹交界处进行，这样术终便于缝合。在翻转远侧头时，不可进入肘关节腔，特别是在炎症性手术时，以免污染关节腔。缝合时肘关节要伸直，以免有张力影响缝合。最后尺神经放回尺神经沟，并用脂肪覆盖，加以保护。如尺神经有张力，可将尺神经移位于肘关节前方，并用脂肪覆盖。

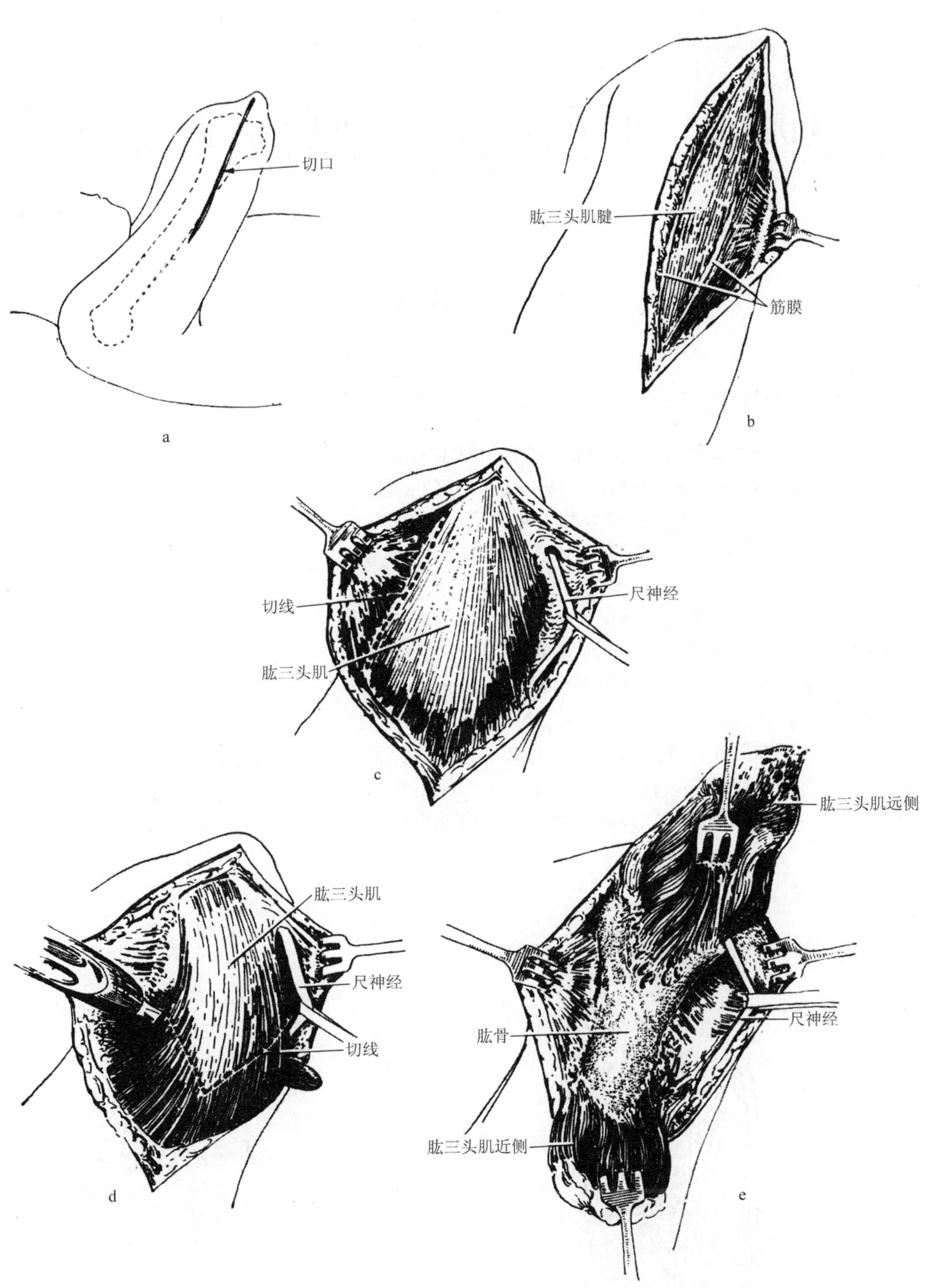

图 2-3-15　肱骨下 1/3 后方手术进路

第四章 肘部临床解剖与手术进路

第一节 肘部临床解剖

一、肘部的体表解剖

肘部界于臂与前臂之间，其上界为肱骨内外上髁上两横指环线，其下界为肱骨内外上髁下两横指环线。在肘前区在肘伸直时可出现3个肌隆起，上正中隆起为肱二头肌，下外侧隆起为肱桡肌和桡侧腕伸肌，下内侧隆起为旋前圆肌及尺侧腕屈肌。这三个隆起围成一个三角形凹陷，即肘窝（图 2-4-1）。肘部可摸到肱骨外上髁和鹰嘴，当肘关节伸直时这三个隆突为一横线，当肘关节屈90°，这三者为等腰三角形（图 2-4-2）。以上三点的位置关系可有助于鉴别肘关节脱位或肱骨髁上骨折。在肘关节屈出90°，其外侧肱骨外上髁，桡骨小头与鹰嘴后角其三点为三角形即肘外三角（图 2-4-2），其中央点为肘关节的穿刺点。伸肘时，在鹰嘴、桡骨小头及肱骨小头间形成凹陷为肘后窝，当前臂做旋转活动时，在此处可扪到桡骨小头也在随着活动。

肱二头肌
肱二头肌腱膜
肘窝
旋前圆肌
肱桡肌

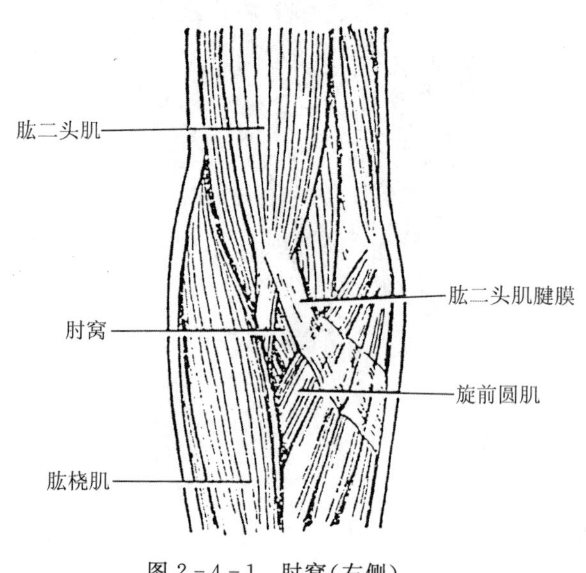

图 2-4-1 肘窝（右侧）

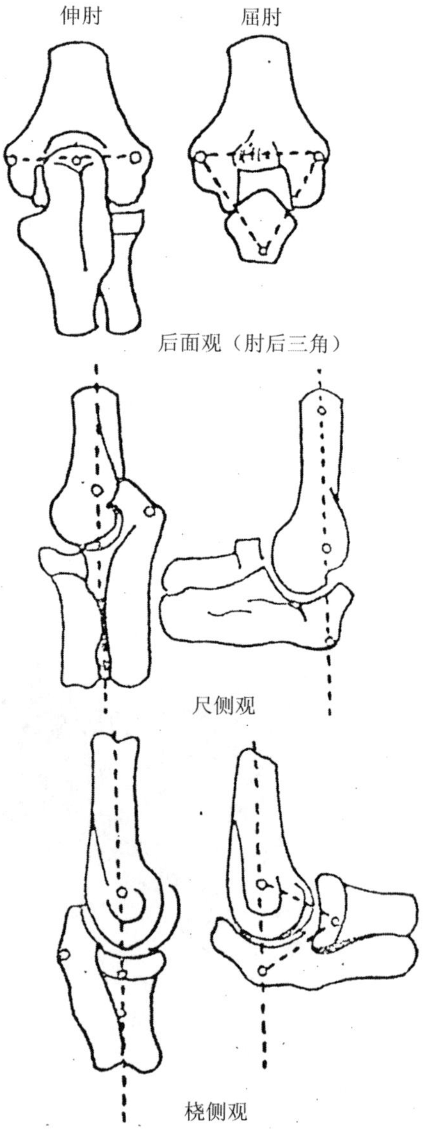

伸肘
屈肘
后面观（肘后三角）
尺侧观
桡侧观

图 2-4-2 肘外侧三角

二、肘部的层次解剖

（一）浅层结构

主要是皮肤与皮下组织。在肘部前方皮肤较薄，皮下组织不发达，皮肤移动性较少，浅静脉和皮神经位于皮下，在外侧有头静脉和前臂外侧皮神经（肌皮神经的分支），在内侧有贵要静脉和前臂内侧皮神经。两条静脉之间有吻合支互相吻合，但形式各有不同。头静脉通过向内侧斜向走行的肘正中静脉与贵要静脉吻合，如有前臂正中静脉存在，则此静脉借头正中静脉、贵要静脉吻合（图 2－4－3）。肘部后方的皮肤亦较薄，但移动性较大，皮下组织亦不发达，有前臂背侧皮神经（图 2－4－4）皮肤的深面相当于鹰嘴处有一黏液滑囊，即鹰嘴皮下滑囊。

（二）深层结构

1. 筋膜　肘前深筋膜。肘前区是臂筋膜的延续，下方与前臂筋膜相连，其内侧因有肱二头肌腱膜纤维的参与而增厚。在筋膜的浅面，肱二头肌腱的内侧可以摸到肱动脉的搏动。肱二头肌腱膜是由肱二头肌腱内侧缘向下内止于前臂筋膜的内侧份，并有前臂屈肌起于其深面（图 2－4－1），该腱膜下缘与腱交角处的深面为肱动脉的末端。其后侧深筋膜在肱骨内、外上髁、鹰嘴及尺骨后缘处与骨膜紧密结合。

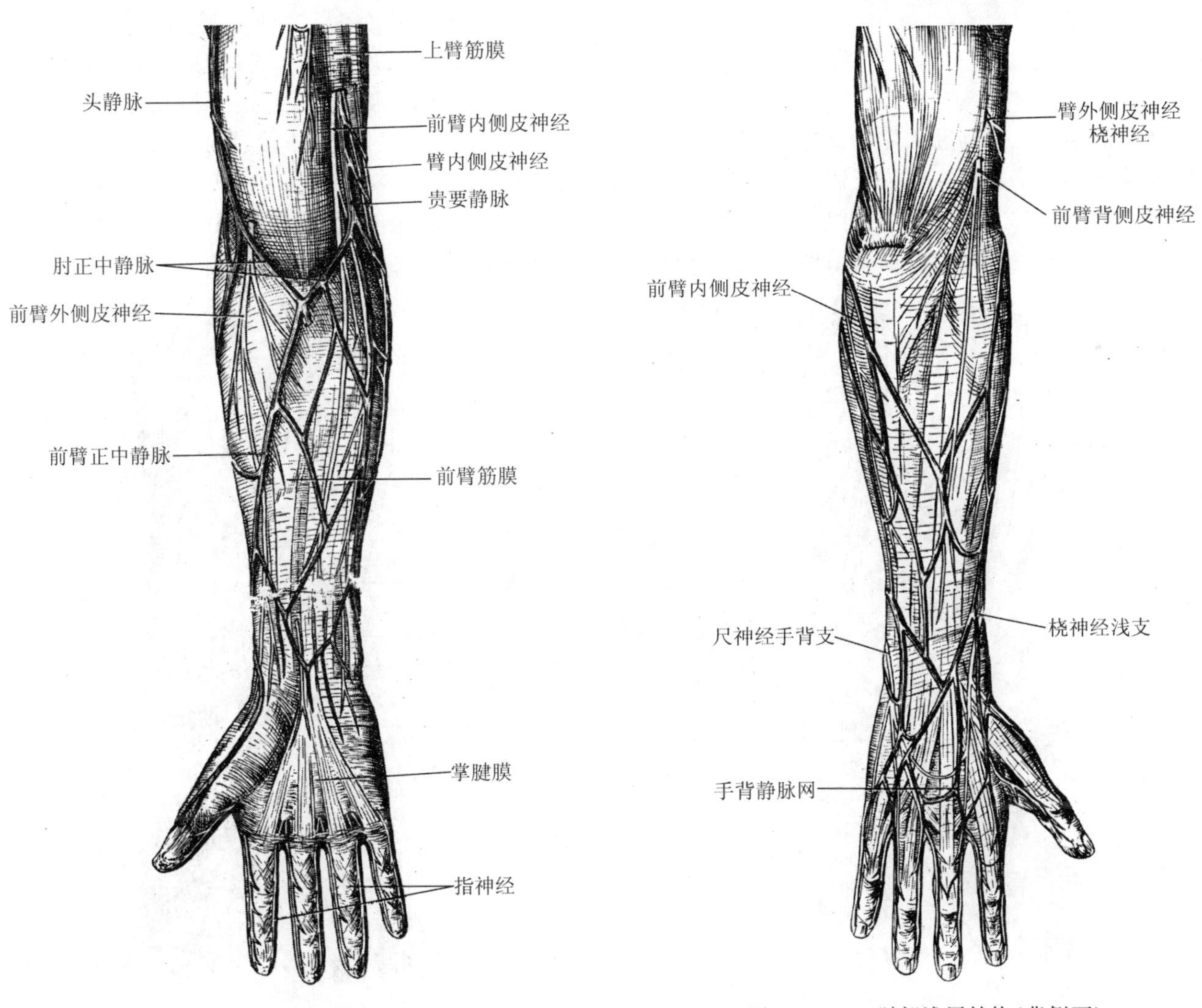

图 2－4－3　肘部浅层结构（掌侧面）　　图 2－4－4　肘部浅层结构（背侧面）

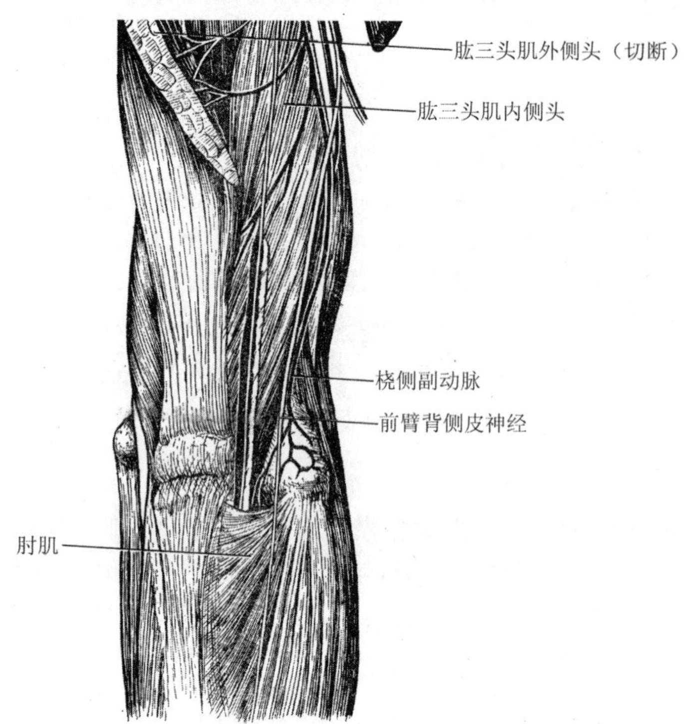

图 2-4-5 肘部后方结构

2. *肌层* 肘部前方由 3 个肌隆起围成肘窝，上界为肱骨内外上髁的连线，下外界为肱桡肌下内界为旋前肌，窝顶为肘前筋膜及肱二头肌腱膜，窝底由肱肌与旋后肌组成(图 2-4-1)，再后方有关节囊。其后方肱三头肌腱膜抵于鹰嘴，腱下有鹰嘴腱下囊。外侧有起始于外上髁的伸肌，内侧在内上髁与鹰嘴之间可摸到尺神经。尺神经通过尺侧腕屈肌两头之间而达前臂(图 2-4-5)。

3. *血管与神经* 在肘部前方即肘窝内以肱二头肌腱为标志，屈肘时明显。腱的内侧有肱动脉和两条伴行静脉，在血管的内侧有正中神经通过(图 2-4-6)。肱动脉干至肘窝中点远侧 2cm 处约平桡骨颈分为尺动脉和桡动脉(图 2-4-7)。桡动脉在旋前圆肌和肱桡肌之间走行，在此处分出桡侧返动脉。尺动脉在深、浅屈肌群间走行，在此区内发出尺侧返动脉和骨间总动脉，后者相继分出骨间掌侧动脉、骨间背侧动脉和骨间返动脉。上述 3 支返动脉与肱深动脉的终支(桡侧副动脉和中副动脉)，尺侧上、下副动脉等在肘关节周围形成动脉网。桡神经在肱外上髁的前，肱桡肌和肱肌之间分为深、浅 2 支(图 2-4-6)，浅支进入前臂的桡侧沟中，深支穿旋后肌转到臂后面。浅支是感觉支，经肱桡肌深面达前臂，深支为混合神经，穿出旋后肌后改为骨间后神经支配前臂诸伸肌。正中神经走在旋前圆肌二头之间离开肘前区进入前臂。在肘后

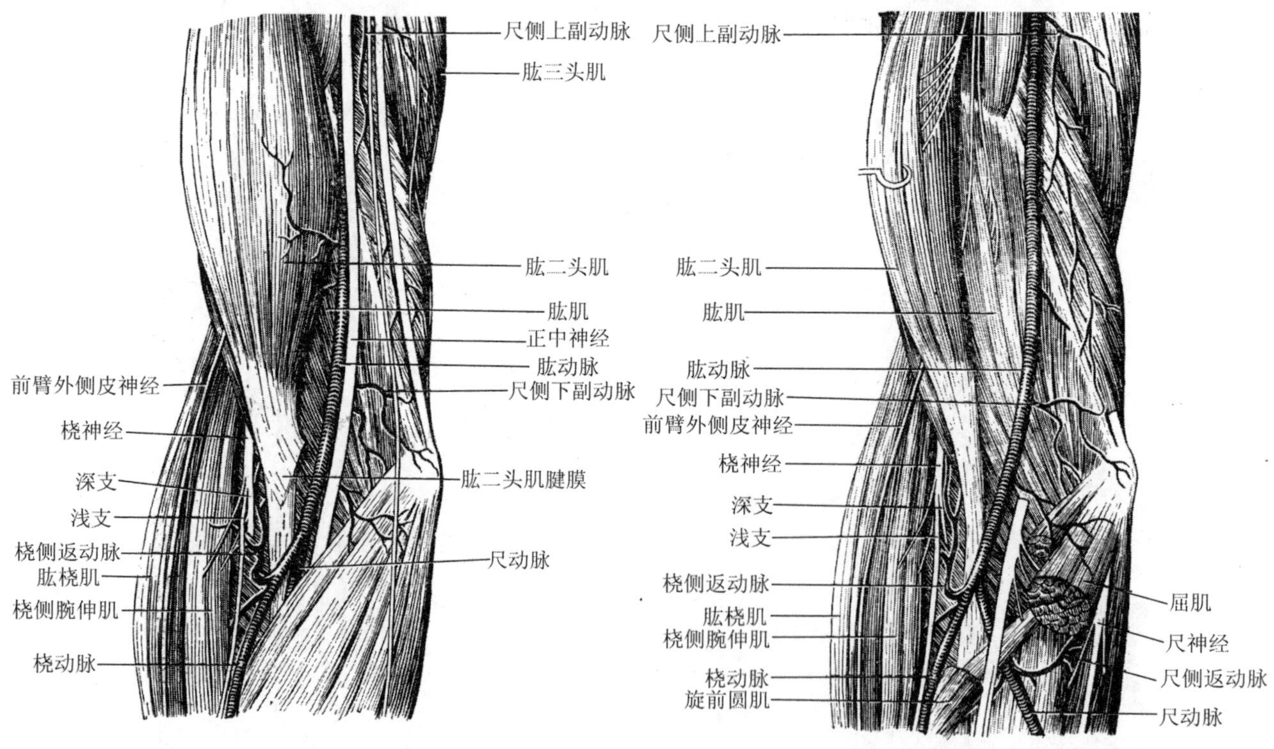

图 2-4-6 肘部前方深层结构(浅层)

图 2-4-7 肘部前方深层结构(深层)

尺神经由内侧肌间隔进入肘后内侧的尺沟后延续到前臂(图 2-4-6)。

三、骨与关节

肘关节的骨性结构是由肱骨的远端和桡尺骨的近端组成，其肱骨远端外侧有肱骨小头，内侧肱骨滑囊组成，前方有冠突窝和桡骨小头窝(图 2-4-8)，后方有尺骨鹰嘴窝，两侧为肱骨内外上髁，内上髁的后面有一浅沟尺神经紧贴沟内经过称为尺沟。桡尺骨近端有桡骨为桡骨小头关节环状面和桡骨颈，其尺骨近端为鹰嘴有半月切迹，尺骨头、鹰嘴突起桡骨切迹和尺骨粗面。以上肱骨远端和桡尺骨近端组成了肱尺关节、肱桡关节以及近侧桡尺关节，三者之关节囊、尺(骨)侧副韧带、桡(骨)侧副韧带以及桡骨环状韧带组成肘关节，借助臂和前臂的伸屈和旋转肌群，完成肘关节伸屈和旋前旋后运动(图 2-4-9)。

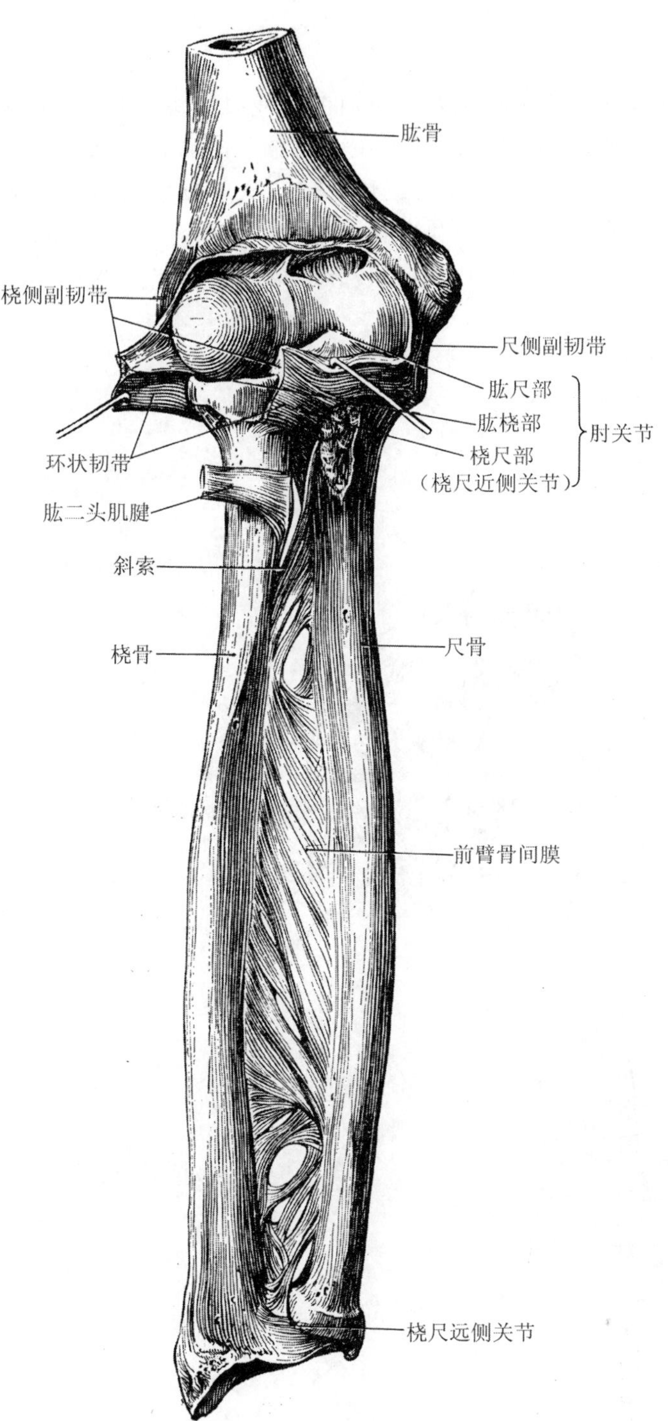

图 2-4-8　肘关节和前臂骨连接(前面)

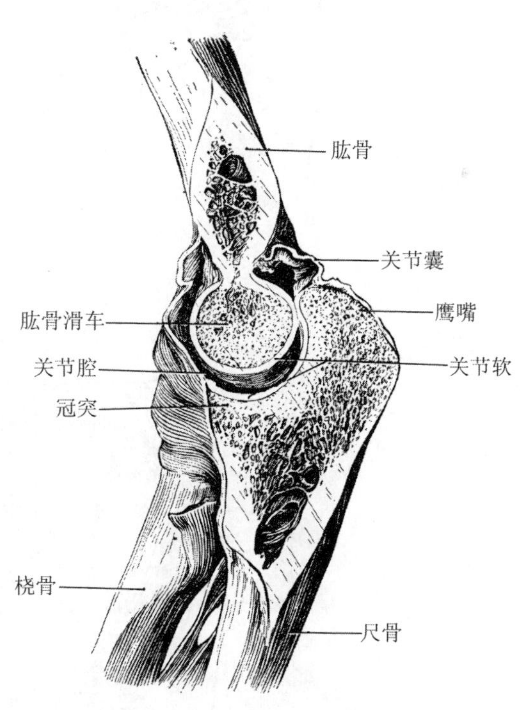

图 2-4-9　肘关节(矢状断面)

第二节　肘关节前方手术进路

【应用解剖】

该手术进路是通过肘部前作"S"形切口，切开皮肤与皮下组织解剖出肘前方浅层的头静脉、贵要静脉之间的肘正中静脉以及前臂上端前臂正中静脉(图 2－4－3)，切断肘正中静脉和深筋膜和肱二头肌腱膜，使位于肱二头肌内侧肱肌与旋前圆肌外侧之间的肱动脉正中神经以及肱二头肌腱外侧与桡侧腕伸肌之间桡神经深支得以显露(图 2－4－6)。在保护好上述神经和血管的条件下，将正中神经和肱动脉和前臂旋前圆肌牵向内侧或将桡神经深支和桡侧腕伸肌牵向外侧，再将深部肱肌牵向尺侧或正中劈开牵向两侧，则肘关节囊得以显露(图 2－4－10c)。

【适应证】

1. 伴有神经血管损伤的肱骨髁上骨折切开复位术。

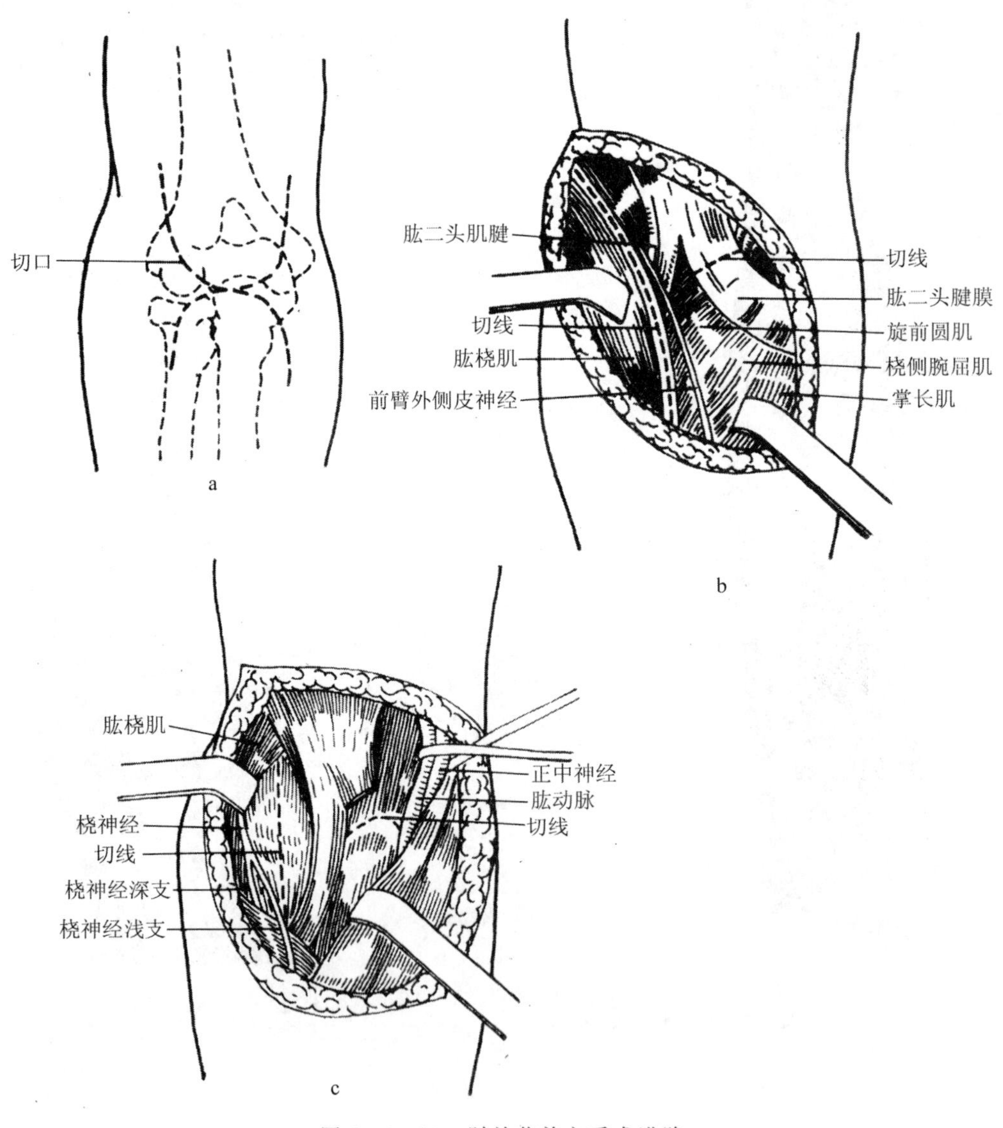

图 2－4－10　肘关节前方手术进路

2. 伴有神经血管损伤的肘关节脱位切开复位术。

3. 肘关节前方游离体切开摘除术。

【体位】

患者平卧于手术台上，患肢置于上肢手术台上。

【麻醉】

臂丛麻醉或高位持续硬脊膜外麻醉。

【手术步骤】

1. 于肘关节前方作"S"形切口，一般自肱二头肌下段内侧、肘关节横纹上5cm沿肱三头肌内侧缘向下经肘前横纹转向外侧到肱桡肌内侧转弯，再沿肱桡肌内侧缘向下5cm(图2-4-10a)。

2. 沿切口切开皮肤、皮下组织，小心游离皮肤，切断结扎肘正中静脉，切勿损伤头静脉与贵要静脉，后切开深筋膜，适当向两侧游离，显露出斜形跨于肱动脉前面、并附着于旋前圆肌和指总屈肌肌膜上的肱二头肌腱膜，以及止于鹰嘴喙突的肱二头肌腱、前臂外侧皮神经、肱桡肌等，再于肱二头肌腱膜作切线和肱桡肌内侧缘切线(图2-4-10b)。

3. 沿切线首先切断肱二头肌腱膜。注意小心保护下方的正中神经和肱动脉，并用橡皮条将正中神经和肱动脉向尺侧牵引。再按肱桡肌切线，切开肌膜，将肱桡肌作适当分离，解剖出前臂外侧皮神经与深层桡神经的浅深支，连同肱桡肌牵向桡侧。这时关节囊的前内侧与前外侧都得到显露。再根据手术要求，按切线切开肘关节前内侧或前外侧关节囊(图2-4-10c)。

【说明】

该切口最适用于肱骨髁上骨折或肘关节脱位伴正中神经、肱动脉或桡神经损害，作开放复位并探查上述神经或血管。根据骨折远端移位不同如向尺侧移位，则切口上段在尺侧；反之在桡侧，这样便于显露骨折端，有利于复位。

手术中应特别注意保护肘前神经与血管，以免损伤。

第三节　肘关节和肱骨远端前外侧手术进路

【应用解剖】

该手术进路通过在肘部前外侧弯曲切口，切开皮肤及皮下组织和筋膜，解剖出肘关节前外侧的肱二头肌、肱肌和肱桡肌(图2-4-11b)。切开肱二头肌肱桡肌之间肌筋，解剖出桡神经及其分支(图2-4-11c)，将桡神经给予保护后牵向桡侧，肱肌牵向尺侧，则肘关节囊和肱骨远端的外侧得以显露(图2-4-11d)。

【适应证】

1. 肱骨小头骨折合并桡神经损伤，桡神经探查术，开放复位内固定术。

2. 桡神经损伤探查术。

3. 肘关节前外侧游离体摘除术。

4. 肱骨远端前侧肿瘤摘除术。

5. 肱骨远端前侧骨髓炎死骨切除术。

【体位】

患者平卧于手术台上，患肢置于上肢手术台上。

【麻醉】

臂丛麻醉或高位持续硬脊膜外麻醉。

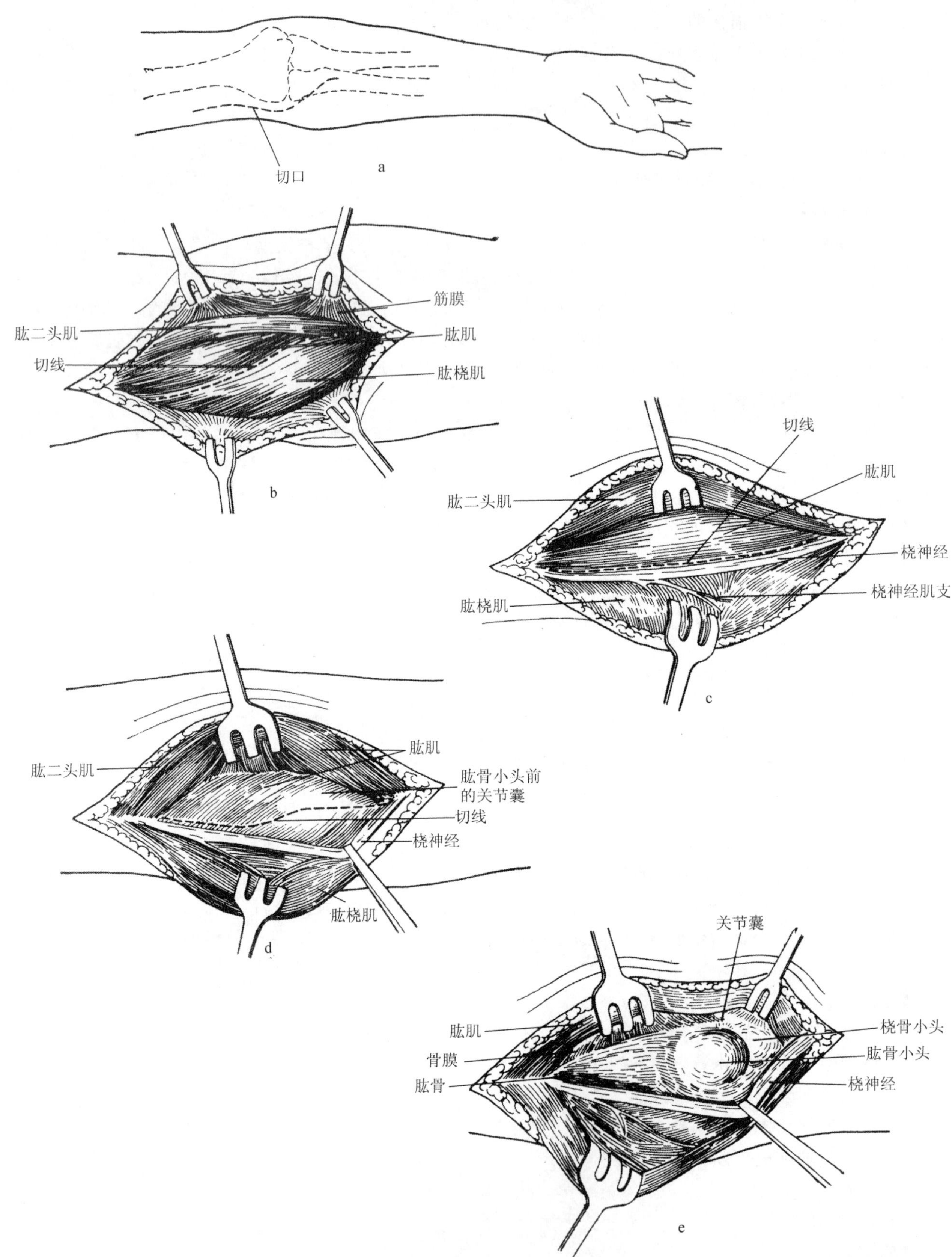

图 2-4-11 肘关节和肱骨远端前外侧手术进路

【手术步骤】

1. 于肘关节前外侧作一弯曲切口，由肘关节横纹上 5cm 肱二头肌外侧缘开始，沿肱二头肌外侧缘向下，于肘关节前上方向外侧弧形弯曲，后沿肱桡肌内侧缘向下至肘前横纹下 4cm(图 2-4-11a)。

2. 沿切口切开皮肤、皮下组织和深筋膜，并将皮瓣适当向两侧游离，显露出肱桡肌、肱肌和肱二头肌，后沿肱桡肌内侧缘作肌间隙切线(图 2-4-11b)。

3. 沿肱桡肌内侧缘切线切开肌膜，作适当分离，将肱桡肌向外侧牵开，肱二头肌向内侧牵开，显露出桡神经，并于桡神经内侧缘作切线(图 2-4-11c)。

4. 沿桡神经内侧缘切线，切开桡神经内侧缘筋膜，作桡神经游离，用橡皮条作保护，并牵向外侧，再于肱肌外侧缘作桡骨小头前方的关节囊切线(图 2-4-11d)。

5. 先将肱肌外侧缘作适当分离，并牵向内侧，再沿肱骨小头前方关节囊切线切开关节囊与肱骨远侧骨膜，则肱骨小头、桡骨小头和肘关节外侧得以显露(图 2-4-11e)。

【说明】

该切口是显露肱骨小头和桡骨小头前方的最理想的进路。手术中应注意切口要作适当的弯曲，避免在肘关节前方形成纵向瘢痕，影响关节功能。在切开深筋膜后，注意勿损伤肘前的桡神经。在作肱桡肌分离时，注意勿损伤桡神经和桡动脉的桡侧返动脉。

第四节　肘关节和桡骨上 1/3 前外侧手术进路

【应用解剖】

该手术进路通过在肘部前外侧稍向远侧伸延的弯曲切口，切开皮肤与皮下组织，解剖出肱二头肌、肱肌、肱桡肌以及旋前圆肌(图 2-4-12)。沿肱桡肌尺侧缘和肱肌、旋前圆肌桡侧缘解剖出桡神经及深浅支和桡动脉及其桡侧返动脉(图 2-4-6)。将桡神经及分支连同肱桡肌牵向外侧，结扎切断桡侧返动脉后，将桡动脉和旋前圆肌连同肱二头肌腱牵向内侧，则深部的肘关节囊和旋后肌得以显露(图 2-4-12d)。继续将旋后肌从桡骨近侧前方的附丽处，由内向外侧作骨膜下剥离，则肘关节囊前外侧和桡骨近侧得以显露(图 2-4-12e)。

【适应证】

1. 桡骨上 1/3 骨折开放复位内固定术。
2. 桡骨上 1/3 慢性骨髓炎前方死骨摘除术。
3. 桡骨上 1/3 前方肿瘤切除术。

【体位】

患者平卧于手术台上，患肢置于上肢手术台上。

【麻醉】

臂丛麻醉或高位持续硬脊膜外麻醉。

【手术步骤】

1. 于肘关节前外侧作一弯曲切口，由肘关节前横纹上 5cm 肱二头肌外侧缘开始，沿肱二头肌外侧缘向下，于肘前上方向外作弧形弯曲，后沿肱桡肌内侧缘向下至肘前横纹下 10cm(图 2-4-12a)。

2. 沿切口切开皮肤、皮下组织和深筋膜，将皮瓣适当向两侧游离，显露出肱桡肌、肱肌、肱二头肌、旋前圆肌及桡动脉，后沿肱桡肌内侧缘作肌间隙切口(图 2-4-12b)。

3. 沿肱桡肌内侧缘肌间隙切口小心切开肌膜，并作适当分离，将肱桡肌向外侧牵开，将肱肌、肱二头肌及旋前圆肌向内侧牵开，则桡神经及其分支——桡神经浅支和穿入旋后肌的桡神经深支得以显露(图 2-4-12c)。

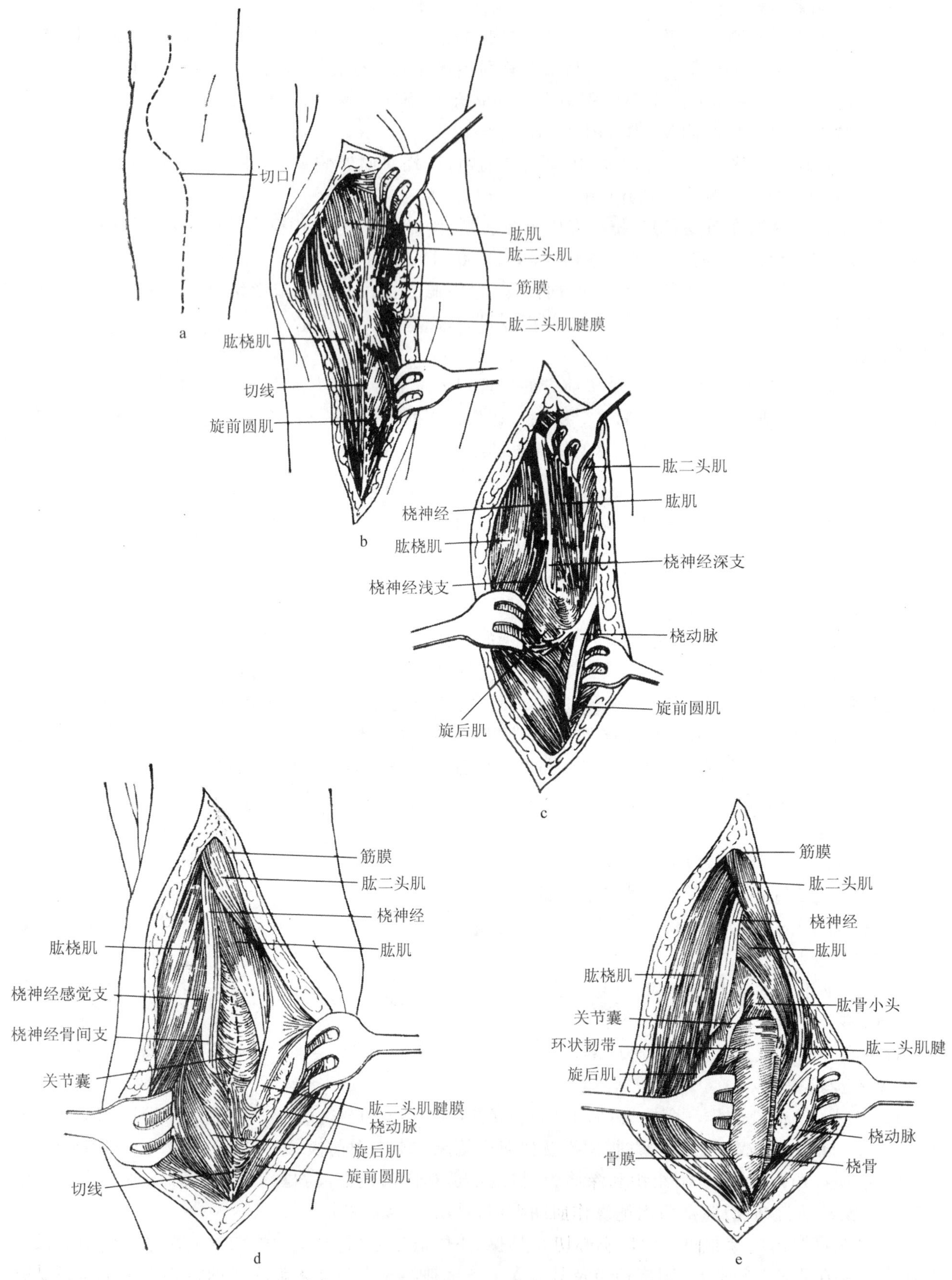

图 2－4－12　肘关节和桡骨上 1/3 前外侧手术进路

4. 切断结扎桡动脉的桡侧返动脉，并将前臂适当的旋后，使旋后肌得到充分显露。于肘关节囊前作纵行切线，并向下延伸到旋后肌桡骨附着部的内缘(图 2-4-12d)。

5. 沿切线切开肘关节囊的外侧和旋后肌内缘的桡骨上 1/3 骨膜，并作骨膜下分离，使肱骨头、桡骨小头、环状韧带、桡骨上 1/3 得以充分显露(图 2-4-12e)。

【说明】

该切口可充分显露桡骨上 1/3 骨干及桡骨小头、环状韧带以及肱骨小头。但该切口解剖比较复杂，要妥善保护神经，在作皮肤游离时，注意由肱二头腱和肱肌之间穿出的前臂外侧皮神经不可切断，应作适当游离后与皮瓣一起向内侧拉开，在作深支分离时要注意桡神经及桡神经的深支和浅支，特别是作桡骨 1/3 骨膜下剥离，注意必须紧贴骨膜下，以免损伤走行于旋后肌之间——旋后肌管内的桡神经深支以及走行在肘关节前外侧的桡动脉上段。

第五节　肘关节外侧手术进路

【应用解剖】

该手术进路由于不通过肘关节前外侧主要神经和血管，切开肘关节外侧皮肤与皮下组织，即能解剖出肱骨髁和肱髁上肱桡肌以及远侧伸肌的附丽部和肘后肌的附丽处(图 2-4-5)。将肱桡肌的后缘牵向内侧，使伸肌的总附丽部及前缘的桡侧腕长伸肌得以显露(图 2-4-13b)，用骨凿将伸肌的总附丽部从肱骨外上髁上切下翻向远侧，则肘关节后显露(图 2-4-13c)。

【适应证】

1. 肱骨外髁骨折开放复位术。
2. 肱骨外上髁炎松解术。
3. 肱骨外髁骨肿瘤切除术。
4. 肱骨外髁慢性骨髓炎病灶清除术。

【体位】

患者平卧位，患肢置上肢手术台上。

【麻醉】

臂丛麻醉或高位持续硬脊膜外麻醉。

【手术步骤】

1. 于肘关节外侧作一纵形切口，从肱骨外上髁嵴、肘关节屈曲横纹上 5cm 处起，纵行向远侧延伸，经过肱骨外上髁、桡骨小头，止于肘后肌和尺侧伸肌之间为止(图 2-4-13a)。

2. 沿皮肤切线，切开皮肤、皮下组织和深筋膜，并将皮瓣适当向两侧游离，充分显露肱骨外上髁、肱桡肌、指总伸肌以及肘后肌，并于肱骨外上方作肱骨外上髁截断线(图 2-4-13b)。

3. 作指总伸肌前缘即桡则腕长伸肌前缘与肱桡肌之间作分离，再于指总伸肌后缘即尺侧腕伸肌与肘后肌之间作分离，后用切骨刀于切线处截断肱骨外上髁，使附着于肱骨外上髁的指总伸肌群一起翻向下方，显露出肘关节外侧关节囊，继将关节囊纵行切开，并向两侧牵开，显露肱骨外髁、桡骨小头及外侧关节间隙(图 2-4-13c)。

【说明】

该切口虽然能充分显露肱骨外髁、桡骨小头和外侧关节间隙，但在纵行切开关节囊外侧时，如不注意过于向下延伸，易造成桡神经的深支在肘后肌管处被切断，引起伸指功能障碍。

术中如需充分显露肘关节间隙，可将前臂内收，则肘关节间隙可增大。

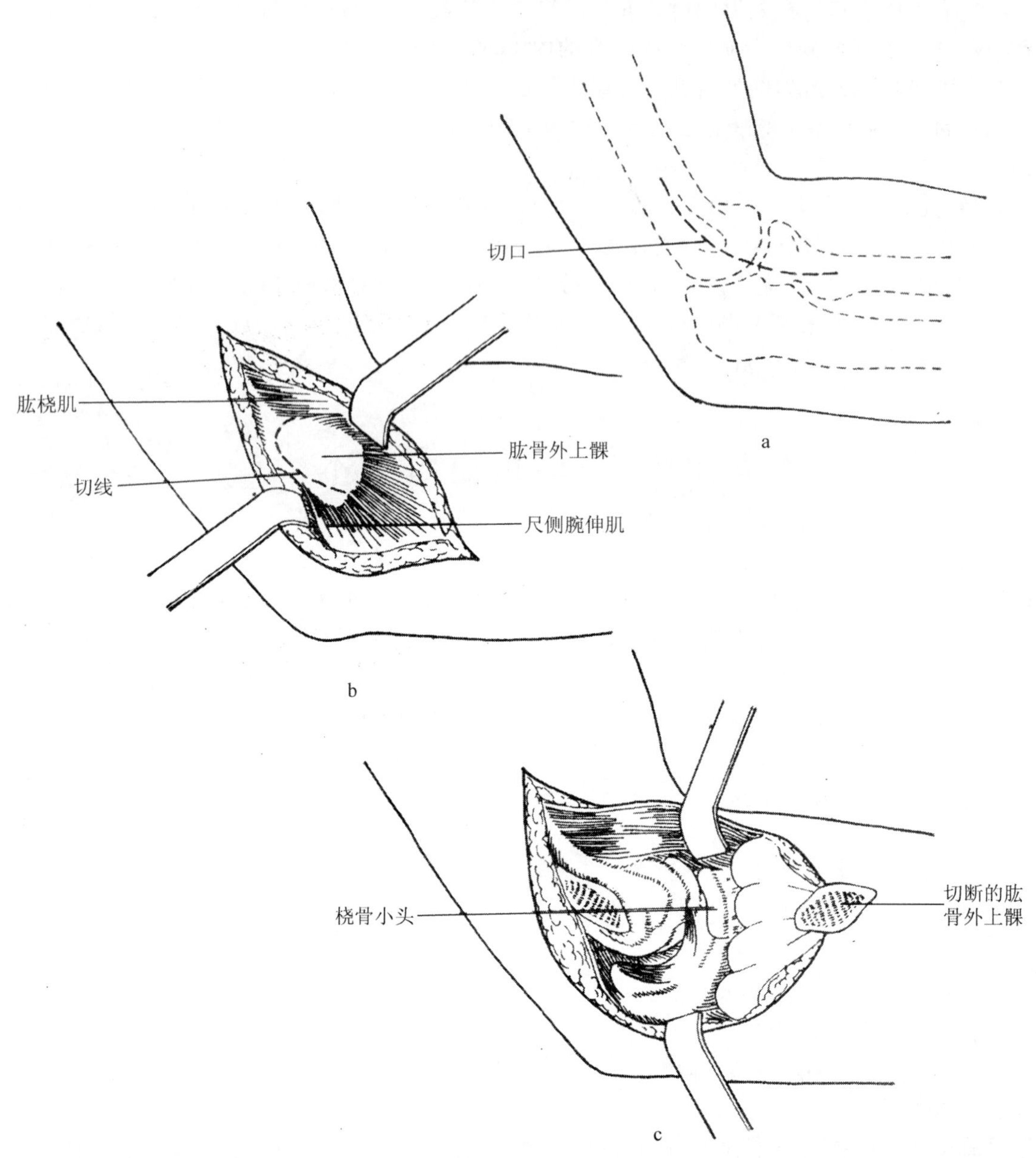

图 2－4－13　肘关节外侧手术进路

第六节　肘关节内侧手术进路

【应用解剖】

该手术进路是通过在肘部内侧切口切开皮肤和皮下组织解剖出肱骨内上髁肱三头肌外侧缘，前臂屈肌群的附丽部、旋前圆肌、正中神经、肱动脉、肱肌及肱二头肌(图 2－4－7)。在肱三头肌内侧缘深面肱骨内上髁后方的尺神经沟处解剖出尺神经并给予保护。牵向后内侧(图 2－4－14b)，用骨圆凿切下肱骨内上髁及附丽该处的屈肌(图 2－4－14d)，牵向翻向远侧，则肘关节内侧得以显露(图 2－4－14e)。

【适应证】

1. 肱骨内上髁骨折切开复位内固定术。

2. 肱骨内髁摘除术。
3. 肘关节内游离体摘除术。
4. 肘关节结核病灶清除术。

【体位】

患者平卧于手术台上,将患肢置上肢手术台上,肘关节稍屈曲旋后位。

【麻醉】

臂丛麻醉或高位持续硬脊膜外麻醉。

【手术步骤】

1. 切口以肱骨内上髁为标志,向上延长 4～5cm,向下至肱骨内髁下 3～4cm(图 2-4-14a)。

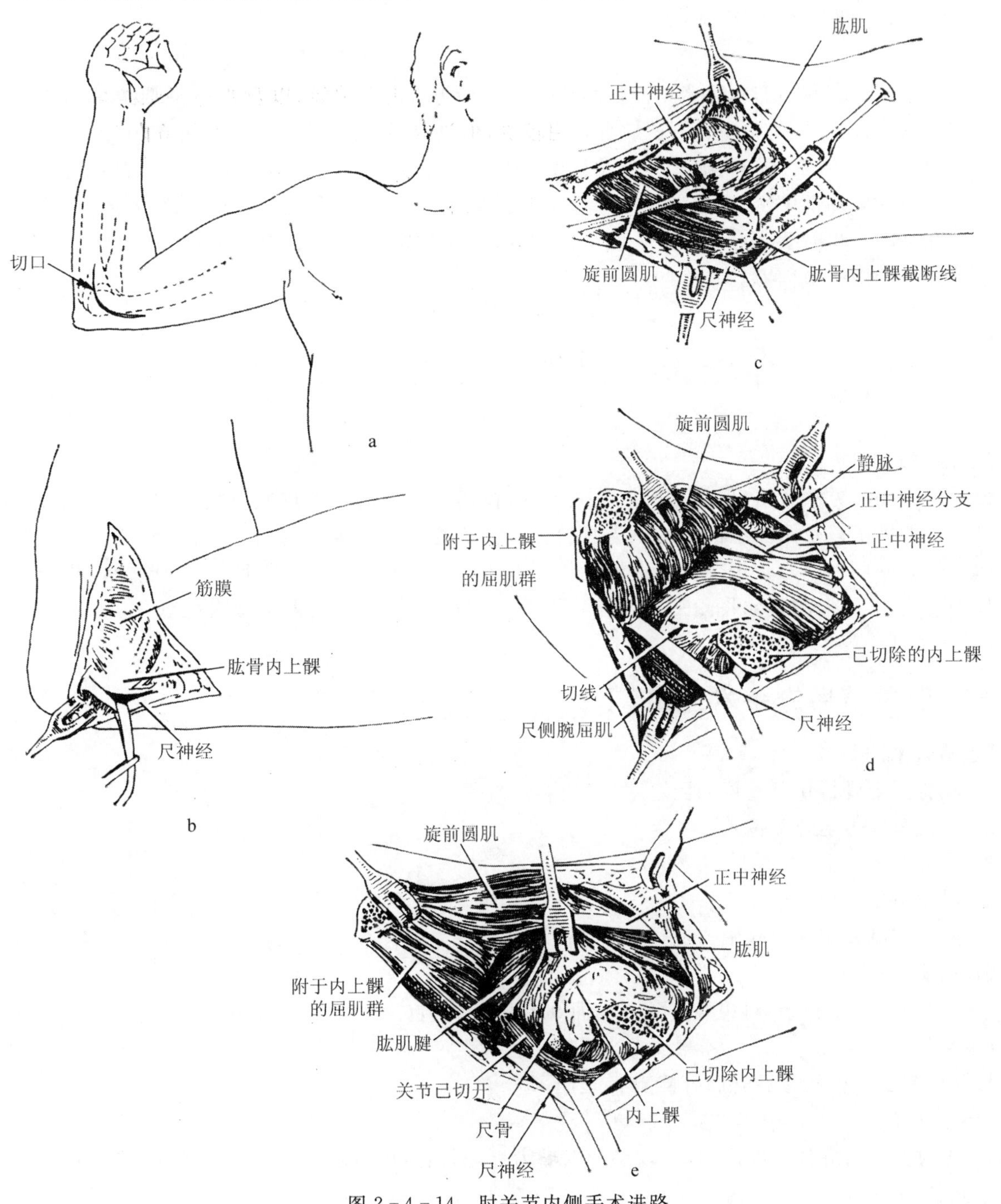

图 2-4-14 肘关节内侧手术进路

2. 沿切口切开皮肤、皮下组织，并将皮瓣向两侧游离，后于尺神经沟中解剖出尺神经，并游离5～7cm，用橡皮条将其牵引到后侧方(图2-4-14b)。

3. 沿切口位置切开深筋膜，于深筋膜下向两侧游离，在切口的前方，肱肌与肱二头肌间解剖出正中神经，这时肱骨内上髁以及附着于其上的屈肌群、肱肌、尺神经、正中神经都是显露于切口内，以肱骨内上髁屈肌群附着部上方和尺神经沟为凿断肱骨内上髁切口(图2-4-14c)。

4. 将肱骨内上髁于切口处由上方向下内用锐利切骨刀凿断肱骨内上髁，连同附着于内上髁的屈肌群翻向前下方。需注意不能过度牵拉，以免损伤正中神经进入旋前圆肌的分支，这时肘关节囊的前外侧显露于切口内，于肘关节囊的外侧作为切开关节囊的切口(图2-4-14d)。

5. 沿切口切开关节囊，向上延长到肱骨内上髁，向下延长到尺骨的上端，将关节囊的两侧拉开，显露出肱骨内髁，尺骨喙突(图2-4-14e)。

【说明】

该切口系Campbell切口，手术中需显露尺神经和前方的正中神经，以及要将屈肌群的附着处即肱骨内上髁凿断，且显露不够广泛。过去临床应用较少，但近来发现这是一个探查关节内部的良好进路，除在肱骨内上髁骨折、肘关节内游离体偏于内侧者尚需采用该切口外，还可作肘关节结核病灶清除术。

手术中应注意局部解剖，在显露尺神经后凿断肱骨内上髁向前下方翻转前，应避免损伤正中神经及其分支。在关闭切口时要注意正确对合肱骨内上髁，并缝合固定。将尺神经放回尺神经沟。如有张力，则将尺神经移到肘关节前方。

第七节　肘关节后方手术进路

【应用解剖】

该手术进路的方法较多，但局部解剖是一致的，在切开肘部后方的皮肤及皮下组织，首先解剖出肘后尺骨近端的鹰嘴以及附丽上面的肱三头肌腱、肱桡、肱骨干内上髁处的屈肌附丽处、肱骨外上髁处的肘后肌和伸肌附丽处以及位于尺骨内上髁后方的尺神经(图2-4-5)。在肱三头肌前面，肱骨内上髁后面尺神经沟内解剖尺神经(图2-4-15b)，再按手术的要求作肱三头肌腱附丽处切开，显露肘关节(图2-4-15d)。

一、肘关节后方手术进路(Ⅰ)

【适应证】

1. 肱骨髁上骨折切开复位内固定术。
2. 肘关节脱位切开复位术。
3. 肘关节成形术。
4. 肘关节切除术。
5. 肘关节结核病灶清除术。

【体位】

患者平卧于手术台上，将患肢肘关节屈曲90°，置于胸前。

【麻醉】

臂丛麻醉或高位持续硬脊膜外麻醉。

【手术步骤】

1. 于肘关节后方作一纵形切口，以尺骨鹰嘴为标志，向近侧沿肱骨下端后方延长8cm，向远侧沿尺骨近端延长3cm(图2-4-15a)。

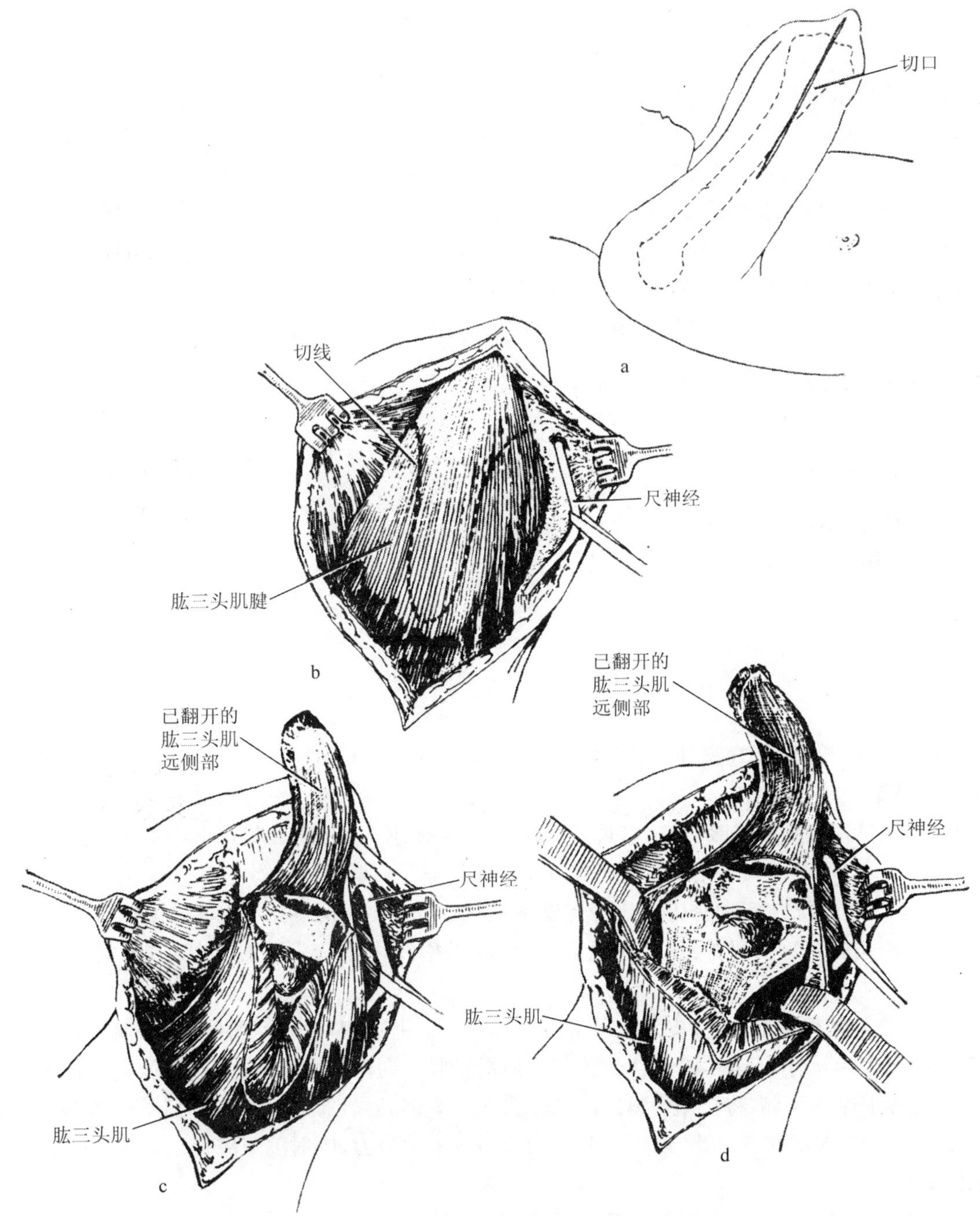

图 2-4-15　肘关节后方手术进路(Ⅰ)

2. 沿切口切开皮肤、皮下组织及深筋膜，并向两侧游离到内外上髁。于尺神经沟内解剖出尺神经，并适当向上下游离，用橡皮条将其牵向尺侧，再于尺骨鹰嘴突两侧开始向肱三头肌腱近端作舌形切口(图 2-4-15b)。

3. 沿舌形切口切断肱三头肌腱部时，手术刀宜向中线偏斜，使肌肉瓣的中部厚于其边缘部分，并同时切开关节囊，然后将舌形肌瓣提起，连同肘关节的后侧关节囊一起向远侧翻转，直至肘关节腔及尺骨鹰嘴突均获显露(图 2-4-15c)。

4. 正中纵形切开肱骨下端后侧骨膜，向两侧作骨膜下剥离，为了广泛的暴露，可将肘关节囊的附着点及肱骨内外上髁的肌腱附着点作锐性剥离，并于骨膜下剥离绕向肱骨下端前方，使整个肱骨下端充分显露(图 2－4－15d)。

【说明】

该切口系 Campbell 切口,可以将肘关节完全显露于切口中,由于肘后仅有位于肱骨远端内侧尺神经沟中的尺神经,无重要神经与血管,因此局部解剖并不复杂。对伴有肱三头肌挛缩者,可同时作肱三头肌腱延长术,闭合创口时将肘关节屈曲 90°,远侧舌形肌瓣的位置向远侧移位,近侧的缺损可将肱三头肌两侧肌纤维向中线拉拢缝合关闭。由于有以上优点,故临床较常用。但肌腱愈合时间较长,影响了肘关节早期功能练习,加之病变在前方者,则显露不够满意,因此不能完全代替肘关节的其他进路。

手术中应特别注意尺神经沟内的尺神经,给予游离并保护。在舌形肌瓣尺侧切开时,不要损伤尺神经。在关闭切口时,最好将尺神经移位到肘关节前方的皮下脂肪内,减少张力。

二、肘关节后方手术进路(Ⅱ)

【适应证】

1. 肘关节成形术。
2. 肘关节固定术。
3. 人工肘关节置换术。
4. 肘关节切除术。

【体位】

患者平卧于手术台上,将患肢肘关节稍屈曲置于胸前。

【麻醉】

臂丛麻醉或高位持续硬脊膜外麻醉。

【手术步骤】

1. 于肘关节后方作一"?"形切口,以尺骨鹰嘴外侧为标志,向近侧沿肱骨下端后内侧延长 6～8cm,向远侧绕过鹰嘴,沿尺骨近端的后外侧延长 5cm 止(图 2－4－16a)。

2. 沿切口切开皮肤、皮下组织和筋膜,将皮瓣适当游离,并向两侧牵开,显露出肱三头肌和肌腱及鹰嘴。于尺神经沟内解剖出尺神经,并作适当游离,后沿中线作肱三头肌腱、鹰嘴和尺骨背侧缘的切口(图 2－4－16b)。

3. 先将解剖好的尺神经,用橡皮条悬吊牵向尺侧。再沿上述切口纵行切开肱三头肌腱,深达骨膜下,并向下延伸至鹰嘴和尺骨背侧缘,亦深达骨膜下。后沿骨膜下向两侧剥离,将尺侧骨膜连同肱三头肌的内侧部和尺侧腕屈肌牵向尺侧,将桡侧骨膜连同肱三头肌外侧部、肘后肌及尺侧腕伸肌等向桡侧牵开。这时可以显露出肘关节后方关节囊和鹰嘴,再切开或切除后方的关节囊,则肘关节腔得以显露(图 2－4－16c)。

【说明】

该切口系 Campbell 切口,和肘关节后方手术进路(Ⅰ)一样可在直视下显露肘关节,解剖亦不太复杂,但因纵行切开肱三头肌腱显露肘关节时,不作肱三头肌的舌形切口,故肱三头肌不能延长,对肱三头肌有挛缩者,不宜采用,但有利于肘关节术后的稳定,且肌腱愈合较快,有利于肘关节早期功能练习,故是肘关节成形术和人工肘关节置换术的理想切口。

手术中要注意对尺神经的处理,基本上和肘关节后方手术进路(Ⅰ)一致。其次在深部剥离时,应在切开肱三头肌腱深达骨膜,并在骨膜下剥离,以免损伤肘关节前方的血管、神经。切口的上端亦不能过高,以免损伤桡神经。

为了不损坏肱三头肌腱机械装置的完整性,Bryan 和 Morrey 对该切口作了改进,不劈开肱三头肌腱,而由该肌腱内侧缘连同肘后肌向后分离翻转(注意不破坏肱三头肌腱、尺骨鹰嘴附着部和肱三头肌下骨膜的完整性),使肘关节和尺桡关节、桡骨小头都得到显露,有利于肘关节手术。

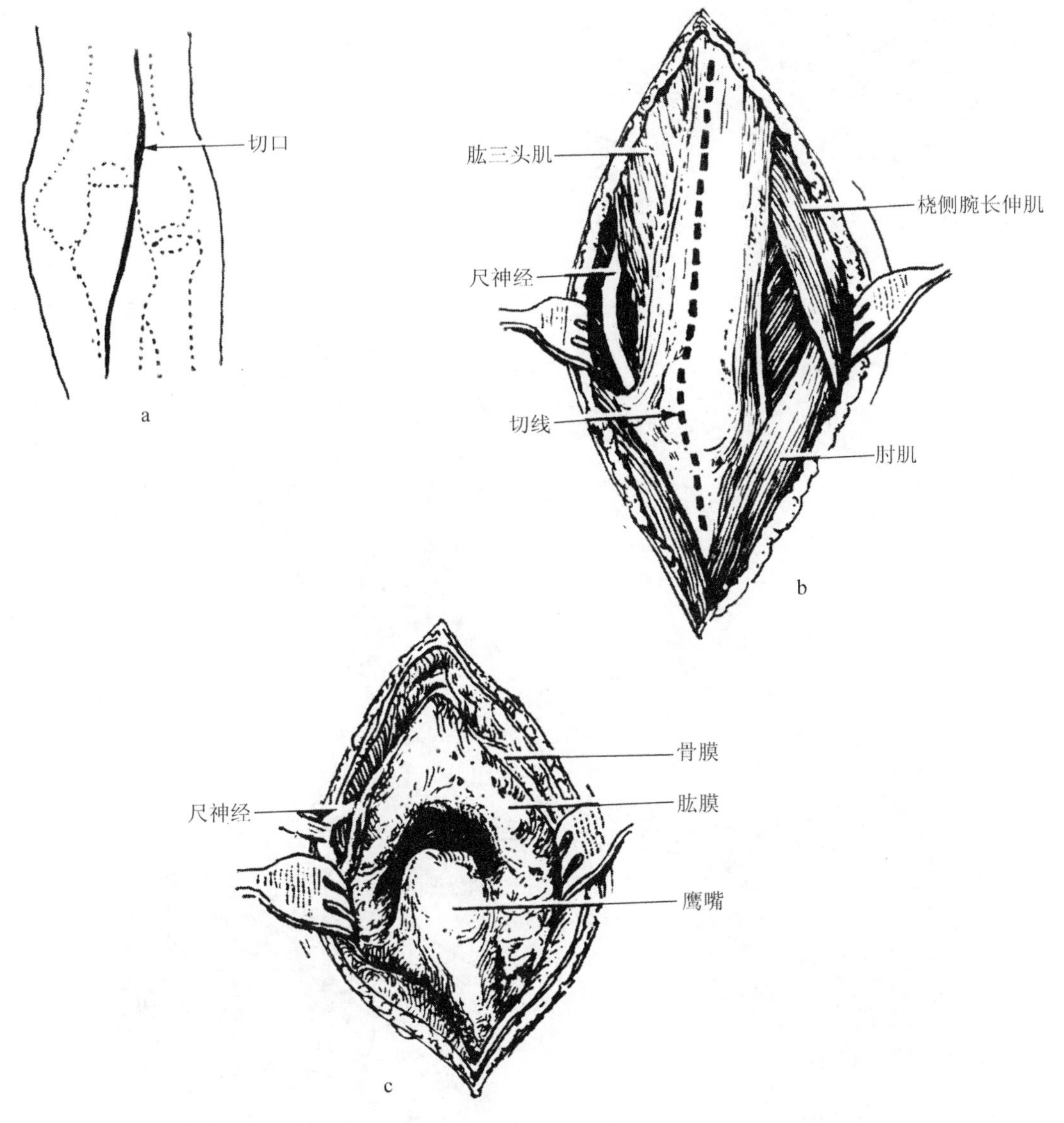

图 2-4-16　肘关节后方手术进路(Ⅱ)

三、肘关节后方手术进路(Ⅲ)

【适应证】

1. 肘关节成形术。
2. 人工肘关节置换术。
3. 肘关节切除术。

【体位】

患者平卧于手术台上,将患肢肘关节屈曲 90°,置于胸前。

【麻醉】

臂丛麻醉或高位持续硬脊膜外麻醉。

【手术步骤】

1. 于肘关节后方作一纵形切口,以尺骨鹰嘴为标志,向近侧沿肱骨下端后方延长 6cm,向远侧沿尺骨近端延长 5cm(图 2-4-17a)。

2. 沿切口切开皮肤、皮下组织及深筋膜,并向两侧分离到内外上髁,后于尺神经沟内解剖出尺神

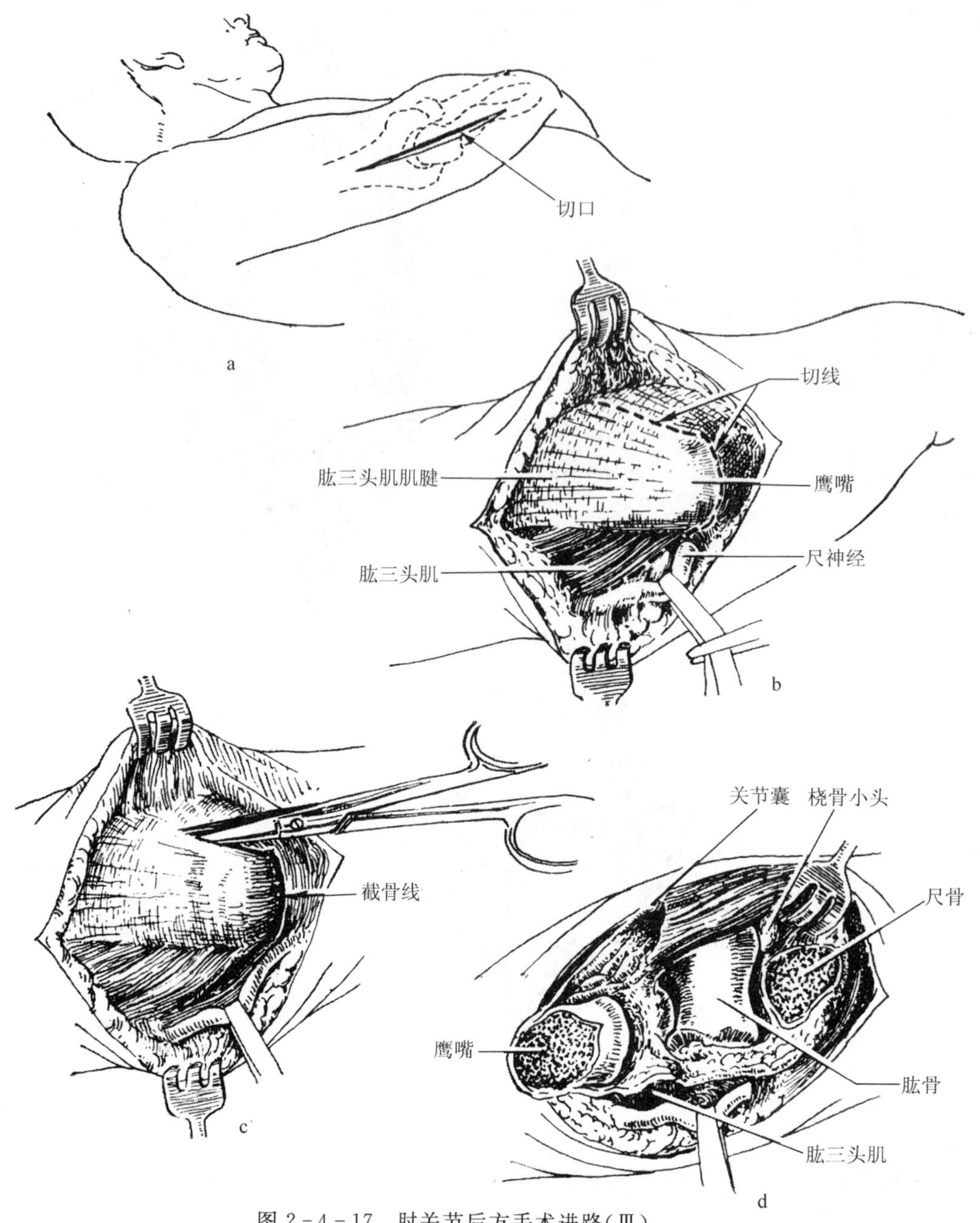

图 2-4-17　肘关节后方手术进路(Ⅲ)

经,并适当向上下游离,用橡皮条将其牵向尺侧,沿尺神经沟向远侧至鹰嘴顶端下 2cm 转向桡侧,沿肱三头肌外侧缘向上,作为显露肘关节的切口(图 2-4-17b)。

3. 沿切口于尺骨鹰嘴距顶端约 2cm 处切开尺骨鹰嘴骨膜,并作骨膜下剥离,使鹰嘴得到充分显露。用切骨刀将其凿断,再沿切线在肱三头肌腱部外侧缘与肘后肌之间切开直至肱骨外上髁;将肱三头肌腱内侧缘切开直至肱骨内上髁,在剪开该处时注意勿损伤尺神经(图 2-4-17c)。

4. 将尺骨鹰嘴近端骨片向上翻转,并切开关节囊,则肘关节可以完全显露,继而在骨膜下剥离肱三头肌,并向上牵开,则肱骨下端后面可以显露在视野内(图 2-4-17d)。

【说明】

该切口系改良的 Mac Ausland 切口。由于要做尺骨鹰嘴切断,故增加了闭合伤口的麻烦,加之显露不够满意,因此临床上应用不多。由于肱骨下端显露不够,故不宜作肱骨髁上骨折切开复位术。

手术中首先应注意对尺神经的处理,基本和肘关节后方手术进路(Ⅰ)一致。其次切口闭合时要正确地将切断的鹰嘴恢复原位，并作不锈钢丝内固定。如切下的鹰嘴较小，可将其切掉，把肱三头肌腱残端缝在尺骨鹰嘴残端上。

四、肘关节后方扩大手术进路

【适应证】

1. 陈旧性肘关节脱位切开复位术。
2. 肘关节成形术。
3. 肱骨髁间骨折开放复位术。
4. 肘关节结核病灶清除术。
5. 肘关节滑膜肿瘤切除术。

【体位】

患者平卧于手术台上，将患肢肘关节屈曲 90°，置于胸前。

【麻醉】

臂丛麻醉或高位持续硬脊膜外麻醉。

【手术步骤】

1. 从尺骨鹰嘴尖近侧 9cm 处开始，到它的远侧 7cm 止，作后正中的直切口，切开皮肤和皮下组织，并向两侧游离（图 2－4－18a）。

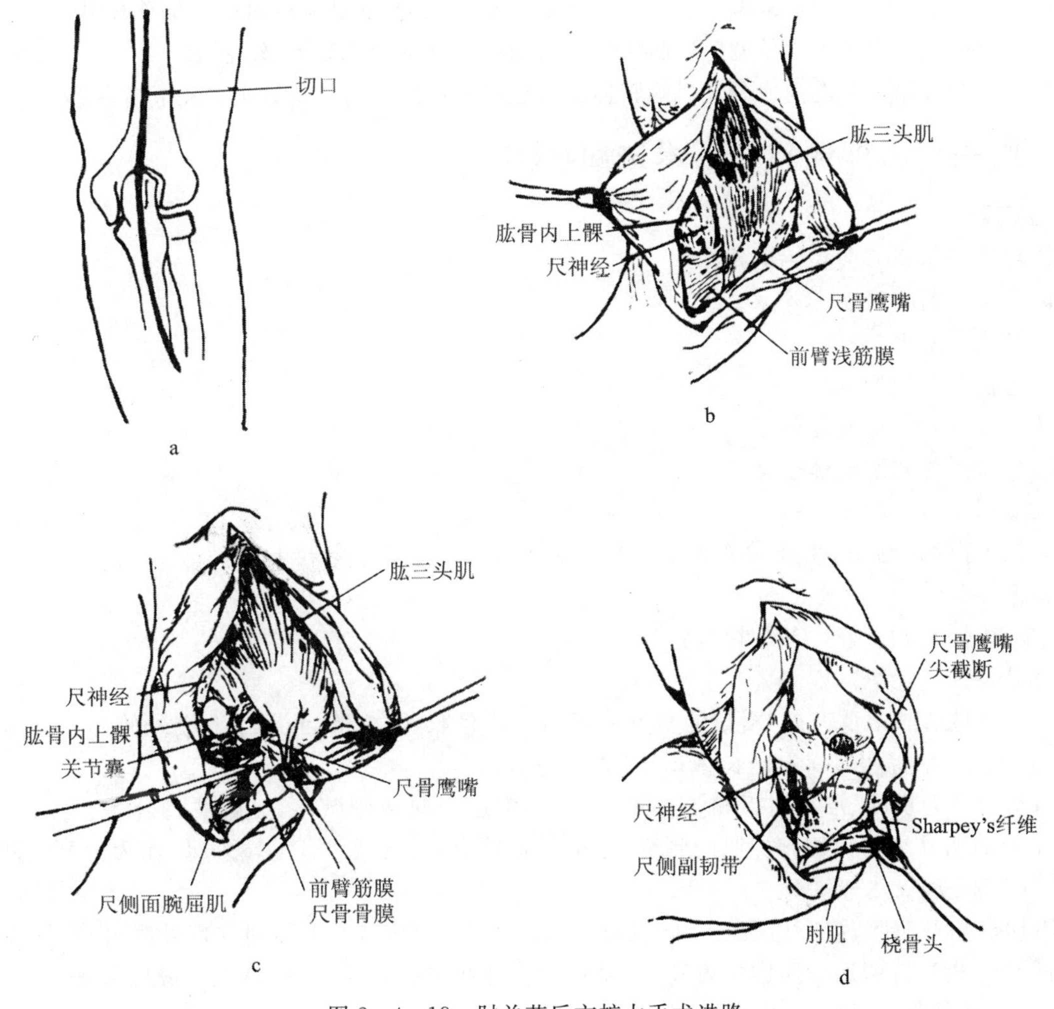

图 2－4－18　肘关节后方扩大手术进路

2. 于尺神经沟内解剖出尺神经，并适当向上下游离，用橡皮条牵向尺侧(图 2-4-18b)。

3. 从肱骨下端剥离肱三头肌内侧缘部分，沿肌间隙到后关节囊的平面，并向远侧切开前臂的筋膜约 6cm，到尺骨鹰嘴内侧部分的骨膜，小心地从内侧向外把骨膜和筋膜向外翻转(图 2-4-18c)。

4. 肘关节处 20°～30°伸直位，使肱三头肌腱松弛，在保持肱三头肌机械装置完整的情况下，仔细地将肱三头肌止点从尺骨鹰嘴处剥离，并连同尺骨近侧骨膜下剥离肘后肌，后一起向桡侧牵开，使肘关节和桡骨小头得以充分显露，必要时可切除部分鹰嘴，使滑车得以显露(图 2-4-18d)。

【说明】

该切口系 Bryan 和 Morrey 切口。除注意保护尺神经外，在作肱三头肌腱剥离时，需在肘关节伸直至 20°～30°时，以保持肱三头肌腱松弛时剥离其止点，并保持其完整性。术中为使肘关节顺利脱位，切开松解肘关节内侧副韧带，但术后要注意修补好，并将肱三头肌回复到解剖位置，固定在尺骨的远侧部，并将骨膜缝到前臂的深筋膜上，直到尺侧腕屈肌缘。术后将肘关节固定 60°屈曲位，以免鹰嘴压迫伤口。

第八节　肘关节后外侧手术进路

【应用解剖】

该手术进路由于方法不同类型也较多，但局部解剖是一致的，都是通过肘后外侧作皮肤和皮下组织切开，解剖肘后外侧的肱骨外上髁处的肘后肌和伸肌附丽部以及肱桡肌的后缘(图 2-4-19b)，继而根据切口的要求，进一步在肘后肌的前缘分开尺侧腕伸肌或连同肘后肌牵向外侧显露肘关节囊(图 2-4-19c)。

一、肘关节后外侧斜形手术进路(Ⅰ)

【适应证】

1. 桡骨头骨折切开复位内固定术。
2. 桡骨头骨折桡骨头摘除术。
3. 桡骨头切除术。
4. 人工桡骨头置换术。
5. 肱骨外髁骨折切开复位术。
6. 肘关节后外侧游离体摘除。

【体位】

患者平卧于手术台上，患肢肘关节屈曲置于胸前或置于上肢手术台上。

【麻醉】

臂丛麻醉或高位持续硬脊膜外麻醉。

【手术步骤】

1. 切口从肱骨外上髁开始，沿指伸肌群后缘向远侧延长 4～5cm 至尺骨上端外侧缘。如作肱骨外髁骨折开放复位，则将切口向上延长 2cm(图 2-4-19a)。

2. 沿切口切开皮肤、皮下组织和深筋膜，并将皮瓣适当向两侧游离，显露肱骨外髁、肘后肌及尺骨腕伸肌，于肘后肌外缘与尺侧腕伸肌内侧缘，上至肱骨外上髁，下至尺骨上端外缘，作为分开该两肌的切口(图 2-4-19b)。

3. 沿切口切开肌膜，将肘后肌与尺侧腕伸肌向两侧分开，并向上延伸到肱骨外髁，向下沿至尺骨上端外侧缘，用二齿拉钩将肘后肌向尺侧牵开，将尺侧腕伸肌向桡侧牵开，显露关节囊的外侧方，沿切口的位置作为关节囊的切口(图 2-4-19c)。

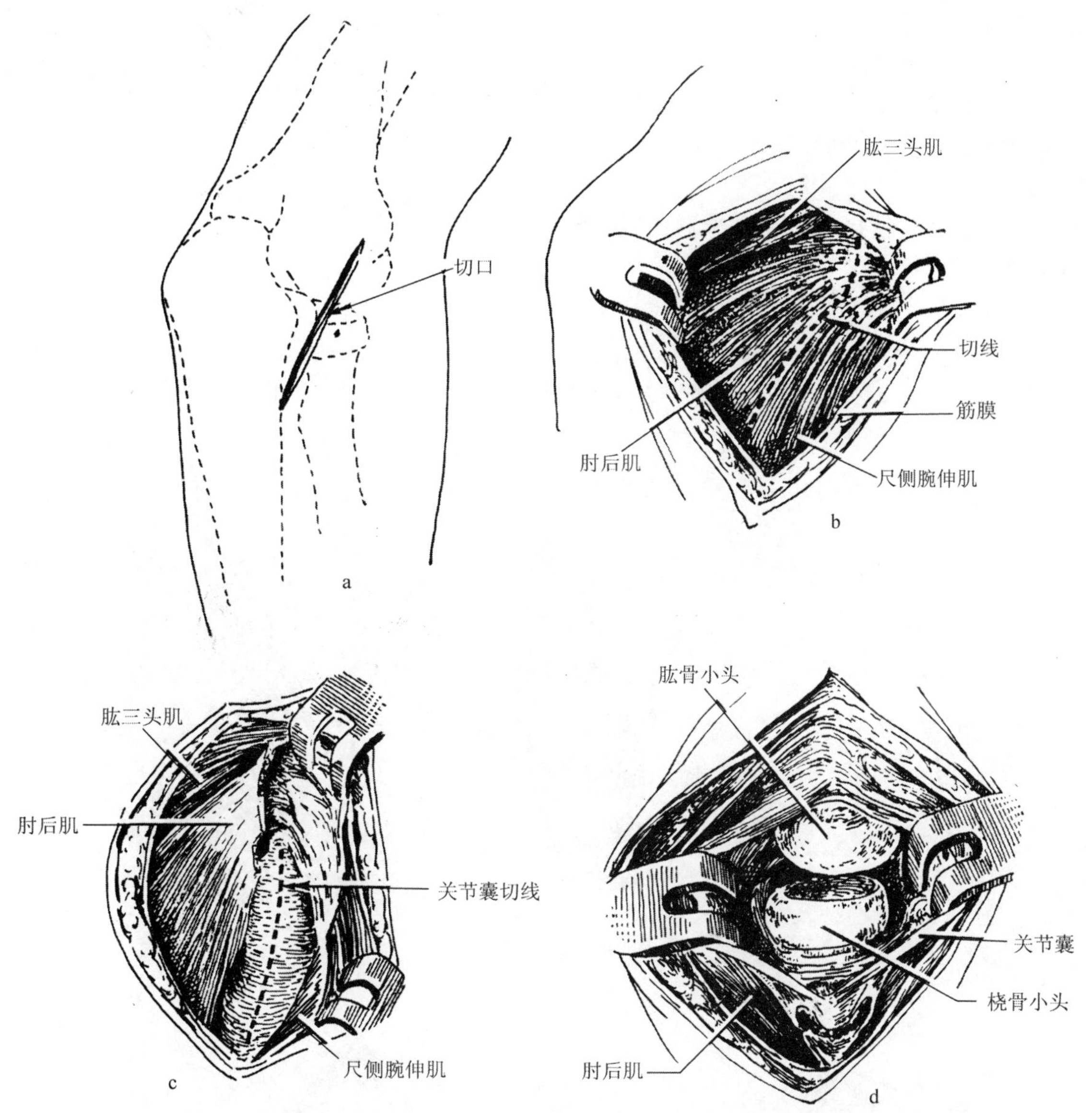

图 2-4-19　肘关节后外侧斜形手术进路(Ⅰ)

4. 沿关节囊切口切开关节囊，用二齿拉钩向两侧牵开，显露出肘关节的外侧——桡骨小头与肱骨外髁(图 2-4-19d)。

【说明】

该切口是按肌肉的间隙进入，避免通过附近的神经、血管，故术中损伤很少，而且能充分地显露桡骨头和肱骨外髁，因此骨科医师在作桡骨头和肱骨外髁手术时，喜欢选用该切口。但由于切口范围不广，故不能作为肘关节较复杂的手术。

手术中必须按切口定位切开皮肤，保证显露深部肌肉间隙。在作肌间隙分离时，要识别肘后肌与尺侧腕伸肌的间隙，这样才能正确显露桡骨小头与肱骨外髁，而不损伤进入旋后肌，并于肘后肌下缘穿出的桡神经深支。

二、肘关节后外侧斜形手术进路(Ⅱ)

【适应证】

1. 肘关节切除术。

2. 肘关节成形术。

3. 人工肘关节置换术。

4. 肘关节融合术。

5. 肘关节结核病灶清除术。

【体位】

患者平卧于手术台上，患肢肘关节屈曲置于胸前或置于上肢手术台上。

【麻醉】

臂丛麻醉或高位持续硬脊膜外麻醉。

【手术步骤】

1. 切口以肘关节外侧，肱骨外上髁为标志，向上延长 2～4cm，向下沿指总伸肌后缘延长 6～8cm，于尺骨上端外缘弯向尺侧(图 2-4-20a)。

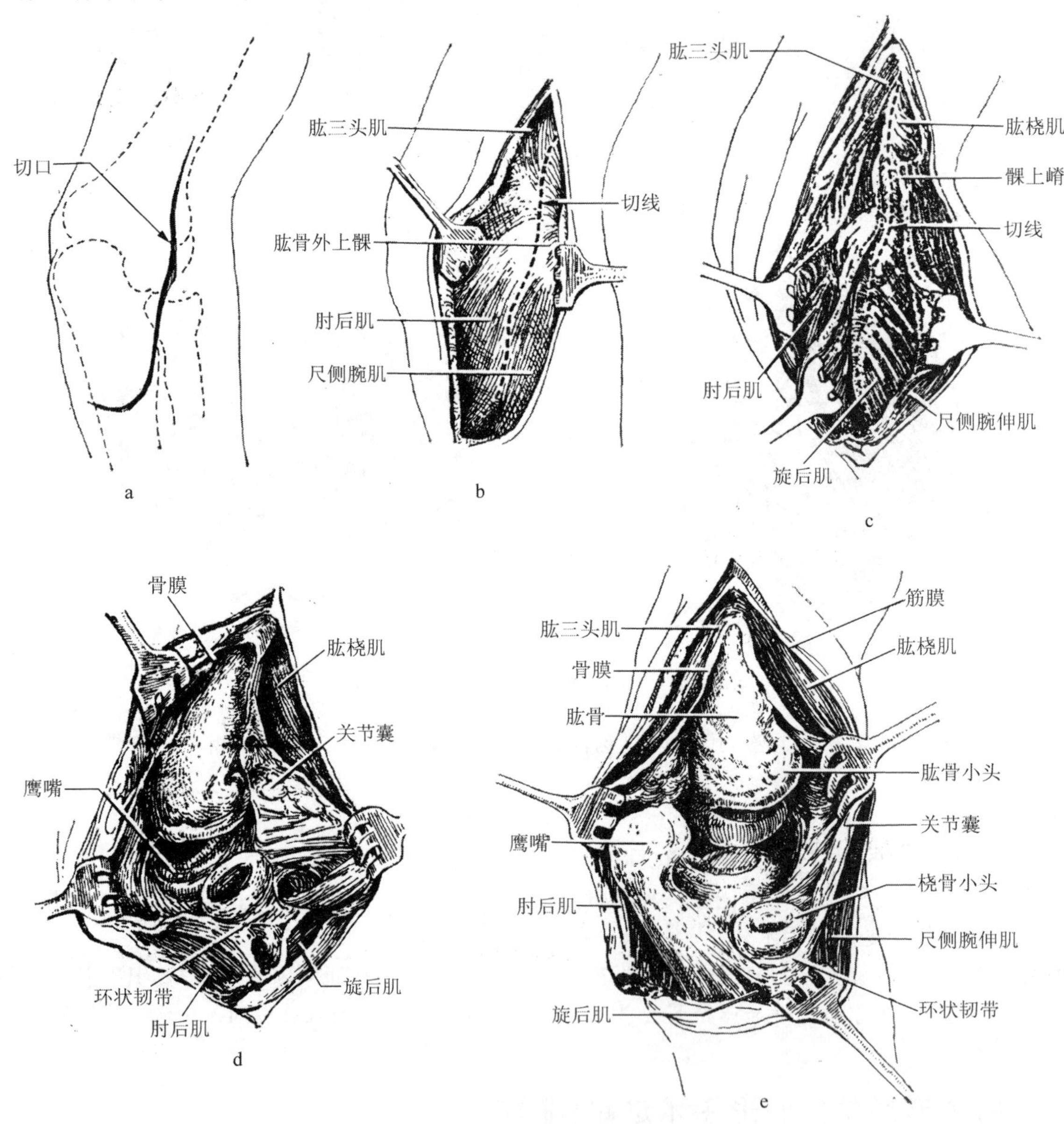

图 2-4-20　肘关节后外侧斜形手术进路(Ⅱ)

2. 沿切口切开皮肤、皮下组织，并将皮瓣适当向两侧游离，沿切口位置切开筋膜，用二齿拉钩牵开，显露肱骨外髁、肘后肌及尺侧腕伸肌，于肱三头肌与肱桡肌间隙、肘后肌与尺侧腕伸肌间隙再作为切口(图 2－4－20b)。

3. 沿切口切开肌膜，将肱三头肌与肘后肌拉向后侧；将肱桡肌与尺侧腕伸肌拉向前方，显露肱骨下端外侧、肱骨外上髁、肘关节囊外侧。按切口的位置和方向作肱骨下端骨膜与肘关节囊的切口(图 2－4－20c)。

4. 沿切口切开关节囊、肱骨下端骨膜，并向两侧剥离，则显露出肱骨下降、肱骨小头、桡骨小头与尺骨鹰嘴(图 2－4－20d)。

5. 为进一步显露肘关节和肱骨下端，将关节囊与肱骨下端骨膜与骨膜下向前尺侧和后侧剥离到肱骨下端的尺侧，并将肱三头肌止点和肘后肌从鹰嘴附着处剥下来，并向后侧牵开，这样肘关节可顺利地脱出切口，便于进行手术(图 2－4－20e)。

【说明】

该切口系 Kocker 切口，是在肘关节后外侧手术进路(Ⅰ)的基础上进一步扩大，因此不但具备了前一进路的优点，而且弥补了前一进路的缺点，故能作较复杂的肘关节手术。但因其不能作肱三头肌延长术，不宜用于陈旧性肘关节开放复位术。

手术中应注意皮肤切口定位和肱三头肌与肱桡肌、肘后肌与尺侧腕伸肌间隙作深部显露时，在上端在肱三头肌与肱桡肌之间分离时不能过高，以免损伤由桡神经沟向前下进入肌间隙的桡神经；其下端切口分离时，要保护进入肘后肌，并由肘后肌下缘穿出的桡神经深支。为进一步显露肘关节，作肱骨下端剥离时，必须严格执行骨膜下剥离，以免损伤肘关节周围的神经和血管。

三、肘关节后外侧纵形手术进路

【适应证】

1. 桡骨小头后缘骨折切开复位术。
2. 肘关节后外侧游离体摘除术。
3. 肘关节滑膜活检。

【体位】

患者平卧于手术台上，患肢置上肢手术台上。

【麻醉】

臂丛麻醉或高位持续硬脊膜外麻醉。

【手术步骤】

1. 于肘关节后外侧作纵形切口，从肱三头肌腱外缘肘关节屈曲横纹上 3cm 起，纵行向远侧延伸经肱骨外髁内侧缘、鹰嘴外侧缘、桡骨小头内侧缘到肘关节屈曲横纹下 2cm 止(图 2－4－21a)。

2. 沿切口切开皮肤、皮下组织和深筋膜，并将皮瓣适当向两侧游离，使肱三头肌腱、肱三头肌内侧头、肘后肌得以充分显露。于肱三头肌腱和肱三头肌内侧头之间纵行切开，并向远侧延伸到肘后肌内侧缘，并适当向两侧牵开。再作肘关节后外侧纵形切线(图 2－4－21b)。

3. 沿肘关节后外侧切线，切开关节囊，并向两侧牵开，使肱骨外髁、桡骨小头和肘关节后外侧间隙得以显露，如使关节间隙充分显露，可将前臂适当内收，并前屈(图 2－4－21c)。

【说明】

该切口临床应用较少，只有在肘外侧有外伤性肱骨外髁后侧部分撕脱、桡骨小头后缘骨折脱入关节腔以及肘关节后侧游离体摘除术采用。在作关节囊向远端延伸切开时，不可过于向远侧延伸，以免损伤肘后肌管内桡神经深支。

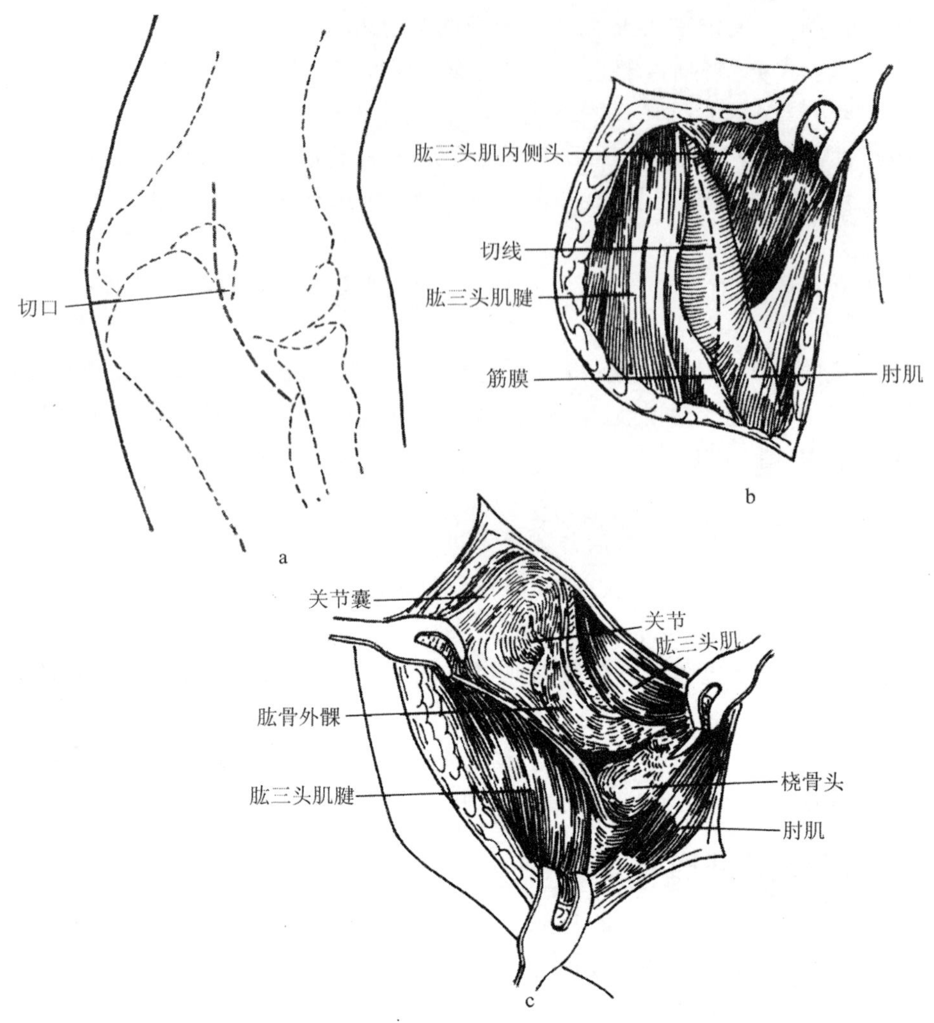

图 2-4-21　肘关节后外侧纵形手术进路

第九节　肘关节后内侧手术进路

【应用解剖】

该手术进路是在尺神经沟处作纵形皮肤及皮下组织切开，解剖出肱三头肌的内侧缘与尺侧腕屈肌内侧缘，继而于尺神经沟肱三头肌内侧头的深面解剖出尺神经(图 2-4-5)。在直视下于肱三头肌内侧头与肱三头肌腱和尺侧腕屈肌桡侧缘之间纵形切开，深达关节囊，向两侧牵开，即能显露肘关节后内侧(图 2-4-22c)。

【适应证】

1. 肱骨内上髁骨折开放复位内固定术。
2. 肘关节后内侧游离体摘除术。
3. 肘关节后内侧滑膜活检。

【体位】

患者平卧于手术台上，患肢置于上肢手术台上，并充分旋后。

【麻醉】

臂丛麻醉或高位持续硬脊膜外麻醉。

【手术步骤】

1. 于肘关节后内侧作纵形切口，从鹰嘴内侧缘肘关节屈曲横纹上 3cm 起，沿鹰嘴内侧缘纵行向远侧延伸，到肘关节屈曲横纹下 2cm 止（图 2－4－22a）。

2. 沿切口切开皮肤、皮下组织和深筋膜，并向两侧游离，显露出肱三头肌腱、肱三头肌内侧头、尺神经、尺侧腕屈肌和尺骨鹰嘴。再于肱三头肌腱内侧缘与肱三头肌内侧头之间作纵行切线，并向远侧延伸到尺侧腕屈肌桡侧缘（图 2－4－22b）。

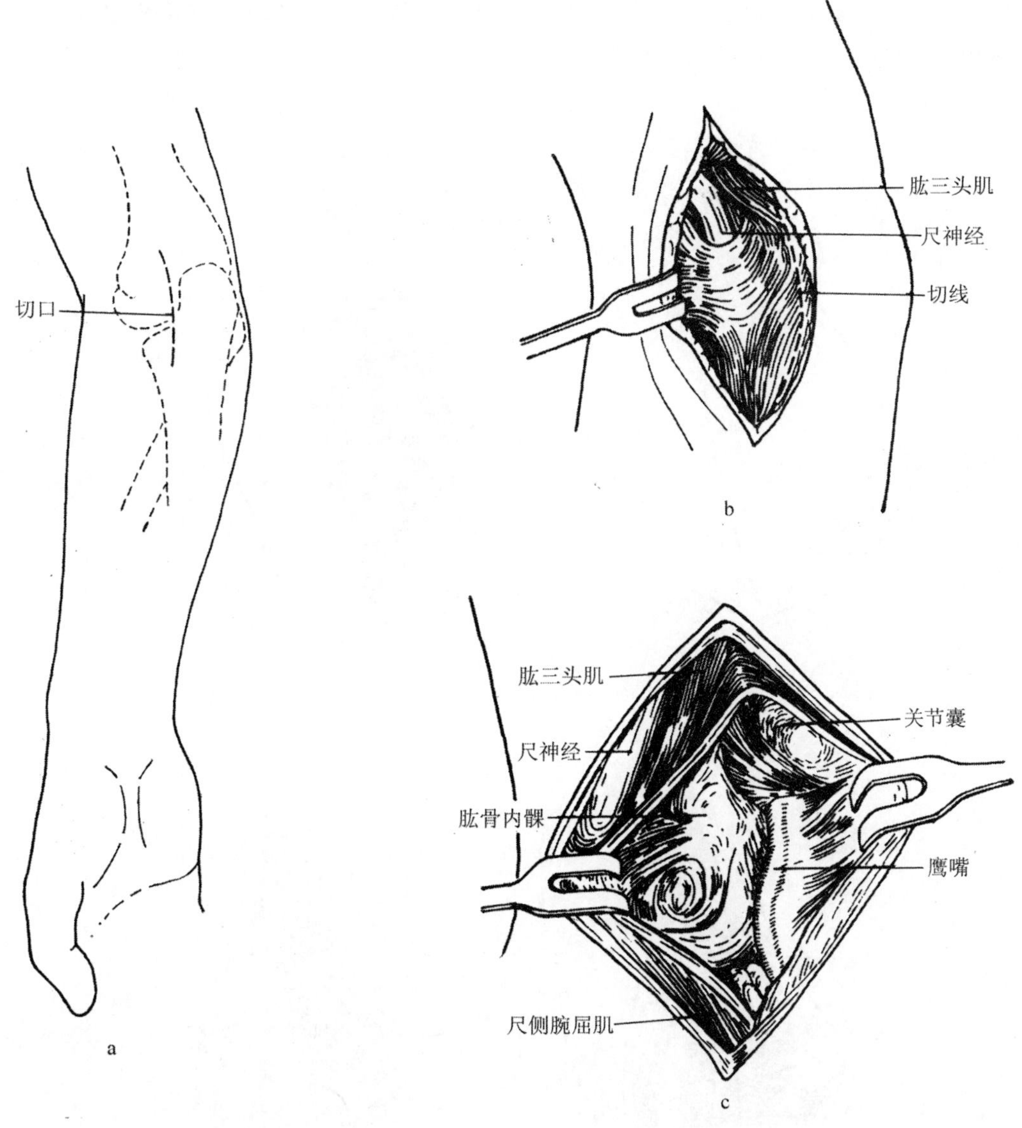

图 2－4－22　肘关节后内侧手术进路

3. 首先将尺神经适当显露，以免术中损伤尺神经。沿切线切开肱三头肌腱与肱三头肌内侧头和尺侧腕屈肌桡侧缘，深达关节囊，并向两侧牵开，使肱骨内髁、尺骨鹰嘴、关节间隙得以显露（图 2－4－22c）。

【说明】

该切口应用不多，一般只作肘关节后内侧游离体摘除术，偶尔用于肱骨内髁骨折开放复位。手术中应显露尺神经，这样术中可直视尺神经，能避免损伤。

第十节　肘关节和尺骨近端后方手术进路

【应用解剖】

该处的切口由于显露尺骨近端的长度不同有尺骨鹰嘴后切口和尺骨上 1/3 两个切口，它们都是通过尺骨近端作皮肤和皮下组织切开解剖出尺骨近端(桡侧)肘肌和尺侧尺侧腕屈肌(图 2-4-5)。对尺骨鹰嘴后方手术进路只要将肘肌和深面的旋后肌将其牵向桡侧，即能显露其关节囊，将其纵形切开即能显露关节腔(图 2-4-23d)。而尺骨上 1/3 后方手术进路不仅按上述切口显露关节腔，而且还将尺骨近端尺侧、尺侧腕屈肌向尺侧解剖，使尺骨近端给予显露(图 2-4-24c)。

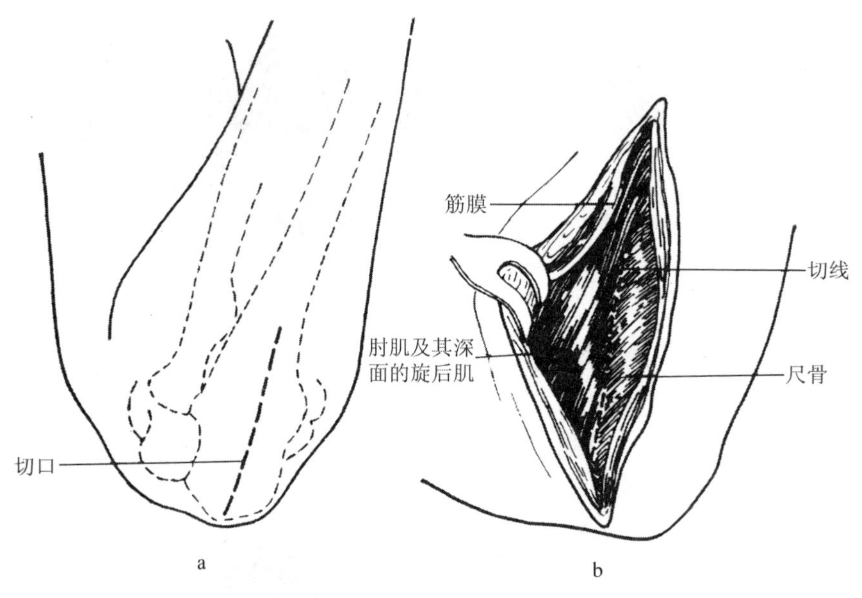

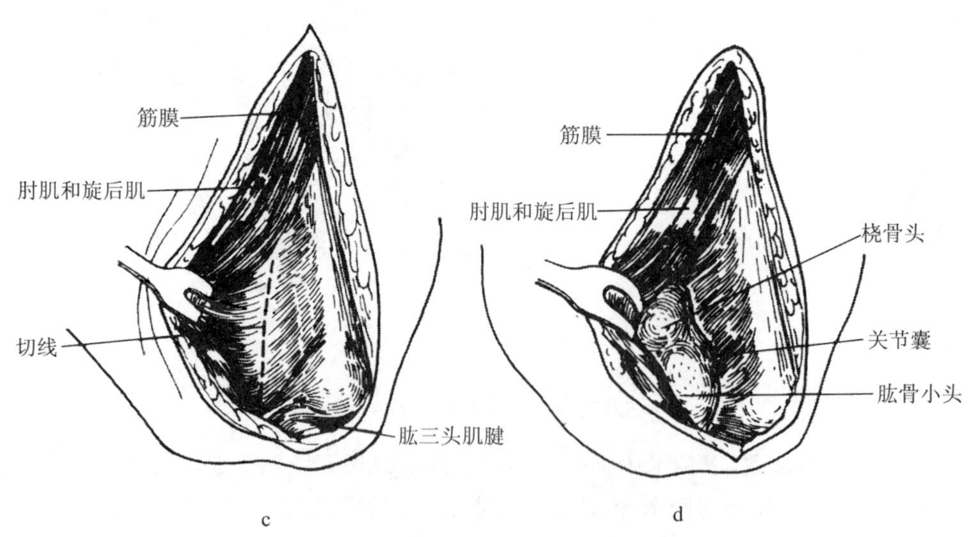

图 2-4-23　肘关节和尺骨鹰嘴后方手术进路

一、肘关节和尺骨鹰嘴后方手术进路

【适应证】

1. 尺骨鹰嘴骨折开放复位术。
2. 肘关节后方游离体摘除术。
3. 肘关节后方滑膜活检。
4. 鹰嘴良性肿瘤切除术。

【体位】

患者平卧于手术台上，患肢置于上肢手术台上。

【麻醉】

臂丛麻醉或高位持续硬脊膜外麻醉。

【手术步骤】

1. 于尺骨鹰嘴后方作一纵形切口，从鹰嘴最上端开始，沿鹰嘴后方向远侧延伸 4～5cm 止(图 2-4-23a)。

2. 沿切口切开皮肤、皮下组织和深筋膜，并将皮瓣适当向两侧游离，使尺骨鹰嘴和肘后肌得以显露，再按切口方向作尺骨鹰嘴后方纵形切线(图 2-4-23b)。

3. 沿切线切开尺骨鹰嘴的骨膜，将肘后肌和深面的旋后肌向桡侧剥离，使肘关节后鹰嘴外侧和关节囊得以显露，并于鹰嘴外侧缘作肘关节囊后方切线(图 2-4-23c)。

4. 沿肘关节囊切线切开肘关节囊，使桡骨小头、肱骨小头、尺骨鹰嘴内缘关节间隙得以显露(图 2-4-23d)。

【说明】

该切口主要用于鹰嘴骨折开放复位。对肘关节后方游离体摘除亦可采用。由于该处无重要的神经和血管，因此比较安全。

二、肘关节和尺骨上 1/3 后方手术进路

【适应证】

1. 尺骨上 1/3 骨折合并桡骨小头脱位开放复位内固定术。
2. 环状韧带成形术。
3. 尺骨上段肿瘤切除术。

【体位】

患者平卧于手术台上，患肢肘关节屈曲置于胸前。

【麻醉】

臂丛麻醉或高位持续硬脊膜外麻醉。

【手术步骤】

1. 于尺骨上段后方作纵形切口，从尺骨鹰嘴开始，纵行向远侧延伸到尺骨上中 1/3 交界处止(图 2-4-24a)。

2. 沿切口切开皮肤、皮下组织和深筋膜，并将皮瓣适当向两侧游离，使肘后肌、尺骨上段、尺侧腕屈肌得以显露；再沿尺骨后缘上段作纵形切线(图 2-4-24b)。

3. 沿尺骨后缘纵形切线切开尺骨骨膜，先适当向内侧剥离，将尺侧腕屈肌向内侧牵开，再向外侧剥离，并将肘后肌、旋后肌向外侧牵开。再于尺骨鹰嘴外缘纵行切开肘关节后方关节囊，并向两侧牵开，使肱骨小头、桡骨小头、环状韧带和肘关节间隙得到显露(图 2-4-24c)。

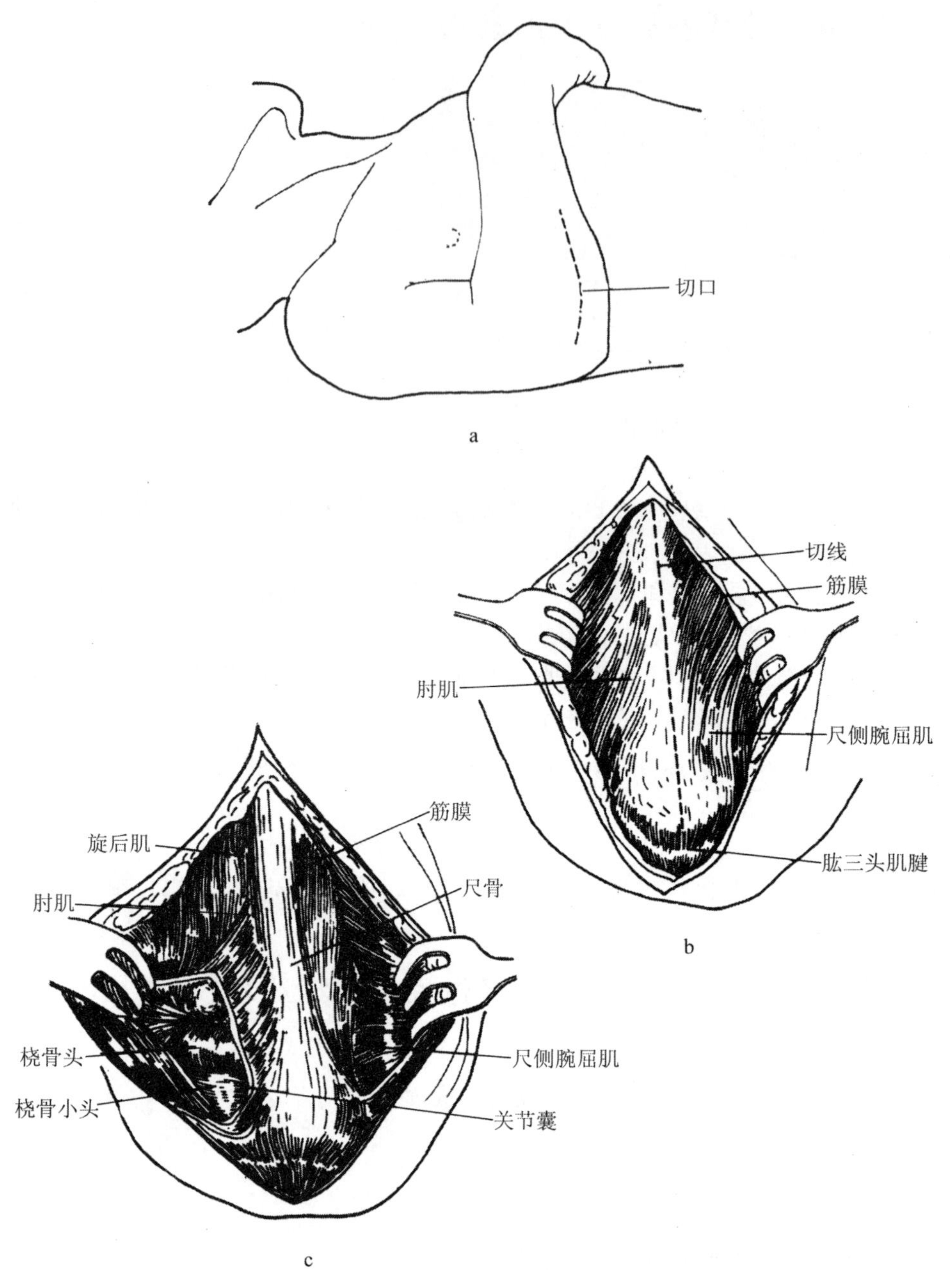

图 2-4-24　肘关节和尺骨上 1/3 后方手术进路

【说明】

该切口由于局部解剖较单纯，在切口内没有知名的神经和血管，故显露较方便。能在直视下显露尺骨上段、桡骨小头和肱骨小头，因此是作蒙太奇骨折开放复位最常用的进路。为了便于显露桡骨小头，可适当将上方切口向桡侧倾斜。在作桡骨头陈旧性脱位开放复位环状韧带成形术时，为能于前臂背侧取一条带蒂筋膜条，在作尺骨后方筋膜切开时，应在尺骨后缘外侧 0.8～1cm 处，纵行切开肌膜，后于尺骨后缘纵行切开肌膜到尺骨近端，根据环状韧带成形所需肌膜长度，于远端横形切断肌膜，不可切断近端肌膜，这样便于环状韧带成形术。在作创口缝合时，肌膜可不作缝合，由于切口较长，不会形成肌疝。

第五章　前臂临床解剖与手术进路

第一节　前臂临床解剖

一、前臂的体表解剖

前臂位于肘部与手部之间，上界为肱骨内外上髁这横线下2指的环线，即肘部的下界，下界为桡骨茎突以上两横指的环线。①由肘前横纹中点远侧2cm处到腕豆骨桡侧的连线为尺动脉的体表线（图2-1-3）。②由肘前横纹中点远侧桡骨茎突前方的连线为桡动脉的体表线（图2-1-3）。③在肱骨内上髁与肱二头肌腱连续中点到腕部的桡侧屈腕肌腱与掌长肌腱之间为正中神经的体表线（图2-1-3）。④由肘后内侧沟（尺神经沟）处到腕豆骨桡侧线的连线为尺神经的体表线。⑤肱骨外上髁处到桡骨茎突的连线为桡神经浅支的体表线。⑥自肱骨外上髁处到前臂背侧中线的中下1/3交界处的连线为桡神经深支。

二、前臂的层次解剖

（一）浅层结构

主要有皮肤与皮下组织。前臂的掌侧皮肤较薄，皮下浅筋膜含脂肪多少因人而异。但皮肤移动性较大，而背侧皮肤较厚，皮下组织含脂肪较掌侧少，皮肤的移动性也较少。在皮下组织内的浅静脉：①头静脉：自手背静脉网的桡侧，向上行于前臂背侧面桡侧，在前臂远侧1/3与近侧2/3交界处的附近绕至前臂掌侧面（图2-4-3）。②贵要静脉：起自手背静脉网的尺侧，沿前臂背侧面的尺侧上行，逐渐转向掌侧面，在肘窝处接受肘正中静脉（图2-4-3）。③肘正中静脉：在肘窝处连接头静脉和贵要静脉，变异甚多。前臂正中静脉：起自手掌静脉丛，沿前臂掌侧面上行，注入肘正中静脉或贵要静脉。前臂正中静脉可见1～4支，有时缺如（图2-4-3）。其皮肤神经：前臂掌侧靠尺侧有前臂内侧皮神经分布，靠桡侧有前臂外侧皮神经分布，其远侧份有肌皮神经与尺神经的掌皮支分布。前臂后区有前臂内侧皮神经分布，其远侧份还有桡神经浅支和尺神经手背支分布（图2-4-3,4）。

（二）深层结构

1. 深筋膜　前臂深筋膜发达，向上续连臂筋膜，向下与手部筋膜连续。前臂掌侧面近肘窝处通过肱二头肌腱加强，成为前臂浅层屈肌的起始，前臂背侧面筋膜特别发达，并且附着于尺骨鹰嘴和肱骨上髁，成为前臂浅层伸肌的起始。在前臂的远端，腕关节附近筋膜增厚，形成腕掌侧韧带和腕背侧韧带以及深层的屈肌支持带。前臂深筋膜发出2个肌间隔连于桡骨与尺骨，与桡尺骨的骨间膜共同构成前后两个筋膜间隙。前筋膜间隙内有旋前圆肌和屈肌群，后筋膜间隙内有旋后肌和伸肌群。前筋膜间隙又分为深、浅两部（图2-5-1）。在前臂远侧端，指深屈肌深面，旋前方肌和前臂骨间膜浅面之间，有一个疏松结缔组织间隙，称屈肌后间隙。此间隙有重要临床意义，当手部感染蔓延到该间隙，常在尺骨茎突以上约 4cm 处,沿桡、尺骨纵行切开引流。当断肢再植术后,肢体发生肿胀,必要时可切开深筋膜减压,以利改善肢体的血液循环。

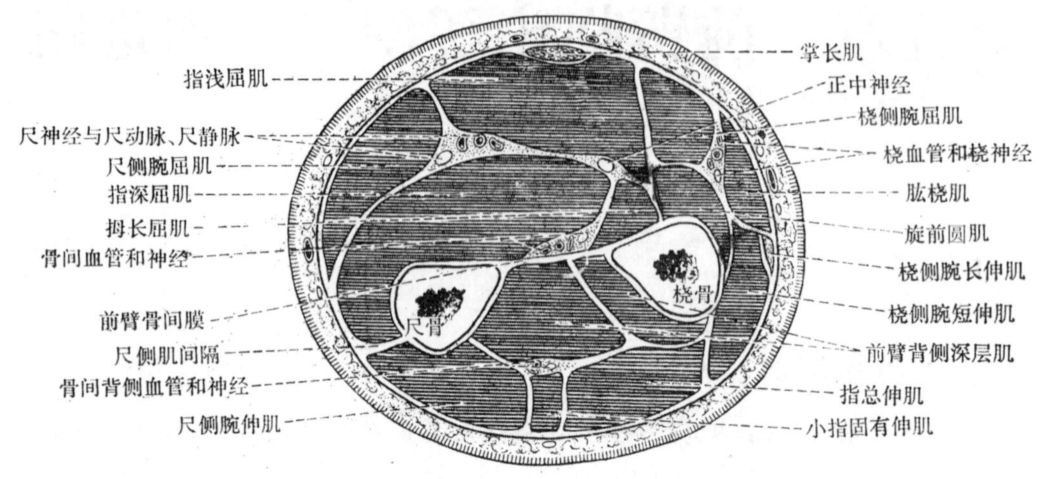

图 2-5-1　前臂中份横断面

2. *肌层*　前臂肌位于桡、尺骨的周围,主要作用于肘关节、腕关节和手关节的运动功能。肌肉的肌腹靠近侧端,向远侧端逐渐移行为长腱,因此前臂近端粗,远端细。按功能分为伸肌、屈肌和旋转肌,按解剖位置分为前群和后群。

前群主要为屈肌和旋前肌,共有 9 块,多数起于肱骨内上髁,按其位置浅、深可分为 4 层。第一层:①肱桡肌,起于肱骨外上髁上方,止于桡骨茎突,作用屈肘、前臂旋前。由桡神经支配。②旋前圆肌,起于肱骨内上髁,止于桡肌中部前外侧面,作用屈肘、前臂旋前。③桡侧腕屈肌,起于肱骨内上髁,止于第 2掌骨底前面,作用屈肘、屈腕、手外展。④掌长肌,起于肱骨内上髁,止于掌腱膜,作用屈腕、紧张掌腱膜。这 3 块肌肉由正中神经支配。⑤尺侧腕屈肌,起于肱骨内上髁,止于腕豆骨,作用屈腕、手内收,由尺神经支配(图 2-5-2)。第二层:指浅屈肌,起于肱骨内上髁,止于第 2～5 指中节指骨底,作用屈近侧指关节、屈掌指关节、屈腕(图 2-5-2)。第三层:①拇长屈肌,起于桡骨中 1/3、骨间膜前面,止于拇指末节指骨底,作用屈拇指。②指深屈肌,起于尺骨及骨间膜,止于第 2～5 指末节指骨底,作用屈远侧指关节、屈掌指关节(图 2-5-3)。第四层:旋前方肌,起于尺骨下 1/4 前面,止于桡骨下 1/4 前面,作用前臂旋前、屈腕。二至四层由正中神经支配(图 2-5-3)。

前臂后群肌主要为伸肌和旋后肌,共有 10 块,多数起自肱骨外上髁。依其位置可分为浅层与深层。浅层外侧群:①桡侧腕长伸肌,起于肱骨外上髁,止于第 2 掌骨底背面,作用伸腕和腕外展。②桡侧腕短伸肌:起于肱骨外上髁,止于第 3 掌骨底背面,作用伸腕(图 2-5-4)。浅层后群:①指总伸肌,起于肱骨外上髁,止于第 2～5 指中节和末节指骨底,作用伸腕、伸指。②小指固有伸肌:起于肱骨外上髁,止于小指指背腱膜,作用伸腕、伸小指(图 2-5-4)。③尺侧腕伸肌:起于肱骨外上髁,止于第 5 掌骨底,作用伸腕、腕内收。都由桡神经支配(图 2-5-4)。深层上部:旋后肌,起于肱骨外上髁和尺骨,止于桡骨上部,作用前臂旋后(图 2-5-5)。深层下部:①拇长展肌,起于桡、尺骨背面,止于第 1 掌骨底,作用外展拇指及腕关节。②拇短伸肌,起于桡、尺骨背面,止于拇指近节指骨底,作用伸拇指掌指关节。③拇长伸肌,起于桡、尺骨背面,止于拇指末节指骨底,作用伸拇指。④示指固有伸肌,起于桡、尺骨背面,止于示指中节指骨,作用伸示指。以上都由桡神经支配(图 2-5-5)。

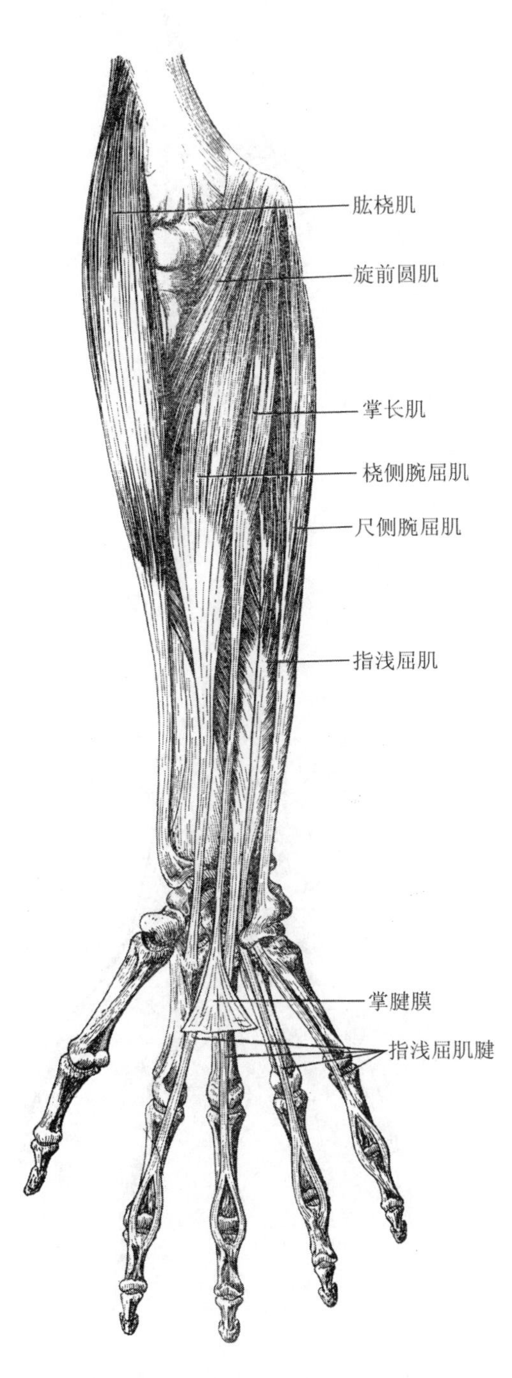

图 2-5-2　前臂掌侧肌群(浅层)

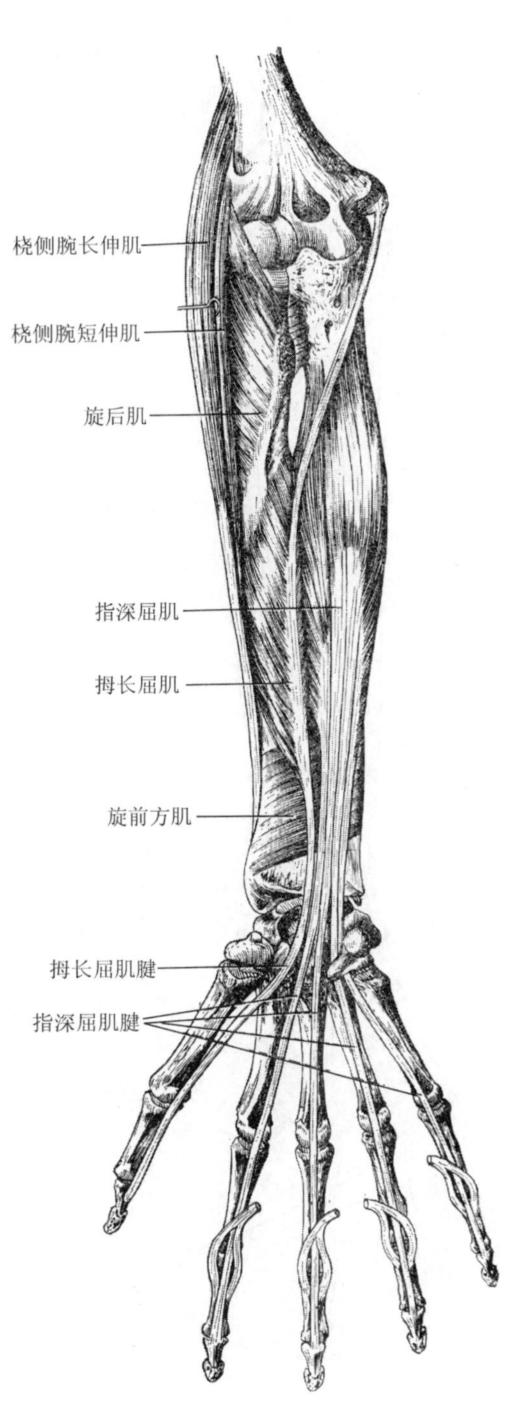

图 2-5-3　前臂掌侧肌群(深层)

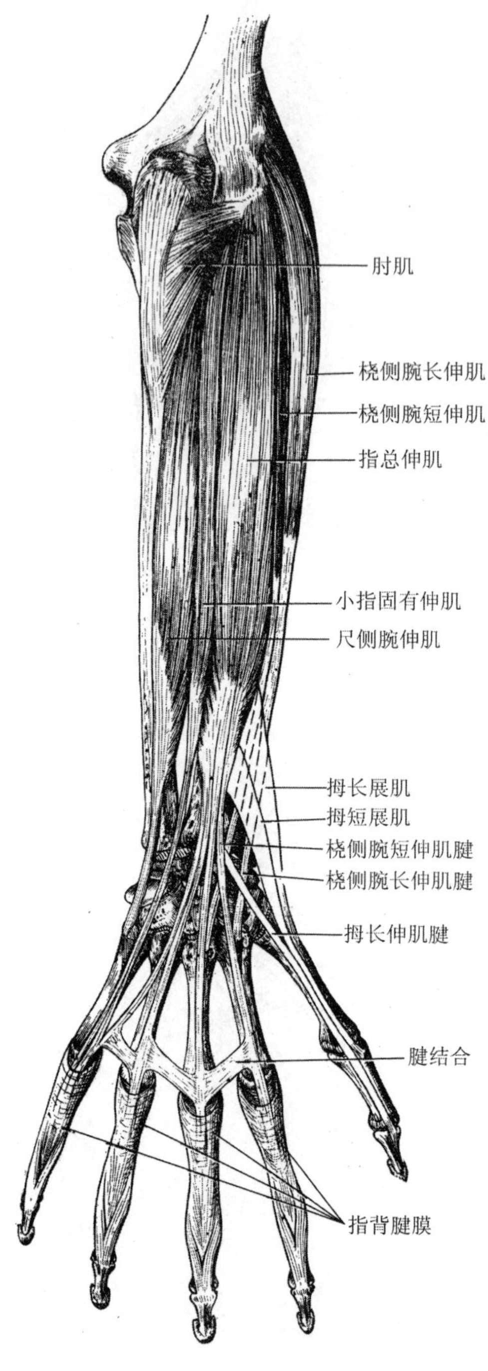

图 2-5-4　前臂背侧肌群(浅层)

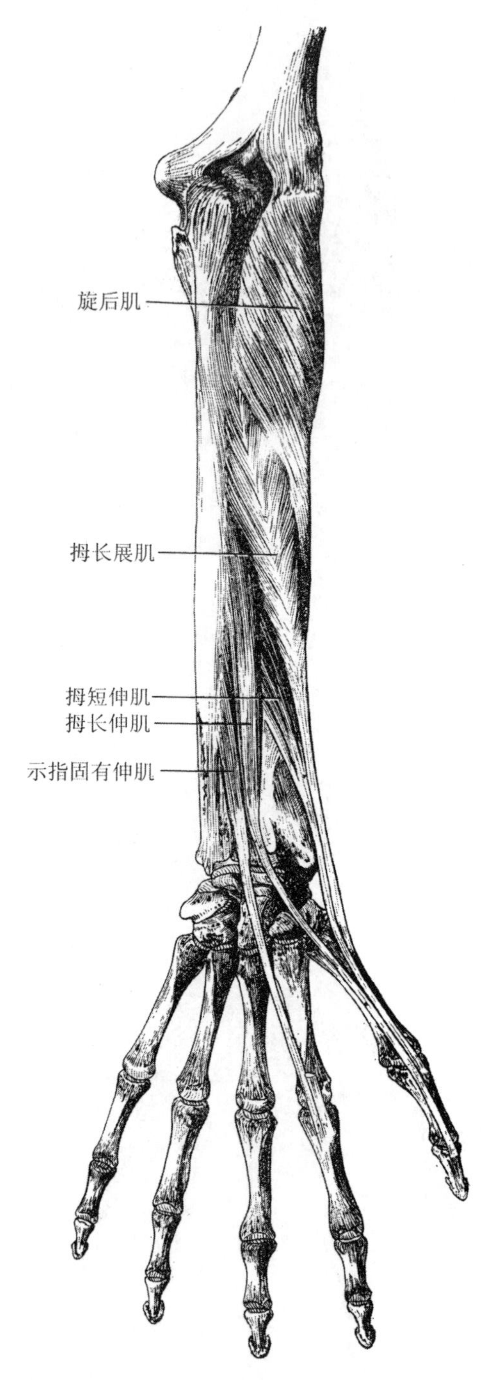

图 2-5-5　前臂背侧肌群(深层)

3. 血管与神经

(1) 桡动脉和桡神经浅支：桡动脉在前臂上 1/3 的位置深，行于肱桡肌与旋前圆肌之间的间隙内，在下 2/3 位于肱桡肌和桡侧腕屈肌之间，桡动脉远侧 1/3 位置表浅，位于桡骨及桡侧腕屈肌腱的外侧，可摸到动脉的搏动。桡神经浅支在肱桡肌深面与桡动脉伴行，在前臂中 1/3 以下神经更偏向外侧，至前臂下 1/3 神经离开动脉穿过深筋膜转向手背(图 2-5-6)。

(2) 尺动脉和尺神经：尺动脉是肱动脉两个端支中比较大的一支，穿旋前圆肌的深面，沿指浅屈肌深面下行，在前臂中 1/3 以下，行于尺侧腕屈肌深面垂直下降至腕豆骨的桡侧。尺神经自尺神经沟向下，穿尺侧腕屈肌达前臂内侧，在前臂上 1/3 处离尺动脉较远，然后逐渐靠近尺动脉，伴内侧垂直下降。尺神经在前臂上部发出肌支至尺侧腕屈肌和指深屈肌尺侧半，在前臂中、下 1/3 交界附近发出手背支，向后下经尺侧腕屈肌深部转向手背(图 2-5-7)。

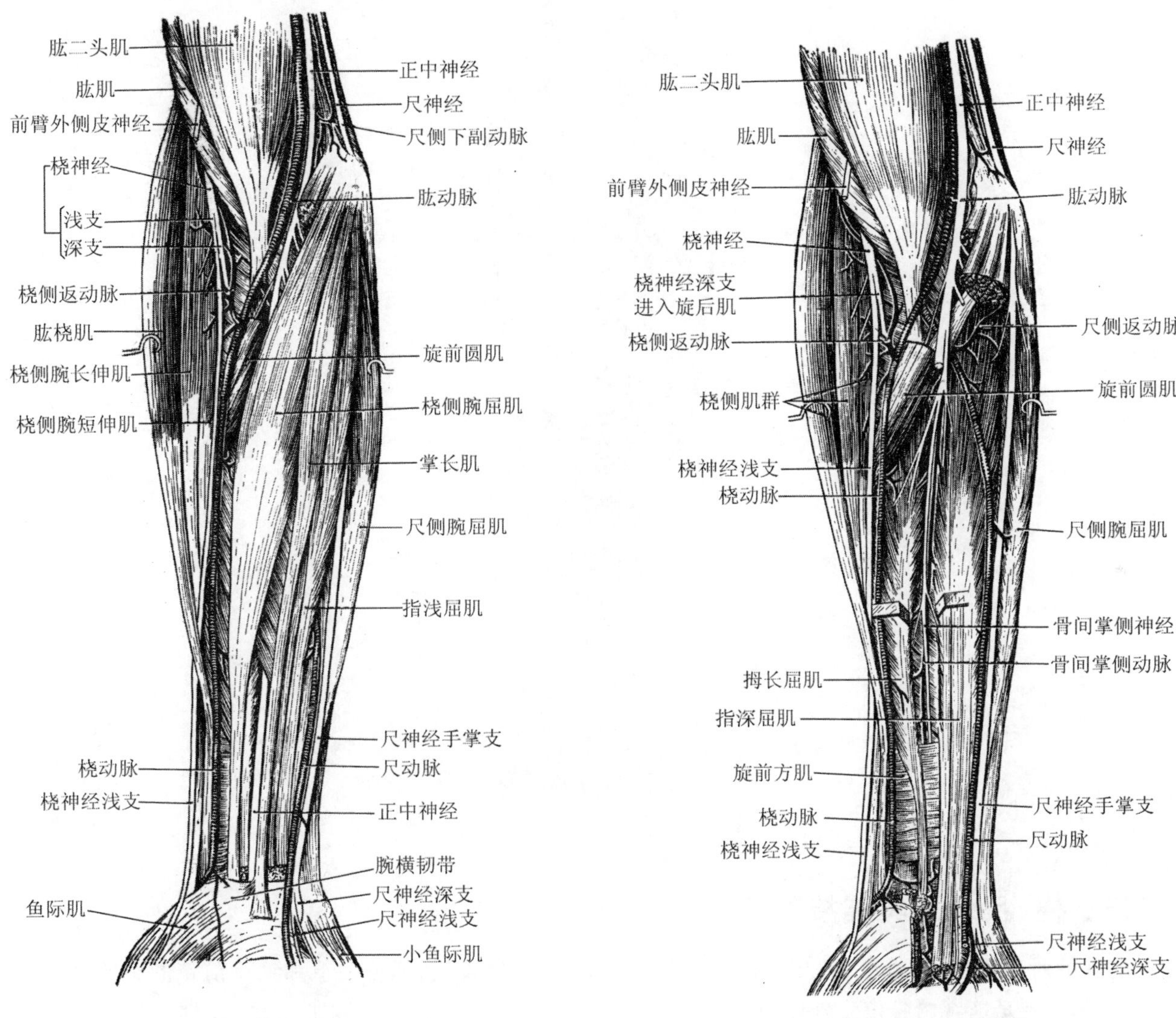

图 2-5-6　前臂掌侧(浅层)　　　图 2-5-7　前臂掌侧(深层)

(3) 骨间前动脉和正中神经：尺动脉平桡骨粗隆发出骨间总动脉，该动脉经指深屈肌和拇长屈肌之间达前臂骨间膜掌侧面，分为骨间前动脉和骨间后动脉。骨间前动脉紧贴骨间膜下行，达桡腕关节上方进入旋前方肌深面，沿途发出分支，在前臂中部还发出桡、尺骨的滋养动脉。正中神经穿旋前圆肌，在前臂中 1/3 行于指浅深屈肌之间，达到前臂下 1/3 位于桡侧腕屈肌腱与掌长肌腱、指浅屈肌腱之间，然后进入腕管(图 2-5-7)。

(4) 骨间后动脉和桡神经深支：骨间后动脉发自骨间总动脉，穿过前臂间膜上缘，经旋后肌和拇长展肌之间达到前臂背侧，伴骨间后神经沿前臂伸肌浅、深层之间下行，至前臂下部与骨间前动脉吻合，参与构成腕背动脉网(图 2-5-8)。桡神经深支在肱桡肌与肱肌之间由桡神经分出后走向背侧，从桡骨颈外侧穿旋后肌至前臂背侧，在浅、深层伸肌之间下行至腕背，分细支至关节和韧带。前臂伸肌支除桡侧腕长伸肌支 94%自桡神经主干发出外，其他均由桡神经深支发出。至桡侧腕短伸肌和旋后肌的分支深支穿旋后肌间隙之前发出，穿插旋后肌间隙后发出肌支支配其余所有前臂伸肌(图 2-5-8)。

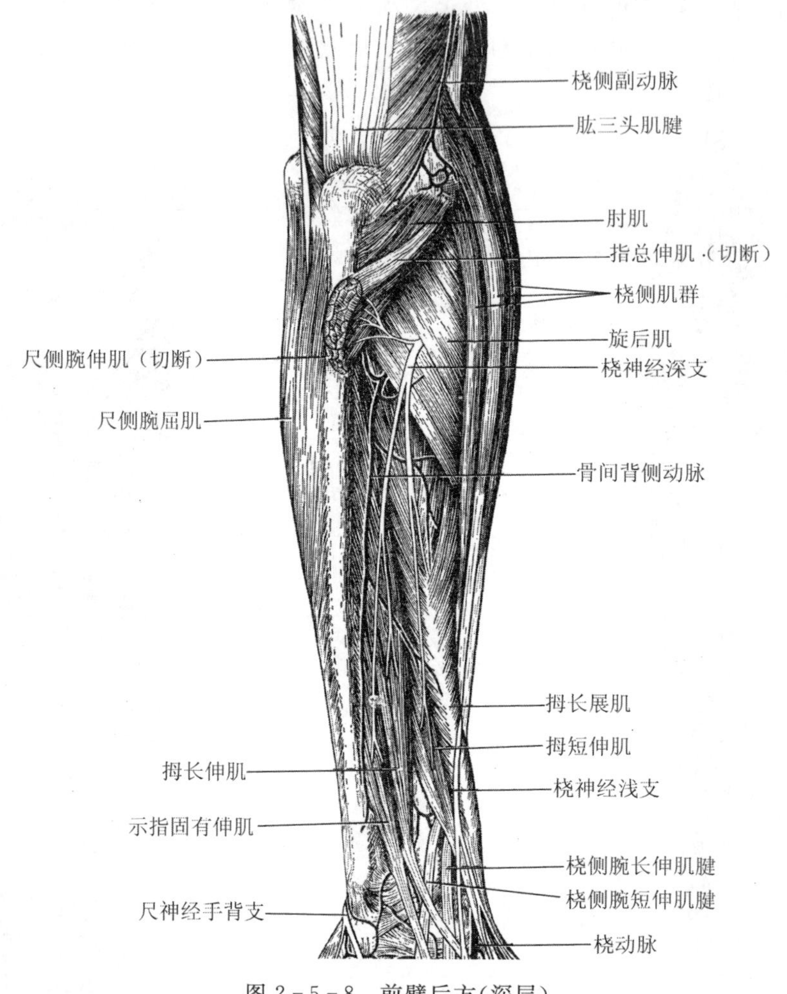

图 2-5-8　前臂后方(深层)

三、桡、尺骨及其连接形式

前臂的骨架由桡、尺骨组成，其间有前臂骨间膜维持桡、尺骨近、远侧关节和维持前臂的旋转功能。

1. *桡骨*　是前臂两骨位于外侧的一根，分为一体两端。上端细小，其顶部稍膨大，称为桡骨头。头以下略细，称为桡骨颈，颈下份的内后侧有一粗糙突起，称为桡骨粗隆。下端粗大，其内侧面有尺切迹，其外侧份向下突出，称茎突。桡骨体呈三棱柱形，其内侧缘是薄锐的骨间缘。桡骨体有两个生理性弯曲，一个向背侧凸起，其角度平均为 6.4°，一个向外侧凸起，平均角度为 9.3°(图 2-5-9)。

2. *尺骨*　是前臂两骨位于内侧的一根，作为一体两端。上端较粗大，前面有大的凹陷的关节面，称为滑车切迹。在切迹前上、前下方的突起，分别称冠突和鹰嘴。冠突前下面的粗隆是尺骨粗隆，冠突外侧面的关节面是桡切迹。尺骨下端称尺骨头，头的后内侧有向下的突起，称为尺骨茎突。尺骨体的上 3/4 粗，

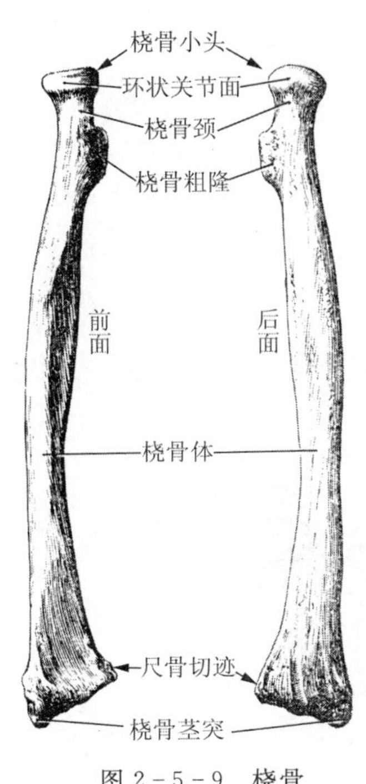

图 2-5-9 桡骨

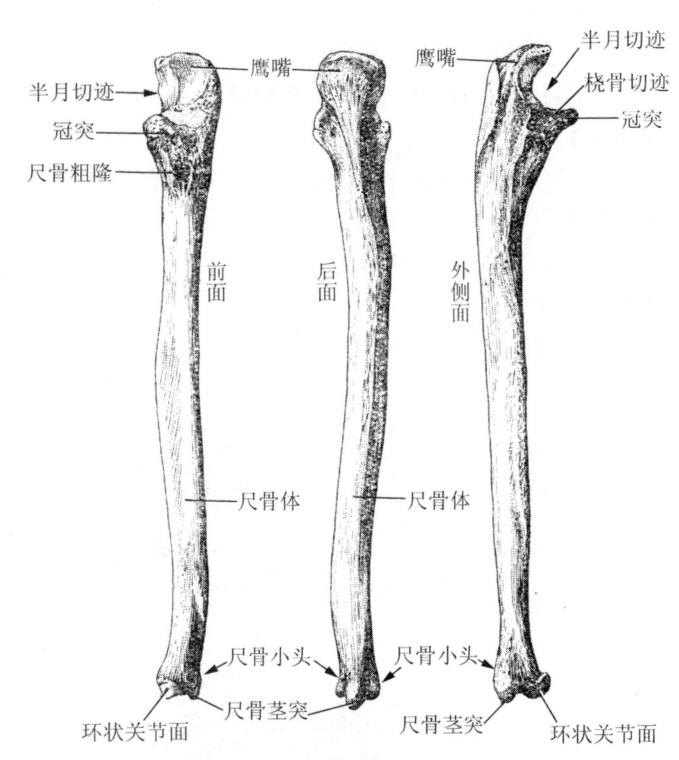

图 2-5-10 尺骨

呈三棱柱形，其外侧缘锐利，称骨间缘，与桡骨骨间缘相对，体下 1/4 细，呈圆柱形。尺骨体大部分是直的，近侧 1/4 与远侧 3/4 之间，有平均为 6.4°的弯曲。尺骨体横断面呈三角形(图 2-5-10)。

3. 前臂骨间膜　是一坚韧的纤维膜，附着于桡、尺骨的骨间缘，其纤维方向由桡骨斜向内下抵于尺骨，其上、下端也有少许纤维呈相反的方向走行。膜的近侧份位于桡骨粗隆的远侧 2.5cm，远侧份与桡、尺远侧关节囊相融合。骨间膜除供前臂肌肉附着外，对稳定桡尺近、远侧关节和维持前臂旋转功能起重要作用。当前臂在中间位时，骨间隙最大，骨体中部距离是宽，为 1.5～2cm，骨间膜上、下一致紧张，且桡、尺骨的骨间缘相互对峙。当前臂旋前或旋后时，骨体间隙缩小，两骨的骨间缘不相对峙，骨间膜上下松紧不一致，两骨间的稳定性消失。因此，当前臂骨折时，应将前臂固定于中间位，以防止骨间膜挛缩，而且维持桡骨的生理弯曲，影响前臂的旋转功能(图 2-4-8)。

第二节　桡骨干中上 2/3 前外侧手术进路

【应用解剖】

该手术进路是由前臂掌面桡侧上 2/3 作纵形切口，切开皮肤、皮下组织，解剖出头静脉和深筋膜，切开深筋膜(图 2-4-3)，解剖出前臂的肱桡肌和旋前圆肌和桡侧腕屈肌(图 2-5-11b)于肱桡肌尺侧缘和桡侧腕屈肌的桡侧缘向深部进行解剖，解剖出深部的桡动脉和桡神经浅支(图 2-5-11c)，将桡动脉和桡侧腕屈肌牵向尺侧，桡神经浅支和肱桡肌牵向桡侧，使旋后肌在桡肌上段的前方附丽处和旋前圆肌在桡骨中段桡侧的附丽处得以显露(图 2-5-11c)，沿旋后肌桡骨附丽处尺侧缘和旋前圆肌桡骨附丽桡侧缘切开，作骨膜剥离，则桡骨中上 2/3 得以显露(图 2-5-11d)。

【适应证】

1. 桡骨中上段骨折切开复位内固定术。

2. 桡骨中上段骨折不愈合或畸形愈合的手术。

3. 桡骨中上段肿瘤切除术。

4. 桡骨中上段慢性骨髓炎死骨摘除术。

【体位】

患者平卧于手术台上，患肢置于上肢手术台上。

【麻醉】

臂丛麻醉或高位持续硬脊膜外麻醉。

【手术步骤】

1. 于前臂掌面桡侧作一纵形切口，自肘前横纹沿肱桡肌尺侧缘直线向下至前臂中下 1/3 交界处（图 2－5－11a）。

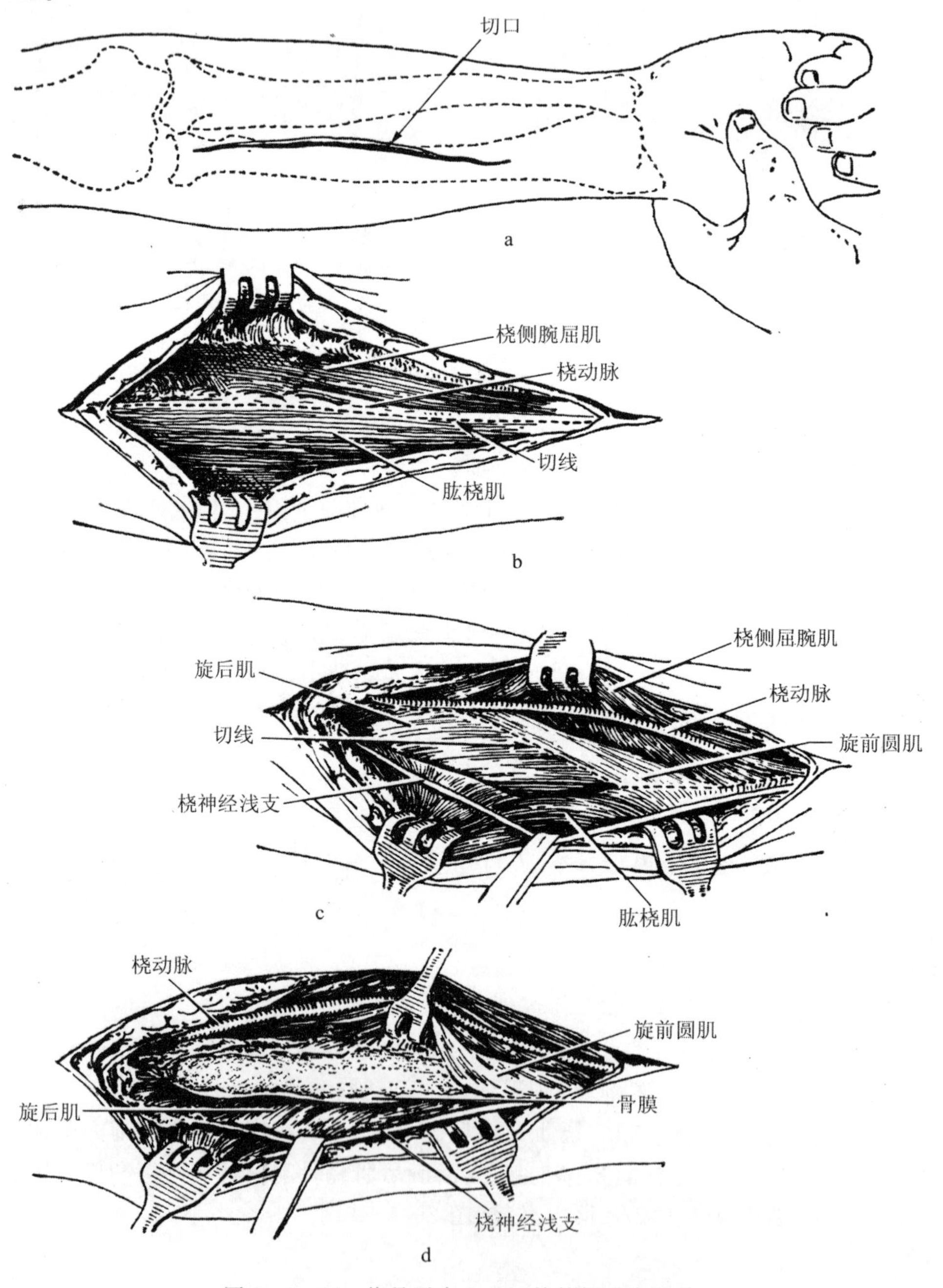

图 2－5－11　桡骨干中上 2/3 前外侧手术进路

2. 沿切口切开皮肤、皮下组织和深筋膜，并将皮瓣适当向两侧游离，再沿肱桡肌与桡侧腕屈肌之间作切口(图 2-5-11b)。

3. 沿肌间切口切开肌膜，小心分开肌间隙，将肱桡肌向桡侧牵开，解剖出该肌深面的桡神经浅支，用橡皮条向桡侧牵开。在分离桡侧腕屈肌时注意勿损伤间隙内的桡动脉，并将桡动脉连同桡侧腕屈肌向尺侧牵开，显露出旋后肌与旋前肌。再沿旋后肌与旋前圆肌交界处，即旋前圆肌附着部桡侧缘作为桡骨骨膜切口(图 2-5-11c)。

4. 沿骨膜切口切开骨膜，于骨膜下将其向桡侧与背侧剥离，为了不损伤穿过旋后肌的桡神经深支，必须严格执行骨膜下剥离。一般情况下不将旋前圆肌由附着部剥离，如手术需要亦可将其同骨膜一起剥离，但术终缝合时，要准确恢复原位，给予缝合(图 2-5-11d)。

【说明】

该切口因局部解剖比较复杂，需显露桡动脉和桡神经浅支，且肌间隙的关系比较烦琐，故临床应用不多，但病变在桡骨干前上方时，由于该切口能直接显露，故仍选用。

手术前要熟悉该局部的解剖，手术中层次要清晰。需在正视下分离桡动脉与桡侧腕屈肌，并一同牵向尺侧，并保护之，以免损伤。在作肱桡肌向桡侧牵开，必须解剖出该肌深面的桡神经浅支，并保护之，以免损伤。在作旋前圆肌与旋后肌交界处骨膜切开时，解剖要清晰，注意交界处位置。在作桡骨上段周围骨膜剥离时，必须严格执行骨膜下剥离，以免损伤桡骨干后上方的桡神经深支。如作旋前圆肌剥离时，术终必须准确的缝回原位。

第三节　桡骨干上 1/3 后方手术进路

【应用解剖】

该手术进路是在前臂背面的桡侧上 1/3 作纵形切开皮肤和皮下组织，解剖出前臂桡侧伸肌群(图 2-5-4)，手指总伸肌与桡侧腕长、短伸肌之间解剖，将前者牵向尺侧，后者牵向桡侧，使深面旋后肌由旋后肌下缘穿出桡神经深支得以显露(图 2-5-12c)。在前臂旋后的条件下充分显露旋后肌，在桡肌侧前方附丽处之间切开骨膜下剥离，则桡骨干后上 1/3 得以显露(图 2-5-12d)。

【适应证】

1. 桡骨上端骨折切开复位内固定术。
2. 桡骨上端骨折不愈合或畸形愈合的手术。
3. 桡骨上端肿瘤切除术。

【体位】

患者平卧于手术台上，患肢肘关节屈曲置于胸前。

【麻醉】

臂丛麻醉或高位持续硬脊膜麻醉。

【手术步骤】

1. 于前臂背面上端外侧作一纵形切口，自肱骨外上髁稍后下方，沿桡侧腕短伸肌与指总伸肌之间向远侧延长至前臂中点(图 2-5-12a)。

2. 沿切口切开皮肤、皮下组织和深筋膜，并将皮瓣适当向两侧游离，显露出指总伸肌和桡侧腕短伸肌(图 2-5-12b)。

3. 沿指总伸肌和桡侧腕短伸肌间小心解剖，将指总伸肌向后方牵开，桡侧腕短伸肌向前方牵开，显露出旋后肌和由该肌下缘穿出的桡神经深支和其三个分支。为了进一步显露桡骨近端，将前臂旋后，显露出旋后肌桡骨的附着处，再沿旋后肌的附着处前缘作为桡骨近端骨膜的切口(图 2-5-12c)。

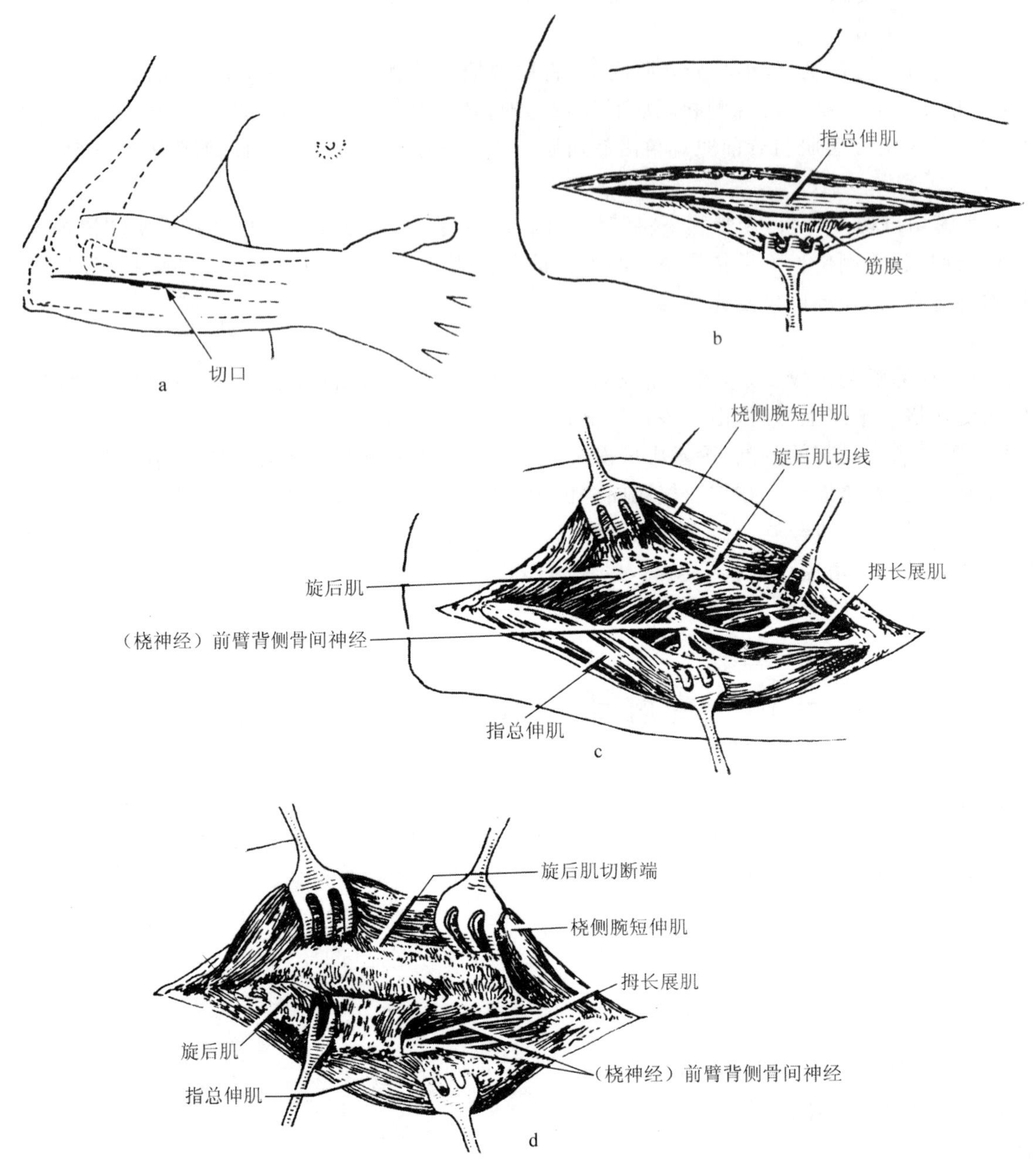

图 2-5-12　桡骨干上 1/3 后方手术进路

4. 在沿桡骨近端骨膜切口切开骨膜时，应特别注意桡神经深支由指总伸肌深面进入旋后肌，再由该肌下缘穿出的走行，以免在切开桡骨近端骨膜时损伤。骨膜切开后必须严格执行骨膜下剥离，这样可避免剥离骨膜时损伤桡神经的深支，如需进一步显露桡骨中段，可以延拇长展肌附着处的桡侧缘切开骨膜，作骨膜下剥离(图 2-5-12d)。

【说明】

该切口由于局部解剖比较复杂，特别是桡神经的深支由指总伸肌深面进入旋后肌后从该肌下缘穿出并分成 3 支，如稍有疏忽，即易造成桡神经深支损伤，故临床上采用该切口要特别小心。尤其病变在桡骨干近端后方时，仍需选用。该切口向远侧延长时，可与桡骨下段背侧切口相连接可显露桡骨干全长。

在分离指总伸肌与桡侧腕短伸肌间隙要注意层次，以免损伤其深面的桡神经深支及 3 个分支。后沿旋后肌的附着部的前缘作桡骨近端骨膜切开时，要注意由指总伸肌深面进入旋后肌并从该肌的下缘穿出的桡神经深支。不可切断，以免引起前臂背侧伸肌群的瘫痪。在剥离骨膜时，必须严格执行骨膜下剥离，以免损伤桡神经深支。如将该切口向远侧延长，需延着指总伸肌桡侧缘向远侧切开肌膜，使拇长展肌与拇短伸肌得以显露。

第四节　桡骨干中下2/3前外侧手术进路

【应用解剖】

该手术进路是通过在前臂掌面桡侧中下 2/3 作纵形切开皮肤、皮下组织和深筋膜，解剖由肱桡肌、桡动脉和桡侧腕屈肌（图 2－5－6），将肱桡肌牵向桡侧，桡动脉、桡侧腕屈肌及深面指浅屈肌牵向尺侧，使深面拇长屈肌、旋前方肌得以显露（图 2－5－13c）。在前臂充分旋前的条件下，使桡骨下段外侧拇长屈肌、旋前方肌的附丽处的桡侧缘得以显露（图 2－5－13c）。并给予切开，作骨膜下剥离，则桡骨下段得以显露（图 2－5－13e）。

【适应证】

1. 桡骨干中下段骨折切开复位内固定术。
2. 桡骨干中下段骨折不愈合或畸形愈合手术。
3. 桡骨干中下段肿瘤切除腓骨置换术。
4. 桡骨干中下段慢性骨髓炎死骨摘除术。

【体位】

患者平卧于手术台上，患肢置上肢手术台上。

【麻醉】

臂丛麻醉或高位持续硬脊膜外麻醉。

【手术步骤】

1. 在前臂中下掌面桡侧作纵行切口，由桡骨茎突前方，沿肱桡肌腱与桡侧腕屈肌腱之间直线向上至前臂中点（图 2－5－13a）。

2. 沿切口切开皮肤、皮下组织，并将皮瓣适当向两侧游离，后小心于肱桡肌腱和桡侧腕屈肌腱之间切开深筋膜，避免损伤位于该两肌腱之间的桡动脉（图 2－5－13b）。

3. 将肱桡肌向后方牵开，并解剖出该肌深面的桡神经浅支，用橡皮条加以保护，使其免于损伤。将桡动脉连同桡侧腕屈肌向尺侧牵开，显露指浅屈肌，并将其向尺侧牵开，显露出拇长屈肌和旋前方肌（图 2－5－13c）。

4. 将前臂由旋后位改为旋前位，使旋前方肌和拇长屈肌附着部的外侧桡骨转之切口中央，并将肱桡肌、桡神经浅支和桡侧腕长伸肌向后方牵开，使桡骨外侧进一步显露，后于拇长屈肌和旋前方肌附着部的外侧缘与桡侧腕长伸肌腱之间作桡骨外侧骨膜切口（图 2－5－13d）。

5. 沿骨膜切口切开骨膜，于骨膜下剥离，为了使桡骨能充分显露，可作前臂交替旋前和旋后，这样可以使桡骨有更多的部分得到显露（图 2－5－13e）。

【说明】

该切口系 Henrg 切口，由于完全从肌间隙显露桡骨干中下段，而且显露比较广泛，故临床上应用较满意。该切口解剖过程中需显露桡动脉和桡神经的浅支。该切口向近侧延长可与桡骨上段前外侧切口相连接显露桡骨干全长。

手术中要首先解剖出位于桡侧腕屈肌深面的桡动脉和肱桡肌深面的桡神经浅支，以免受损伤。为进一步显露桡骨，必须将手旋前，使桡骨干转入切口中央，便于在拇长屈肌和旋前方肌附着部的外侧与桡侧腕长伸肌腱之间作桡骨外侧骨膜切开，否则会影响桡骨的显露。如该切口向近侧延长，需沿着旋肌肌与旋后肌之间，即旋前肌附着部的桡侧缘作骨膜切开，进行骨膜下剥离时，要注意勿损伤进入旋后肌并从下缘穿出的桡神经深支。

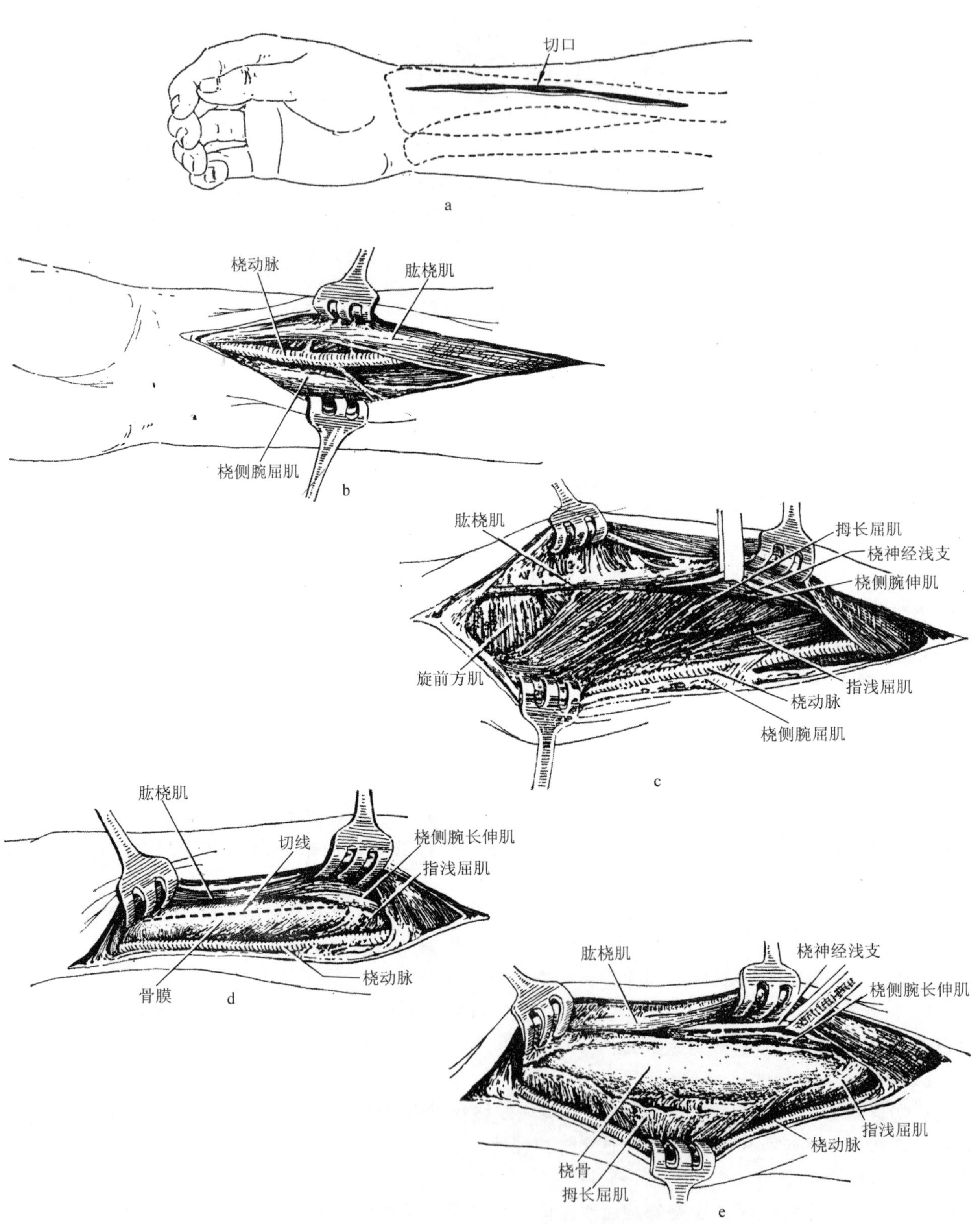

图 2-5-13　桡骨干中下 2/3 前外侧手术进路

第五节　桡骨干下段背侧手术进路

【应用解剖】

该手术进路是通过前臂背面桡侧下 1/3 作纵形皮肤、皮下组织切开，解剖出桡神经浅支后切开深筋膜(图 2－4－4)，解剖出拇长伸肌，拇长展肌和拇长短肌，及其深面桡侧腕长、短伸肌(图 2－5－14b)，将拇长展肌和拇短伸肌作适当解剖，用带条牵起将深面的桡侧腕长、短肌牵向桡侧，则桡骨下 1/3 得以显露。如果在作深筋膜切开的同时切开腕背韧带，将拇长展肌和拇短伸肌牵向近侧，桡侧腕伸长、短肌牵向桡侧，则桡骨远端背侧得以显露(图 2－5－14c，d)。

一、桡骨干下 1/3 背侧手术进路

【适应证】

1. 桡骨下 1/3 骨折切开复位内固定术。
2. 桡骨下 1/3 骨折不愈合或畸形愈合手术。
3. 桡骨下 1/3 肿瘤切除术。
4. 桡骨下 1/3 慢性骨髓炎死骨摘除术。

【体位】

患者平卧于手术台上，患肢置于上肢手术台上。

【麻醉】

臂丛麻醉或高位持续硬脊膜外麻醉。

【手术步骤】

1. 于前臂背侧面的桡侧作一纵形切口，于腕关节平面，沿桡骨背侧中线直线向上延长至前臂背侧中点(图 2－5－14a)。

2. 沿切口切开皮肤、皮下组织、深筋膜和腕背韧带，并将皮瓣向两侧游离，显露出拇长伸肌与斜行于桡骨下 1/3 背面的拇长展肌和拇短伸肌，于拇长展肌上缘和拇短伸肌下缘各作切口(图 2－5－14b)。

3. 沿切口切开肌膜，沿拇长展肌上缘和拇短伸肌下缘向深面作游离，用纱布带将其提起，使其深面的桡侧腕长伸肌、腕短伸肌腱得以显露，后于桡侧腕短伸肌腱的尺侧缘作为桡骨背侧骨膜切口(图 2－5 -14c)。

4. 沿骨膜切口切开骨膜，作骨膜下剥离，并将骨膜与桡侧腕长、短伸肌一同向桡侧牵开，将上方拇长伸肌与骨膜向尺侧牵开，下方拇短伸肌与骨膜向桡侧牵开，使桡骨下 1/3 得以显露(图 2－5－14d)。

【说明】

该切口是显露桡骨下端的一个较满意的切口，因局部解剖不太复杂，副损伤很少，故常为临床选用。但显露桡骨下段前方较不方便，因此它不能完全代替桡骨下端的其他切口。该切口向近侧延长可与桡骨上 1/3 背侧切口相连接，显露桡骨干全长。

手术中在切开皮肤、深筋膜时，注意勿损伤走行于该处的桡神经浅支，并将拇长展肌和拇短伸肌作适当的游离，用纱布条将其提起，便于下一步的手术进行。在游离拇长展肌上缘时，注意不可损伤进入拇长展肌的桡神经肌支。如将该切口向近侧延长，需沿着桡侧腕短伸肌与指总伸肌之间向近侧切开肌膜，显露旋后肌与进入旋后肌并由该肌下缘穿出的桡神经深支。

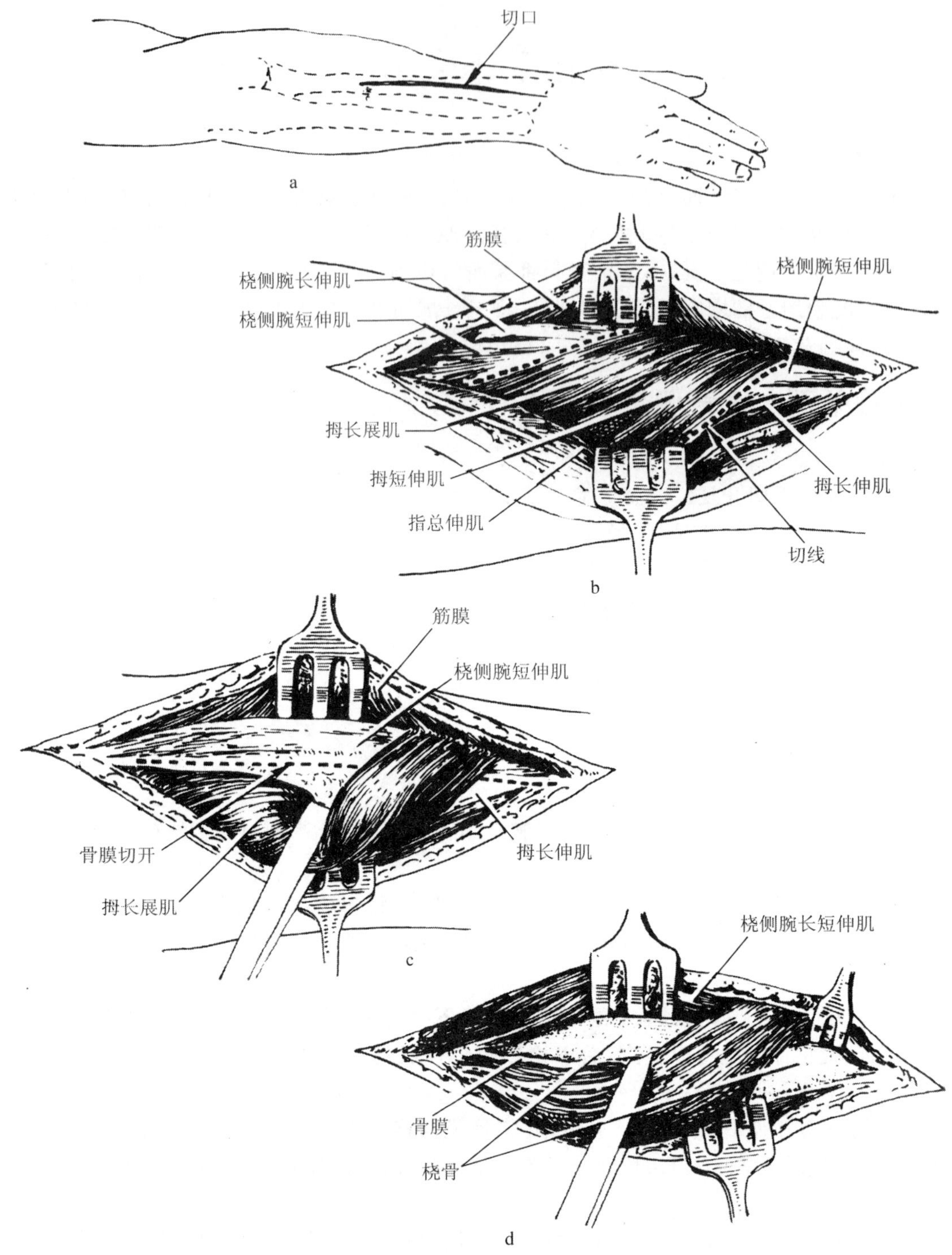

图 2-5-14　桡骨干下 1/3 背侧手术进路

二、桡骨远端背侧手术进路

【适应证】

1. 桡骨远端骨折切开复位内固定术。
2. 桡骨远端骨折不愈合或畸形愈合的手术。
3. 桡骨远端肿瘤切除术。
4. 桡骨远端慢性骨髓炎死骨摘除术。

【体位】

患者平卧于手术台上，患肢置于上肢手术台上。

【麻醉】

臂丛麻醉或高位持续硬脊膜下麻醉。

【手术步骤】

1. 于前臂背侧面的桡侧作一纵形切口，由腕关节平面，沿桡骨背侧中线直线向上延长 6～8cm (图2 -5 - 15a)。

2. 沿切口切开皮肤、皮下组织、深筋膜和腕背韧带，并将皮瓣适当向两侧游离，显露出拇长伸肌与斜行于桡骨下 1/3 背面的拇长展肌和拇短伸肌，于拇短伸肌下缘作一切口(图 2 - 5 - 15b)。

3. 沿拇短伸肌下缘切口切开肌膜，沿拇短伸肌下缘作拇短伸肌和拇长展肌深面游离，并将其向上方牵开。使其深面的桡侧腕长、短伸肌腱得以显露，再于桡侧腕短伸肌腱的尺侧缘作桡骨背侧骨膜切开(图 2 - 5 - 15c)。

4. 沿骨膜切口切开骨膜，作骨膜下剥离，并将桡侧腕长、短伸肌腱与骨膜一同向桡侧牵开，将拇长伸肌与骨膜向尺侧牵开，使桡骨远端得以显露(图 2 - 5 - 15d)。

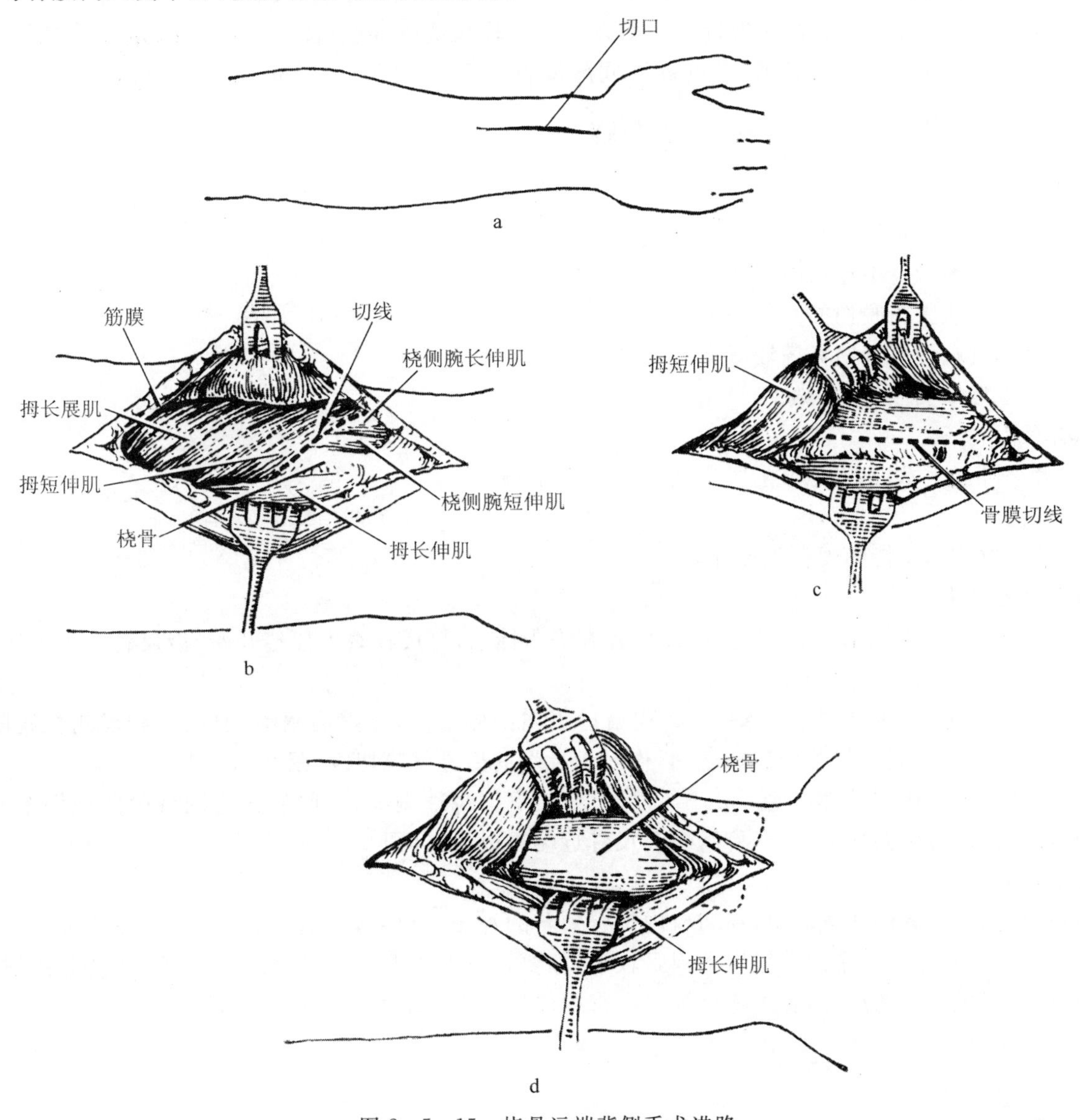

图 2 - 5 - 15　桡骨远端背侧手术进路

【说明】

该切口由于局部解剖不太复杂，显露比较方便，可在直视下作桡骨远端背侧的手术，故临床应用较满意。但不能在直视下显露桡骨远端掌侧病变，因而不能代替桡骨远端的前外侧手术进路(即桡骨中下段前外侧进路的远侧)。

手术中应注意在切开皮肤和深筋膜时，勿损伤走行在该处的桡神经浅支。在切开拇长伸肌腱与桡侧腕短伸肌腱之间的骨膜前，必须先作拇短伸肌下缘游离并向上牵开，这样有利于骨膜剥离。其次对拇长伸肌腱与桡侧腕短屈肌腱的定位，以桡骨远端背侧结节为标志。在该结节尺侧为拇长伸肌腱，在该结节桡侧的为桡侧腕短屈肌腱。

第六节　尺骨干背侧手术进路

【应用解剖】

由于尺骨干背侧进路所选择部位不同可有多种切口，但它们都在皮下能扪到尺骨背作切口，切开皮肤可以解剖出尺侧腕屈肌和桡侧的近端肘肌以及中下段尺侧腕伸肌(图 2-5-4)，按切口的要求作不同部位的骨膜切口，作骨膜下剥离，则显露不同部位的尺骨段(图 2-5-16c,17c,18d)。

一、尺骨干上 1/3 后方手术进路

【适应证】

1. 尺骨鹰嘴骨折切开复位术。
2. 尺骨鹰嘴骨折不连接的手术。
3. 肱三头肌腱撕脱伤的修复手术。
4. 尺骨近端慢性骨髓炎病灶清除术。
5. 尺骨近端良性肿瘤切除术。

【体位】

患者平卧于手术台上，患肢肘关节屈曲 90°，置于胸前。

【麻醉】

臂丛麻醉或高位持续硬脊膜外麻醉。

【手术步骤】

1. 于前臂近端后方作一纵形切口，以尺骨鹰嘴为标志，自尺骨鹰嘴顶端开始，沿尺骨的皮下边缘向远侧伸延到所需要的长度(图 2-5-16a)。

2. 沿切口切开皮肤和皮下组织，并将皮瓣适当向两侧游离，显露出鹰嘴、肘后肌和尺侧腕屈肌，再按皮肤切口，在肘后肌和尺侧腕屈肌之间，作尺骨近端的后方骨膜切线(图 2-5-16b)。

3. 沿尺骨近侧后方骨膜切线，切开骨膜，于骨膜下作锐性剥离，将肘后肌连同骨膜向桡侧牵开，将尺侧腕屈肌连同骨膜向尺侧牵开，使鹰嘴和尺骨近端得以显露(图 2-5-16c)。

【说明】

该切口的局部解剖比较简单，在切口内没有知名的神经和血管，显露比较方便，能在直视下做尺骨鹰嘴的手术，故临床上较常用。但手术视野较小，如要行较大的手术，应扩大手术视野，需先显露肘后尺神经和桡侧肘关节囊的后方，要求将尺神经在直视保护下进行手术，以免引起副损伤。

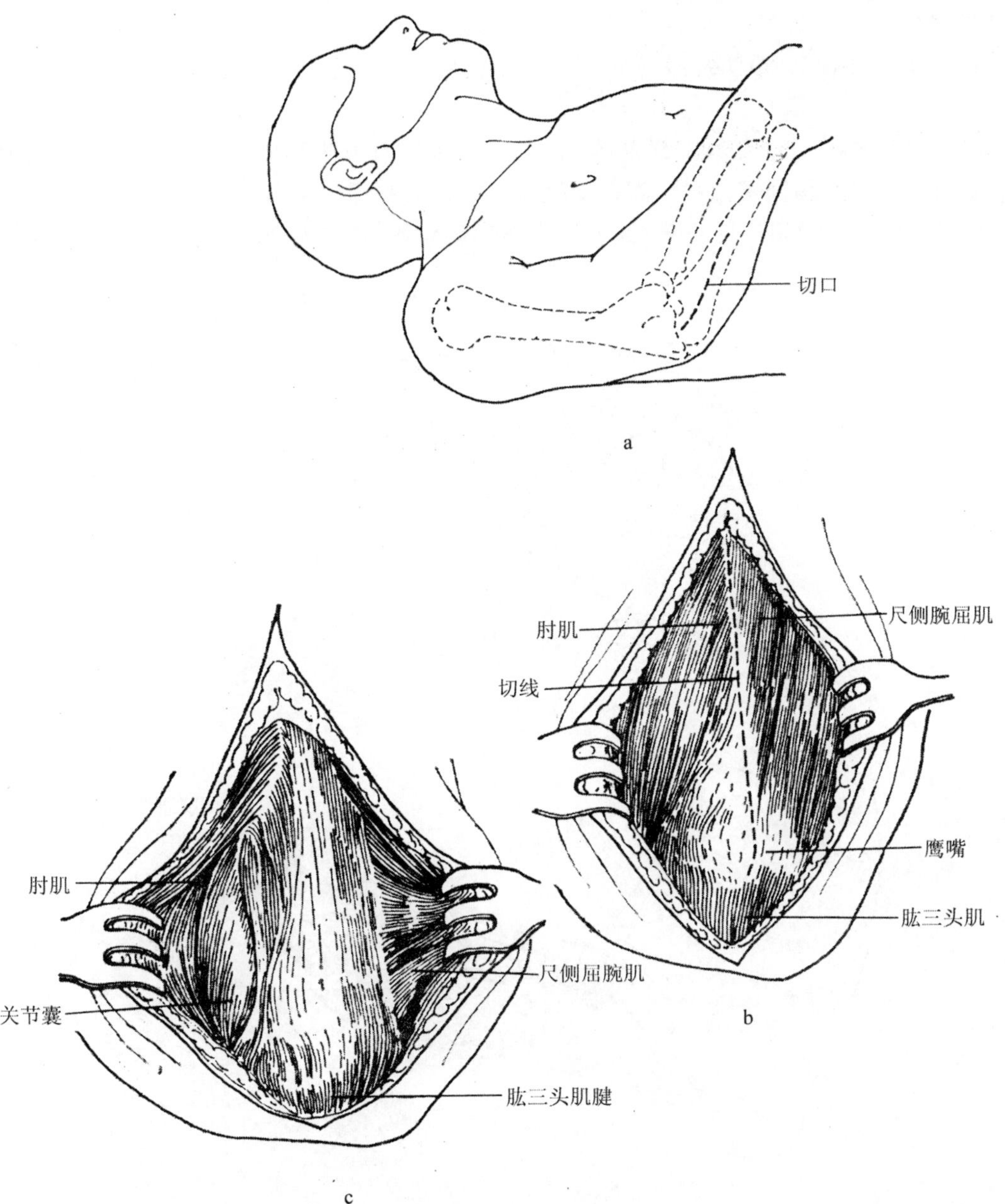

图 2-5-16　尺骨干上 1/3 后方手术进路

二、尺骨干上 2/3 后方手术进路

【适应证】

1. 尺骨骨折切开复位内固定术。
2. 尺骨骨折不愈合或畸形愈合手术。
3. 尺骨肿瘤切除术。
4. 尺骨慢性骨髓炎死骨摘除术。

【体位】

患者平卧于手术台上，患肢肘关节屈曲置于胸前。

【麻醉】

臂丛麻醉或高位持续硬脊膜下麻醉。

【手术步骤】

1. 于前臂背面尺骨后缘作纵形切口，由尺骨鹰嘴沿尺骨后缘直线向下至前臂中下 1/3 交界处(图2 -5 - 17a)。

2. 沿切口切开皮肤、皮下组织和深筋膜，并将皮瓣适当向两侧游离，显露出肘后肌、尺侧腕伸肌与尺侧腕屈肌之间的间隙，沿间隙向深面解剖，显露出尺骨后缘，再作纵形骨膜切口(图 2 - 5 - 17b)。

3. 沿尺骨后缘的骨膜切口切开骨膜，于骨膜下剥离骨膜，将肘后肌、旋后肌、尺侧腕伸肌连同骨膜

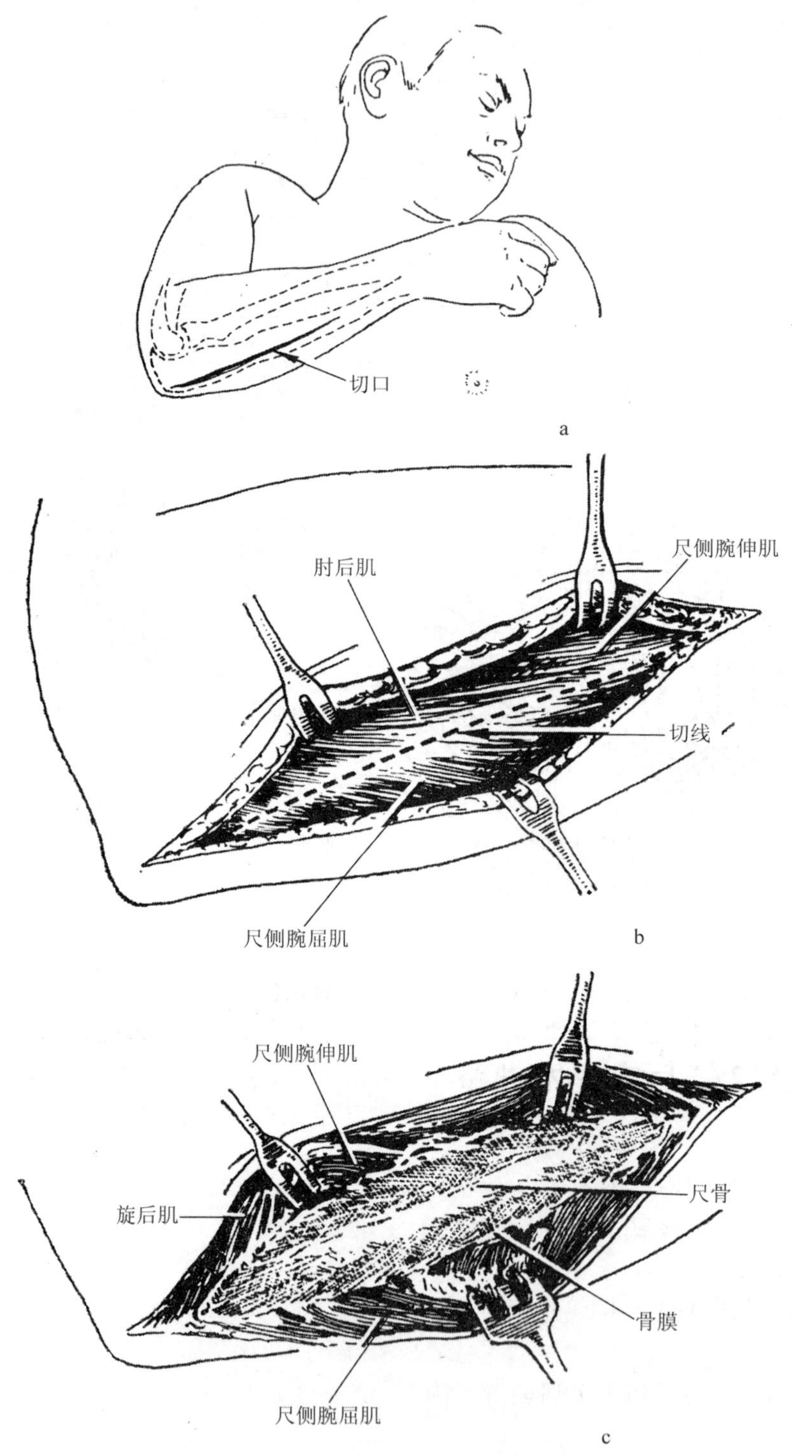

图 2 - 5 - 17　尺骨干上 2/3 后方手术进路

一并向桡侧牵开，将尺侧腕屈肌连同骨膜一并向尺侧牵开，使尺骨干得以充分显露(图 2－5－17c)。

【说明】

该切口局部解剖比较简单，在切口内没有知名的神经和血管，故显露比较方便，并能在直视下作尺骨的手术，因此临床上较常用，但不能在直视下显露尺骨上段的前方，故对尺骨前方有病变的患者不宜采用。

该切口向远侧延长可与尺骨干前段背侧切口相连，显露尺骨全长。

手术中要注意切口定位稍偏尺骨背侧缘，避免皮肤切口与深部切口在一条线上，以免皮肤切口与深部粘连。

切开皮肤后，需显露肘后肌、尺侧腕伸肌与尺侧腕屈肌之间间隙及其深面的尺骨背侧缘，再作尺骨骨膜切开，便于手术进行。如将该切口向远侧延长，只要在尺骨背侧缘作骨膜切开即可。

三、尺骨干中下 2/3 后方手术进路

【适应证】

1. 尺骨骨折切开复位内固定术。
2. 尺骨骨折不愈合或畸形愈合手术。
3. 尺骨肿瘤切除术。
4. 尺骨慢性骨髓炎死骨摘除术。

【体位】

患者平卧于手术台上，患肢肘关节屈曲置于胸前。

【麻醉】

臂丛麻醉或高位持续硬脊膜外麻醉。

【手术步骤】

1. 于前臂背面尺骨后缘作纵形切口，由尺骨茎突沿尺骨后缘直线向上至前臂中上 1/3 交界处(图 2－5－18a)。
2. 沿切口切开皮肤、皮下组织，并将皮瓣适当游离，再沿尺骨后缘作筋膜切口(图 2－5－18b)。
3. 沿深筋膜切口切开深筋膜，并适当向两侧游离，显露出尺侧伸腕肌与尺侧屈腕肌之间的间隙，并作适当分离，将尺侧屈腕肌向前方牵开，显露出尺骨(图 2－5－18c)。
4. 再沿尺骨后缘纵行切开骨膜，于骨膜下剥离，将尺侧腕伸肌连同骨膜向桡侧牵开，将尺侧腕屈肌连同骨膜向前方牵开，显露出尺骨(图 2－5－11d)

【说明】

该切口由于尺骨背侧在皮下即能摸到，故定位较容易，而且在尺骨背侧两侧没有知名的神经和血管，故局部解剖比较简单。皮下即是尺骨背面，手术显露方便、充分，可在直视下作尺骨背侧手术，因此临床上常采用。但由于尺骨前方显露不满意，更不能在直视下作尺骨前方手术。因此尺骨中下 2/3 前方病变时就不宜采用。该切口向近侧沿尺骨背侧缘延长，可与尺骨背侧上段切口相连接，显露尺骨全段。

手术中唯一的注意点是皮肤切口与尺骨背侧骨膜切口不宜在一条线上，以免术后发生骨膜与皮肤粘连，影响皮肤的滑动。如将该切口向近侧延长，则需沿尺骨背侧缘作骨膜切口。

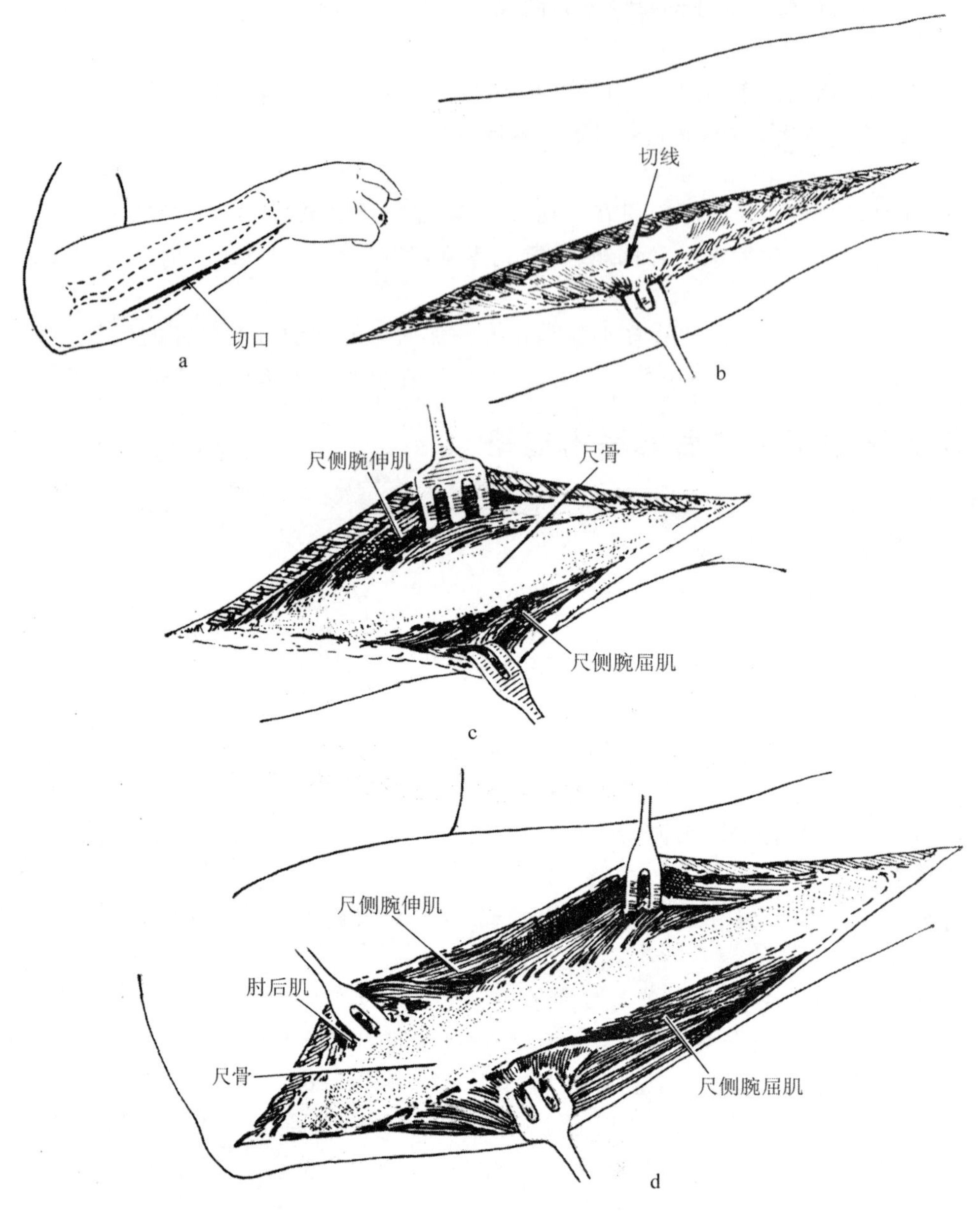

图 2-5-18　尺骨干中下 2/3 后方手术进路

第七节　尺骨干前内侧手术进路

【应用解剖】

该手术进路是通过在前臂掌面内侧作皮肤、皮下组织切开，解剖出前臂内侧皮神经(图 2-4-3)，给予保护后切开深筋膜，解剖出肱二头肌腱膜，及其深面的前臂上 1/3 内侧屈肌肌腹(图 2-5-2)，于尺侧腕屈肌的桡侧缘，切开肱二头肌腱膜，将指浅屈肌、掌长肌牵向内侧，则位于指深屈肌浅面的尺神经和尺动脉得以显露(图 2-5-3)。将尺神经和尺动脉牵向桡侧，在指深屈肌的尺侧缘肌膜切开前将其牵向桡侧，则尺骨干上 1/3 得以显露(图 2-5-19e,20d)。

一、尺骨干中上 1/2 前内侧手术进路

【适应证】

1. 尺骨后方进路不能处理的尺骨前方肿瘤切除术。
2. 尺骨后方进路不能处理的尺骨前方其他病变的手术。

【体位】

患者平卧于手术台上，患肢置于上肢手术台上。

【麻醉】

臂丛麻醉或高位持续硬脊膜外麻醉。

【手术步骤】

1. 于前臂掌面前内侧作纵形切口，自肘关节前横纹，沿尺侧腕屈肌前缘直线向下至前臂中点，更确

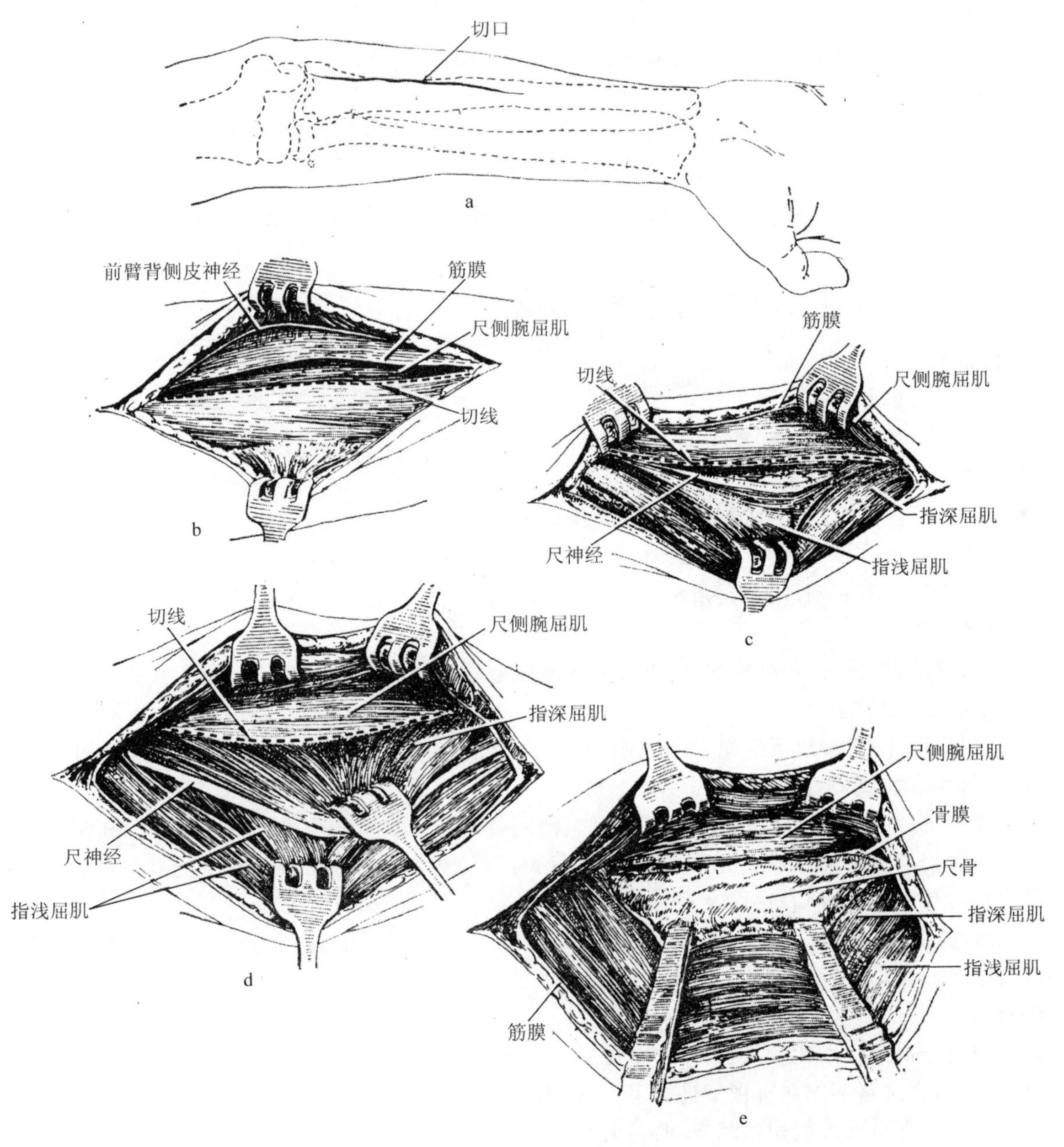

图 2-5-19 尺骨干中上 1/2 前内侧手术进路

切的定位，于肱骨内上髁与尺骨茎突作一连线，在此线偏内侧作平行纵切口(图 2－5－19a)。

2. 沿切口切开皮肤、皮下组织，解剖出前臂内侧皮神经与皮瓣一同牵向尺侧，沿尺侧腕屈肌前缘切开深筋膜，再沿尺侧腕屈肌前缘与指浅屈肌内缘之间的间隙切开(图 2－5－19b)。

3. 沿上述间隙小心解剖，将指浅屈肌向桡侧牵开，即可显露出自尺神经沟穿过尺侧腕屈肌的肱骨头与尺骨头之间，进入前臂并走行于指浅屈肌与指深屈肌之间的尺神经，应给予保护，以免损伤。再以尺侧腕屈肌前缘与指深屈肌的间隙切开(图 2－5－19c)。

4. 沿尺侧腕屈肌前缘的间隙，将指深屈肌与尺侧腕屈肌进行分离，并将指深屈肌向桡侧牵开，这样可以使指深屈肌内侧肌纤维与尺侧腕屈肌相邻肌纤维的交界处分开。在术中要注意保护尺神经。再以尺侧腕屈肌桡侧缘与指深屈肌尺侧缘之间作为尺骨内侧骨膜切开(图 2－5－19d)。

5. 沿骨膜切口切开骨膜，于骨膜下进行剥离，由于切口的桡侧肌层较厚，用两根骨膜剥离器置于尺骨桡侧面的深部，这样尺骨上段即可充分显露(图 2－5－19e)。

【说明】

该切口由于局部解剖较复杂，涉及的神经与肌肉层次较多，因此临床上不常采用，但位于尺骨上段前方的病变，后方进路不能满意显露时，才考虑选用。

手术前必须熟悉该部位的局部解剖，切开皮肤后首先找出前臂内侧皮神经，后于尺侧腕屈肌前缘切开深筋膜，并小心分离，于指浅屈肌与指深屈肌之间解剖出尺神经，予以保护，避免损伤。在尺侧腕屈肌的桡侧缘切开尺骨骨膜并剥离之，用两根骨膜剥离器置于尺骨桡侧面，这样尺骨上段前面才能充分显露。

二、尺骨干中上 1/3 前内侧手术进路

【适应证】

1. 尺骨前方的肿瘤切除术。

2. 尺骨前方的其他骨质病变手术。

【体位】

患者平卧于手术台上，患肢置于上肢手术台上。

【麻醉】

臂丛麻醉或高位持续硬脊膜外麻醉。

【手术步骤】

1. 于前臂掌面尺侧作一纵形切口，以尺侧腕屈肌前缘中点为标志，向上下延长，其长度根据手术需要决定(图 2－5－20a)。

2. 沿切口切开皮肤，皮下组织和深筋膜，并将皮瓣适当向两侧游离，显露出尺侧腕屈肌和指浅屈肌，再以尺侧腕屈肌桡侧缘为切口(图 2－5－20b)。

3. 沿以上切口小心分开尺侧腕屈肌膜，将尺侧腕屈肌向尺侧牵开，显露出尺神经及其深面的指深屈肌。将尺神经与伴行的尺动脉充分显露，并加保护，以免在切开骨膜时损伤尺神经和尺动脉。于指深屈肌的尺侧缘作尺骨骨膜切口(图 2－5－20c)。

4. 沿骨膜切口切开骨膜，在近侧端切开骨膜时要注意保护尺神经，以免损伤。骨膜切开后，于骨膜下剥离，使尺骨得以充分显露(图 2－5－20d)。

【说明】

该切口由于局部解剖比较复杂，显露不如后方手术进路满意，因此临床上不常采用，但尺骨病变在前方时，采用后方进路不能在直视下进行手术，则需采用尺骨干中 1/3 前内侧手术进路。该切口可向远侧延长与尺骨干上段前外侧切口相连，而扩大尺骨前方显露。

手术前要熟悉该部位的局部解剖，切开深筋膜后，要准备解剖出尺侧腕屈肌与指浅深屈肌的间隙，

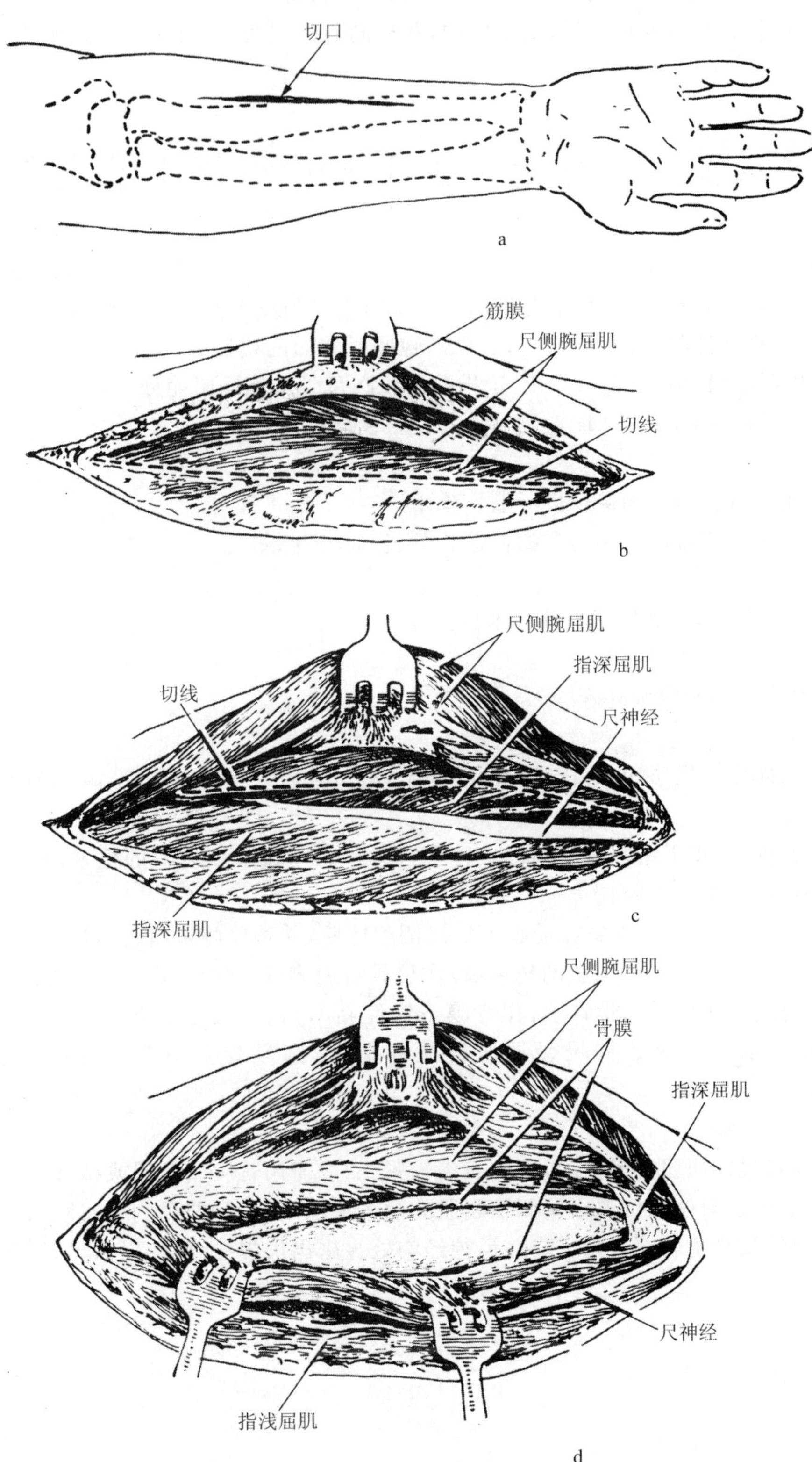

图 2-5-20　尺骨干中上 1/3 前内侧手术进路

方可显露出尺神经和伴行血管，并加以保护，以免损伤。其尺骨骨膜切线，必须要在指深屈肌的尺侧缘。而切开时必须保护好尺神经和尺动脉，以免损伤。如将该切口向近侧延长，必须沿尺侧腕屈肌与指浅屈肌之间作肌膜切开，显露深面的尺神经，给予保护，并连同指深屈肌牵向桡侧，在尺侧腕屈肌桡侧缘作尺骨骨膜切开即可。

第八节　尺骨干中上 1/3 后内侧手术进路

【应用解剖】

该手术进路是通过切开尺骨干后方内侧中上 1/3 的皮肤与皮下组织，解剖出前臂后方的尺侧腕屈肌、尺骨、肘后肌、尺侧腕伸肌(图 2－5－4)，于尺侧腕屈肌背面的桡侧缘作切线，牵向尺侧，显露出附丽于尺骨干尺侧的指深屈肌(图 2－5－21c)。于指深屈肌在尺骨尺侧缘附丽处作骨膜切开向前方剥离，则尺骨中上 1/3 得以显露(图 2－5－21d)。

【适应证】

1. 尺骨干中上 1/3 部位后内侧良性肿瘤切除术。
2. 尺骨干中上 1/3 部位后内侧为主的慢性骨髓炎病灶清除术。

【体位】

患者平卧于手术台上，患肢置于上肢手术台上。

【麻醉】

臂丛麻醉或高位持续硬脊膜外麻醉。

【手术步骤】

1. 于上臂后内侧作一纵形切口，自尺骨鹰嘴开始，沿尺骨后边缘的内侧，渐向远侧延长到需要的长度(图 2－5－21a)。

2. 沿切口切开皮肤、皮下组织，将皮瓣适当向两侧游离，再按皮肤切口的位置，在显露的尺侧腕屈肌与肘后肌之间作深筋膜的切线(图 2－5－21b)。

3. 沿切线切开深筋膜，充分显露深筋膜下的尺侧腕屈肌，并将尺侧腕屈肌向尺侧牵开，显露出尺骨的后内侧和指深屈肌肌腹，在指深屈肌的桡侧缘，作尺骨后内侧骨膜切线(图 2－5－21c)。

4. 沿尺骨后内侧切线切开尺骨骨膜，作骨膜下锐性剥离，直达尺骨前方，并用两根弯曲骨膜剥离器，将尺骨后内侧和前方骨膜连同尺骨屈肌群掀向前方，则尺骨上中 1/3 的内侧和前方得以显露(图 2－5－21d)。

【说明】

该切口由于需将尺侧屈肌群掀向前，因此肌肉较紧张，故需用骨膜剥离器或掀开器牵开。该切口一般不会见到尺神经，如切口的长度超出尺侧腕屈肌的两个头的附着部(即尺侧腕屈肌的肱骨内上髁的附着部和尺侧腕屈肌的尺骨附着部)，则应先在尺神经沟处显露出尺神经，并加以保护，以免损伤。

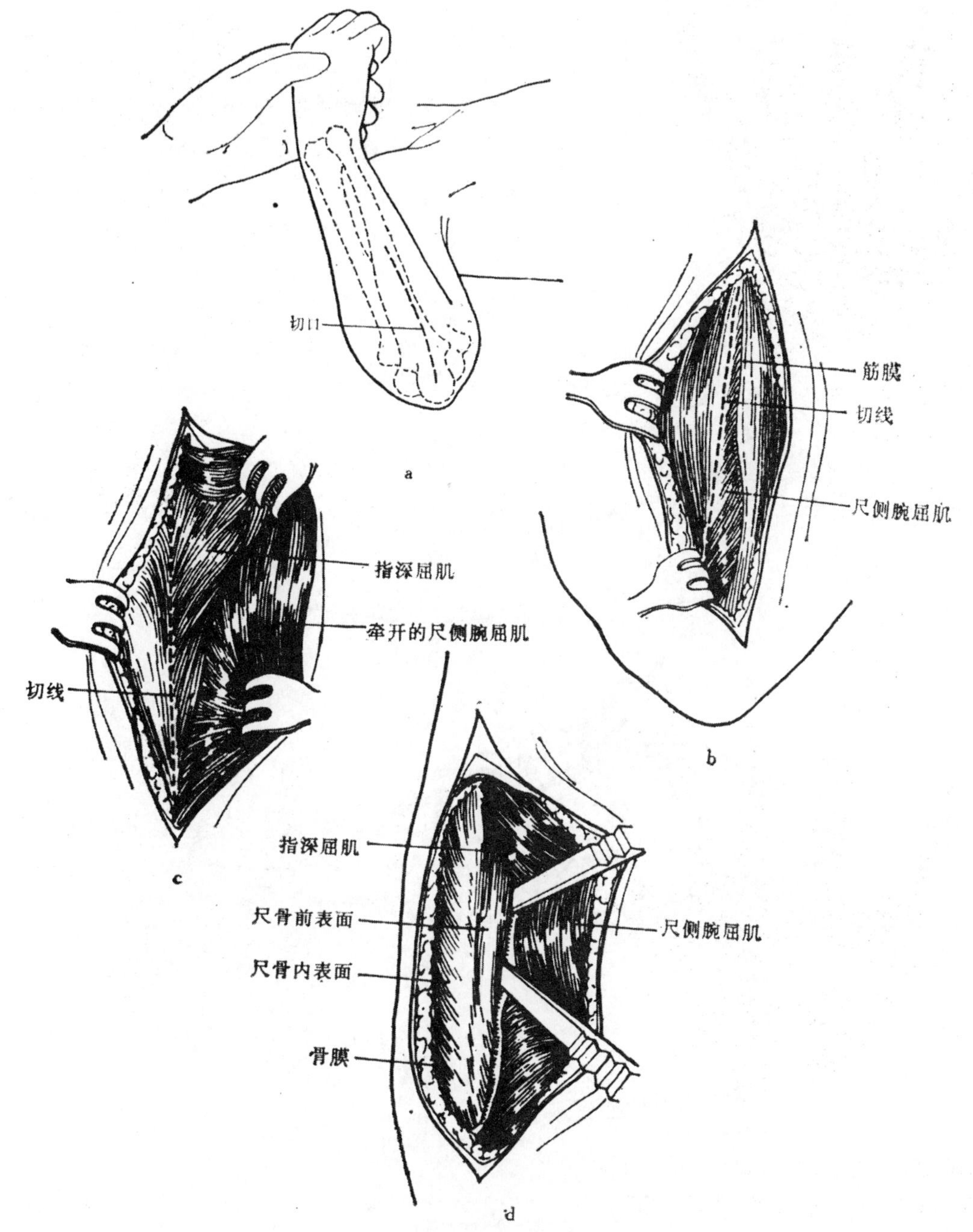

图 2-5-21 尺骨干中上 1/3 后内侧手术进路

第九节 尺桡骨近端背侧手术进路

【应用解剖】

该手术进路是用一切口显露前臂背近关的尺、桡骨干的近端，通过在背侧以尺骨 1/3 的骨背侧作皮肤和皮下组织切开，再切开深筋膜解剖出背侧尺侧腕屈肌、尺骨、肘后肌、尺侧腕伸肌(图 2-5-3)，将附丽于尺骨背侧尺侧腕屈肌桡侧缘切开作肌膜剥离，牵向尺侧，将附丽于尺骨背的肘后肌、尺侧腕伸肌的尺侧缘作切线，作骨膜下剥离，牵向桡侧，则尺肌的近端和桡骨头环状韧带及桡骨近段得以显露(图2 -5 - 22c)。

【适应证】

1. 尺骨上 1/3 骨折合并桡骨头脱位切开复位内固定及环状韧带重建术。
2. 桡骨上端骨折切开复位内固定术。
3. 桡骨小头切除术。
4. 人工桡骨小头置换术。

【体位】

患者平卧于手术台上，患肢肘关节稍屈曲置于胸前，或置于上肢手术台上。

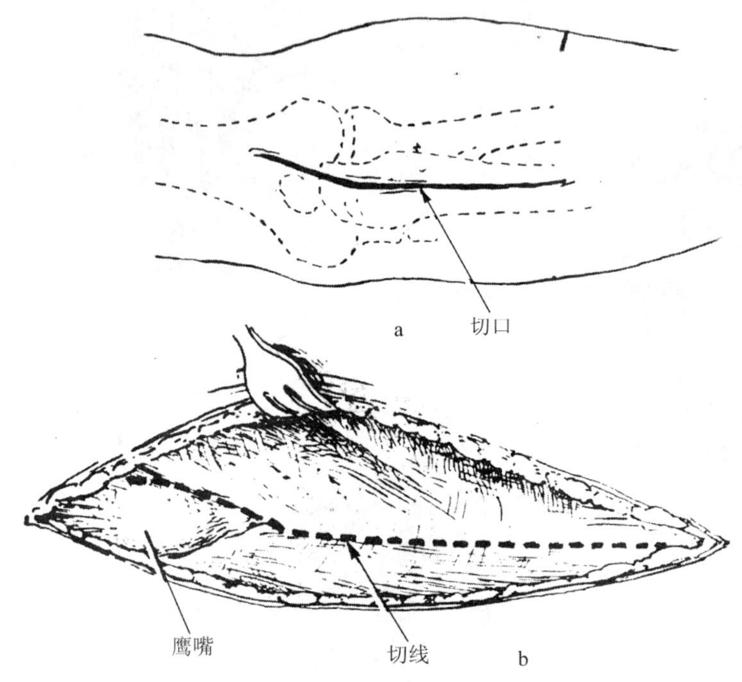

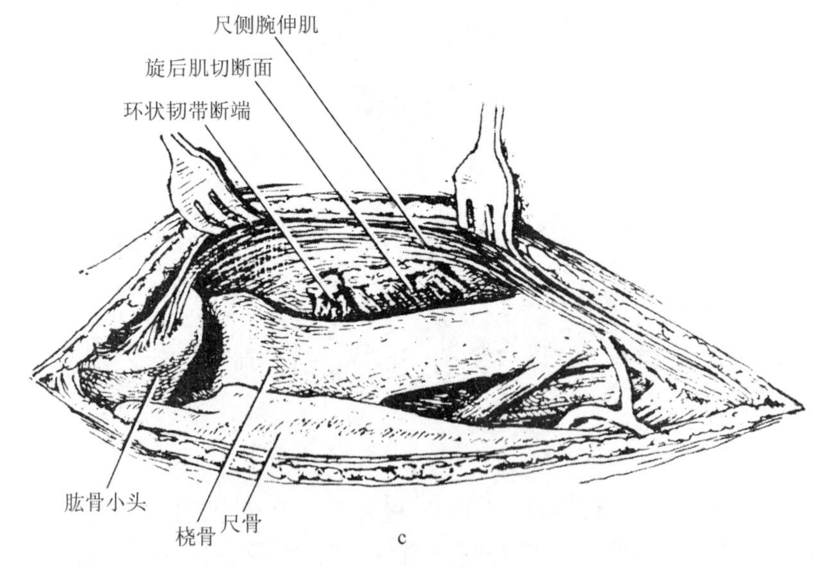

图 2 - 5 - 22　尺桡骨近端背侧手术进路

【麻醉】

臂丛麻醉或高位持续硬脊膜外麻醉。

【手术步骤】

1. 于肘关节后方及前臂近端背侧作一斜形切口，自尺骨鹰嘴上方 3cm 开始，沿尺骨鹰嘴外侧斜向尺侧背外侧缘直线向远侧至尺骨中上 1/3 交界处或稍下方止(图 2-5-22a)。

2. 沿切口切开皮肤及皮下组织，将皮瓣适当游离，并向两侧牵开，再沿切口方向，作深筋膜切口(如需用前臂背侧深筋膜条作环状韧带重建术，则尺骨背侧之深筋膜切口需距离尺骨背侧缘 0.6～0.8cm，以便取深筋膜条(图 2-5-22b)。

3. 沿上述切口切开深筋膜，显露出尺骨鹰嘴外侧缘、肘后肌、尺侧腕伸肌和内侧的尺侧腕屈肌等。再纵行切开尺骨背侧缘的骨膜，于骨膜下剥离其外侧缘，则肘后肌与尺侧腕伸肌被分开，并牵向桡侧，即可显出附着于尺骨上 1/3 处的旋后肌和肘关节囊，为了保护桡神经，应靠近尺骨(即旋后肌附着处)切断旋后肌，并将其与肘后肌、尺侧腕伸肌一起牵向桡侧，这时断裂的环状韧带亦被牵向桡侧。后于旋后肌深面切开骨膜，将桡骨近端骨膜下剥离，以免损伤桡神经深支(图 2-5-22c)。

【说明】

该切口系 Boyd 切口，临床应用不多。仅适用于尺骨上端骨折合并桡骨头脱位、桡骨头上端骨折以及人工桡骨头置换术。由于该切口可妥善保护桡神经深支，且可在一个切口内完成尺骨上端骨折和桡骨头脱位的复位、环状韧带成形或桡骨头切开的手术。

手术中必须注意在切开尺骨背侧骨膜后，沿尺骨骨膜下剥离桡侧缘的肘后肌与尺侧腕伸肌，显露出旋后肌，并紧靠尺骨切断旋后肌，后将肘后肌和尺侧腕伸肌一同牵向桡侧，并于旋后肌深面切开桡骨近端的骨膜，作骨膜下剥离，这样可避免损伤桡神经深支。

第六章　手部临床解剖与手术进路

第一节　手部临床解剖

一、手部的临床范围与体表解剖

手外科的临床范围，王澍寰教授于1984年作过具体规范："神经以臂丛，肌肉以前臂为界，而骨骼以桡尺骨远端为界"。故本章依以上范围叙述。

腕部的掌侧肌腱、血管和神经较密集，但位置相对较恒定。用力屈腕，自桡骨茎突尺侧摸得桡动脉脉搏处，依此向尺侧扪到桡侧腕屈肌腱、掌长肌腱、指浅屈肌腱及尺侧腕屈肌腱，后者抵止于豌豆骨。正中神经位于桡侧腕屈肌腱与掌长肌腱之间。尺动脉与尺神经则位于尺侧腕屈肌腱的桡侧。腕部的背侧可摸到桡骨背侧结节，其桡侧有桡腕短伸肌腱，尺侧拇长伸肌腱通过，该结节可作为桡骨下端骨折髓内针固定进针的标志。腕侧侧窝位于背侧的外侧部，当拇指背伸、外展时，在桡骨茎突的远侧可见一三角形凹陷，为腕桡侧窝。窝的桡侧界为拇长展肌腱和拇短伸肌腱，尺侧界为拇长伸肌腱，窝底为桡肌茎突尖及舟骨。当舟骨骨折时，因肿胀此窝消失并有压痛。此外，桡动脉和桡神经浅支也经此窝到手背，因此该窝可作为寻找桡动脉和桡神经浅支的标志。

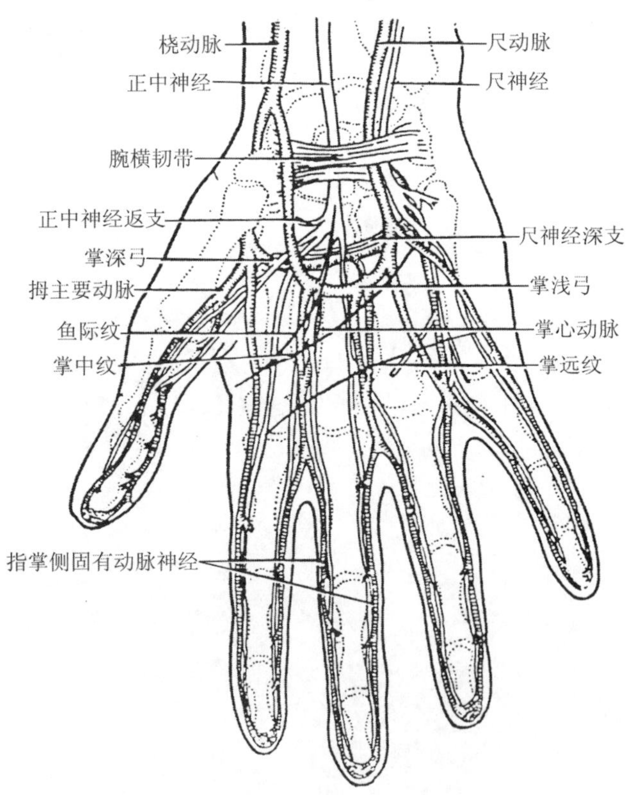

图2-6-1　腕及手部皮纹

腕及手部皮纹也是重要的标志。在腕的掌侧有2～3条横行皮肤皱纹。其中远侧横纹最为明显，约与深部腕横韧带上缘相对应，于该纹外、中1/3交点处，可摸到舟骨结节；此纹尺侧端的突起为豌豆骨，在豌豆骨的桡侧可摸到尺动脉的脉搏。故豌豆骨为腕前部重要骨性标志之一。手部于掌侧有多处肖粗纹较恒定，其产生和关节的活动相适应。

(1) 鱼际纹：斜行于鱼际的尺侧，其近侧端与腕远侧横纹中点相交，交点的深面有正中神经通过，远端弯向桡侧，适对第2掌指关节。该纹适应拇指的单独活动(图2-6-1)。

(2) 掌中纹：呈斜行，其桡侧端与鱼际纹远端重叠，尺侧商终止于第4指蹼向近侧的延长线上。有的人该纹缺如。该纹与掌正中线的交点处深面为掌浅弓的顶点。此纹适应示指的活动(图2-6-1)。

(3) 掌远纹：呈横行，从第4指蹼处起向内侧达手掌的尺侧缘。该纹稍远侧平对中指、环和小指掌指关节，平对示、中指和环指腱滑液鞘的近端。少数人此纹与掌中纹连成一线称“贯通手”。该纹适应尺侧三指的活动(图 2-6-1)。

(4) 指横纹:拇指有近侧横纹和远侧横纹,近侧横纹稍远侧平对拇指掌指关节,远侧横纹平对拇指指骨间关节。其余 4 指有近侧横纹、中间横纹和远侧横纹。近侧横纹也称掌指纹,位于近节指骨中部,与指蹼边缘平齐,但不要误认为其正对掌指关节;中间横纹正对近侧指骨间关节;远侧横纹稍远侧平对远侧指骨间关节(图 2-6-1)。中间横纹和远侧横纹可适应指骨间关节的屈曲运动。近侧指间关节屈曲范围较远侧指骨间关节为大,其指横纹也较多。指横纹将手指掌侧面分成 3 个皮下脂肪垫,而横纹处皮下脂肪缺如,故其与指屈肌腱鞘直接相连,刺伤易直接达腱鞘。横纹的两端为手指掌、背侧的交界处。手指手术可以此标志作侧方正中切口,切口如偏向掌侧,易引起手指屈曲挛缩,影响指的充分伸展,且易伤及指掌侧固有血管神经束。

二、手部的层次解剖

(一) 浅层结构

1. 腕部的皮肤与皮下组织　比较薄而松弛,有前臂正中静脉的属支、尺神经和正中神经掌皮支,以及前臂内、外侧皮神经的末支分布。腕背部的皮肤和浅筋膜比掌侧厚且松弛。桡侧有桡神经浅支和头静脉起始部伴行,在“鼻烟壶”处桡神经分为内、外 2 支。尺侧有尺神经手背支和贵要静脉起始部伴行,腕正中有前臂背侧皮神经的末支分布(图 2-4-4)。

2. 手部的皮肤与皮下组织

(1) 手掌侧皮肤厚而坚韧,缺乏弹性,角化层较厚,无毛也无皮脂腺,但汗腺丰富。皮下组织在鱼际和小鱼际处比较疏松,而手心部的皮下组织非常致密,由纤维隔将皮肤与掌腱膜紧密相连,分隔皮下组织成无数小叶,浅血管、浅淋巴管以及皮神经等行于其间。手指掌侧皮肤亦较厚,富有汗腺与指纹,但没有毛和皮脂腺,在指腹处,神经末梢非常丰富,触觉特别灵敏,可辨别物体的质地和形态。掌侧皮下脂肪积聚成球状,有纤维间隔界于其间,将皮肤连于指骨骨膜和腱鞘。手指的指端“指闭间隙”或指髓间隙,又称指髓,位于末节指骨远侧 4/5 的皮肤和骨膜之间,有纤维隔连于指远侧横纹的皮下和指深屈肌腱的末端,形成一指端密闭间隙。纤维隔将指腹的脂肪分成小叶,其间分布有血管和神经末梢。其血管和神经:手掌浅动脉分支细小数多,且无静脉伴行。浅静脉及浅淋巴管两侧部分均流向手背,并经指蹼间隙与深静脉、深淋巴管相交通。血管、神经在后面手部血管神经中介绍。

(2) 手背的皮肤和皮下组织薄而松弛,有毛和皮脂腺,富有弹性,只有张力线而无皮纹。握拳时皮肤紧张,伸指时也不过于松弛,故易致撕脱伤。皮肤缺损时,可以牵拉直接缝合。而手指背侧皮肤在近侧和远侧指关节处有数条横纹和环形隆起,有利于手指屈曲与伸指。远侧为指甲,是指背皮肤的衍生物结构,由真皮增厚而成。指甲下真皮为甲床,甲根部的表皮生发层是指甲的生发点,手术时应注意保护。围绕甲根及其两侧的皮肤皱襞称甲廓。

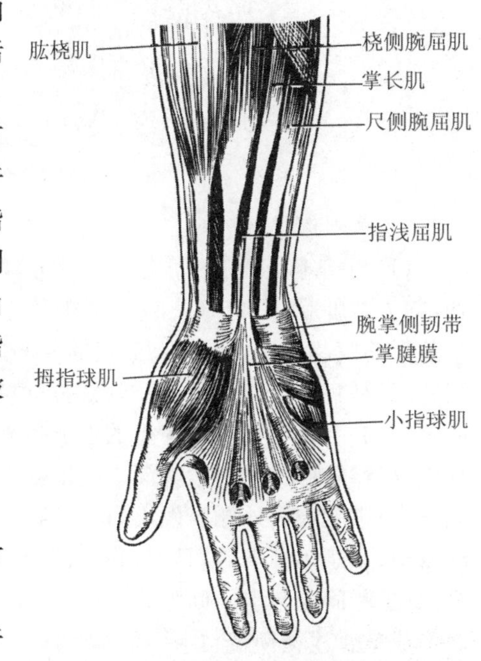

图 2-6-2　腕掌侧韧带

(二) 深层结构

1. 腕部深筋膜　腕部的深筋膜,上方与前臂筋膜相续,下方与手部深筋膜相连。

(1) 腕掌侧韧带:位置表浅,包被腕掌侧的诸结构,远侧连于腕横韧带(图 2-6-2)。

(2) 腕背侧韧带：又称伸肌支持韧带，分成 6 个骨性纤维管道。分别通过由前臂背侧经腕到手背和手指的 12 条肌腱，它们从桡侧到尺侧依次为：①拇长展肌腱与拇短伸肌腱；②桡侧腕长、短伸肌腱；③拇长伸肌腱；④指总伸肌腱与示指固有伸肌腱；⑤小指固有伸肌腱；⑥尺侧腕伸肌腱。它们又分别被 6 个滑液鞘所包绕，各滑鞘的长度又比腕背侧韧带的近侧缘与远侧缘各长出 2.5cm 左右。滑液鞘有利于各肌腱的运动。腕背侧韧带对伸肌腱起保护、支持和约束的作用，同时有利于肌腱的运动(图 2-6-3)。

(3) 腕横韧带：位于腕掌侧韧带的远侧，位置较深，厚而坚韧，长、宽各约 2.5cm，厚 0.1～0.2cm。横架于两列腕骨的桡、尺两侧。其桡侧端分为两层，附着于舟骨结节和大多角骨结节等处，其围成腕桡侧管。尺侧端附着于腕豌豆骨和钩骨钩，并与腕掌侧韧带之间形成腕尺侧管。腕横韧带与腕骨沟腕管，其后壁为腕关节囊前面的筋膜，上方延续旋前方肌筋膜(图 2-6-4)。

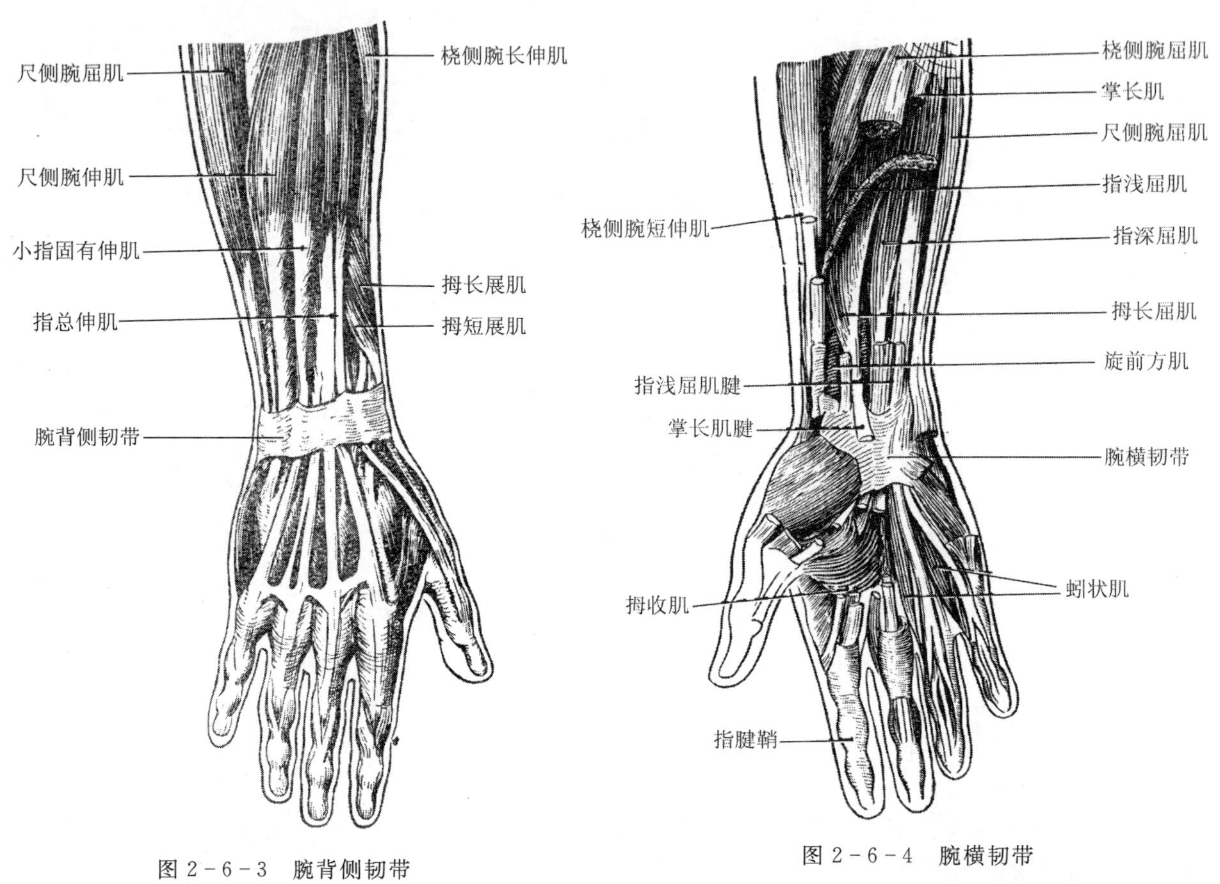

图 2-6-3　腕背侧韧带

图 2-6-4　腕横韧带

2. 手部深筋膜

(1) 手掌侧深筋膜：可分为 3 部分，两侧的较薄弱，称为鱼际筋膜和小鱼际筋膜；中部的深筋膜特别发达，称为掌腱膜(图 2-6-5)。掌腱膜呈三角形，为有光泽的腱膜性纤维组织膜，其两侧分别与鱼际筋膜和小鱼际筋膜相连续，其尖端在近侧，并与掌长肌腱末端相连续。但在掌长肌缺如的个体，掌腱膜仍然存在，附着于屈肌支持带远缘。掌腱膜向远侧对掌骨头分为 4 个纵行的纤维束，称为腱前束，呈放射状，与指屈肌腱方向一致，分别止于手指的近节指骨底，与指腱鞘和掌指关节的侧韧带相融合(图 2-6-5)。掌腱膜除以纵行纤维束为主外，其深面发出数个筋膜隔，没有部分横行的纤维束，联系较复杂。主要有：①外侧肌间隔，由掌腱膜的外侧缘发出，止于第 1 掌骨，分隔鱼际肌群与鱼际间隙；②内侧肌间隔，由掌腱膜的内侧缘发出，止于第 5 掌骨，是小鱼际肌群与掌中间隙的分界线；③掌中隔，为掌腱膜中部的间隔，止于第 3 掌骨，是鱼际间隙与掌中间隙分界线；④横行纤维：在掌骨头平面，掌腱膜的 4 条腱前束之间的横行纤维束增厚形成掌骨浅横韧带与深面的掌骨深横韧带共同形成蚓状肌管，此管内有蚓状肌及指掌侧血管神经束通过；⑤垂直纤维，掌腱膜在手掌远侧 1/3 处发出垂直纤维与深层的骨间肌筋膜相连，形成 4 个指屈肌腱纤维鞘包绕指屈肌腱。在掌骨浅横韧逞的远侧、指蹼间隙韧带的近侧与掌腱膜腱前束之间形成间隙，各有一脂肪垫，对指蹼间的血管神经束有保护作用。

(2) 手背侧深筋膜：手背深筋膜很薄，可分为浅、深两层、两层之间有指伸肌腱及腱鞘通过。浅层筋膜是伸肌支持带的延续，并与指伸肌腱结合，形成手背腱膜，其两侧分别附着于第2与第5掌骨。深层筋膜，又称骨间背侧筋膜，覆盖于第2～5掌骨及第2及第4骨间背侧肌表面。其在掌骨近端以纤维隔与手背腱膜相结合，远端在指蹼处，此处深浅两层筋膜彼此结合。手背深筋膜绕手的内、外侧缘，分别与鱼际和小鱼际深筋膜相续(图2-6-6)。

(3) 手的筋膜间隙：手的筋膜间隙分为掌侧的鱼际间隙及常中间隙，背侧的皮下间隙及腱膜下间隙。①鱼际间隙，位于掌部桡侧半，其周界为：前界至示指的指屈肌腱及第1蚓状肌；后界为拇收肌；桡侧界为掌腱膜发出至第1掌骨的筋膜隔；尺侧界为附于第3掌骨的筋膜隔，与掌中间隙相邻；近侧界为屈肌支持带近侧缘；远侧界

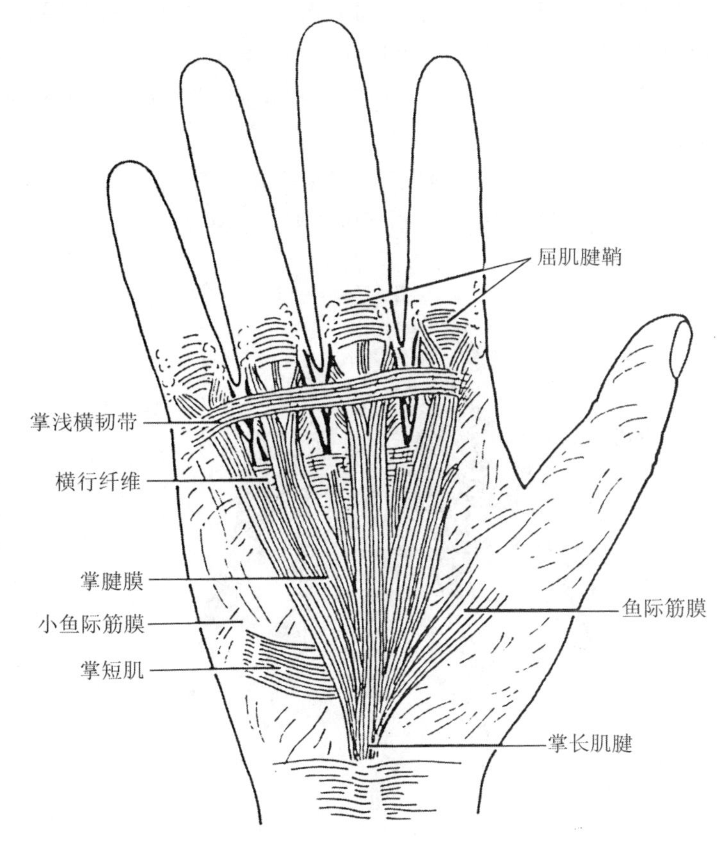

图2-6-5　掌腱膜

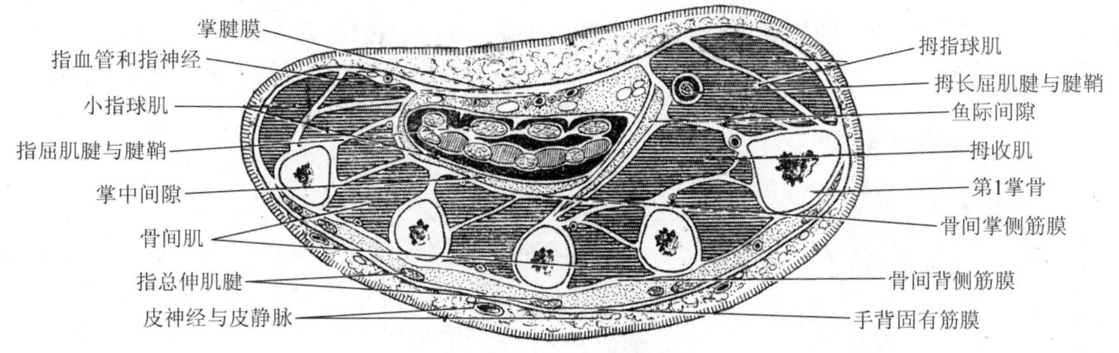

图2-6-6　上肢横断面

到达鱼际纹的远端。此间隙沿第1蚓状肌管可通至手背侧。②掌中间隙，位于掌部尺侧半，其周界为：前界是尺侧三指的指屈肌腱、腱鞘及蚓状肌；后界为尺侧两个半掌骨、骨干间肌及其表面筋膜；桡侧界为与鱼际间隙分隔的筋膜隔；尺侧界为掌腱膜附于第5掌骨的筋膜隔，与小鱼际相邻；近侧界到屈肌支持带的远侧缘两面；远侧界至远侧掌横纹平面。此间隙沿蚓状肌管可通往手背(图2-6-6)。

(三) 肌肉和肌腱

运动手部的肌肉有两组，即手外在肌与手内在肌。

1. 手外在肌　手外在肌均起于前臂，止于手部共15块，依其功能可分为屈肌和伸肌两类。按部位

可分为前群和后群。①前群肌共有 6 块,可分浅、深两层。浅层为桡侧腕屈肌、掌长肌、指浅屈肌和尺侧腕屈肌;深层为拇长屈肌和指深屈肌。②后群肌共有 9 块,亦分浅、深两层。浅层由外侧向内侧为桡侧腕长伸肌、桡侧腕短伸肌、指伸肌、小指固有伸肌和尺侧腕伸肌;深层为拇长展肌、拇短伸肌、拇长伸肌和示指固有伸肌。

2. 手内在肌　手内在肌,亦称手固有肌,起于手部,止于手部,共 19 块。可分 3 群:鱼际部(外侧群)、掌中间肌(中间群)和小鱼际群(内侧群)。

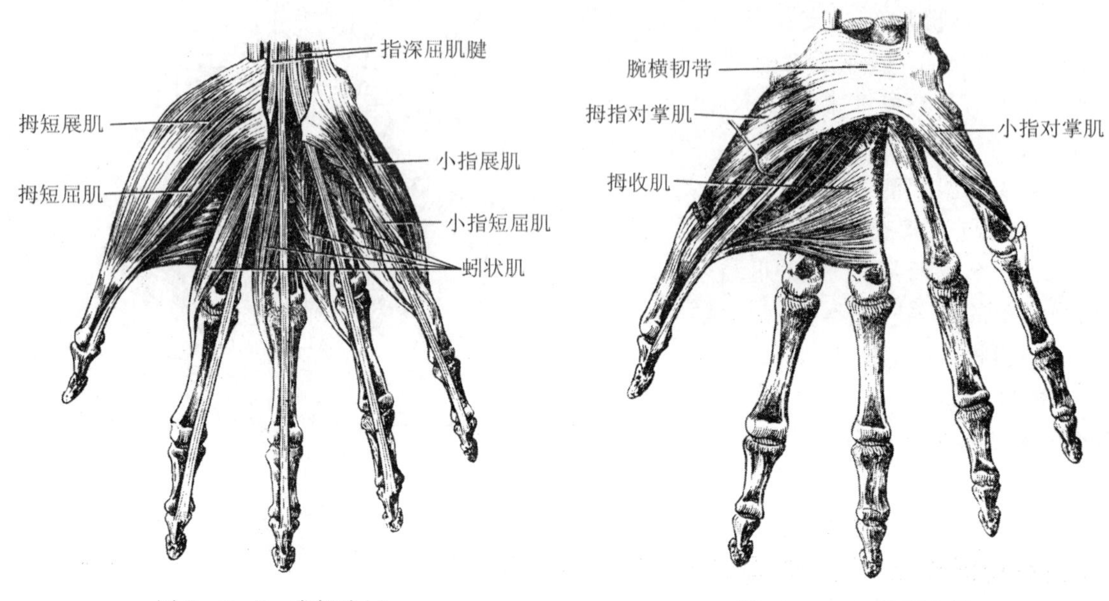

图 2-6-7　掌侧浅层

图 2-6-8　掌侧中层

(1) 鱼际肌群:①拇短展肌,起于腕横韧带舟骨结节,止于拇指第 1 节指骨底外侧缘及外侧籽骨,作用外展拇指,由正中神经支配(图 2-6-7)。②拇短屈肌,起于浅头腕横韧带、深头腕横韧带小多角骨,止于拇指第 1 节指骨底及两侧籽骨,作用屈拇指掌指关节,由正中神经、尺神经支配(图 2-6-7)。③拇指对掌肌,起于腕横韧带大多角骨,止于第 1 掌骨桡侧缘,作用指指对掌(屈+旋前)由正中神经支配(图 2-6-8)。④拇收肌:起于斜头头状骨、腕横韧带,横头第 3 掌骨掌侧面,止于拇指第一节指骨底,作用拇指内收、屈曲,由尺神经支配(图 2-6-8)。

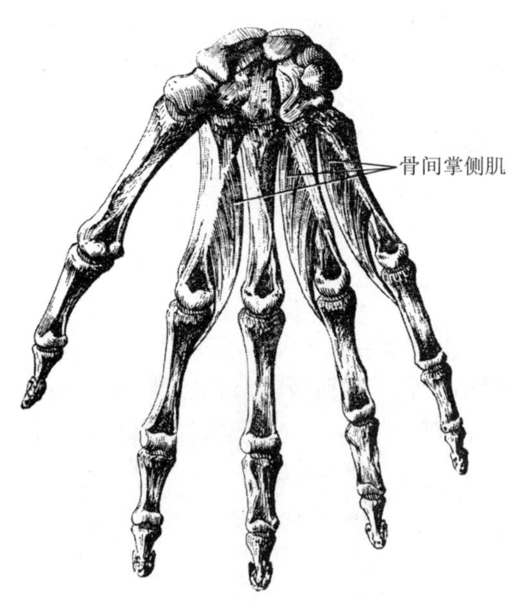

图 2-6-9　掌侧深层

(2) 掌中肌群:①蚓状肌,第 1 蚓状肌和第 2 蚓状肌分别起于示、中指指深屈肌腱桡侧,第 3 蚓状肌和第 4 蚓状肌分别起于环、小指指深屈肌腱相对缘,止于第 2~5 指每时一节指骨背面及指背腱膜,作用屈掌指关节伸指间关节,第 1 和第 2 蚓状肌由正中神经支配,第 3 和第 4 蚓状肌由尺神经深支支配(图 2-6-7)。②骨间掌侧肌,第 1 骨间掌侧肌起于第 2 掌骨尺侧缘,经示指尺侧止于指背腱膜;第 2、3 骨间掌骨肌分别起第 4、5 掌骨桡侧缘,经环、小指桡侧止于指背腱膜,作用使示、环、小指向中指靠拢屈掌指关节伸指间关节,由尺神经深支支配(图 2-6-9)。③骨间背侧肌,第 1、2、3、4 骨间背侧肌起于第 1~5 掌骨相对缘,第 1、第 2 骨间背侧肌经示、中指桡侧止于第 1 节指骨底及指背腱膜,第 3、4 骨间背侧肌经环、中指尺侧止于第 1 节指骨底及指背腱膜，作用使示、环指离开中指（外展）屈掌指关节伸指间关节，由尺神经深支支配（图 2-6-10）。

(3) 内侧群：①小指展肌，起点豌豆骨豆钩韧带，止于小指第 1 节指骨底内侧缘，作用外展及屈小指（图 2-6-7）。②小指短屈肌，起于钩骨及腕横韧带，止于小指第 1 节指骨底内侧缘，作用屈小指关节（图 2-6-7）。③小指对掌肌，起于钩骨及腕横韧带，止于第 5 掌骨内侧缘，作用使小指对掌。均由尺神经深支支配（图 2-6-8）。

（四）肌腱、滑液囊和指腱鞘

1. 指浅、深屈肌腱　指浅屈肌腱在近节指骨处变扁，并覆盖、包绕指深屈肌腱，向远侧分为两股附于中节指骨的两侧缘，部分纤维紧贴骨面，彼此交叉也附于该节指骨，形成一腱裂孔，容深腱穿过。自此以远，深腱位于浅层，止于远节指骨底的掌侧面，这种附着关系，四指皆同。指浅屈肌腱主要屈近侧指关节；指深屈肌腱主要屈远侧指关节。两腱各有独立的滑动范围，又互相协同增强肌力（图 2-6-2,4）。

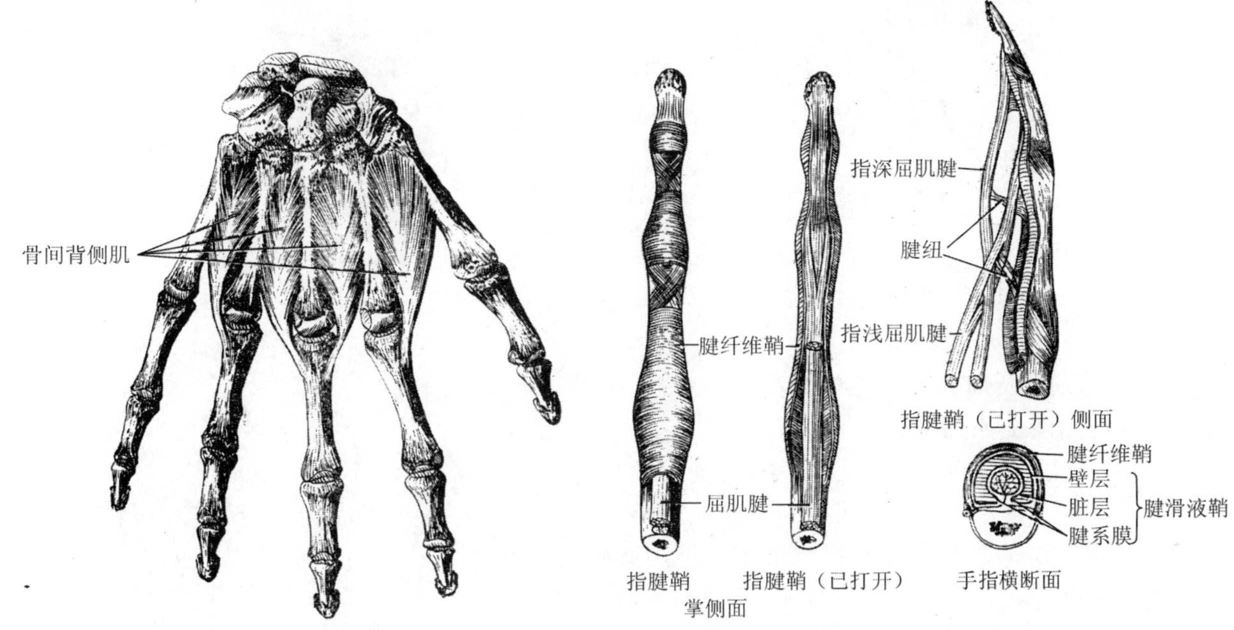

图 2-6-10　背侧深层

图 2-6-11　手指腱鞘

2. 手指腱鞘　包绕浅、深屈指肌腱，由两部分组成。①手指腱纤维鞘，是指掌侧深筋膜增厚所形成的骨性纤维性管道，附着于指骨及关节囊的两侧。其纤维分环状部和交叉部在第 1、2 节指骨体处。环状纤维增强名为指环韧带，在指关节处比较薄弱。纤维交叉名为指十字韧带。腱纤维鞘对肌腱起约束、支持和滑车作用，并加强肌的拉力。②手指腱滑膜鞘，是包绕肌腱的双层套管状的滑膜鞘，分脏层与壁层。两端密闭，脏层包绕肌腱，壁层紧贴纤维鞘的内面。在肌腱紧贴骨面一侧，犹如肠的系膜，彼此移行，构成腱系膜，保护出入肌腱的血管和神经由于肌腱经常运动，腱系膜大部消失，仅在血管、神经出入处保留下来，故称为腱纽，可分两种：长腱纽呈细带状，从第 1 节指骨连于指浅、深屈肌腱，短腱纽呈三角形，分别连于两腱上端与指骨之间。第 2～4 指的腱鞘从第 3 节指骨底，向近侧延伸，均越过 3 个关节，达掌指关节的上方。但是，拇指及小指的腱滑膜鞘，分别与桡侧囊、尺侧囊相连续（图 2-6-11,12,13）。

3. 伸指肌腱　伸指肌腱越过掌骨小头后，向两侧扩展，包绕掌骨小头和近节指骨的背面，称指背腱膜（腱帽）。它向远侧分成 3 束：中间束止于中节指骨底；两条侧束在中节指骨背侧合并后止于远节指骨底。侧束的近侧部有骨间肌腱参加，远侧部有蚓状肌腱加强（图 2-6-14）。伸指肌腱可伸全部指关节；在骨间肌和蚓状肌协同下，尚可屈掌指关节，伸指间关节，当中间束断裂时，不能伸近侧指间关节；两

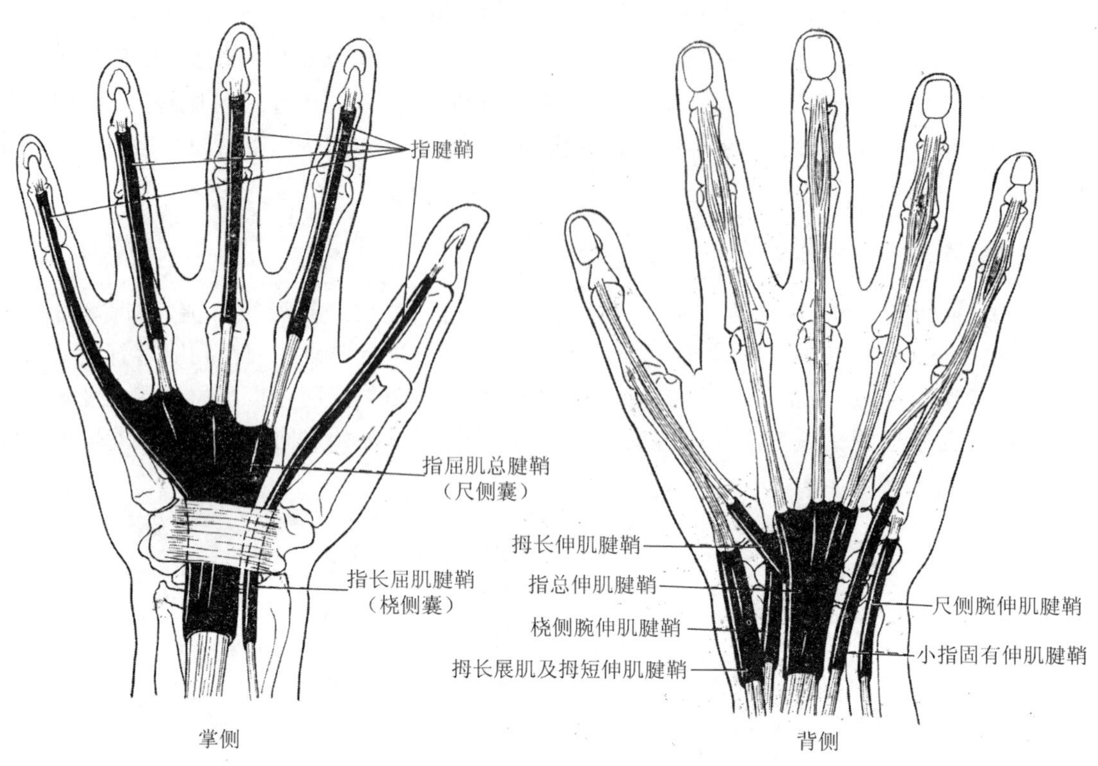

图 2－6－12　手掌（背）侧腱鞘

侧束断裂时，远侧指间关节不能伸直，呈“垂状指”畸形；三束全断时，全指呈屈曲现象。

（五）血管和神经

1. 血管　手部血液供应主要是由销骨下动脉腋动脉经臂部延续到肱动脉，继而在肘前下方分出桡、尺动脉。

（1）桡动脉　在肱桡肌与旋前圆肌之间沿前臂桡侧下行，于肱桡肌与桡侧腕屈肌之间经桡骨茎突转向手背贯穿第1骨间背侧肌而达手掌深面。此处发出较大的拇主要动脉，分3支指掌侧固有动脉到拇指两侧和示指桡侧，其末支与尺动脉的掌深支构成掌深弓。桡动脉在转之手背前发出桡动脉浅支，于桡侧腕屈肌的桡侧经大鱼际肌表层入掌腱膜深面与尺动脉末段构成掌浅弓。其尺动脉在尺侧腕屈肌与指浅肌之间的沟内下行腕部，在腕横韧带的浅面与尺神经伴行进入手掌掌腱膜的深面其末段与桡动脉浅支构成掌浅弓（图 2－6－15）。

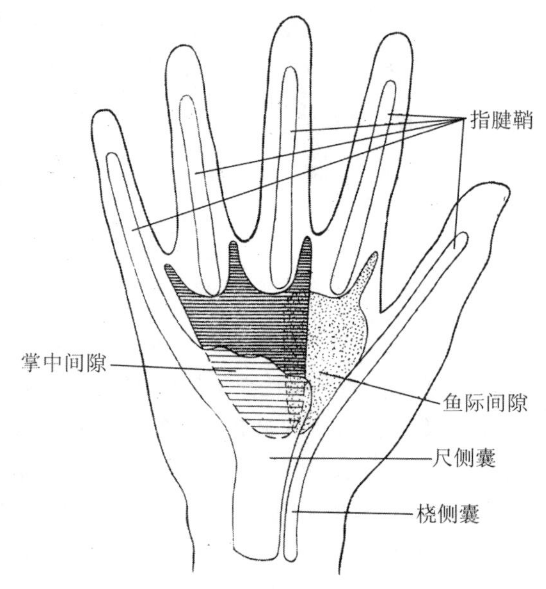

图 2－6－13　手掌筋膜间隙

（2）尺动脉　在通过腕部进入手掌即入出掌深支穿过小鱼际至掌深面与桡动脉末支构成掌深弓（图 2－6－16）。

1）掌浅弓：在手掌的中部，位于掌腱膜与屈肌腱之间在弓的凸缘分出3支指侧总动脉和1条小指尺掌侧动脉。前者走行于蚓状肌表面至掌指关节附近，分到与相应的掌心动脉汇合，再形成2条指掌侧固有动脉，分布于第2～5指的相对缘，而后者分布于小指尺侧缘（图 2－6－15）。

2）掌深弓：位于屈肌腱与骨间肌之间。较掌浅弓稍靠近侧。在弓的凸线向近侧分出3支掌心动

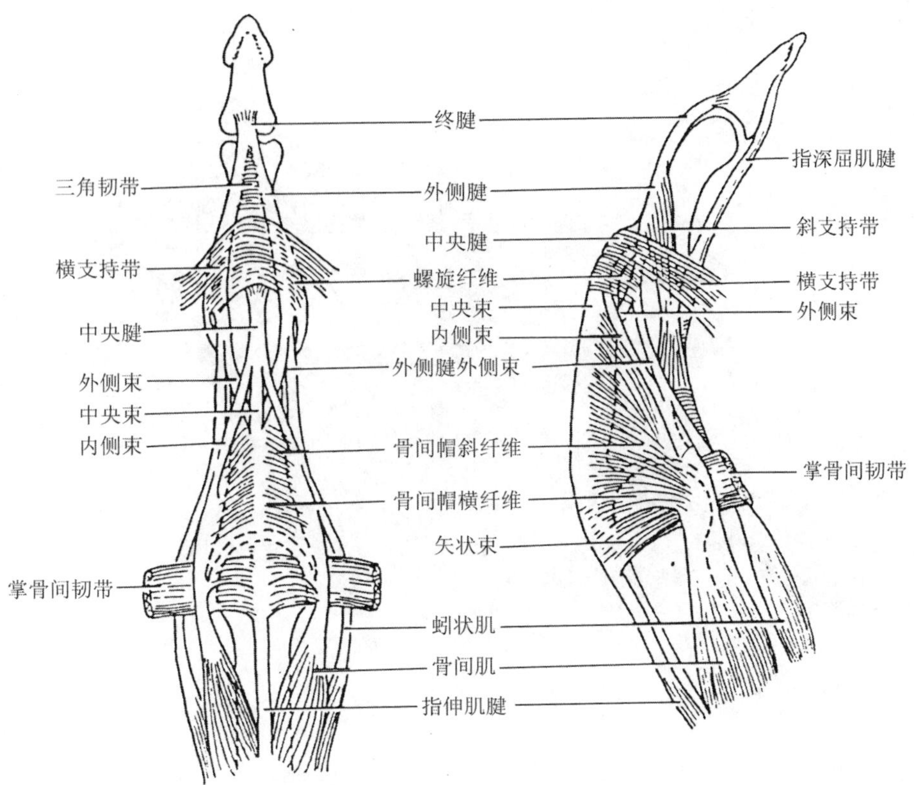

图 2-6-14　**指背腱膜(腱帽)**

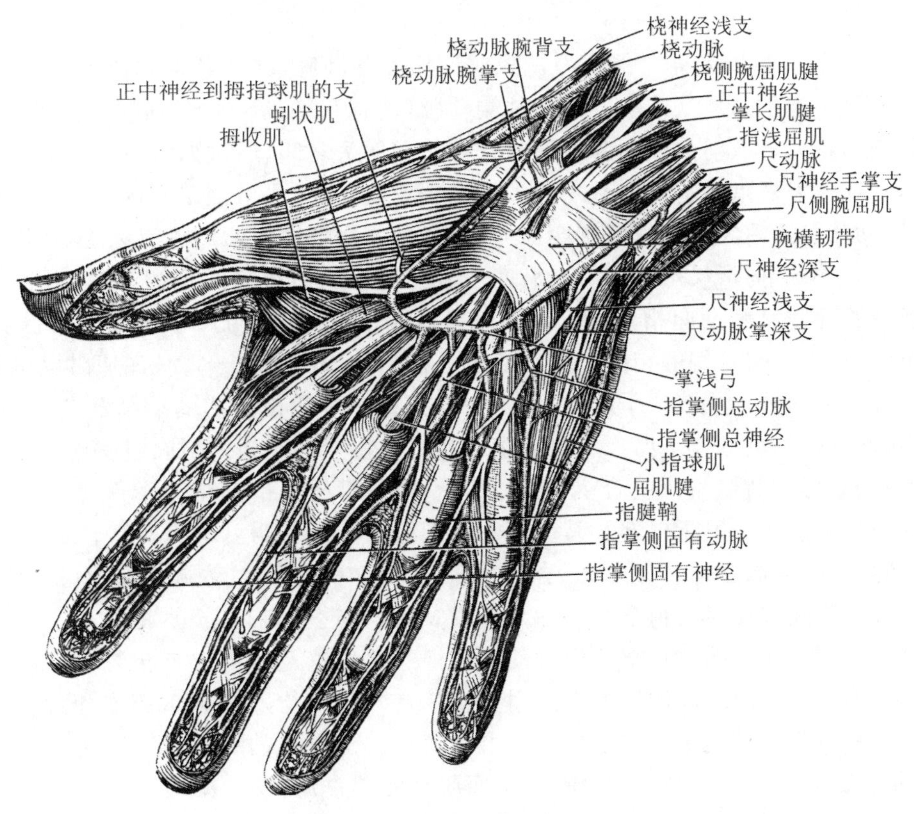

图 2-6-15　**手掌侧(浅层)**

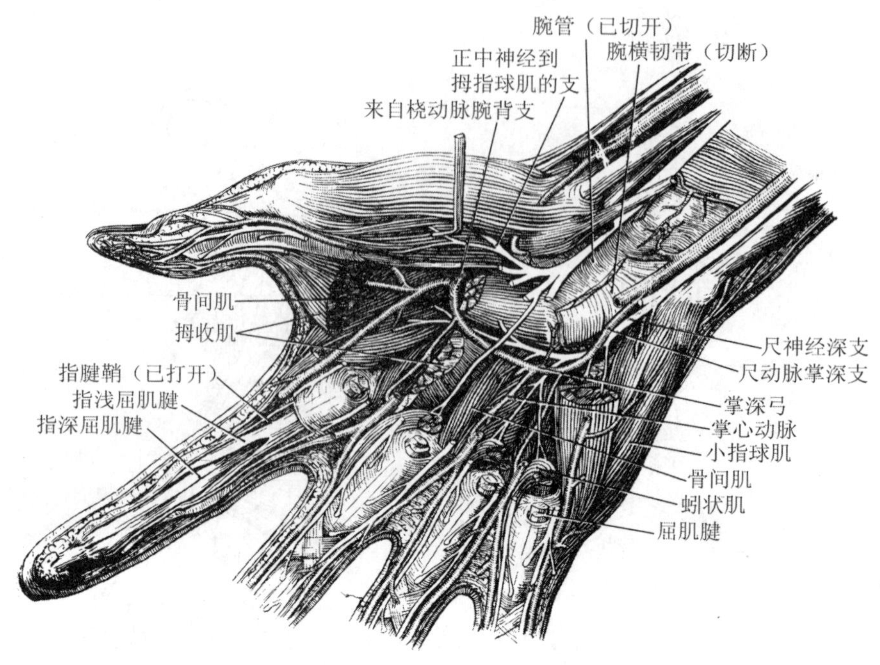

图 2-6-16　手掌侧(深层)

脉，沿第 2～4 掌骨间至掌指关节附近，分别与相应的 3 条指掌侧总动脉汇合(图 2-6-16)。

3）掌背动脉：掌背动脉有 4 支，第 1 掌背动脉多由桡动脉腕背段在第 1 骨间背侧肌两头之间前发出，沿第 1 骨间背侧肌浅面行向远侧，第 2、3、4 掌背动脉多由掌深弓的近侧穿支与腕背网远侧的交通支吻合而成，沿相应骨间肌浅面向远侧(图 2-6-16)。

4）手指动脉：手指动脉有手指掌侧与背侧成对称性 4 条动脉，即 2 条指掌侧固有动脉，2 条指背侧动脉。前者粗大，是手指主要血供来源。①指掌侧动脉，拇指掌侧的动脉包括拇主要动脉、拇桡侧固有和拇指尺侧固有动脉，大多数拇主要动脉经拇收肌横头和斜头之间，通过拇短屈肌深头至拇长屈肌腱鞘深面成为终支，在此分为拇指桡掌侧固有动脉、尺掌侧固有动脉和示指桡掌侧固有动脉(图 2-6-15)。拇指桡掌侧固有动脉起始后经拇长屈肌腱鞘深面至其桡侧，绕拇短屈肌深头游离缘，经桡侧籽骨与拇长屈肌腱鞘之间行向指端。拇指尺掌侧固有动脉发出后经拇长屈肌腱鞘的尺侧，越过拇收肌的止端和尺侧籽骨，沿拇长屈肌腱鞘尺侧走向指端(图 2-6-15)。拇指桡掌侧与尺掌侧固有动脉其近节指远侧 1/3平面向掌侧发出分支，与对侧的相应分支吻合形成指掌弓。该弓位于拇长屈肌腱鞘深面与指骨膜之间，向背侧发出数支穿动脉、关节支、干骺支、腱支和皮支。在远节指两侧的动脉逐渐转向内侧，两支终动脉吻合成指端动脉弓。该弓位于拇长屈肌腱止点与指骨粗隆之间指的指腹组织内。在距甲上皮近侧约 6mm 处，两侧的动脉向背侧发出吻合支，形成指背动脉弓，位于指背腱膜浅面组织内。指端动脉弓发出 4～6 支细小分支分布于甲床根部及其浅面的甲襞组织。指掌侧总动脉在掌骨头平面分叉，分为 2 条指掌侧固有动脉。指掌侧总神经分为 2 条指掌侧固有神经的部位在动脉分叉的尺侧约 1.5cm(相当于掌远纹)处。指掌侧固有神经与指掌侧总动脉约成 30°角向远端走行，至掌指关节水平动脉和神经伴行，沿指屈肌腱鞘两侧行向远端。指掌侧固有动脉和神经的位置及排列关系恒定，以各指中轴为准，在近节指和中节指，神经位于动脉内侧。指掌侧固有动脉在各指节均发数条掌侧支和背侧支。掌侧支除皮支外，在近节指和中节指的远侧 1/3 段恒定发出一横行支与对侧的相应分支吻合形成指掌弓。该位于指骨膜与指屈肌腱的深面，并分细支至指浅、深屈肌腱的长、短腱组。在远节指，指固有动脉转向指中部，动脉末端互相形成指端动脉弓。背侧支有背侧皮支、关节支及干骺支。在距甲上皮近侧约 5mm 处，指固有动脉向背侧发横行吻合支与对侧相应支吻合形成指背弓。该弓位于浅筋膜内，分支至甲床根部及甲襞组织。上述动脉弓对沟通指两侧以及掌侧与背侧的血供有意义。②指背动脉，拇指指背动脉有2条，即拇指桡侧指背动脉和拇指尺侧指背动脉。拇指桡侧指背动脉为桡动脉腕背段的分支，沿拇短伸肌腱走行；拇指尺侧指背动脉为第1掌背动脉的分支，沿拇长伸肌腱走行。两者分布于拇指近端。示指、中指、环指和小指指背动脉，为各掌背动脉在指蹼处分出的2条细小动脉，分布于近节指背，并与指掌侧固有动脉有交通吻合小指尺侧指背动脉为尺动脉腕背支的恒定分支。

(3) 手部的静脉：包括手指静脉和手掌静脉。静脉的分布和血流方向与手的握持功能相适应。浅静脉和深静脉在两个不同层次，两者之间有众多的交通支沟通。浅、深静脉及交通支内有丰富的瓣膜结构，平均在2cm段就有一对静脉瓣。手指静脉形态结构特点是：深层静脉细小，浅部静脉粗大；掌侧静脉细小，背侧静脉较粗；远侧静脉血流向近侧，掌侧静脉血流向背侧，深部静脉血流向浅部(图2-6-17)。

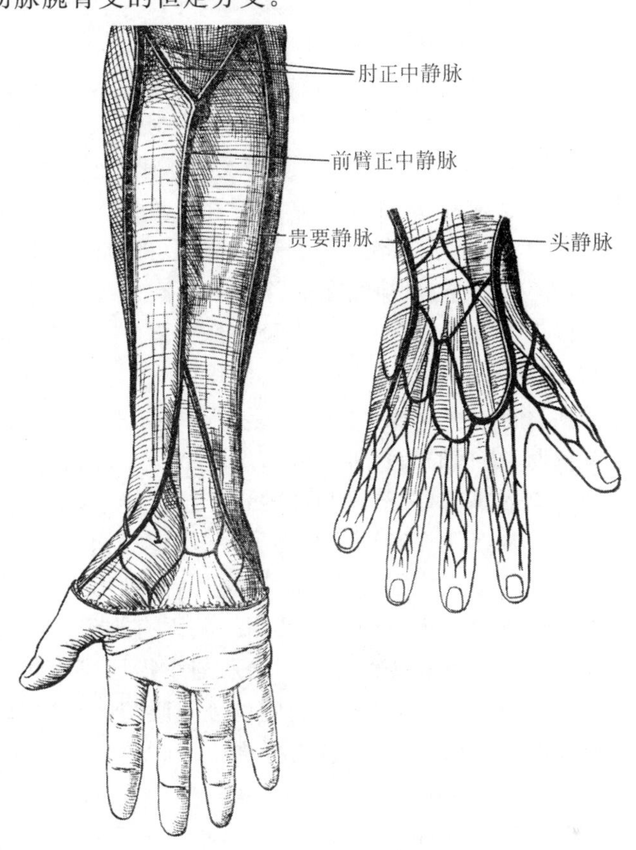

图2-6-17　手背静脉网

1) 手指静脉：手指静脉可分为浅静脉、深静脉和交通支3部分。① 指浅静脉，指浅静脉较发达，指静脉血主要通过浅静脉回流。② 指深静脉，指背深静脉与指背动脉伴行，起于近节指骨近侧1/3处和掌指关节囊附近，很快汇入掌背动脉的伴行静脉。指掌侧固有静脉与同名动脉伴行。指掌侧固有静脉较细，指深静脉多为1条，偶见2条者，伴同名动脉的一侧迂曲行走，最后汇入指掌侧总静脉。③指浅、深静脉交通支，手指浅、深静脉之间有交通支相连，多在指掌侧固有静脉和指背浅静脉之间，少数连于指掌侧固有静脉和指侧面浅静脉之间。这些交通支常与指掌侧固有动脉发出的小动脉相伴而行。

2) 手掌和手背静脉：手掌和手背静脉可分为浅、深静脉两部分。①手掌和手背的浅静脉，在第2至第4指蹼掌侧处，相邻的指掌侧浅静脉互相合并或单独形成头间静脉，行向背侧汇入指背静脉弓的单脚或总脚。尚有部分不参与构成头间静脉的指掌侧浅静脉，它们直接注入位于指蹼处的边缘静脉弓；手掌浅层的小静脉亦注入该静脉弓。边缘静脉弓发头间静脉向背侧注入指背静脉弓的单脚或总脚步。手背的浅脉在掌指关节附近可分为浅、深两层。浅层静脉细小，呈疏密不均的静脉网；深层静脉较粗大，由相邻的指背静脉弓在第2、3、4指蹼的背面处汇合形成单脚，由单脚合并为3～4个总脚，上行汇集成手背静脉网(弓)。手背静脉网在腕部汇合形成数条大小不等的静脉入前臂，其中靠近桡侧和尺侧的静脉，分别汇合成头静脉和贵要静脉。②手掌和手背深静脉，手掌和手背的深动脉都有1～2条伴行静脉。其中指掌侧总动脉和掌浅弓多为1条伴行静脉，掌心动脉、掌深弓和掌背动脉多有2条伴行静脉，但伴行静脉的口径较同名动脉小，另外，伴行静脉之间有许多交通支相连。③浅、深静脉交通支，掌面的浅静脉与深静脉的交通支多位于手掌中间的部位；手背面的浅静脉与深静脉的交通支多位于掌骨头和近腕处。从静脉的瓣膜分布和开口方向来看，手掌的浅静脉由掌心向周围呈放射状回流，最终至前臂和手背，这样有利于手的抓握功能发挥。手掌深静脉除向近心端回流外，还通过交通支汇入手背浅显静脉(图2-6-17)。

2. 神经

手部神经是由臂丛发出正中神经、尺神经、桡神经浅支和前臂外侧皮神经分布。

(1) 正中神经:正中神经在腕前区位置浅在,位于桡侧腕屈肌与掌长肌腱之间,或在掌长肌腱的深面,指浅屈肌腱的外侧,经腕管进入手掌。在腕管内,正中神经干位置较浅,紧贴屈肌支持带(腕横韧带),位桡、尺侧滑液囊之间。正中神经通过腕管进入手掌后,在紧靠屈肌支持带远侧缘分为较粗大的桡侧股和稍细的尺侧股。桡侧股的分支:①鱼际肌支,又称正中神经返支。自桡侧股掌侧发出,走向桡侧并转向近侧,常有桡动脉掌浅支与之伴行。支配:拇短展肌、拇对掌肌和拇短屈肌浅头。有少数个体的鱼际肌支尚发支参加拇短屈肌深头和拇收肌的双重神经支配。②拇指桡掌侧固有神经,自桡侧股外侧发出,经拇收肌浅面,然后行向桡侧,越过拇长屈肌腱分布于拇指桡侧皮肤。③第1指掌侧总神经,经拇收肌浅面和掌浅弓深面行向远侧,分为拇指尺掌侧固有神经和示指桡掌侧固有神经,后者的尺侧尚发第1蚓状肌支。尺侧股分支:正中神经尺侧股分为第2、第3指掌侧总神经。第2指掌侧总神经分为2条指掌侧固有神经,分布于示指尺侧和中指桡侧,尚发第2蚓状肌支。第3指掌侧总神经也分2条指掌侧固有神经,分布于中指尺侧和环指桡侧(图2-6-15)。

(2) 尺神经:尺神经在前臂远侧位置表浅,位于浅浅屈肌与尺侧腕屈肌腱之间,尺动、静脉的内侧。其有以下分支分布到手部:①尺神经掌皮支,尺神经在前臂远侧发出尺神经掌皮支,沿尺血管浅面行向远侧,穿腕掌侧韧带分布于掌尺侧皮肤,并与正中神经掌皮支吻合。②尺神经手背支,尺神经在前臂远侧发出尺神经手背支,于尺骨茎突上方约2.0cm处绕向手背,分3支分布于手背尺侧半及尺侧两个半指背皮肤,小指的指背神经分布至近节指至环指及中尺侧的指背神经分布至近节指。③尺神经管段,尺神经干进入掌部,要经过腕部的骨纤维性隧道,称之为尺神经管。管被小鱼际肌腱分为浅、深两部分,浅层内有尺神经浅支和尺动脉终支;深层即豆钩管,内有尺动脉深支和尺神经浅支。④尺神经浅支,尺神经浅支除分出支配掌短肌的运动支外,尚分出小指尺掌侧固有神经和第4指掌侧总神经,后者于第4掌骨间隙远侧分为小指桡侧及环指尺侧固有神经。⑤尺神经深支,尺深支为运动支,与尺动脉深支及掌深弓伴行。尺神经深支穿过小指展肌与小指屈肌之间,位于指屈肌和小指对掌肌的深面,发出分支支配小鱼际诸肌;再斜行横向手掌桡侧位骨间肌与指与屈肌腱之间,沿途发出分支至第3、4蚓状肌和全部骨间肌。在拇收肌两头之间,发出分支至拇收肌及拇短屈肌深头(图2-6-16)。

(3) 手指的神经分布:手指神经有掌侧和背侧两组。①指掌侧固有神经,来自正中神经和尺神经的分支,分布于各指的掌侧,发分支至指掌侧和指侧面的皮肤及指骨间关节。来自正中神经的指掌侧固有神经,在近节指骨基部均恒定地发一支横径1.0mm左右的背侧支,从指侧面斜行走向远侧指骨间关节背侧,分布于示指、中指和环指中、远节指背面的皮肤。②指背神经,指背神经来自桡神经浅支、尺神经手背支、前臂外侧皮神经。拇指桡侧和尺侧指背神经较粗,分布到整个指背皮肤。小指桡侧和尺侧指背神经分布到远节指。示指、中指和环指桡侧指背神经细小,分布至近节指皮肤;这些指的中、远节由指掌侧固有神经背侧支分布(图2-6-18)。

三、骨与关节

手部的骨架结构是由桡尺骨远端、8个腕骨、4个掌骨、14个指骨所组成(图2-6-19,20)。除此尚有籽骨。

(1) 由桡尺骨远端、8个腕骨及5个掌骨基底部借助关节囊和韧带组成腕关节(图2-6-21)。

(2) 而第1掌骨基底与大多角骨借助松弛的关节囊和数条韧带组成活动范围较广的而灵活的拇指腕掌关节。其他第2~5腕掌关节由第2~5掌骨基部与相应的大、小多角骨、头状骨以及钩骨借助关节与韧带组成第2~5腕掌关节,第2、3腕掌关节较稳定,活动范围小,而第4、5腕掌关节活动范围较大,特别第5腕掌关节能有25°~30°屈伸范围(图2-6-21)。

(3) 掌骨与掌骨间虽然亦有各自的关节囊和韧带,但由于屈曲平面关节,仅能作轻微滑动。

(4) 掌骨头与近节指骨基部借助关节囊、侧副韧带、掌板和掌骨深横韧带组成掌指关节(图2-6-22)。其掌拇关节还借2个籽骨和掌骨头的凸度较小、关节面较宽故活动的幅度较其他4个掌指关

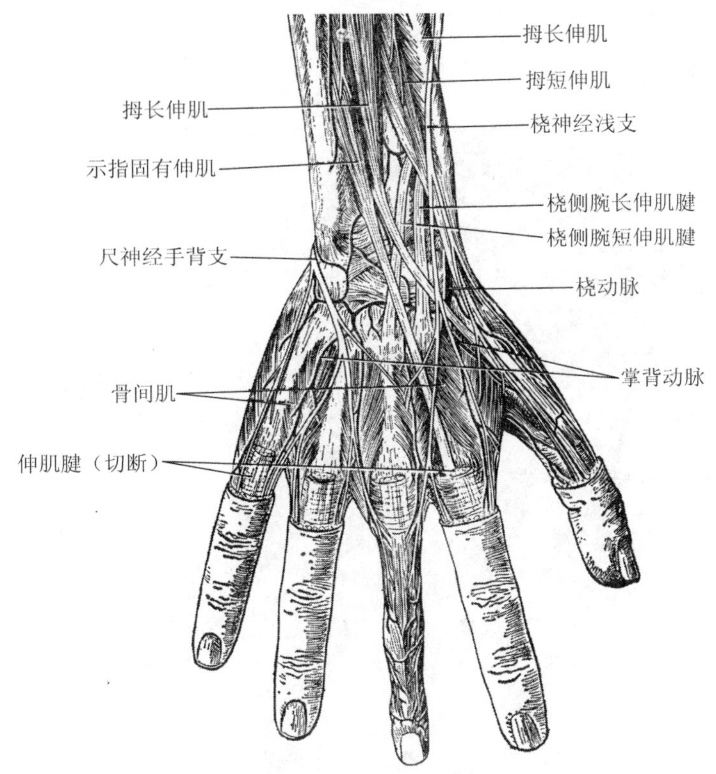

图 2-6-18　手背

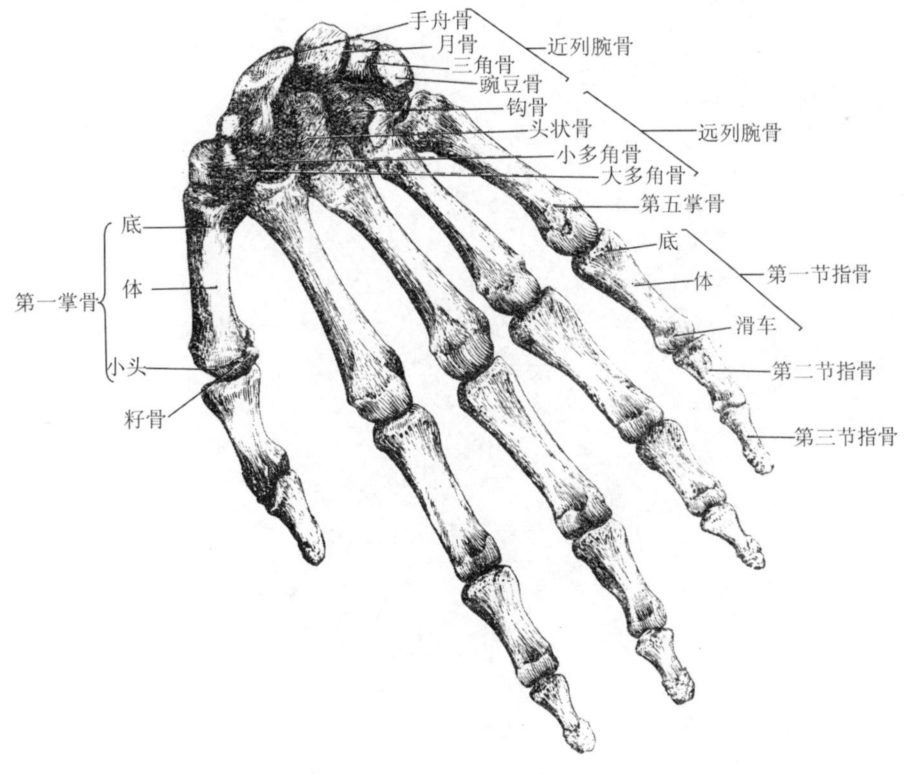

图 2-6-19　手骨(掌侧面)

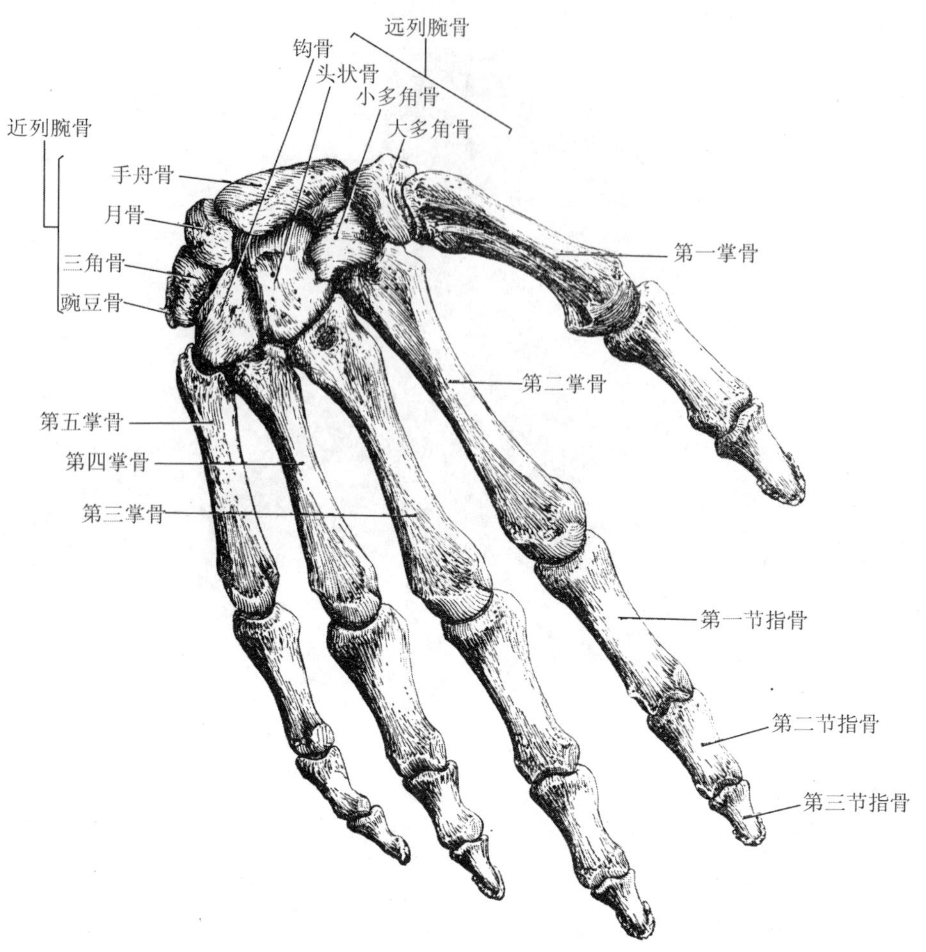

图 2-6-20 手骨(背侧面)

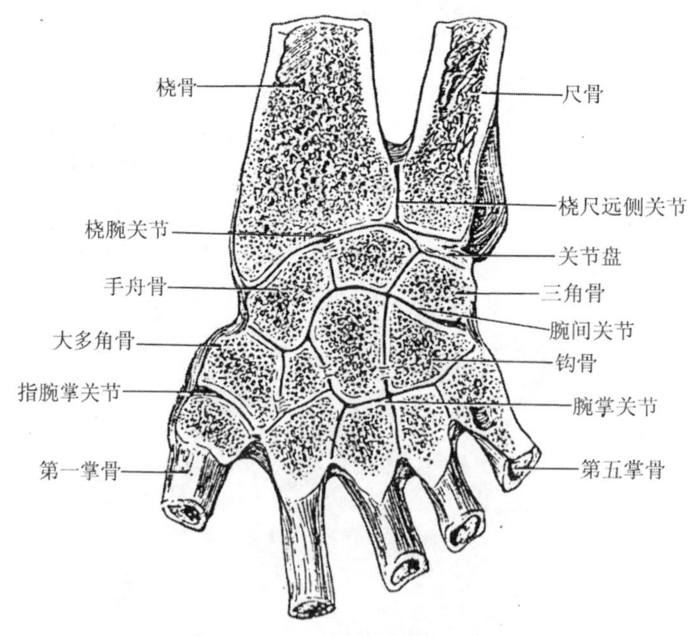

图 2-6-21 腕部骨连结(冠状断面)

节大。而在矢状轴可轻度内收、外展和旋转(图 2－6－23)。

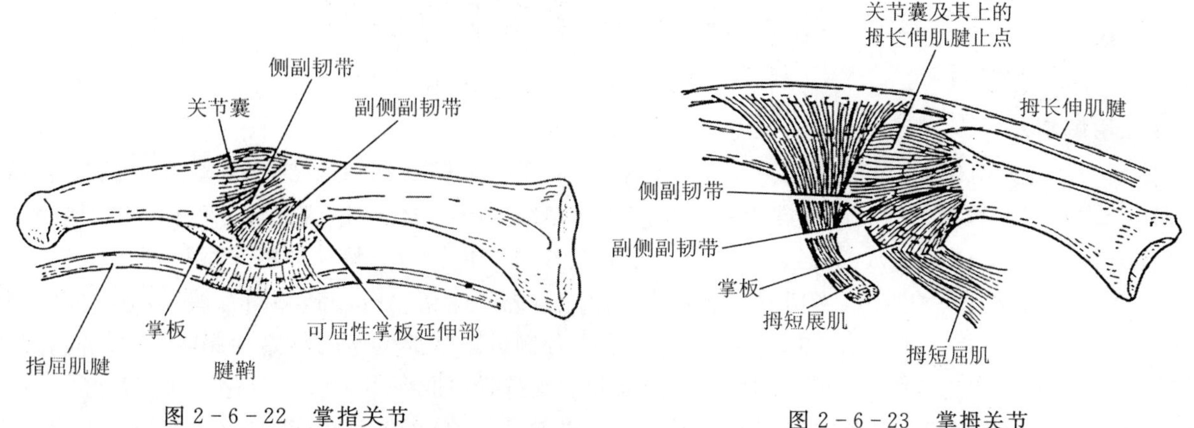

图 2－6－22　掌指关节

图 2－6－23　掌拇关节

(5) 指骨头和指骨基底部借助松弛的关节囊、侧副韧带、掌板和指深屈肌腱及指背腱膜组成指关节,可作屈伸和轻微的被动侧方运动(图 2－6－24)。

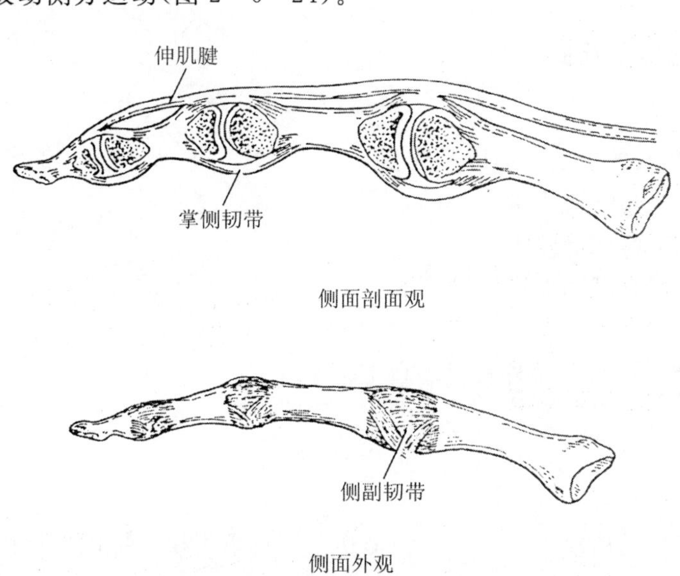

侧面剖面观

侧面外观

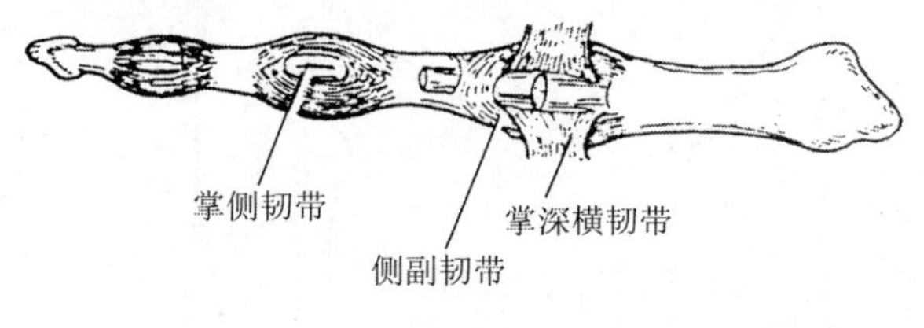

掌面观

图 2－6－24　指关节

第二节　手指手术进路

【应用解剖】

手指手术进路有掌侧、背侧以及侧方 3 种类型，掌侧手术进路其切口有多种形式，但切开皮肤和皮下组织经适当解剖后紧贴脂肪深面即为由腱滑液鞘和腱纤维鞘组成指屈肌腱鞘及两侧的指掌侧固有动脉和固有神经(图 2－6－15)。其腱纤维鞘有一系列具有重要生物力学特性的滑车系统(图 2－6－11)。其手指侧方进路亦有多种类型，当切开皮肤及皮下组织首先显露指固有动脉和固有神经，适当向掌侧解剖后，再显露掌侧的指屈肌腱鞘(图 2－6－25c)。手指背侧进路其部位不同显露的深层有所不同。其近侧指间关节部位主要为指伸腱的背侧中央，外侧束和横支持带(图 2－6－14)，指背侧固有神经，后根据需要，作外侧束的外侧切开横支持韧带或纵形劈开中央腱，则可显露近侧指间关节(图 2－6－28c)，而远侧指间关节切开皮肤与皮下组织后可显露出指伸肌腱的附丽处的终腱，在终腱切开关节或切断终腱，则显露关节(图 2－6－29c)。

一、手指掌侧手术进路

【适应证】

1. Ⅰ、Ⅱ区屈肌腱损伤的修复和肌腱粘连松解术。
2. 慢性化脓性腱鞘炎病灶清除术。
3. 结核性手指腱鞘炎病灶清除术。
4. 类风湿性手指屈肌腱腱鞘炎病灶清除术。

【体位】

平卧于手术台上，将患肢置于手外科手术台上。

【麻醉】

采用臂丛阻滞麻醉。

【手术步骤】

1. 在手指掌面以近侧掌横纹为中心，作“S”形切口。自掌指横纹桡侧或尺侧指神经血管束稍向前，

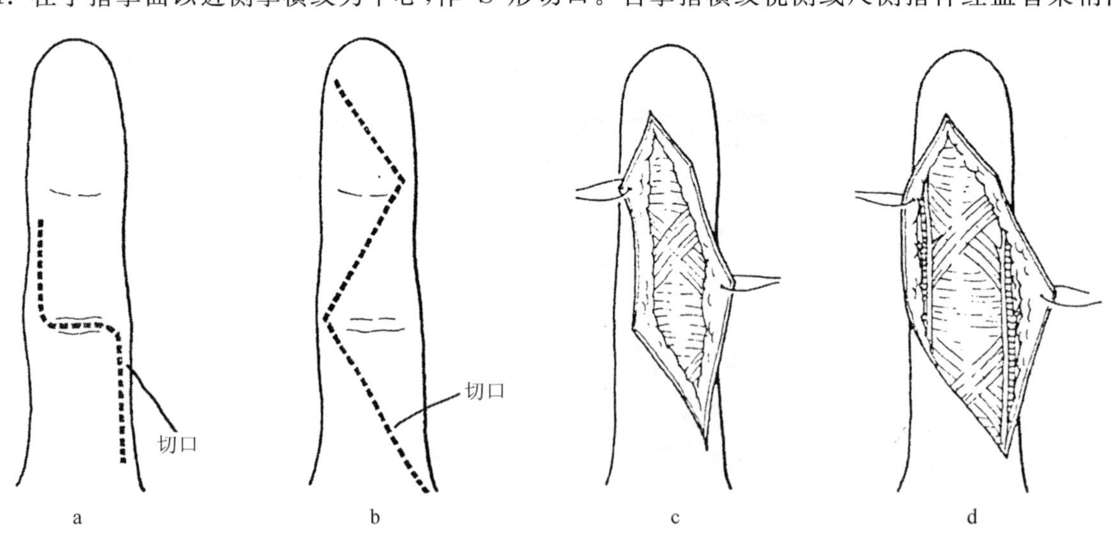

图 2－6－25　手指掌侧手术进路

垂直向远侧至近侧指横纹转向尺侧或桡侧至神经血管束稍前方，再垂直至远侧指横纹（图 2-6-25a）；也可自近侧指横纹一端斜向近侧掌指横纹对侧侧端，再于近侧指横纹另一端斜向远侧指横纹，成锯齿状切口（图 2-6-25b）。

2. 沿皮肤切口切开皮肤和皮下脂肪，紧贴脂肪深面与腱鞘浅层向两侧剥离（图 2-6-25c）。

3. 将皮瓣适当游离，使指屈肌腱鞘充分显露，并于腱鞘侧方显露两侧指神经血管束（图 2-6-25d）。

【说明】

手指掌侧切口是在 Bruner 提出的锯齿状切口基础上经适当改进而成的呈“S”形切口，是目前常用的显露手指屈肌腱的手术进路切口。它能充分显露屈肌腱鞘，有利于进行屈肌腱鞘内肌腱损伤的修复，也能作腱鞘内病变的病灶清除术；还可以为了充分显露指屈肌腱的近侧，而将切口的近侧适当向掌侧延长，与手掌的近侧掌横纹切口相连。手术中可以不显露指神经血管束，但需注意术中不要损伤指神经血管束。故有人主张应显露指神经血管束，但不作游离，这样可在直视下作手术，免除损伤神经与血管。

二、手指侧方正中手术进路

【适应证】

1. 指神经断裂修复术。
2. 手指岛状皮瓣、指神经血管束的游离。
3. Ⅰ、Ⅱ区屈肌腱损伤的修复。
4. 指骨骨折或指骨间关节损伤开放复位术，或指骨间关节开放复位内固定术。
5. 急性化脓性腱鞘炎切开引流术。
6. 结核性指屈肌腱腱鞘炎病灶清除术。
7. 类风湿性指屈肌腱腱鞘炎病灶清除术。

【体位】

患者平卧于手术台上，患肢置于手外科手术台上。

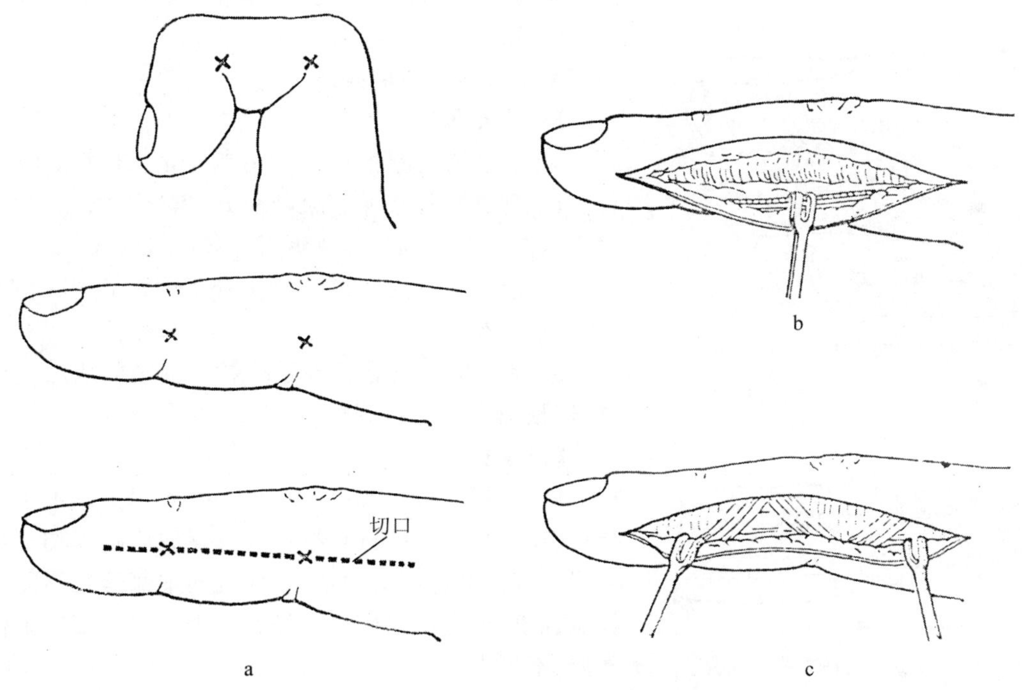

图 2-6-26　手指侧方正中手术进路

【麻醉】

采用臂丛阻滞麻醉。

【手术步骤】

1. 以手指侧方正中作一纵切口，即在屈曲手指时找出近侧指横纹皮纹头与远侧指横纹皮纹头，再伸直手指，连接两皮纹头，并根据需要向近侧与远侧适当延长(图 2-6-26a)。

2. 沿皮肤切口切开皮肤和皮下脂肪，小心显露位于指侧方稍掌侧的指神经血管束(图 2-6-26b)。

3. 将指神经血管束包含在皮瓣内，向掌侧游离，使指屈肌腱鞘充分显露(图 2-6-26c)。

【说明】

该切口系 Bunnell 于 1932 年提出，是作为Ⅱ区指屈肌腱损伤修复手术的切口。由于该切口使指神经血管束包含在皮瓣内，能充分显露屈侧支持带；可防止术后在手指掌侧面形成瘢痕，有利于手指屈肌腱的活动。故目前在陈旧的Ⅱ区屈肌腱损伤作肌腱移植术，以及作指神经损伤修复时均用此切口。但由于该切口易造成指掌侧固有神经背侧支的损伤，以及切口延伸到手掌将穿越指神经血管束，易造成指神经血管束的损伤，故目前较少应用。

三、手指侧前方手术进路

【适应证】

1. 指神经断裂修复术。
2. 手指岛状皮瓣、指神经血管束的游离。
3. Ⅰ、Ⅱ区屈肌腱损伤的修复。
4. 指骨骨折或指骨间关节损伤开放复位术，或指骨间关节开放复位内固定术。
5. 急性化脓性腱鞘炎切开引流术。
6. 结核性指屈肌腱腱鞘炎病灶清除术。
7. 类风湿性指屈肌腱腱鞘炎病灶清除术。

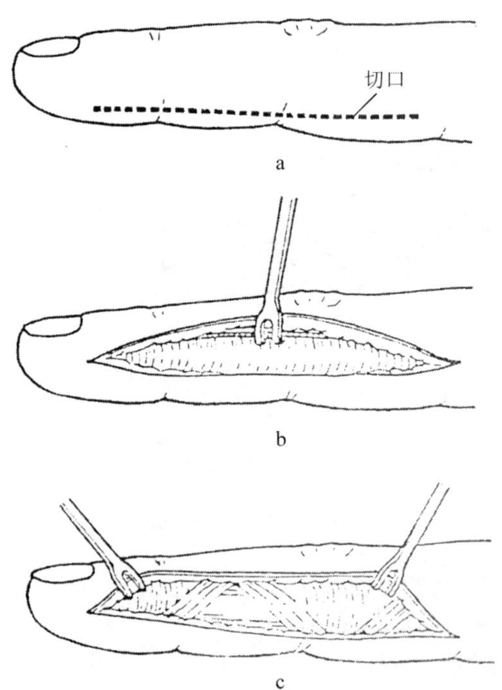

图 2-6-27　手指侧前方手术进路

【体位】

患者平卧于手术台上，患肢置于手外科手术台上。

【麻醉】

采用臂丛阻滞麻醉。

【手术步骤】

1. 以手指近侧指横纹侧方为中心，于手指侧前方作纵行切口，即在指神经血管束稍前方，以近侧指横纹为中心，根据手术需要向近侧与远侧纵行延长(图 2-6-27a)。

2. 沿切口切开皮肤与皮下脂肪，适当向两侧显露(图 2-6-27b)。

3. 沿掌侧皮下脂肪深面指屈肌腱鞘的浅层进行皮瓣剥离，使腱鞘充分显露(图 2-6-27c)。

【说明】

该进路切口系 Tubiana 于 1965 年提出。由于该切口使指神经不包括在皮瓣内，故作为修复屈肌腱损伤不会造成指掌侧固有神经背侧支被切断，而且向掌侧延长不需穿越指神经血管束，可避免损伤指神经血管束。但该切口定位需严格掌握，不可太前，以免术后瘢痕挛缩，影响手指的伸展功能。

四、手指背侧手术进路

【适应证】

1. 手指背侧中央束、外侧侧束损伤的修复。
2. 指骨骨折、关节损伤的开放复位内固定术。
3. 指骨骨折畸形愈合切骨矫形术。
4. 结核性指骨间关节炎病灶清除术。
5. 类风湿性指骨间关节炎滑膜切除与畸形矫正术。
6. 人工指骨间关节置换术。
7. 指骨良性肿瘤病灶刮除植骨术。
8. 指骨间关节融合术。

【体位】

患者平卧于手术台，患肢置于手外科手术台上。

【麻醉】

采用指神经阻滞麻醉或臂丛阻滞麻醉。

【手术步骤】

1. 以近侧指骨间关节背侧或病变指骨背侧为中心，根据手术的需要作一适当长度的"S"形或弧形切口(图 2-6-28a)。

2. 沿切口切开皮肤和皮下组织，将皮瓣向两侧适当游离，使背侧中央束、外侧束、横支持韧带、斜支持韧带和 Cleland 支持带得以显露(图 2-6-28b)。

3. 于外侧束的外侧切断横韧带，切开关节囊和骨膜，作骨膜下剥离，则近侧指骨间关节和指骨得以显露。也可正中劈开中央束和关节囊与骨膜，向两侧剥离，显露指骨间关节和指骨(图 2-6-28c)。

【说明】

该切口进路主要用于手指背侧中央束和外侧束损伤的修复，以及指骨骨折和指骨间关节损伤的手术。关于正中劈开中央束向两侧剥离显露指骨和指骨间关节，其优点为便于手术操作，因此作为指骨间关节置换术和指骨间关节融合术较为理想。一般尽可能采用手指侧方正中切口为佳。

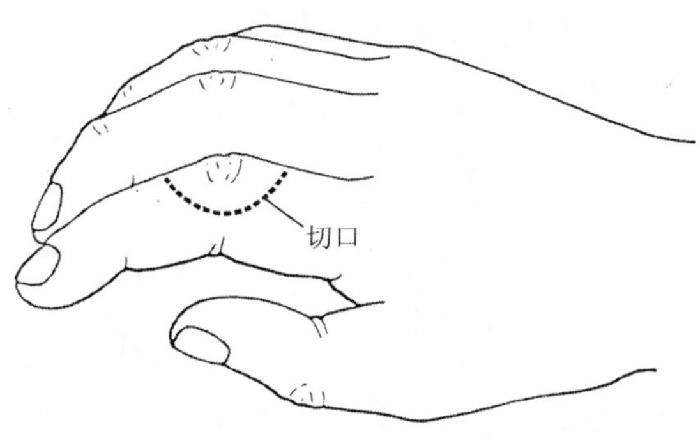

a

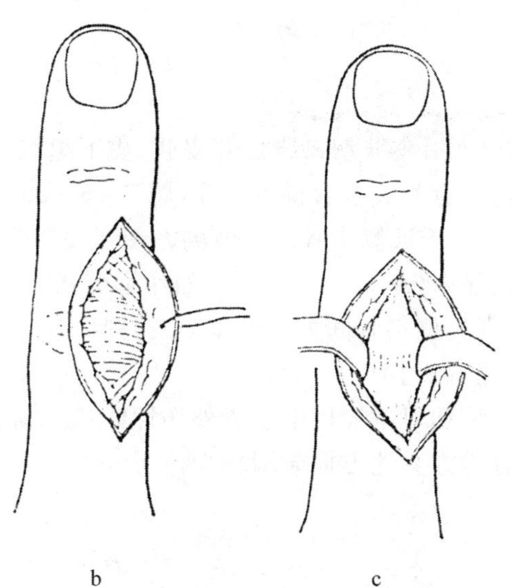

图 2-6-28　手指背侧手术进路

五、手指背侧远侧手术进路

【适应证】

1. 锤状指。
2. 远侧类风湿性指骨间关节炎滑膜切除和畸形矫正术。
3. 远侧结核性指骨间关节炎病灶清除术。
4. 远侧指骨间关节融合术。

【体位】

患者平卧于手术台上，患肢置于手外科手术台上。

【麻醉】

采用指神经阻滞麻醉。

【手术步骤】

1. 于手指远侧指骨间关节背侧作一“Y”形皮肤切口（图 2 - 6 - 29a）。

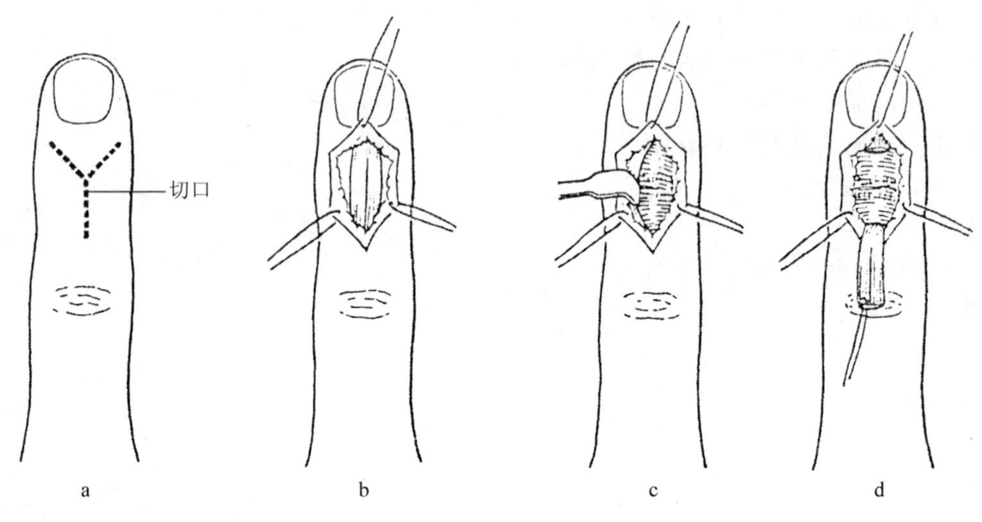

图 2 - 6 - 29　手指背侧远侧手术进路

2. 沿皮肤切口线切开皮肤、皮下组织。将三角皮瓣向远侧游离，侧方皮瓣向两侧游离，使远节的肌腱附着点和关节囊得以显露（图 2 - 6 - 29b）。

3. 于远侧指骨间关节侧方切开关节囊和近指骨间关节的骨膜，作骨膜下分离，则远侧指骨间关节得到显露（图 2 - 6 - 29c）。如作远侧指骨间关节融合术，可将两外侧束的联合附着点剥离下向近侧翻转，则远侧指骨间关节得以显露（图 2 - 6 - 29d）。

【说明】

该切口主要用于手指外伤性锤状指撕裂骨片的复位固定，或对陈旧性的锤状指作远侧指骨间关节融合术。其他方面应用较少。

第三节　拇指掌指关节手术进路

【应用解剖】

该手术进路是以拇指掌指关节背侧作纵形皮肤和皮下组织切开，解剖出桡神经浅支、拇长伸肌腱和拇短伸肌腱以及伸肌腱扩张部（伸肌腱帽）（图 2 - 6 - 23），于伸肌腱扩张部及短屈肌的外侧切开关节囊，即可显露拇掌指关节（图 2 - 6 - 30c）。

【适应证】

1. 拇指掌指关节脱位切开复位术。
2. 拇指掌指关节内骨折切开复位内固定术。
3. 拇指掌指关节融合术。
4. 拇指掌指关节成形术。
5. 人工拇指掌指关节置换术。

【体位】

患者平卧于手术台上，患肢置于上肢手术台上。

【麻醉】

腕部桡神经阻滞麻醉或臂丛麻醉。

【手术步骤】

1. 于拇指掌指关节背侧作一纵形切口，其长度以关节为中心上下延长 2cm(图 2-6-30a)。

2. 沿切口切开皮肤、皮下组织和筋膜，并将皮瓣适当向两侧游离，显露出拇指背侧的拇长展肌腱、拇短伸肌腱和外侧拇短展肌以及伸腱扩展部。再于拇短展肌和伸腱扩展部的外侧剪开关节囊和切开指骨骨膜(图 2-6-30b)。

3. 按上述步骤充分剪开关节囊，和切开指骨骨膜，并作骨膜下剥离，这样拇指掌指关节可以得到充分显露(图 2-6-30c)。

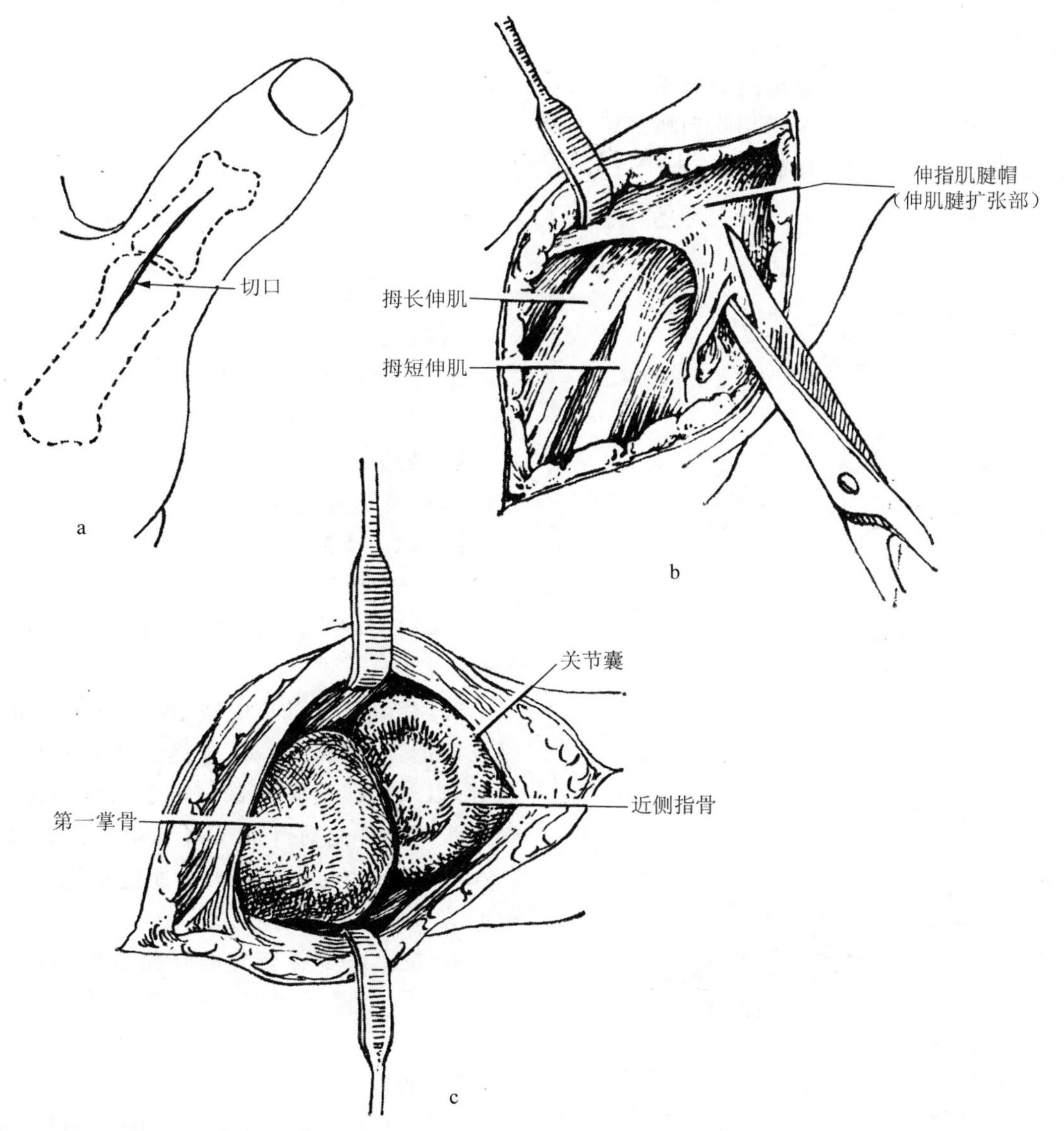

图 2-6-30　拇指掌指关节背侧手术进路

【说明】

该切口是显露拇指掌指关节的常用切口，适用于拇指掌指关节病变的手术。

术中注意关节腔的显露需在拇短展肌和伸腱扩展部的外侧剪开关节囊和指骨骨膜，这样可以避免影响拇长伸肌腱、拇短伸肌腱、拇长展肌腱、拇短展肌腱以及伸腱扩展部（伸指腱帽）的功能。

第四节　掌指关节手术进路

【应用解剖】

该手术进路是以手指的掌指关节背侧作纵形或弧形切开皮肤与皮下组织，解剖出指背侧神经和指背侧的指伸肌腱和扩张部（腱帽）（图 2－6－14），再于伸肌腱和腱帽外侧切开关节囊，则关节得以显露（图 2－6－31b）。

【适应证】

1. 手指伸肌腱扩张部损伤的修复。
2. 掌指关节脱位切开复位术。
3. 掌指关节内骨折切开复位内固定术。
4. 类风湿性掌指关节炎滑膜切除和畸形矫正术。
5. 结核性掌指关节炎病灶病除术。
6. 掌指关节融合术。
7. 掌指关节成形术。
8. 人工掌指关节置换术。

【体位】

患者平卧于手术台上，患肢置于手外科手术台上。

【麻醉】

采用臂丛阻滞麻醉。

【手术步骤】

1. 于手指掌指关节背侧作一纵行或弧形切口（图 2－6－31a），其长度以关节为中心上下延长 2cm。

2. 沿切口线切开皮肤、皮下组织和筋膜，并将皮瓣适当向两侧游离，显露出手指背侧的指伸肌腱，以及伸肌腱扩张部。再于指伸肌腱和伸肌腱扩张部的外侧剪开关节囊和切开指骨骨膜（图 2－6－31b）；也可纵行劈开伸肌腱和肌腱扩张部，剪开关节囊和指骨骨膜。

3. 按上述步骤充分剪开关节囊和切开指骨骨膜，并作骨膜下剥离，这样掌指关节得到充分显露。

【说明】

该切口是显露掌指关节常用的切口。一般从指伸肌腱和伸肌腱扩张部外侧切开进入关节腔。对需要充分显露掌指关节的病变，如掌指关节人工关节置换术等才选用劈开伸肌腱和伸肌腱扩张

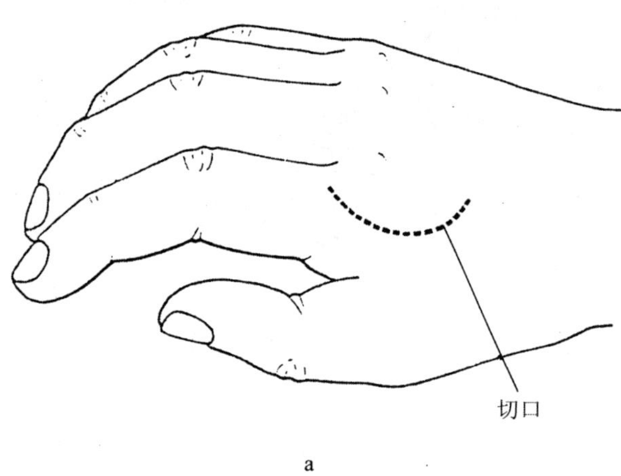

a

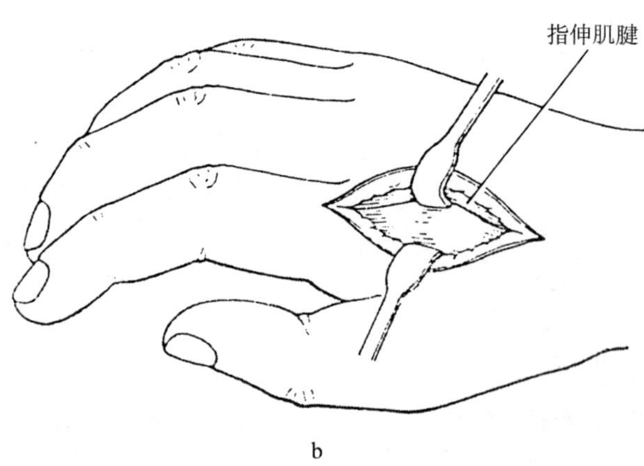

b

图 2－6－31　掌指关节手术进路

部。后者需防止术后伸肌腱和伸肌腱扩张部与关节囊粘连。

第五节　手掌部手术进路

【应用解剖】

手掌侧手术进路都是按手掌的皮纹作切口，切开皮肤与皮下组织后解剖出掌腱膜(图 2－6－5)，后作掌腱膜桡侧段或掌腱膜弧形切开(或切除)，解剖出深层的掌浅弓、桡侧的正中神经、和尺侧的尺神经及其分支(正中神经外侧股、内侧股、尺神经的浅支)以及桡侧大鱼际肌、指屈肌腱和深部的蚓状肌以及尺侧小鱼际肌(图 2－6－32c)。

一、鱼际弧形手术进路

【适应证】

1. 正中神经外侧股断裂吻合术。
2. 内收肌挛缩松解术。
3. 第 1 蚓状肌挛缩松解术。

【体位】

患者平卧于手术台上，患肢置于上肢手术台上。

【麻醉】

臂丛麻醉或高位持续硬脊膜外麻醉。

【手术步骤】

1. 于手掌大鱼际横纹作一弧形切口，自第 2 掌骨头桡侧大鱼际斜纹起沿大鱼际斜纹到手腕止(图 2－6－32a)。

2. 沿切口切开皮肤、皮下组织，并将皮瓣适当游离，后切开掌腱膜、桡侧的大鱼际肌膜，并切断结扎位于大鱼际肌尺侧缘的掌浅弓，后切断部分腕横韧带(图 2－6－32b)。

3. 将大鱼际肌膜、腕横韧带连同皮瓣小心向外侧解剖，并向外侧牵开，手掌皮瓣向内侧牵开，则正中神经及其分支——正中神经鱼际肌支、正中神经拇指桡侧固有神经、正中神经第 1 指掌侧总神经以及拇内收肌、拇短屈肌和拇长屈肌腱、第 1 蚓状肌都得以显露(图 2－6－32c)。

【说明】

该切口系显露手掌正中神经外侧股的进路。同时可以松解内收肌与第1蚓状肌的挛缩以及行拇长屈肌的吻合或移植。由于局部解剖较精细，一般需在无血下进行手术，才能避免损伤正中神经的外侧股分支。

在手术时切开皮肤，掌腱膜和腕横韧带后，要细心游离大鱼际肌膜，注意勿损伤深面的正中神经外侧支及其分支。如需显露内收肌、第 1 蚓状肌和拇长屈肌时，要特别注意保护走在以上 3 块肌肉表层的正中神经外侧支及其分支。

二、小鱼际连接近侧掌横纹手术进路

【适应证】

1. 手掌内神经断裂吻合术。
2. 手掌内屈肌腱损伤的修复术。
3. 掌腱膜切除术。

【体位】

患者平卧于手术台上，患肢置于上肢手术台上。

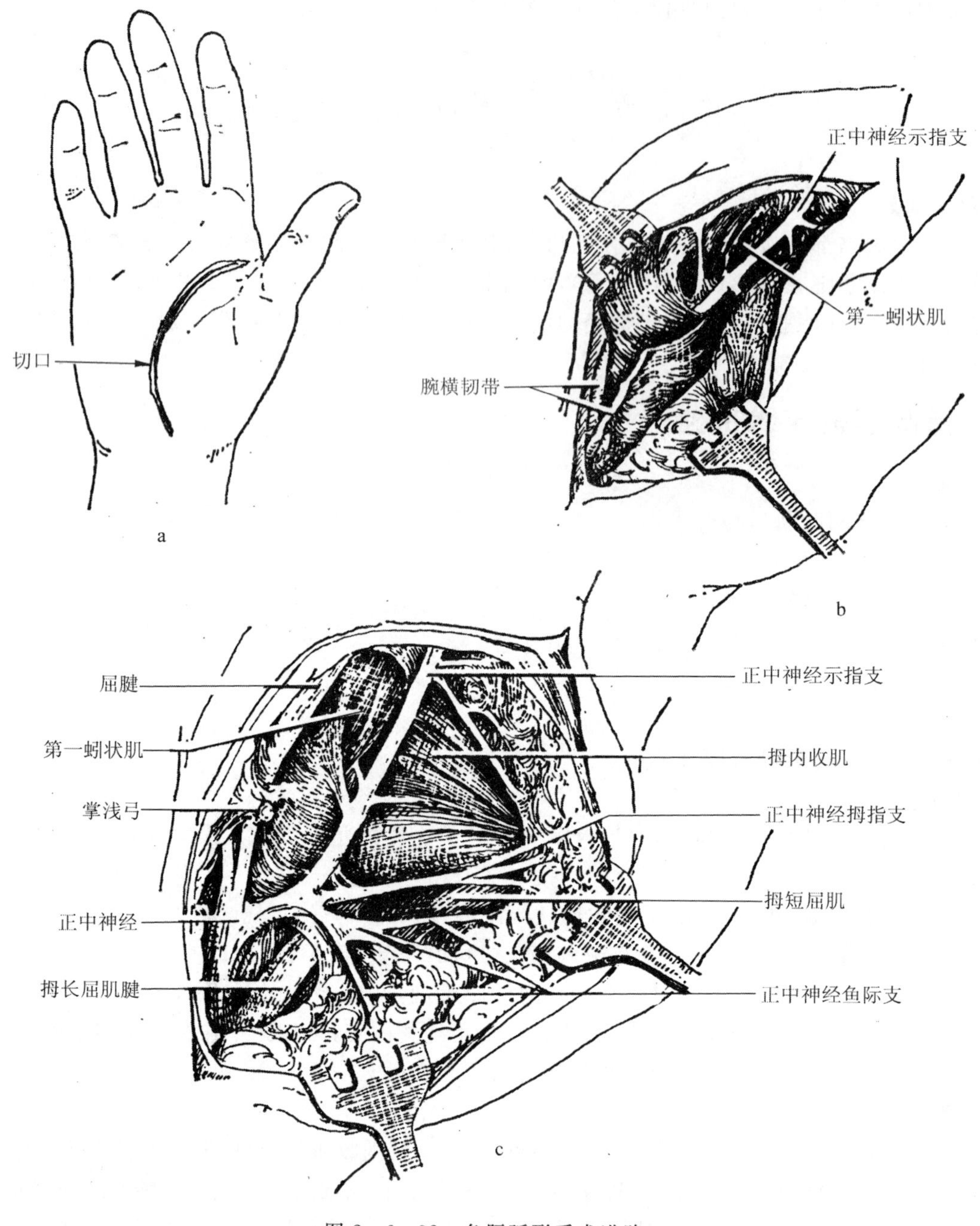

图 2-6-32　鱼际弧形手术进路

【麻醉】

臂丛麻醉或高位持续硬脊膜外麻醉。

【手术步骤】

1. 于手掌作一小鱼际斜纹继近侧掌横纹的弧形切口，自腕前横纹中点开始沿小鱼际斜纹，继近侧掌横纹到第 2 掌骨头止(图 2-6-33a)。

2. 沿切口切开皮肤、皮下组织，并将桡侧皮瓣于掌腱膜浅面向外侧游离，使掌腱膜得到充分显露，再沿皮肤切线的弧形作为掌腱膜的切口(图 2-6-33b)。

3. 沿掌腱膜的切口，小心将掌腱膜切开，并向外侧游离，与皮瓣一同向外侧牵开。则深面的掌浅弓、正中神经外侧股的第 1 指掌侧总神经和正中神经的内侧股的第 2 指掌侧总神经以及第 1、2 蚓状肌和第 2、3 屈脂肌腱都得到显露(图 2-6-33c)。

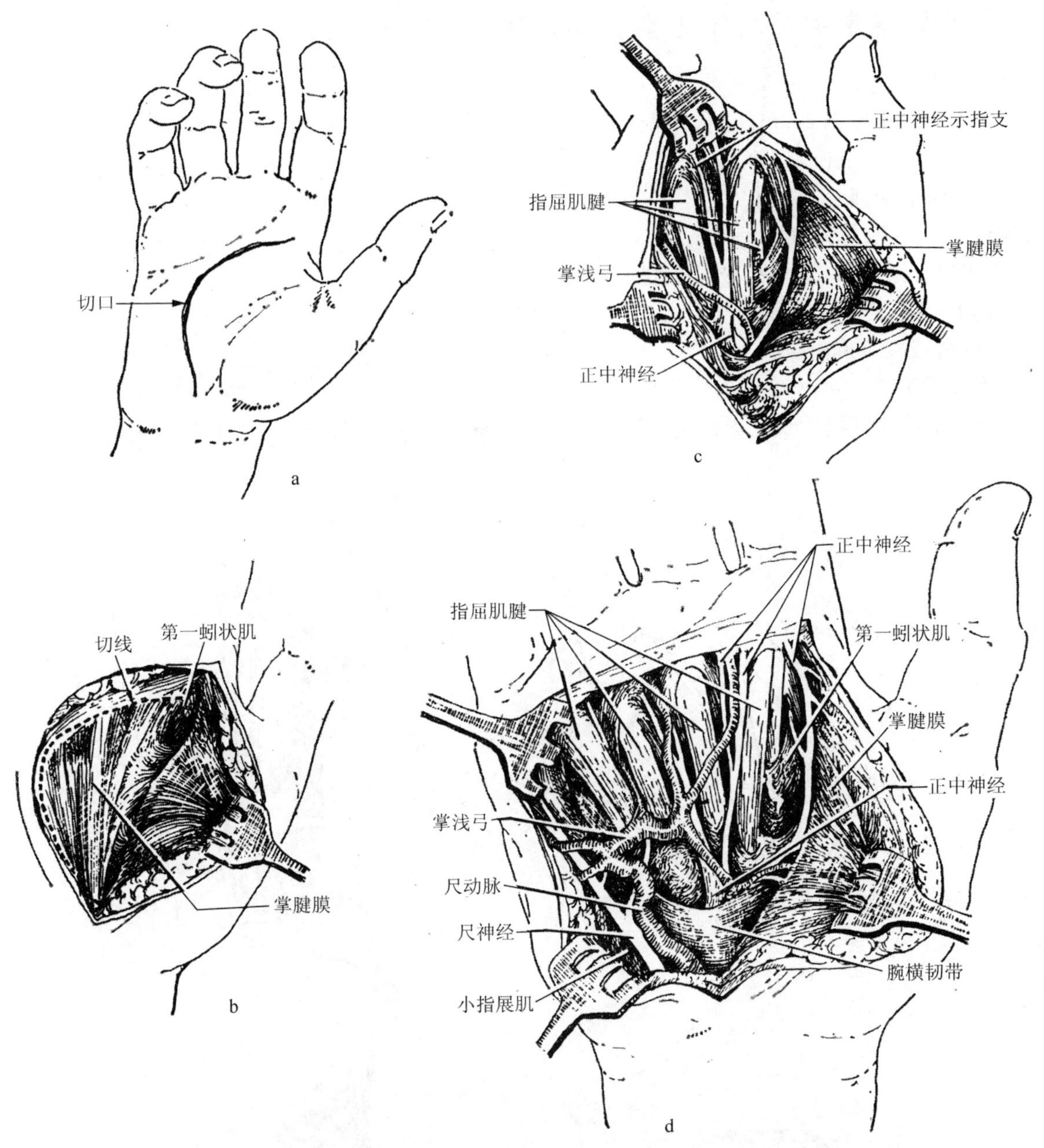

图 2-6-33　小鱼际连接近侧掌横纹手术进路

4. 为了使手掌得到更充分地显露，在内侧皮瓣、掌腱膜和小鱼际肌膜下小心地作充分游离，并向内侧牵开，使腕横韧带尺侧部，和由尺动脉和桡动脉互相构成掌浅弓及其分支、尺神经及其分支——浅支和深支、由腕管穿出的正中神经及其内侧股和由内侧股分出第 2、3 指掌侧总神经以及手掌的第 2、3、4、5 屈指肌腱都得到充分显露(图 2-6-33d)。

【说明】

该切口系手掌深面肌腱、神经、血管手术时较好的进路。其皮肤切口完全符合皮肤纹的原则，而且可顺利地显露手掌内的肌腱、神经和血管。但手术较广泛，如只需要显露个别的肌腱和神经，则手术的损伤就显得过大。

手术中切开皮肤，游离掌腱膜时，要注意保护深面的掌浅尺、正中神经和尺神经。术后缝合创口时，一般需将掌腱膜切除，不必缝回原位，以免术后引起掌腱膜挛缩。

三、拇指腕掌关节与第 1 掌骨手术进路

【适应证】

1. 第 1 掌骨基底部骨折合并掌腕关节脱位(Bennett 骨折)切开复位内固定术。
2. 第 1 掌骨良性肿瘤切除术。
3. 慢性骨髓炎死骨摘除术。

【体位】

患者平卧于手术台上,将患肢置上肢手术台上。

【麻醉】

臂丛麻醉或局部麻醉。

【手术步骤】

1. 切口由第 1 掌指关节下方的桡侧开始呈弯曲状向第 1 掌骨背侧到大多角骨止(图 2-6-34a)。

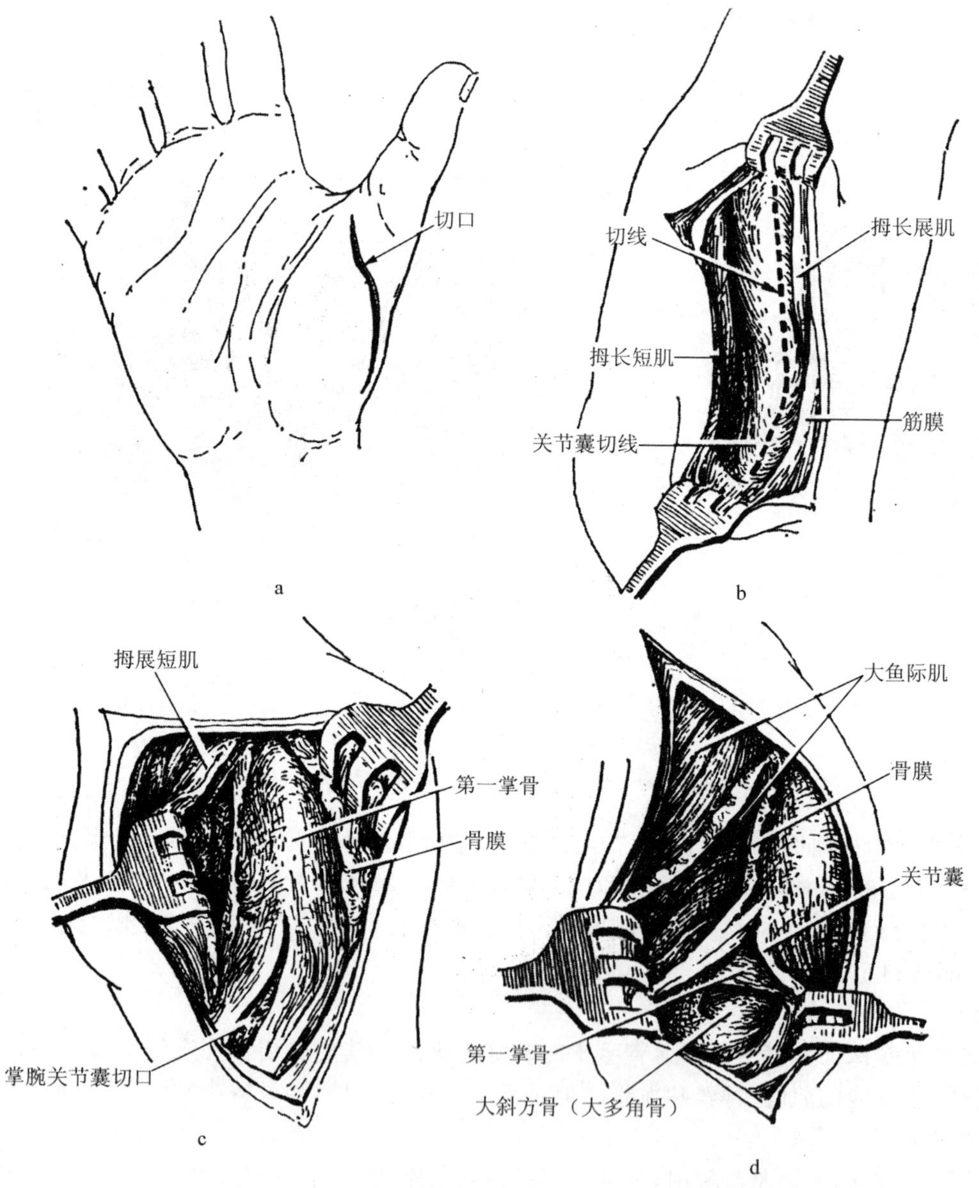

图 2-6-34　拇指腕掌关节与第 1 掌骨手术进路

2. 沿切口切开皮肤、皮下组织和深筋膜，并适当向两侧游离，显露大鱼际的外侧缘和拇长展肌腱和拇短伸肌腱，用二齿拉钩将拇长展肌腱、拇短伸肌腱拉向背侧，于大鱼际外侧缘（拇短展肌与拇短屈肌）作纵行切口（图 2－6－34b）。

3. 按切口切开骨膜，于骨膜下向两侧剥离，显露出掌骨。如系掌骨手术，到此完成。如为掌腕关节内的病变，则再作关节囊切口（图 2－6－34c）。

4. 充分切开掌腕关节囊，并向两侧牵开，显露第 1 掌骨基底部与大多角骨（图 2－6－34d）。

【说明】

该切口系 Wagner 切口，临床应用不多，它是第 1 掌骨基底部骨折合并掌腕关节脱位（Bennett 骨折）开放复位所用的手术进路。该切口可在直视下显露第 1 掌骨和掌腕关节，而不通过手部肌腱、血管和神经。

手术时需注意切口的定位，这样才能正确地显露大鱼际外侧缘和拇长展肌腱、拇短伸肌腱的间隙，便于在该间隙显露第 1 掌骨和掌腕关节。

第六节　手背手术进路

【应用解剖】

手背的切口主要是显露掌骨，都以掌骨为轴，在其侧方作纵形皮肤和皮下组织切开，解剖出深部手背静脉和指伸肌腱（图 2－6－17）和骨间肌以及指背侧神经，牵开伸肌腱，即可显露指骨（图 2－6－35c）。

一、第 2 掌骨背侧手术进路

【适应证】

1. 掌骨骨折切开复位内固定术。
2. 掌骨骨折不愈合或畸形愈合手术。
3. 掌骨肿瘤切除术。
4. 掌骨慢性骨髓炎死骨摘除术。

【体位】

患者平卧于手术台上，患肢置于上肢手术台上。

【麻醉】

局部麻醉（腕部桡神经阻滞麻醉）或臂丛麻醉。

【手术步骤】

1. 于手背第 2 掌骨桡侧作一纵形切口，其长度约 5cm（图 2－6－35a）。

2. 沿皮肤切口切开皮肤、皮下组织和深筋膜，并将皮瓣向两侧游离，显露出第 2 掌骨背面和示指伸腱，于第 2 掌骨背面作骨膜切口（图 2－6－35b）。

3. 沿骨膜切口切开骨膜，于骨膜下进行剥离，则第 2 掌骨即可显露（图 2－6－35c）。

【说明】

该切口是显露第 2 掌骨最满意的进路，因第 2 掌骨即在该处皮下，无知名神经和血管存在，亦无神肌腱的覆盖，故副损伤很少。

手术中需注意皮肤切口与掌骨背侧骨膜切口不要在一条线上，以免术后粘连，影响手指的功能。

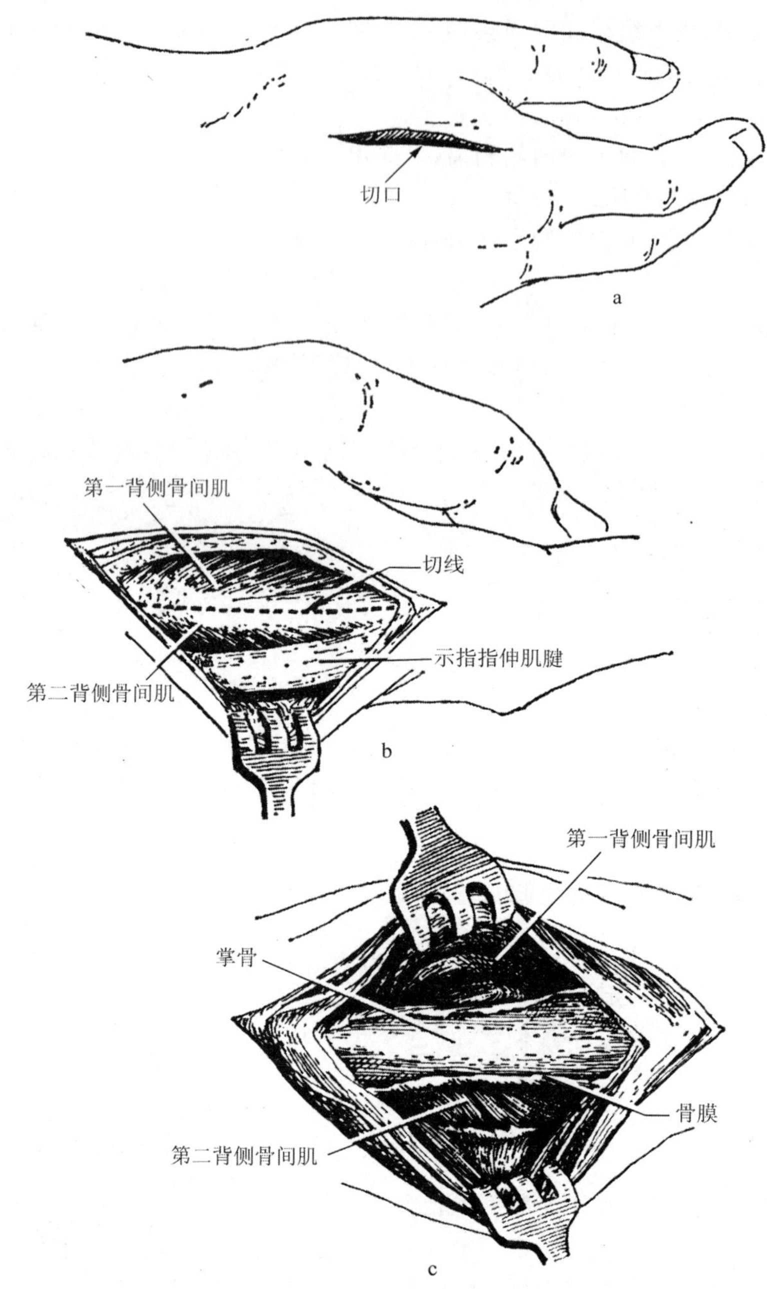

图 2-6-35　第 2 掌骨背侧手术进路

二、第 5 掌骨背侧手术进路

【适应证】

1. 掌骨骨折切开复位内固定术。
2. 掌骨骨折不愈合或畸形愈合手术。
3. 掌骨肿瘤切除术。
4. 掌骨慢性骨髓炎死骨摘除术。

【体位】

患者平卧于手术台上，患肢置于上肢手术台上。

【麻醉】

局部麻醉、肘部尺神经阻滞麻醉或臂丛麻醉。

【手术步骤】

1. 于手背第 5 掌骨尺侧缘作一纵形切口，其长度约 5cm(图 2－6－36a)。

2. 沿皮肤切口切开皮肤、皮下组织和深筋膜，并将皮瓣适当向两侧游离，显露出第 5 掌骨背面、第 5 指伸腱和固有小指伸腱，再以第 5 掌骨背面作掌骨骨膜切口(图 2－6－36b)。

3. 沿骨膜切口切开骨膜，于骨膜下剥离，则第 5 掌骨即可显露(图 2－6－36c)。

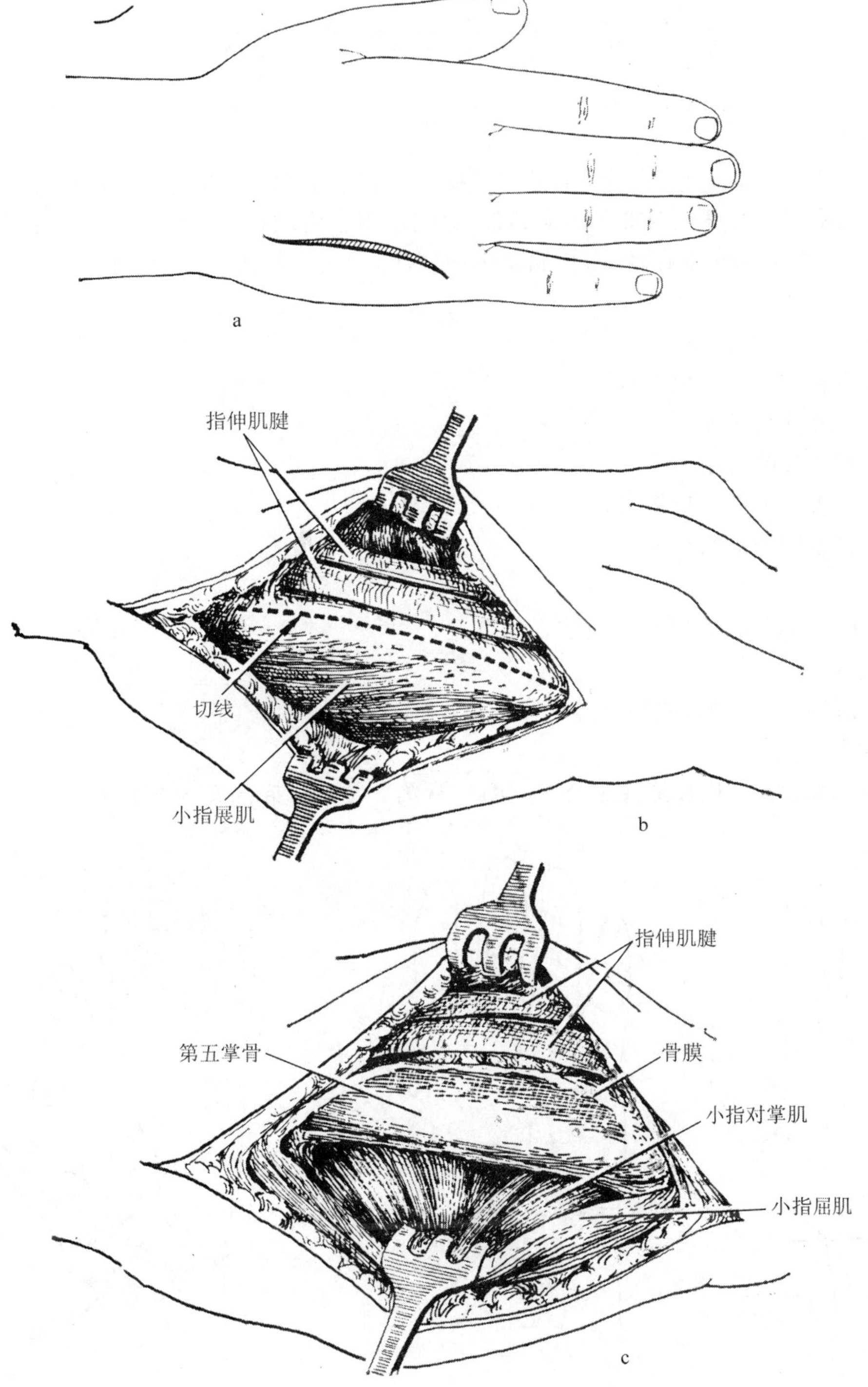

图 2－6－36　第 5 掌骨背侧手术进路

【说明】

该切口与第 2 掌骨手术进路一样，第 5 掌骨即在皮下，无知名神经和血管存在，亦无指伸肌腱在皮下，故手术的副损伤很少。

手术中需注意皮肤切口与第 5 掌骨背侧骨膜切口不可在一条线上，以免术后粘连，影响手指的功能。

第七节　腕关节掌侧手术进路

【应用解剖】

该手术进路是以腕掌侧作“S”形和横形切开皮肤及皮下组织和深筋膜，解剖出腕横韧带、掌长肌腱（图 2－6－2），纵形切开腕掌侧韧带和腕横韧带，解剖出腕管内的正中神经、指浅和指深屈肌腱、拇长屈肌腱、桡侧腕屈肌腱，并将正中神经、拇长屈肌牵向桡侧，指浅、深屈肌牵向尺侧，则腕关节掌侧得以显露（图 2－6－37c）。

【适应证】

1．腕管综合征腕管切开松解术。

2．腕管肌腱粘连松解术。

3．腕管肌腱断裂吻合术。

4．正中神经腕管处粘连松解术。

5．正中神经腕管切断吻合术。

【体位】

患者平卧于手术台上，患肢置于上肢手术台上。

【麻醉】

臂丛麻醉或高位持续硬脊膜外麻醉。

【手术步骤】

1．于腕关节掌侧作一横弧形或纵“S”形切口，从第 2 掌骨基底部开始向近侧延伸，在腕掌横纹处横

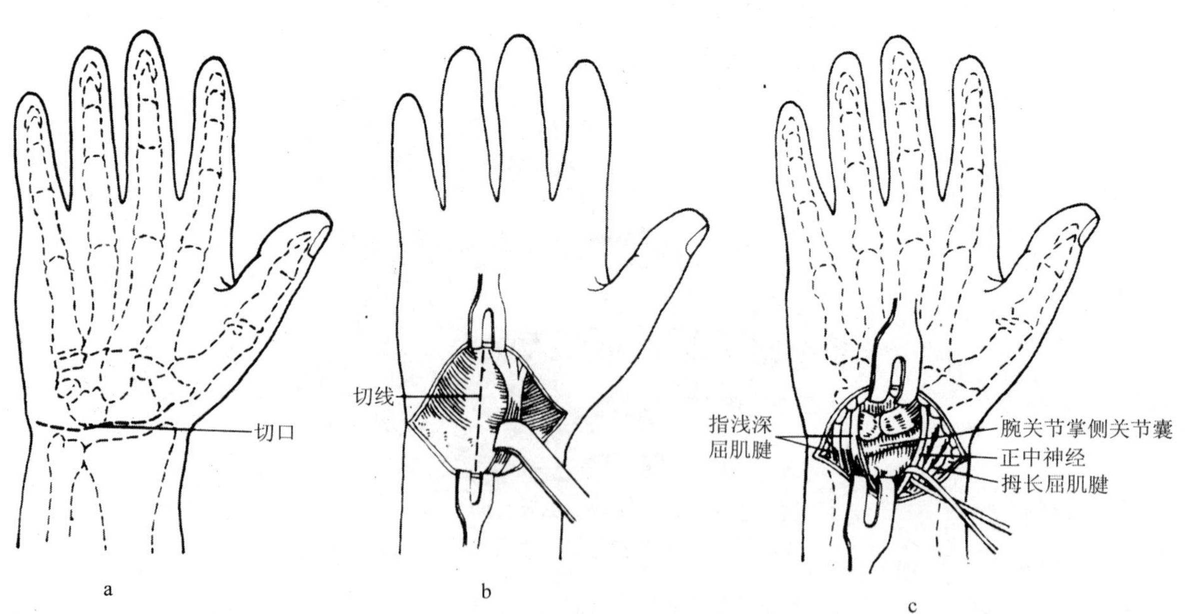

图 2－6－37　腕关节掌侧手术进路

行向尺侧，后沿尺骨桡侧缘向近端延伸 3cm 为止(图 2－6－37a)。

2. 沿切口切开皮肤、皮下组织，并将皮瓣适当向两侧游离，显露掌长肌腱，后切开腕掌侧韧带近侧的深筋膜，使掌长肌得到充分游离，并注意深面的正中神经，以免损伤。后将掌长肌腱向桡侧牵开，显露腕掌侧韧带与腕横韧带，并作腕掌侧韧带与腕横韧带的纵形切线(图 2－6－37b)。

3. 沿腕掌侧韧带与腕横韧带切线，切开该两组韧带，使腕管内的正中神经、指浅深屈肌腱、拇指屈肌腱、桡侧腕屈肌腱得以显露。将正中神经用橡皮条牵向桡侧，并将拇指屈肌腱和桡侧屈肌腱、掌长肌腱牵向桡侧，将指浅深屈肌腱牵向尺侧，则腕关节掌侧关节囊得以显露。并作关节囊横形切开，进入腕关节掌侧(图 2－6－37c)。

【说明】

该切口系腕关节掌侧最常用的切口，是作腕部正中神经和屈肌腱断裂的主要切口。在作正中神经与屈肌腱断裂缝合时要重视肌腱与正中神经位置，以免接错。在作掌侧月骨缺血性坏死摘除术时，需注意定位。其方法术前透视下定位，插注射针头，如有困难可解剖出桡骨远端，月骨位于桡骨远端的内侧缘桡侧。或解剖出第 3 掌骨基底部，其第 3 掌骨的轴心线通过月骨。

第八节 腕关节背侧手术进路

【应用解剖】

该手术进路是在腕关节背侧作“S”形皮肤和皮下组织和深筋膜切开，解剖出腕背侧韧带，显露拇长伸肌腱、指总伸肌腱(图 2－6－3)，于拇长伸肌腱的筋膜管和指总伸肌腱的筋膜管之间切开腕背侧韧带，显露出腕关节(图 2－6－38c)。

【适应证】

1. 腕关节融合术。
2. 月骨无菌坏死摘除术。
3. 人工腕关节置换术。
4. 腕关节活组织检查。
5. 腕关节类风湿性关节炎滑膜切除术。
6. 腕关节结核病灶清除术。

【体位】

患者平卧，将患肢置于上肢手术台上。

【麻醉】

臂丛麻醉或局部麻醉。

【手术步骤】

1. 腕关节背侧进路可作横切口、纵切口以及“S”形切口，由第 2 掌骨基部向尺侧呈“S”形延长的切口(图 2－6－38a)。

2. 沿切口切开皮肤和皮下组织，并向上下游离皮瓣，显露出皮下的静脉，其分支切断并结扎，主干作适当游离拉向侧方，切开深筋膜，适当分离，显露出腕背侧韧带，于拇长伸肌腱的筋膜管与指总伸肌腱筋膜管之间，纵行切开腕背侧韧带，显露出腕部背侧关节囊。将显露的腕关节囊作一纵行切口(图2-6-38b)。

3. 沿切口切开关节囊，并向两侧牵开，显露出腕关节腔内的桡骨下端、舟骨、月骨、头状骨(图2-6-38c)。

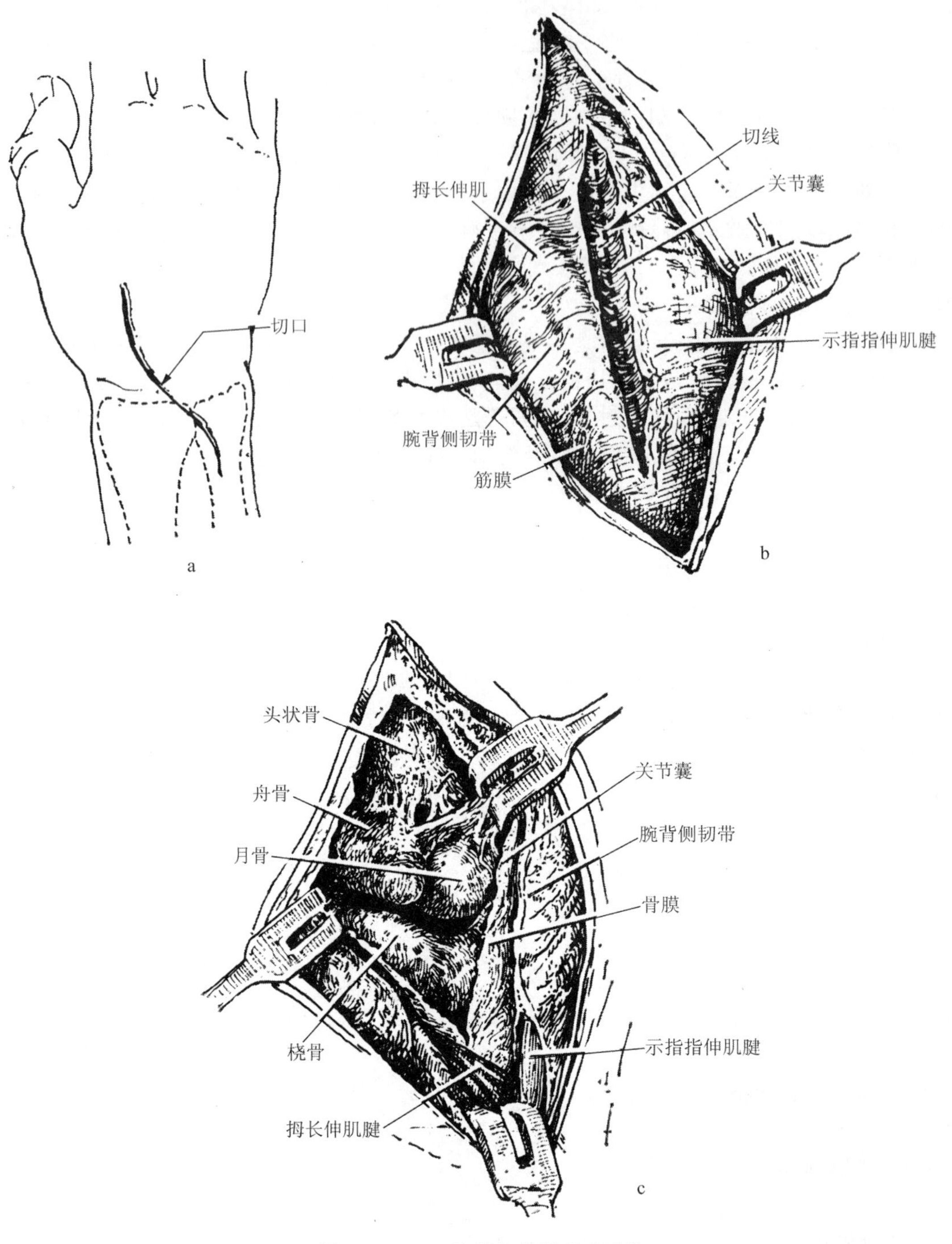

图 2-6-38 腕关节背侧手术进路

【说明】

该切口可在直视下充分显露腕关节，而不通过重要的神经和血管。肌腱亦在筋膜管的保护下，避免直接显露。

此切口可作骨膜下显露桡骨背侧不同部位，并进关节囊，如作月骨切除及舟骨部分切除，并不需要从桡骨背侧剥出拇长伸肌和指总伸肌之筋膜管。但进行腕关节病灶清除、腕关节融合术等则需充分显露腕关节的全部。

手术中应注意在作皮肤游离时，不要损伤皮下的主要静脉。在纵行切开腕横韧带时，要在拇长伸肌腱的筋膜管与指总伸肌腱筋膜管之间进行，以免使肌腱直接显露于切口内，减少术后的粘连。

第九节　腕关节桡侧手术进路

【应用解剖】

该手术进路是以腕关节桡侧(鼻咽窝)，作纵形皮肤、皮下组织切开，解剖出桡神经的浅支给予保护后(图 2-6-15)，切开深筋膜，解剖出拇长伸肌、桡动脉、拇短伸肌、拇长展肌(图 2-6-3)，将拇长伸肌牵向背侧，桡动脉和拇短伸肌牵向掌侧，则腕关节桡侧得以显露(图 2-6-39c)。

【适应证】

1. 舟骨骨折不连接自家植骨术。
2. 舟骨骨折不连接桡骨茎突切除术。
3. 舟骨骨折不连接桡骨茎突切除加自体植骨术。
4. 舟骨骨折发生无菌性坏死作舟骨全摘除或坏死部分摘除术。
5. 人工舟骨置换术。

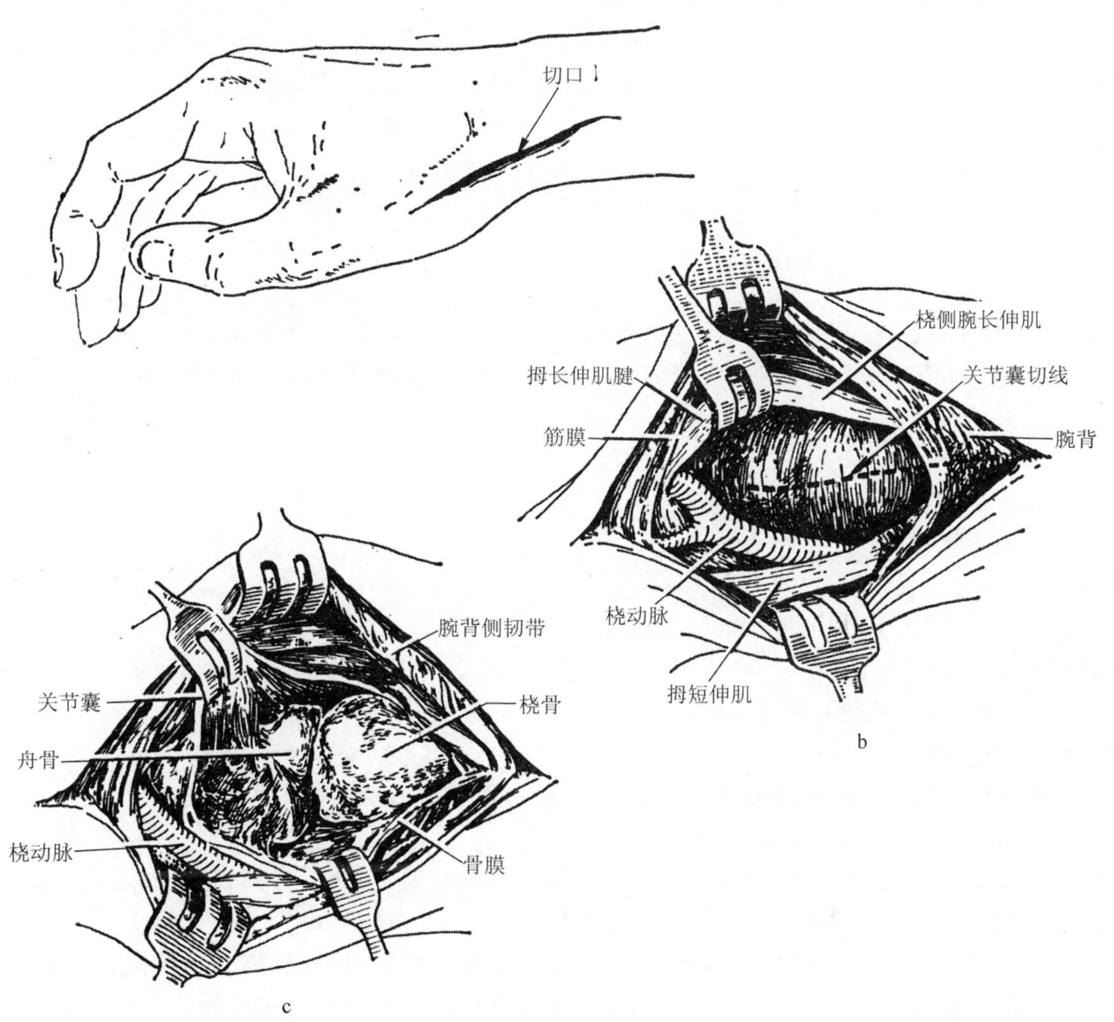

图 2-6-39　腕关节桡侧纵形手术进路

【体位】

患者平卧于手术台上，患肢置于上肢手术台上。

【麻醉】

臂丛麻醉或局部麻醉。

【手术步骤】

1. 切口以鼻咽窝中点为标志，作纵形或横形 5～6cm 的切口(图 2－6－39a)。

2. 沿切口切开皮肤和皮下组织，解剖出桡神经浅支，以免在分离皮瓣时损伤，后切开深筋膜，向两侧分离，显露出拇长伸肌腱与拇长展肌腱、拇短伸肌腱以及桡动脉。用二齿拉钩将拇长伸肌腱牵向背侧，拇长展肌腱和拇短伸肌腱牵向掌侧，显露腕关节囊的桡侧，在此处作腕关节囊、腕背伸韧带和骨膜的纵行切口(图 2－6－39b)。

3. 于腕关节囊的桡侧切口切开腕关节囊、腕背侧韧带和桡骨远端骨膜，并于骨膜下向背侧和掌侧剥离，并向两侧牵开，显露舟骨、桡侧茎突和桡骨下端(图 2－6－39c)。

【说明】

该切口是在直视下显露舟骨和桡骨茎突的手术进路，便于进行舟骨和桡骨茎突的手术。但需要显露桡动脉、拇短伸肌、拇长伸肌以及桡神经浅支。

该切口局部解剖较复杂，手术中必须熟悉局部解剖。

在切开皮肤后首先注意桡神经浅支，以免损伤。在切开深筋膜时，应解剖出拇短伸肌、桡动脉以及拇长伸肌，以免在手术中损伤，同时可从拇长伸肌腱与拇短伸肌腱之间进入腕关节的外侧间隙。

第十节　腕关节尺侧手术进路

【应用解剖】

该手术进路是以腕关节尺侧作纵形皮肤及皮下组织切开，解剖出腕背侧韧带和尺侧腕伸肌腱和尺侧腕屈肌腱，切开腕背侧韧带，将上述两肌腱向前后牵开，切开骨膜，使尺骨小头得以显露。切除尺骨小头，则腕关节囊的尺侧得以显露(图 2－6－40c)。

【适应证】

1. 尺骨远端切除。

2. 腕关节融合术。

【体位】

患者平卧于手术台上，患肢置于上肢手术台上。

【麻醉】

臂丛麻醉或高位持续硬脊膜外麻醉。

【手术步骤】

1. 于腕关节尺侧作一纵形弯曲切口，由尺骨小头近侧 4cm 处起，沿尺骨尺侧向远端纵形弯曲延伸到第 5 掌骨基底部尺侧止(图 2－6－40a)。

2. 沿切口切开皮肤、皮下组织和深筋膜，将皮瓣向两侧游离，切开腕背侧韧带，显露出尺侧腕伸肌腱和尺侧腕屈肌腱，于两者之间作尺骨尺侧骨膜纵形切线(图 2－6－40b)。

3. 沿骨膜切线切开尺骨骨膜，作骨膜下剥离，将尺侧腕伸肌腱，连同剥离的骨膜向背侧牵开，将尺侧腕屈肌腱连同剥离的骨膜向掌侧牵开，使尺骨小头充分显露，用切骨刀，在尺骨茎突上 2.5cm 作尺骨远段切除(图 2－6－40c)。

4. 尺骨远段切除后，桡腕关节囊的尺侧得以显露，于该关节囊作纵形切线(图 2－6－40d)。

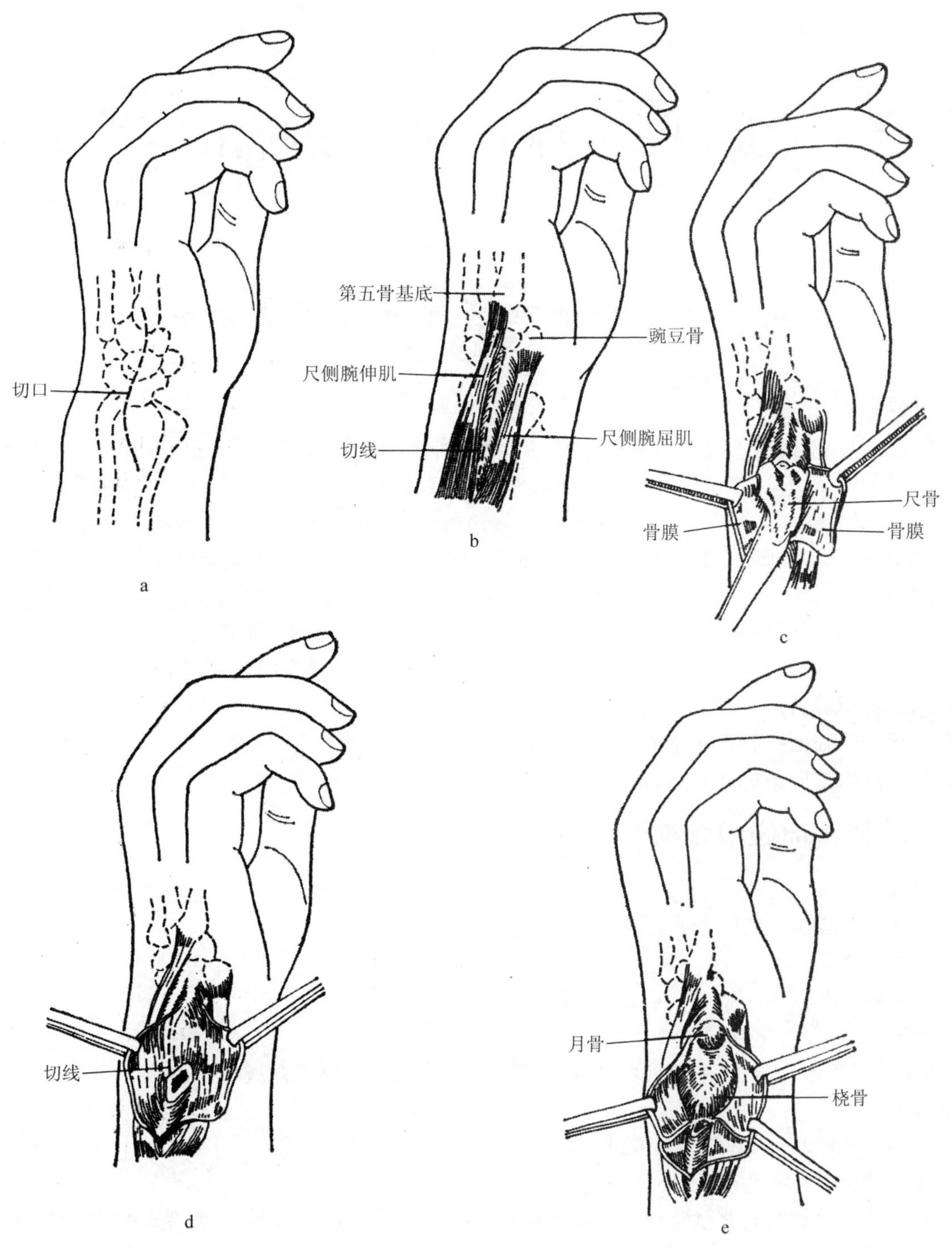

图 2-6-40　腕关节尺侧手术进路

5. 于桡腕关节囊尺侧切线，切开桡腕关节囊，并向两侧牵开，则桡骨远端与桡腕关节间隙、腕骨得到充分显露(图 2-6-40e)。

【说明】

该切口系 Smith-Peterson 腕关节切口，是适用于因尺桡关节炎或脱位引起腕痛或旋转受限者，需作尺骨远端切除术所用的切口；也用于腕关节病变作腕关节融合术。

第七章　上肢神经、血管的应用解剖与手术进路

第一节　臂丛和颈部血管手术进路

【应用解剖】

臂丛神经和颈部血管的显露根据临床的要求有多种类型切口，但局部的应用解剖有共同之处，无论是作颈部斜切口、横切口或者是作锁骨上、下弯曲切口，首先切开皮肤、皮下组织和颈阔肌后，解剖出颈外静脉和胸锁乳突肌（图 1－2－6），后根据手术进路的需要，将颈外静脉给予保护或切断结扎，继将胸锁乳突肌牵开切断或切断锁骨头，解剖出颈动脉鞘（图 1－2－9）；根据手术的需要切断肩胛舌骨肌后，将颈动脉鞘牵向外侧，甲状腺前肌群牵向内侧，可以充分显露颈椎前侧的颈长肌（图 1－2－8），牵开颈长肌或切断颈长肌，则椎体横突可以显露（图 1－2－8）。如将颈动脉鞘牵向内侧，切断前斜角肌，则臂丛的神经根得以显露（图 2－7－1c）。作锁骨上臂丛和锁骨下动脉显露时，切断胸锁乳突肌销骨后，解剖出膈神经，再切断前斜角肌，则臂丛和锁骨下动脉得以显露（图 2－7－3d）。作全臂丛和锁骨下动脉显露，则在上述的基础上再将锁骨下的胸大肌头静脉与三角肌给予解剖出（图 2－4－3），分开三角肌与胸大肌间隙（注意保护好头静脉），用线锯锯断锁骨，则臂丛和锁骨下动脉得以显露（图 2－7－4c）。

一、臂丛和神经根颈前外侧手术进路

【适应证】

1. 臂丛和神经根损伤探查术。
2. 臂丛松解术。
3. 臂丛吻合术。

【体位】

患者平卧于手术台上，两肩胛间垫一扁枕，颈部略向后伸，头略偏向腱侧。

【麻醉】

高位持续硬脊膜外麻醉或局部麻醉。

【手术步骤】

1. 于颈部一侧胸锁乳突肌后缘作一斜弧形切口，从乳突后下方开始，沿胸锁乳突肌后缘作弧形向后的斜行延伸到胸锁乳突肌胸骨头止点处（图 2－7－1a）。

2. 沿切线切开皮肤、皮下组织和颈阔肌，于颈阔肌下向两侧锐性游离皮瓣，向内到颈前正中、向后到斜方肌前缘，并将皮瓣向两侧牵开，显出甲状肌前肌群，胸锁乳突肌，沿胸锁乳突肌后缘切开肌膜，将胸锁乳突肌后方做充分游离，将胸锁乳突肌锁骨头切断，并将肌腹向上方翻转，将胸骨头向颈前牵开，使肩胛舌骨肌得以显露，并适当游离，将其中间腱部切断，并于断端用缝合线支持，牵向两端，切开锁骨上筋膜，使膈神经、前斜角肌和臂丛得以显露（图 2－7－1b）。

3. 用橡皮条将膈神经牵开，游离前斜角肌，并切除前斜角肌，使臂丛和颈部神经根得到充分显露（图 2－7－1c）。

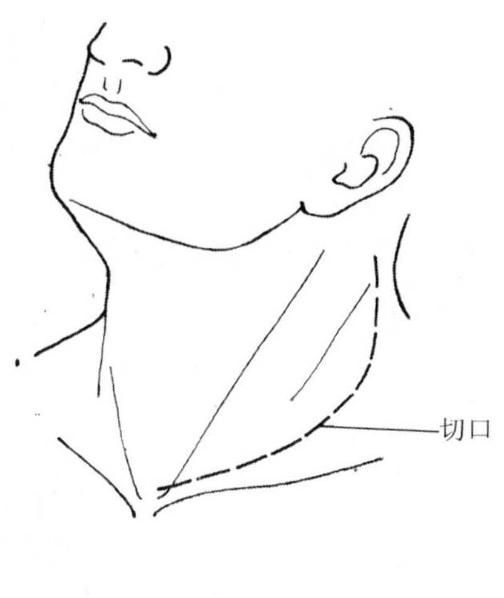

a

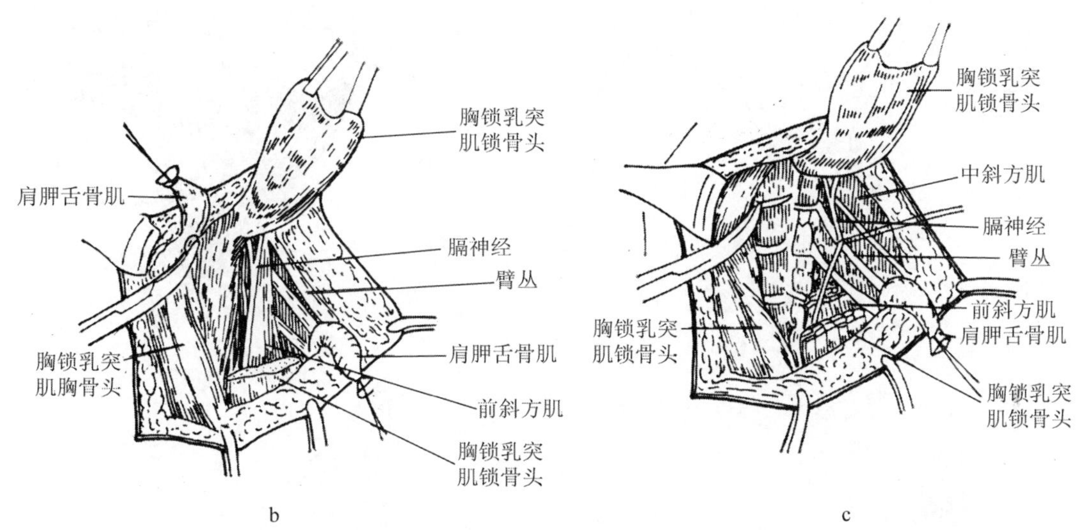

b　　c

图 2-7-1　臂丛和神经根颈前外侧手术进路

【说明】

该切口由颈前外侧切断胸锁乳突肌、锁骨头，显露臂丛和神经根的手术进路，故手术需在颈动脉鞘后进行，因此浅层需注意颈外浅静脉和臂丛皮神经的处理。在深层作胸锁乳突肌锁骨头切断时，要保护后方的颈内静脉，不可损伤，以免发生气栓。在解剖颈后三角时，注意锁骨上窝的颈横动静脉，不可损伤。

二、椎动脉颈前外侧手术进路

【适应证】

1. 椎动脉孔狭窄减压术。
2. 椎动脉狭窄搭桥术。
3. 椎动脉与甲状腺下动脉或上动脉吻合术。

【体位】

患者平卧于手术台上，两肩胛间垫一扁枕，颈部略向后伸，头略偏向腱侧。

【麻醉】

高位持续硬脊膜外麻醉或局部麻醉。

【手术步骤】

1. 于颈前外侧胸锁乳突肌前缘作一斜切口，从乳突前开始沿胸锁乳突肌前缘到胸锁乳突肌胸骨头止点(图 2-7-2a)。

2. 沿以上切口切开皮肤、皮下组织、颈阔肌，于颈阔肌下作皮瓣游离，并牵向两侧，显露出胸锁乳突肌、甲状腺前肌群、颈外静脉(图 2-7-2b)。

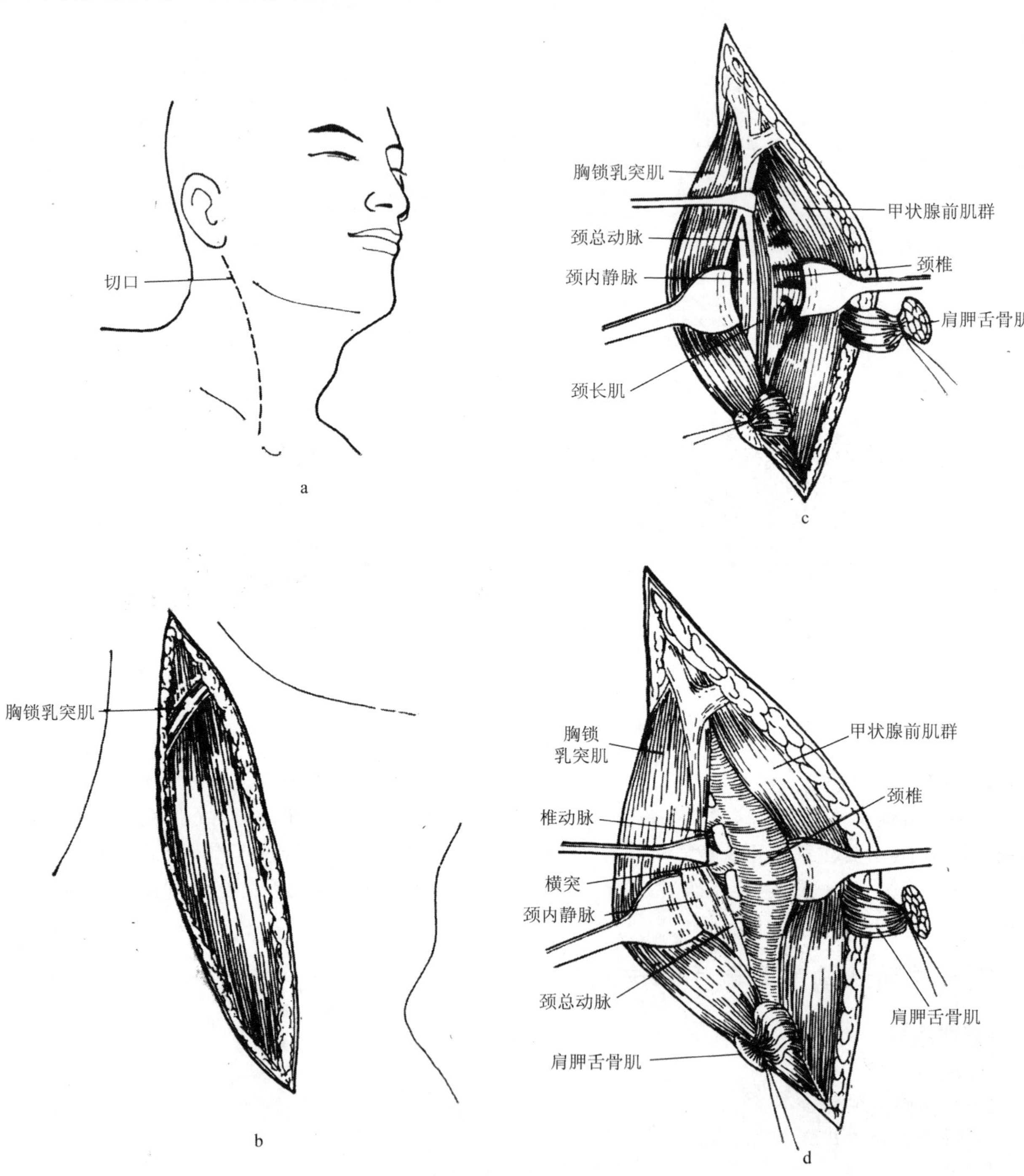

图 2-7-2　椎动脉颈前外侧手术进路

3. 沿胸锁乳突肌前缘切开肌膜，将胸锁乳突肌向后方牵开，甲状腺与甲状腺前肌群向内牵开，显露出肩胛舌肌，在其中间腱部切断，并将断端用缝合线作支持，牵向两侧，显露颈动脉鞘，将其牵向外侧，显出甲状腺下动脉，并切断结扎。显露出颈长肌和颈椎体(图 2－7－2c)。

4. 进一步将颈动脉鞘牵向外侧，游离颈长肌并牵向外侧或切断，使颈椎体与颈椎横突、椎动脉得到充分显露(图 2－7－2d)。

【说明】

该切口系由颈前经肌间隙直达颈椎体和颈椎横突，便于作横突孔前壁切除。显露椎动脉可作椎动脉减压或椎动脉架桥，以及椎动脉远端与甲状腺下动脉、甲状腺上动脉的吻合术，以改善椎动脉的血供。

三、臂丛锁骨下动脉锁骨上手术进路

【适应证】

1. 臂丛松解术。
2. 臂丛吻合术。
3. 膈神经、副神经与臂丛吻合术。
4. 锁骨下动脉松解术。
5. 锁骨下动脉血栓摘除术。
6. 颈肋切除术。

【体位】

患者平卧于手术台上，两肩胛间垫一扁枕，颈部略向后伸，头略偏向腱侧。

【麻醉】

高位持续硬脊膜外麻醉或局部麻醉。

【手术步骤】

1. 在锁骨上窝作一横形切口，亦可作“V”形切口。横形切口自斜方肌的前缘开始，沿锁骨上一指横行向内到胸锁乳突肌内缘(图 2－7－3a)。

2. 沿切口切开皮肤、皮下组织和颈阔肌，并将皮瓣适当游离，显露出切口下方肌群前面疏松脂肪组织，用纱布推向外上方，显露出胸锁乳突肌、肩胛舌骨肌、斜角肌群、斜方肌以及颈外静脉和臂丛(图 2－7－3b)。

3. 于胸锁乳突肌锁骨头作适当游离，将右手示指伸入下方，并切断胸锁乳突肌锁骨头，并与颈外静脉一同牵向内上方，这样可以避免损伤下方的颈总动脉和颈内静脉。并将肩胛舌骨肌牵向外上方。此时可显露膈神经、颈总动脉和前斜角肌(图 2－7－3c)。

4. 将膈神经用橡皮条牵向内侧，将前斜角肌作适当游离，把血管钳在该下方穿过，并横形切断前斜角肌，这样可以避免损伤下方的臂丛和锁骨下动脉。将切断的前斜角肌向上下翻开，其下方的臂丛和锁骨下动脉得以充分显露(图 2－7－3d)。

【说明】

该切口是显露锁骨下动脉和臂丛的首选切口，显露的锁骨下动脉和臂丛较清晰，便于手术的操作，故常为临床上采用。但这一进路显露锁骨下动脉和臂丛尚不够充分。操作要细致，层次要分清，在切开皮肤与颈阔肌时要注意颈外静脉的保护。在切断胸锁乳突肌锁骨头时，一定要先将右手示指伸入该肌下方，以免损伤其下方的颈总动脉和颈内静脉。在切断前斜角肌时，需将膈神经加以保护，后把血管钳在该肌下穿过，再切断前斜角肌。这样可以避免损伤膈神经、臂丛和锁骨下动脉。

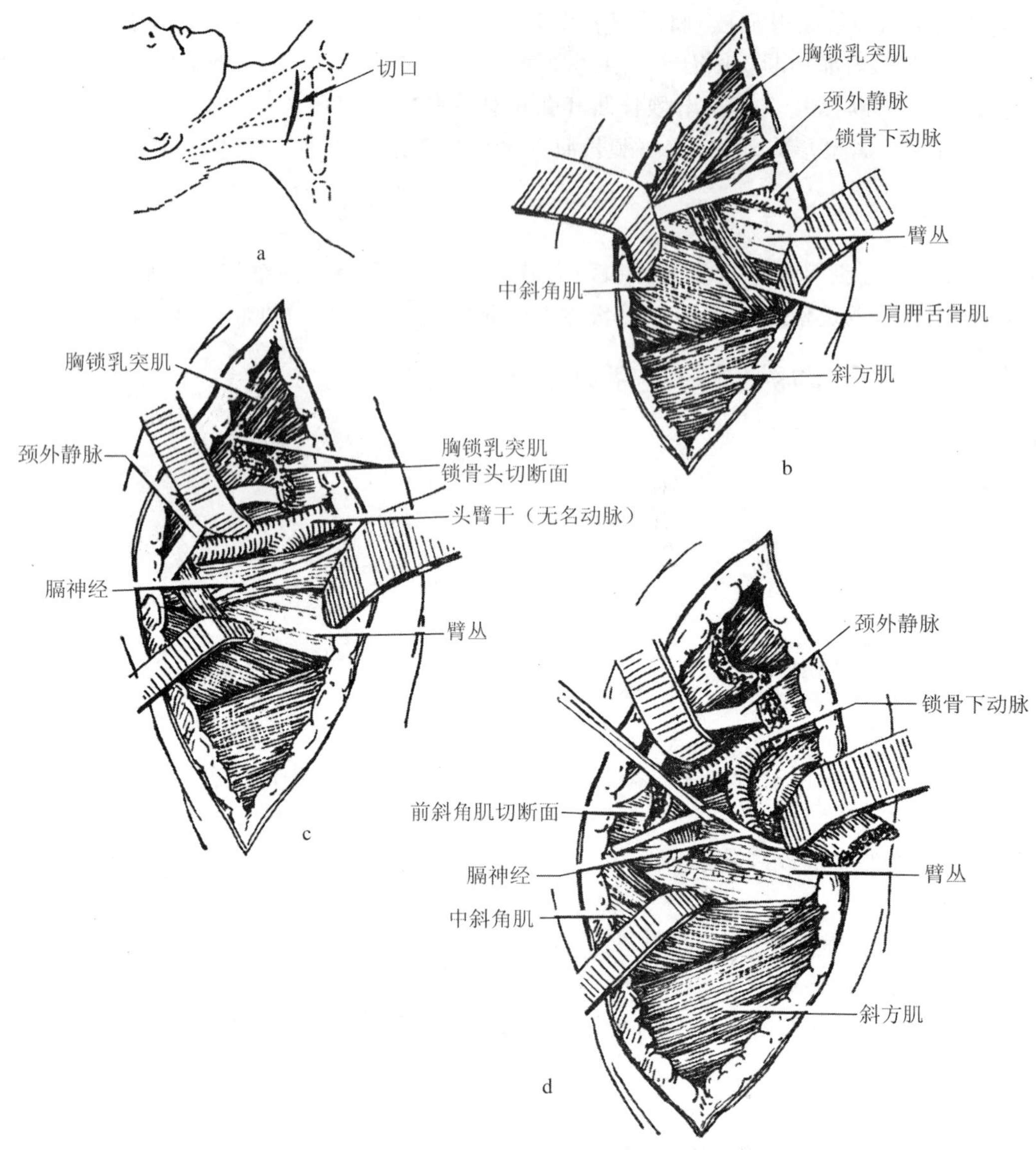

图 2-7-3 臂丛锁骨下动脉锁骨上手术进路

四、臂丛锁骨下动脉经锁骨手术进路

【适应证】

1. 锁骨下动脉松解术。
2. 锁骨下动脉血栓摘除术。
3. 锁骨下动、静脉破裂修补术。
4. 臂丛损伤探查术。
5. 臂丛断裂吻合术。
6. 膈神经、肋间神经与臂丛吻合术。

【体位】

患者平卧于手术台上，患侧肩部垫一扁枕。

【麻醉】

高位持续硬脊膜外麻醉或全身麻醉。

【手术步骤】

1. 于患侧锁骨上下作一弯曲切口，自胸锁乳突肌中点，沿其后缘到胸锁关节，再沿锁骨上一指向外侧延长到锁骨中外 1/3 交界处，转向锁骨下，再于三角肌与胸大肌间隙向远侧延长至腋窝皮肤皱襞，再转向腋窝(图 2－7－4a)。

2. 沿切口切开皮肤、皮下组织、颈阔肌和筋膜，并将皮瓣适当向两侧游离并牵开，显露锁骨上窝的疏松脂肪组织，用盐水纱布将其推向外侧，显露颈部肌肉、颈外静脉、膈神经、锁骨以及锁骨下方的胸大肌、三角肌和头静脉(图 2－7－4b)。

3. 先将胸锁乳突肌、颈外静脉拉向内侧(必要时可切断结扎颈外静脉)，切断结扎肩胛舌骨肌和深面的颈横动静脉，这时可显露出臂丛根部的上干和中干，再小心横行切断前斜角肌，使锁骨下动脉和臂丛根部得以显露，进一步切开锁骨中外 1/3 处的骨膜，锯断锁骨。再沿三角肌与胸大肌间隙分开，小心将胸大肌与头静脉牵向内下方，显露出胸大肌深面的疏松脂肪组织和胸前神经，用盐水纱布将其推向内侧，显露出胸小肌。后于胸小肌止点下一指横行切断胸小肌，并向内侧翻转，则臂丛、锁骨下动静脉得以充分显露(图 2－7－4c)。

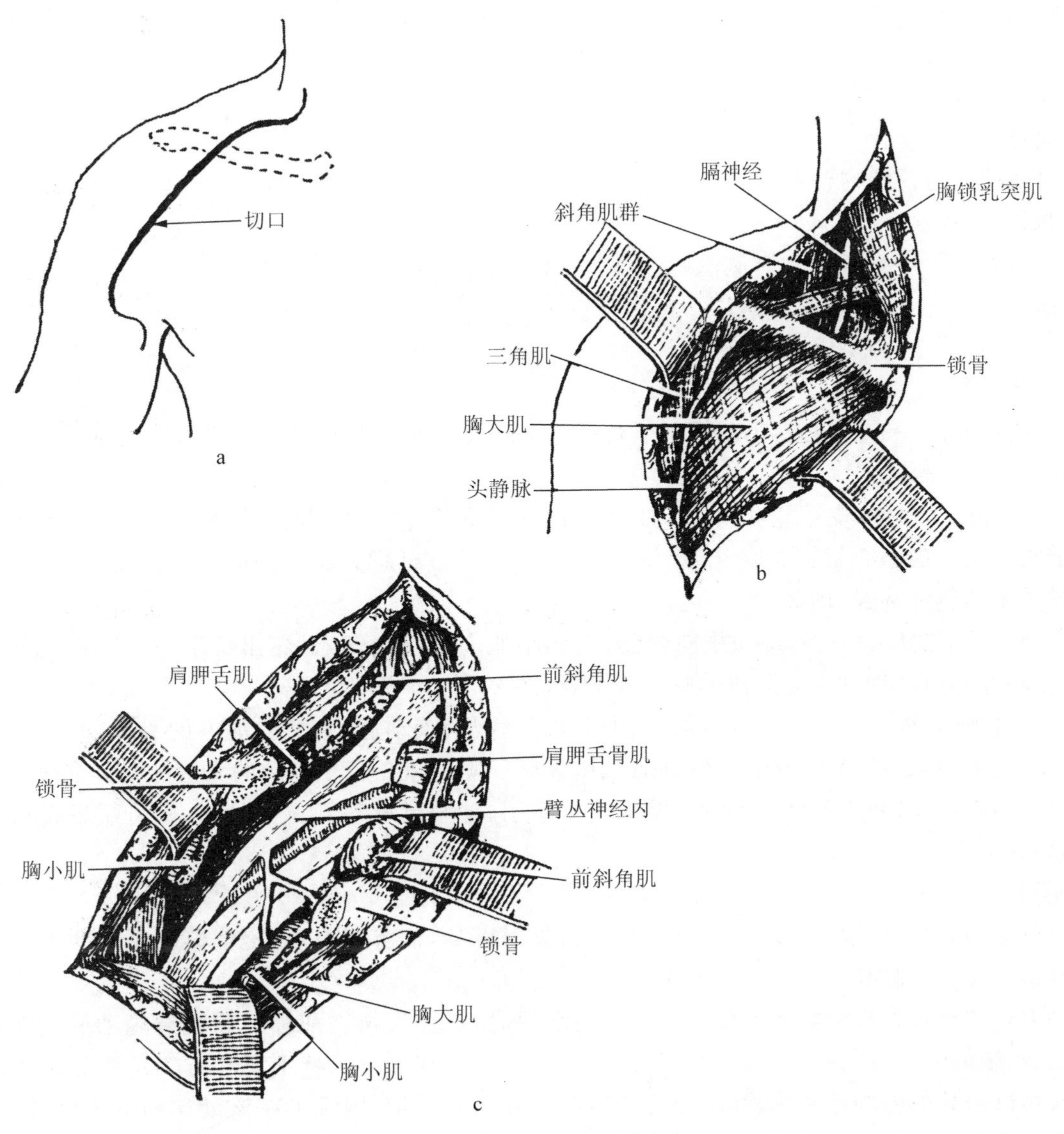

图 2－7－4　臂丛锁骨下动脉锁骨手术进路

【说明】

该切口切断锁骨后，整个锁骨下动脉和臂丛就能充分显露。能顺利完成臂丛的各类手术，特别是近年来所开展的副神经、膈神经以及肋间神经等与臂丛吻合术，以改善臂丛损伤所致上肢功能障碍。但该切口损伤较大，锁骨切断后术后有较长时间的愈合过程。

当切断肩胛舌骨肌和颈横动静脉时要注意颈外静脉和膈神经的保护，以免损伤。特别是在切断颈横动静脉时要严格注意结扎止血，以免增加操作困难。在切断前斜角肌和锯断锁骨时要注意保护下方的锁骨下动脉和臂丛。在分开三角肌与胸大肌间隙时亦要小心保护头静脉，在切断胸小肌附着处时注意下方锁骨下动脉和臂丛。关节切口时要注意按层缝合，特别是要做好锁骨的内固定，保证术后锁骨愈合和防止畸形。

五、臂丛腋动脉锁骨下手术进路

【适应证】

1. 腋动脉血栓摘除术。
2. 腋动脉悬吊控制术。
3. 腋动脉松解术。
4. 锁骨下臂丛松解术。
5. 锁骨下臂丛吻合术。
6. 肋间神经与臂丛吻合术。

【体位】

患者平卧于手术台上，头向腱侧倾斜，患侧上肢稍外展。

【麻醉】

高位持续硬脊膜外麻醉或全身麻醉。

【手术步骤】

1. 在锁骨下作一平形切口，由胸锁关节及锁骨下各2cm处开始向外侧与锁骨平行延长至肩锁关节内侧1cm(图2-7-5a)。

2. 沿切口切开皮肤、皮下组织和深筋膜，并将皮瓣向上下游离，显露出胸大肌，距胸大肌外上缘2cm处按肌纤维方向小心将胸大肌分开，并向两侧牵开，显露出胸大肌深面的疏松脂肪组织，即其近侧垂直跨过手术的胸前神经(图2-7-5b)。

3. 将疏松脂肪组织用盐水纱布推向内侧，将胸小肌向外下牵开，显露出位于一层很薄的筋膜下方的臂丛、腋动脉和由腋动脉前方分出的胸肩峰动脉(图2-7-5c)。

4. 将胸肩峰动脉的肩峰支切断结扎，后小心切开臂丛、腋动脉、腋静脉前方的一薄壁筋膜，并向上下游离，使臂丛、腋动脉、腋静脉及其由三角肌、胸大肌间隙进入锁骨下静脉的头静脉得到充分显露。如需要控制腋动脉，可将腋静脉和头静脉适当向内下牵引，使腋动脉得到充分显露，则可用鞋带或橡皮条将腋动脉悬吊(图2-7-5d)。

【说明】

该切口应用较少，因只能显露高位腋动脉与锁骨下臂丛，而且切口不广泛，影响手术时的操作。适用于需显露高位腋动脉和锁骨下臂丛的手术。

手术中要注意在处理胸大肌深面的疏松脂肪组织时，不要损伤胸前神经和胸肩峰动脉。在切开臂丛、腋动脉和腋静脉前方的一层筋膜时不要损伤深面的神经和血管。特别要注意三角肌和胸大肌间隙上端进入切口深处的腋静脉和头静脉，需将其牵向下方，如牵引有困难可在该处切断双重结扎，以免出现结扎缘脱落出血。

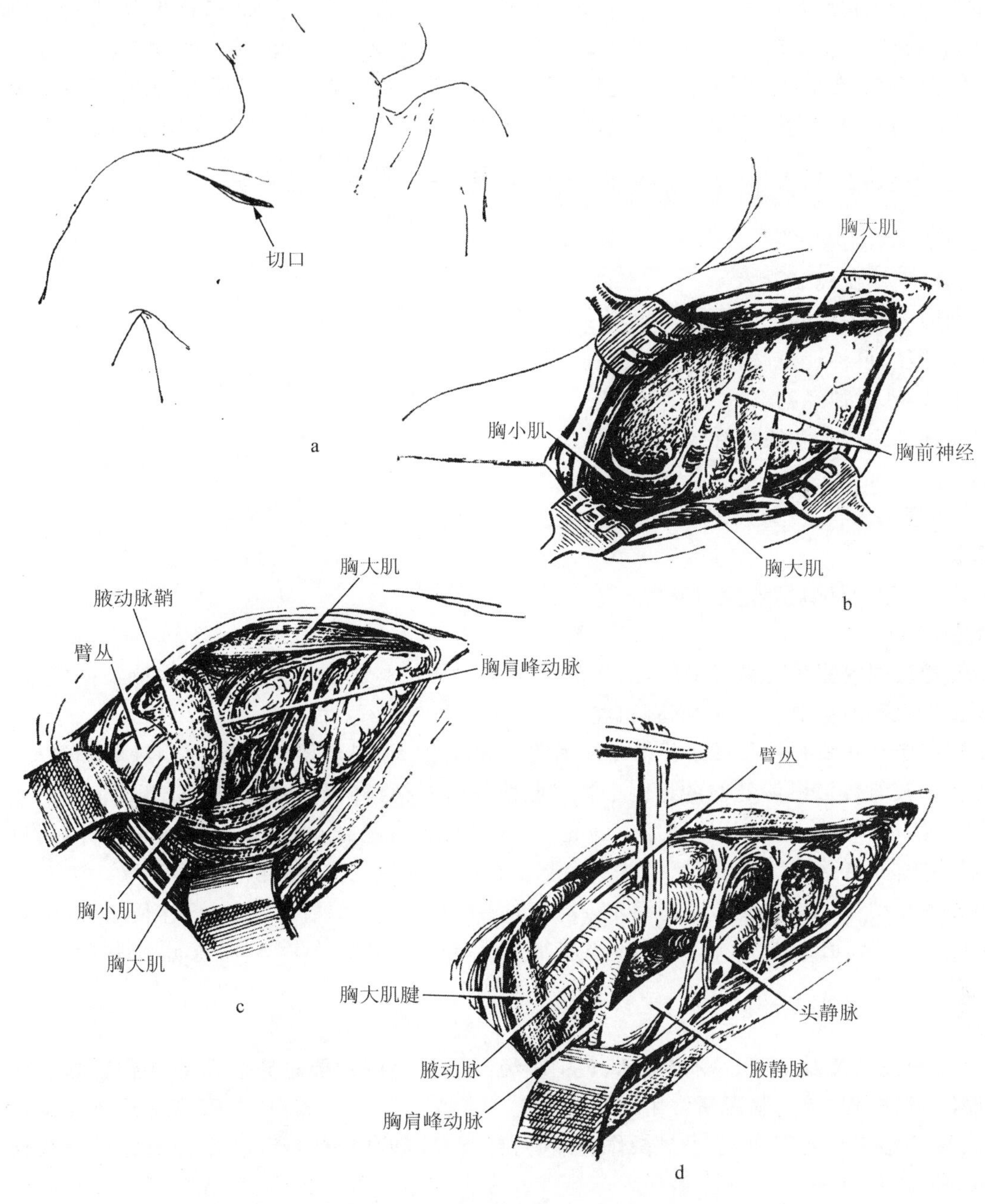

图 2－7－5　臂丛腋动脉锁骨下手术进路

第二节　臂部神经与血管手术进路

一、臂部内侧神经与血管手术进路

【应用解剖】

臂部内侧神经血管的显露根据临床的要求有多种类型切口，但它们都以臂内侧喙肱肌及肱二头肌内缘为切口线，其近侧切口在切开皮肤后解剖出喙肱肌(图 2－7－6b)。后向上牵引即能解剖出肌皮神经、正中神经、肱动静脉及尺神经(图 2－7－6c);而臂部中下段,在切开皮肤,解剖出肱二头肌内侧沟(图 2－7－7b)后,将肱二头肌内缘切开,则清晰地解剖出正中神经、肱动静脉(图 2－7－7c)。如以肱三头肌内缘为切线,切开皮肤,解剖出肱三头肌内缘(图 2－7－8b),并将其深筋膜劈开,则位于肌间隔及肱三头肌之间尺神经得以解剖出(图 2－7－8c)。

(一) 正中神经、肌皮神经、尺神经、肱动脉在臂近侧端手术进路

【适应证】

1. 肱动脉近端血栓摘除术。
2. 肱动脉近端损伤修补术。
3. 正中神经、尺神经近端松解术。
4. 正中神经、尺神经吻合术。
5. 肌皮神经松解术和肌皮神经吻合术。

【体位】

患者平卧于手术台上,患肢外展,置于上肢手术台上。

【麻醉】

高位持续硬脊膜外麻醉或全身麻醉。

【手术步骤】

1. 于上臂近端内侧作一纵行切口,由上臂前内侧上中 1/3 交界处,沿喙肱肌内侧缘向上延长,继沿胸大肌下缘至腋窝顶部,如需延长切口,可将切口上下延长(图 2－7－6a)。

2. 沿切口切开皮肤、皮下组织,并将皮瓣适当向两侧游离,小心沿喙肱肌内侧缘剪开深筋膜,并适当游离,可见肌皮神经紧贴喙肱肌的远侧。将喙肱肌与肌皮神经向前外侧牵开,分开深面的疏松脂肪组织,小心剪开肱动脉、正中神经及尺神经周围的一层薄的鞘膜,则肱动脉、正中神经和尺神经得以显露,正中神经在上方,尺神经在下方,紧紧围绕肱动脉。在肱动脉的浅位为肱静脉(图 2－7－6b)。

3. 小心将肱动脉、正中神经、尺神经充分游离,后用橡皮条分别给予悬吊,这样便于肱动脉、正中神经和尺神经的探查。在实际工作中一般不作肱静脉悬吊,只有在广泛探查肱动脉时才悬吊肱静脉(图 2－7－6c)。

【说明】

该切口系显露腋窝及上臂近端肱动脉、正中神经和尺神经的主要进路。切开皮肤后即能在直视下显露,便于手术时操作,故为临床所常用。

手术前要熟悉腋窝的解剖,手术时操作要细心,对所显露的肌皮神经、正中神经、尺神经、肱动脉等都需妥善保护,以免损伤。

(二) 正中神经、肱动脉在臂前内侧手术进路

【适应证】

1. 正中神经断裂吻合术。
2. 正中神经松解术。
3. 肱动脉血栓摘除术。
4. 肱动脉损伤修复术。

【体位】

患者平卧于手术台上,患肢置于上肢手术台上。

【麻醉】

高位持续硬脊膜外麻醉或臂丛麻醉。

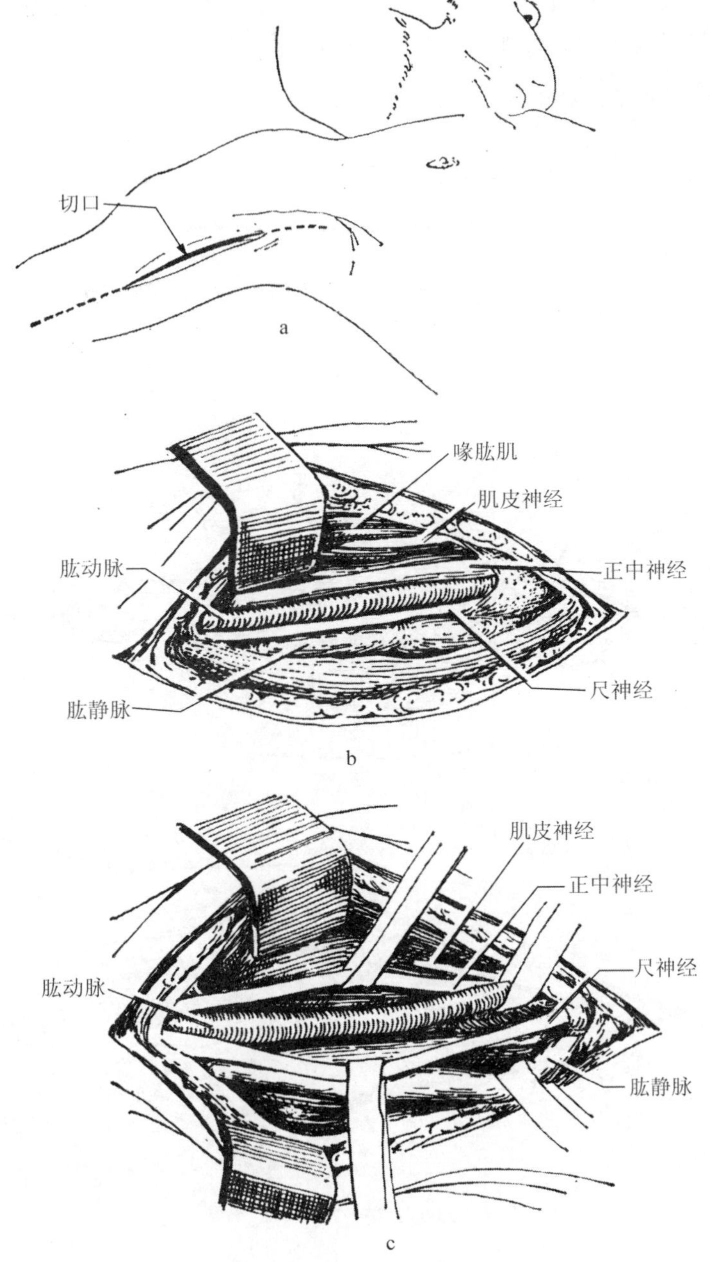

2-7-6　正中神经、肌皮神经、尺神经、肱动脉在臂近侧端手术进路

【手术步骤】

1. 于上臂前内侧作一纵行切口，沿肱二头肌内侧缘向上延长到腋前皱壁后方 1cm，向下延长到肘上(图 2-7-7a)。

2. 沿切口切开皮肤、皮下组织，并将皮瓣适当向两侧游离，后可见到深筋膜下的正中神经及其前方的肱二头肌、喙肱肌，后方的肱肌。再沿正中神经的前缘，即肱二头肌、喙肱肌的内侧缘作显露正中神经、肱动脉的筋膜切口(图 2-7-7b)。

3. 沿筋膜切口小心剪开深筋膜，特别注意在上臂中下 1/3 交界处有贵要静脉进入肱静脉，不能损伤，筋膜切开后，将肱二头肌、喙肱肌适当向前外侧牵开，则位于肱二头肌喙肱肌后方的正中神经、肱动脉、肱静脉可以得到显露。其正中神经位置，上半部正中神经在肱动脉的前外侧；下半部正中神经在肱动脉的内后侧，在正中神经的中部有一静脉横贯其上，可给予切断结扎。术中需注意尺神经在内侧肌间隔的后侧，并与同一肌间隔的正中神经平行(图 2－7－7c)。

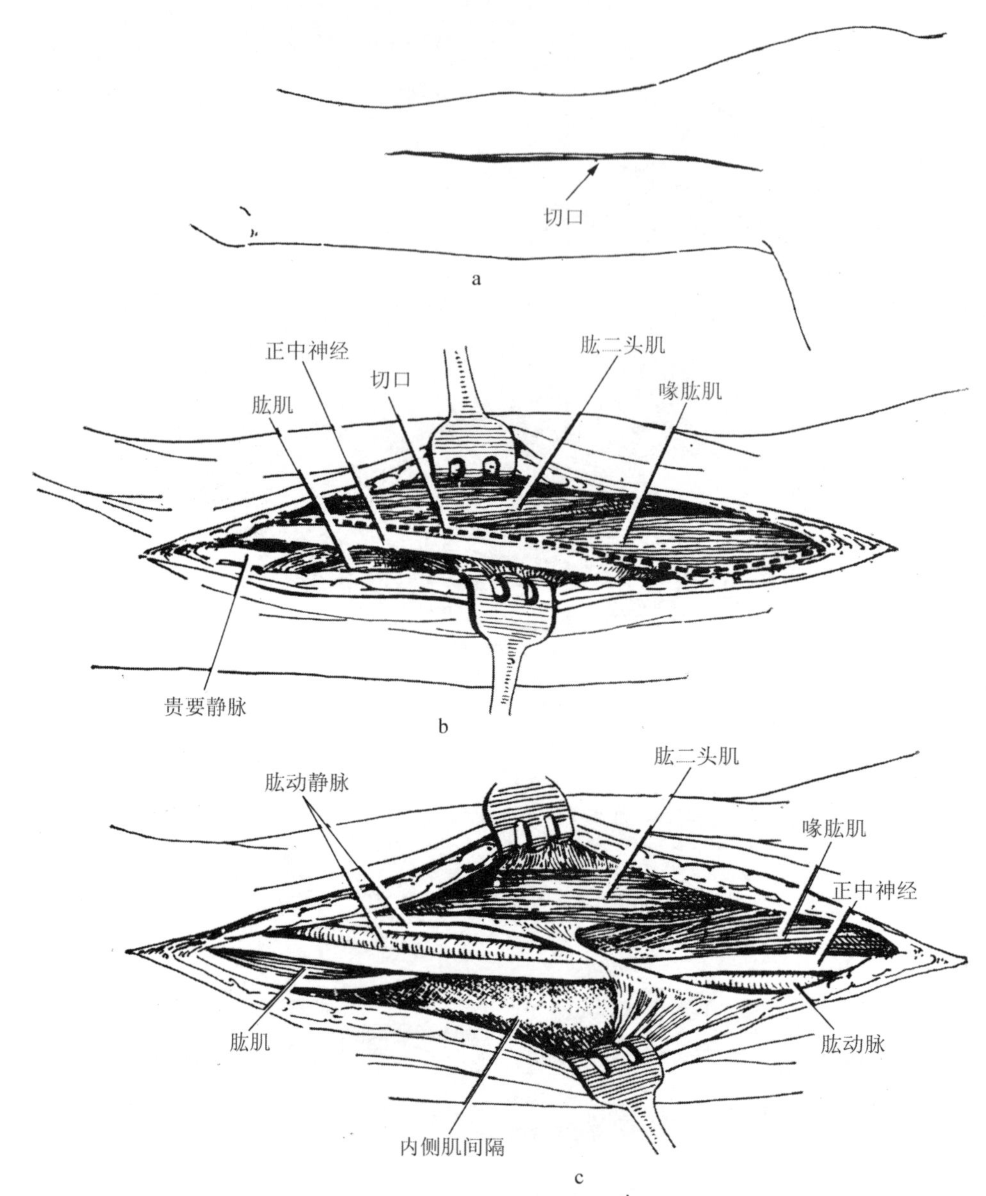

图 2－7－7　正中神经、肱动脉在臂前内侧手术进路

【说明】

该切口是显露上臂正中神经和肱动脉的唯一进路。当切开皮肤、皮下组织，牵开肱二头肌和喙肱肌后，即能显露出所需要的神经和血管，完全符合按肌间隙显露手术部位的原则，故临床上较常用。

手术中需注意在切开皮肤、皮下组织时，切勿损伤上臂内侧贵要静脉。在切开深筋膜显露肱动脉、肱静脉和正中神经时，亦需注意贵要静脉在上臂内侧中下 1/3 交界处穿入深层，进入肱静脉的部分，不要损伤。

(三) 尺神经臂后内侧手术进路

【适应证】

1. 尺神经吻合术。

2. 尺神经松解术。

【体位】

患者平卧于手术台上，患肢置于上肢手术台上，肘关节屈曲充分旋后。

【麻醉】

臂丛麻醉或高位持续硬脊膜外麻醉。

【手术步骤】

1. 于前臂后内侧作纵形切口，以肱骨内上髁为标志，自肱骨内上髁沿肱三头肌内侧缘直线向上至腋窝下缘(图 2-7-8a)。

2. 沿切口切开皮肤、皮下组织，并将皮瓣适当向两侧游离，再沿肱三头肌内侧缘作深筋膜切口(图 2-7-8b)。

3. 先沿深筋膜切口小心切一切口，后用有槽探针或蚊式血管钳紧贴筋膜切口下插入，用剪刀剪开筋膜，将上臂内侧肌间隔向前方牵开，则尺神经可得到充分显露(图 2-7-8c)。

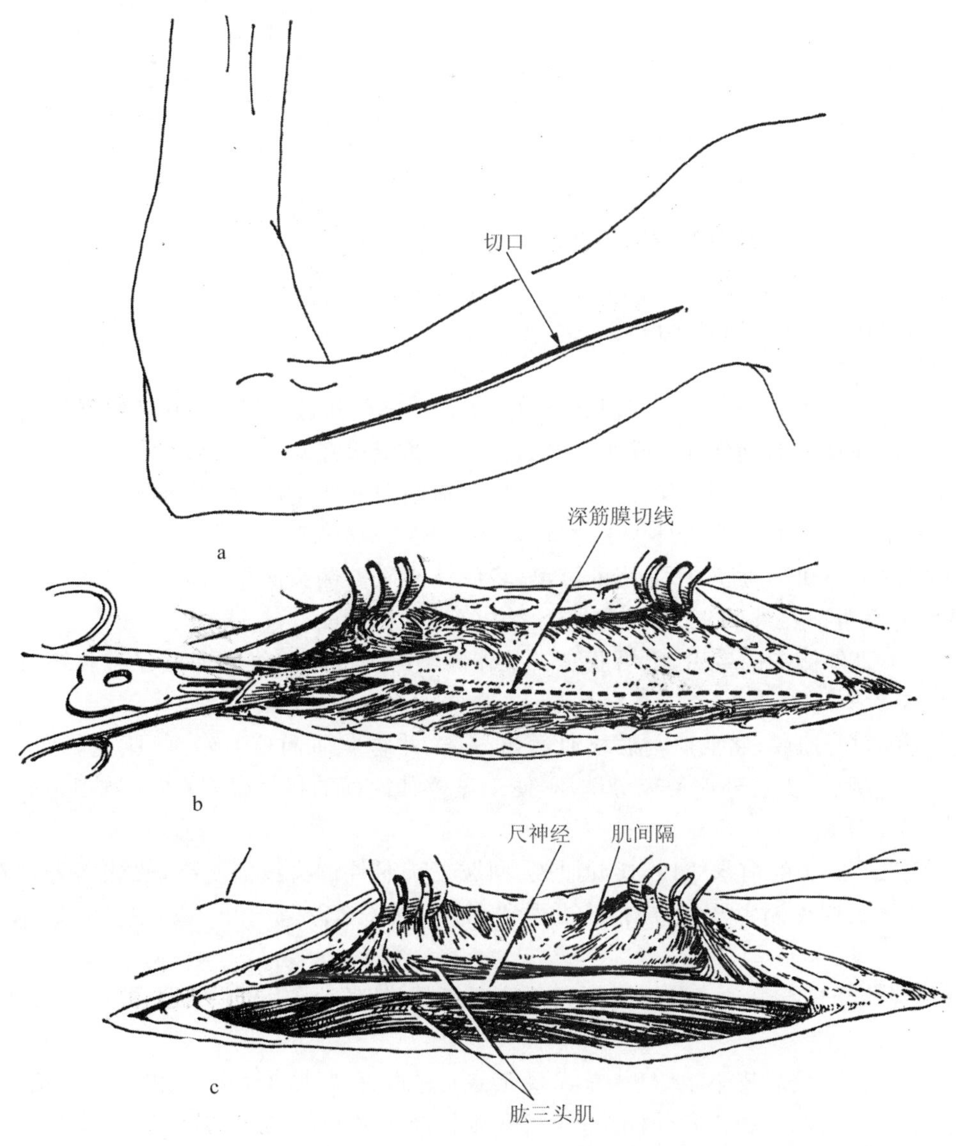

图 2-7-8　尺神经臂后内侧手术进路

【说明】

该切口是显露上臂尺神经干的一个较理想的切口,完全符合尺神经干的体表投线,而且能在肌间隙内显露尺神经,故副损伤很少。

手术时首先注意切口的定位,切开皮肤、皮下组织后,当切深筋膜时,要特别小心以防损伤深面的尺神经。为防止损伤常用有槽探针或蚊式止血钳作保护。

二、臂部后方神经与血管的手术进路

【应用解剖】

臂部后方有桡神经进路,其皮肤切口是以三角肌后缘向远侧后方沿肱三头肌外侧头内缘向下,切开皮肤后,充分分离皮肤解剖出肱三头肌外侧头的肌腹(图 2-7-9b),后切开肱三头肌外侧头的肌腹后缘与肱三头肌长头前缘,向深部解剖,则桡神经近侧得到显露(图 2-7-9c)。为了进一步暴露,则将肱三头肌前缘和肱肌与肱桡肌之间切开(图 2-7-9d),将肱三头肌外侧牵向后侧,则桡神经臂部的远段得以显露(图 2-7-9c)。

【适应证】

1. 桡神经上臂损伤探查术。
2. 桡神经上臂断裂吻合术。
3. 桡神经上臂松解术。

【体位】

患者平卧于手术台上,患肢肘关节屈曲置于胸前。

【麻醉】

臂丛麻醉或高位持续硬脊膜外麻醉。

【手术步骤】

1. 于上臂后外侧作弯曲切口,自三角肌后缘中上 1/3 交点开始,沿肱三头肌外侧头内侧缘向下于上臂中点斜行向外,在肱桡肌前缘向下至肘关节前横纹上方 3cm(图 2-7-9a)。

2. 沿切口切开皮肤、皮下组织和深筋膜,并将皮瓣适当向两侧游离,显露出肱三头肌长头、外侧头、肱桡肌及肱肌,再沿肱三头肌长头与外侧头之间作切口(图 2-7-9b)。

3. 沿上述切口小心切开肌膜,作适当的游离,将肱三头肌外侧头向外侧牵开,肱三头肌长头向内侧牵开。则桡神经上段可以在外侧头深面、桡神经沟内得以显露(图 2-7-9c)。

4. 去除肱三头肌外侧头的牵引,再沿肱三头肌外侧头的前缘上段继转向肱肌与肱桡肌之间作切口(图 2-7-9d)。

5. 沿以上切口切开肌膜,将肱肌与肱桡肌适当游离,并将肱肌向前方牵开,肱桡肌向后方牵开,显露出桡神经。为了使肱三头肌外侧头充分游离,便于显露其深面的桡神经,故再于肱三头肌外侧头的前缘作切口(图 2-7-9e)。

6. 沿肱三头肌外侧头的前缘切口,切开肌膜,向肱三头肌外侧头深面游离,使肱三头肌外侧头深面完全贯通,并将外侧头向外侧牵开,则桡神经可得到充分显露(图 2-7-9f)。

【说明】

该切口可使桡神经主干得到充分显露而又不切断跨越桡神经干上的肱三头肌外侧头,故是一较理想的切口。

手术时注意在切开皮肤、皮下组织后,首先要充分显露肱三头肌的长头、外侧头和肱桡肌,并将其清晰解剖,以便分清肱三头肌的长头和外侧头;外侧头与肱桡肌之间的肌间隙,以通过以上两个肌间隙分别显露出桡神经干的上段与下段。再仔细将肱三头肌外侧的深面作游离贯通,使桡神经干得到充分显露。

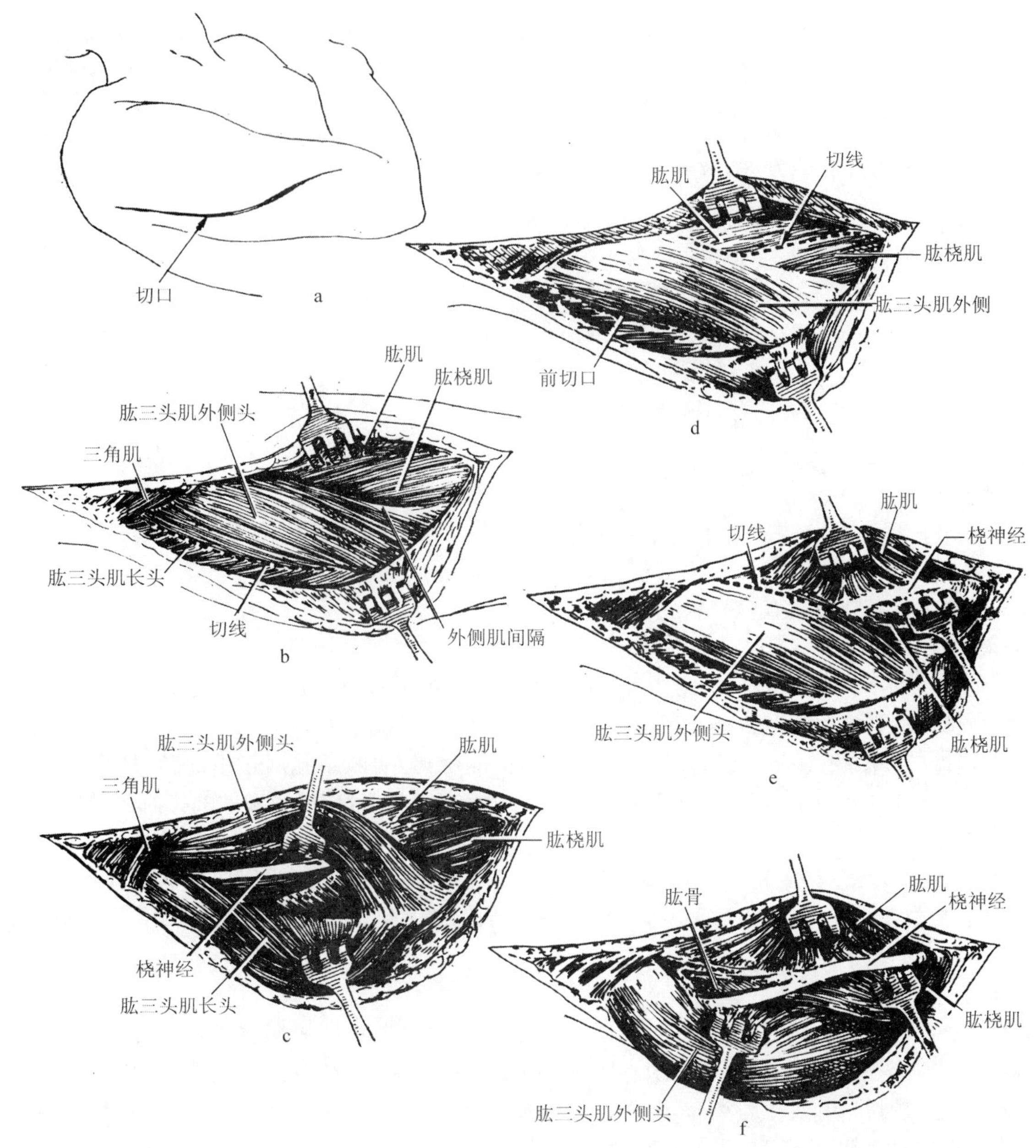

图 2-7-9　臂部桡神经手术进路

第三节　肘部神经与血管手术进路

一、肘部前方的神经与血管手术进路

【应用解剖】

肘前方的神经与血管的显露，根据临床的要求有三种。第一种是显露正中神经和肱动脉下段，第二种是以显露正中神经和肱动脉分叉部为主的，第三种是在显露正中神经和肱动脉的同时尚需显露外侧的桡神经。三者都是于肘关节前作"S"形皮肤切开，并解剖出肱二头肌腱及腱膜(图 2-4-1)。第一种切开肱二头肌腱膜，于肱二头肌内侧深面解剖出肱动静脉和正中神经(图2-7-10c)。第二种在切开肱二头肌腱膜后解剖出正中神经并进一步向远侧解剖，沿着旋前圆肌桡侧缘切开肌膜，将其向尺侧牵引，则正中神经向远侧分支和肱动脉分叉部得以解剖出(图2-7-11d)。第三种在第一种的基础上再在肱二头肌腱外侧解剖出桡神经(图2-7-13c)。

(一) 正中神经、肱动脉在肘部前方手术进路

【适应证】

1. 肱动脉松解术。
2. 肱动脉血栓摘除术。
3. 正中神经松解术。
4. 正中神经吻合术。
5. 肱骨髁上骨折合并肱动脉损伤探查术。
6. 肱动脉损伤修复术。

【体位】

患者平卧于手术台上，患肢置于上肢手术台上。

【麻醉】

臂丛麻醉或高位持续硬脊膜外麻醉。

【手术步骤】

1. 于肘关节前作"S"形切口，自肱二头肌内侧缘肘关节前横纹上5cm开始，沿肱二头肌内侧缘向下于肘前横纹弧形向外至肱桡肌内侧缘弧形向下3cm(图2-7-10a)。

2. 沿切口切开皮肤、皮下组织，并将皮瓣适当向两侧游离，切断结扎肘正中静脉，显露出深筋膜及其深面的肱二头肌和肱三头肌腱膜，再于肱三头肌内侧缘直线向下，作筋膜和肱二头肌腱膜切口(图2-7-10b)。

3. 沿上述切口切开肱二头肌内侧缘的筋膜和肱二头肌腱膜，将肱二头肌向外侧牵开，显露出肘前肱动脉、伴行肱静脉和正中神经，再剪开盖于血管神经周围的一层薄的筋膜，小心解剖出肱动脉，用橡皮条作悬吊牵引(图2-7-10c)。

【说明】

该切口是显露肘前方肱动脉的常用切口。通过该切口可切断肱二头肌腱膜，有效地松解肘前的肱动脉，并能充分显露肘前的肱动脉和正中神经，便于在直视下进行手术，故为临床所常用。

手术中做皮肤切口和皮下游离时，要先解剖出肘前的静脉。在切断结扎肘正中静脉时，切勿损伤头静脉和贵要静脉。在切开深筋膜后，作肱二头肌腱膜切断时，要注意保护深面的血管神经鞘，以免损伤鞘内的血管和神经。在切开血管神经鞘时更要小心，以免损伤血管和神经。

(二) 正中神经、肱动脉分叉部、肘部和前臂上段手术进路

【适应证】

1. 正中神经断裂吻合术。
2. 旋前圆肌综合征松解术。
3. 骨间掌侧综合征松解术。
4. 肱动脉松解术。
5. 肱动脉血栓摘除术。

【体位】

患者平卧于手术台上，患肢置于上肢手术台上。

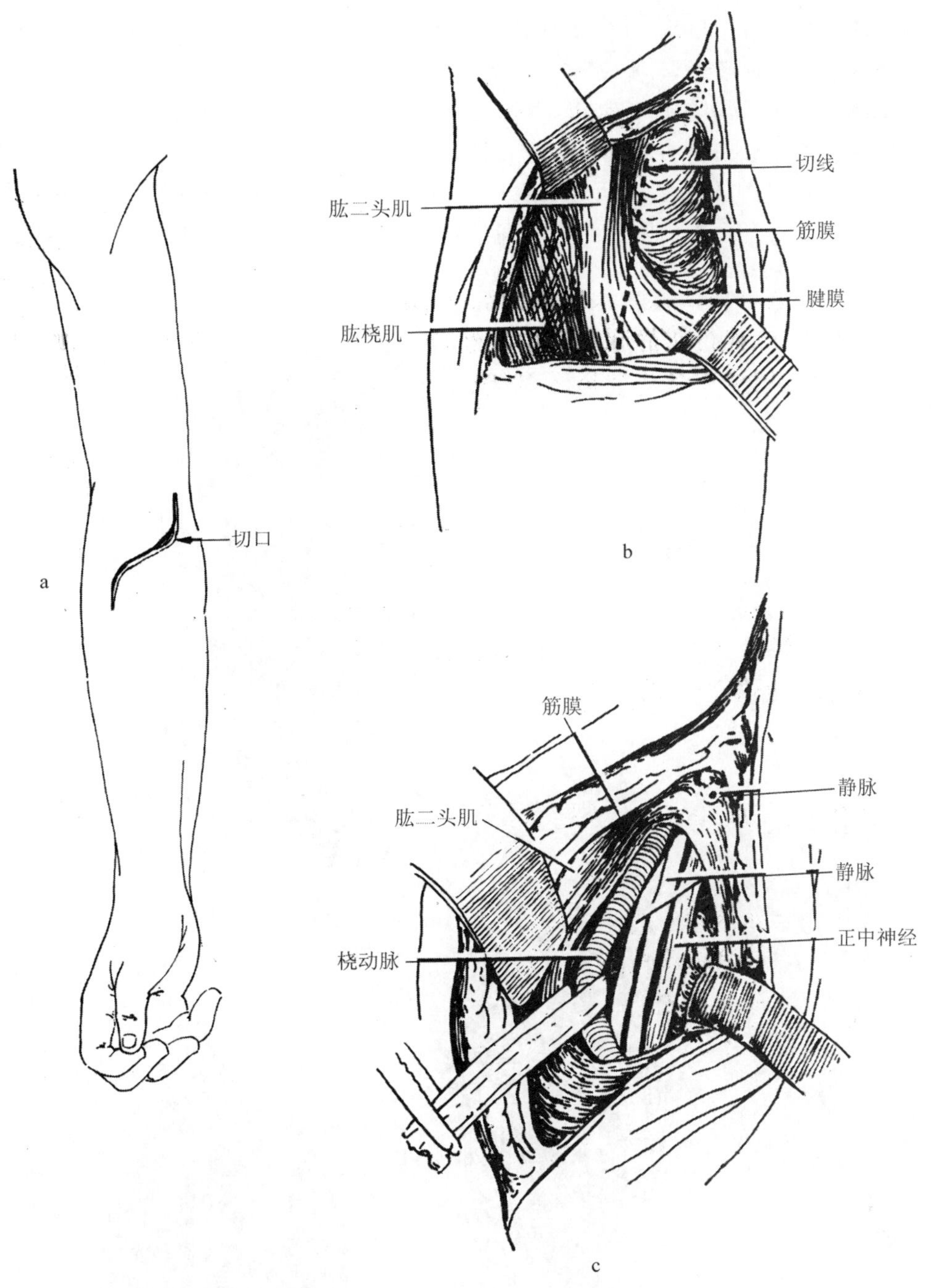

图 2-7-10 正中神经、肱动脉在肘部前方手术进路

【麻醉】

臂丛麻醉或高位持续硬脊膜外麻醉。

【手术步骤】

1. 于肘关节前方作“S”形切口，自肱二头肌下端内侧肘关节前横纹上 4cm，沿肱二头肌内侧缘向下经肘前横纹转向外侧到肱桡肌内侧转弯，沿肱桡肌内侧缘向下 8cm(图 2-7-11a)。

2. 沿切口切开皮肤、皮下组织，小心游离皮肤，切断结扎肘正中静脉，勿损伤头静脉与贵要静脉和由肌皮神经分出的与头静脉上臂下段伴行的前臂外侧皮神经，后切开深筋膜，适当向两侧游离，显出斜形跨于肱动脉前面并附着于旋前圆肌和指总屈肌肌膜上的肱二头肌腱膜，将其切断，将肱二头肌向外侧牵开，后切开盖于神经血管周围的一层薄的鞘膜，则肱动脉、肱静脉、正中神经得以显露。由上向下将正中神经从周围的软组织中解剖出来，并将支配旋前圆肌的正中神经分支找出，不要切断。再于旋前圆肌外侧缘正中神经穿入处作松解切口(图 2-7-11b)。

3. 沿旋前圆肌桡侧松解切口切开肌膜，将旋前圆肌作适当游离，并将旋前圆肌肱骨头向内侧牵开，后将正中神经用橡皮条作悬吊牵引，再沿旋前圆肌肱骨头与尺骨头之间作肌膜切口(图 2-7-11c)。

4. 沿旋前圆肌肱骨头和尺骨头之间的肌膜切口剪开肌膜，并将旋前圆肌尺骨头向外侧牵开；肱骨头向内侧牵开。则正中神经由旋前圆骨两头之间穿入前臂的屈肌深面主干得以显露。其沿途的分出肌支需加以保护(图 2-7-11d)。

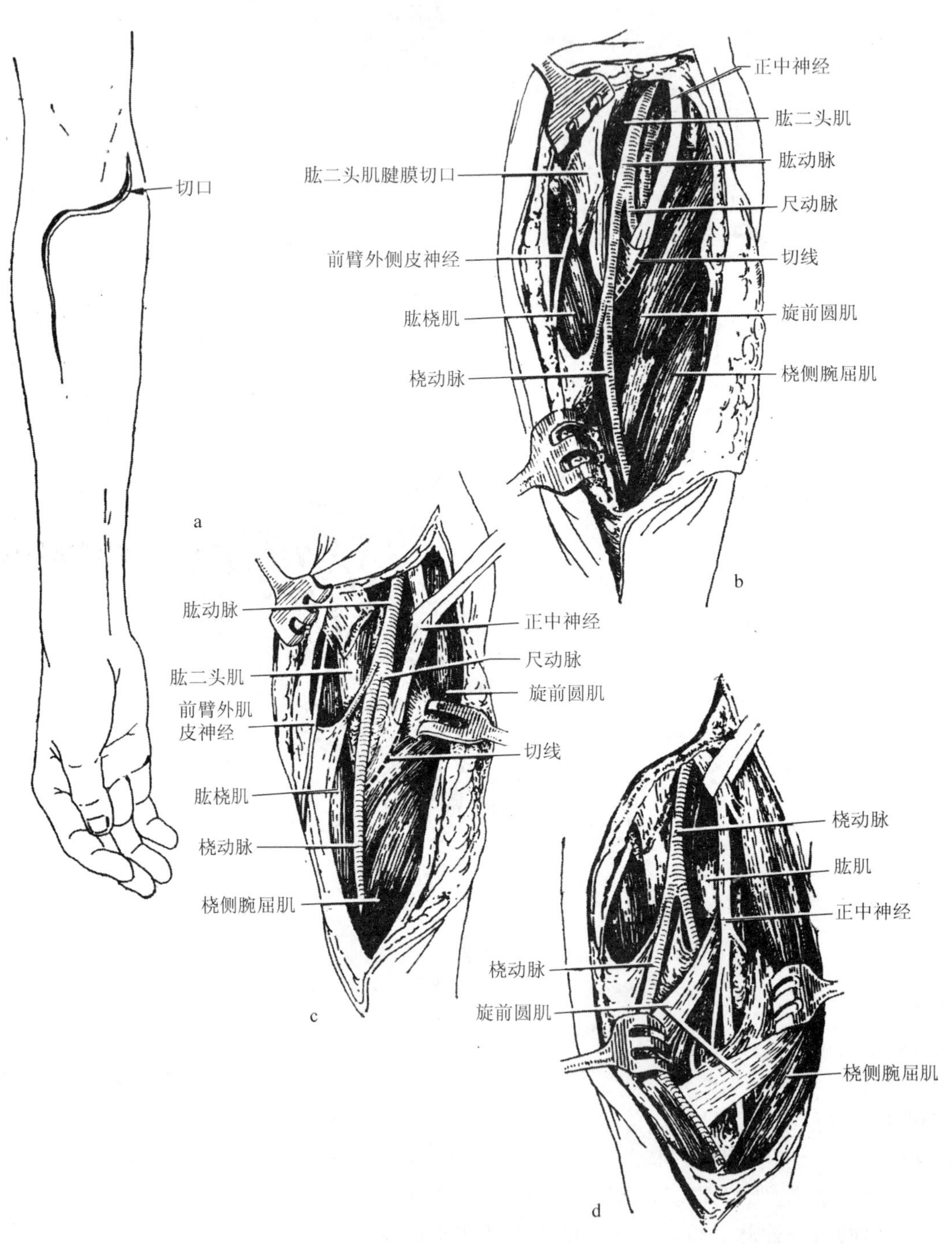

图 2-7-11　正中神经、肱动脉分叉部、肘部和前臂上段手术进路

【说明】

该切口不仅可以充分显露正中神经，而且能显露肱动脉分叉后的桡动脉和尺动脉的近段。是肘前探查正中神经和肱动脉下段及其分叉的较理想的切口，但由于切口显露范围较广，解剖复杂，故仅适用于肱动脉分叉部及分叉后桡动脉和尺动脉近端病变的手术。

注意在作皮瓣游离，切断结扎肘正中静脉时勿损伤头静脉与贵要静脉以及与头静脉伴行的前臂外侧皮神经。在作肱二头肌腱膜切开时要避免损伤深面的肱动脉。在作旋前圆肌外侧缘肌膜切开时注意深面的正中神经，以免损伤。特别是在进一步显露正中神经，作旋前圆肌的肱骨头和尺骨头之间的肌膜切开时要特别小心，以免损伤深面的正中神经和远侧沿途分支。

二、肘部后内侧尺神经手术进路

【应用解剖】

肘部后内侧神经显露有尺神经进路，其皮肤切口是沿尺神经沟向上下延长，切开皮肤后，再切开尺神经沟近侧的深筋膜，在肱三头肌与内侧肌间隔内解剖出尺神经沟(图 2-4-5)，后沿尺神经沟切开远侧的深筋膜，则尺神经得以显露(图 2-7-12c)。

【适应证】

1. 尺神经断裂吻合术。

2. 肘管综合征松解术。

3. 尺神经自发性麻痹前置术。

【体位】

患者平卧于手术台上，患肢置于上肢手术台上，肘关节轻度屈曲，旋后位。

【麻醉】

臂丛麻醉或高位持续硬脊膜外麻醉。

【手术步骤】

1. 于肘关节后内侧作纵形切口，自肱骨内上髁上方 7cm 沿尺神经沟直线向下至肘后下方 5cm(图 2-7-12a)。

2. 沿切口切开皮肤、皮下组织，并将皮瓣适当向两侧游离，后沿肱骨内上髁向上，小心切开沿尺神经沟向上的深筋膜，在内侧肌间隔之后，肱三头肌的纵沟内，解剖出尺神经，用橡皮条作悬吊，再于肱骨内上髁下方切开沿尺神经沟向下的深筋膜，再于上下两筋膜切口之间作尺神经沟的切口(图 2-7-12b)。

3. 沿尺神经沟之切口，小心剪开筋膜，显露出位于尺神经沟内的尺神经，并向远侧游离直至尺神经穿入尺侧腕屈肌的肱骨头与尺骨头之间。后用橡皮条悬吊远侧尺神经干。注意在游离穿入尺侧腕屈肌二头之间的尺神经时，勿损伤分出的肌支和伴行的尺返动脉，必要时可切断结扎该动脉(图 2-7-12c)。

【说明】

该切口是显露肘关节后内侧尺神经干的一常规进路。其优点是：符合尺神的解剖位置；探查后如有张力可同时作尺神经前方移位术。

手术中需注意在尺神经沟内解剖尺神经要特别小心。因尺神经沟表面筋膜紧贴尺神经，容易受到损伤或压迫。为了进一步显露穿入尺侧腕屈肌的肱骨头与尺骨头之间的尺神经，注意勿损伤其分出的肌支。在分离尺神经的过程中，必要时可切断结扎与尺神经伴行的尺侧返动脉，但一般情况这条血管可以保留。术终尺神经恢复原位，如有张力，必须移位于肘关节前方。移位后的尺神经，用脂肪组织保护。

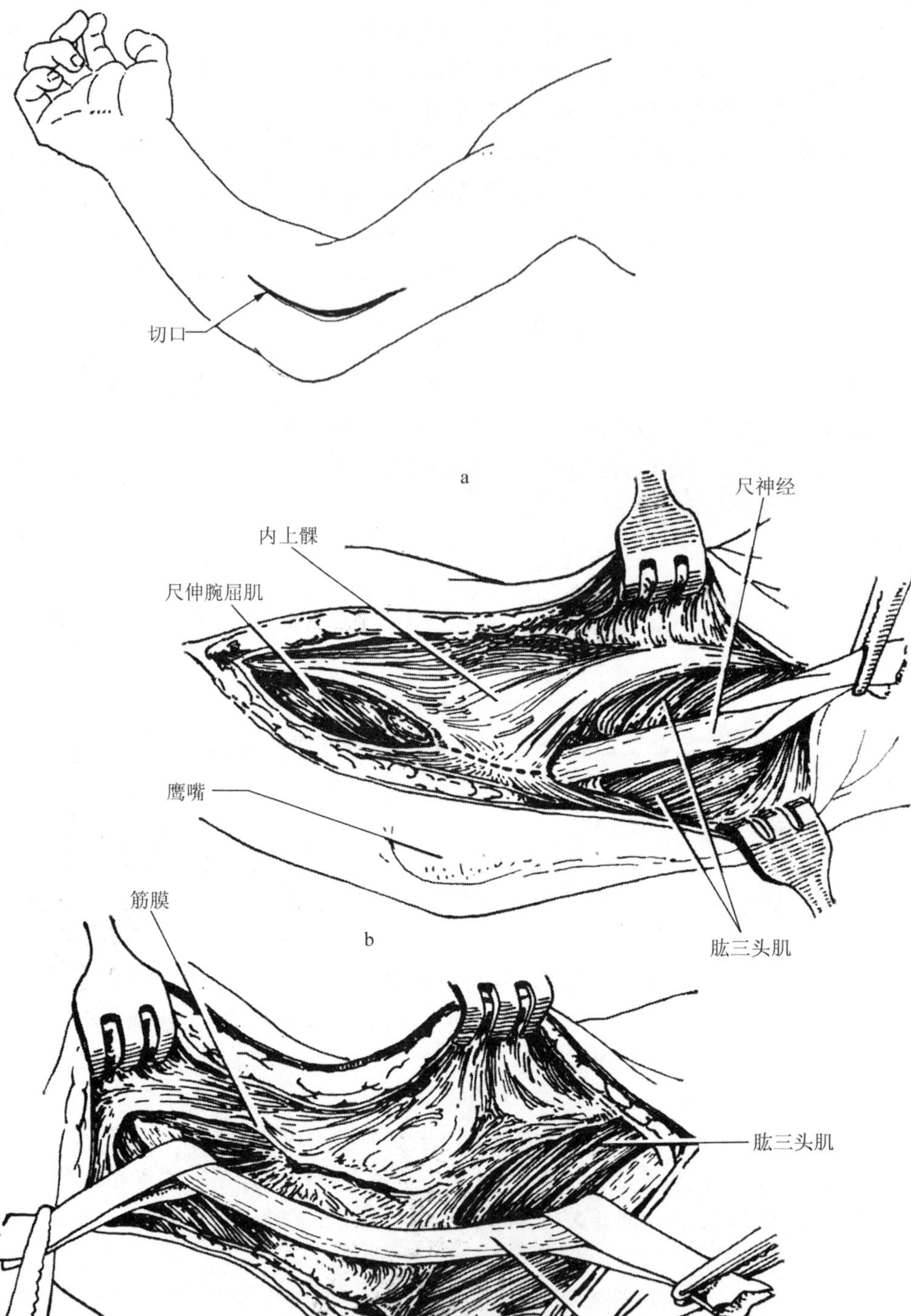

图 2-7-12　肘部后内侧尺神经手术进路

三、肘部前外侧桡神经手术进路

【应用解剖】

肘部前外侧神经显露仅有桡神经一个切口，其皮肤切口是以肱二头肌外缘向远侧延伸，后再沿肱桡肌内侧缘向远侧延长，切开皮肤后解剖出肱二头肌、肱肌、肱桡肌以及旋前圆肌(图 2－4－1)。后于肱肌与肱桡肌之间切开筋膜，解剖出桡神经及其桡神经浅支(图 2－7－13c)。

【适应证】

1. 桡神经松解术。
2. 桡神经吻合术。

【体位】

患者平卧于手术台上，患肢置于上肢手术台上。

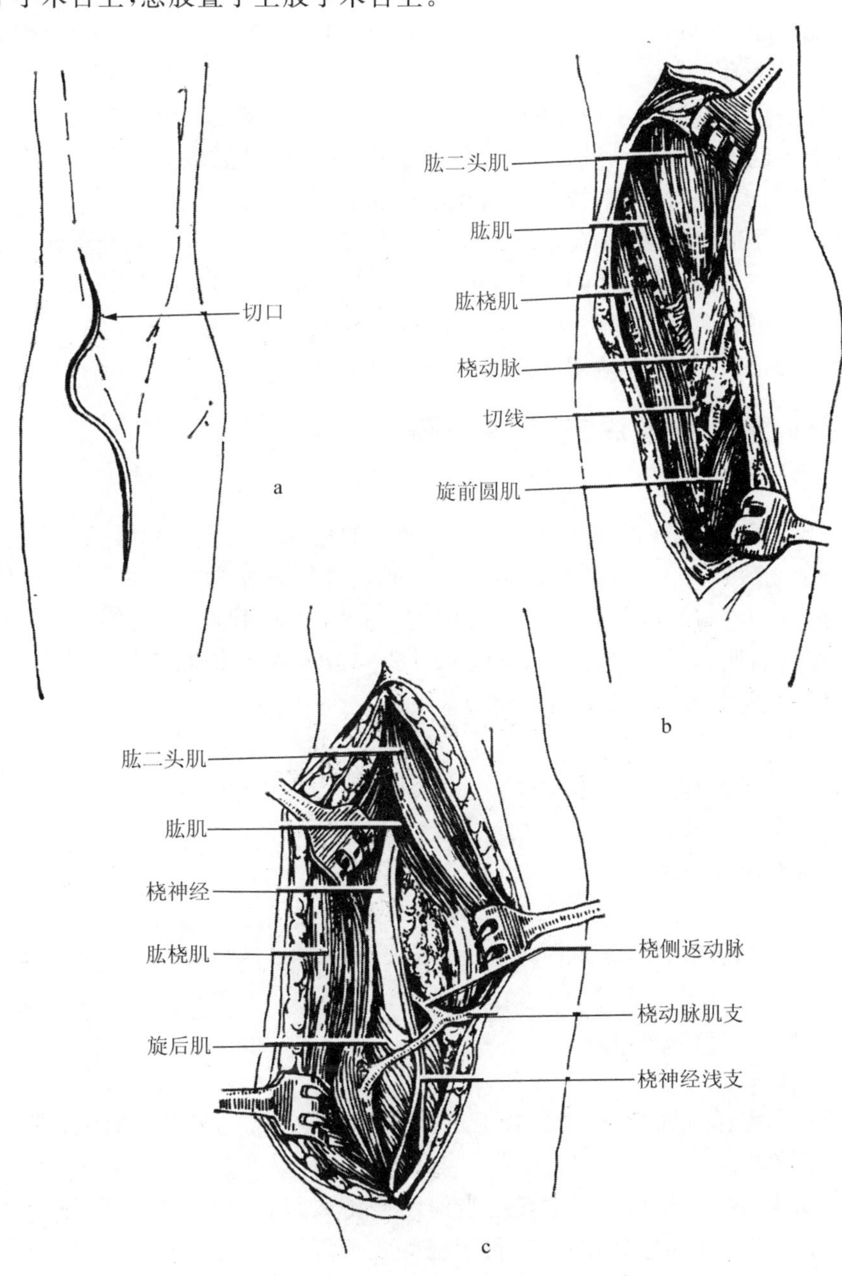

图 2－7－13　肘部前外侧桡神经手术进路

【麻醉】

臂丛麻醉或高位持续硬脊膜外麻醉。

【手术步骤】

1. 于肘关节前外侧作一弯曲切口，由肘关节前横纹上 5cm 肱二头肌外侧缘开始，沿肱二头肌外侧缘向下，于肘前上方向外作弧形弯曲，后沿肱桡肌内侧缘向下至肘前横纹下 5cm(图 2-7-13a)。

2. 沿切口切开皮肤、皮下组织和深筋膜，并将皮瓣适当向两侧游离，显露出肱桡肌、肱肌、肱二头肌、旋前圆肌及桡动脉等解剖结构，然后再沿肱桡肌内侧缘作一肌间隙切口(图 2-7-13b)。

3. 沿肱桡肌内侧缘肌间隙切口小心切开肌膜，并作适当分离，将肱桡肌向外侧牵开，将肱肌、肱二头肌及旋前圆肌向内侧牵开，则桡神经及其分支——桡神经浅支和穿入旋后肌的桡神经深支以及由桡动脉分出的桡侧返动脉，在肱二头肌附着于桡骨粗隆平面从内向外横贯于手术野得以显露(图 2-7-13c)。

【说明】

该切口是显露桡神经干的远端及其分出的深支和浅支的手术进路。其优点是能顺利地达到桡神经的部位，显露满意，便于手术。

该手术进路可进一步显露肱骨小头和桡骨小头。手术方法是将桡神经用橡皮条悬吊，牵向外侧，切断并结扎桡动脉的桡侧返动脉和桡动脉肌支，显露出肘关节和桡骨近端，切开关节囊与桡骨近端的骨膜，并剥离之。则肱骨小头，桡骨小头，桡骨近端和环状韧带得以显露。

手术中注意切口要作适当的弯曲，免于在肘关节前形成纵向瘢痕，影响关节弯曲功能。在作皮瓣游离时，注意勿损伤由肱二头肌和肱肌之间穿出的前臂外侧皮神经。在切开深筋膜后，注意勿损伤肘前的桡动脉。切开肱桡肌内侧缘肌间隙肌膜向外侧牵开时，注意勿损伤桡动脉肌支和桡侧返动脉。如需显露肱骨小头及桡骨小头，则必须妥善地切断并结扎桡侧返动脉。

四、肘部后外侧桡神经深支手术进路

【应用解剖】

该手术进路是沿肱骨外上髁向远侧、桡侧腕长短伸肌的后缘向前臂背侧延长，切开皮肤解剖出指总伸肌、桡侧腕长短伸肌(图 2-5-4)，沿桡侧腕长短伸肌内外侧缘作深筋膜切开，在桡侧腕长短伸肌外侧缘与肱桡肌之间解剖出在旋后肌近段的桡神经深支(图 2-7-14c)。在桡侧腕长短伸肌内侧缘与指总伸肌之间解剖出在旋后肌远段的桡神经深支(图 2-7-14d)，牵开桡侧腕长短伸肌，沿桡神经深支切断旋后肌，则桡神经深支得到显露(图 2-7-14e)。

【适应证】

1. 桡神经深支损伤探查术。
2. 桡神经深支断裂吻合术。
3. 骨间背侧神经卡压综合征松解术。

【体位】

患者平卧于手术台上，患肢置于上肢手术台上，肘关节稍屈曲，旋前位，并在底下垫一消毒巾。

【麻醉】

臂丛麻醉或高位持续硬脊膜外麻醉。

【手术步骤】

1. 于肘关节后外下方作弯曲切口，由肱骨外上髁向下，继转向后，再沿桡侧腕长短伸肌后缘向下至前臂中上 1/3 交点(图 2-7-14a)。

2. 沿切口切开皮肤、皮下组织，并将皮瓣适当向两侧游离，后于桡侧腕伸肌后缘切开深筋膜，于桡侧腕长短伸肌与指总伸肌之间间隙处作切口，再于桡侧腕长短伸肌与肱桡肌之间近端作深筋膜切口(图 2-7-14b)。

3. 先沿桡侧腕长短伸肌与指总伸肌之间的间隙切开线将肌间隙充分分开，并牵开肌间隙，后切开桡侧腕长短伸肌与肱桡肌之间的深筋膜，并牵开肌间隙，则到旋后肌，后小心解剖找出位于肱桡肌深面由旋后肌上缘穿入旋后肌的桡神经深支，作适当游离，用橡皮条作悬吊(图 2-7-14c)。

4. 将桡侧腕长短伸肌作充分游离，使其深面与旋后肌分开，并向外侧牵引，使旋后肌得以充分显露手术野，并小心解剖出由旋后肌下缘肌间隙穿出的桡神经深支及其分支，再沿旋后肌上缘、桡神经深支

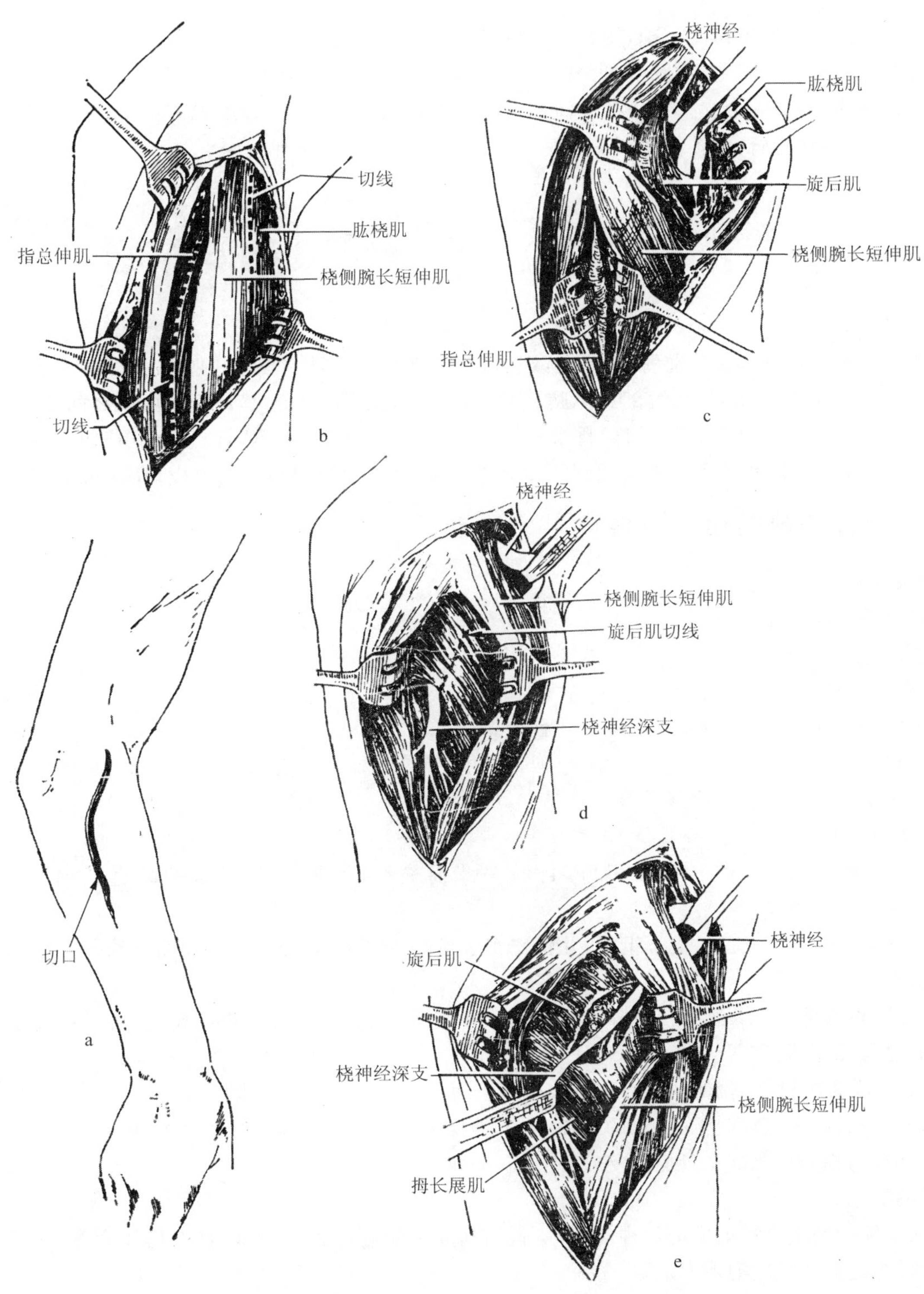

图 2-7-14 肘部后外侧下方桡神经深支手术进路

穿入处到旋后肌下方桡神经深支穿出处之间作旋后肌肌管切口(图 2-7-14d)。

5. 先作旋后肌远侧桡神经游离,用橡皮条悬吊,后小心将桡神经穿入旋后肌的周围作游离,沿切口方向插入一蚊式血管钳,沿旋后肌肌管切断旋后肌,则桡神经深支得以充分显露(图 2-7-14e)。

【说明】

该切口是一个能较满意地显露桡神经深支的切口,充分的利用肌间隙显露桡神经深支,便于手术操作。

手术时注意切口的定位要正确,切开皮肤后必须认清各肌肉组织和肌间隙的关系,这样才能按肌间隙向深部显露。在旋后肌上缘,肱桡肌深面要小心地找出穿入旋后肌的桡神经深支。在旋后肌下缘解剖桡神经深支时,注意其分支。在桡神经深支浅面作旋后肌管切开时,必须先游离,沿切口方向插入蚊式钳,然后切断,以免损伤桡神经的深支。整个手术中要注意保护桡神经深支。

第四节　前臂神经与血管手术进路

【应用解剖】

前臂主要神经血管都位于前臂的掌面,故切口都位于掌侧,其尺神经的显露是沿前臂掌面尺侧的尺侧腕屈肌前缘作纵形皮肤切开,解剖尺侧腕屈肌与指浅屈肌(图 2-5-3),于该两肌之间切开深筋膜,则能顺利解剖出尺神经和伴行尺动脉(图 2-7-15d),而桡动脉的显露则以掌面肱桡肌与桡侧腕屈肌之间皮肤切开,解剖上述两组肌肉(图 2-5-2),切开深筋膜,即能顺利解剖出桡动脉(图 2-7-16c)。

一、尺神经前臂中下段掌侧手术进路

【适应证】

1. 尺神经松解术。
2. 尺神经吻合术。

【体位】

患者平卧于手术台上,患肢置上肢手术台上。

【麻醉】

臂丛麻醉或高位持续硬脊膜外麻醉。

【手术步骤】

1. 于前臂掌面内侧作一纵形切口,自肘关节前横纹,沿尺侧腕屈肌外缘直线向下,至腕上方(图 2-7-15a)。

2. 沿皮肤切口切开皮肤、皮下组织,并将皮瓣适当向两侧游离,沿尺侧腕屈肌前缘作深筋膜的切口(图 2-7-15b)。

3. 沿尺侧腕屈肌前缘深筋膜切口,剪开筋膜,并作适当游离,显露出指浅屈肌,再沿指浅屈肌与尺侧腕屈肌之间隙作切口(图 2-7-15c)。

4. 沿指浅屈肌与尺侧腕屈肌之间隙,小心将该两肌分开,并将指浅屈肌向外侧牵开,尺侧腕屈肌向内侧牵开,则尺神经显露在指深屈肌的浅面,剪开神经表面的一层筋膜,则尺神经得以充分游离。在游离尺神经时,勿损伤其肌支和背侧皮支(图 2-7-15d)。

【说明】

该切口能顺利地显露前臂的尺神经,并不损伤其周围的血管和肌肉,而且显露较满意,便于手术操作,故为尺神经前臂常用的手术进路。

手术中需小心地切开筋膜,分开尺侧腕屈肌与指屈浅肌间隙时,要注意保护深面的尺神经,特别是

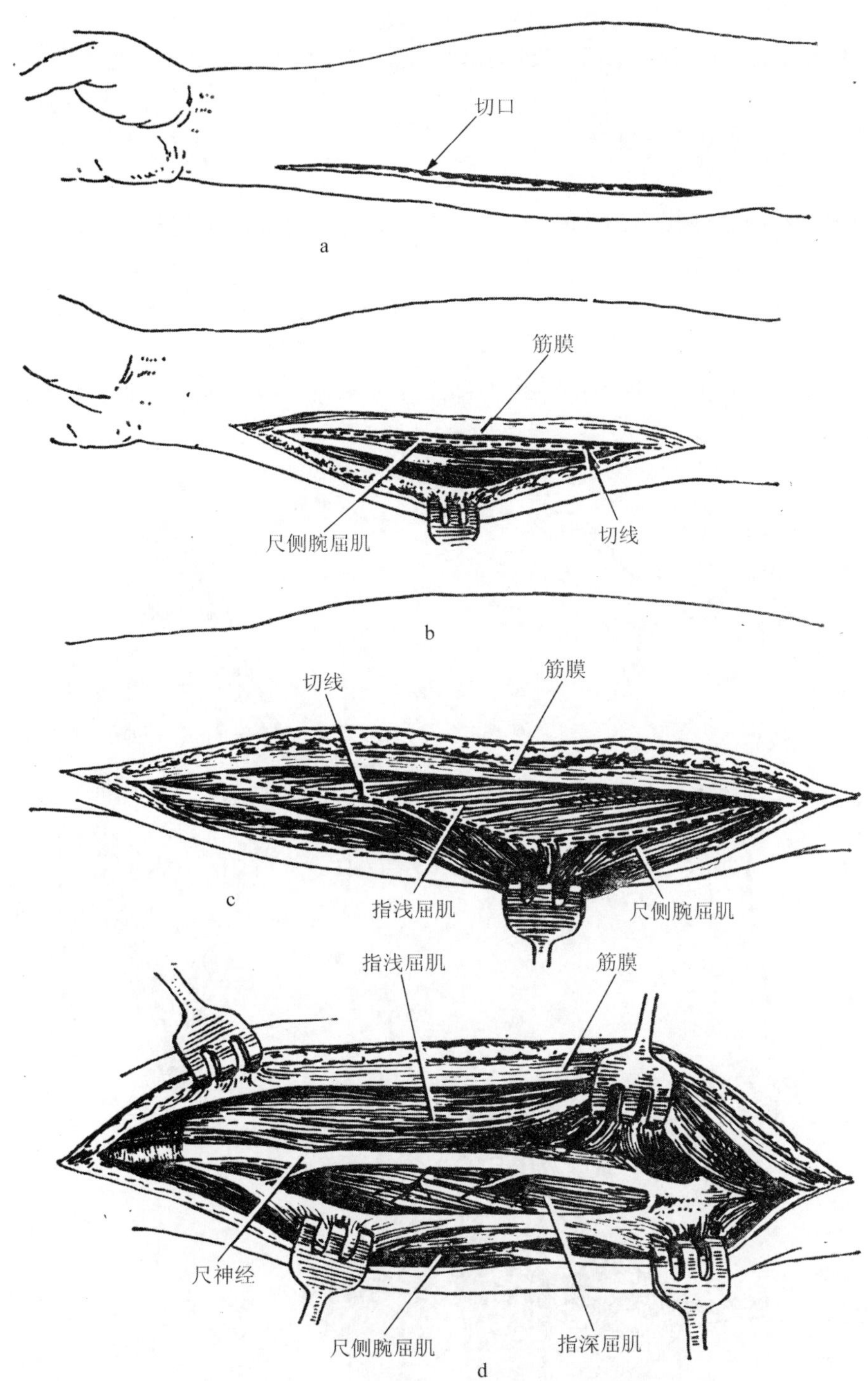

图 2－7－15　尺神经前臂中下段掌侧手术进路

切开尺神经表面筋膜、游离尺神经时，不要损伤尺神经的肌支和背侧皮支。

二、桡动脉前臂中下段掌侧手术进路

【适应证】

1. 桡动脉损伤的吻合或结扎术。
2. 手掌部缺损游离皮瓣移植与桡动脉吻合术。

【体位】

患者平卧于手术台上，患肢置上肢手术台上。

【麻醉】

臂丛麻醉或高位持续硬脊膜外麻醉。

【手术步骤】

1. 在前臂中下段掌面桡侧作一纵行切口，由桡骨茎突前方沿肱桡肌腱与桡侧腕屈肌之间直线向上至前臂中点稍上方(图 2-7-16a)。

2. 沿切口切开皮肤、皮下组织，并将皮瓣适当向两侧游离，再沿切口的方向作深筋膜的切口(图2-7-16b)。

3. 沿深筋膜切口切开深筋膜，注意避免损伤桡动脉。切开筋膜后将肱桡肌与桡侧腕屈肌向两侧牵开，则桡动脉得以显露(图 2-7-16c)。

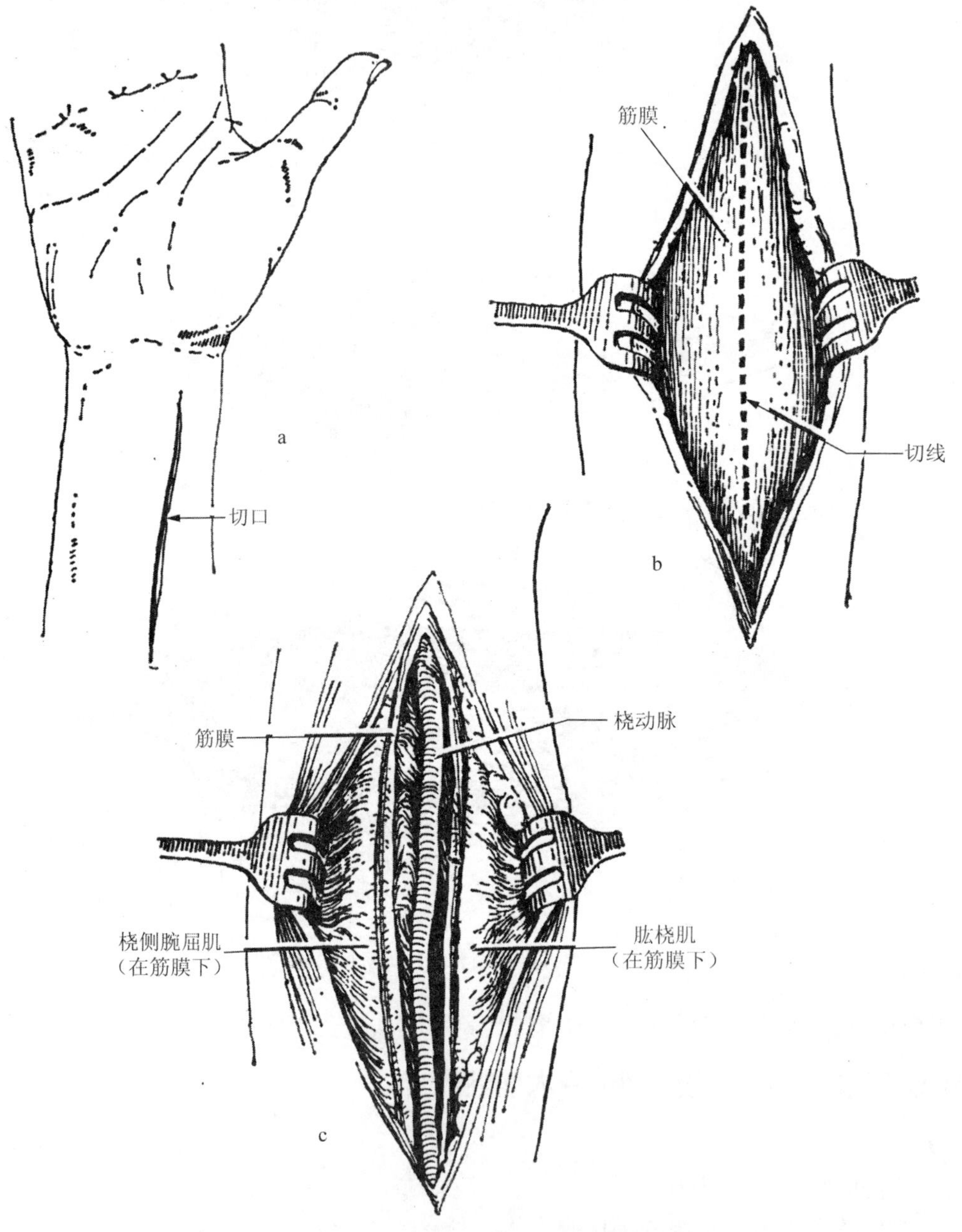

图 2-7-16　桡动脉前臂中下段掌侧手术进路

【说明】

该切口是显露前臂桡动脉的常用进路，可在不损伤其周围组织的情况下，顺利地通过肌间隙显露出桡动脉。由于显露满意，故有利于手术进行。

手术中注意在切开前臂深筋膜时，勿损伤深部的桡动脉。

第五节　前臂远侧、腕部和手掌神经、血管、肌腱手术进路

【应用解剖】

进入手部的主要神经血管也主要由掌面进入。其正中神经、桡动脉和手部肌腱是采用“S”形作皮肤切开，解剖出掌长肌、掌腱膜(图 2－5－2)，将其牵向桡侧使尺神经、腕横韧带、腕掌侧韧带得以显露(图 2－6－2)。切开腕横韧带和腕掌侧韧带，则可顺利解剖出手掌和腕部正中神经及前臂远侧浅层肌腱，尺侧尺神经和尺动脉得以显露(图 2－7－17c)。牵开浅层肌则前臂远侧深层肌腱得以显露(图 2－7－17e)。而尺神经与尺动脉在腕部和手掌部的显露是采用掌面尺侧作弯曲皮肤切开，解剖出掌腱膜小鱼际、腕横韧带、掌长肌和尺侧腕屈肌、腕掌侧韧带(图 2－5－2)，于尺侧腕屈肌外缘切开深筋膜，即尺动脉、尺神经鞘膜，则尺神经和尺动脉得以解剖出(图 2－7－18c)。

一、前臂远侧、腕部、手掌的神经、血管、肌腱手术进路

【适应证】

1. 神经吻合术。
2. 神经松解术。
3. 动脉损伤吻合或结扎术。
4. 指屈肌腱损伤的修复术。

【体位】

患者平卧于手术台上，患肢置于上肢手术台上。

【麻醉】

臂丛麻醉或高位持续硬脊膜外麻醉。

【手术步骤】

1. 于前臂掌面远端腕部及手掌作一“S”形切口，自前臂掌面中下 1/3 处沿掌长肌内侧作弧形于腕部尺侧转向桡侧，后沿小鱼际斜纹继沿近侧掌横纹到第 2 掌骨头桡侧止(图 2－7－17a)。

2. 沿切口切开皮肤、皮下组织，并将外侧皮瓣、掌长肌及掌筋膜一并向外侧游离，将内侧皮瓣向内侧游离，这样掌面尺侧的尺动脉及其相继的掌浅弓、尺神经及其分支——深支及浅支得以初步显露，以及手掌正中神经的内侧股及其分支——第 2、3 指掌侧总神经和第 2、3、4、5 指屈肌腱亦得到显露。为进一步显露腕部和前臂远侧的神经和屈肌腱，再沿前臂远端筋膜、腕掌侧韧带、腕横韧带作一纵行正中切口(图 2－7－17b)。

3. 沿上述切口小心切开前臂远端筋膜、腕掌侧韧带、腕横韧带，并向两侧牵开，则位于尺侧腕屈肌桡侧深面的尺神经、尺动脉以及腕管内的正中神经、指浅屈肌得以显露(图 2－7－17c)。

4. 剪开指浅屈肌表层肌膜，将正中神经用橡皮条向伤口外牵开，可以充分显露出位于腕管内的第一层中指、环指指浅屈肌腱；第二层示指、小指指浅屈肌腱。将上述指浅屈肌腱一并向尺侧牵开，则深面的指深屈肌腱亦可得到显露(图 2－7－17d)。

5. 将腕横韧带向外侧牵开，正中神经的外侧股及其分支——走于大鱼际浅面的鱼际肌支、拇指桡侧固有神经和第 1 指掌侧总神经得到显露。将腕部正中神经干进一步向外侧牵开，可见拇长屈肌腱位

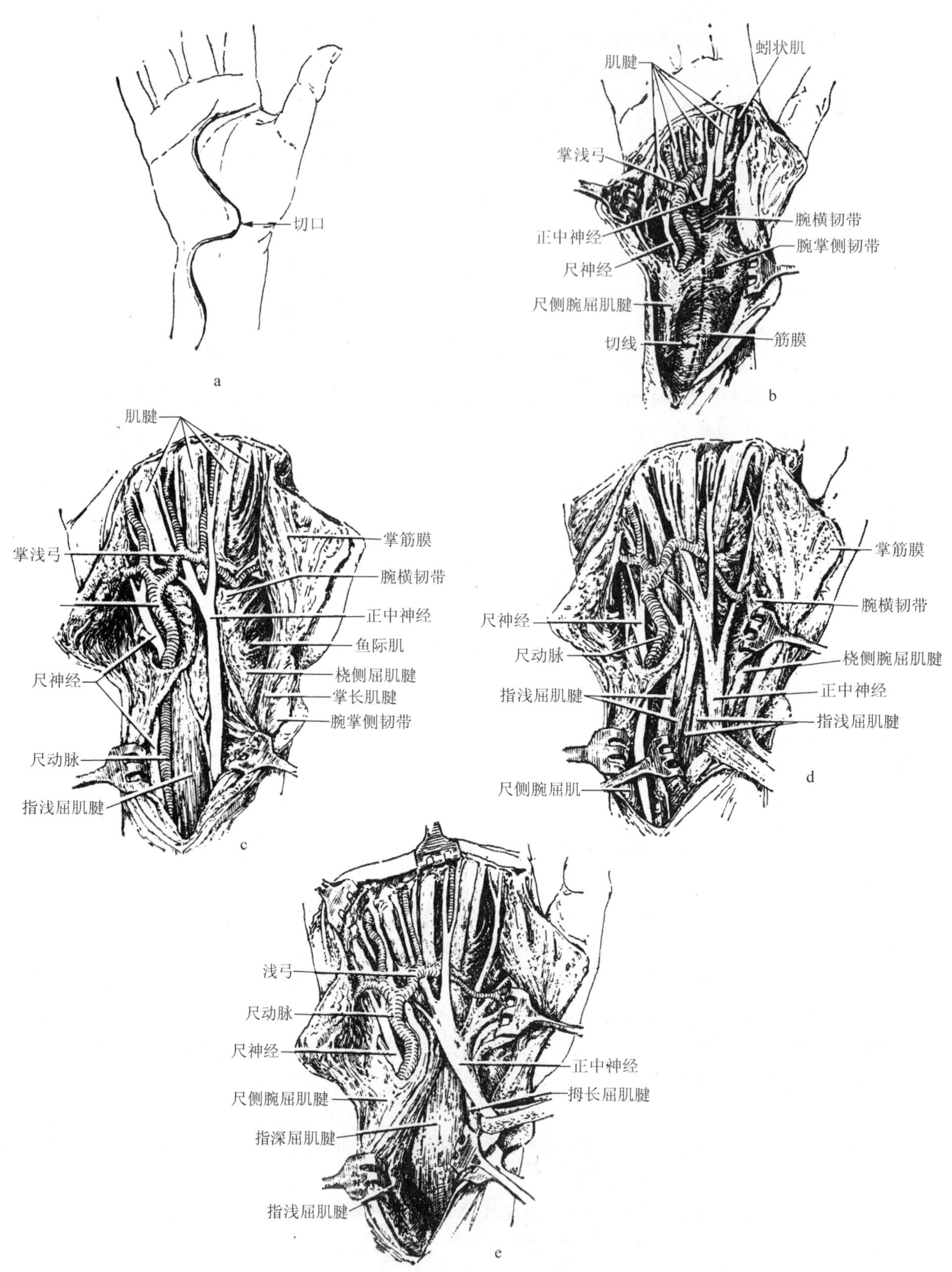

图 2-7-17　前臂远侧、腕部、手掌的神经、血管、肌腱手术进路

于腕管深部指深屈肌腱的桡侧，行于拇短屈肌两头之间通向拇指腱鞘(图 2－7－17e)。

【说明】

该切口系显露手腕、手掌的肌腱、神经、血管的一个较广泛的手术进路。其优点是：皮肤的切线完全按照手掌、手腕的皮纹，而且又符合一个在关节部位采用"S"形的切口原则；并能顺利到达所需显露的组织。由于切口较广泛，显露全面、清晰，因此有利于手术的进行，无论是肌腱的移植，血管、神经或肌腱的吻合也都能顺利进行。但由于切口较广泛，暴露组织较多，故对一般诊断明确的单纯血管、神经或肌腱损伤的修复，尽量少用该切口，避免由于暴露过多引起的并发症。但对手掌、手腕部的复杂损伤，仍以该切口为宜。

手术中需注意皮肤切口的定位。在做手掌部皮肤游离时不要损伤掌筋膜深面的血管——掌浅弓，神经——尺神经分支和正中神经的分支。在切开腕横韧带、腕掌侧韧带与深筋膜时，要注意勿损伤深部的正中神经。在做手掌神经、血管和肌腱探查时，勿损伤手掌的神经分支。注意不能将正中神经与屈肌腱混淆。

二、尺神经、尺动脉腕部和手掌手术进路

【适应证】

1. 尺神经腕部卡压综合征松解术。
2. 尺神经远侧断裂缝合术。
3. 尺动脉损伤结扎或吻合术。

【体位】

患者平卧于手术台上，患肢置于上肢手术台上。

【麻醉】

臂丛麻醉或高位持续硬脊膜外麻醉。

【手术步骤】

1. 于前臂掌面远端、腕部、手掌作一尺侧弯曲切口，自前臂掌面远端尺侧腕屈肌的外侧缘直线向下于腕前横纹转向掌长肌，于掌长肌尺侧缘转向手掌，沿小鱼肌斜纹至近侧掌横纹(图 2－7－18a)。

2. 沿切口切开皮肤、皮下组织，并将皮瓣适当向两侧游离，依切口方向切开掌筋膜，后于尺侧腕屈肌腱的桡侧缘切开深筋膜，在豆状骨平面切断掌长肌和在它近侧的腕掌侧韧带及掌短肌，则掌短肌深面的尺动脉、尺神经得以显露，再沿尺侧腕屈肌腱的外侧缘作尺动脉和尺神经的鞘膜切口(图 2－7－18b)。

3. 沿尺动脉和尺神经的鞘膜切口小心剪开鞘膜，并将尺侧腕屈肌腱向内侧牵开，将腕掌侧韧带向外侧牵开，则尺动脉、尺神经及其远端的分支得以充分显露(图 2－7－18c)。

【说明】

该切口系显露手腕与手掌尺神经的一个常用进路。切口既符合皮纹，又符合关节部位采用"S"形切口的原则，而且能较顺利地显露尺神经和尺动脉，又不损伤周围的组织。

手术中首先注意切口的定位，在切开深筋膜、腕掌侧韧带及掌短肌时，要注意深部尺神经和尺动脉，特别是在切开尺动脉和尺神经鞘膜时，切勿损伤深部的尺神经和尺动脉。

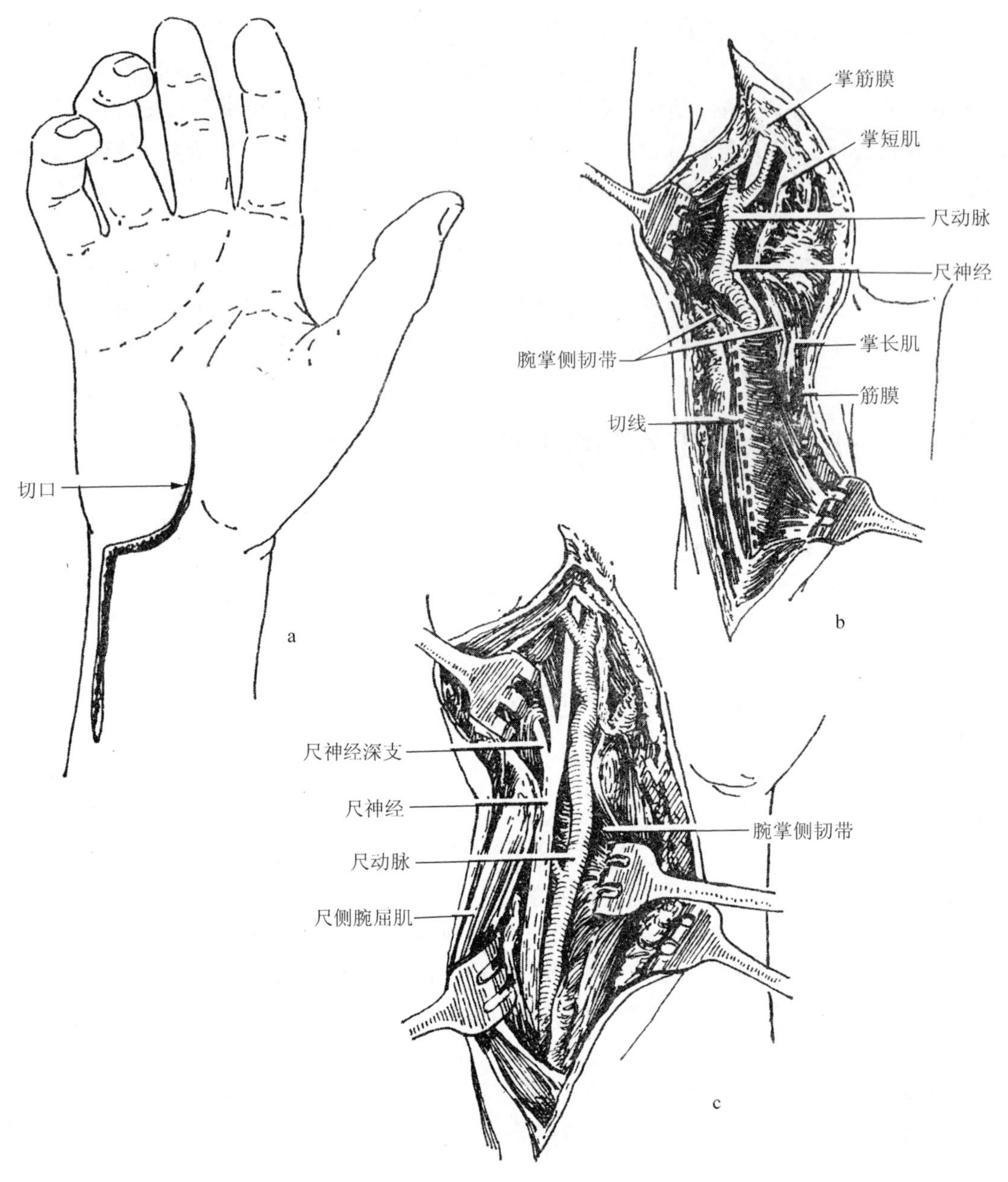

图 2-7-18　尺神经、尺动脉腕部和手掌手术进路

第三篇

下肢手术进路

骶棘肌
脊神经后支的皮支
腰背筋膜
髂嵴
臀上皮神经
臀大肌
盂缘
轮匝带
股骨头
股骨颈
股骨后面
坐骨结节
股四头肌
股外肌
股直肌
股中间肌
股内肌
缝匠肌
股动脉
股静脉
大隐静脉
收肌
股薄肌
皮肤
皮下筋膜
阔筋膜
股骨
股内侧肌间隔
股外侧肌间隔
坐骨神经
股二头肌
半腱肌
半膜肌
腘淋巴结
小隐静脉

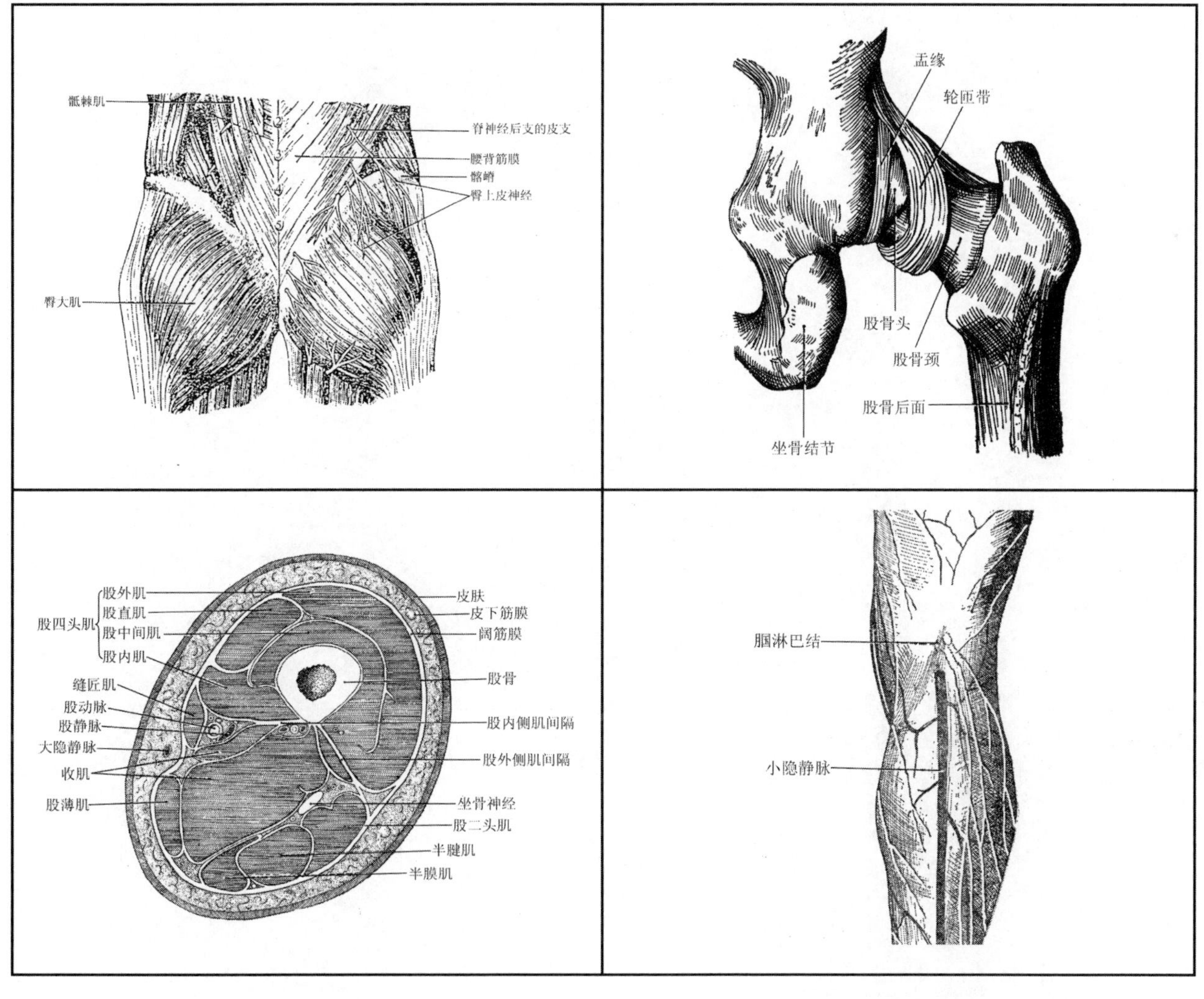

第一章　下肢的体表解剖

一、下肢的体表境界和分区

下肢借助骨盆的下部，以腹股沟与髂骨嵴以及骶骨尾骨与躯干的下部——腹部、腰部、脊柱相接，而且以此承受躯干体重。

下肢可分为臀部、股部、膝部、小腿部以及踝部和足部。

二、下肢的体表标志

（一）骨性标志

臀部可扪到髂骨嵴全长和前方的髂前上棘和后侧髂后上棘。于臀部后方可扪坐骨结节，外侧可扪到大转子。骨的标志有髂嵴、坐骨结节和股骨的大转子。髂嵴终止在前上棘的前面；后者是测量下肢长短的重要标志。髂嵴向后终于后上棘，测定后上棘位置的最好方法是沿髂嵴向后触摸。坐骨结节位于后上棘下方，并与之垂直。在站立时，坐骨结节为臀大肌的下部覆盖着，在坐下时便不受其覆盖。股骨大转子顶位于髂嵴下一掌宽处，差不多在前上棘与坐骨结节间的中央。在正常情况下，大转子所在部位的标志为大腿上部外侧的一扁平陷凹，瘦人在大腿内收时大转子隆出。阔筋膜紧紧地伸张于大转子顶与髂嵴之间。在大腿被动外展时，阔筋膜松弛，因而大转子上缘特别清楚，并且在这种位置下，能用手指抓着大转子，又能看出其前后面的轮廓。手指能伸进粗隆凹（或指形凹）。在大转子与坐骨结节之间能摸出坐骨神经。大腿的下端在外侧可扪到股外髁，内侧可扪到内髁，以此作为临床定位标志，在膝前可清楚地扪到髌骨，在测量下肢长度时需借助髌骨到内踝，髌骨外下可扪到腓骨小头，这也是临床常借助选择腓总神经切口的标志。在小腿前方胫骨缘，位于皮下前缘向上可扪到胫骨粗隆，为髌腱附丽点，在胫骨下端内侧为内踝，外侧为腓骨下端为外踝，前者常作为测量下肢长度的最低点。

（二）标志线

1. 奈拉通(Nelaton)线　即髂前上棘与坐骨结节之间的连线（图 3-1-1）。当大腿半屈曲时，此线正通过大转子顶。当大转子顶位于此线之上或其下时，便证明为股骨颈畸形。依据这一准则可诊断出最常见的病理情形为：股骨头向后上方脱位于髂骨翼；股骨颈关节囊内和关节囊外骨折。

2. 勃拉恩特(Bryant)线　为大转子最高点与通过两前上棘间的水平面之间的连线，在正常情形下差不多为 5cm。此线变短说明短缩的一边有畸形发生，如股骨颈骨折时，因大转子顶升高，便发生勃拉恩特线缩短。使患者仰卧便可定出勃拉恩特三角。三角的一边为前上棘至桌面的垂直线；三角底为自大转子顶至垂直线的一水平线。第三边为奈拉东线的一部分（从前上棘至大转子顶亦名髂大转子前线）（图 3-1-1）。股骨颈骨折时患侧的三角底缩短。

3. 休梅克(Schoemaker)线　亦称髂大转子前线，是髂前上棘与大转子顶的连线。此线与一条围绕骨盆并通过两侧髂前上棘的线形成一个大约 30°角。股骨头发生脱位或股骨颈骨折时，此角随着缩短的程度而变小。用触摸的方法大致可测定此角，判定因骨折或脱位所致的缩短程度，而无需构成勃拉恩特三角再来测定。将此线向前后延长，在脐上交点的卡普兰交点(Kaplan)。正常在脐上，当股骨颈骨

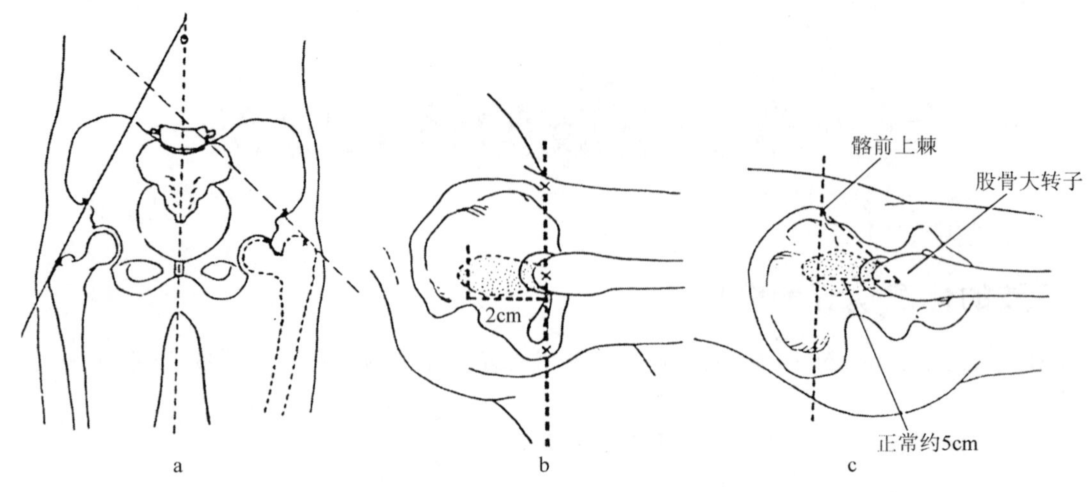

图 3－1－1 标志线

a. Shoemaker 髂转线测定法，右侧正常，左侧不正常； b. Nélaton 髂坐线测定法；
c. 股骨大转子与髂前上棘间的水平距离测定法(Bryant 三角)

折髋脱位时，则下移而且偏向健侧。

4. *髂大转子后线* 为髂后上棘与大转子横的连线，完全相当于臀中肌与梨状肌之间的梨状肌上孔。此线内侧三分之一与中三分之一的交接点，能正确地指出臀上动脉从骨盆走出的部位。

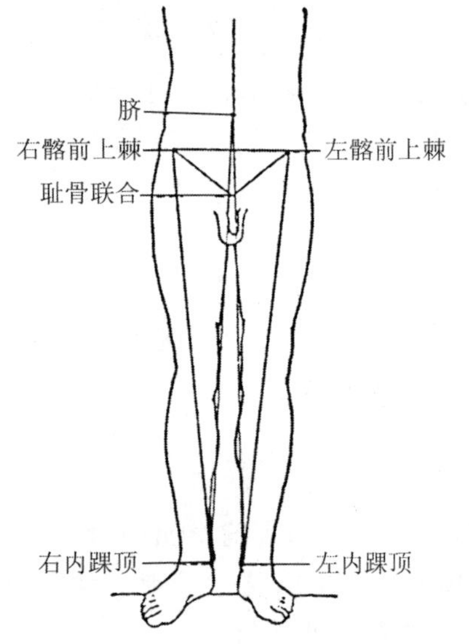

图 3－1－2 下肢长度测量

（三）下肢长度测量

两腿的长短通常相差极微，所以不超过 1cm 的差别常因不改变步态而可以忽略。如欲测量得准确，就要依靠骨质标志而不能依据软组织。一边要仔细地找出骨标志，一边又要把软尺放得准确。不使骨盆倾斜，并使两腿保持相同的位置，都是很重要的。为了不使骨盆外倾，使两前上棘连线与身体长轴(白线)成直角是必要的。腿全长的测量是从髂前上棘到股骨内髁的下缘，再从股骨髁下缘至内髁顶点，或者是从前上棘直接经髌骨中央而量至内踝(图 3－1－2)。一般地说，内踝顶易于找出，但前上棘则较难。沿髂嵴向前触摸可清楚地摸到前上棘。最好把软尺紧压在前上棘上，而不要把它轻放在前上棘表面的皮肤上。前上棘常为浑圆状，故以之作测量的起点时不一定能找出起点。股骨变短畸形可能是股骨干的毛病，也可能是股骨颈的毛病，故需比较从大转子顶到股骨外髁下缘的长度，并测量前上棘至内踝的距离。如果两腿的大转子至股骨外髁的长度相等，则为股骨颈的畸形；否则为股骨干的畸形。

第二章 髋部临床解剖与手术进路

第一节 髋部临床解剖

臀部大致为四边形，包含臀部隆起的软组织。其上界髂嵴与后外侧腹壁相隔，其下界臀横皱襞的深水平沟。其内侧界骶骨和尾骨的外侧缘，其外侧界阔筋膜张肌。

一、髋部的浅层结构

皮肤与皮下组织：臀区皮肤较厚，有丰富的皮脂腺和汗腺。浅筋膜较发达，富有纤维组织，后下部厚而致密，形成脂肪垫，承受身体坐势的压力。臀区皮神经分上、中下3组。臀上皮神经来自 $L_{1\sim3}$ 脊神经后支的外侧支，则由竖脊肌外侧缘穿胸腰筋膜，越过髂嵴至臀上部皮肤。髂腹下神经的外侧支分布于臀外侧份皮肤。臀中皮神经为 $S_{1\sim3}$ 脊神经的后支，臀下皮神经即股后皮神经的臀支，各神经均分布于相应部位的皮肤(图3-2-1)。

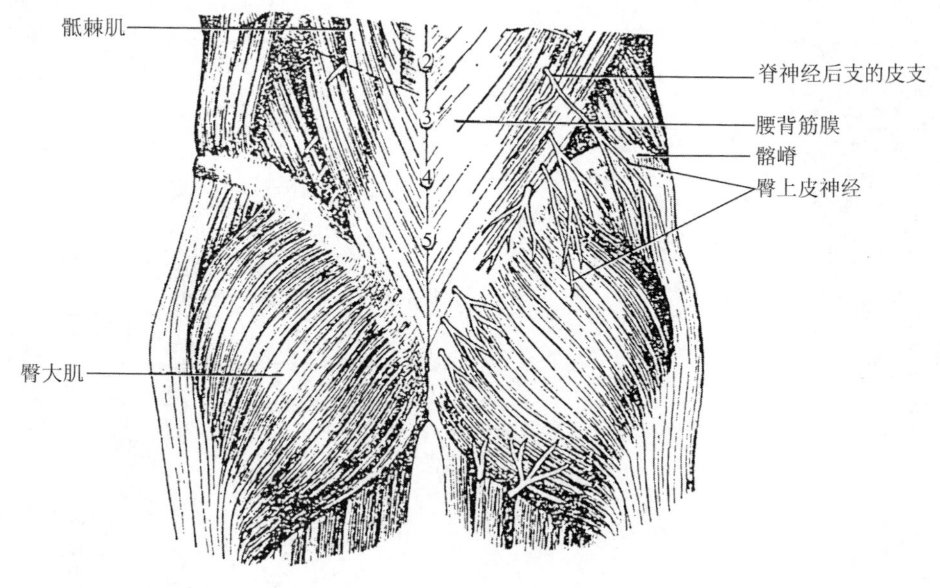

图3-2-1 臀部浅层结构

二、髋部的深层结构

(一) 深筋膜

臀区的深筋膜称臀筋膜，向上附于髂嵴，向下延续于股部后面的阔筋膜。臀筋膜分浅、深两层，分别包绕臀大肌和阔筋膜张肌。浅层较薄，但致密，经纤维隔伸入肌肉束内，故不易与肌肉分离。臀筋膜外上份坚韧，覆盖臀中肌并有该肌纤维附着于筋膜的深面，臀筋膜的下份在大转子的外侧面与阔筋膜张肌和臀大肌浅层的腱膜纤维合并，向下构成髂胫束。

（二）肌肉

1. *浅层* 有臀大肌和阔筋膜张肌。前者为臀部宽厚的方形肌，几乎覆盖整个臀部，与臀部皮下组织组成臀部隆起。起自髂骨外面和骶骨背面，肌束粗大，斜向外下，经髋关节的后方，止于股骨的臀肌粗隆和髂胫束（图 3-2-2），由臀下神经支配。作用伸髋关节，在人体直立时可保持骨盆不致前倾。在臀大肌腱膜与大转子之间有臀大肌转子滑液囊，在臀大肌与坐骨结节之间有臀大肌坐骨滑液囊。臀大肌深面为臀肌下间隙，此间隙在坐骨大孔处最为疏松。后者位于髋关节外止方，起自髂前上棘，肌腹扁而被包于阔筋膜 2 层之间，在大腿中、上 1/3 交界处，移行于髂胫束，止于胫骨外侧髁（图 3-2-4,5），由臀上神经支配。作用紧张阔筋膜并屈大腿。

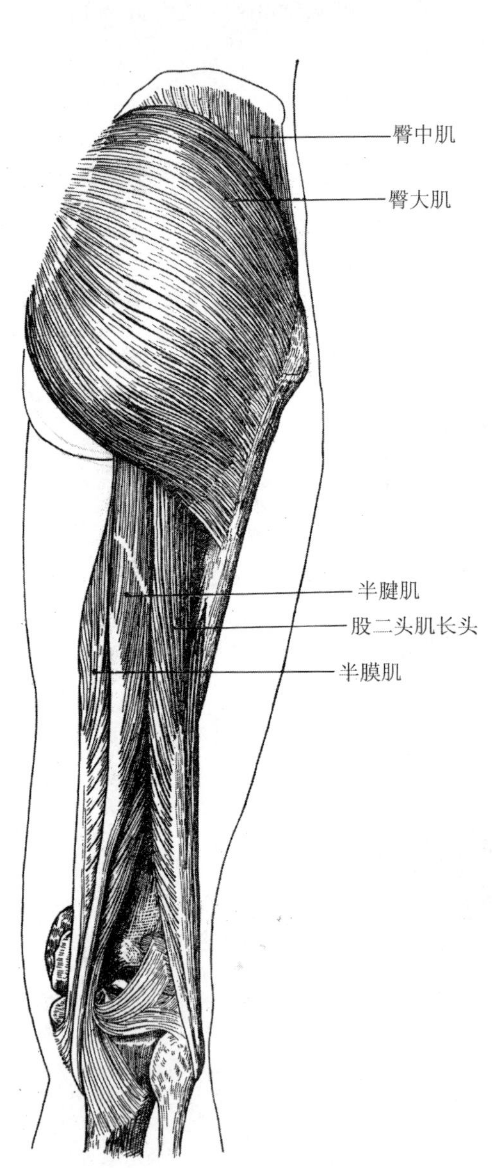

图 3-2-2 臀部和股后肌（浅层）

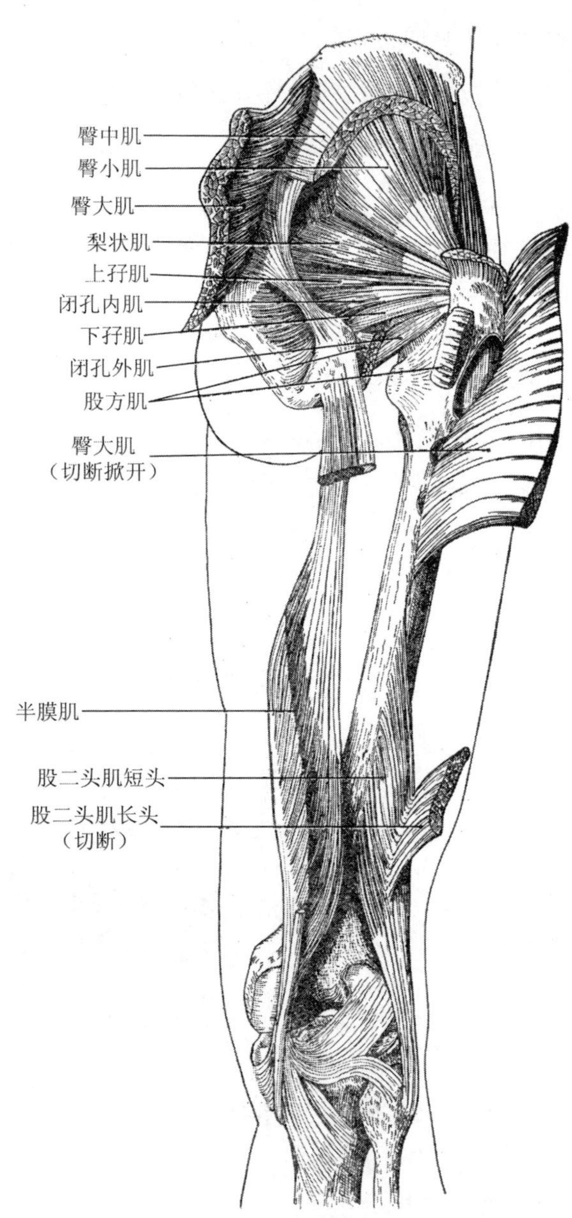

图 3-2-3 臀部和股后肌（深层）

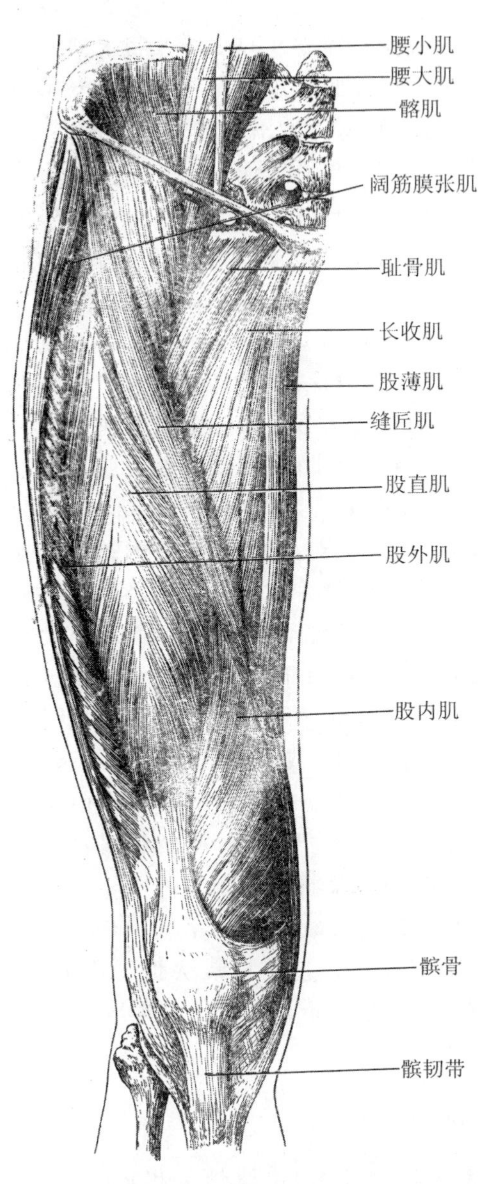

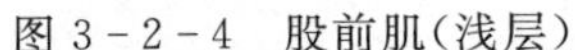
图 3-2-4　股前肌(浅层)

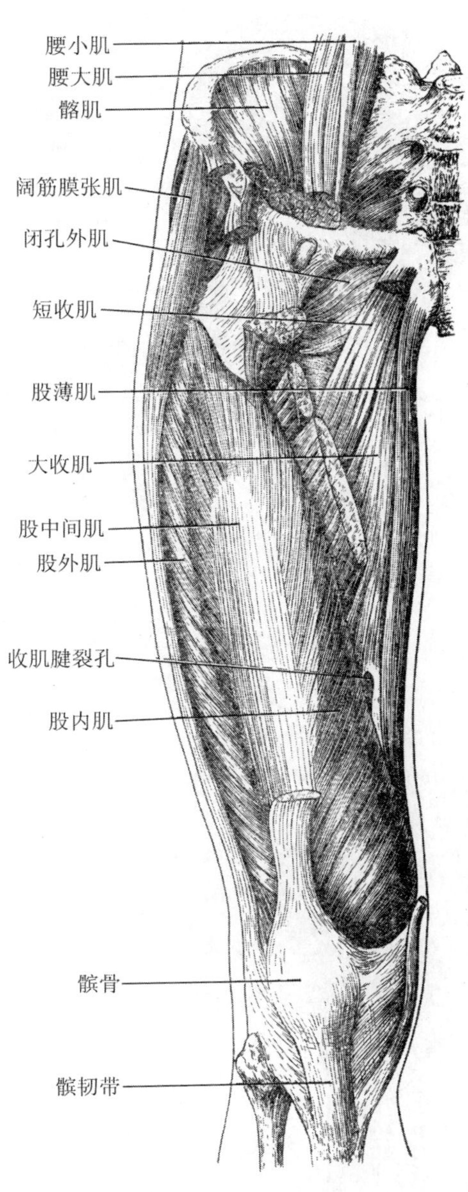

图 3-2-5　股前肌(深层)

2. *中层*　由上至下为:①臀中肌,起于髂骨翼外面,止于肌骨大转子,作用外展髋关节前部肌束内旋髋关节后部肌束髋关节外旋,由臀上神经($L_4 \sim S_1$)支配。②梨状肌,起于骶骨前面、骶前孔外侧,止于股骨大转子,由骶从分支($S_{1\sim2}$)支配。上孖肌位于坐骨小切迹邻近骨面。③闭孔内肌,起于闭孔膜内面及其周围骨面,止于股骨转子窝,作用外旋髋关节,由骶丛分支($L_4 \sim S_2$)支配。④下孖肌,位于坐骨小切迹邻近骨面。⑤股方肌,起于坐骨结节,止于转子间嵴(图 3-2-3)。

3. *深层*　臀小肌起于髂骨翼外面,止于股骨大转子前缘,作用与臀中肌同,由臀上神经($L_4 \sim S_1$)支配。闭孔外肌位于闭孔膜外面及其周围骨面,起于股骨转子窝,作用外旋髋关节,由骶丛分支($L_5 \sim S_1$)支配(图 3-2-3)。

(三) 血管和神经

梨状肌由坐骨大孔穿出,将坐骨大孔分为梨状肌上、下孔,此两孔为由盆部至臀部的血管、神经的径路。

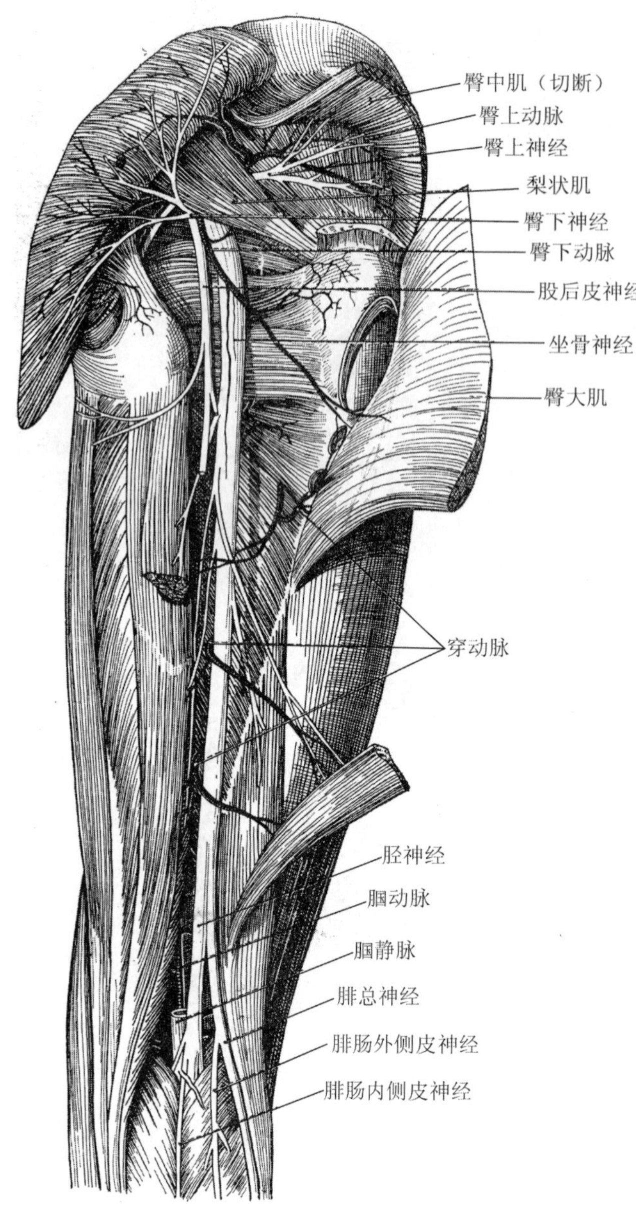

图 3－2－6　臀部和股后部

1. 通过梨状肌上孔的神经和血管　臀上动、静脉分为浅支和深支。浅支行于臀大肌和臀中肌之间，供应臀大肌。深支行于臀中肌和臀小肌之间，供应该两肌，并发出关节支营养髋关节。其神经为臀上神经，与血管伴行(图 3－2－6)。

2. 通过梨状肌下孔的神经和血管　由外侧向内侧依次有：坐骨神经、股后皮神经、臀下动静脉、臀下神经(图 3－2－6)、阴部内动静脉、阴部神经(图 3－3－7)；常有一些肌支，如股方肌神经，其位置较深，在坐骨神经深面下行，在闭孔内肌深面通过，到达股方肌，并有关节支到达髋关节。臀下血管神经较浅，主要供应臀大肌。臀下血管向上的分支与臀上动、静脉吻合；向下的分支与股深动脉第 1 穿支及旋股内、外侧动脉升支吻合；还有分支供应髋关节。坐骨神经大多数经梨状肌下孔出盆至臀部，继之弯向外下，经大转子与坐骨结节之间垂直下行至股后部。在少数情况下，坐骨神经分成 2 股，其中 1 股穿梨状肌，另 1 股出梨状肌下孔；或 1 股出梨状肌上孔，1 股出梨状肌下孔；也有分成多股出盆者。由于坐骨神经或其一部分穿过梨状肌，受梨状肌收缩压迫的影响，有时出现梨状肌综合征。

3. 通过坐骨小孔的血管和神经　有阴部内动、静脉和阴部神经。它们自梨状肌下孔出盆，绕过坐骨棘和骶棘韧带，穿坐骨小孔至会阴部(图 3－2－8)。

三、髋关节

髋关节为杵臼关节，由股骨头和髋臼组成，适应于下肢支持体重和便于行走的功能，其解剖形态特点是臼深，头呈球形，关节囊坚韧厚实，周围有强大的肌肉覆盖。因此，髋关节既稳定又较灵活，可作屈、伸、收、内旋和环转等各种运动(图 3－2－8)。

(一) 髋关节组成

1. 髋臼　为半球形的深窝，关节软骨为马蹄形，没有关节软骨覆盖的底部称髋臼窝，髋臼由耻、坐、髂 3 骨共同组成，在初生时以“Y”形软骨板相隔。这些软骨板约在 12 岁时开始骨化，16～17 岁时 3 骨完全愈合。髋臼缘的下份不完整，称为髋臼切迹，为髋臼横韧带所补充，切迹向上伸延，连接髋臼窝。股骨头韧带即位于此窝内。在髋臼缘和髋臼横韧带上附有一环状纤维软骨性的关节盂缘，使髋臼加深，得以容纳整个股骨头，而且盂缘的口径较髋臼缘小。因此，即使关节囊外伤破裂，股骨头也不易脱出。髋臼窝内尚附有纤维脂肪，当关节内压力增大或减少时，这些纤维脂肪可被挤出或压入，以维持关节内、外压力的平衡。

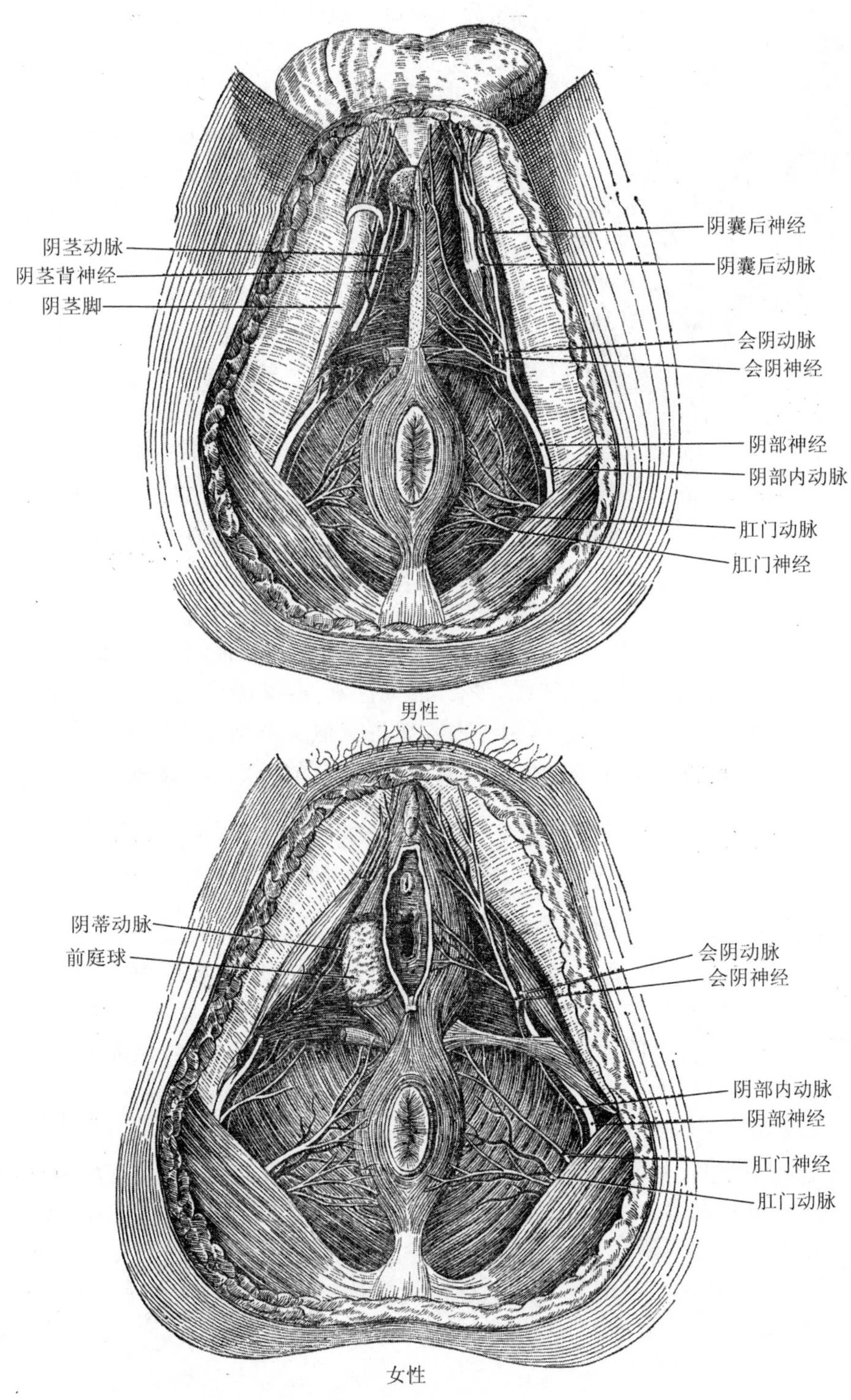

图 3-2-7　会阴部的动脉和神经

2. *股骨头*　类似球形，约 2/3 为关节软骨所覆盖。近头的顶端有股骨头凹，凹内附有股骨头韧带，它与横跨髋臼切迹的髋臼横韧带相连。股骨颈细长，直径 2～3cm，有支撑躯干、扩大运动范围的作用。股骨颈与股骨干之间所形成的角度称为颈干角，在儿童此角较大，可达 160°。随着体重的增加和下肢运动的不断发展，此角逐渐减小，在成人平均为 125°(120°～130°)。如角大于 125°称为髋外翻，小于

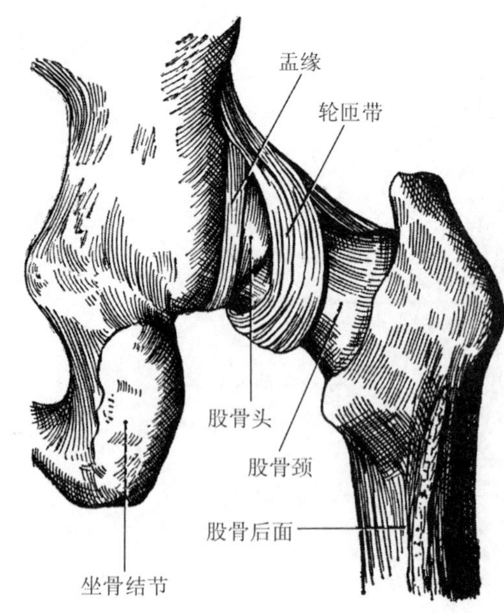

图 3-2-8　髋关节(后面)
(关节囊已修去)

125°为髋内翻。股骨颈的纵轴线与股骨两髁额状面之间所形成的角度,称为前倾角。在成年人,其正常范围,平均为12°～15°之间(图 3-2-8)。

3. 关节囊　十分坚韧,浅层为纵行纤维,深层为横行纤维。部分深层纤维环绕股骨颈,构成轮匝带。囊的近端附着于关节盂缘及髋臼横韧带,远端在前方附着于转子间线,后方附着于股骨颈的中份,使股骨颈前面的全部和后面的内侧半均包在关节囊内,因而股骨颈外侧份骨折时,常是关节内及囊外的混合型骨折。关节囊的后方有坐骨囊韧带加强,它有限制股骨内收、内旋的作用。关节囊的内侧有耻骨囊韧带加强,它有限制股骨外展、外旋的作用。前方有髂肌韧带,它自髂前下棘以倒"Y"形的 2 条纤维束向下附着于转子间线,是全身最强大的韧带,在人直立时有对抗躯干的重心落在髋关节后面的作用。除屈髋动作外,在其他运动中,它均处于紧张状态,故对防止髋关节脱位有很重要作用。关节囊的滑膜层的远侧端返折至股骨颈,直至股骨头关节面边缘,且包绕囊内的股骨头韧带。有时,在髂腰肌深面有一与关节腔相通的滑液囊。髋关节周围有强大的肌肉加强,使之稳固有力,但又能使其具有灵活性运动。前方有屈肌,后方有伸肌及外旋肌,外侧有外展肌,内侧有内收肌群。但关节的下方,特别是后下方,除部分为闭孔外肌覆盖外,缺少肌肉保护,也无坚强的韧带加强,是髋关节的薄弱点,故髋关节后脱位最多见,前脱位较少见(图 3-2-8)。

(二) 血管和神经

1. 动脉　①闭孔动脉的后支在髋臼下方走行,发出髋臼支,经髋臼横韧带下方入髋臼窝,营养滑膜及髋臼窝内的脂肪组织等,并有分支入股骨头韧带,营养股骨头部。②旋股内、外侧动脉的升支环绕股骨颈基底部,形成一动脉环,发出关节支自关节囊远端附着处进入关节囊,是滋养股骨头的主要血管。③臀上动脉深支和臀下动脉发出的若干髋臼支,经关节囊近端附着处进入,滋养髋臼缘、关节囊和关节盂缘。④股骨滋养动脉自骨髓上行,于股骨颈部与上述动脉相互吻合。

2. 神经　髋关节由坐骨神经的股方肌支、股神经的股直肌支和闭孔神经的前支发出的关节支所支配。由于膝关节也接受股神经与闭孔神经的支配,所以当髋关节发生病变时,有时在膝部出现疼痛,应注意问诊和详细检查,避免误诊。

第二节　髋关节前方手术进路

【应用解剖】

髋关节前方手术进路由于切口的形式不同,有纵形、斜形以及横弧形,它们的共同特点是切开髋关节前方皮肤后,首先充分解剖出阔筋膜张肌、缝匠肌及股外侧皮神经(图 3-3-3),在纵形切口直接分开阔筋膜张肌与缝匠肌解剖出深部的股直肌和臀中肌,并将其分开,则髋关节囊的前方即可显露(图 3-2-9b)。而斜形切口,在分开阔筋膜张肌与缝匠肌后,需解剖出股直肌内缘并向外侧牵引(图 3-2-10b)。在保护好由股动脉分出旋股外侧动脉的情况下,将髂腰肌的外缘作适当分离后连同缝匠肌牵向内侧,则髋关节囊的前内侧得到显露(图 3-2-10c)。对横弧形切口,在作缝匠肌与阔筋膜张肌分开后,将股直肌及其返折头与缝匠肌一同牵向内侧，使髋关节囊前外侧得到显露（图 3－2－11d）。以上 3 个切口手术步骤较简单，不涉及重要组织，但共同缺点是显露不充分，只能做针对性活检和切开引流。

一、髋关节前方纵形手术进路

【适应证】

1. 髋关节前方游离体摘除术。
2. 髋关节肿瘤做活组织检查。

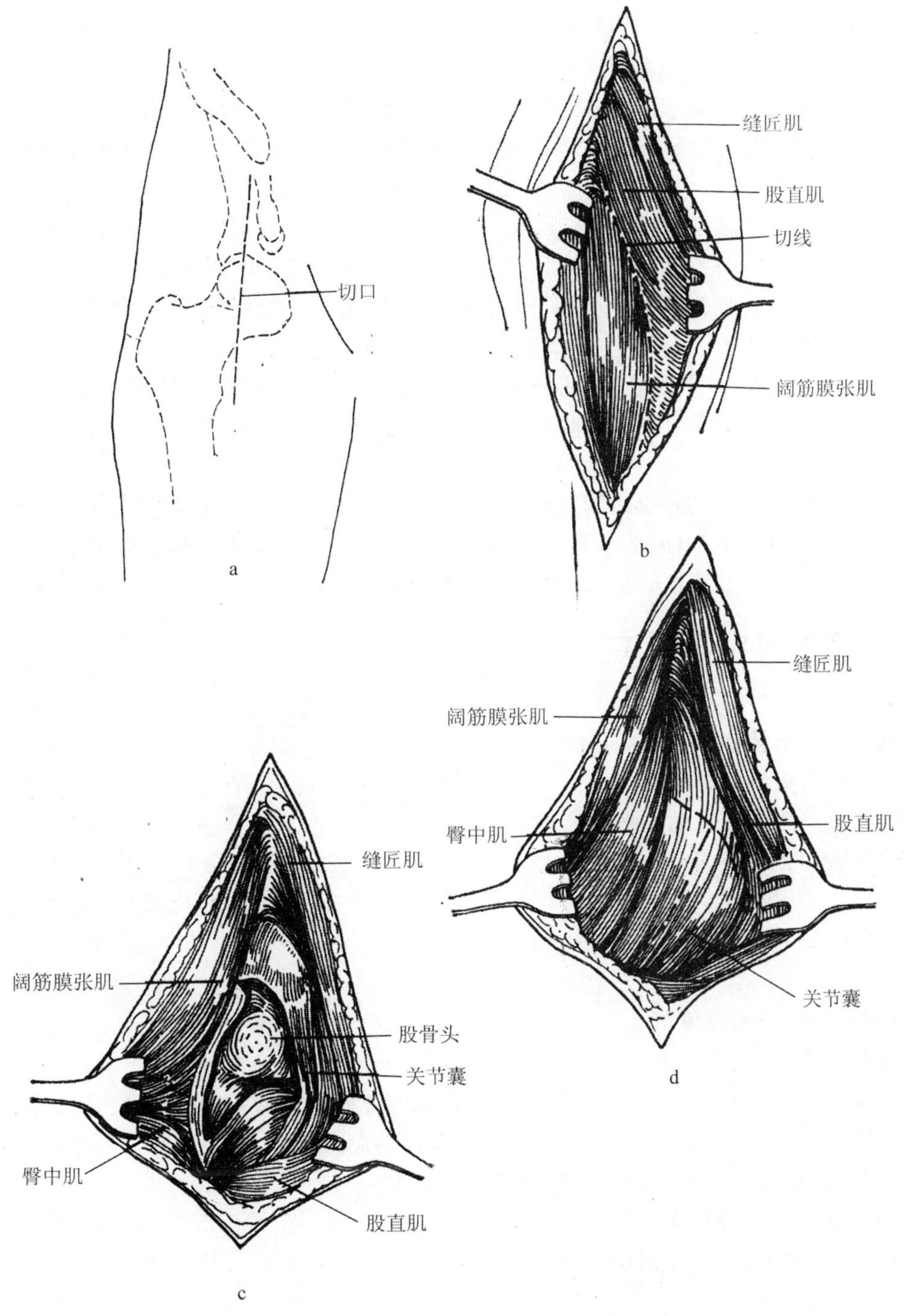

图 3－2－9　髋关节前方纵形手术进路

3. 髋关节结核局限股骨头前方病灶清除术。

4. 髋关节化脓性关节炎切开引流术。

【体位】

患者平卧于手术台上。

【麻醉】

腰椎麻醉或持续硬脊膜外麻醉。

【手术步骤】

1. 于髋关节前方作纵形切口，从髂前上棘起沿阔筋膜张肌前缘和缝匠肌之间，直线向下延伸约12cm(图 3-2-9a)。

2. 沿切口切开皮肤、皮下组织和深筋膜，并将皮瓣向两侧游离牵开，显露出缝匠肌、阔筋膜张肌，于阔筋膜张肌和缝匠肌之间作肌膜切开，将缝匠肌向内侧牵开，显露股直肌，再于阔筋膜张肌与股直肌之间作切线(图 3-2-9b)。

3. 沿切线切开肌膜，作阔筋膜张肌与股直肌之间向深面分离，此时可见到走于股直肌深面与阔筋膜张肌前缘深面的旋股外侧动脉的升支，应给予切断结扎。这时切口已深达髋关节囊前方，并可见到阔筋膜深面的臀中肌，将其向外侧牵引，股直肌向内侧牵引，使髋关节囊充分显露，并于关节囊前方作"T"形切线(图 3-2-9c)。

4. 沿切线切开关节囊，显露股骨头及髋臼前缘。如需充分显露股骨头，可将股直肌"N"形切断，腰大肌向内侧牵引，则可扩大髋关节的内侧切口，使股骨头充分显露(图 3-2-9d)。

【说明】

该切口对髋关节的显露不够充分，因此临床应用不多。但由于该切口通过肌间隙直达髋关节的前方，对关节周围的肌肉游离不多，因此最适用于髋位置正常情况做前方游离体摘除或肿瘤活检及髋关节化脓性关节炎的闭合冲洗引流，这样可减少炎症在关节周围扩散。

二、髋关节前方斜形手术进路

【适应证】

1. 髋关节前方游离体摘除术。

2. 髋关节肿瘤活组织检查。

3. 髋关节结核局限股骨头前方病灶清除术。

4. 髋关节化脓性关节炎切开引流术。

【体位】

患者平卧于手术台上。

【麻醉】

腰椎麻醉或持续硬脊膜外麻醉。

【手术步骤】

1. 于髋关节前方作斜形切口，从髂前上棘沿缝匠肌的方向延伸约 12cm(图 3-2-10a)。

2. 沿切口切开皮肤、皮下组织和深筋膜，并将皮瓣向两侧游离牵开，显露出阔筋膜张肌、缝匠肌、股外侧皮神经、旋髂浅动静脉，分离、切断、结扎旋髂浅动静脉，后沿缝匠肌外侧缘切开肌膜，并游离牵向内侧，使股直肌得到显露。切开股直肌肌膜内缘，并游离牵向外侧。在游离股直肌时，注意保护行走在股直肌深面的旋股外侧动静脉，以免损伤。这时髋关节前方得以显露，再作髋关节前方斜形切线或"T"形切线(图 3-2-10b)。

3. 沿切线切开关节囊，则股骨头、髋臼前缘得以显露(图 3-2-10c)。

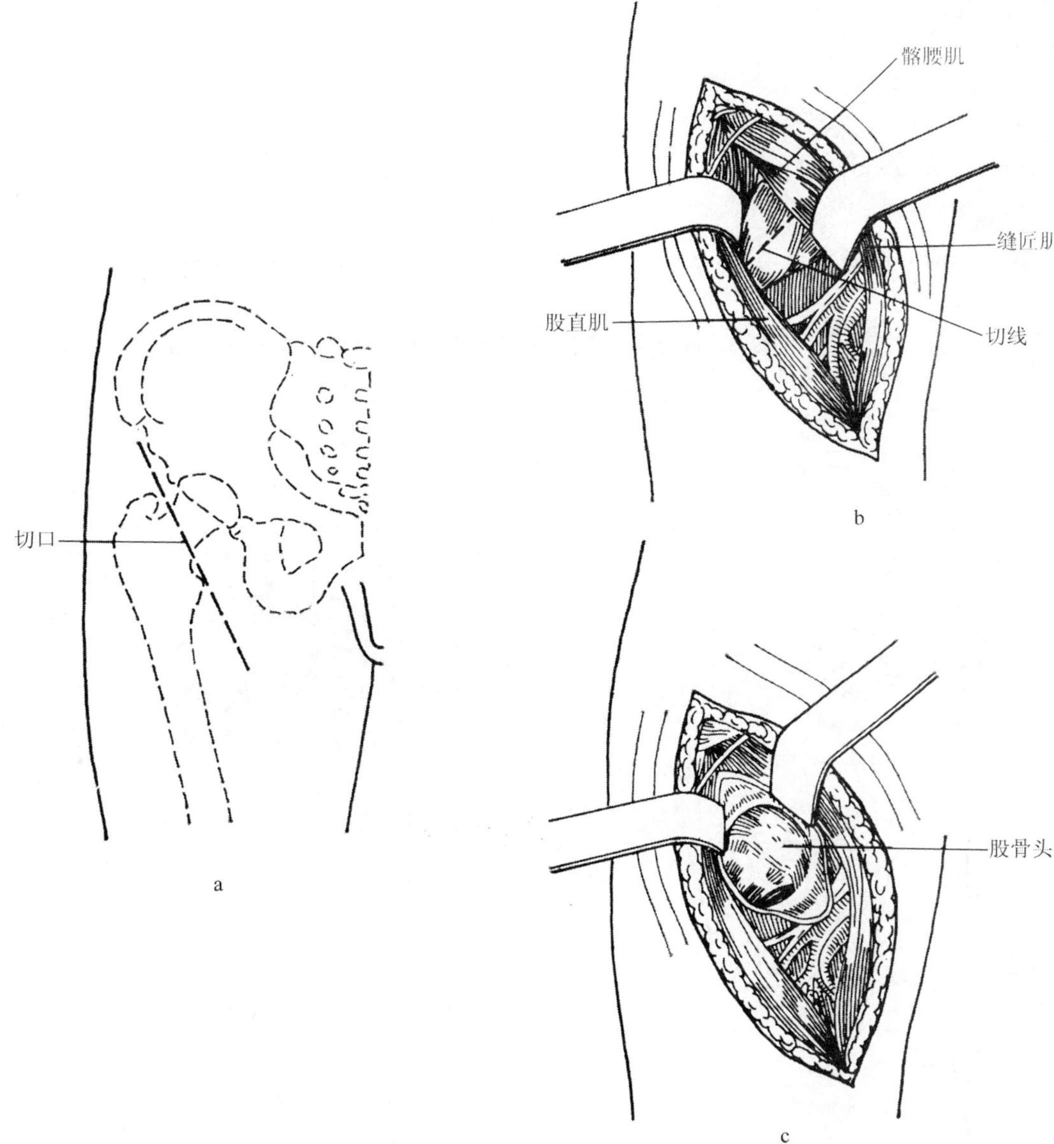

图 3-2-10　髋关节前方斜形手术进路

【说明】

该切口系 Hueter 切口，与髋关节前方纵形切口有同样缺点，不能充分地显露髋关节，因此临床很少采用。但由于该切口通过肌间隙直接到髋关节的前内侧，对关节周围的肌肉游离不多，因此适用于髋关节化脓性关节炎闭合冲洗引流术，以减少炎症向髋关节周围扩散。特别病灶或游离体在髋关节内侧更有其选用的价值。

术中除保护股外侧皮神经外，更重要的是注意切口内侧的股神经、股动脉与股静脉、旋股外侧动脉和静脉。

三、髋关节前方横弧形手术进路

【适应证】

1. 髋关节前方游离体摘除术。
2. 髋关节肿瘤活组织检查。
3. 髋关节结核局限股骨头前方病灶清除术。

4. 髋关节化脓性关节炎切开引流术。

【体位】

患者平卧于手术台上。

【麻醉】

腰椎麻醉或持续硬脊膜外麻醉。

【手术步骤】

1. 于髋关节前方作横弧形切口，从髂前上棘与耻骨联合中心点起，向外侧横弧形延伸到股骨大转子止(图 3－2－11a)。

2. 沿切口切开皮肤、皮下组织和深筋膜，并将皮瓣向两侧游离牵开，显露出股外侧皮神经、阔筋膜

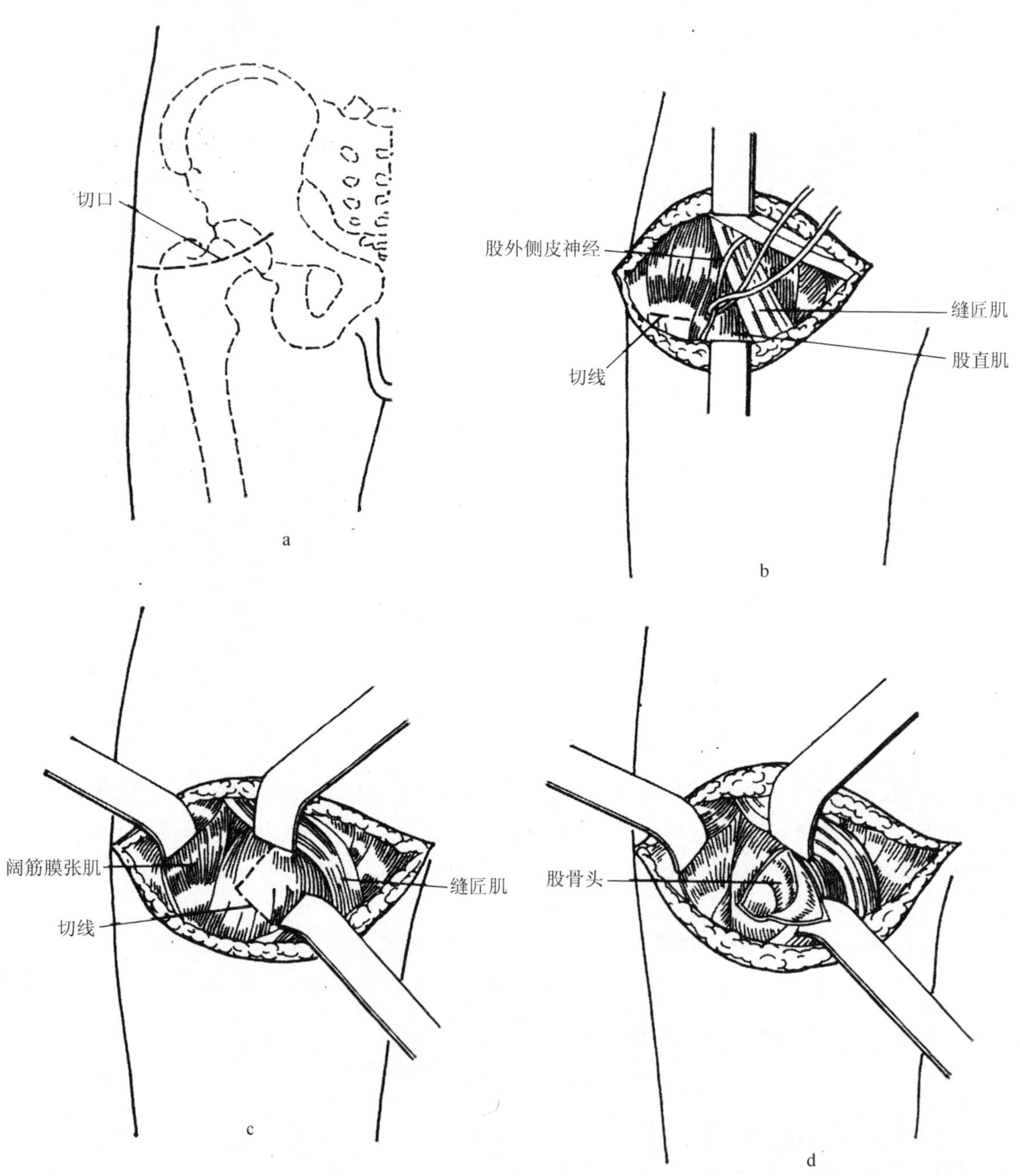

图 3－2－11　髋关节前方横弧形手术进路

张肌、缝匠肌和股直肌，并用橡皮条将股外侧皮神经向内侧牵开，并在大转子远侧作阔筋膜张肌下缘切线(图 3－2－11b)。

3. 沿切线切断阔筋膜张肌下缘，并向外侧牵开阔筋膜张肌，继游离缝匠肌、股直肌和股直肌返折头，并向内侧牵开，使髋关节囊前方得到充分显露，并作关节囊前方的"L"或"T"切线(图 3－2－11c)。

4. 沿切线切开髋关节囊前方，并向两侧牵开，使股骨头、髋臼前缘得以显露(图 3－2－11d)。

【说明】

该切口系 Luck 切口，与髋关节前方纵形切口和斜形切口有同样的缺点，不能充分地显露髋关节，不能作髋关节脱位的手术，因此临床很少采用。但由于对髋关节周围的肌肉游离少，因此可作髋关节化脓性关节炎的闭合冲洗引流术。由于切口是横形，能减少瘢痕对髋关节功能的影响。

第三节　髋关节前外侧"S"形手术进路

【应用解剖】

该切口是 Salter 作先天性髋关节脱位手术设计的切口，沿髂骨嵴前段和腹股沟"S"形切开皮肤，解剖出髂骨嵴、阔筋膜张肌、缝匠肌、股直肌及股外侧皮神经(图 3－2－12b)，在保护好股外侧皮神经的条件下沿髂骨骨骺切线切断骨骺，连同内侧骨膜和缝匠肌掀向内侧，再将滋润阔筋膜张肌、臀中肌于髂骨外板外用锐性骨膜剥离器将其与骨膜一同剥离掀向外侧(图 3－2－12c)，再将股直肌在髂前下棘和髋关节前的反折头处切下，使髂骨和髋关节囊得到显露(图 3－2－12c)，后切开关节囊显露股骨头，后按 Salter 的骨盆旋转切骨术作切口(图 3－2－12d)。

【适应证】

先天性髋关节脱位、Salter 骨盆旋转切骨术。

【体位】

患者平卧于手术台上，患侧臀部垫一沙袋。

【麻醉】

全身麻醉或持续硬脊膜外麻醉。

【手术步骤】

1. 于髋关节外侧作斜"S"形切口，从髂嵴中点起，沿髂嵴经髂前上棘内侧到腹股沟韧带中点为止(图 3－2－12a)。

2. 沿切口切开皮肤、皮下组织和深筋膜，并将皮瓣向两侧游离，显露出髂嵴、阔筋膜张肌、缝匠肌、股直肌以及股外侧皮神经。将股外侧皮神经游离用橡皮条牵向内侧，再于髂嵴作髂骨骺切线(图 3－2－12b)。

3. 沿髂骨骺切线，由外侧向内切断髂骨骨骺，并连同缝匠肌起点一起掀向内侧，沿髂骨嵴外唇将阔筋膜张肌、臀中肌，于髂骨外板处用锐性骨膜剥离器连同骨膜一起用干纱布推向外侧至坐骨大切迹，并向外翻开阔筋膜张肌和臀中肌，充分显露髂骨外板、髋臼上缘。继分离股直肌直头附着部的髂骨前下棘和附着于关节囊前侧的反折头，并在该二头的附着点下方切断，向下翻开股直肌上部，显露髋关节的前方，并作关节囊的前方切线(图 3－2－12c)。

4. 沿切线切开关节囊，显露股骨头和髋臼(图 3－2－12d)。

【说明】

该切口系 Salter 切口，适用于先天性髋关节脱位作 Salter 骨盆旋转切骨术，且只适用于 3～6 岁的先天性髋关节脱位。切骨部位在髂前上棘与髂前下棘之间到坐骨切迹的连线上。在做髂骨下棘向前向外旋转髋臼，并于旋转后造成的间隙，在髂骨翼上切一块楔形骨片插入，并用克氏针固定。

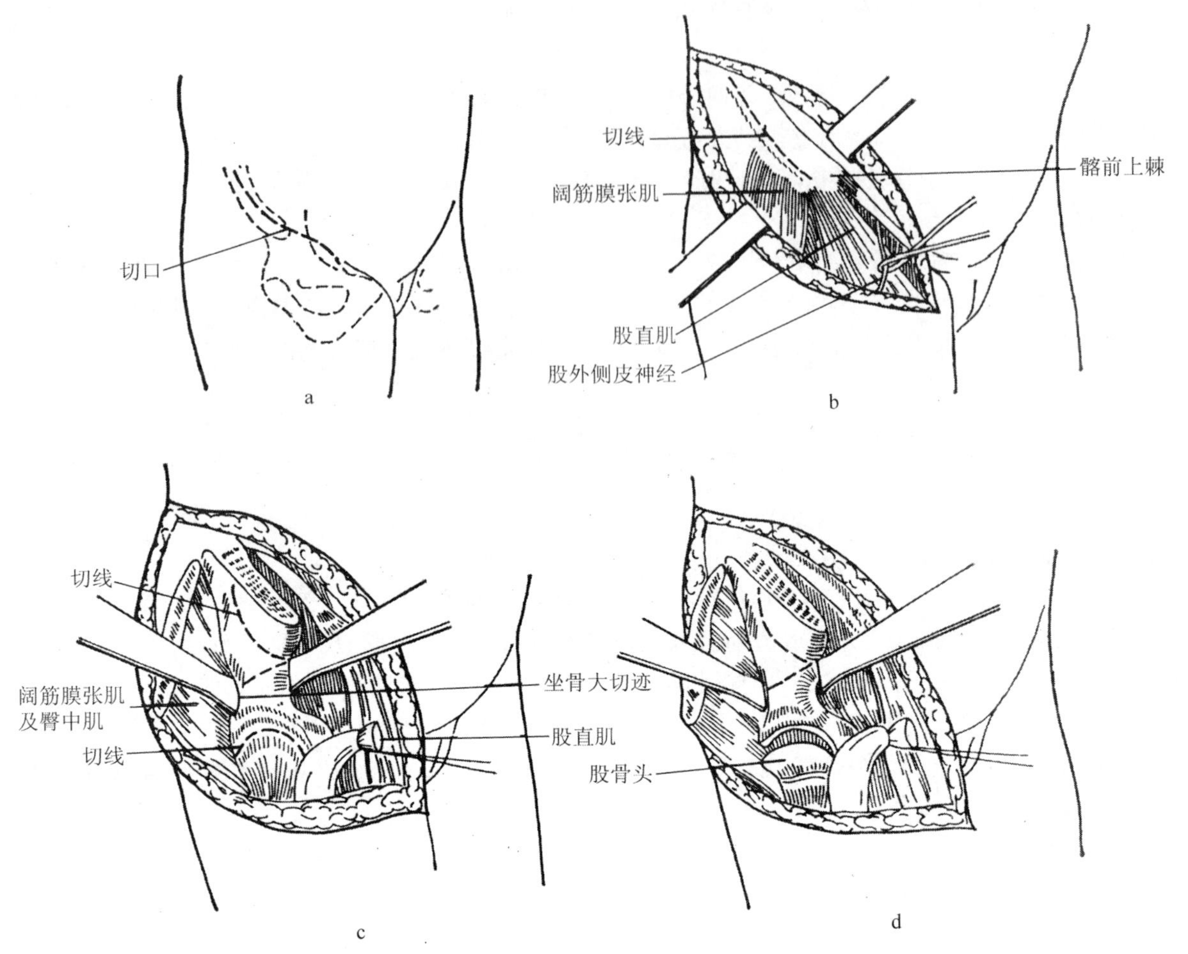

图 3-2-12　髋关节前外侧"S"形手术进路

第四节　髋关节前外侧"ノ"形手术进路

【应用解剖】

该手术由 Callahan 提出后又作了改良，其手术方法基本一致，不同前者是原切口作股直肌、髂前下棘处切断，增大手术视野。首先以髋前上棘为起点向下作 12cm 垂直皮肤切开后，对侧弯曲，解剖出阔筋膜张肌和缝匠肌(图 3-2-4)，经两肌间隙分开，并在阔筋膜张肌肌腹与腱膜交界处向外切断，使股外侧肌得到充分显露(图 3-2-13c)。原 Callahan 切口再将股直肌充分解剖，在髂前下棘附丽处切断向下返转，而改良后不切断而向内侧适当牵开股直肌，使股外侧肌、大转子得到显露，后沿股外侧肌的附丽处切断将其作骨膜下剥离翻向内下，使股骨颈髋关节囊的前外侧得到显露(图 3-2-14d)，根据需要做关节切开。

一、髋关节前外侧"ノ"形手术进路(Ⅰ)

【适应证】

1. 股骨颈骨折切开复位内固定术。
2. 股骨上端骨骺滑脱切开复位内固定术。

3. 股骨转子间骨折切开复位内固定术。

【体位】

患者平卧于手术台上，患侧臀部垫一扁枕。

【麻醉】

腰椎麻醉或持续硬脊膜外麻醉。

【手术步骤】

1. 于髋关节前外侧作一“ノ”形切口，自髂前上棘沿阔筋膜张肌前缘和缝匠肌之间直线向下约12cm，然后经大腿外侧面转向后约6cm止（图3-2-13a）。

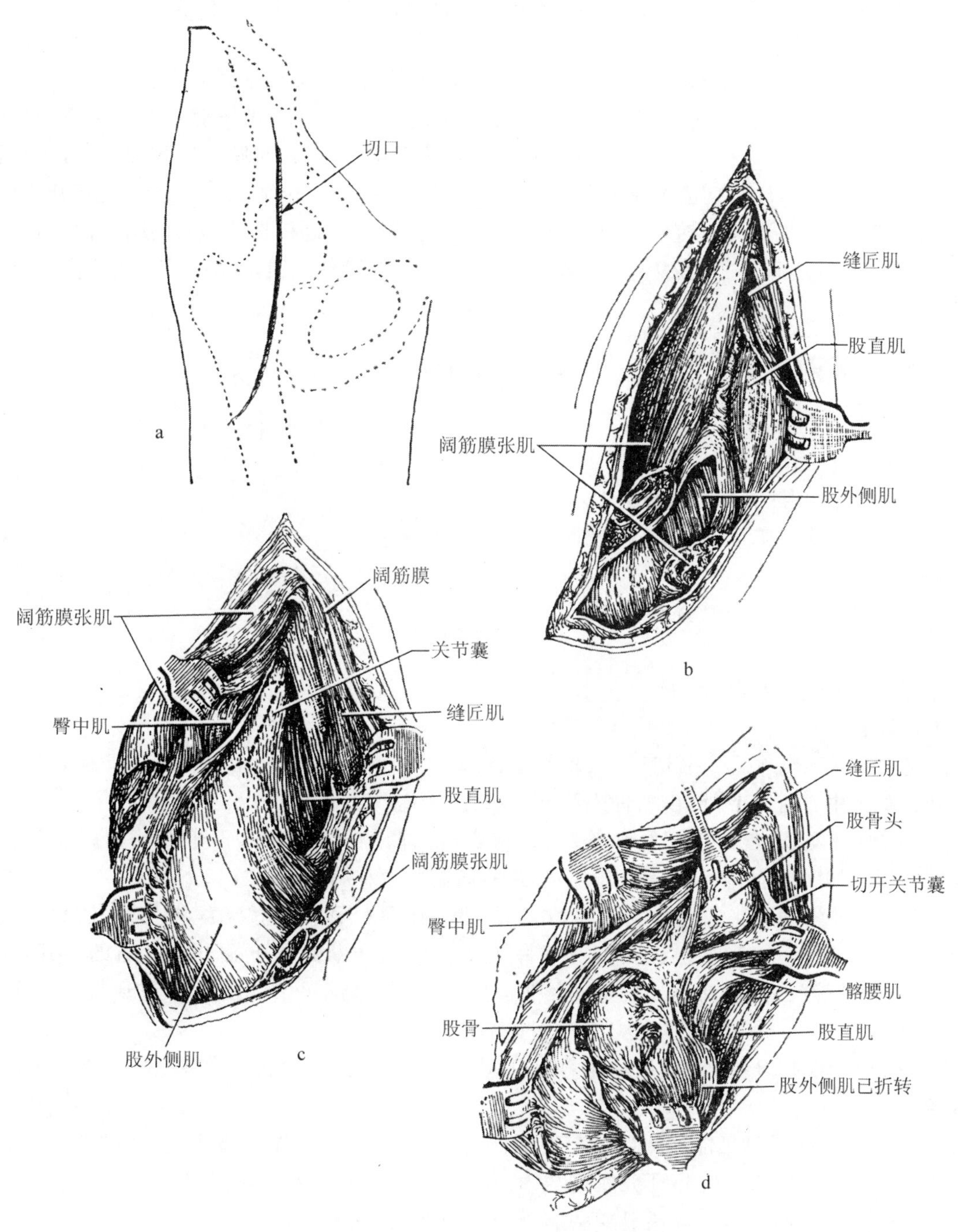

图3-2-13　髋关节前外侧“ノ”形手术进路（Ⅰ）

2. 沿切口切开皮肤、皮下组织，将皮瓣适当向两侧游离，后沿切口位置作阔筋膜切开。沿阔筋膜张肌肌腹与肌腱交界处，后于阔筋膜张肌与缝匠肌之间进行分离，将缝匠肌向内侧牵开，再于阔筋膜张肌下端于切口转弯平面横行切断阔筋膜张肌(图 3－2－13b)。

3. 将阔筋膜张肌向外翻转牵开，转子下部得到显露，切断结扎切口中部显露出的旋股外侧动脉升支，后将臀中肌向外侧牵开，缝匠肌、股直肌向内侧牵开，清除髋关节囊前方的脂肪壁，使髋关节前方得以显露，于关节囊前方作“T”形切开，其横行切口沿髋臼缘，纵行切口与股骨颈平行。于股外侧肌上端附着部沿大转子下缘作弧形切口(图 3－2－13c)。

4. 沿髋关节囊前方的“T”形切口切开关节囊，使股骨头、股骨颈得以显露，再沿股外侧肌上端的切口切开，直至骨膜下，用骨膜剥离器将骨膜向内下方剥离，显露出转子下部(图 3－2－13d)。

【说明】

该切口是 Callahan 手术的改良，特点是既能显露髋关节，同时又能显露股骨大转子下部。可用于股骨颈骨折的复位和三刃钉的内固定术。由于不能充分地显露髋关节，故不宜用于髋关节病变的手术。

手术时应注意切口的定位，使其能显露阔筋膜张肌的下端，便于在肌腹与肌腱交界处作切断。在将阔筋膜张肌向外翻转时，注意切断并结扎旋股外侧动脉的升支，以免出血。在作髋关节切开前要清除髋关节囊前方的脂肪，关节囊与大转子下方充分显露，便于切开关节囊和股外侧肌的附着部。在作股外侧肌剥离时需将剥离器从肌肉的附着点与骨形成锐角处剥离，使股外侧肌上端由后向内下翻转，以免肌肉撕裂。

二、髋关节前外侧“ノ”形手术进路(Ⅱ)

【适应证】

1. 股骨颈骨折切开复位内固定术。
2. 股骨上端骨骺滑脱切开复位内固定术。
3. 股骨转子间骨折切开复位内固定术。

【体位】

患者平卧于手术台上，患侧臀部垫一扁枕。

【麻醉】

腰椎麻醉或持续硬脊膜外麻醉。

【手术步骤】

1. 于髋关节前外侧作“ノ”形切口，从髂前上棘起，沿阔筋膜张肌前缘与缝匠肌外缘之间直线向远侧延伸，到大腿上中 1/3 交界处，继弯曲向后约 6cm 止(图 3－2－14a)。

2. 沿切口切开皮肤、皮下组织和深筋膜，并将皮瓣向两侧游离牵开，再于阔筋膜张肌与缝匠肌之间，按皮肤切口作切线，其远侧横切线在阔筋膜张肌向髂胫束移行处(图 3－2－14b)。

3. 沿切线切开阔筋膜张肌前缘的肌膜，并于该肌与髂胫束移行处按切线做切断，游离阔筋膜张肌并向外侧牵开。继游离股直肌起点，在髂前下棘下 0.5cm 处切断并向下翻开股直肌的上部，在其深面解剖出旋股外侧动静脉，并切断结扎。将髂腰肌向内侧牵开，则髋关节囊的前方得到充分显露，作关节囊的斜形切线(图 3－2－14c)。

4. 沿关节囊切线切开关节囊，并向两侧牵开，则股骨头、髋臼前方得以显露(图 3－2－14d)。

【说明】

该切口是 Callahan 切口，能显露髋关节的前方与内侧，需要时尚能显露大转子，故能作髋关节一般手术外，也能较满意作股骨颈骨折开放复位与内固定与大转子开放复位内固定术。

手术中注意切口的定位，使其能显露阔筋膜张肌的下端，便于在肌腹与肌腱处切断。在将阔筋膜张肌向外翻转时，注意切断并结扎旋股外侧动脉的分支，以免出血。在作髋关节切开前要清除关节囊前方

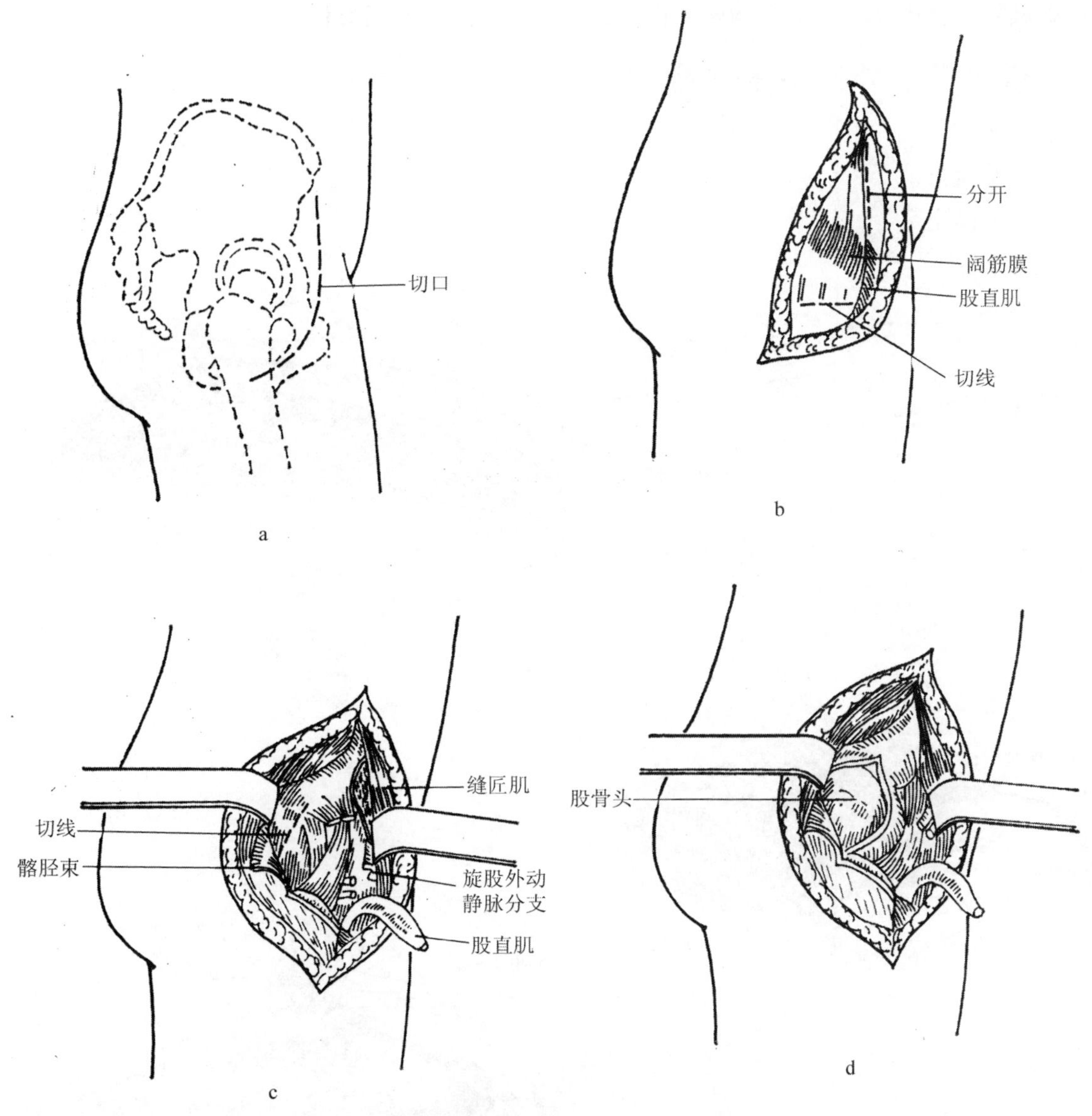

图 3-2-14 髋关节前外侧“ノ”形手术进路(Ⅱ)

的脂肪,使关节囊与大转子下方充分显露,便于切开关节囊和股外侧肌的附着部。在作股外侧肌剥离时,将剥离器从肌肉附着点与骨形成的锐角处剥离,使股外侧肌上端由后向内下翻转,以免肌肉撕裂。

第五节 髋关节前外侧手术进路

【应用解剖】

该切口以 Smith-Peterson 切口为代表,后根据手术的需要作多种改进,其特点是沿髂骨嵴前1/3,经髂前上棘向髌骨外缘作连线,在大腿的中上 1/3 处,根据需要可以向外侧延长作切口,后解剖出髂骨嵴、髂前上棘,即阔筋膜张肌、缝匠肌以及股外侧皮神经(图 3-3-1),再在阔筋膜张肌与缝匠肌及股直肌间隙进行深入解剖,于股直肌深面结扎切断旋股外侧动静脉(图 3-2-15c),并沿髂骨嵴外缘切开阔筋膜张肌附丽部,紧贴骨膜下将阔筋膜张肌、臀中肌、臀小肌在髂骨外板附丽处剥下,向外翻转缝匠肌和股直肌向内牵引(图 3-2-15d),其改良切口可将股直肌从髂前下棘切断,牵向内侧,使髋关节得以显露(图 3-2-16c),也可以作阔筋膜张肌与髂胫束移行部切断(图 3-2-17d)。最后根据需要作关节囊切开。

一、髋关节前外侧手术进路(Ⅰ)

【适应证】

1. 髋关节成形术。
2. 髋关节固定术。

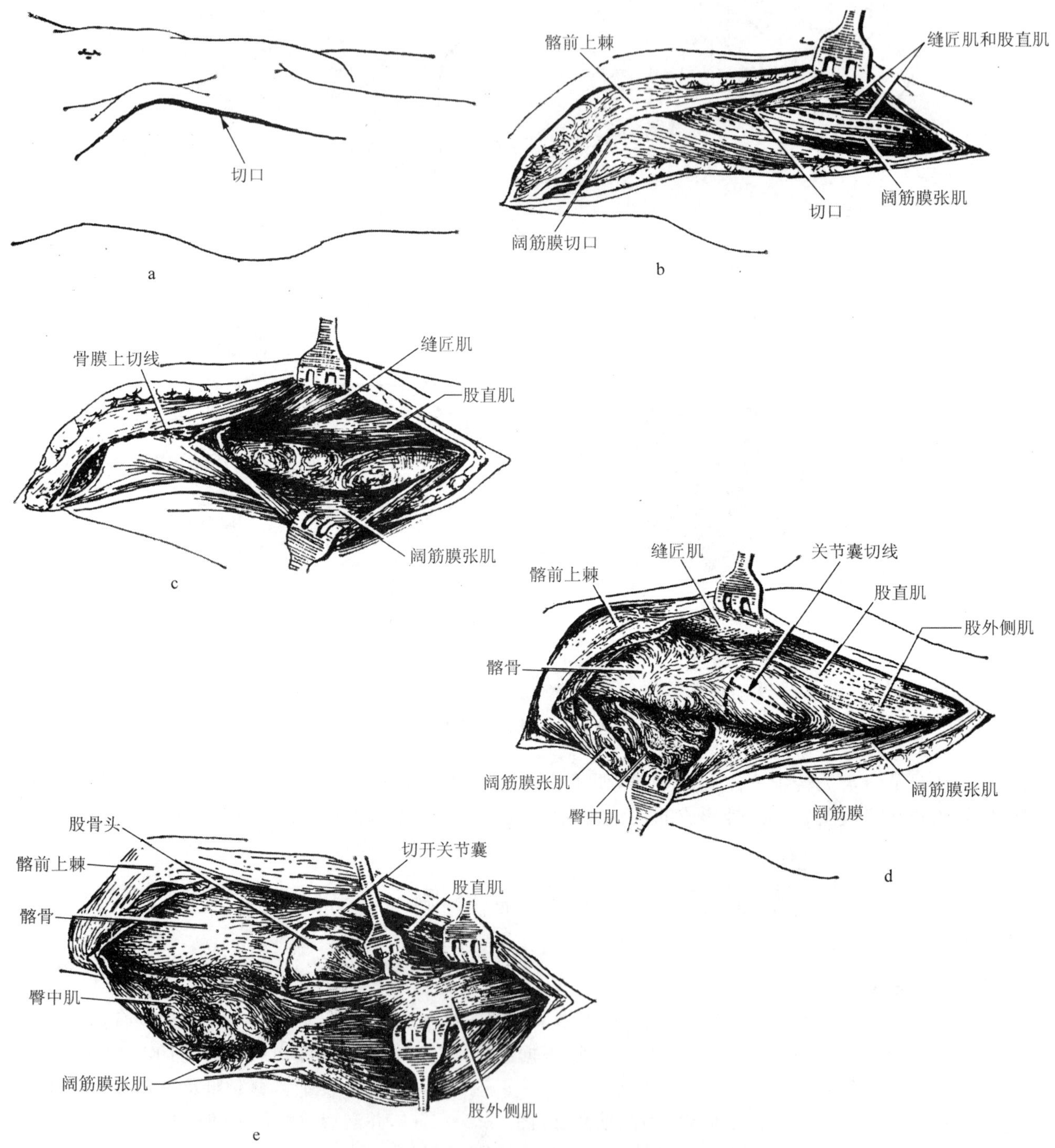

图 3-2-15 髋关节前外侧手术进路(Ⅰ)

3. 股骨颈骨折人工股骨头置换术。

4. 髋关节外伤性脱位切开复位术。

5. 先天性髋关节脱位手术。

6. 髋关节结核病灶清除术。

【体位】

患者平卧于手术台上，患侧臀部垫一扁枕。

【麻醉】

持续硬脊膜外麻醉或全身麻醉。

【手术步骤】

1. 切口自髂嵴中点沿髂嵴外缘向前到髂前上棘，然后转向髌骨外缘的方向直线向远侧延伸至大腿上中 1/3 交界处止(图 3－2－15a)。

2. 沿切口切开皮肤、皮下组织和筋膜，并将皮瓣适当向两侧游离，沿皮肤切口的位置先切开髂前上棘远侧的阔筋膜，并于缝匠肌与阔筋膜张肌之间作分离，将缝匠肌向内侧牵开，后切开髂嵴前 1/2 外侧缘的阔筋膜，再于髂嵴前 1/2 外侧缘的肌肉附着处和阔筋膜张肌与股直肌之间作切口(图 3－2－15b)。

3. 沿阔筋膜张肌与股直肌之间切开肌膜，并作肌间隙分离，将阔筋膜张肌向外侧牵开，当见到股直肌上段深面穿出的股外侧旋动脉的升支时给予切断结扎(图 3－2－15c)。

4. 沿髂嵴前 1/2 外侧缘的切口切断阔筋膜张肌、臀中肌的附着处和骨膜，并用骨膜剥离器作骨膜下剥离，直至髋臼上缘，用干纱布填塞止血。后沿髂前上棘外下缘的切口切开骨膜，小心分离切断结扎通过此处的旋髂浅动脉的分支，至此阔筋膜张肌、臀中肌和臀小肌可以向外侧牵开；缝匠肌和股直肌可以向内侧牵开，髂骨外翼、髋关节和远侧的股外侧肌得以显露，再于髋关节囊前方作“T”形切口，其横行切口沿髋臼缘，纵行切口与股骨颈平行(图 3－2－15d)。

5. 将髋关节囊的囊外脂肪剥净后，沿“T”形切口切开髋关节囊，则股骨头、股骨颈、髋臼得以显露(图 3－2－15e)。

【说明】

该切口是 Smith-Petersen 切口，由于该切口能充分根据肌肉间隙直达髋关节，而不通过下肢的主要血管和神经，并能在直视下较满意地显露髋关节。除髋关节后方病变外，能满足髋关节其他各类病变的手术(包括关节成形术)，而且创伤比较小，故为目前最常用最安全的一个髋关节手术进路。为了使该切口的应用范围进一步扩大，目前有了一定的改良，将股直肌、髋臼远处切断。但仍不能满意地显露其后内侧的病变。有人提出从髂骨上剥离阔筋膜张肌和臀中肌附着部会影响髋关节外展功能。我们的体会是只要保证髂骨外板骨膜完整，不发生阔筋膜张肌与臀中肌附着部撕裂，术终原位固定，则不会影响髋关节的外展功能。

手术中定位要准确。在作阔筋膜张肌与股直肌分离时，要妥善地处理股外侧旋动脉的升支，给予切断结扎，以免术中出血。在作阔筋膜张肌、臀中肌附着部剥离时，需采用锐性剥离，而髂骨外板的剥离应采用钝性剥离。其次要注意髋关节囊前的脂肪要充分剥净，这样才能保证髋关节充分显露。

二、髋关节前外侧手术进路(Ⅱ)

【适应证】

1. 髋关节成形术。

2. 髋关节固定术。

3. 股骨颈骨折人工股骨头置换术。

4. 髋关节外伤性脱位切开复位术。

5. 髋关节结核病灶清除术。

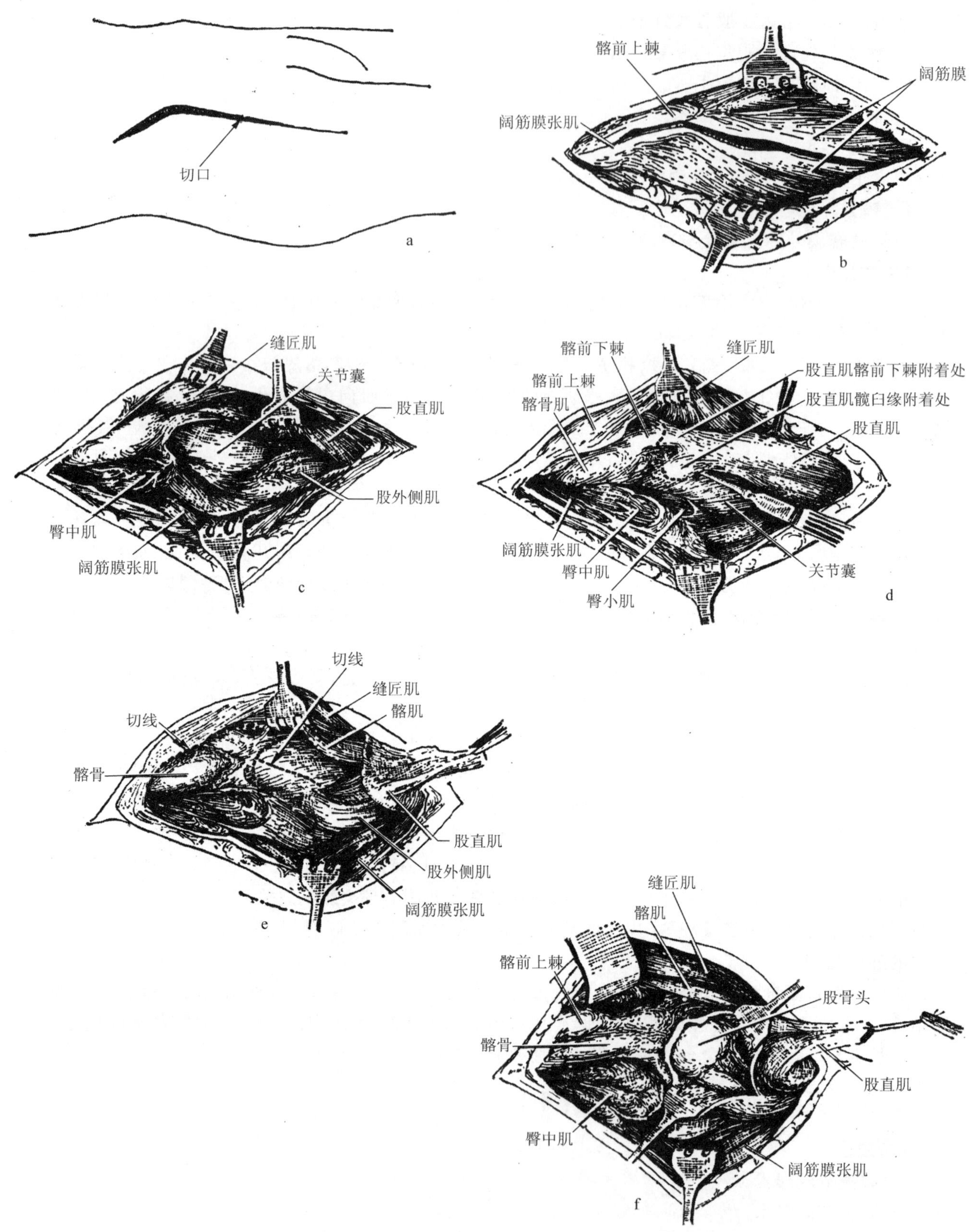

图 3-2-16　髋关节前外侧手术进路(Ⅱ)

【体位】

患者平卧于手术台上，患侧臀部垫一扁枕。

【麻醉】

持续硬脊膜外麻醉或全身麻醉。

【手术步骤】

1. 切口自髂嵴前中 1/3 交界处，沿髂嵴外缘向前到髂前上棘，然后转向髌骨外缘的方向直线向远侧，延伸至大腿上中 1/3 交界处（图 3-2-16a）。

2. 沿切口切开皮肤、皮下组织和筋膜，并将皮瓣适当向两侧游离，后沿皮肤切口的方向切开阔筋膜（图 3-2-16b）。

3. 沿髂嵴切口切开骨膜，将附着于髂嵴上外侧唇的肌肉附着点用锐利的骨膜剥离器进行剥离，然后用骨膜剥离器作骨膜下剥离到髋臼上缘，用干纱布填塞止血。将切开的阔筋膜作适当向两侧游离，解剖出阔筋膜张肌与缝匠肌和股直肌之间的间隙，并切断结扎横过于该间隙的股外旋动脉的升支，后将缝匠肌向内侧牵开，阔筋膜张肌向外侧牵开，最后将髂骨翼外侧面的剥离间隙与缝匠肌和阔筋膜张肌间隙加以沟通。在这一步骤中，注意由髂前下棘下方穿出的旋髂浅动脉的分支，小心处理，予以切断结扎。至此髋关节囊和股直肌得以显露（图 3-2-16c）。

4. 为了使髋关节充分显露，特别是内侧的显露，则需进一步将缝匠肌向内侧牵开，充分显露股直肌在髂前下棘的附着处和股直肌在髋臼的附着处，并作切口（图 3-2-16d）。

5. 将股直肌在髂前下棘附着处作“Z”形切断，而股直肌髋臼附着部亦切断，于股直肌近端作一支持线向远侧返转，使髋关节囊得到充分显露，再于髋关节囊前方作一“T”形切口，其横行切口沿髋臼缘；纵行切口与股骨颈平行。为了使髋关节囊内侧充分显露，再沿髂嵴前方内侧缘作内侧肌肉附着处剥离切口（图 3-2-16e）。

6. 沿髂嵴内侧缘肌肉附着处的剥离线，用锐利的骨膜剥离器进行剥离，然后用钝性骨膜剥离器将附着于髂骨翼内侧面的肌肉作适当剥离，用干纱布填塞止血，后用深部拉钩将缝匠肌、腹股沟韧带、髂腰肌以及腹壁的肌肉向内侧牵开，使髋关节囊的内侧及髂翼内侧面得到显露，最后沿“T”形切口切开髋关节囊，使髋臼与股骨头、股骨颈得到充分显露（图 3-2-16f）。

【说明】

该切口是改良的 Smith-Petersen 切口，它与前一切口不同之处是为了满足髋关节前方显露，要作股直肌髂前下棘附着处与髋臼处的切断，使髋关节前方更充分地显露，有利于手术的进行。因此它具备了前者的优点，同时还能扩大手术范围。

手术时的注意点与前者相同，还要注意在作股直肌髂前下棘附着处切断时，如术前髋关节有轻度屈曲挛缩，应作“Z”形延长术，便于术终缝合。

三、髋关节前外侧手术进路（Ⅲ）

【适应证】

1. 髋关节成形术。
2. 髋关节固定术。
3. 股骨颈骨折人工股骨头置换术。
4. 髋关节外伤性脱位切开复位术。
5. 先天性髋关节脱位手术。
6. 髋关节结核病灶清除术。

【体位】

患者平卧于手术台上，患侧臀部垫一扁枕。

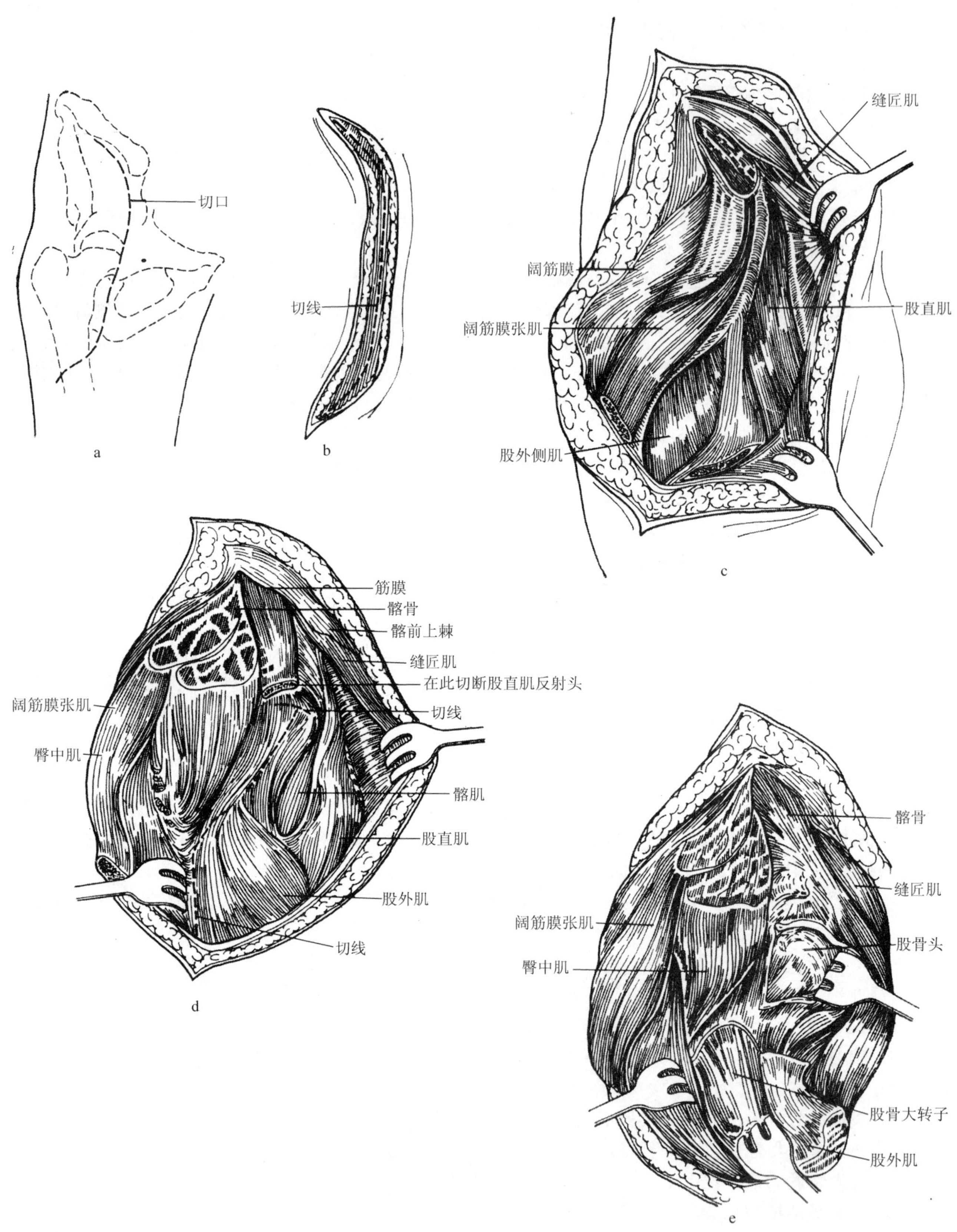

图 3－2－17　髋关节前外侧手术进路(Ⅲ)

【麻醉】

持续硬脊膜外麻醉或全身麻醉。

【手术步骤】

1. 于髋关节前外侧作“⊐”形切口，自髂嵴前中 1/3 交界处，沿髂嵴外缘向前到髂前上棘，然后转向髌骨外缘的方向直线向远侧，延伸至大腿上中 1/3 交界处，再转向后约 6cm(图 3－2－17a)。

2. 沿切口切开皮肤、皮下组织和深筋膜，再按切口的位置作髂嵴、阔筋膜张肌与缝匠肌之间和阔筋膜张肌与髂胫束移行部的横切线(图 3－2－17b)。

3. 沿切线切开阔筋膜，先于阔筋膜张肌前缘与缝匠肌外缘之间切开肌膜，解剖出阔筋膜张肌间与缝匠肌、股直肌的间隙，并向两侧牵开，游离出股直肌深面的旋股外侧动脉和静脉，并切断结扎，再按阔筋膜张肌与髂胫束移行部的切线切断该部(图 3－2－17c)。

4. 沿髂嵴外缘切开骨膜，将附着于髂嵴上外侧层的阔筋膜张肌和附着于髂骨翼上的臀中肌、臀小肌用锐性骨膜剥离器锐性剥离到髋臼的上缘为止，并用干纱布填塞止血。这时髋关节囊的前方和大转子、股外肌显露，再作关节囊斜形或“T”形切线，并于股外肌附着处的后上方作切线(图 3－2－17d)。

5. 先于大转子的后方按切线切开股外肌的附着处直达骨膜下，由后向内锐性剥离，并将股外肌向内下牵开，则大转子和股骨干上端的外侧得到显露。再按切线切开关节囊，使股骨头与髋臼得以显露(图 3－2－17e)。

【说明】

该切口也是 Smith-Petersen 改良切口，具有前面两个切口所没有的优点，能满意地显露股骨干上端，即大转子和转子下，使髋关节得到充分显露外，又能显露股骨干上端。因此有利于髋关节手术的同时，并能处理股骨干上端病变，特别有利处理髋关节脱位伴转子间或转子下骨折的开放复位和内固定。

手术的注意点与前者相同。

第六节　髋关节外侧手术进路

【应用解剖】

髋关节外侧切口，由于手术的要求不同，种类较多，其切口形态与深部解剖方法有所区别，它们的共同特点是切开皮肤后，首先解剖阔筋膜，并根据切口形式，切开皮肤，经充分游离后，解剖出阔筋膜张肌(图 3－2－4)，根据要求将游离牵向前方或后方，也可作肌腱与肌腹交界处切断翻向患侧，使臀中肌、大转子和股外侧肌得以显露(图 3－2－18b)。根据各类手术的要求：其 Watson-Joues 切口则将股外侧附着点切开向下翻转，并向外牵开臀中肌，显露关节囊(图 3－2－18d)。而 Harding 切口，将臀中肌与股外侧肌纵形劈开，向两侧游离显露关节(图 3－2－21c)。而 Harris MC farland Callahan Olliere 及 Murphiy 等切口，则将臀中肌和臀小肌附丽处用切骨刀将其切断，翻向头侧，使关节囊显露(图 3－2－20e)。这四种类型最后必须将臀中肌和臀小肌的附丽骨片用不锈钢丝固定好，保证其功能。目前不作臀中肌在大转子附丽处凿下，而采用了 Harding 的方法，即电刀剥离劈开臀中肌附丽处向两侧牵开，显露关节囊。

一、髋关节外侧弧形手术进路(Ⅰ)

【适应证】

1. 股骨颈骨折切开复位内固定术。
2. 转子间骨折切开复位内固定术。
3. 转子下骨折切开复位内固定术。

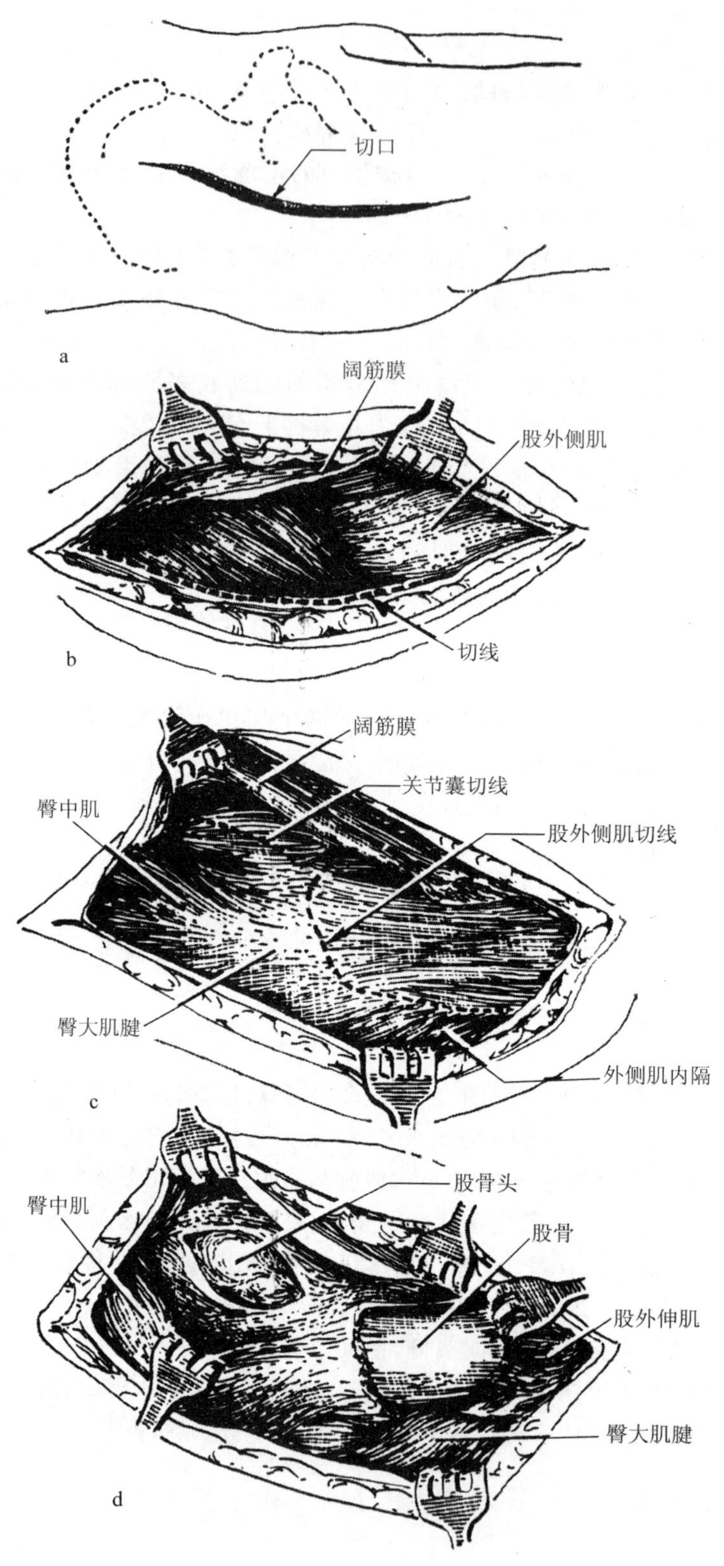

图 3-2-18　髋关节外侧弧形手术进路(Ⅰ)

4. 股骨颈骨折不愈合的移位截骨术。

【体位】

患者平卧于手术台上，患侧臀部垫一扁枕。

【麻醉】

持续硬脊膜外麻醉或全身麻醉。

【手术步骤】

1. 于髋关节外侧作一弧形切口，自髂嵴下缘，髂前上棘外侧 2.5cm，沿阔筋膜张肌后缘呈弧形向下经大转子至大转子基底部远侧 7～8cm（图 3－2－18a）。

2. 沿切口切开皮肤、皮下组织和阔筋膜，并将皮瓣适当向两侧游离，解剖出阔筋膜张肌，于阔筋膜张肌后缘作游离切口（图 3－2－18b）。

3. 沿阔筋膜张肌游离线剪开并游离，将其向前方牵开，显露出髋关节和大转子及股外侧肌附着部，再于髋关节囊作与股骨颈平行纵行切口，于大转子基底部下缘沿股外侧肌附着部和后缘作“L”形切口（图 3－2－18c）。

4. 将臀中肌向后方牵开，清除关节囊前方的脂肪，沿关节囊的纵行切口切开关节囊，显露出股骨头和股骨颈。再于转子基底部下缘沿股外侧肌附着部的“L”形切口切开直至骨膜下，于骨膜下剥离，将股外侧肌翻向前下方，则大转子下部得以显露（图 3－2－18d）。

【说明】

该切口系 Watson-Jones 切口，能直接到达股骨大转子及髋关节囊，能较满意地显露大转子下部与股骨颈基底部，故对股骨颈骨折特别是股骨颈基底部与转子间骨折的切开复位内固定较理想。

因对髋臼与股骨头显露不够充分，故髋关节内病变的手术不宜采用。

手术中当切开阔筋膜后，应将阔筋膜张肌由后缘游离翻向前方，使大转子和关节囊得到充分显露。

在作股外侧肌切开显露大转子下部时，应保留部分附丽部，便于术终缝合。

二、髋关节外侧弧形手术进路（Ⅱ）

【适应证】

1. 股骨颈骨折切开复位内固定术。
2. 转子间骨折切开复位内固定术。
3. 转子下骨折切开复位内固定术。
4. 股骨颈骨折不愈合的移位截骨术。

【体位】

患者平卧于手术台上，患侧臀部垫一扁枕。

【麻醉】

持续硬脊膜外麻醉或全身麻醉。

【手术步骤】

1. 于髋关节外侧作一弧形切口，自髂前上棘后 4cm，向后弧形延伸到大转子后角，再向前下弧形延伸 5cm 为止（图 3－2－19a）。

2. 沿皮肤切口切开皮肤、皮下组织和深筋膜，并将皮瓣向两侧游离牵开，显露出阔筋膜和臀大肌腱性部分，以大转子为中心，沿臀大肌腱性部分前下缘作纵弧形切线经大转子（图 3－2－19b）。

3. 沿切线切开阔筋膜和臀大肌腱部前下缘，先游离该部分向后侧牵开，游离阔筋膜后缘向前牵开，使臀中肌、大转子、股外侧肌得到充分显露，再作大转子切断线和股外侧肌附着部切线（图 3－2－19c）。

4. 先游离臀中肌前后缘以及深面臀小肌，沿切线用切骨刀由下向上切断大转子，将臀中肌、臀小肌连同切断的大转子翻向上方，使髋关节囊的上面与后面的梨状肌群得以显露。再按切线切断股外侧肌

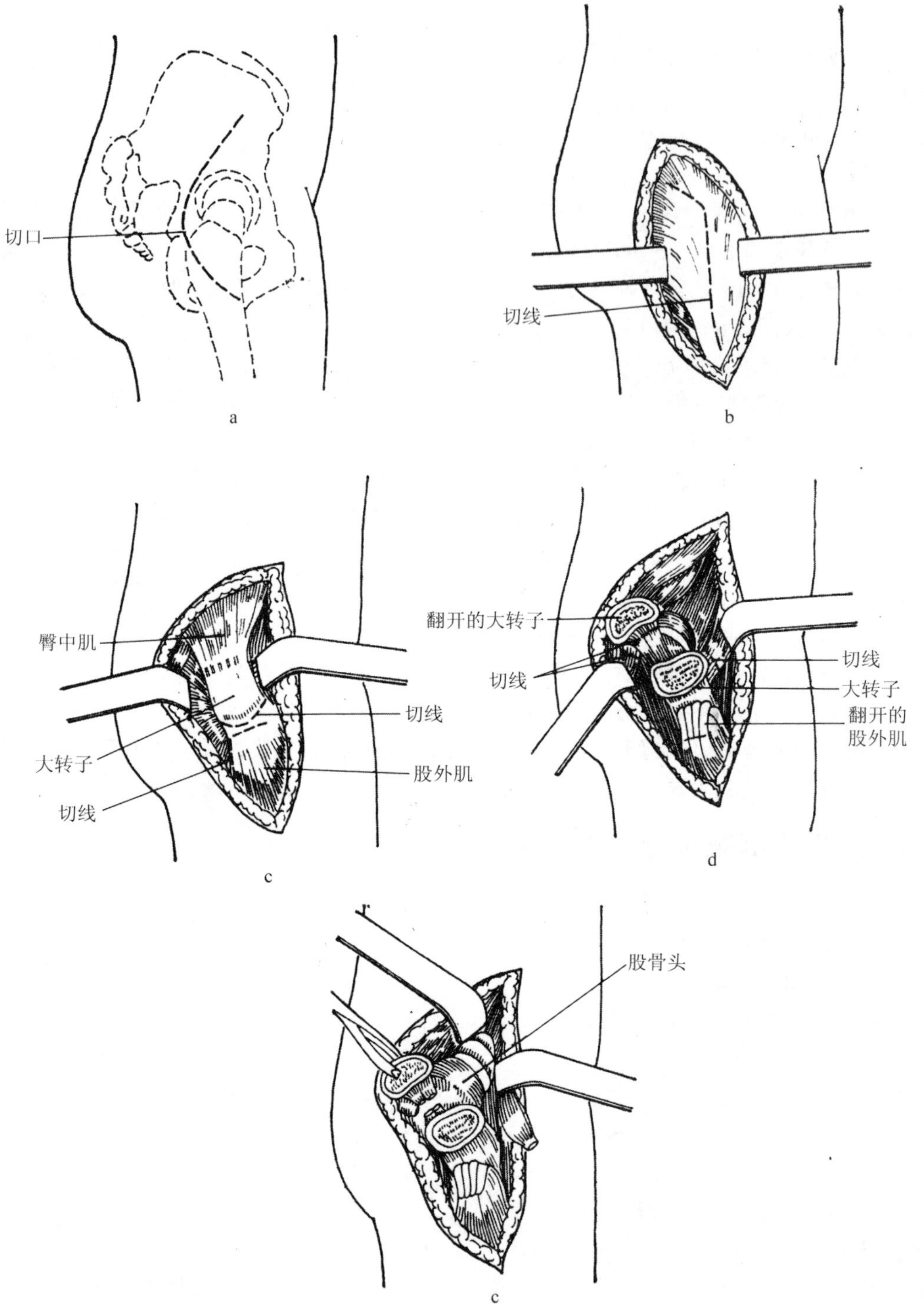

图 3-2-19　髋关节外侧弧形手术进路(Ⅱ)

的附着处,并与骨膜下剥离翻向下方。最后于关节囊的上缘作关节囊与髂腰肌、梨状肌、闭孔内外肌切线(图 3-2-19d)。

5. 按切线切断髂腰肌、梨状肌、闭孔内外肌,再作关节的后外侧"T"切开,则髋关节得到显露(图 3-2-19e)。

【说明】

该切口是 Harris 切口，它的特点是能更满意显露髋关节的后方和上方，有利于处理髋关节后侧和大转子后外侧病变；也可以作股骨颈骨折开放复位内固定，但不理想，故临床应用较少。

手术中需注意游离阔筋膜张肌后缘与臀中肌前后缘时，有几条小动脉需结扎。术终要做好大转子的准确复位与妥善固定。

三、髋关节外侧纵形手术进路(Ⅰ)

【适应证】

1. 股骨颈骨折切开复位内固定术。
2. 转子间骨折切开复位内固定术。
3. 转子下骨折切开复位内固定术。
4. 股骨颈骨折不愈合的移位截骨术。

【体位】

患者平卧于手术台上，患侧臀部垫一扁枕。

【麻醉】

持续硬脊膜外麻醉或全身麻醉。

【手术步骤】

1. 于髋关节外侧，以大转子顶端为中心，向上下各延伸 7cm 作纵切口(图 3－2－20a)。

2. 沿切口切开皮肤、皮下组织和深筋膜，并将皮瓣向两侧游离，再切开阔筋膜，并向两侧游离牵开，显露臀中肌、大转子、股外肌，并于股外肌附着处大转子下方作切断股外肌的切线(图 3－2－20b)。

3. 沿切线切断股外肌附着部直达骨膜下，并作骨膜下游离，将股外肌向下翻，再将阔筋膜张肌后缘切开，适当游离，必要时可沿髂骨嵴边缘部分切断阔筋膜，以扩大手术野，并牵向前方，充分显露臀中肌前缘。后于臀中肌前缘作肌膜切线(图 3－2－20c)。

4. 沿切线切开臀中肌前缘肌膜。于臀中肌深面的臀小肌深面进行游离，并向后侧牵开。再作大转子切断的切线(图 3－2－20d)。

5. 沿大转子切线由下向上切断大转子，连同臀中肌、臀小肌一起翻向后上方，再切开关节囊，则髋关节得以显露(图 3－2－20e)。

6. 为了更充分地显露关节囊，将髋关节的后壁，由髋臼后上缘向后切开，并翻转到后方，则股骨头和髋臼后外侧面得到显露(图 3－2－20f)。

【说明】

该切口是 Mc farland 切口，能充分地显露髋关节上方与后上方，因此有利于处理该部位的髋关节病变和髋臼缘骨折。由于要切断大转子，故目前临床应用很少。

手术中需注意在分离阔筋膜张肌后缘及臀中肌前缘时有几条小动脉必须结扎。在切断阔筋膜上缘时，应注意勿切断附近进入阔筋膜张肌的神经。在术终缝合时，要准确复位大转子并做好固定。

四、髋关节外侧纵形手术进路(Ⅱ)

【适应证】

1. 髋关节全关节人工关节置换术。
2. 股骨颈骨折人工股骨头置换术。
3. 转子间骨折开放复位内固定。

【体位】

患者侧卧于手术台上，患肢在上。

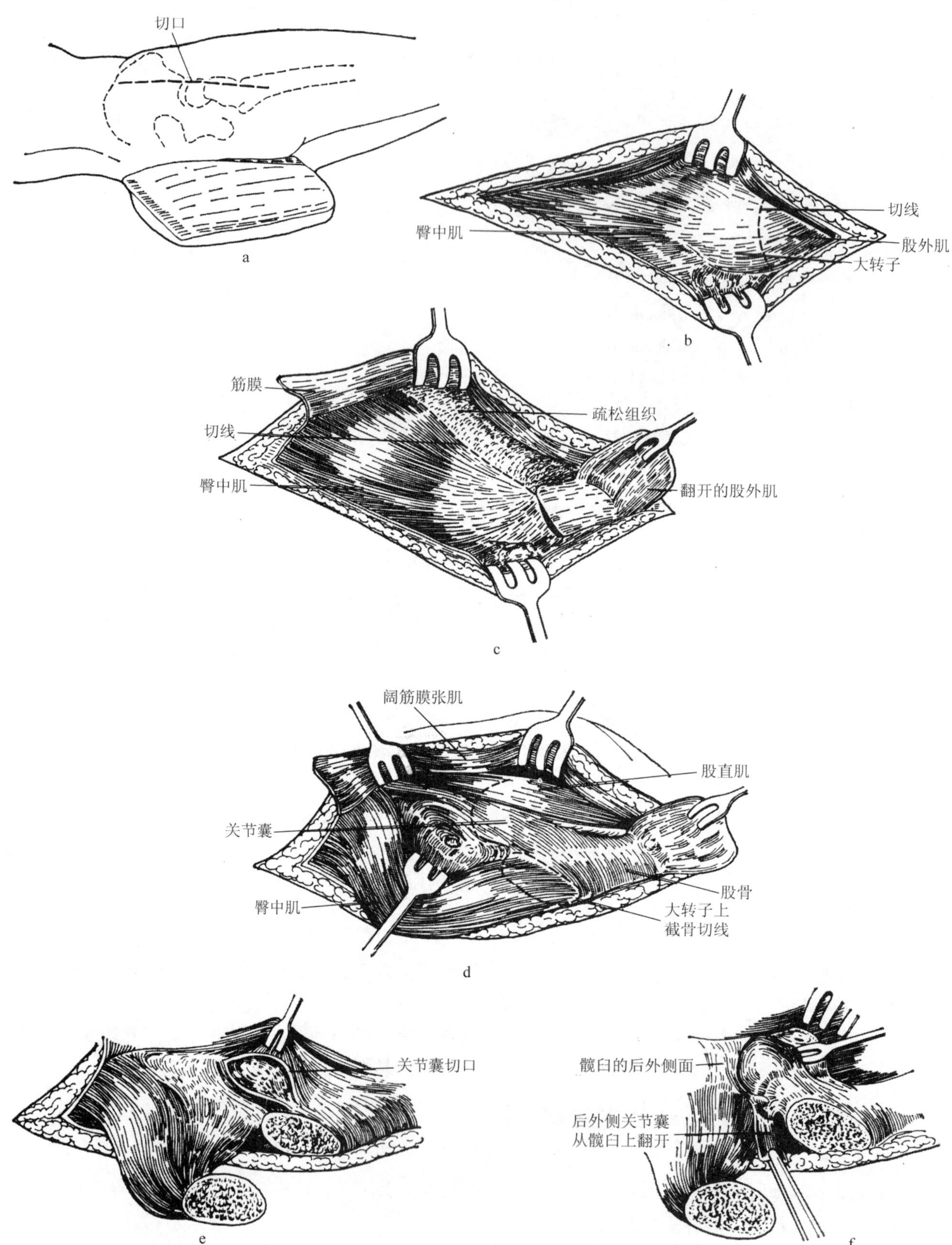

图 3-2-20　髋关节外侧纵形手术进路(Ⅰ)

【麻醉】

持续硬脊膜外麻醉或全麻。

【手术步骤】

1. 于髋关节外侧，以大转子中心向上延长 8cm，向下延长 10cm(图 3－2－21a)。

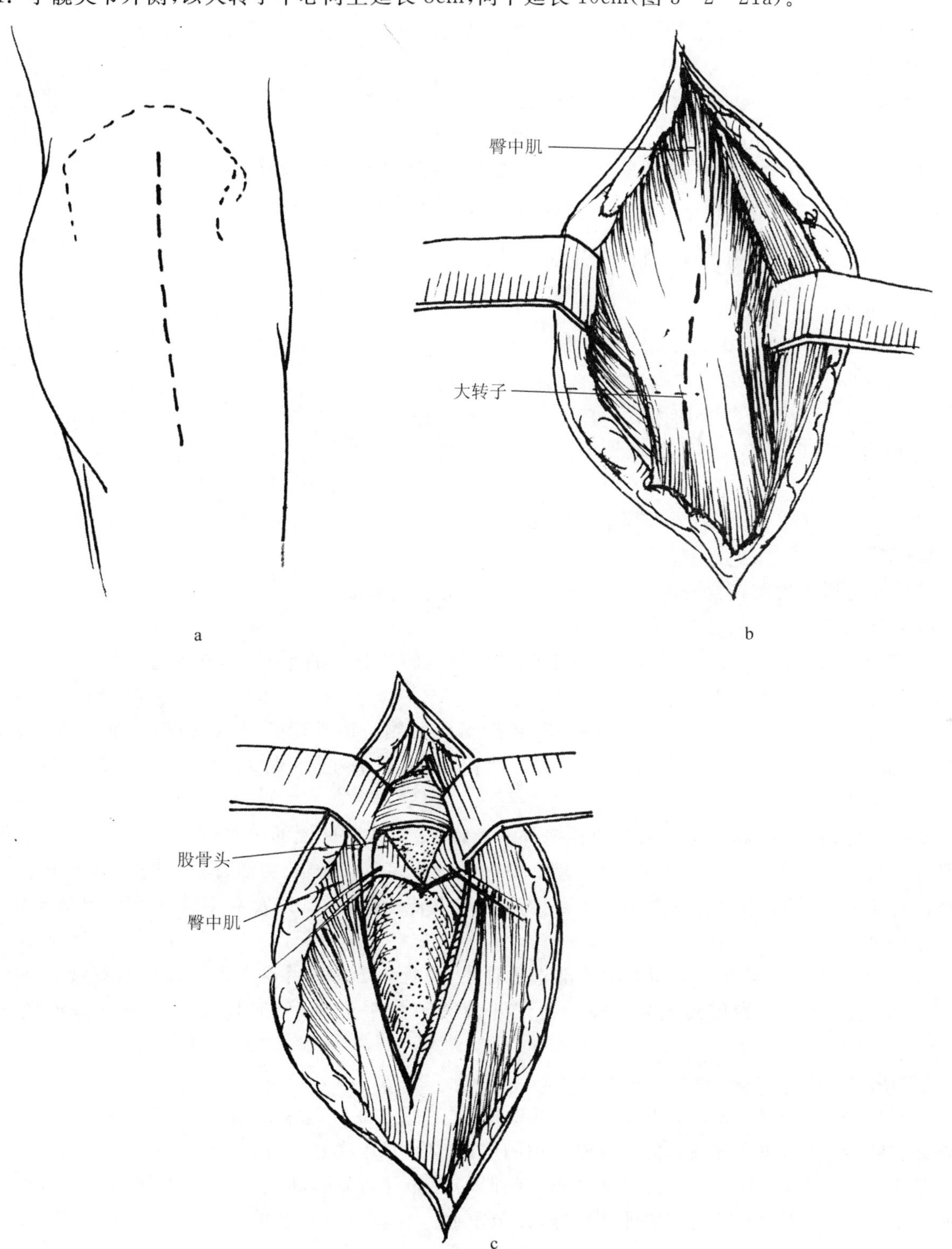

图 3－2－21　髋关节外侧纵形手术进路(Ⅱ)

2. 沿切口切开皮肤皮下组织和阔筋膜并向两侧游离牵开，显露出臀中肌、大转子、股外侧肌，并于臀中肌股外侧肌作纵形切线(图 3－2－21b)。

3. 沿切线纵形劈开臀中肌、臀小肌在大转子上的腱膜以及股外侧肌，用骨刀在大转子和股骨近端外侧骨膜下作钝性剥离，内侧须显露到小转子，用髋臼挺使髋关节囊、股骨颈前方、大转子间和小转子以及股骨近端后方得以显露，并作髋关节“T”形切线显露股骨头(图 3－2－21c)。

【说明】

该切口是 Harding 切口，目前大多主张用该切口作人工全髋关节置换术。其优点是切口损伤小，股骨头置换方便，手术后由于关节囊后方组织得到保护术后较稳定。术中注意的问题是定位要准确，剥离臀中肌、臀小肌与股外侧肌时，要紧贴大转子和股骨近端的骨膜下剥离，而且显露要充分；术后关节滑膜要切除，但关节囊外壁要保留，给予缝合，对防止术后疼痛和脱位很重要。

五、髋关节外侧斜形手术进路

【适应证】

1. 股骨颈骨折切开复位内固定术。
2. 转子间骨折切开复位内固定术。
3. 转子下骨折切开复位内固定术。
4. 股骨颈骨折不愈合的移位截骨术。

【体位】

患者平卧于手术台上，患侧臀部垫一扁枕。

【麻醉】

持续硬脊膜外麻醉或全身麻醉。

【手术步骤】

1. 于髋关节外侧作斜形切口，自髂前上棘开始向大转子顶点斜形延伸，并超过大转子顶点 5cm 止(图 3－2－22a)。

2. 沿切口切开皮肤、皮下组织和深筋膜，将皮瓣向两侧游离并牵开，使阔筋膜张肌得到显露，并于阔筋膜张肌与缝匠肌之间作切线，延伸到阔筋膜张肌移行于髂胫束的腱性部位，转向后方(图 3－2－22b)。

3. 沿切线切开肌膜，将阔筋膜张肌作深部游离，后沿切线切断阔筋膜张肌和腱性部分，这样便于将该肌向后方翻转。再根据需要可游离股直肌，并在髂前下棘 0.5cm 处切断、向下翻转，显露出关节囊前方与髂腰肌。再于髋关节囊、股外肌附着部的后方与大转子作切线，以及在小转子处作髂腰肌切线(图 3－2－22c)。

4. 沿上述切线先切开股外肌的附着部直达骨膜，作骨膜下剥离并翻向下方。切断髂腰肌在小转子的附着部，这样髋关节囊得到充分显露。再切开髋关节的关节囊，使股骨头与转子下得到充分显露(图 3－2－22d)。

【说明】

该切口是 Fahey 切口，它具有 Callahan 切口同样的适应证，但显露范围广，故除能作髋关节一般手术外，还能较满意地做股骨颈骨折开放复位内固定和转子下开放复位内固定的手术。

手术中应注意切口的定位，要能使阔筋膜张肌的腱部得到显露，便于肌腹和腱部交界处切断。在股直肌切断后，要注意切断结扎旋股外动静脉，以免出血。在髋关节切开前要清除关节前的脂肪，使髋关节能充分显露。

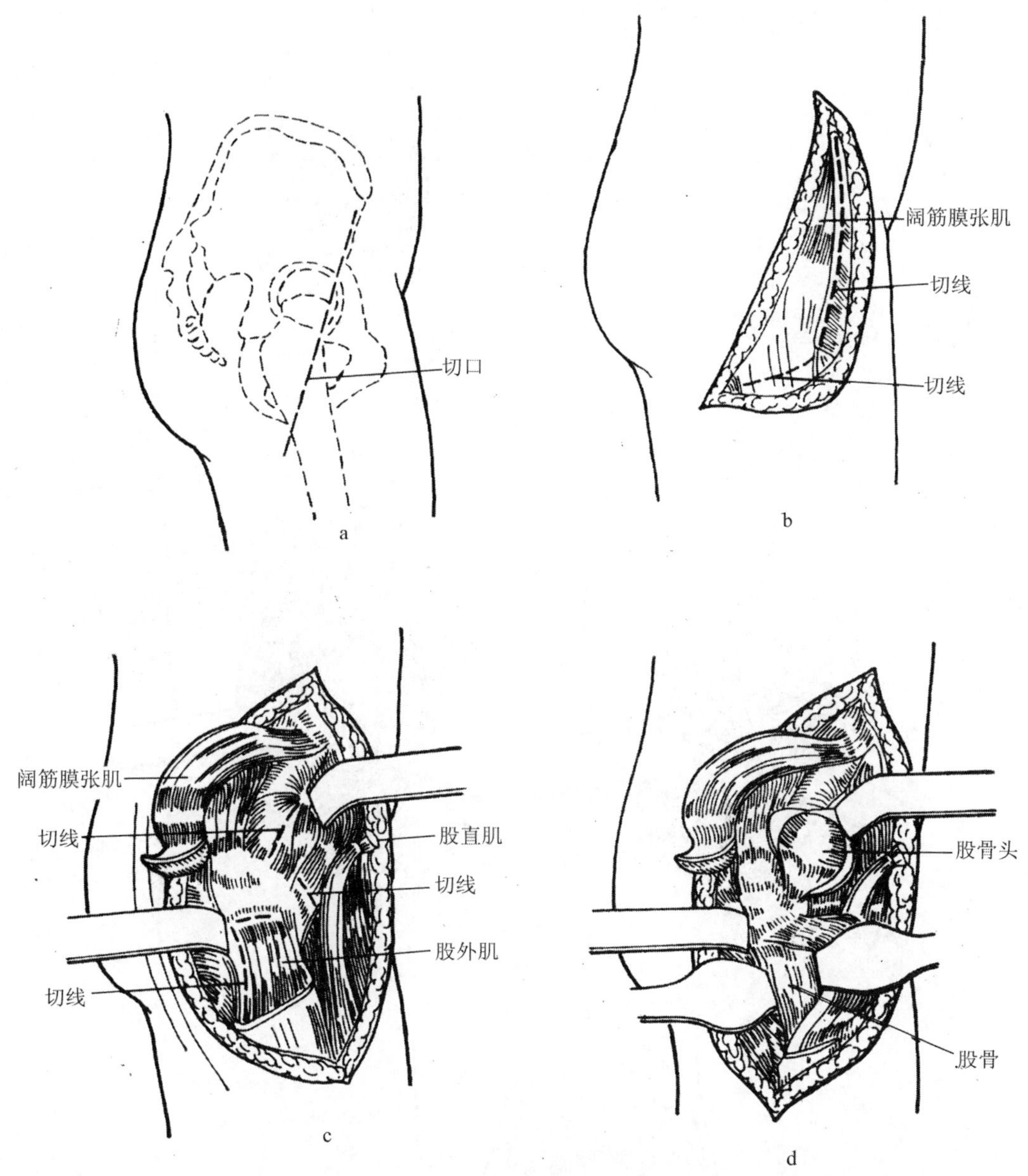

图 3-2-22　髋关节外侧斜形手术进路

六、髋关节外侧"U"形手术进路

【适应证】

1. 先天性髋关节脱位开放复位髋臼加深术。
2. 髋关节游离体摘除术。
3. 髋关节结核病灶清除术。
4. 股骨头颈外侧局限病灶刮除术。

【体位】

患者平卧于手术台上，患侧臀部垫一扁枕。

【麻醉】

持续硬脊膜外麻醉或全身麻醉。

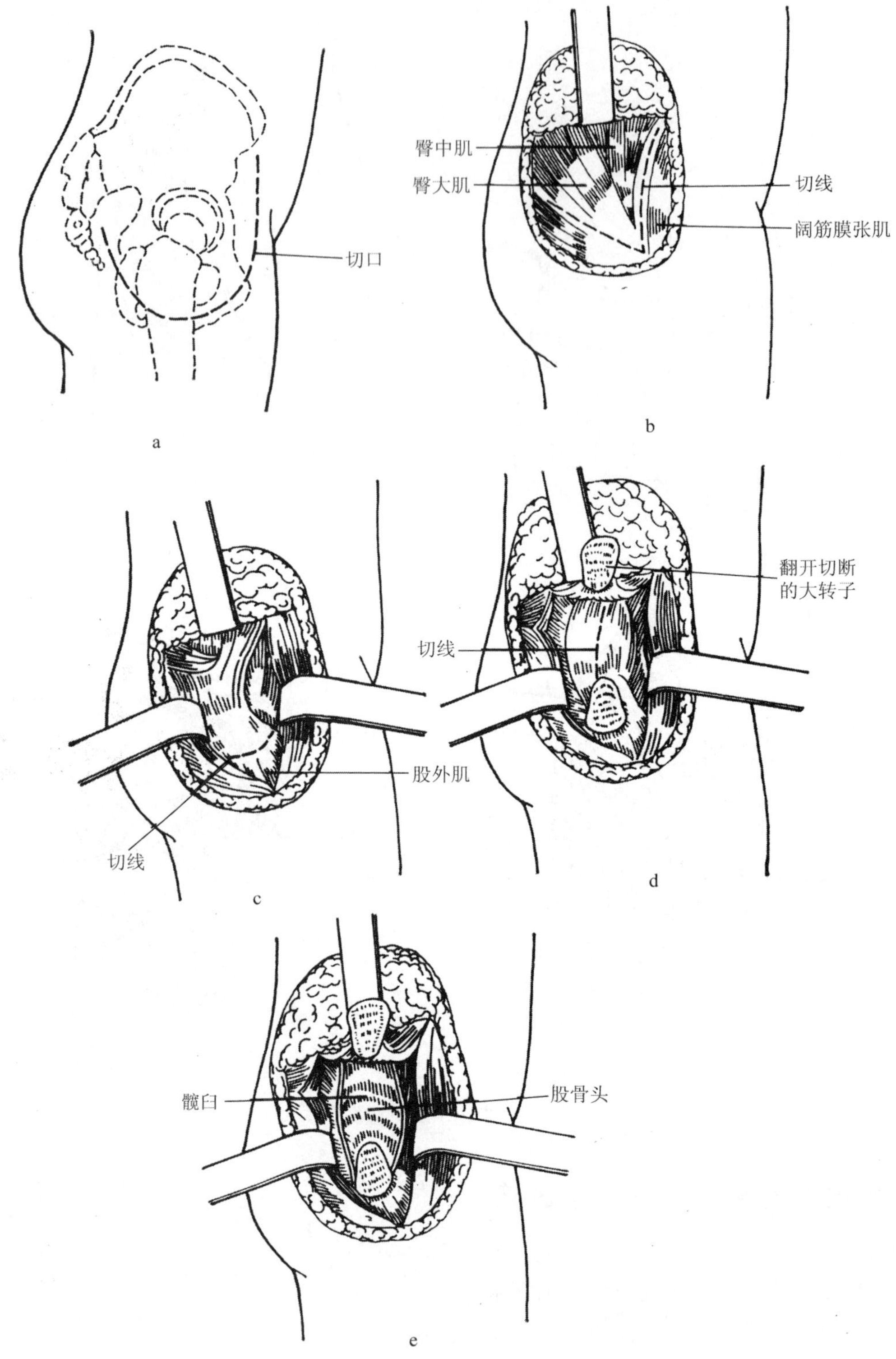

图 3－2－23　髋关节外侧“U”形手术进路

【手术步骤】

1. 于髋关节外侧作“U”形切口，自髂前上棘起延阔筋膜张肌前缘向远侧延伸至大转子下平面横过大转子下方，再弧形向后上方延伸到大转子与髂后上棘连线的中点为止(图 3－2－23a)。

2. 沿切口切开皮肤、皮下组织和深筋膜，并将皮瓣适当游离牵开，后切开阔筋膜，使阔筋膜张肌、臀中肌、臀大肌、大转子得以显露；再于阔筋膜张肌后与臀大肌中部肌纤维方向作切线，会合于大转子顶点(图 3-2-23b)。

3. 沿切线切开肌膜，并作游离，使臀大肌向后牵引、阔筋膜张肌牵向前方，使臀中肌与深面的臀小肌得以充分显露，并于大转子下方作大转子切线(图 3-2-23c)。

4. 沿大转子下方切线，用切骨刀由下向上切断大转子，连同臀中肌、臀小肌一起翻向上方，使髋关节囊外侧股骨头得以显露，再按股骨颈方向作髋关节囊切线(图 3-2-23d)。

5. 沿关节囊切线切开髋关节囊，并向两侧牵开，则髋关节外侧得以显露(图 3-2-23e)。

【说明】

该切口是 Ollier 切口，是从外侧显露髋关节的切口，它能显露髋臼，故有利于先天性髋关节脱位髋臼加深手术；并可同时作转子间切骨，矫正股骨颈、干颈角与前倾角的异常。如需显露股骨干上段，可作"Y"形皮肤切开，即 Murphy 切口。

手术中在凿断大转子前，必须充分显露臀中肌的前后缘，才能顺利地凿下大转子前向上翻转。作关节囊切开时应注意保护旋股内动脉的关节囊分支，它是从关节囊的后部进入股骨颈，为股骨颈和股骨头的血供。

手术结束时需作大转子的原位固定，必要时向下移位固定。臀大肌腱性部分需缝合。

七、髋关节外侧"Y"形手术进路

【适应证】

1. 先天性髋关节脱位开放复位髋臼加深术。
2. 髋关节游离体摘除术。
3. 髋关节结核病灶清除术。
4. 股骨头颈外侧局限病灶刮除术。

【体位】

患者平卧于手术台上，患侧臀部垫一扁枕。

【麻醉】

全身麻醉或持续硬脊膜外麻醉。

【手术步骤】

1. 于髋关节外侧作"Y"形切口，从大转子顶点先向髂前上棘作弧形切线，继以大转子顶点向髂后上棘作弧形切线，至大转子与髂后上棘的中点。再以大转子顶点向远垂直延伸约 8cm(图 3-2-24a)。

2. 沿切口切开皮肤、皮下组织和深筋膜，并将皮瓣向两侧游离牵开。再按皮肤切口切开阔筋膜并牵开，使臀中肌和大转子得以显露。后作臀中肌前后缘与髂胫束的切线(图 3-2-24b)。

3. 沿切线切开臀中肌前后缘的肌膜，并作臀中肌与臀小肌的深面游离，再沿髂胫束切线切开髂胫束，并向两侧游离牵开，再作大转子切线与股外肌附着部的切线(图 3-2-24c)。

4. 先沿股外肌附着部切线切开股外肌深达骨膜下，作骨膜下剥离，并翻向内下方。沿大转子切线，由下向上切断大转子，并连同臀中肌、臀小肌向上翻转。这时可沿股骨颈方向切开髋关节囊(图 3-2-24d)。

【说明】

该切口是 Murphy 切口，它与 Ollier 切口有同样的显露范围，而且远侧显露更满意。因此是先天性髋关节脱位开放复位髋臼加深和转子间或转子下切骨矫正股骨颈干颈部与前倾角异常的常用手术进路。

手术时应注意切口的定位。术终要做好大转子复位与固定。

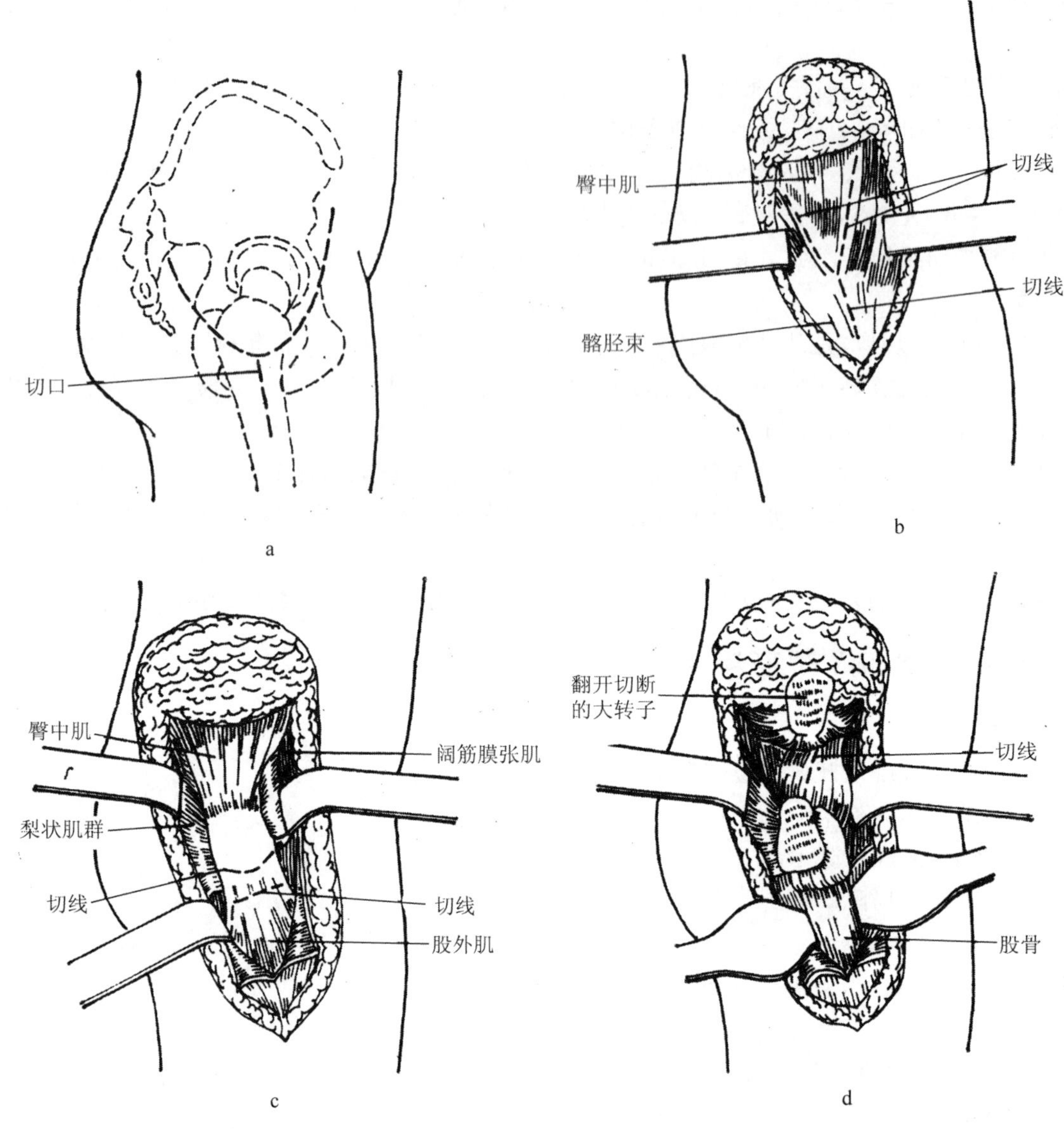

图 3-2-24　髋关节外侧"Y"形手术进路

第七节　髋关节后方手术进路

【应用解剖】

髋关节后侧手术由于手术切口的要求不同，切口种类亦较多，它们的共同特点都在臀部后方切开皮肤与皮下组织、筋膜或阔筋膜，显露臀大肌(即腱膜)、大转子(图 3-2-3)，后根据手术种类，分离臀大肌。Gibson 或改良的 Gibson 切口都是从臀大肌前缘进行显露。前者牵开臀中肌，后切断梨状肌上下孖肌和闭孔内肌，显露关节(图 3-2-25e)；而后者切断臀中肌、臀小肌，显露关节囊(图 3-2-26e)。而 Osbonre 和 Kocher 切口，只是在臀大肌中部作沿肌纤维方向分开臀大肌，显露坐骨神经和梨状肌群。两者不同处在于对梨状肌群的切断，前者广泛，后者较小。而 Moor 切口偏下，故在臀大肌下方作臀大肌纤维分开，显露坐骨神经和梨状肌群，在处理梨状肌群时，则切断上下孖肌和闭孔内肌。

一、髋关节后外侧手术进路(Ⅰ)

【适应证】

1. 股骨颈骨折人工股骨头置换术。
2. 人工髋关节置换术。
3. 髋关节后脱位切开复位术。

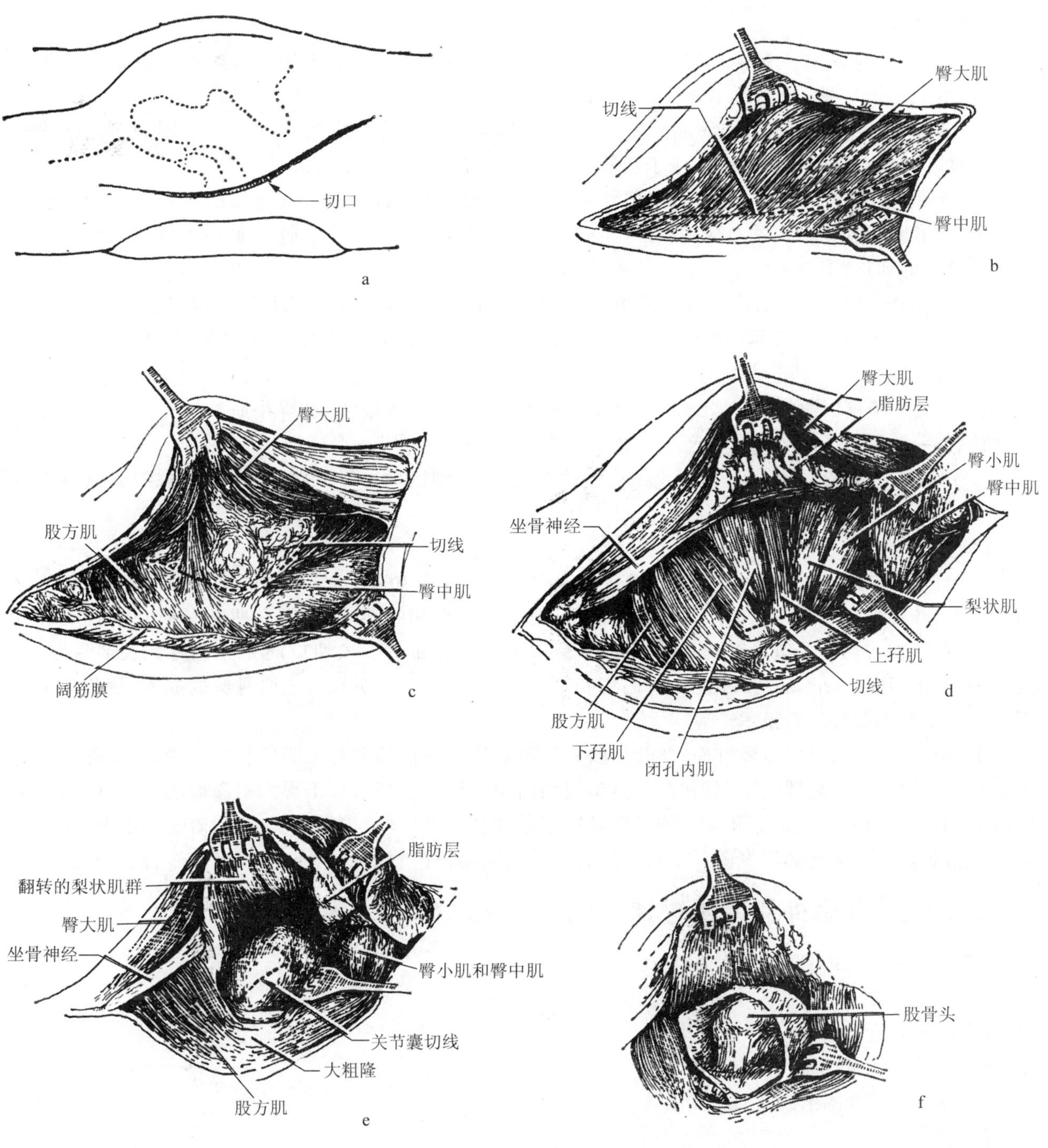

图 3-2-25　髋关节后外侧手术进路(Ⅰ)

4. 髋关节后脱位合并髋臼后缘骨折切开复位内固定术。

5. 髋关节成形术。

6. 髋关节后方良性或恶性肿瘤局部切除术。

7. 髋关节后方游离体摘除术。

【体位】

患者俯卧于手术台上，患侧髂部垫一扁枕。

【麻醉】

持续硬脊膜外麻醉或全身麻醉。

【手术步骤】

1. 于臀部后外方作一弧形切口，自髂后上棘外下方 6cm 开始，沿臀大肌纤维方向斜行至大转子后上方，再沿大转子后缘向远侧延长 6～8cm（图 3-2-25a）。

2. 沿切口切开皮肤、皮下组织和深筋膜，将皮瓣适当向两侧游离并牵开。后沿皮肤切口位置，作臀大肌前缘与臀中肌之间间隙和臀大肌于阔筋膜附着处的切口（图 3-2-25b）。

3. 沿臀大肌前缘间隙切开肌膜，分开臀大肌与臀中肌，继沿臀大肌于阔筋膜的附着处的切口切开臀大肌在阔筋膜的附着处，并向两侧牵开，显露出臀大肌深面的组织，再沿臀中肌和大转子后缘作脂肪层向外翻转的切口（图 3-2-25c）。

4. 沿臀中肌和大转子后缘切口切开脂肪层向后方翻转牵开，显露出臀小肌、梨状肌、上孖肌、闭孔内肌、下孖肌和该组肌群浅面内侧的坐骨神经。再沿大转子后缘 1cm 作梨状肌、上孖肌、闭孔内肌和下孖肌的切断（图 3-2-25d）。

5. 沿上述切口切断梨状肌、上孖肌、闭孔肌和下孖肌，并向后翻转，将臀小肌和臀中肌向外上方牵开，使髋关节囊后面得到显露。再于关节囊后面作“T”形切口（图 3-2-25e）。

6. 沿髋关节囊的“T”形切口，切开髋关节后方关节囊，则髋臼后缘、股骨头和股骨颈的后侧得到显露（图 3-2-25f）。

【说明】

该切口是改良的 Gibson 切口，因不需要从髂骨外翼上剥离臀肌，又不分臀大肌纤维，故对臀部肌肉损伤较小，亦不损坏髂胫束功能，术后恢复较快。但该切口要切断梨状肌、闭孔肌和孖肌在大转子上的附着部，并从后方切开关节囊，因而早期减弱了髋关节后方稳定性。该切口能充分显露髋关节后方，故能处理 Smith-Petersen 切口所不能处理的病变，同时便于摘除股骨头和人工股骨头的插入，故临床上常用该切口做人工股骨头置换术。

手术时要注意切口定位要准确，切开皮肤后要显露臀大肌前缘和臀中肌后缘的间隙，沿间隙分开臀大肌和臀中肌。在分离臀大肌深面时，注意勿损伤由梨状肌下缘穿出位于臀大肌深面的坐骨神经，由梨状肌上、下级穿出的臀上动脉和臀上神经以及臀下动脉和臀下神经。在作梨状肌附着部切断前，必须将浅层的脂肪切开并翻转到后内侧。梨状肌附着部切断需距离附着处 0.5cm，便于术终缝合。

二、髋关节后外侧手术进路（Ⅱ）

【适应证】

1. 股骨颈骨折人工股骨头置换术。

2. 髋关节成形术。

3. 髋关节外伤性脱位切开复位术。

4. 股骨上端骨骺滑脱股骨颈切骨术。

【体位】

患者侧卧于手术台上，腱侧在下或俯卧于手术台上，患侧髂部垫一扁枕。

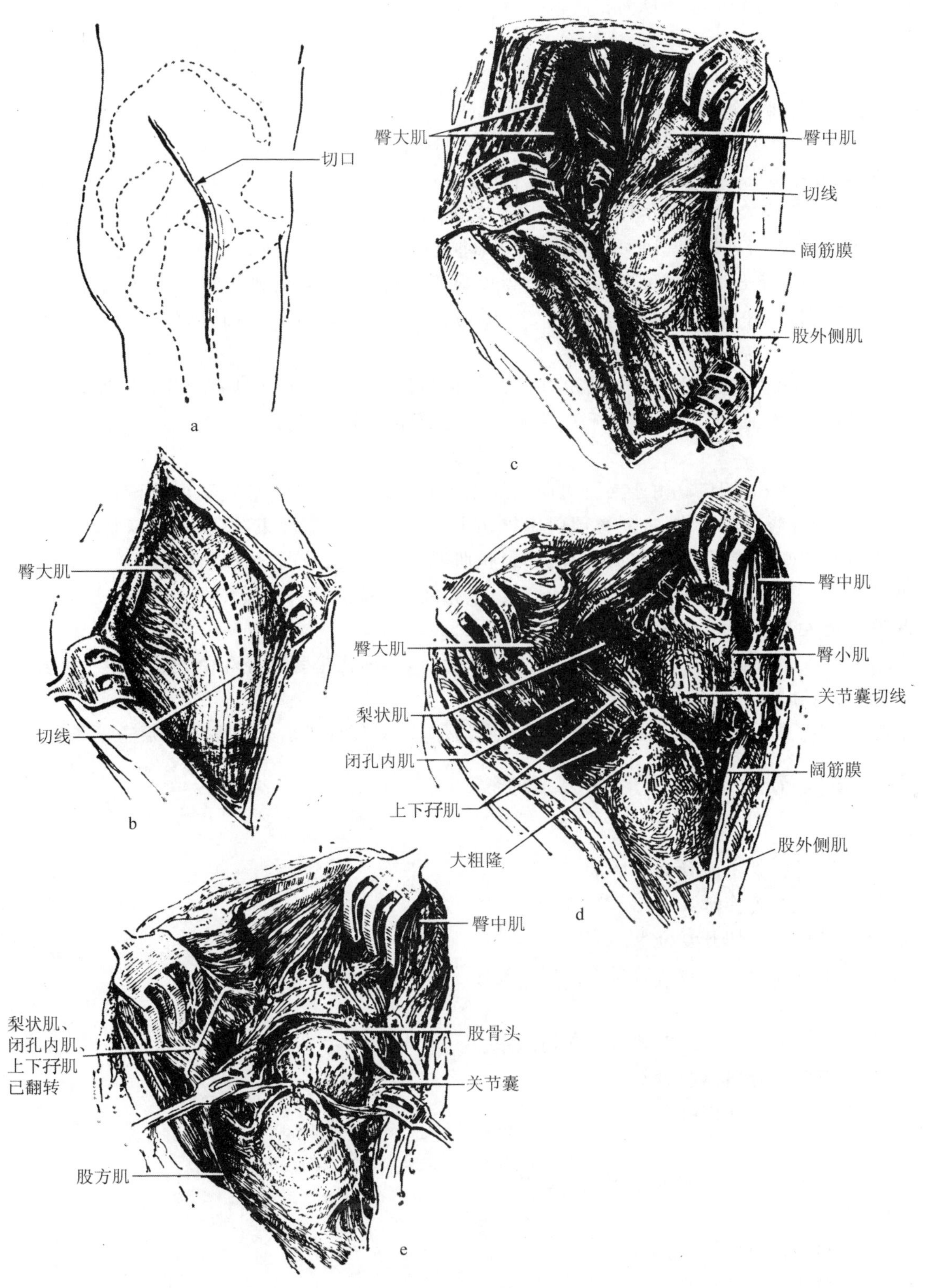

图 3-2-26　髋关节后外侧手术进路(Ⅱ)

【麻醉】

持续硬脊膜外麻醉或全身麻醉。

【手术步骤】

1. 于臀部后外侧作一弧形切口，自髂后上棘外下方5cm开始，沿臀大肌外缘斜行到大转子的前上方，再沿大转子前缘向远侧6～8cm(图3-2-26a)。

2. 沿切口切开皮肤、皮下组织和筋膜，并将皮瓣向两侧游离和牵开，再作阔筋膜切口(图3-2-26b)。

3. 沿阔筋膜切口切开阔筋膜，并将臀大肌前缘与臀中肌分离，将臀大肌向后内侧牵开，将阔筋膜向前外侧牵开，则大转子、臀中肌得以显露。沿大转子上缘作臀中肌附着处的切口(图3-2-26c)。

4. 沿臀中肌附着处切口切断臀中肌附着处，将其向外上方牵开，则位于大转子内上方的臀小肌、梨状肌、闭孔内肌、上下孖肌和髋关节囊的上方得以显露。再沿臀小肌、梨状肌、闭孔内肌、上下孖肌和大转子附着处作切口，并同时作髋关节囊的"T"形切口，其横形切口沿髋臼缘，纵行切口与股骨颈平行(图3-2-26d)。

5. 先沿大转子后上缘的切口，将臀小肌、梨状肌、闭孔内肌、上下孖肌的附着处切断，并向后内侧翻转牵开，后沿关节囊的"T"形切口切开关节囊，显露出股骨头和股骨颈(图3-2-26e)。

【说明】

该切口是Gibson切口。由于沿臀大肌前缘至大转子前缘后向远侧延长，因此该切口不从髂骨上剥离臀肌，又不分开臀大肌纤维，故对臀部肌肉损伤很小，也不损坏髂胫束功能，术后恢复较快。

该切口要切断附着于大转子的臀中肌和梨状肌群，因此髋关节的显露较前者广泛，但增加了术后早期髋关节后方不稳定的因素。由于显露较广泛，故常用于髋关节脱臼、髋臼的修复或成形、股骨头置换以及髋关节全关节置换术。

手术中注意切口定位要准确，在分离臀大肌深面时，勿损伤坐骨神经和由梨状肌上下缘穿出的臀上动脉、臀上神经和臀下动脉、臀下神经。

术终时注意要将臀中肌和梨状肌群牢固的缝回原位，以保证术后早期髋关节后方的稳定。

三、髋关节后方">"形手术进路

【适应证】

1. 股骨颈骨折人工股骨头置换术。
2. 人工髋关节置换术。
3. 髋关节后脱位切开复位术。
4. 髋关节后脱位合并髋臼后缘骨折切开复位术。
5. 髋关节成形术。
6. 髋关节后方良性或恶性肿瘤局部切除术。
7. 髋关节后方游离体摘除术。
8. 盆腔出口综合征松解术。

【体位】

患者俯卧于手术台上，患侧髂部垫一扁枕。

【麻醉】

持续硬脊膜外麻醉或全身麻醉。

【手术步骤】

1. 于髂部后方作">"形切口，自髂后上棘下4.5cm处开始，向外下沿臀大肌纤维方向至大转子后上角，再向远侧延伸5cm为止(图3-2-27a)。

2. 沿切口切开皮肤、皮下组织和深筋膜，并将皮瓣游离和牵开，使臀大肌、大转子得以显露。再按

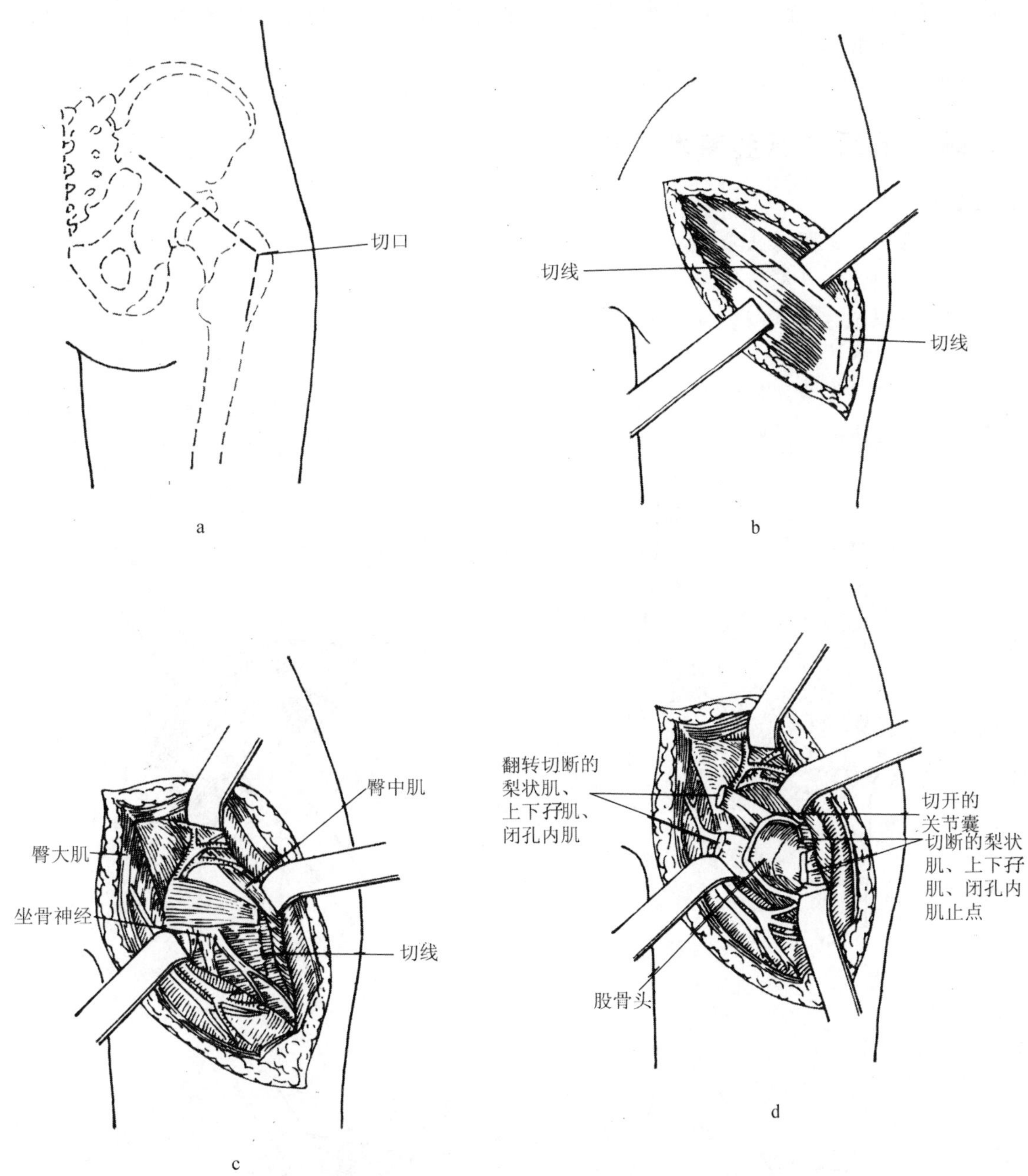

图 3-2-27　髋关节后方“>”形手术进路

切口的位置沿臀大肌纤维方向作臀大肌纤维分开线。继沿大转子后缘作臀大肌腱性部分切线(图 3-2-27b)。

3. 沿臀大肌纤维分开线，切开肌膜深达臀大肌深面，按肌纤维方向分开臀大肌。继沿切线切断臀大肌腱性部分，作臀大肌深部分离并牵向两侧，显露出臀小肌下缘、臀上动脉、臀上神经、梨状肌、坐骨神经、上下孖肌、闭孔内肌等。于梨状肌、上下孖肌、闭孔内肌等止点处作切线(图 3-2-27c)。

4. 沿上述切线切断梨状肌、上下孖肌、闭孔内肌的止点，向内牵开，显露髋关节囊的后壁，并作关节囊后壁“T”切开，使髋关节后方显露(图 3-2-27d)。

【说明】

该切口是 Osborne 切口，它是在 Kocher 切口基础上改进的。扩大关节后的梨状肌切断，使关节后方显露更多，有利于手术进行，特点是有利于松解坐骨神经因梨状肌卡压所致的坐骨神经痛。但较Kocher切口减弱了髋关节后方的稳定性。

该切口作臀大肌分开的解剖，与Kocher切口相同，故手术时注意事项亦相同。

四、髋关节后方弧形手术进路

【适应证】

1. 股骨颈骨折人工股骨头置换术。
2. 髋关节后脱位切开复位术。
3. 髋关节后脱位合并髋臼后缘骨折切开复位术。
4. 髋关节成形术。
5. 髋关节后方良性或恶性肿瘤局部切除术。
6. 髋关节后方游离体摘除术。

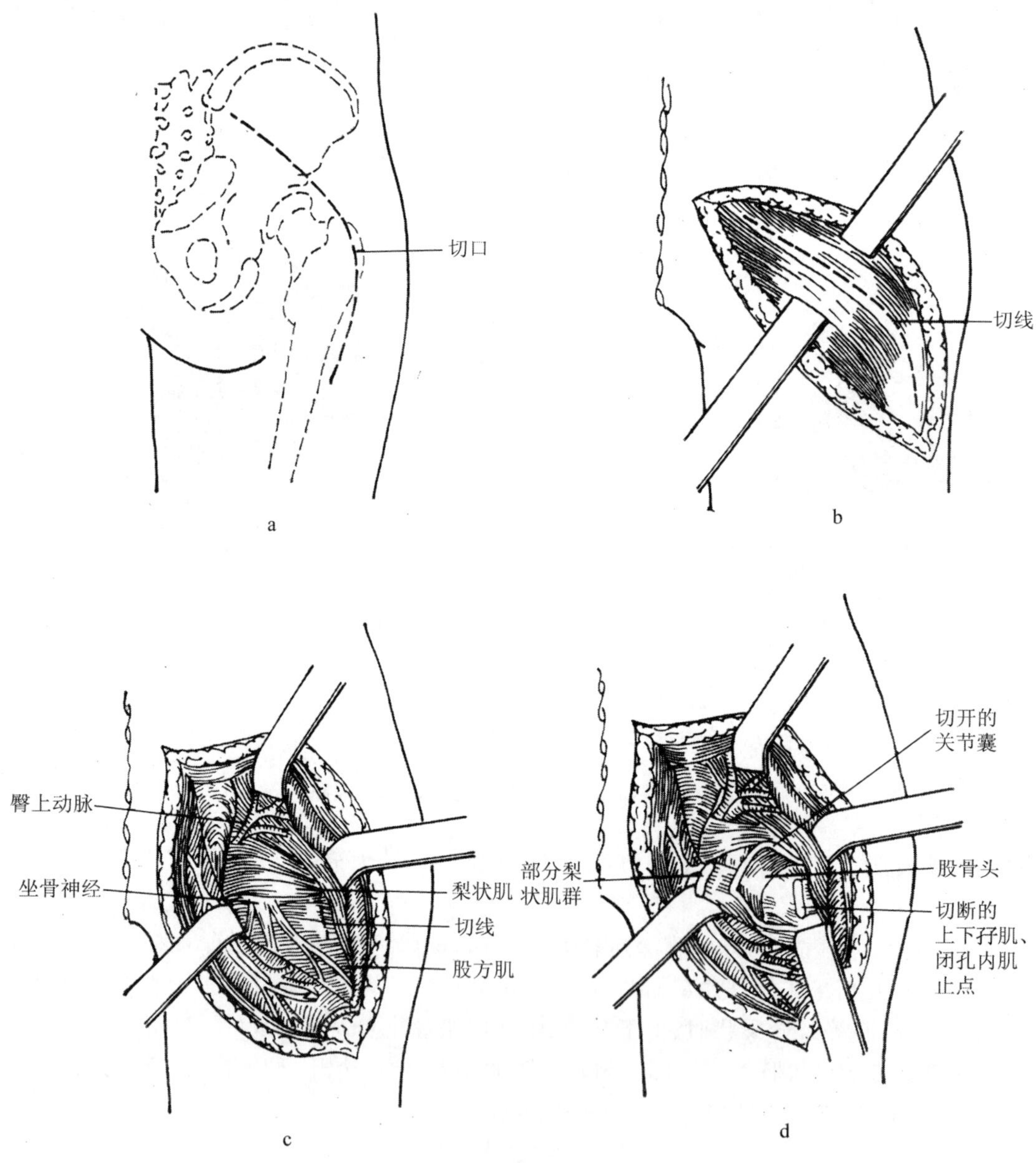

图3-2-28　髋关节后方弧形手术进路

【体位】

患者俯卧于手术台上，患侧髂部垫一扁枕。

【麻醉】

持续硬脊膜外麻醉和全身麻醉。

【手术步骤】

1. 于髋关节后方作弧形切口。自髂后上棘开始，沿臀大肌纤维走行方向，向外下方弧形延伸到大转子基底部，再向远侧延伸 4cm 止（图 3－2－28a）。

2. 沿切口切开皮肤、皮下组织和深筋膜，将皮瓣向两侧游离牵开，显露臀大肌、大转子，再按切口位置作臀大肌纤维分开线。再于下方在大转子后缘作臀大肌腱部切线（图 3－2－28b）。

3. 沿臀大肌纤维分开线，切开肌膜，并用刀柄插入到臀大肌深面，按纤维方向分开臀大肌、继按臀大肌腱部切线切开臀大肌腱部，游离臀大肌牵向两侧，显露出臀中肌下缘、臀上动脉、臀上神经、梨状肌、坐骨神经、上孖肌、闭孔内肌、下孖肌、股方肌，再于上孖肌、闭孔内肌、下孖肌附着处作切线（图 3－2－28c）。

4. 沿切线切断上孖肌、闭孔内肌、下孖肌附着处并向内翻转，将梨状肌向上、股方肌向下牵开，充分显露关节囊后方，后“十”形切开关节囊，显露股骨头、股骨颈的后侧（图 3－2－28d）。

【说明】

该切口是 Kocher 切口，是髋关节古典切口之一，大多后方切口都是在此基础上改进而来的。该切口于臀大肌中部按纤维方向分开臀大肌的解剖基础是基于臀大肌有两组神经和血管，即臀上神经、臀上动脉和臀下神经、臀下动脉所支配。因于中部分开不影响该肌的功能和营养。由于直接显露髋关节的后方，因此能顺利的进行髋关节以后方为主的病变。

手术中需注意臀大肌分开部位、方向以及深度。做好坐骨神经、臀上神经和臀上动脉的保护，以免损伤。闭合创口时，注意切断梨状肌群的修复，以增加关节囊后方的强度。

五、髋关节后下方弧形手术进路

【适应证】

1. 股骨颈骨折人工股骨头置换术。
2. 人工髋关节置换术。
3. 髋关节后脱位切开复位术。
4. 髋关节后脱位合并髋臼后缘骨折切开复位术。
5. 髋关节成形术。
6. 髋关节后方良性或恶性肿瘤局部切除术。
7. 髋关节后方游离体摘除术。

【体位】

患者侧卧于手术台上，患侧髂部垫一扁枕。

【麻醉】

持续硬脊膜外麻醉和全身麻醉。

【手术步骤】

1. 于髋关节后下作弧形切口，自髂后上棘下方 10cm（骶髂关节下缘），沿臀大肌纤维走行的方向弧形向外下方延伸到大转子后缘，再向远侧延伸 5cm 止（图 3－2－29a）。

2. 沿切口切开皮肤、皮下组织和深筋膜，并将皮瓣向两侧游离和牵开，使臀大肌、大转子得以显露。再按切口的位置，沿臀大肌纤维方向，作臀大肌纤维切线，继沿大转子后缘作臀大肌腱性部切线（图 3－2－29b）。

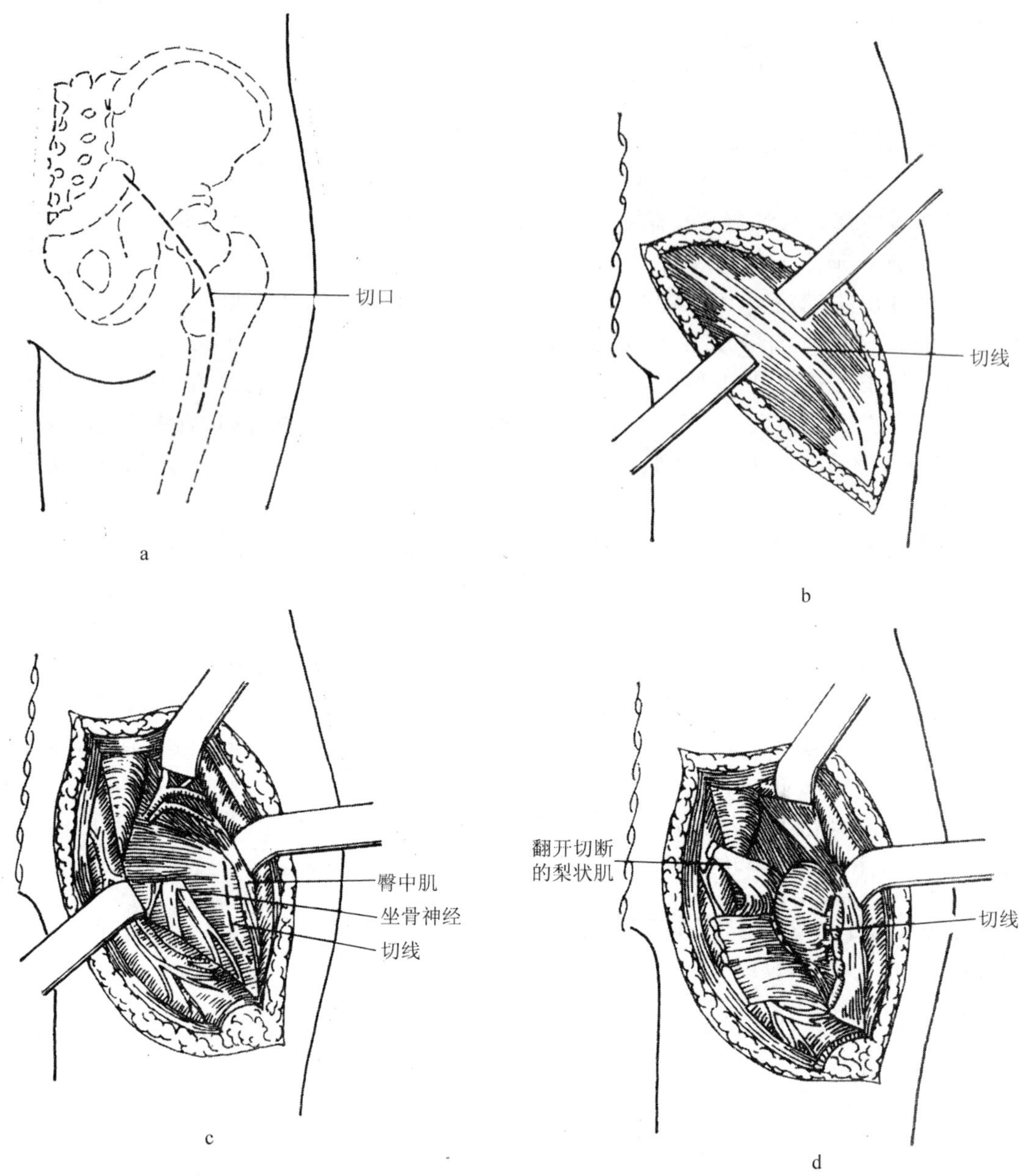

图 3-2-29 髋关节后下方弧形手术进路

3. 沿臀大肌分开线切开肌膜，并用刀柄插入臀大肌深面，按臀大肌纤维方向分开臀大肌，牵向两侧，显露臀中肌下缘、臀上动脉、臀上神经、梨状肌、坐骨神经、上孖肌、闭孔内肌、下孖肌、股方肌，再于梨状肌、上孖肌、闭孔内肌、下孖肌、股方肌等附着处作切线(图 3-2-29c)。

4. 按上述切线切断梨状肌、上孖肌、闭孔内肌、下孖肌及股方肌附着处，并翻向内侧，使髋关节囊后方得到最大显露。继将关节囊作“⊥”形切开，并将切开的关节囊向两侧牵开，使髋关节后方得到充分显露(图 3-2-29d)。

【说明】

该切口系 Moor 切口，是作为 Moor 型全髋关节置换术所采用。由于显露较充分，便于作全髋关节置换术，故应用较广泛。

手术中注意切口定位要准确，否则容易与 Osborne 切口类同，在作臀大肌分离时，要充分显露坐骨神经，臀上动脉与臀上神经，以免损伤。

第三章　股部临床解剖与手术进路

第一节　股部临床解剖

股部上界在前方以腹股沟与腹分界，内侧以股沟与会阴部分界，后方以臀沟与臀区分界，股部下界为沿髌骨上缘两横指处大腿上所作的水平环行线。可分为股前区、内收肌区和股后区。

一、股部的浅层结构

（一）皮肤和皮下组织

股部内侧皮肤较薄且富于皮脂腺，移动性大，外侧及后侧皮肤较厚，移动性小。股部前面浅筋膜内含脂肪较多，内含有浅血管、皮神经、浅部淋巴管和淋巴结等，在腹股沟韧带下方的浅筋膜分为浅、深两层，浅层含有脂肪，深层为膜性层，向上分别与腹前壁的浅筋膜浅层和浅筋膜深层相续。股部膜性层菲薄，在腹股沟韧带下方约 2cm 处与阔筋膜相融合。而腹壁浅筋膜深层与会阴浅筋膜、阴茎浅筋膜及阴囊肉膜相续为一层(图 3－3－1)。

（二）深筋膜

深筋膜又称阔筋膜，是人体最厚的筋膜，呈筒状，包裹整个股部，上端附着于髂嵴与腹股沟韧带，并延续于臀筋膜，下方与小腿深筋膜延续，并附着于胫骨内、外侧髁、胫骨粗隆和膝关节周围的其他韧带和肌腱。内侧部和大腿前下部比较薄，但外侧部因接受臀大肌及阔筋膜张肌来的纵行纤维而特别发达，呈腱膜样结构，它向下止于胫骨上侧髁，称髂胫束。阔筋膜向深部发出 3 个肌间隔，分隔股部各肌群并附着于股骨体后方的粗线。在股内侧肌和内收肌群之间为股内侧肌间隔(图 3－3－2)，在股外肌和股二头肌之间为股外侧肌间隔(图 3－3－2)，此隔比股内侧肌间隔清楚。内、外侧肌间隔前方为前骨筋膜鞘，包绕缝匠肌、股四头肌、股动脉、股静脉、股神经和腹股沟深淋巴结等。后肌间隔不甚明显，介于大收肌和半膜肌之间，内侧肌间隔和后肌间隔之间为内侧骨筋膜鞘，包绕耻骨肌、长收肌、股薄肌、短收肌和大收肌、闭孔动、静脉和闭孔神经等。外侧肌间隔和后肌间隔之间为后骨筋膜鞘，包绕股二头肌、半腱肌和半膜肌、坐骨神经等(图 3－3－2)。

（三）隐静脉裂孔

隐静脉裂孔原名为卵圆窝。在腹股沟韧带中内 1/3 交界点下方约 2.5cm 处，由阔筋膜形成一个卵圆形的凹陷。其表面覆盖一层疏松的筋膜，上有很多小孔，称为筛筋膜。隐静脉裂孔的外下缘明显而锐利，称镰缘，此处有大隐静脉及其他小血管等穿过(图 3－3－1)。

（四）浅层的动脉和静脉

1. 腹壁浅动脉　在腹股沟韧带内侧稍下方自股动脉发出，穿出隐静脉裂孔的筛筋膜，越过腹股沟

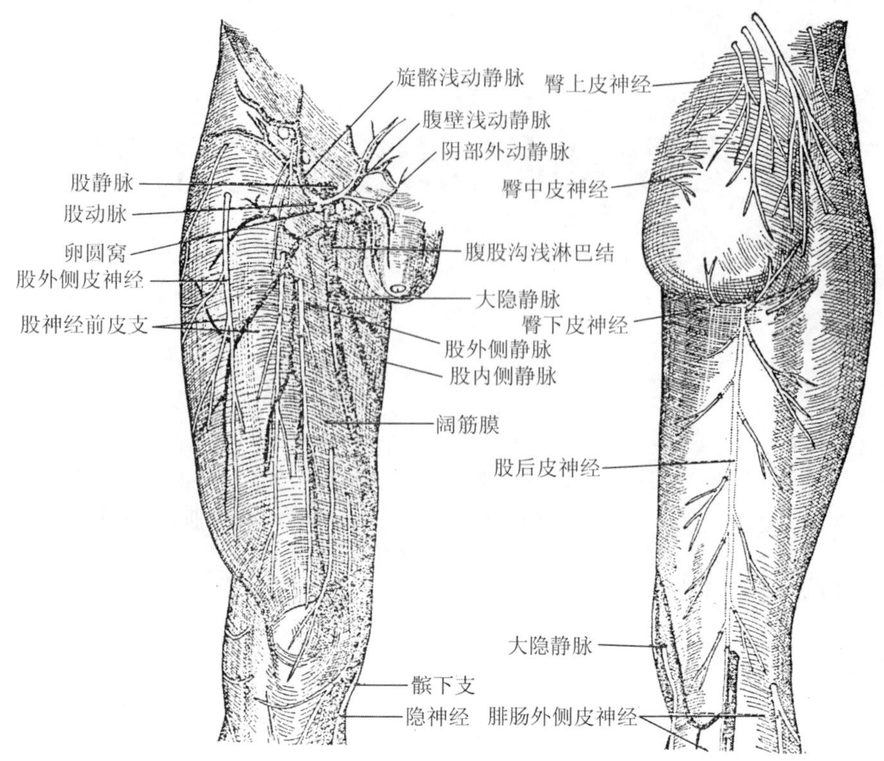

图 3-3-1　股部浅层结构

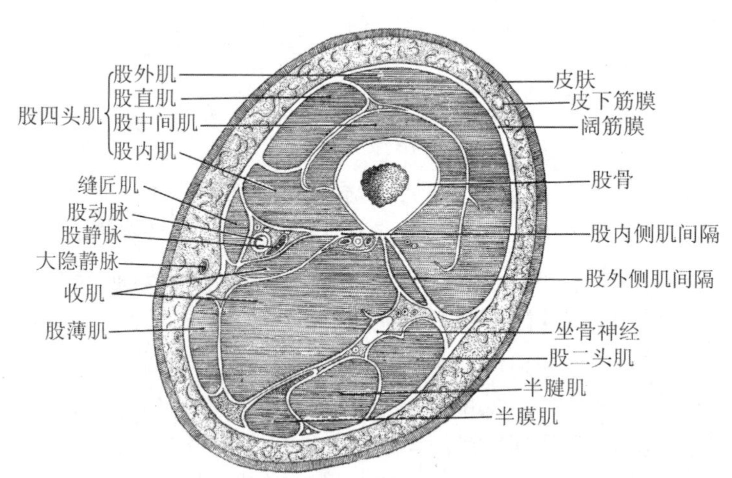

图 3-3-2　股中部横断面

韧带前面上升至腹前壁约达脐水平，分布于浅筋膜皮肤，并与腹壁上动脉的分支及对侧腹壁下动脉和腹壁浅动脉相吻，静脉与动脉伴行。

2. 旋髂浅动脉　在腹股沟韧带下方自股动脉发出，或与腹壁浅动脉共干发出，较细小，穿出阔筋膜沿腹股沟韧带下方向外上方斜行，在髂前上棘附近分布于浅筋膜和皮肤，静脉与动脉伴行。

3. 阴部外动脉　有2～3支，起于股动脉的内侧壁，横行向内，经耻骨肌和长收肌的表面。其分支穿出阔筋膜或筛筋膜，越过精索或子宫圆韧带的前方，分布于外阴部的皮肤，静脉与动脉伴行(图 3-3-1)。

4. 大隐静脉　位于股内侧皮下浅层脂肪内。从内踝至隐股结合点，经隐静脉裂孔会结上述静脉后入深部股静脉。在大隐静脉为防止血液逆流，有4～5组静脉瓣，而且大隐静脉与下肢深部静脉尚有多组交通支，也有静脉瓣将血液引到的深部静脉(图 3-3-1)。

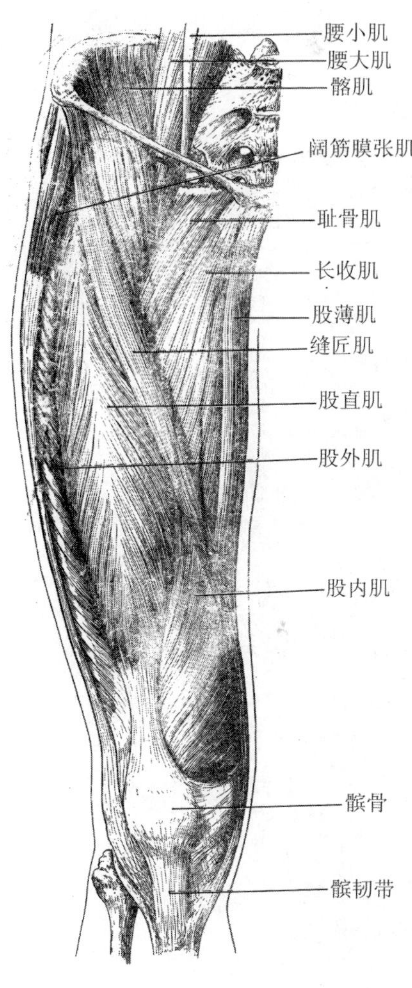

图 3-3-3　股前肌(浅层)

(五) 皮神经

大腿的皮神经有：

1. 髂腹股沟神经　自腹股沟浅(皮下)环处穿出，沿精索(或子宫圆韧带)的外侧下降至浅筋膜，分布于股上部内侧的皮肤。

2. 生殖股神经股支　自腹股沟韧带中点下方约 2.5cm 处穿出深筋膜，分布于股上部的皮肤。

3. 股外侧皮神经　在髂前上棘上方 5cm 处穿出深筋膜，分前后 2 支。前支分布于股前、外侧部皮肤，后支分布于臀部外侧皮肤。在施行髋关节手术切口时注意切勿损伤。股外侧取皮时常在髂前上棘下方 2cm 处作该神经阻滞麻醉(图 3-3-1)。

4. 股中间皮神经　在股三角近侧部，分为内侧及外侧 2 支，在腹股沟韧带下 7～10cm 处穿过缝匠肌及阔筋膜至浅筋膜内，分布于股部前面下 1/3 部皮肤，其终末支直达膝关节前面。

5. 股内侧皮神经　股内侧皮神经分前、后 2 支，在股内侧下 1/3处穿出深筋膜，沿大隐静脉前方下行，分布于股内侧下 1/3 的皮肤。

6. 隐神经　隐神经之上部位于深处，它是股神经的终支，在收肌管内下行至膝内侧，在缝匠肌与股薄肌之间穿出深筋膜，沿大隐静脉之前下行至小腿(图 3-3-1)。

7. 闭孔神经皮支　于股内侧上 1/3 处穿出深筋膜，分布于股内侧中上部的皮肤。

8. 股后皮神经　由臀横皱襞中点穿出深筋膜，沿股后正中线下降到腘窝下方，分布于股后部皮肤(图 3-3-3,4)。

二、股部深层结构

(一) 肌群

1. 股前肌群　①阔筋膜张肌：起于髂前上棘，下移行于髂胫束止于胫骨外侧髁(图 3-3-3)，作用紧张阔筋膜并屈髋关节，由臀上神经支配。②髂腰肌：为腰大肌和髂肌，起于第 12 胸椎体及第 1～4 腰椎体侧面及横突，止于股骨小转子(图 3-3-3)，作用屈曲及外旋髋关节，由腰丛($L_{1\sim4}$)及股神经支配。③缝匠肌：起于髂前上棘，止于胫骨上端内侧面(图 3-3-3)，作用屈髋关节，屈、内旋膝关节，由股神经支配。④股四头肌：起点由股直肌、股中间肌、股外侧肌、股内侧肌四个头组成，分别起于髂前下棘、股骨体前面上 1/4、股骨脊外侧唇、股骨脊内侧唇，通过髌骨和髌韧带止于胫骨粗隆，作用屈髋关节、伸膝关节，由股神经支配(图 3-3-4,5 和图 3-3-5)。

2. 内收肌群　①耻骨肌：起于耻骨梳和耻骨上支，止于股骨小转子以下的耻骨肌线，作用使大腿屈曲、内收和外旋，由股神经、闭孔神经支配。②长收肌，起于耻骨体和耻骨上支，止于股骨嵴内侧唇中 1/3，作用使大腿内收、小腿屈曲并内旋，由闭孔神经支配。③股薄肌：起于耻骨下支前面，止于胫骨上端内侧，作用使大腿内收、小腿屈曲并内旋，由闭孔神经支配。④短收肌：起于耻骨下支，止于股骨嵴内侧唇上 1/3，使大腿屈曲、内收，由闭孔神经支配。⑤大收肌：起于坐骨结节、坐骨支和耻骨下支前面，止于股骨嵴全长及收肌结节，作用使大腿内收(图 3-3-4 和图 3-3-5)。

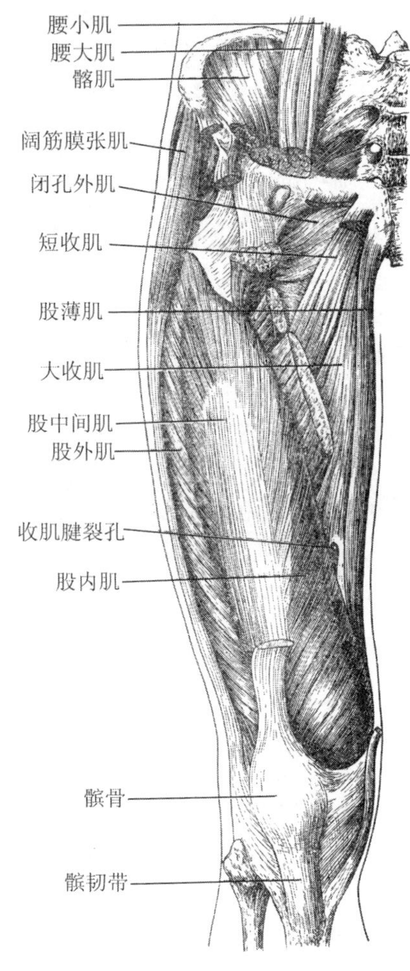

图 3-3-4　股前肌(深层)

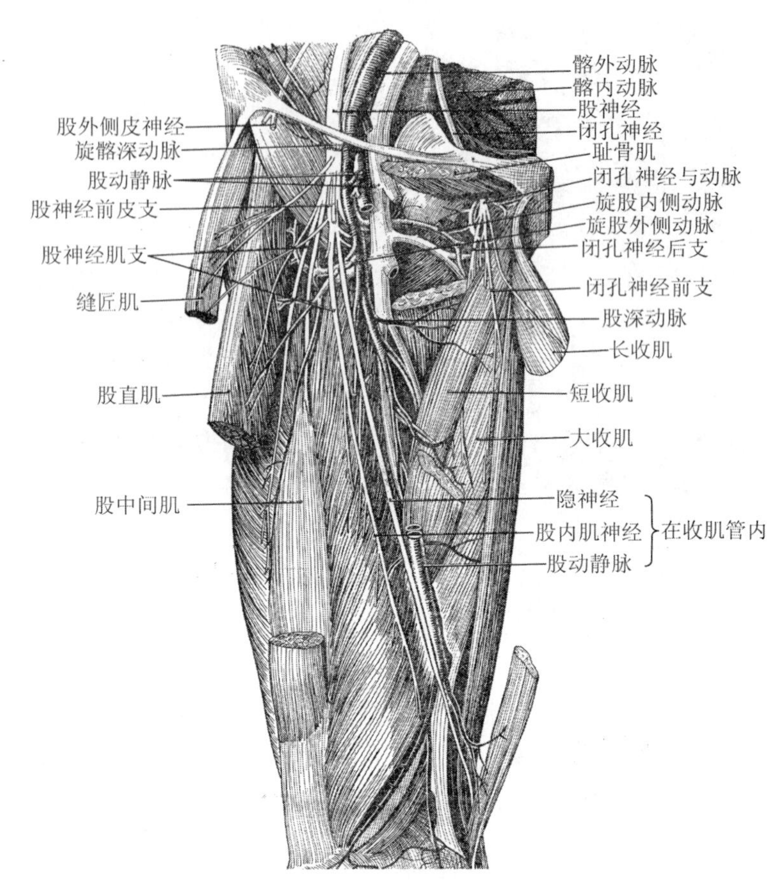

图 3-3-5　股前部

3. 股后区　①股二头肌:分为长头及短头,分别起于坐骨结节及股骨端,止于腓骨小头,作用伸大腿、屈小腿并稍外旋。②半腱肌:起于坐骨结节,止于胫骨粗隆内侧。③半膜肌:起于坐骨结节,止于腘斜韧带、胫骨内侧髁下缘和腘肌筋膜,作用伸大腿、屈小腿并内旋。股后区 3 块肌肉均由坐骨神经支配(图 3-2-2,3)。

(二) 血管

1. 股动脉　股动脉是下肢动脉的主干,位于腹股沟韧带中点下方股鞘之外侧格内,为髂外动脉向下的延续。它经股三角入收肌管,然后出收肌裂孔与腘动脉相续(图 3-3-5)。股动脉全长均有同名静脉伴行。股静脉先在股动脉内侧,而后到股三角尖处,转到股动脉后面。当髋关节轻度屈曲外展外旋时,其体表投影为从腹股沟韧带中点到内收肌结节连线的上 2/3 的一段。股动脉起始部除浅动脉外,还分出:

(1) 股深动脉(图 3-3-5):为股动脉最大的分支,在腹股沟韧带下 2～5cm 处自股动脉发出,股深动脉初在股动脉的后外侧,以后行在股动脉的深部,经股内侧肌与收肌群之间,其末段至长收肌与大收肌之间。股深动脉沿途发出以下分支:①旋股内侧动脉(图 3-3-5),自股深动脉发出,穿经髂腰肌和耻骨肌之间向后至深部分支至邻近的肌肉,并与臀下动脉、旋股外侧动脉和第一穿动脉相吻合。②旋股外侧动脉(图 3-3-5),起自股深动脉外侧壁,或与旋股内侧动脉共干。此支动脉较粗大,外行经缝匠肌和股直肌深面分为升支和降支,升支转向臀部与旋股内侧动脉相吻合,降支分布于股四头肌下部和膝关节。③穿动脉(图 3-3-5),1～6 条不等,多为 3 条。穿动脉穿过短收肌、大收肌至股后部,营养该部肌肉。第1穿动脉走向股后，与旋股内、外侧动脉和臀下动脉在髋关节周围形成侧支循环。第3穿动脉发出降支，下行与腘动脉的肌支相吻合。

(2) 膝最上动脉：在收肌管的前壁，经缝匠肌深面伴隐神经下行，除分布附近诸肌及皮肤外，并参与膝关节网的组成(图3-3-5)。

2. *股静脉*　股静脉是腘静脉延续，由收肌管裂孔进入收肌管，先居股动脉后侧，上升至股三角处行于股动脉内侧，经腹股沟韧带深面易名为髂外静脉。股静脉在其行程中接受相当股动脉分支的同名静脉。股静脉在隐静脉裂孔处接受大隐静脉。

3. *闭孔动脉*　为髂内动脉的分支，与同名静脉和神经伴行，经闭膜管出盆腔分为前、后二终支，前支营养内收肌群，后支经过股骨头韧带分布于股骨头(图3-3-5)。

(三) 神经

1. *在股部的前方的股神经*　经腹股沟韧带深面、髂腰肌浅面由肌腔隙进入股三角(图3-3-5,6)，位于股动脉的外侧，与股动脉之间，隔以髂耻弓。股神经在股三角发出许多分支，其终支隐神经伴随股动脉入收肌管，穿过收肌管内侧壁行至膝关节内侧。股神经是股前肌群的运动神经，也是股前、内侧皮肤的感觉神经。股神经的肌支支配耻骨肌、缝匠肌和股四头肌，并有分支至髋关节和膝关节(图3-3-5)。

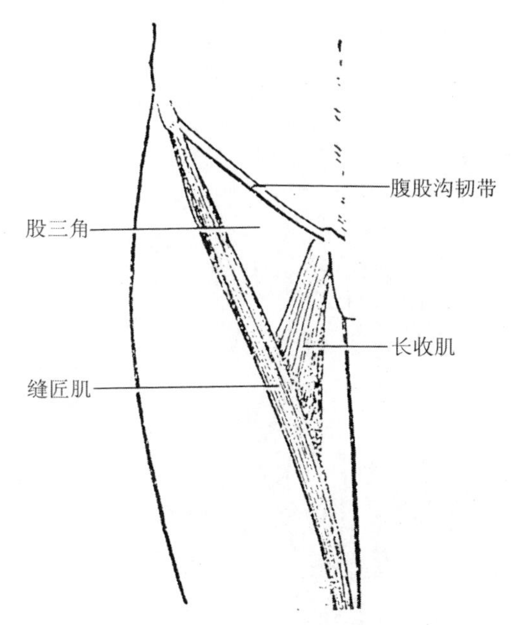

图3-3-6　股三角(右侧)

2. *在股部内侧的闭孔神经*　起自腰丛第2～4腰神经，经闭膜管出盆腔后到达股部。出闭膜管后有分支到闭孔外肌和髋关节，然后分为前后2支。前支位于短收肌及长收肌和耻骨肌之间，后支位于短收肌和大收肌之间。闭孔神经支配内收肌群、股内侧面皮肤和膝关节。股神经和闭孔神经及其分支均有感觉纤维分布到髋关节和膝关节，闭孔神经前支发出支配股薄肌的分支。此支先进入长收肌，穿出后再进入股薄肌(图3-3-5)。

3. *在股部的后方的坐骨神经*　是全身最粗大的神经，自梨状肌下缘出盆腔后在股骨大转子与坐骨结节间连线的中点处垂直下降进入股后部，临床上常用此点作为检查坐骨神经的压痛点。在股后部位于大收肌和股二头肌长头之间，到股后部中1/3和下1/3交界处分为胫神经与腓部神经。坐骨神经常任发出肌支到股二头肌长头、半腱肌和半膜肌，只有股二头肌短头受来自腓总神经的肌支支配(图3-3-7)。

三、股骨干

股骨干是全身最长、最坚硬的管状骨，其长度约占身高的1/4。股骨干有轻度向前突出的弧线，其后面有纵行的股骨嵴，为肌肉附着处。股骨嵴上方分叉，形成内侧唇和外侧唇，向内接转子间线，向外上连臀肌粗隆。股骨嵴的下方也分叉成内、外侧唇，分别连股骨下端的内、外上髁。两下唇之间的骨面称腘平面。在股骨嵴内侧近中点处有滋养孔，开口向下。股骨的密质为环绕中央骨髓腔的厚致密骨，向下逐渐变薄，至内、外侧髁部变为一薄层(图3-3-8)。

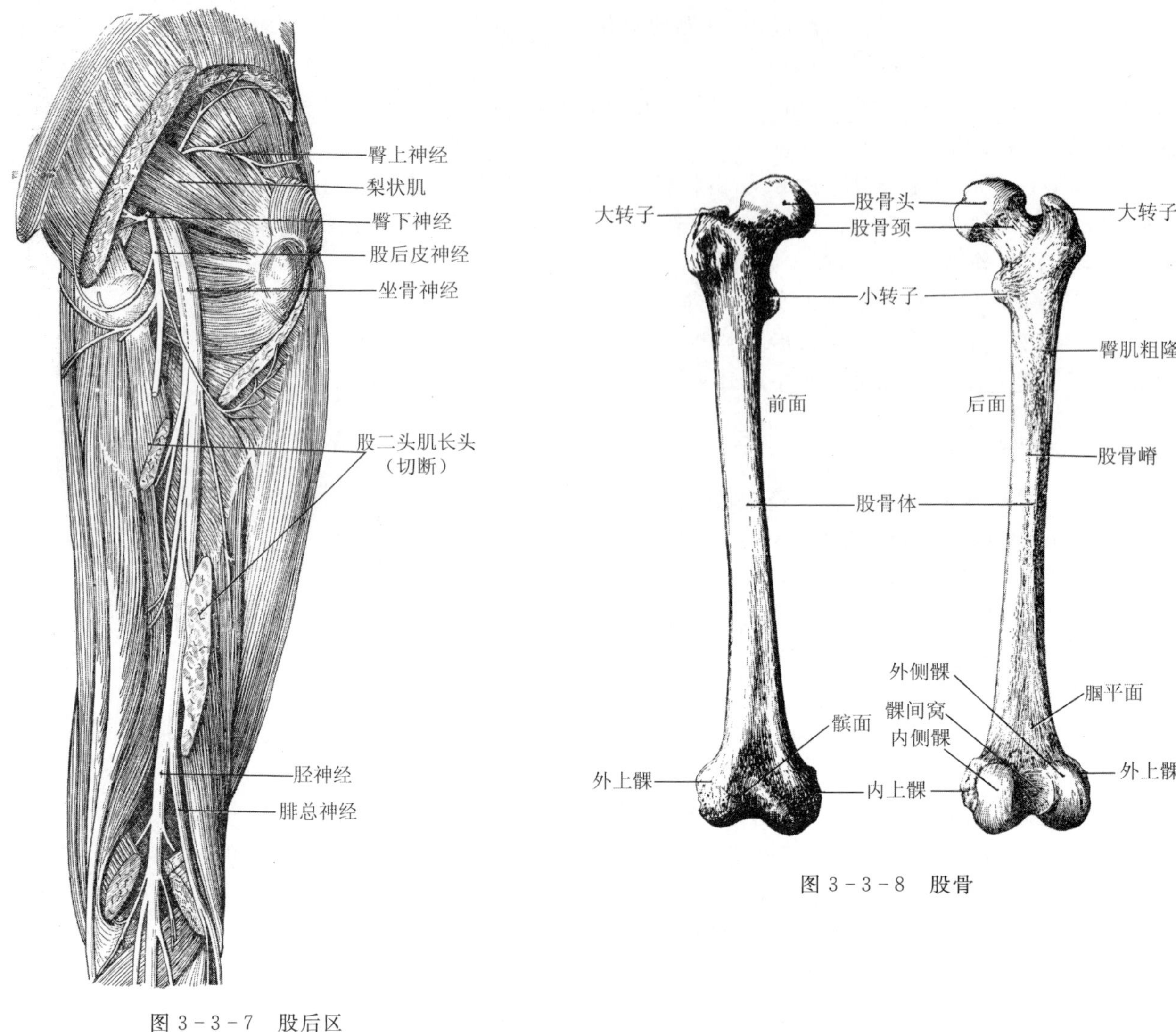

图 3-3-7　股后区

图 3-3-8　股骨

第二节　股部外侧手术进路

【应用解剖】

股部外侧手术进路由于手术部位的要求，类型较多，但它们的共同特点是切开皮肤、皮下组织后，都是首先解剖出阔筋膜(图 3-3-1)，按切口的位置，常规将其切开，解剖深部的肌肉，对股骨颈基底部和转子外侧，先于阔筋膜张肌后缘进行解剖，将其牵向内侧(图 3-3-9b)，再将股外侧肌从附丽处的后缘切开，锐性剥离牵向前下方，使股骨颈和转子间得以显露(图 3-3-9c)。而股骨近段外侧进路，则切开阔筋膜后，解剖出股外侧肌，于其后缘外侧肌间隔处切开骨膜，锐性剥离，显露股骨干近侧(图 3-3-10d)，而股骨干前外侧切口则按切口切开阔筋膜后，在股外侧肌与肌直肌之间分开后，在股中间肌的自中切开股中间肌骨膜，显露股肌骨干(图 3-3-11d)。股骨远端后侧进路按切口切开阔筋膜(髂胫束后缘)，解剖股外侧肌后缘后作股骨膜切开，显露股骨干下段(图 3-3-12d)。

一、股骨颈基底部、转子下外侧手术进路

【适应证】

1. 转子间或粗隆下骨折切开复位内固定术。
2. 转子下骨折不愈合或畸形愈合手术。
3. 转子间或粗隆下切骨术。
4. 转子部或粗隆下慢性骨髓炎死骨摘除术。
5. 转子部或粗隆下良性肿瘤切除术。

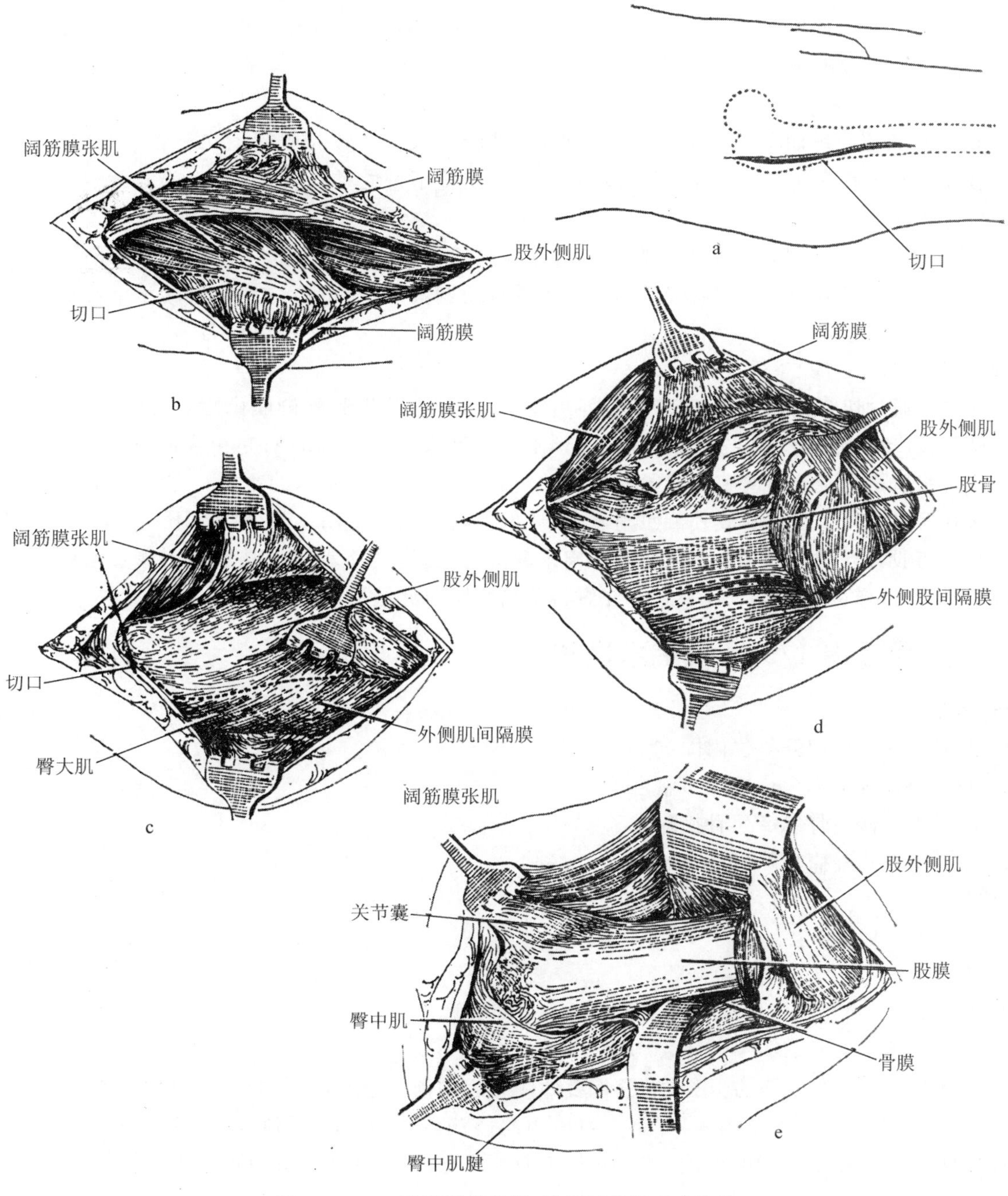

图 3－3－9　股骨颈基底部、转子下外侧手术进路

【体位】

患者平卧于手术台上，患侧臀部垫一扁枕。

【麻醉】

持续硬脊膜外麻醉或全麻。

【手术步骤】

1. 切口以大转子顶点的近侧 3～5cm 为标志，向远侧沿大转子、股骨外侧延长 12～15cm（图 3－3－9a）。

2. 沿切口切开皮肤、皮下组织，并将皮瓣适当向两侧游离，显露出阔筋膜，后按切口位置切开阔筋膜，并向两侧牵开，显露出阔筋膜张肌，沿阔筋膜张肌后缘向远侧延伸到附着处作切口（图 3－3－9b）。

3. 沿切口切开阔筋膜张肌后缘，沿后缘作锐性游离直至阔筋膜的附着处。后用深部拉钩拉向前上方。显露臀大肌、股外侧肌以及该肌在大转子的附着部。再沿大转子下缘、股外侧肌与臀大肌间隙作切口（图 3－3－9c）。

4. 沿切口将股外侧肌于大转子下横行切断，继沿股外侧肌与臀大肌间隙切开直达骨膜下，并将股外侧肌沿骨膜下向前下剥离，并向前下方牵开，显露大粗隆下部之前外侧股骨，再于股骨转子下后外侧作股骨膜切开（图 3－3－9d）。

5. 用骨膜剥离器将股外侧肌于骨膜下向内侧剥离，沿股骨粗线外缘之骨膜切口切开骨膜，将股骨粗线处的肌肉附着部用骨膜剥离器按肌肉附着点成锐角剥离，这样可更好地显露转子下部股骨（图 3－3－9e）。

【说明】

该切口是通过切开阔筋膜，从阔筋膜张肌后缘游离该肌，并将肌外侧肌由附着部切下向内下翻转。因切口显露较广泛，能在直视下进行多种股骨颈基底部和大转子下部的病变和骨折的手术。但该切口要将阔筋膜张肌由止点处游离和切断股外侧肌的附着处，故增加了手术的难度。在游离阔筋膜张肌时，一定要从其后缘进行。在切断股外侧肌附着处，要保留在大粗隆上的一部分肌肉附着部，以便术终缝回原位。在剥离股骨近端后侧股骨粗线上的肌肉附着部时，需注意将剥离器从肌肉附着点与骨形成的锐角处剥离肌肉，这样可以避免肌撕裂。并注意将阔筋膜张肌亦缝回原位。

二、股骨近端 1/3 外侧手术进路

【适应证】

1. 股骨上段骨折切开复位内固定术。
2. 股骨上段骨折不愈合或畸形愈合手术。
3. 股骨上段慢性骨髓炎死骨摘除术。
4. 股骨上段骨肿瘤切除术。

【体位】

患者平卧于手术台上。

【麻醉】

持续硬脊膜外麻醉。

【手术步骤】

1. 于大腿外侧大转子下方开始，沿股骨后外侧向远侧延长至所需要的长度为切口（图 3－3－10a）。

2. 沿切口切开皮肤、皮下组织，并将皮瓣适当向两侧游离，显露阔筋膜，按切口位置纵行切开阔筋膜，并向两侧牵开，显露股外侧肌、臀大肌及外侧肌间隔，于股外侧肌后缘和臀大肌之间，外侧肌间隔作为切口（图 3－3－10b）。

3. 沿切口切开肌膜，再沿外侧肌间隔作肌外侧钝性分离后，将肌外侧肌用深部拉钩牵向前方，于臀

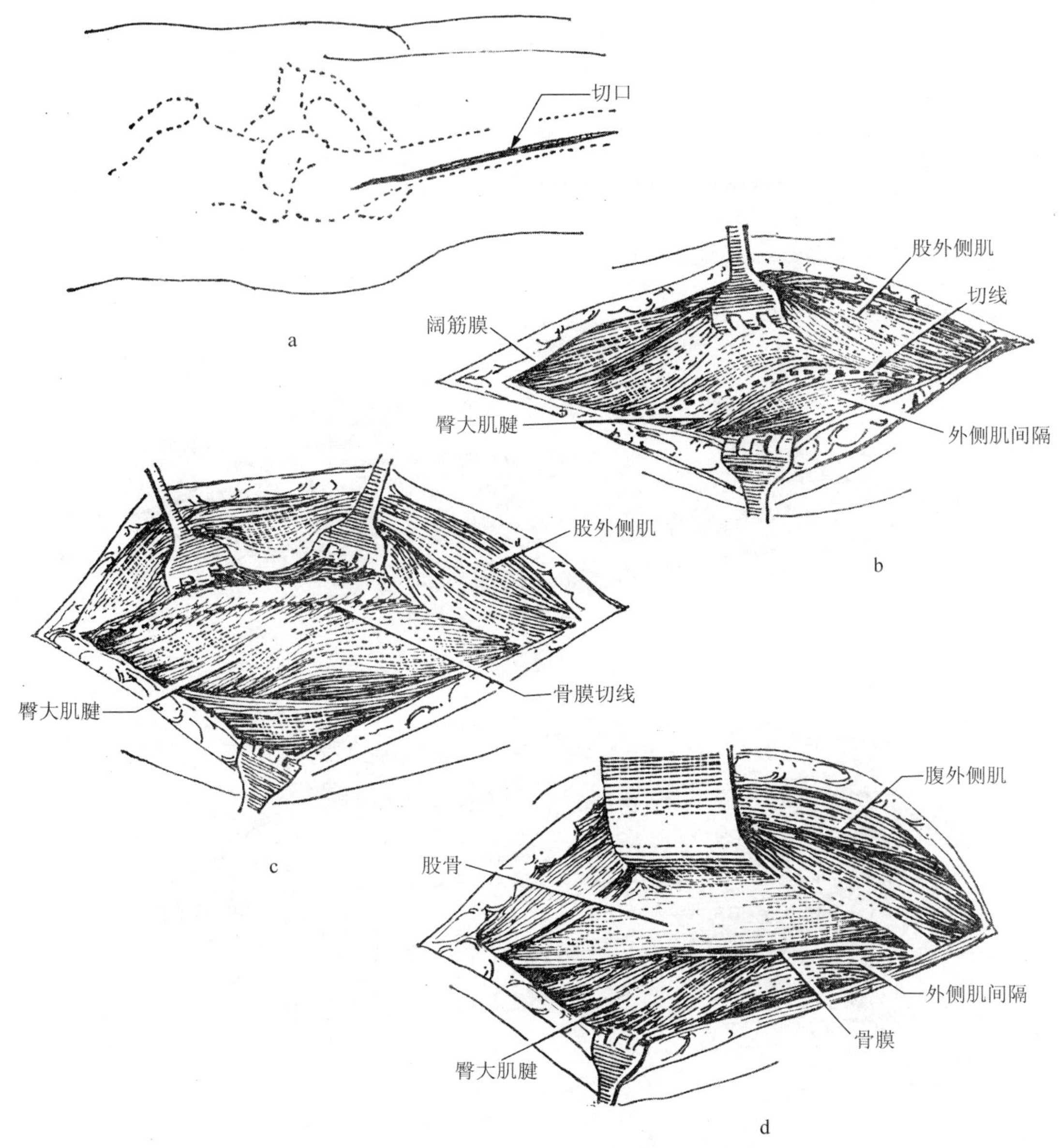

图 3－3－10　股骨近端 1/3 外侧手术进路

大肌前缘作骨膜切开(图 3－3－10c)。

4. 沿切口切开骨膜,于骨膜下将股外侧肌向前内侧剥离,向后将后侧股骨粗线上的软组织一并于骨膜下剥离,则股骨干上段能充分显露(图 3－3－10d)。

【说明】

该切口在不切断大腿部肌肉和不显露重要的下肢血管、神经情况下,能较充分地显露股骨上段。但不能充分显露股骨干上段内侧,因此亦不能代替股骨上段其他的手术进路。

手术中在切开皮肤、阔筋膜后,应将大腿内旋,便于显露股外侧肌后缘、臀大肌和外侧肌间隔,以便在此处切开肌膜显露股骨干。

三、股骨干中 1/3 前外侧手术进路

【适应证】

1. 股骨干骨折切开复位内固定术。

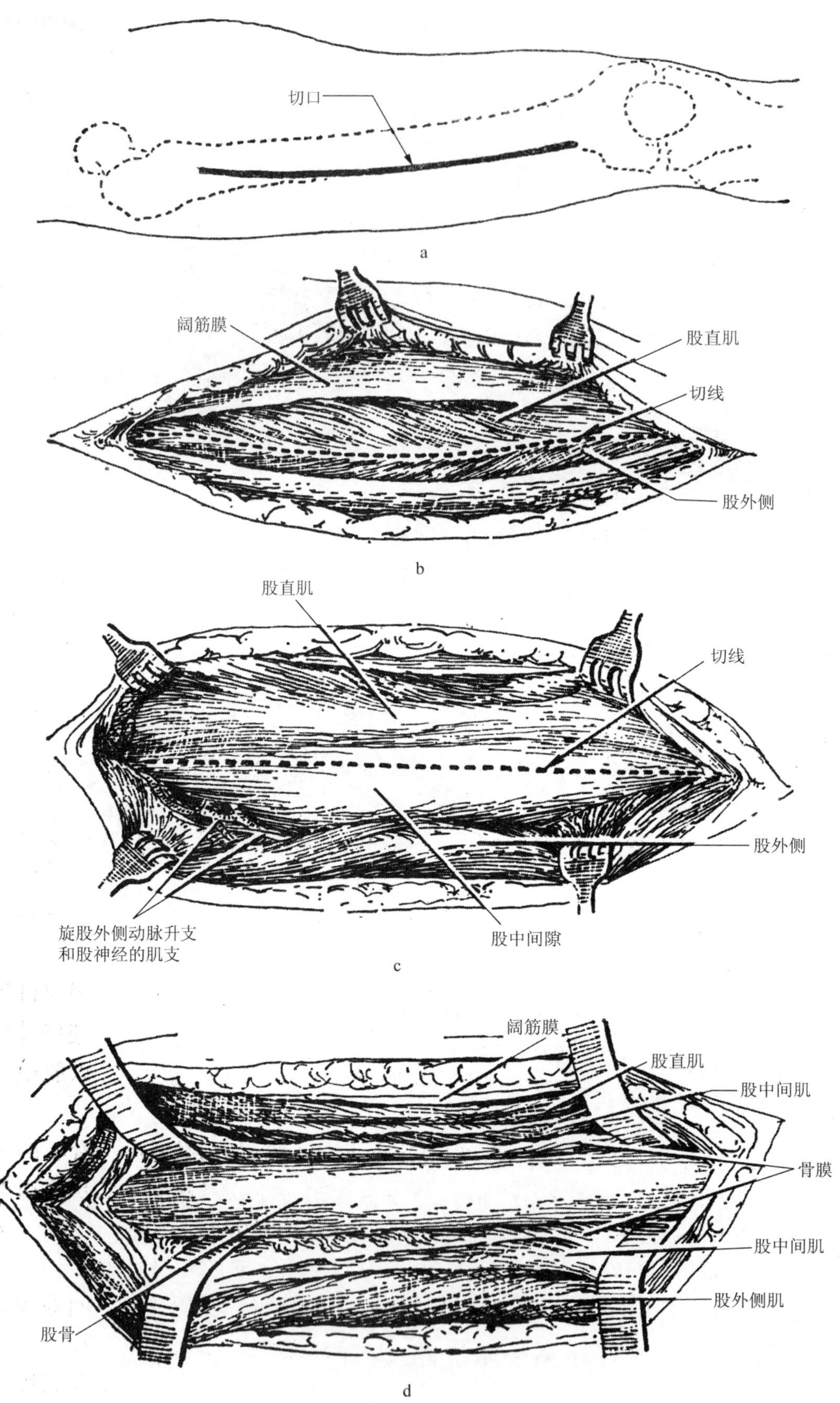

图 3-3-11　股骨干中 1/3 前外侧手术进路

2. 股骨干骨折不愈合或畸形愈合手术。

3. 骨延长术。

4. 股骨干肿瘤切除术。

【体位】

患者平卧于手术台上。

【麻醉】

持续硬脊膜外麻醉或全麻。

【手术步骤】

1. 切口以髂前上棘至髌骨外缘之连线的中点为标志，向上下延长，根据手术的要求决定切口的长度(图 3－3－11a)。

2. 沿切口切开皮肤、皮下组织，并将皮瓣向两侧游离，后按切口的位置切开阔筋膜，并向两侧牵开，显露股直肌和股外侧肌，再以此两肌的间隙为切口(图 3－3－11b)。

3. 沿切口切开肌膜，将股直肌与股外侧肌间隙作钝性分开，在分离到切口的近端注意保护由股直肌深面进入到股外侧的神经和动静脉，以免损伤。在股直肌与股外侧肌分开后，显露出股中间肌，该肌的特点是表面呈闪光的白色并围绕在股骨前 2/3。以股中间肌的正中为切开该肌和股骨骨膜的切口(图 3－3－11c)。

4. 沿切口切开股中间肌和骨膜，并于骨膜下向两侧剥离，显露出股骨干的前方，如需暴露整个股骨，则将股骨后侧的股骨粗线上的肌肉附着部用骨膜剥离器从肌肉的附着点与骨形成的锐角处将肌肉剥离，这样股骨就能充分暴露(图 3－3－11d)。

【说明】

该切口系 Thompson 切口，是显露股骨干常用的切口，它能通过肌间隙顺利地到达手术部位，又能避免经过下肢的重要血管和神经。但术后易发生肌肉之间和肌肉与股骨之间的粘连，影响膝关节的伸屈功能。故手术中要防止损伤肌肉和术后要早期锻炼股四头肌的收缩运动，并及时解除外固定，加强膝关节的伸屈功能练习。该切口不宜作股骨感染的手术，因股四头肌及肌腱之间的分层、滑囊都与髌上滑囊相通，一旦感染扩散，不仅通过肌肉与肌腱间扩散，而且能影响到膝关节。如需作该切口，只能采用中上段切口。

手术中需注意切开阔筋膜后，要从股外侧肌与股直肌间隙向深部解剖。并注意在近端由股直肌深面进入股外侧肌的神经和血管，切勿损伤。在做股中间肌正中切开时，要注意该肌的特点，表面呈闪光白色，以免切错肌肉，并同时切开股骨骨膜时注意该切口的最远侧，不能超过髌上 5cm，以免切穿髌上滑囊。并应尽量少游离股中间肌，以减少损伤和术后的粘连。在作股骨粗线上的肌肉附着部剥离时，需将剥离器从肌肉的附着点与骨形成的锐角处剥离肌肉，避免肌肉撕裂。

四、股骨远端后外侧手术进路

【适应证】

1. 股骨远端骨折切开复位内固定术。

2. 股骨远端骨折不愈合或畸形愈合的手术。

3. 股骨远端慢性骨髓炎死骨偏外侧摘除术。

4. 股骨远端骨肿瘤偏外侧切除术。

【体位】

患者平卧于手术台上，膝关节稍屈曲。

【麻醉】

持续硬脊膜外麻醉或全麻。

【手术步骤】

1. 于大腿下段外侧作纵形切口，以股骨外上髁为标志，沿大腿外侧向上，至大腿中下 1/3 交点(图 3-3-12a)。

2. 沿切口切开皮肤、皮下组织，将皮瓣适当游离，后按皮肤切口的方向(即髂胫束后缘)，切开阔筋膜，并向两侧作适当游离(图 3-3-12b)。

3. 将股外侧肌连同阔筋膜向前牵开，然后沿外侧肌间隔作钝性分离，直达股骨粗线的外侧唇止。此处可见数根动脉穿通支，给予切断结扎。这时股骨下端的外侧可以显露。再沿股骨外侧作纵行骨膜切口(图 3-3-12c)。

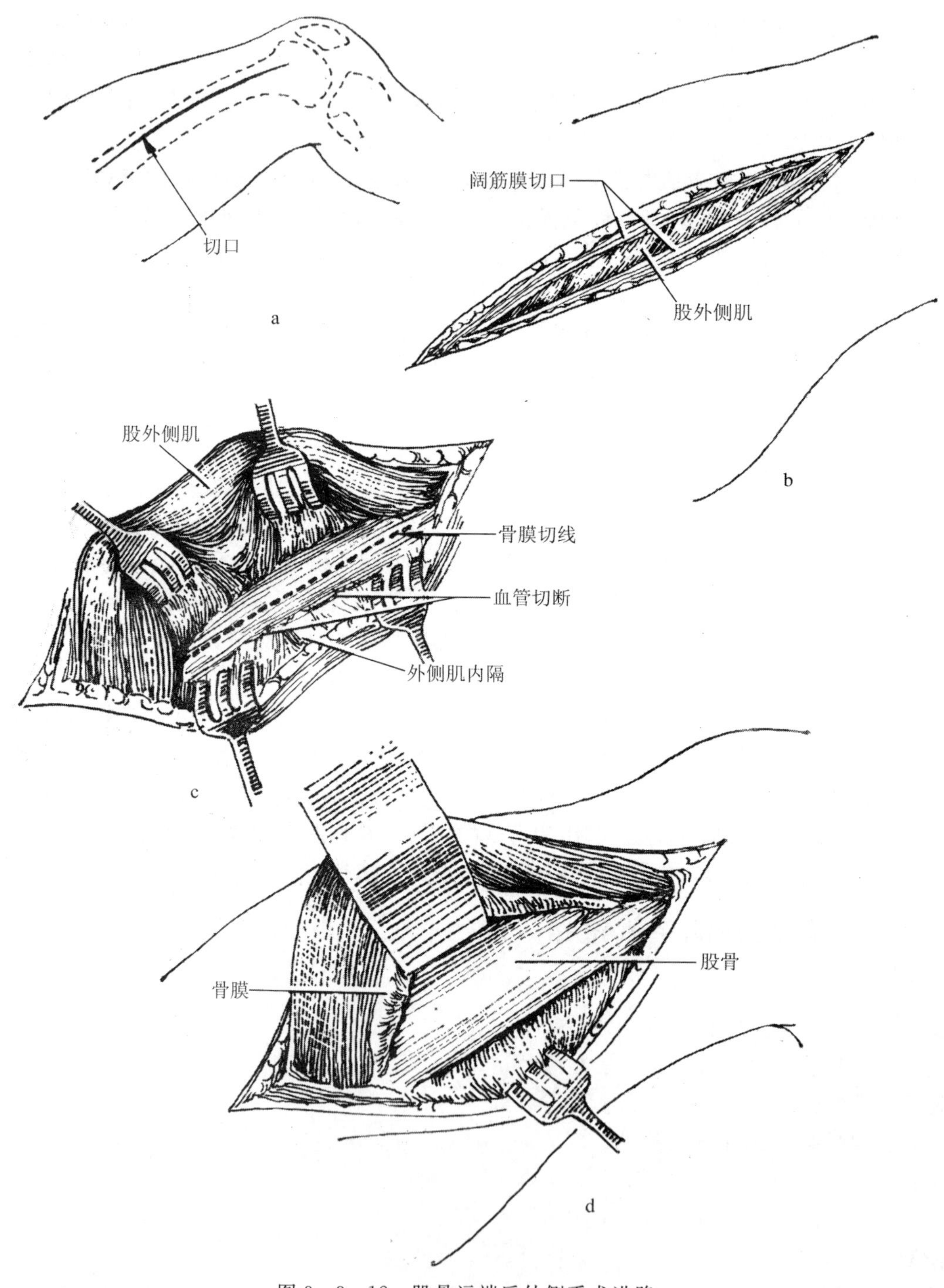

图 3-3-12 股骨远端后外侧手术进路

4. 沿股骨外侧骨膜切口切开骨膜，在剥离股骨粗线的肌肉附着部时，用锐性骨膜剥离器，从肌肉附着点与骨形成锐角处作骨膜下剥离，则股骨远端得以显露(图 3-3-12d)。

【说明】

该切口系 Henry 切口，亦能在直视下顺利地到达股骨下端的外侧和股骨腘窝面，而且可以在不侵犯股四头肌和膝关节的情况下处理股骨下端的病变和骨折，可以防止股四头肌的粘连和关节腔的损伤，故为治疗股骨下端骨髓炎和不通向关节的骨折常采用该切口。但暴露不够充分，因此不能代替其他手术进路。

手术中在切开阔筋膜，牵开股外侧肌，沿股外侧肌间隔钝性分离，妥善地处理动脉穿通支，以免出血。在剥离股骨粗线的肌肉附着部时，一定要注意将骨膜剥离器从肌肉附着点与骨形成的锐角处进行剥离，以免肌肉撕裂。如需显露股骨下端外髁或股骨腘窝部时，将切口顺膝关节角度至腓骨小头。切开阔筋膜后在股骨外髁上方股二头肌短头在外侧肌间隔上的附着处剥离，继用钝性剥离法，进入腘窝部。将腘动静脉向后侧牵开，切断并结扎股穿通动静脉的分支。胫神经位于腘动静脉之后。腓总神经在股二头肌缘要注意妥善保护。

第三节　股骨小转子部后外侧手术进路

【应用解剖】

该切口临床应用较少。它是沿大转子后方作纵行切开皮肤，解剖出阔筋膜(图 3-3-1)，按切开方向切开阔筋膜，解剖出臀大肌(图 3-3-13b)，于臀大肌外缘下切开，充分游离，向下翻向内侧，解剖出坐骨神经和股方肌(图 3-3-13c)，后将股方肌在大转子附丽处切断，牵向内上方，则小转子得以显露(图 3-3-13e)。

【适应证】

1. 小转子撕裂骨折开放复位术。

2. 小转子部良性肿瘤切除术。

3. 小转子慢性骨髓炎死骨摘除术。

【体位】

患者俯卧位，髂部前方垫一沙袋。

【麻醉】

腰椎麻醉或持续硬脊膜外麻醉。

【手术步骤】

1. 于臀部后方作纵形切口，从大转子后上方起，沿臀大肌外缘向远侧延伸到约 10cm 止(图 3-3-13a)。

2. 沿切口切开皮肤、皮下组织、深筋膜，并将皮瓣向两侧游离和牵开，再作阔筋膜切开，显露出臀大肌外缘，沿臀大肌外缘作纵形切线(图 3-3-13b)。

3. 沿臀大肌外缘切线，切开臀大肌外缘，并将臀大肌牵向内侧，显露出坐骨神经和股方肌，沿股方肌下缘和大转子附着处下方作切线(图 3-3-13c)。

4. 沿切线切开股方肌下缘肌膜和股方肌下方附着处，并翻向内上方，使小转子部分显露，如能达到病灶，则切口完成。如显露尚不充分，则将股方肌在大转子上半的附着处作切线(图 3-3-13d)。

5. 沿切线切开股方肌在大转子上半的附着处，并向内上方翻转，则小转子可得到充分显露(图 3-3-13e)。

【说明】

该切口临床应用不多，只用于小转子后方的病变，术中需注意保护坐骨神经。

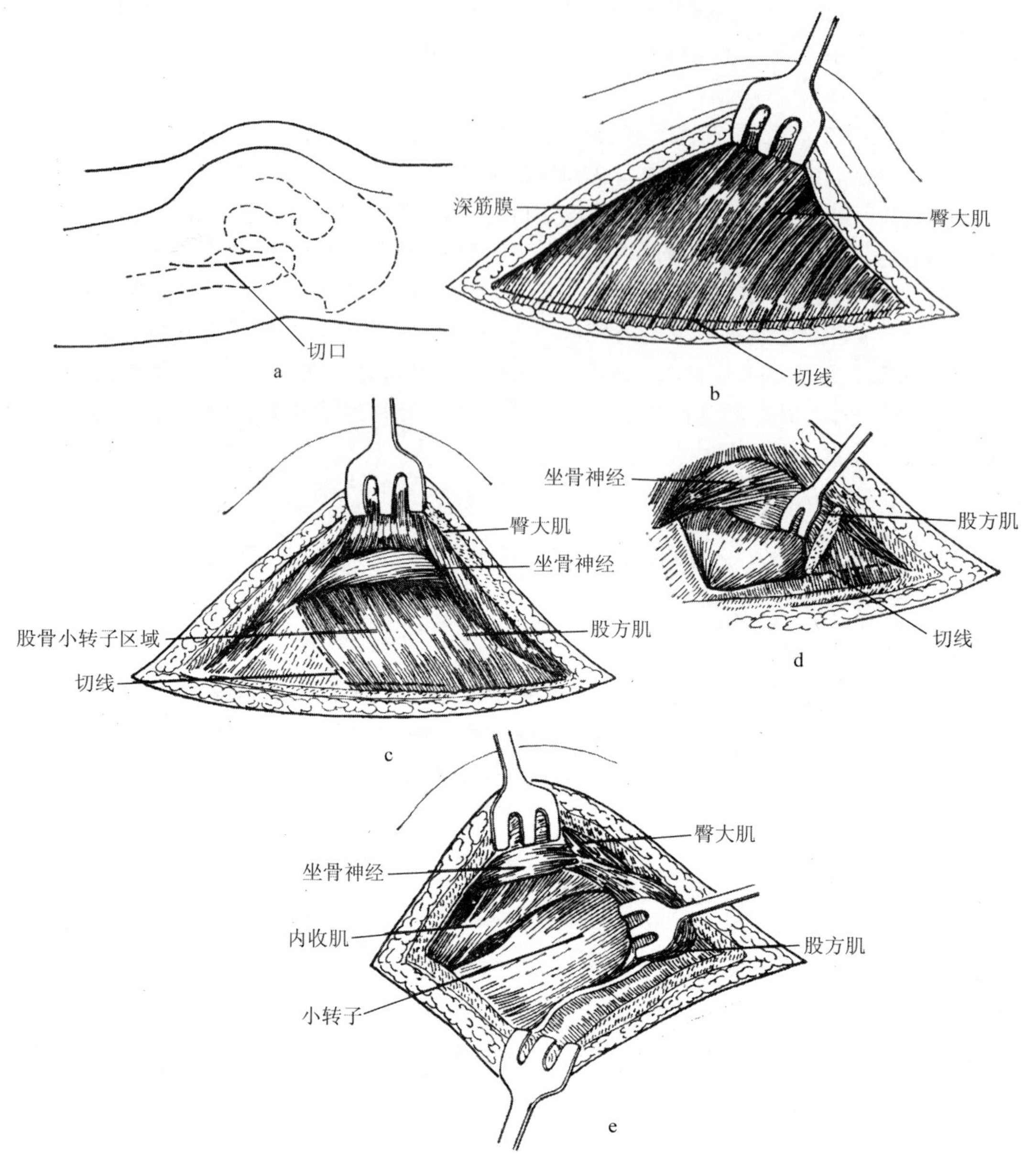

图 3－3－13　股骨小转子部后外侧手术进路

第四节　股部内侧手术进路

【应用解剖】

股部内侧由于解剖较复杂，故切口类型也较多。它们的共同特点是，按手术类型，切开皮肤后都是先解剖出股内侧肌(图 3－3－3)，为避免通过下肢主要血管，股骨干中 2/3 内侧切口，和股骨干远端 1/3 前内侧切口，通过股直肌与股内侧肌间隙，解剖出股中间肌，正中切开直到股骨干(图 3－3－14d)，而股骨干远端 1/3 内侧进路和股骨远端后内侧手术进路，都是通过股内侧肌与缝匠肌之间，前者解剖出股骨内侧间隔，作骨膜切开(图 3－3－15c)，而后者尚需解剖内收肌管，并小心切开显露出其内的股动脉、股静脉和隐神经，牵向后方，以免损伤(图 3－3－16d，17c)。

一、股骨干中 2/3 内侧手术进路

【适应证】

1. 股骨干慢性骨髓炎死骨偏内侧的摘除手术。

2. 股骨干肿瘤偏内侧的切除术。

【体位】

患者平卧于手术台上。

【麻醉】

持续硬脊膜外麻醉或全麻。

【手术步骤】

1. 切口以髌骨内缘到腹股沟韧带的中点连线的中点，即股直肌的内缘中点为标志，根据手术的需要向上下延长至适当的长度(图 3－3－14a)。

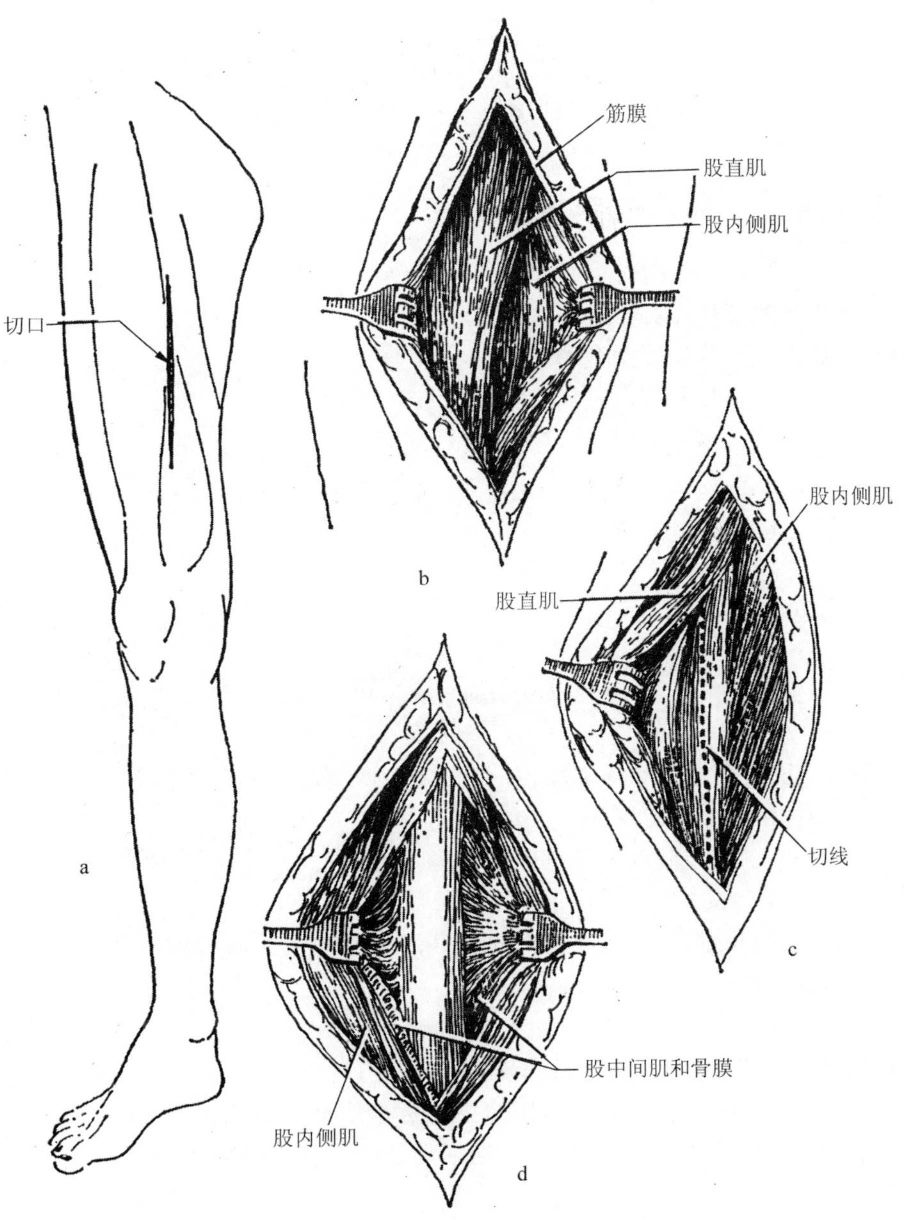

图 3－3－14　股骨干中 2/3 内侧手术进路

2. 沿切口切开皮肤、皮下组织和深筋膜，并向两侧游离，显露股直肌和股内侧肌（图 3－3－14b）。

3. 用深部拉钩于股直肌和股内侧肌间隙将股直肌向外侧牵开，将股内侧肌向内侧牵开，显露股中间肌，如切口需向上延长，则需在缝匠肌之下、股内侧肌之内找出股动脉，再以股中间肌前内侧作为该肌的纵行切口（图 3－3－14c）。

4. 沿切口将股中间肌顺肌纤维方向纵行切开直达骨膜下，并于骨膜下向两侧剥离，显露出股骨干（图 3－3－14d）。

【说明】

该切口较接近大腿内侧的主要血管和神经到达股骨内侧。因此临床应用较少。但当病变在股骨干内侧时，可以直接显露病变，故仍需选用。

手术时定位要准确，切开皮肤后，要在股直肌与股外侧肌间隙向深部解剖，如定位偏于内侧，则容易损伤大腿内侧的血管和神经，特别在切口上部如需向上延长，需在缝匠肌之下、股内侧肌之内找出股动脉。

在做股中间肌切开时，要识别股中间肌的特点，呈闪光的白色，以免定位错误。在做股中间肌切开时，同时切开骨膜，以免不必要的做股中间肌的游离，增加术后股中间肌与股骨的粘连，影响膝关节的伸屈功能。

二、股骨远端 1/3 前内侧手术进路

【适应证】

1. 股骨远端骨折开放复位、内固定术。
2. 股骨远端骨折不愈合或畸形愈合的手术。
3. 股骨远端慢性骨髓炎死骨偏内侧摘除术。
4. 股骨远端骨肿瘤偏内侧切除术。

【体位】

患者平卧于手术台上。

【麻醉】

持续硬脊膜外麻醉或全麻。

【手术步骤】

1. 于大腿前内侧下方作一纵形切口，从髌骨内上缘为起点，向上延股四头肌腱内侧缘延长到所需的长度（图 3－3－15a）。

2. 沿切口切开皮肤、皮下组织和深筋膜，并将皮瓣向两侧游离牵开，显露股直肌与股内侧肌，再于股直肌与股内肌之间作切线（图 3－3－15b）。

3. 沿上述切线切开肌膜，在肌直肌与股内肌间隔之间分开，并牵向两侧，显露股中间肌，再于股中间肌作纵形切线（图 3－3－15c）。

4. 沿股中间肌切线切开肌膜，按肌纤维方向切开股中间肌直达股骨前外侧，后切开骨膜作骨膜下分离，显露股骨远端（图 3－3－15d）。

【说明】

该切口在不通过下肢主要血管和神经的情况下，能在直视下顺利到达股骨干远端内侧，显露比较广泛，是常用的切口之一。由于通过股四头肌，因此要注意术后早期功能练习，以防股四头肌粘连影响膝关节功能。由于近代采用坚强内固定，术后能早期活动，因此这一并发症明显减少。

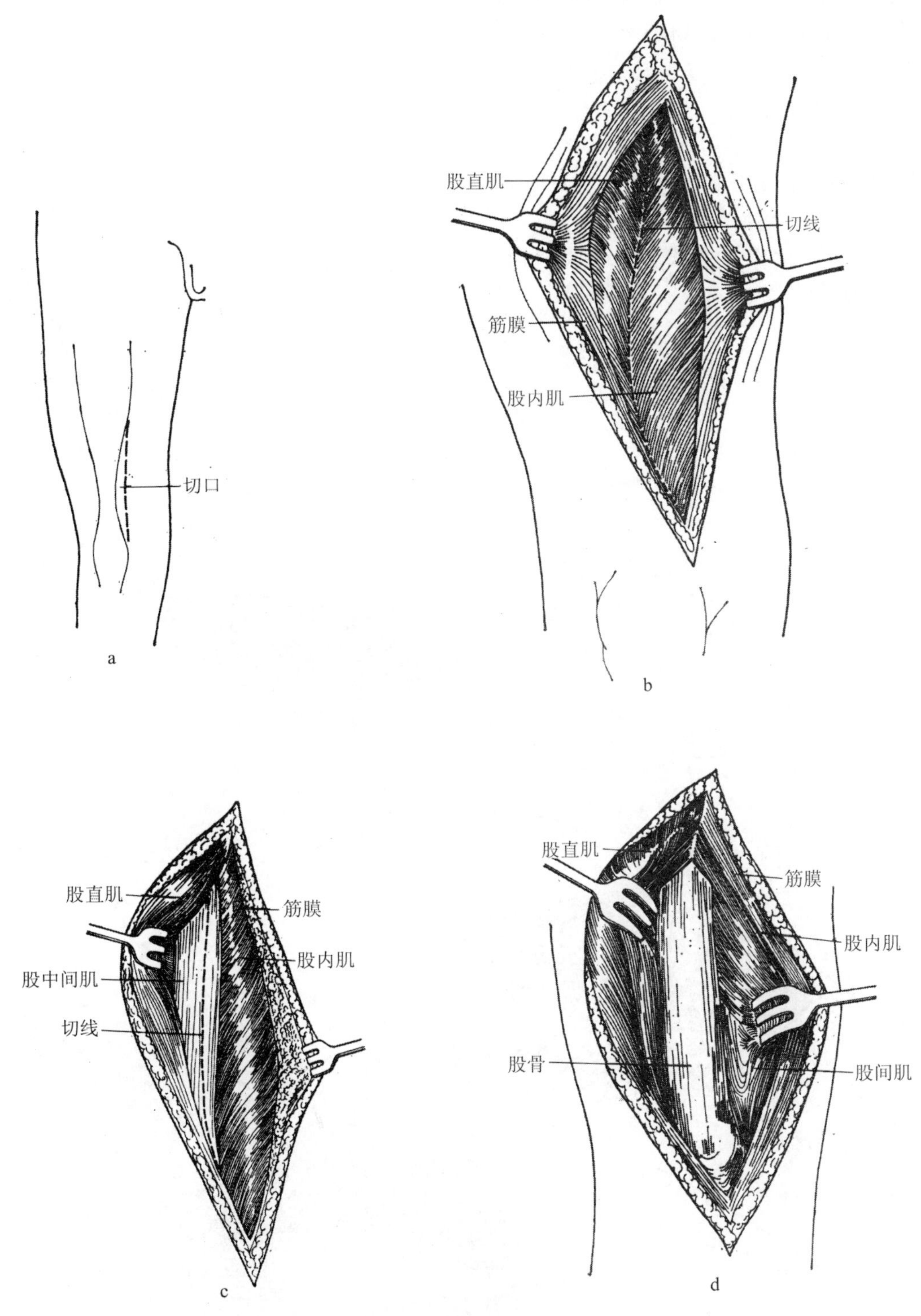

图 3-3-15　股骨远端 1/3 前内侧手术进路

三、股骨远端 1/3 内侧手术进路

【适应证】

1. 股骨远端骨折开放复位。
2. 股骨远端骨折不愈合或畸形愈合手术。

3. 股骨远端慢性骨髓炎死骨偏内侧的摘除术。

4. 股骨远端骨肿瘤偏内侧切除术。

【体位】

患者平卧于手术台上。

【麻醉】

持续硬脊膜外麻醉或全麻。

【手术步骤】

1. 于大腿远端内侧作一纵形切口，从股骨内上髁上缘远侧5cm起沿股内肌下缘纵形向上，到所需长度(图3-3-16a)。

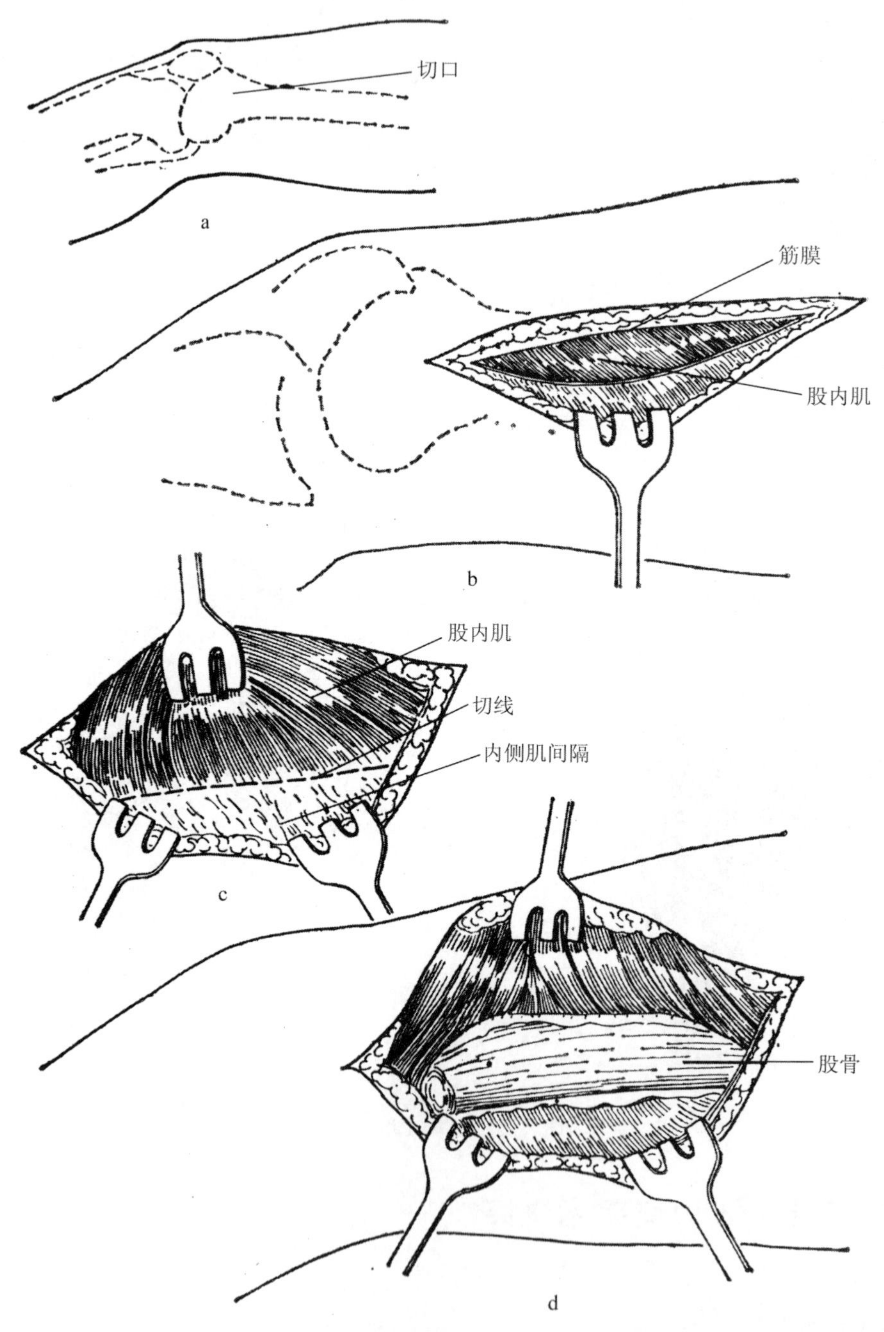

图3-3-16　股骨远端1/3内侧手术进路

2. 沿切口切开皮肤、皮下组织和深筋膜，并将皮瓣向两侧游离，显露出股内肌和缝匠肌(图 3-3-16b)。

3. 切开股内肌内侧缘肌膜，在股内肌与缝匠肌之间作分离，并将股内肌牵向前外侧，显露出内侧肌间隔与股骨远端。于股内肌后下缘与内侧肌间隔之间作股骨远端骨膜切线(图 3-3-16c)。

4. 沿切线切开骨膜，用骨膜剥离器作骨膜下剥离，则股骨下段得以显露(图 3-3-16d)。

【说明】

由于该切口接近股内收管，并且手术中需切断膝最上动脉，因此临床应用很少，但由于该切口不通过股直肌、股内肌和股中间肌，因此术后不易发生股四头肌粘连，而且便于处理股骨内侧的病变，故有临床应用价值。

术中注意在做骨膜切开时，特别是向上延长，解剖要清晰，检查是否股内收肌管在此斜过，防止损伤股动脉、股静脉和隐神经等。

四、股骨远端后内侧手术进路

【适应证】

1. 股骨远端骨折切开复位内固定术。
2. 股骨远端骨折不愈合或畸形愈合手术。
3. "K"形腿股骨髁上切骨矫形术。
4. 股骨远端内侧慢性骨髓炎死骨摘除术。

【体位】

患者平卧于手术台上，膝关节稍屈曲。

【麻醉】

持续硬脊膜外麻醉或全麻。

【手术步骤】

1. 于大腿下方后内侧作纵形切口，自股骨内上髁上 15cm 开始，沿大收肌腱下直线向远侧延长，至股骨内上髁下 5cm 止(图 3-3-17a)。

2. 沿皮肤切口切开皮肤、皮下组织(注意勿损伤该部位的大隐静脉与隐神经，将其向侧方牵开，予以保护)，再切开深筋膜，显露缝匠肌和股内侧肌，再沿缝匠肌前缘作切口(图 3-3-17b)。

3. 沿缝匠肌前缘切口，切开肌膜，将缝匠肌作适当分离，并牵向后侧，显露出内收肌管，并小心切开内收肌管前壁，显露出内收肌管内的股动脉、股静脉和隐神经及穿越内收肌腿裂孔的腘动、静脉及胫神经，将股动脉、股静脉和隐神经牵向后方。在切口的下方为腘窝的内侧，将股内侧肌牵向前方，显露出股骨下端，如见膝上内动脉，予以切断结扎。于股骨下端内侧作纵行骨膜切开，并于骨膜下剥离，显露出股骨下端的内侧和前方(图 3-3-17c)。

【说明】

该切口系 Henry 切口。由于需通过下肢的主要血管和神经才能到达所需显露部位，而且暴露也不够充分，特别是股骨内髁显露不够满意，故临床应用较少，但在股骨远端内侧骨髓炎时可选用，因该切口可直接显露病变，并能避免将炎症扩散到膝关节内。

手术前应熟悉该部位解剖。当切开皮肤后，注意勿损伤内侧大隐静脉和隐神经。在切开深筋膜牵开缝匠肌后，特别注意深部的内收肌管，并小心切开内收肌管，显露出的股动脉、股静脉、隐神经要妥善保护，牵向后方，以免在显露股骨远端时损伤内收肌管内的血管和神经。由于该切口解剖复杂，故目前都用膝关节股骨远端前内侧切口，不切开关节囊所代替。

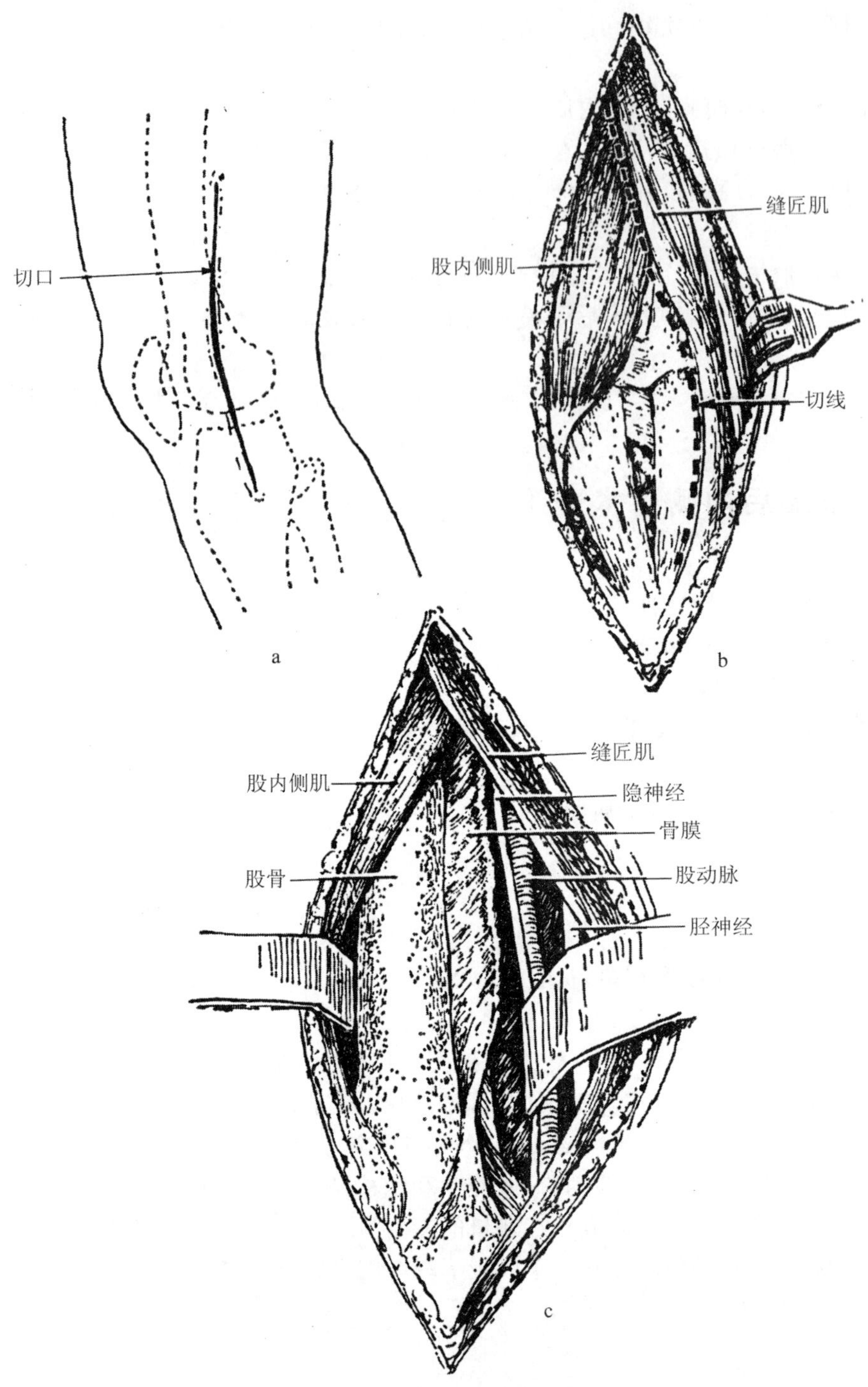

图 3-3-17　股骨远端后内侧手术进路

第五节　股部后方手术进路

【应用解剖】

股部后方手术进路类型不多，它们共同特点是于股部后方作正中切开或在近关节作“S”形切开，解剖出腘绳肌(肌二头肌、半腱肌、半膜肌)及股外侧肌。无论是股骨干近端 1/3 后方切口，还是中 2/3 后方切口，都从股二头肌长头外侧与股外侧之间向深部解剖，显露股二头肌短头和股外侧肌间隔(图 3-

3-18c)。后将股外侧肌牵向外侧，股二头肌长头牵向内，作骨膜切开，显露股骨干后(图 3-3-18d)。在解剖股二头肌短头和作股骨膜切开时要注意坐骨神经(图 3-3-18d)。在作股骨远端后方切口时皮肤采用“S”形切开，切开皮肤后，解剖出腘绳肌和腓肠肌内侧头、小隐静脉、腓肠神经，继而向深部解剖出胫神经、腓总神经、腘动脉和伴行静脉(图 3-3-19b)，将胫神经、腘动脉静脉牵向内侧，腓总神经牵向外侧，则股骨下端后方得以显露(图 3-3-19c)。

一、股骨近端 1/3 后方手术进路

【适应证】

1. 股骨后方肿瘤切除术。

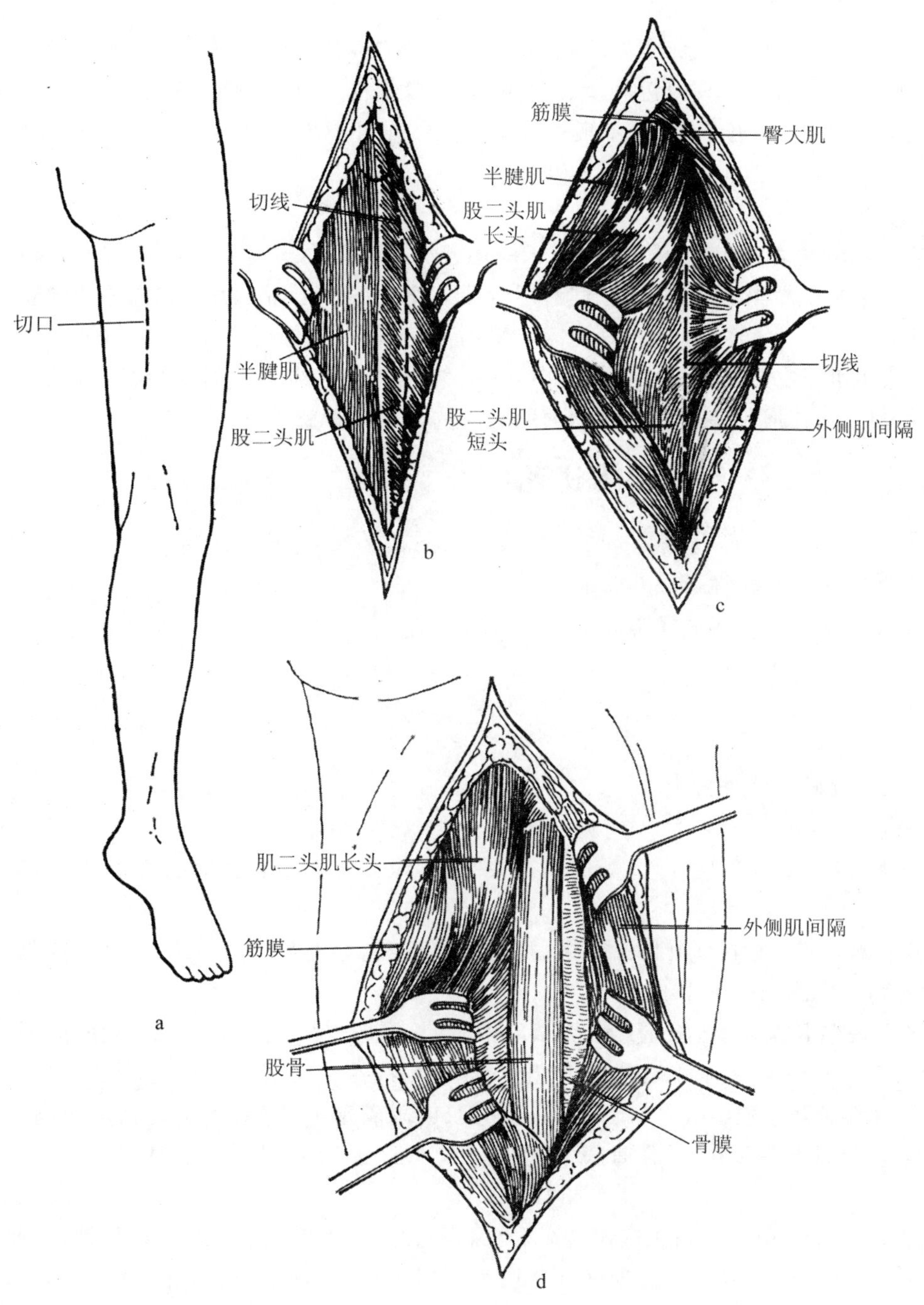

图 3-3-18　股骨近端 1/3 后方手术进路

2. 股骨慢性骨髓炎死骨后方摘除术。

【体位】

患者俯卧于手术台上。

【麻醉】

持续硬脊膜外麻醉或全麻。

【手术步骤】

1. 于大腿后方近侧作一纵形切口,从大腿后方中线臀股沟起,向远侧纵形延伸到大腿中上 1/3 处(图 3-3-18a)。

2. 沿切口切开皮肤、皮下组织和深筋膜,并向两侧游离,显露股二头肌长头和半腱肌,以股二头肌长头肌膜正中为切口(图 3-3-18b)。

3. 沿上述切口,切开股二头肌长头肌膜,将股二头肌牵向内侧,显露股二头肌短头和股外侧肌间隔,将股外侧肌牵向外侧,股二头肌短头牵向内侧,显露股骨粗线,以该粗线作骨膜切口(图 3-3-18c)。

4. 沿股骨粗线切线,切开骨膜,并用锐性骨膜剥离器作骨膜下剥离,使股骨后方得以显露(图 3-3-18d)。

【说明】

该切口与 Boswoth 切口相似,但较短,临床应用较少。因需通过坐骨神经干的外侧附近显露股骨,因此有误伤坐骨神经和股深动脉穿支的危险,但骨质病变在股骨干后上方时仍需采用该切口,特别有合并坐骨神经损伤的股骨干上 1/3 骨折者,更需要采用该切口,可以同时显露坐骨神经。

术中需注意在切开皮肤及深筋膜作游离时,勿损伤大腿后方的股后侧皮神经。在切开骨膜剥离股骨时,注意坐骨神经和在股二头肌与内侧腘绳肌之间的股深动脉穿支。

二、股骨干中 2/3 后方手术进路

【适应证】

1. 股骨干慢性骨髓炎死骨在后方的摘除术。

2. 股骨干肿瘤偏于后侧的摘除术。

【体位】

患者俯卧于手术台上。

【麻醉】

腰椎麻醉或持续硬脊膜外麻醉。

【手术步骤】

1. 切口以大腿后侧中线为标志,其上端于臀皱下缘开始,根据手术的要求决定其长度(图 3-3-19a)。

2. 沿切口切开皮肤、皮下组织和深筋膜,并向两侧游离,显露股二头肌长头和半腱肌,以股二头肌长头肌膜正中为切口(图 3-3-19b)。

3. 切开股二头肌长头肌膜,将肌二头肌牵向内侧,显露股二头肌短头和股外侧肌间隔,将股外侧肌牵向外侧,股二头肌短头牵向内侧,显露股骨粗线,以该粗线作骨膜切口(图 3-3-19c)。

4. 沿股骨粗线切开骨膜(在剥离股骨粗线上的肌肉附着部时,将骨膜剥离器从肌肉附着点与骨形成锐角处剥离,以免肌肉撕裂)。并作骨膜下剥离,显露股骨的后方(图 3-3-19d)。

【说明】

该切口系 Bosworth 切口。临床应用较少,因需通过坐骨神经干的附近显露股骨,因此有误伤坐骨神经和股深动脉穿通支的危险。但骨质病变在股骨干后方而股骨后外侧进路不能处理时,应采用该切口,能直接显露股骨干后方。

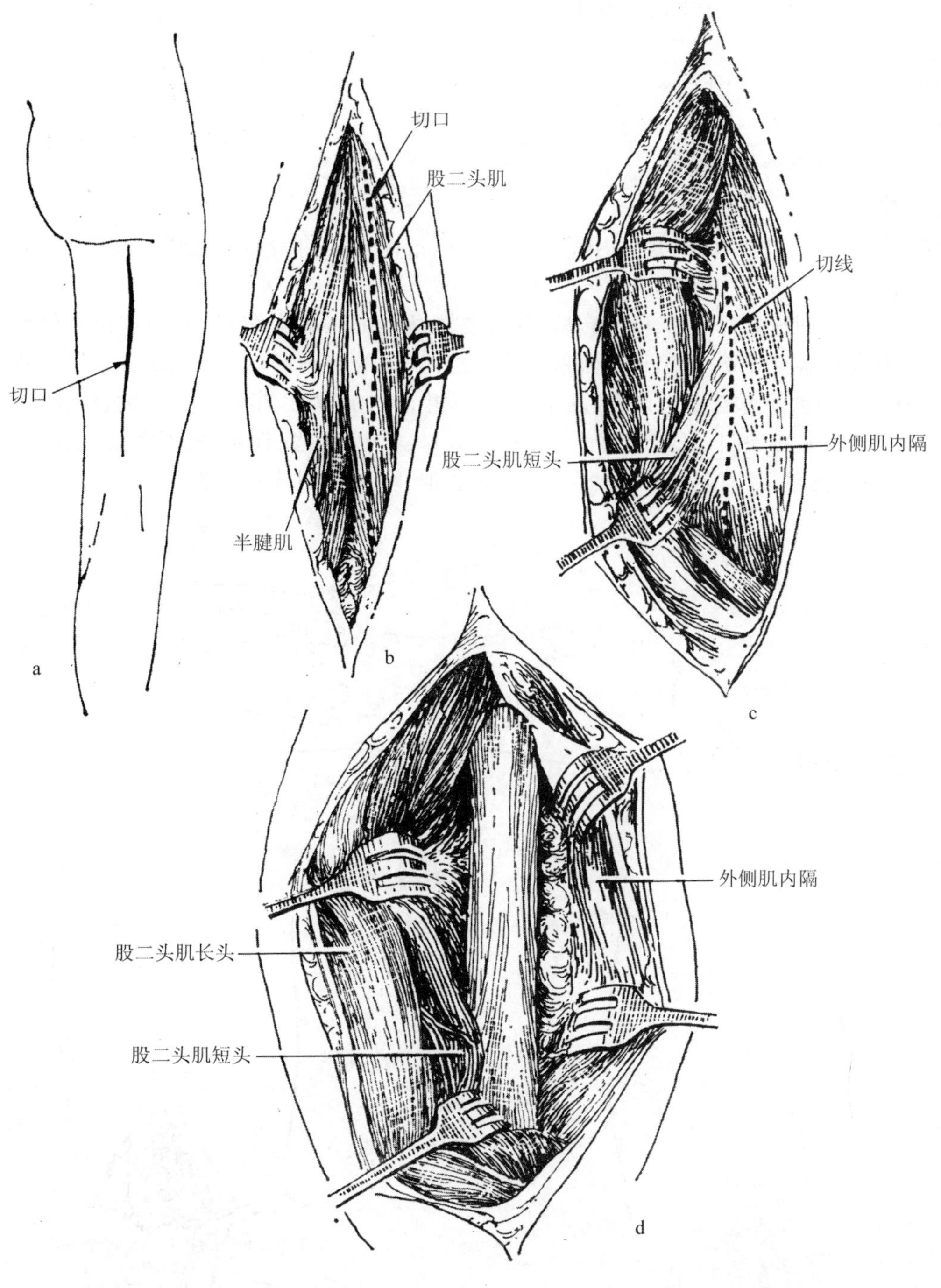

图 3－3－19　股骨干中 2/3 后方手术进路

手术时当切开皮肤和深筋膜后，要找出股二头肌长头，后切开其肌膜，将该肌向内侧牵开；再解剖出股二头肌短头与股外侧肌间隔；将股二头肌短头牵向内侧，这样可以不通过坐骨神经而显露了股骨的后方，避免了损伤坐骨神经。

三、股骨远端后方手术进路

【适应证】

1. 股骨慢性骨髓炎后下方死骨摘除术。

2. 股骨后下方骨肿瘤切除术或括除术。

【体位】

患者俯卧于手术台上。

【麻醉】

腰椎麻醉或持续硬脊膜外麻醉。

【手术步骤】

1. 于膝后作一"S"形切口，从股骨内髁后上方8cm处向下延伸斜形横过膝关节后方，再弧形向后外方延伸到腓骨小头后内侧为止(图3-3-20a)。

2. 沿切口切开皮肤、皮下组织和深筋膜，并将皮瓣适当向两侧游离牵开，显露出腘绳肌、腓肠肌内外侧头，找出小隐静脉或腓肠神经，进一步解剖出胫神经、腓神经和腘动静脉(图3-3-20b)。

3. 将胫神经、腘动静脉游离出，用橡皮条作牵引，并连同半腱肌、半膜肌牵向内侧，继将腓总神经及股二头肌解剖出，并牵向外侧，显露出股骨下段后侧及膝关节后侧关节囊，根据需要在膝关节囊上方切开股骨远端后侧骨膜，用骨膜剥离器向两侧剥离，显露股骨远端(图3-3-20c)。

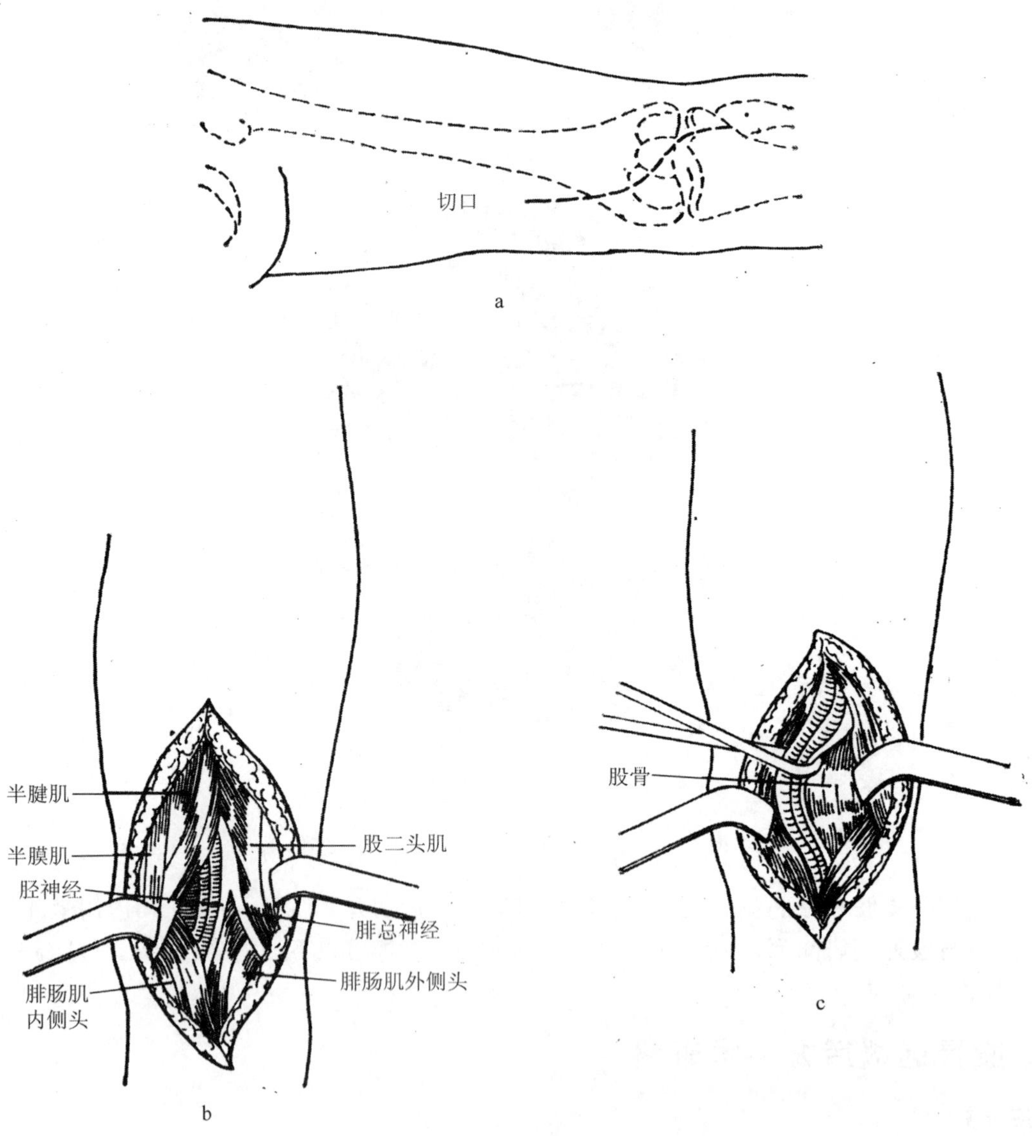

图3-3-20 股骨远端后方手术进路

【说明】

由于该切口需通过腘窝内的胫神经、腘动脉、腘静脉和腓总神经，因此手术比较复杂，有一定难度，故很少采用，但对股骨远端后方病变仍需采用。

切口定位要正确，在切开皮肤后必须先在深筋膜浅层解剖出小隐静脉，进而切开深筋膜，在腓肠肌内外侧之间的沟内找出腓肠神经，进而将大腿和小腿肌腹向两侧分开，既能解剖出胫神经以及腘动脉和腘静脉，加以保护后，膝关节适当屈曲即可显露股骨腘窝面。

第四章　膝部临床解剖与手术进路

第一节　膝部临床解剖

膝部的上界系股骨的下端，股骨两侧膨大的内外髁，其下界为胫骨上端的内外髁。膝关节为人体中最复杂和最大的关节，由 3 种解剖结构和机制完成。其一为股骨的下端、胫骨上端、髌骨和半月板；其二为侧附韧带、十字韧带和关节囊；其三为肌群，即股四头肌腱装置、腓肠肌、腘绳肌和腘肌。膝关节关节面结构虽不同人体其他关节面互相适应，但由于有半月板和较多坚强韧带和肌肉腱装置、筋膜等包围其周围，故膝关节既稳定，又有较理想的灵活性，不仅有主要的伸屈运动，而且在半屈时尚有少许内外运动。

一、膝部的浅层结构

在膝关节的前方的皮肤薄而松弛，皮下脂肪少，移动性大，故深部结构的轮廓在表面清楚可见，且易于触摸。皮肤与髌韧带之间有髌前皮下囊。此区的皮神经有股神经前皮支、隐神经及腓肠外侧皮神经。浅静脉为大隐静脉的属支(图 3－3－1)。而后方由上界外侧股二头肌和内侧半腱肌、半膜肌以及下界的腓肠肌内外侧头组成的腘窝(图 3－4－1)，其皮肤薄，易移动。股后皮神经、隐神经及腓肠外侧皮神经均分布于此。小隐静脉经腓肠神经内、外侧头之间穿深筋膜上行，然后注入腘静脉(图 3－4－2)。

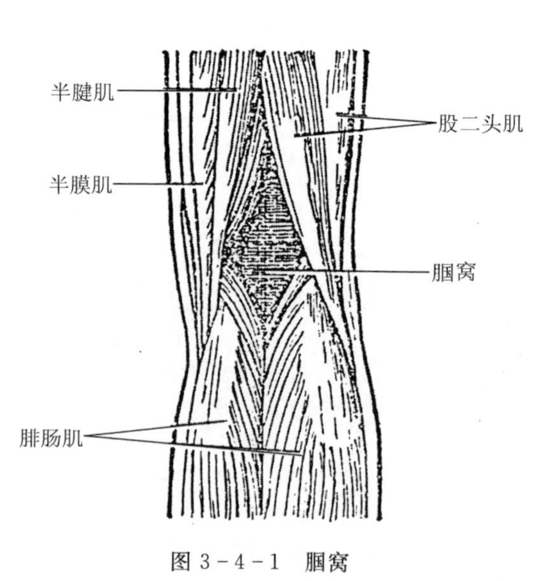

图 3－4－1　腘窝

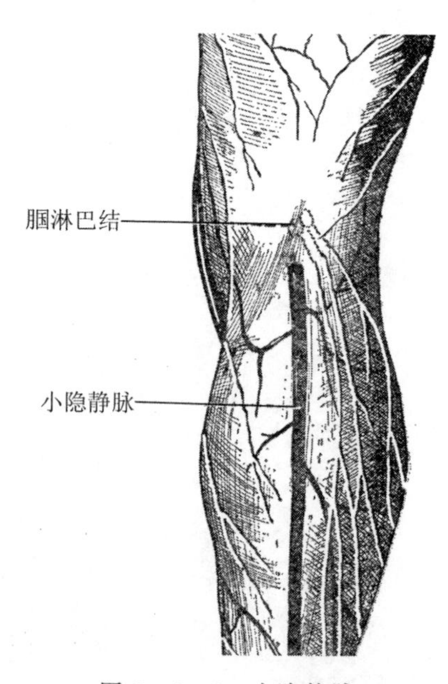

图 3－4－2　小隐静脉

二、膝部的深层结构

（一）深筋膜

膝前方的深筋膜为阔筋膜的延续与深部的肌腱相融合，而后方的深筋膜，又称腘筋膜，比较坚韧，上续阔筋膜，亦与很多深部肌腱相融合，上述深部筋膜与小腿筋膜相续。

（二）肌腱

其膝部的周围肌腱结构是大腿肌腱的下段肌腱构成，故参考股部肌群。

（三）血管与神经

膝部血管与神经主要都位于膝部后方，由上方的外侧股二头肌内侧半腱肌、半膜肌与下方的内侧腓肠肌内侧头、外侧的腓肠肌外侧头和跖肌所组成菱形腘窝。由浅入深为：胫神经、腓总神经、腘动脉和腘静脉及其分支（图 3-4-3）。血管的周围有淋巴结，窝内主要结构之间充满脂肪性疏松结缔组织（图 3-4-3）。

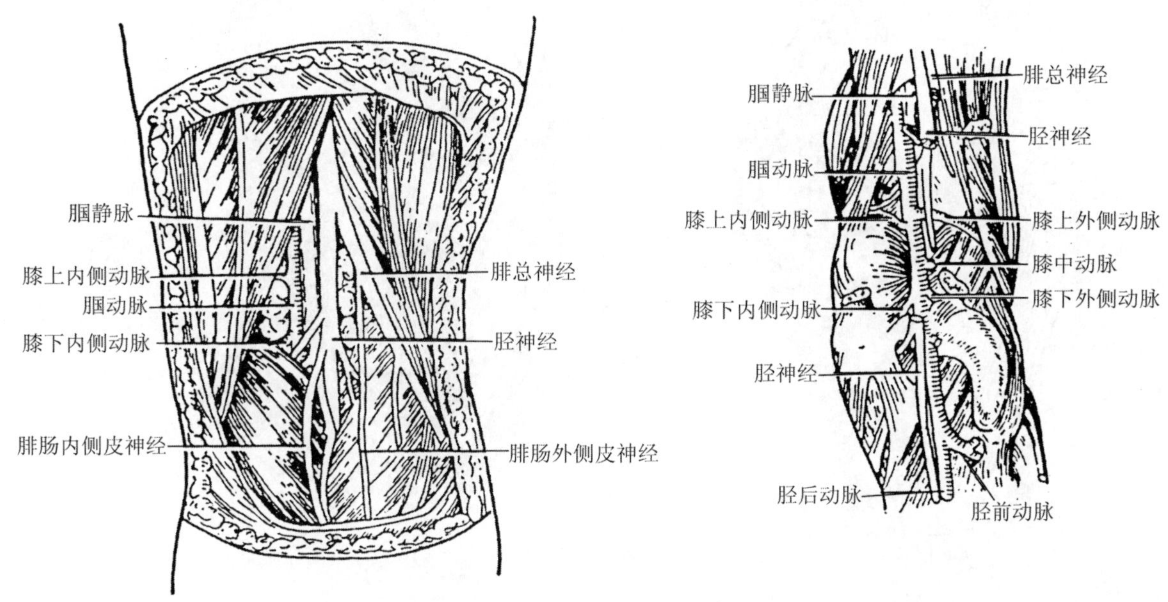

图 3-4-3　膝部后方血管与神经

1. **胫神经**　为坐骨神经的直接延续，沿股部后面垂直下行，自腘窝上角到下角，经腓肠肌内、外侧头之间，继而过其深面，到腘肌下缘穿比目鱼肌腱弓，进入小腿浅、深二层肌肉之间（图 3-4-3）。

2. **腓总神经**　约在股后部中份自坐骨神经分出，沿股二头肌腱的内侧下行，至腓骨颈的外侧，分为 2 个终末支，即腓浅神经和腓深神经，分布于小腿前外侧面。腓总神经在腘窝的分支有：①皮神经，有腓骨外侧皮神经和腓肠神经吻合支；②关节支，有 2 支，即膝上外支和膝下外支，与同名动脉伴行，分布于膝关节（图 3-4-3）。

3. **腘静脉**　与腘动脉伴行，共同包于一个血管鞘中。它位于动脉的浅面，先略偏于动脉的内侧，至股骨两髁间，居于胫神经与腘动脉之间。腘静脉接收腘动脉各分支的浅行静脉及小隐静脉（图 3-4-2）。

4. **腘动脉**　位置最深，自收肌腱裂孔入腘窝，斜行向外下，初在胫神经内侧，在股骨两髁间处，导于神经、静脉的深面，至腘肌下缘分为胫前、后动脉 2 支，分别进入小腿前、后筋膜间隙。腘动脉上段与股骨紧邻，当股骨下部骨折向后移位时，可伤及腘动脉。分支有：①肌支，供应邻近肌肉；②关节支，有5支，膝上内动脉、膝下内动脉、膝上外动脉、膝下外动脉和膝中动脉，参加构成膝关节动脉网(图3-4-3)

三、骨与关节结构

(一) 骨性结构

1. 股骨下端　股骨下端为向两侧膨大而形成内、外髁，外侧较内侧长，两髁的前后径较横径长，呈椭圆形，其后部呈球形，其下方的关节面与胫骨平台相关节，两髁关节面的前方相连，而且形成一浅凹形与髌骨相关节称髌面，两髁的后方分开形成髁间窝。峡谷的关节前部扁平，而且外侧更加明显，由于前部扁平，因此直立时，能与胫骨平台接触，有利重力的传导和稳定(图3-4-4)。

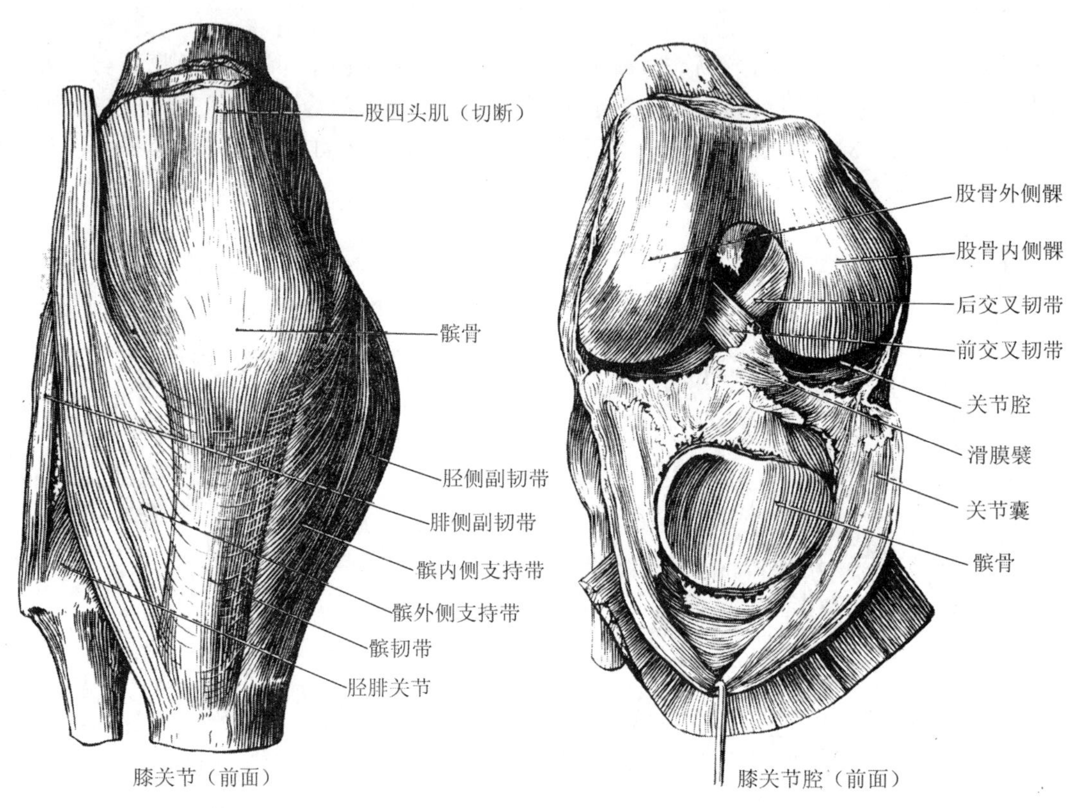

图3-4-4　膝关节及膝关节腔

2. 胫骨上端——胫骨髁　胫骨的上端亦扩大成内外髁，髁表面扁平，故又称平台。胫骨内髁与股骨内髁相关节，胫骨外髁与股骨外髁相关节。但两侧并不相称，胫骨内髁关节面呈椭圆形，而且凹形较深。而胫骨外髁关节呈圆形，并稍稍凸起，为了弥补股骨髁与胫骨髁之间不相称，有半月板来弥合。胫骨两髁之间有一粗糙区，其中部突出，为髁间隆突，其前方称骨间前窝，后方称骨间后窝。在股骨上端前方有胫骨粗隆，为髌韧带的附丽处(图3-4-4)。

3. 髌骨　股骨是股四头肌腱中的种子骨，呈不规则三角形，前后扁，前面粗糙，为股四头肌联合腱(髌腱)所覆盖，后面关节面为软骨覆盖，中部有一嵴，故分为内外两个关节面，外侧较内侧宽，其髌骨关节面与股骨的髌面构成关节，由于髌骨位置浅表，故很易触及，也易受外力打击而发生骨折(图3-4-4)。

4. 半月板　半月板系致密环状纤维组成，其中含有软骨组织，大部为无血供，仅在外1/3有从膝上动脉与膝下动脉来的血供。分内外两块，外侧称外侧半月板，介于股骨外髁与胫骨外髁之间；内侧称内侧半月板，介于股骨与胫骨内髁之间，其周缘较厚，中心较薄，切面上呈楔形，上凹下平，加深股骨内外髁上面的关节窝，有一定弹性，故在膝关节运动中有缓冲和稳定关节的作用。由于胫骨内髁较大，故内侧半月板较大，呈"C"形，前狭后宽，开口大，比外侧半月板薄。其前角附着在股骨髁前窝，在前交叉韧带的前方与之相连，后角附着于髁后窝，在后交叉韧带的前方与其相连，其周缘与胫侧副韧带相连。外侧半月板呈环形（"O"形），前后宽度相等，前后角之间有一较小的开口，前后角附丽在胫骨髁间隆突的前后方，并与前后交叉韧带相连，其外缘与腓侧副韧带相连，而且两侧半月板的周缘还与胫骨内外髁之间的冠状韧带（半月板胫骨韧带）相连，两半月板之间前方有膝横带相连，内侧半月板的前角与外侧半月板的后角有 Barkow 韧带相连，上述半月板与膝关节韧带连接在维持膝关节位置、稳定很重要，特别是与交叉韧带的连接，由于呈"8"字形连接，对膝关节的伸屈过程中发生旋转活动有引导和限制作用（图 3－4－5）。

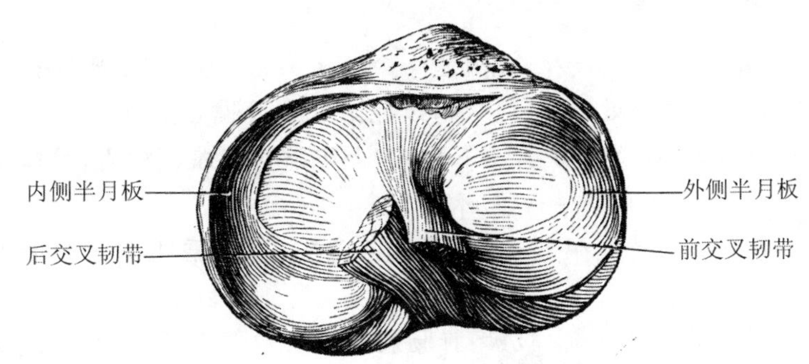

图 3－4－5 半月板与交叉韧带（上面）

（二）膝关节韧带和关节囊

1. 膝关节囊 Warren 和 Marshall 将膝关节外韧带结构，提出三层概念，即第一层为深筋膜，第二层为膝关节的外层韧带，第三层为关节囊。膝关节的关节囊的纤维层附丽于股骨、胫骨和髌骨关节面，周缘、前部很薄，而且不完整，仅有简单的脂肪，但有股四头肌腱、髌骨和髌韧带所代替，并有周围的肌腱纤维予以加强，故维持前方稳定。在关节囊的内侧下部较厚其下方成垂直方向的短纤维束，它被认为是胫侧附韧带深层或者为内侧关节囊韧带，此韧带从股骨伸延到半月板和胫骨周围的中间部，其他部位关节囊较薄，内侧关节囊韧带深浅层易分开，向后与胫侧附韧带的浅层前缘后 1～2cm 处与后方的韧带混合内侧关节韧带深层半月板的股骨部倾向于和浅层韧带在近头侧部附着，再向后又与关节囊和后侧韧带混合，形成关节的后内侧角的复合结构。关节囊的外侧部、中段关节囊是不清楚的，后外侧关节囊的重要性与后内角相似，对内翻和旋转稳定有关，外侧角由后关节囊、腘斜韧带的外侧延伸部和来自腘肌、股二头肌腱膜的联合纤维和来自强而有力的弓状韧带复合体的腓骨附韧带短头组成（图 3－4－4）。

2. 韧带结构 膝关节的韧带结构分两大组，即关节外韧带与关节内韧带，前者在内侧有胫侧附韧带、内侧关节囊韧带；外侧有腓侧附韧带、外侧短韧带和外侧关节囊韧带。后者为膝交叉韧带。

（1）胫侧附韧带：居膝关节的内侧，过去将此韧带分为浅深两层，近来胫侧附韧带专指浅层，两深层则称以内侧关节囊韧带，它起自股骨内上髁收肌结节下方，止于胫骨内侧关节缘下方 4～5cm，很坚强，呈三角形，基底向前、尖向后，其纤维纵行，前方称前纵部与胫骨上端之间有膝下动脉和神经通过。其后部于关节线上下由短纤维构成，分后上斜部和后下斜面部。

（2）内侧关节囊韧带：较短，是构成关节囊的一部分，起自股骨内侧髁止于胫骨内侧髁内面和关节缘，分前中后三部，中间又分为半月板一股骨部和半月板胫骨部，其后部 Haghaton 与 Eilers 将此称为后斜韧带。

（3）腓侧附韧带：腓侧附韧带为一长约 5cm 的坚韧圆索，位于股骨外上与腓骨小之头之间，上端紧靠腘肌腱沟上方，全长不与关节囊相连，隔以腘肌腱与滑液囊，并有膝下外侧动静脉和神经通过。

（4）外侧短韧带：位于外侧附韧带与股二头肌腱的后方，加强后侧关节囊。

(5) 外侧关节囊韧带：外侧关节囊韧带分前中后三部，前部由髌骨和髌韧带外缘向后伸延于髂胫束的前缘与半月板之间有腘肌腱相隔。后部被外侧短韧带加强。

(6) 膝交叉韧带：系膝关节内韧带，有前后2条，互相交叉呈"X"形，是膝关节重要的静力稳定结构，可以限制膝关节的前后、侧方和旋转的活动。前交叉韧带起自胫肌髁内棘之前方及外侧半月板的前角，向后上外方斜行止于股骨外髁内侧面之后方。它又分为前内侧束和后外侧束两部分，后外侧束较大。后十字韧带起自胫骨髁间棘之后方，向前内上止于股内髁的外侧面(腓侧面)，又分为前束和后束，其走行近侧垂直(图3-4-4)。

四、膝关节周围滑液囊

膝关节周围有较多的滑液囊，是由于膝关节是一个负重大、运动量多、周围布满肌肉和肌腱的关系。以此来缓冲作用。由于有许多滑液囊与关节相通，以此来扩大滑膜分泌量。

1. 膝前滑液囊　有一髌上滑液囊，髌前皮下囊、髌下皮下囊和髌下深囊，除髌上滑液囊外其他都不与关节相通。

2. 膝外侧滑液囊　有一股二头肌下囊、腓肠肌外侧头腱下囊、腘肌下隐窝滑液囊和腓侧附韧带与腘肌间滑液囊。

3. 膝内侧滑液囊　有鹅足腱囊、半膜肌囊、腓肠肌内侧头腱下囊、腓肠肌内侧头囊以及胫侧附韧带深面与关节之间囊等，以上滑囊大部分不与关节腔相通，少数与关节相通。

第二节　膝关节前方手术进路

【应用解剖】

膝关节前方或侧前方显露关节，可以避免通过下肢的主要血管和神经。在根据手术类型作皮肤、皮下组织切开后，都能充分地解剖出髌骨、股四头肌腱和髌韧带(图3-3-1)。Kocher切口是在距髌骨下缘0.5cm处切断髌韧带，显露关节腔(图3-4-6c)；而Krida与Langenbeck切口，则位于股四头肌腱内侧缘与股内侧肌之间，向下沿髌骨和髌韧带内作切开进入膝关节腔(图3-4-7c,d)。而Coonese和Adams切口是将股四头肌腱作正中切开，再沿髌骨上缘两侧切开，将髌骨翻向下方，显露膝关节腔。膝关节及股骨远端前内和股外侧手术进路则是在Krida和Langenbeck切口的基础上进一步向近端延长，但是不同之处是膝关节及股骨远端切口可先显露股骨远端，如可以完成手术就不做关节囊切开，必要时再切开关节囊(图3-3-10c)。

一、膝关节前方横弧形手术进路

【适应证】

1. 膝关节成形术。
2. 膝关节融合术。
3. 髌骨骨折开放复位固定术。

【体位】

患者平卧于手术台上。

【麻醉】

持续硬脊膜外麻醉或全麻。

【手术步骤】

1. 于膝关节前作一横弧形切口，自髌骨外缘上方外侧1.5cm开始，沿髌骨缘向下弧形至髌骨内侧

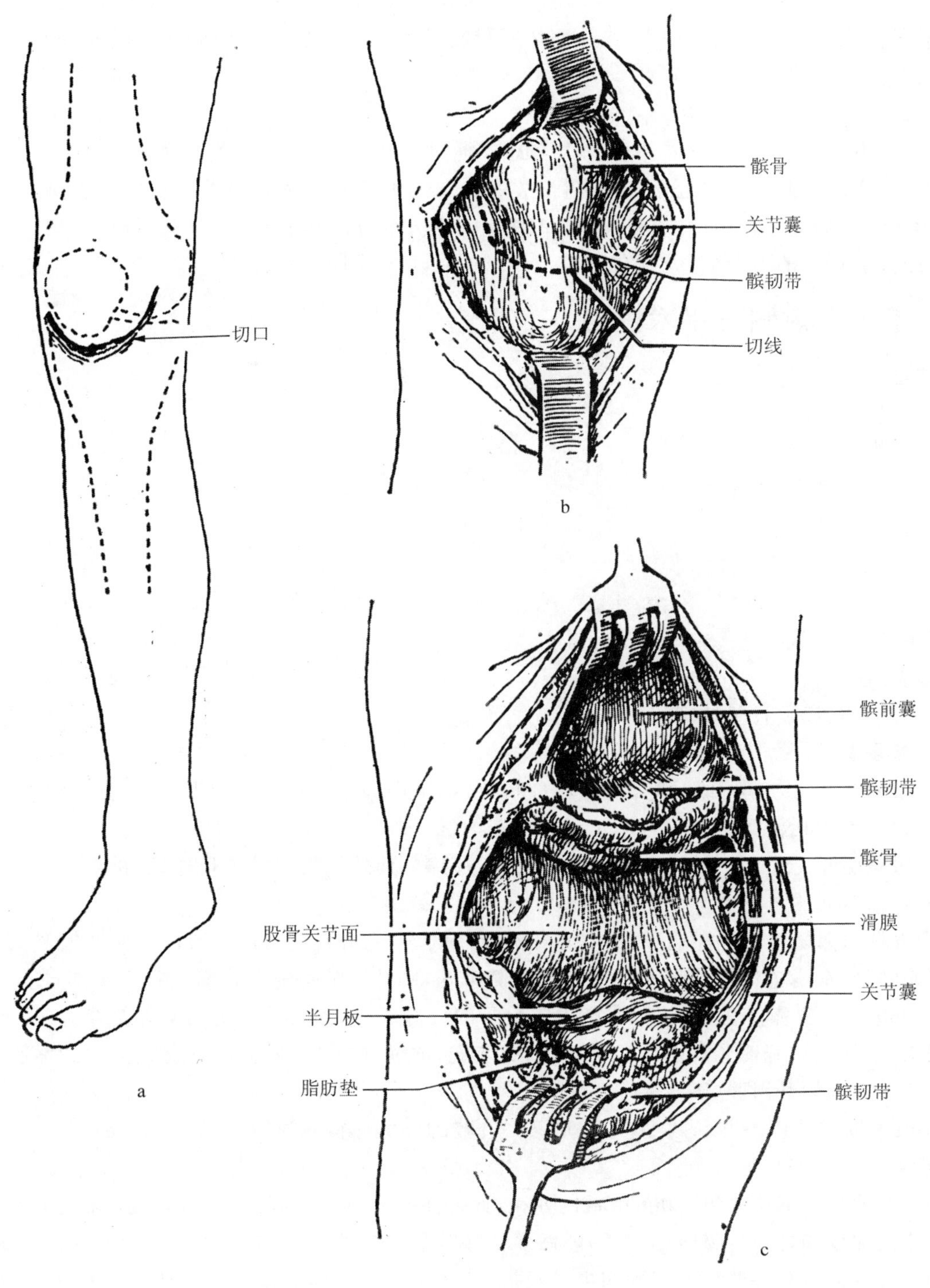

图 3-4-6　膝关节前方横弧形手术进路

缘上方内侧 1.5cm 止(图 3-4-6a)。

2. 沿切口切开皮肤、皮下组织,并将皮瓣作适当游离,再按切口位置沿髌骨缘作关节囊、髌韧带的切口(图 3-4-6b)。

3. 沿上述切口切开深筋膜及髌骨两侧的关节囊和滑膜,显露出关节腔,后用血管钳通入髌韧带下方,并沿髌骨下缘稍下方切断髌韧带,在深面切断滑膜及脂肪垫。髌韧带切断面远侧向下牵开,则膝关节腔得到充分显露(图 3-4-6c)。

【说明】

该切口系 Kocher 切口。皮肤切口呈"U"形,并通过切断髌韧带,使膝关节充分显露,便于作膝关节的多种手术。由于皮肤切口接近于皮纹平行,故避免了手术后瘢痕挛缩对关节功能的影响。但要切断髌韧带,影响了髌韧带的稳定性,故目前该切口常用于髌骨骨折,其他膝关节病变得少采用。在切断髌韧带时要距离髌韧带的附着处(胫骨结节)0.5～1cm,便于术终韧带的缝合。

二、膝关节前侧方手术进路

【适应证】

1. 膝关节滑膜切除术。
2. 膝关节融合术。
3. 膝关节人工关节置换术。
4. 膝关节成形术。
5. 膝关节前交叉韧带修补术。

【体位】

患者平卧于手术台上。

【麻醉】

腰椎麻醉或持续硬脊膜外麻醉。

【手术步骤】

1. 于膝关节前侧方作一纵形弯曲切口,自髌骨内上角上方 6～10cm,沿股直肌内侧缘直线向下,弧形绕过髌骨内缘,然后沿髌韧带内缘至于胫骨粗隆内缘(图 3-4-7a)。

2. 沿切口切开皮肤、皮下组织,并将皮瓣向内外游离,其外侧需超过髌骨外缘,再沿股直肌内外缘、髌骨内外缘、髌韧带内外缘作切口(图 3-4-7b)。

3. 沿髌骨内侧切口切开深筋膜、关节囊和滑膜,其髌上部分在股直肌与股内侧肌之间深入,切开关节囊和滑膜,后将髌骨连同肢直肌和髌韧带向外侧牵开,则膝关节可充分显露(图 3-4-7c)。

4. 如需进一步显露膝关节腔外侧,则去除髌骨向外侧牵开,而将外侧皮瓣向外侧牵开,显露出髌骨外缘的切口,沿切口切开髌骨外侧缘的深筋膜、关节囊,向两侧牵开,则可显露出膝关节的滑膜,再按髌骨外缘切口的方向切开滑膜(图 3-4-7d)。

5. 将关节囊与滑膜一并向两侧牵开,则膝关节腔的外侧亦得到显露(图 3-4-7e)。

【说明】

该切口系改良的 Kride 和 Langenbeck 切口,能在直视下通过肌间隙顺利地到达膝关节腔内,不通过下肢主要的血管和神经。显露较广泛,能做多种膝关节病变的手术,故较常用。但不能满意地显露膝关节腔的后方。同时对一些诊断明确如半月板损伤、膝关节游离体等该切口又显得太大,影响术后功能的恢复,故不适宜应用。为了扩大膝关节的显露,Coone 和 Adamo 作股四头肌腱纵形切开到髌骨上2cm,再沿髌骨内外缘切开髌骨支持带到其止点。将髌骨向下翻开,使膝关节腔充分显露。但由于切断股四头肌腱,因此术后固定时间长,影响功能恢复,故应用少。但对有股四头肌萎缩需作股四头肌腱延长者应选用。

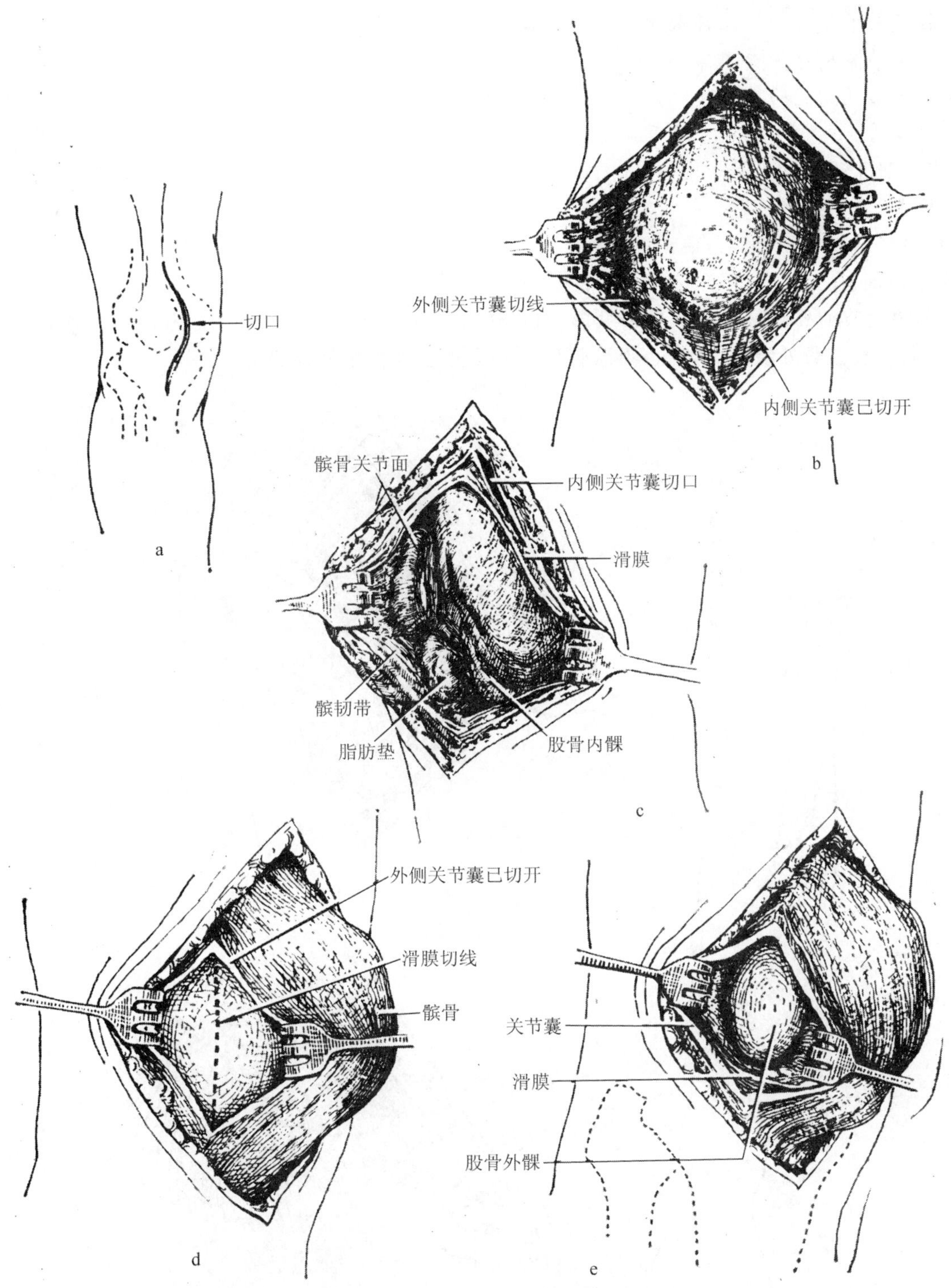

图 3－4－7　膝关节前侧方手术进路

手术中皮肤的游离要越过髌骨的外侧缘，以便作髌骨外侧缘的切开，使膝关节腔显露得更充分。关节囊的切开，术终要妥善缝合。

三、膝关节前外侧纵形手术进路

【适应证】

1. 膝关节滑膜切除术。

2. 膝关节前交叉韧带修补术。

3. 膝关节游离体摘除术。

4. 膝关节活组织检查。

【体位】

患者平卧于手术台上。

【麻醉】

腰椎麻醉或持续硬脊膜外麻醉。

【手术步骤】

1. 于膝关节前外侧髌骨外缘作一纵形切口，切口自髌骨外上角上方6～10cm处，沿股四头肌腱外侧缘直线向下至髌骨外缘处，然后再沿髌骨韧带外缘止于胫骨粗隆外缘（图3-4-8a）。

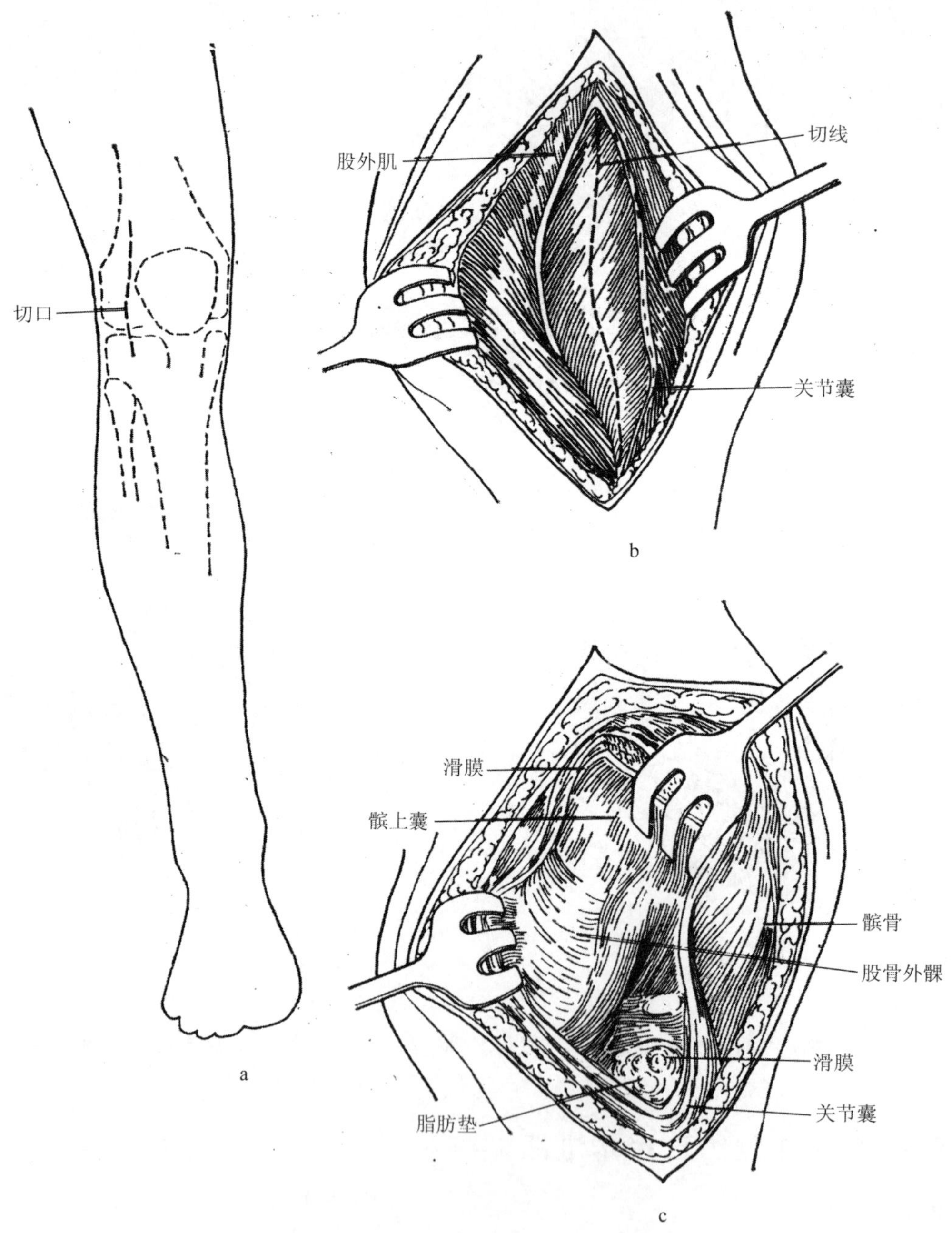

图3-4-8 膝关节前外侧纵形手术进路

2. 沿切线切开皮肤、皮下组织和深筋膜，将皮瓣向两侧游离并牵开，显露出股外肌与股四头肌腱、髌骨、髌韧带，于股外肌与股四头肌腱间髌骨外缘及髌韧带外缘作切线(图 3-4-8b)。

3. 沿切线切开肌膜，并在股四头肌腱与股外肌之间分开，再切开髌上滑囊，于髌骨外缘与髌韧带外缘沿切线切开关节囊和滑膜，将髌骨及髌韧带牵向内侧，股外肌、关节囊牵向外侧，则膝关节外侧、股骨外髁、外侧半月板和髌下脂肪垫等解剖结构得以充分显露(图 3-4-8c)。

【说明】

该切口系 Kocher 切口，能在直视下通过肌间隙顺利到膝关节外侧关节腔，能做多种膝关节手术，与膝关节前内侧切口一样，不能显露关节后方。

如需扩大手术范围，再作切口上下延伸，则能达到与膝关节前内侧切口一样效果。术中注意事项同前。

四、膝关节前内侧纵形手术进路

【适应证】

1. 膝关节滑膜切除术。

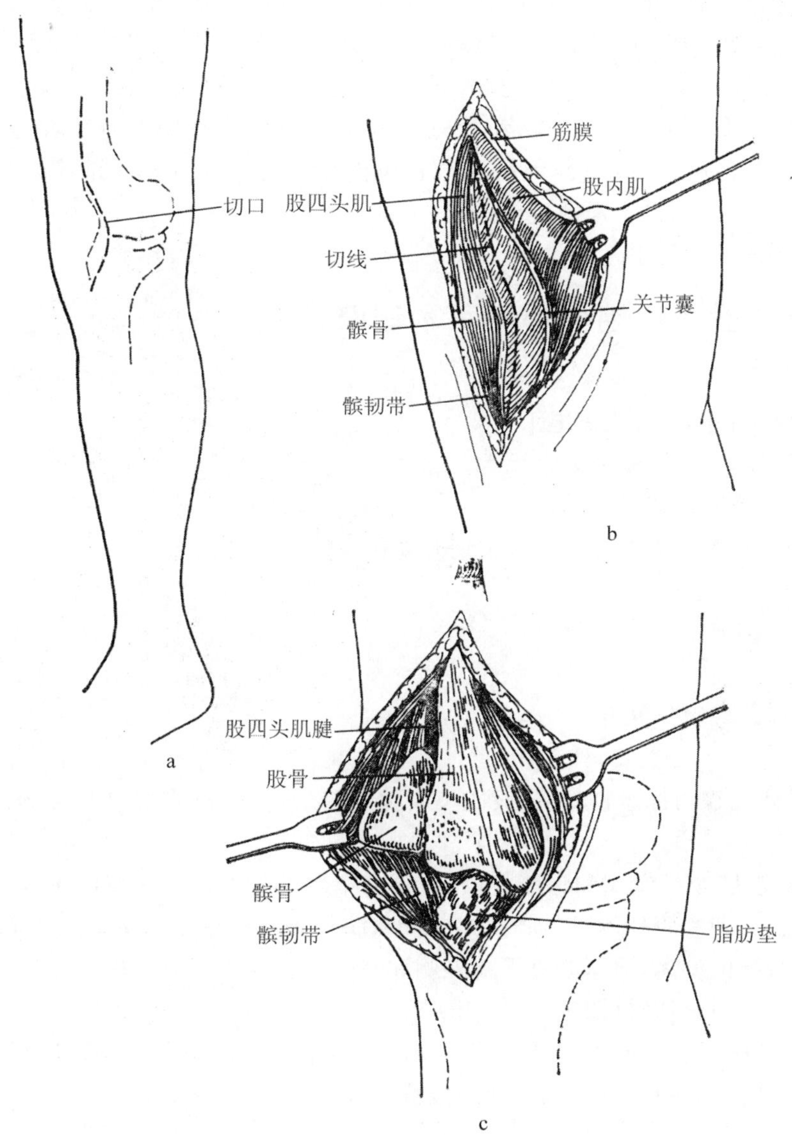

图 3-4-9 膝关节前内侧纵形手术进路

2. 膝关节前交叉韧带修补术。

3. 膝关节游离体摘除术。

4. 膝关节活组织检查。

【体位】

患者平卧于手术台上。

【麻醉】

膝椎麻醉或持续硬脊膜外麻醉。

【手术步骤】

1. 于膝关节前内侧髌骨内缘作纵形切口，自髌骨内上角上方 6～10cm，沿股四头肌腱内缘直线向下到髌骨外缘，然后沿髌韧带内缘至于胫骨粗隆内缘止(图 3－4－9a)。

2. 沿切线切开皮肤、皮下组织和深筋膜，将皮瓣向两侧游离并牵开，显露出股内肌、股四头肌腱、髌骨、髌韧带，于股内肌与股四头肌腱之间髌骨内缘和髌韧带内缘作切线(图 3－4－9b)。

3. 沿切线切开肌膜，在股内肌与股四头肌腱之间分开，再切开髌上滑囊，在髌骨内缘与髌韧带内缘切线切开关节囊和滑膜。将股四头肌腱、髌骨及髌韧带牵向外侧，股内肌、关节囊牵向内侧，则膝关节内侧、股骨内髁、内侧半月板、髌下脂肪垫得以显露(图 3－4－9c)。

【说明】

该切口系 Krida 和 Langenheck 切口，和 Kocher 切口一样能在直视下通过肌间隙顺利地到达膝关节内侧关节腔，能做多种膝关节病变的手术，但同样不能显露关节的后方。如需扩大手术，将切口上下延伸，可做到与膝关节前侧切口一样的效果。

术中注意同膝关节前侧手术进路。

五、膝关节及股骨远端前外侧手术进路

【适应证】

1. 股骨远端骨折切开复位、内固定术。

2. 股骨远端骨折不愈合或畸形愈合手术。

3. 股骨远端外侧骨肿瘤切除术。

4. 股骨远端通向膝关节内的粉碎性骨折切开复位术。

【体位】

患者平卧于手术台上。

【麻醉】

腰椎麻醉或持续硬脊膜外麻醉。

【手术步骤】

1. 切口以髌骨外上缘为标志，向上延股四头肌腱外缘延长 10cm 左右，向下沿髌骨外缘至髌骨外下缘(图 3－4－10a)。

2. 沿切口切开皮肤、皮下组织和深筋膜，并向两侧作适当游离，显露股四头肌腱、股外侧肌，后沿股外侧肌与股四头肌腱之间和股外侧肌与腓侧副韧带和髌外侧支持带上缘的附着部切开(注意不可切开深部髌上滑囊)，作适当的游离，显露股骨下端外侧和髌上囊。再将股骨远端外侧作股中间肌、骨膜作与切口一致的切口和髌上滑囊切线(图 3－4－10b)。

3. 沿切口切开股骨下端骨膜，并于骨膜下剥离，显露出以外侧为主的股骨远端。如需同时显露出膝关节腔，则按髌上滑囊切线切开髌上囊，即显露膝关节腔(图 3－4－10c)。

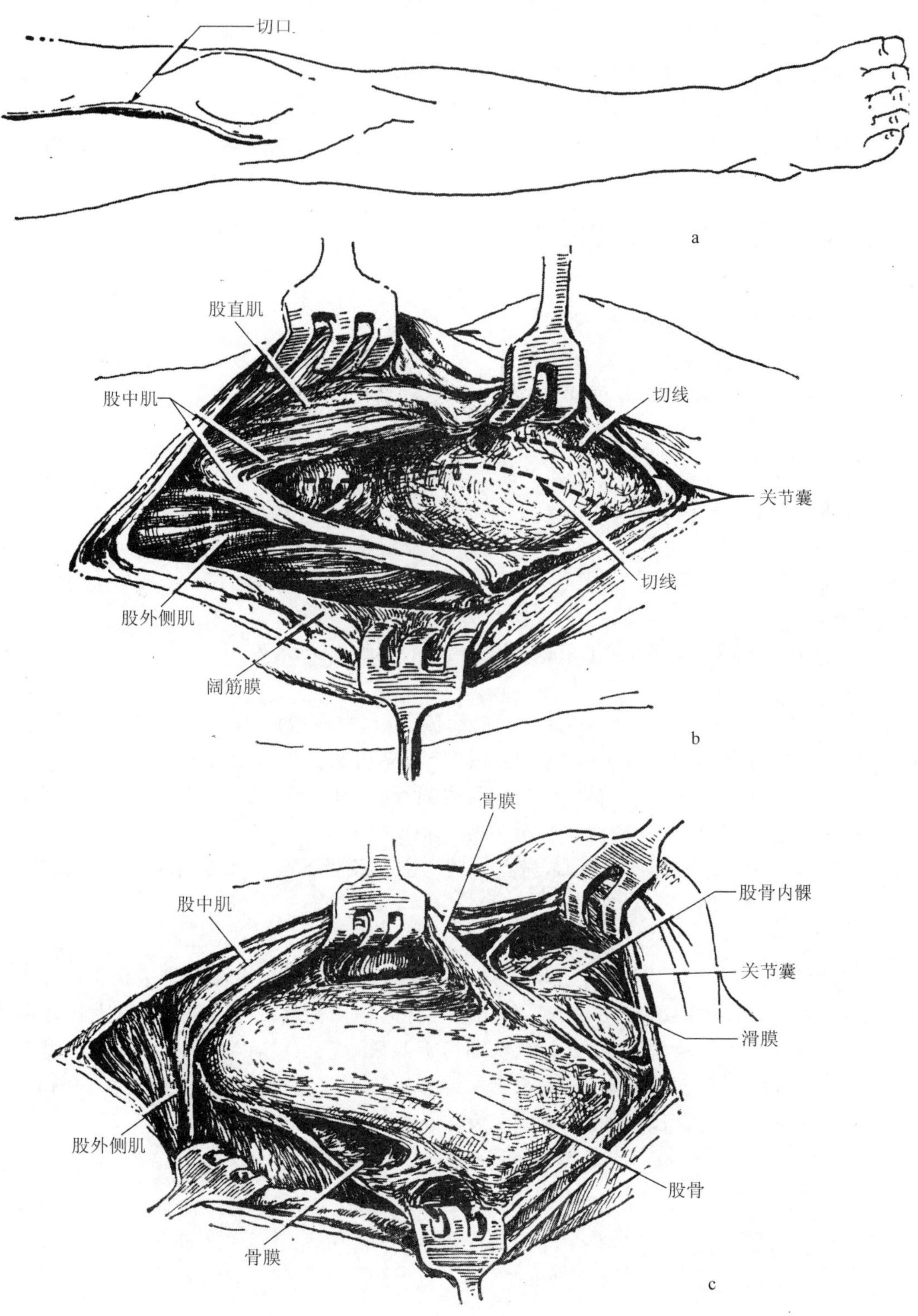

图 3－4－10　膝关节及股骨远端前外侧手术进路

【说明】

该切口能在直视下顺利地到达股骨下端的外侧，也可在不切开髌上滑囊的情况下，显露股骨下端前方，显露较广泛，而且避免了通过下肢主要的血管和神经。除了能处理股骨下端外侧病变和骨折，若伴有膝关节病变，也可同时显露关节囊。故在股骨外髁通向关节的骨折常采用该切口。但该切口术后易发生股四头肌粘连，因此在一般股骨下端病变或骨折时则不宜采用。

手术中在显露股外侧肌附着部要充分，在没有决定或不需显露膝关节腔时，作股外侧肌附着部游离时定位要准确，不要切开深部的髌上滑囊。根据手术需要再切开膝关节囊。术后要注意防止股四头肌粘连。

六、膝关节及股骨远端前内侧手术进路

【适应证】

1. 股骨远端骨折切开复位内固定术。
2. 股骨远端骨折不愈合或畸形愈合手术。
3. 股骨远端内侧骨肿瘤切除术。
4. 股骨远端通向膝关节内的粉碎性骨折切开复位术。

【体位】

患者平卧于手术台上。

【麻醉】

腰椎麻醉或持续硬脊膜外麻醉。

【手术步骤】

1. 切口以髌骨内上缘为标志，向上延股四头肌腱内缘延长 10cm 左右，向下沿髌骨内缘至髌骨内下缘(图 3－4－11a)。

2. 沿切口切开皮肤、皮下组织和深筋膜，并向两侧游离，显露股四头肌腱、股直肌和股内侧肌，后沿股内侧肌与股四头肌腱之间和股内侧肌与胫侧副韧带和髌内侧支持带上缘的附着部切开(注意不可切开深部的髌上滑囊)，作适当游离，显露出股骨远端内侧骨膜和髌上囊，再将股骨远端内侧股中间肌与骨膜作与切口一致的切口和髌上滑囊的切口(图 3－4－11b)。

3. 沿切口切开骨膜，并于骨膜下剥离，显露内侧为主的股骨下端。如需同时进入膝关节腔，则切开髌上囊，可显露膝关节腔(图 3－4－11c)。

【说明】

该切口与股骨远端前外侧手术进路具有同样的优点。而股骨远端内侧手术进路需通过下肢主要的血管和神经方能到达所需显露的部位。因此在处理股骨远端内侧病变和骨折时，用股骨远端前内侧切口较多于内侧切口。在处理股骨远端内侧骨髓炎时，不要采用该切口，以免将感染扩散到膝关节内。

手术中要充分显露股内侧肌的附着部，在未决定显露膝关节囊作股内侧肌附着部切断时，不可切开髌上滑囊。如因手术需要，则可切开关节囊。术后防止股四头肌粘连。

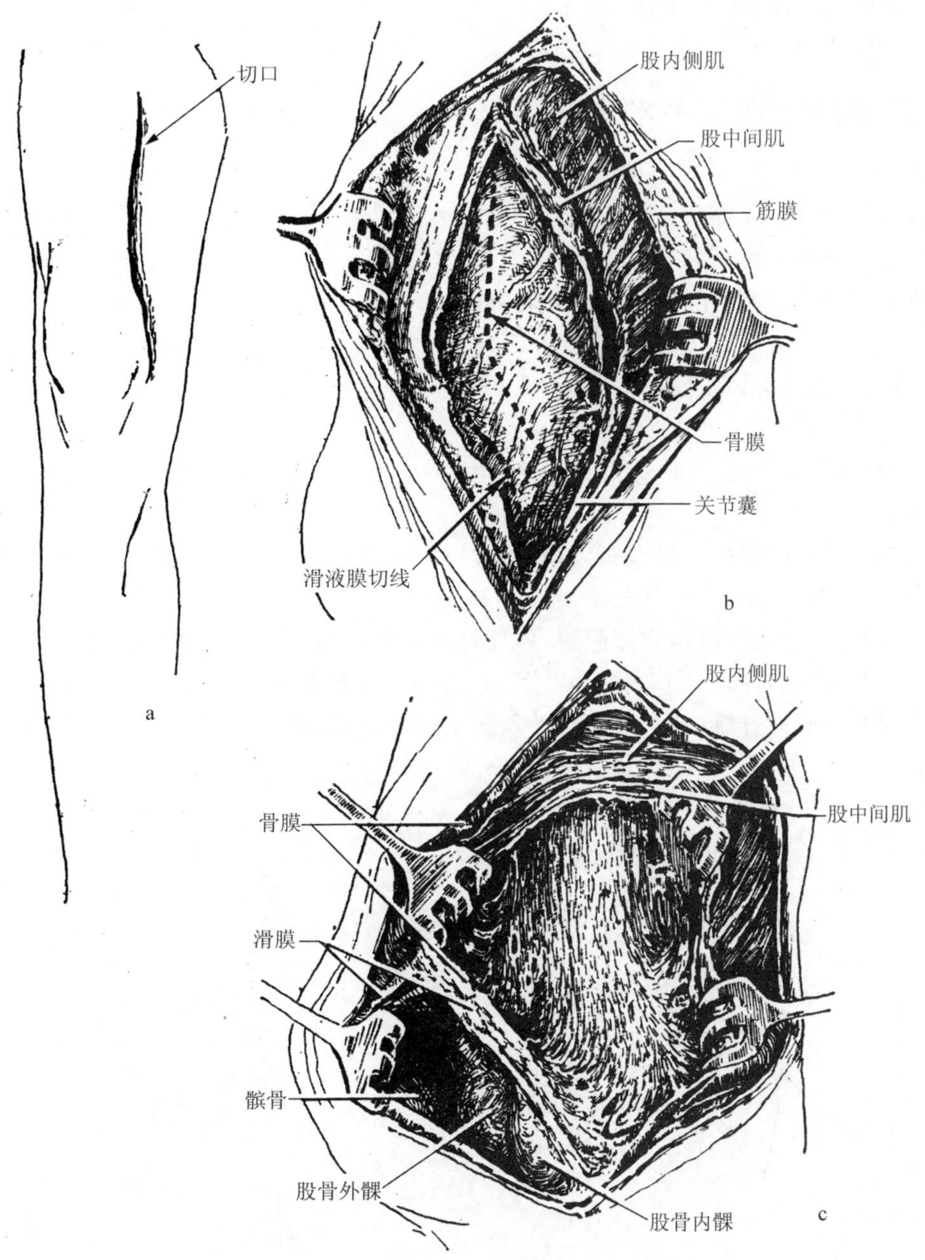

图 3 - 4 - 11　膝关节及股骨远端前内侧手术进路

第三节　膝关节外侧手术进路

【应用解剖】

膝关节外侧切口亦有数种类型，它们的共同特点是切开皮肤与皮下组织都能顺利解剖出髂胫束、腓骨小头(图 3 - 4 - 1)，其 Bruser 切口(横形)在膝关节屈曲情况下，沿切口方向切开髂胫束(图 3 - 4 - 12b)，解剖出腓侧副韧带，在其前方横形切开关节(图 3 - 4 - 12c)，而外侧斜面切口于髂胫束前缘和胫前肌附丽处前缘，切开膝关节囊和骨膜，则股骨外髁、外侧半月板、胫骨外髁和髌韧带得到显露(图 3 - 4 - 13c)。而膝关节外后侧 Henderson 切口，则在髂胫束的后缘切开牵向前方，将股二头肌牵向后方，使腓肠肌外侧头和外侧副韧带得到显露(图 3－4－14b)。在两者之间切开关节囊,使股骨外髁和外侧半月板后角得以显露(图 3－4－14c)。

一、膝关节外侧横形手术进路

【适应证】

1. 膝关节外侧半月板摘除术。
2. 膝关节腔外侧游离体摘除术。
3. 膝关节腔外侧软骨瘤切除术。

【体位】

患者平卧于手术台上,小腿下垂于手术台端或膝关节后垫一高枕。

【麻醉】

持续硬脊膜外麻醉。

【手术步骤】

1. 于膝前外侧关节间隙作一横形切口,自髌骨韧带外缘起沿膝关节间隙向后延伸到腓骨小头尖端股骨外髁的连线相交处为主(图 3－4－12a)。

2. 沿切口切开皮肤、皮下组织和深筋膜,将皮瓣向两侧游离并牵开,显露出髂胫束。使膝关节处于完全屈曲位,此时纤维方向平行于皮肤切口,沿切口方向可作髂胫束切线(图 3－4－12b)。

3. 沿切线切开髂胫束纤维,并牵开切开的髂胫束两缘,显露腓侧副韧带,然后横形切开膝关节外侧

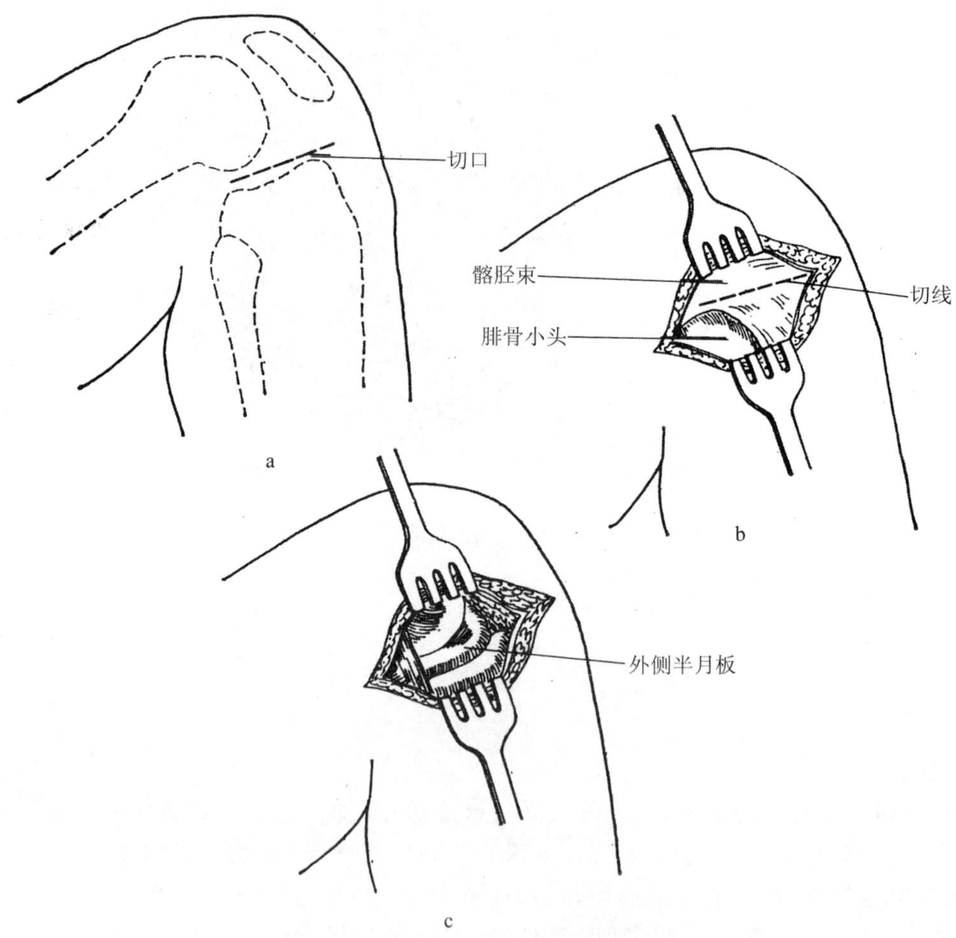

图 3－4－12　膝关节外侧横形手术进路

关节囊、滑膜，则膝关节外侧半月板得以显露(图 3-4-12c)。

【说明】

该切口系 Bruser 切口，与膝关节内侧弧形切口一样，是切除半月板常用的切口。

手术中需注意在切开髂胫束后于滑膜前可能见到膝下动脉，需给予切断结扎，以免术后关节内出血。

二、膝关节外侧斜弧形手术进路

【适应证】

1. 胫骨外髁骨折切开复位内固定术。

2. 外侧半月板摘除术。

【体位】

患者平卧于手术台上，患侧臀部垫一扁枕。

【麻醉】

腰椎麻醉或持续硬脊膜外麻醉。

【手术步骤】

1. 于膝关节前外侧作一斜切口，自股骨外髁上缘开始，沿外侧副韧带的前方向下，稍向前弯曲至髌韧带外缘，再向下至胫骨粗隆下方 2cm 止，也可根据需要向远侧延长(图 3-4-13a)。

2. 沿切口切开皮肤、皮下组织和筋膜，将皮瓣适当游离，并向两侧牵开。后切开关节囊的壁层和胫骨外髁的骨膜，再沿关节囊壁层切口作滑膜切口(图 3-4-13b)。

3. 先将胫骨外髁骨膜用骨膜剥离器向两侧剥离，继沿骨膜切口切开滑膜，将关节囊向前后游离。显露股骨外髁、外侧半月板、胫骨外髁、髌韧带等(图 3-4-13c)。

4. 如合并有外侧半月板破裂、十字韧带断裂，则用有齿血管钳夹住外侧半月板，用半月板剪刀，剪断外侧半月板前段与关节、滑膜和其前方与胫骨的连接处，则半月板前半段牵到切口外，膝关节得到充分显露(图 3-4-13d)。

【说明】

该切口能顺利地到达膝关节的外侧半月板、股骨外髁和胫骨外髁，不需通过下肢的主要血管和神经，亦不损坏膝关节外侧副韧带。对处理胫骨外髁骨折或股骨外髁骨折伴有半月板的损伤较满意。如系单纯半月板损伤，该切口太广泛，可采用短斜切口或其他切口。

手术中打开膝关节囊壁层时，其上端要在外侧副韧带附着前方，不可将其切断，以免影响膝关节稳定性。切口下端，要在胫骨前肌附着部前方切开胫骨外髁的骨膜。作骨膜下剥离，注意在胫骨外髁外侧后部剥离胫前肌时，不要损伤由胫腓骨间隙近端进入小腿前间隔的胫前动脉。

三、膝关节外后侧手术进路

【适应证】

1. 外侧半月板后角摘除术。

2. 膝关节腔游离体摘除术。

3. 膝关节外后侧软骨瘤摘除术。

4. 股骨外髁后方良性破坏切除术。

【体位】

患者平卧于手术台上，患侧臀部垫一扁枕，膝关节稍屈曲，外侧向上。

【麻醉】

持续硬脊膜外麻醉。

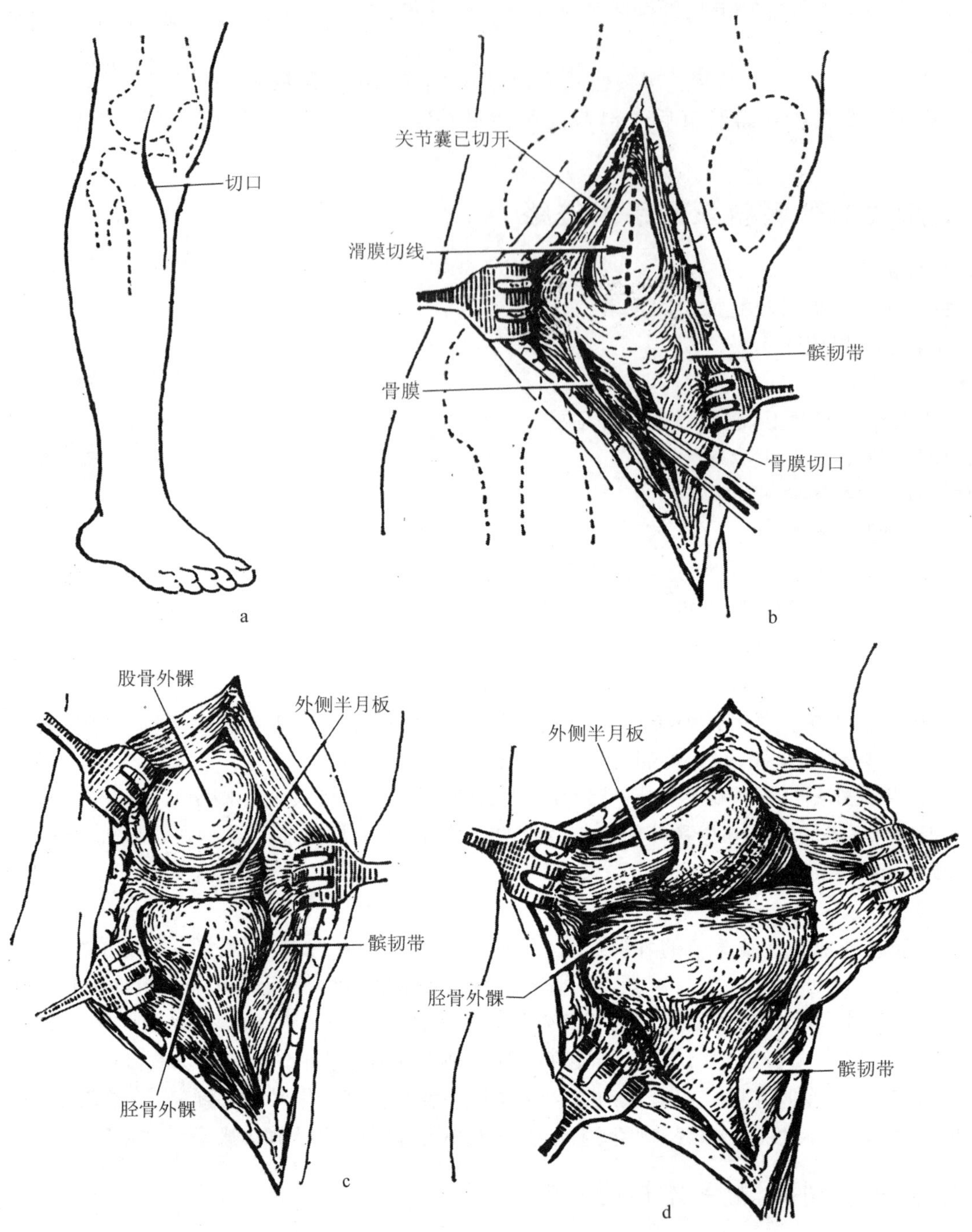

图 3-4-13　膝关节外侧斜弧形手术进路

【手术步骤】

1. 于膝关节后外侧作一纵形切口，自股骨外上髁上 4cm，沿股二头肌前缘（髂胫束后缘），至腓骨小头前缘止（图 3-4-14a）。

2. 沿切口切开皮肤、皮下组织和筋膜，将皮瓣适当游离，并向两侧牵开，于髂胫束与股二头肌之间作分离，将髂胫束向前方牵开，将股二头肌向后方牵开，切断并结扎外侧膝上动脉，显露出腓肠肌外侧头、腘脂肪和膝关节外侧副韧带。再于腓肠肌外侧头与膝关节外侧副韧带之间作关节囊切口（图 3-4-14b）。

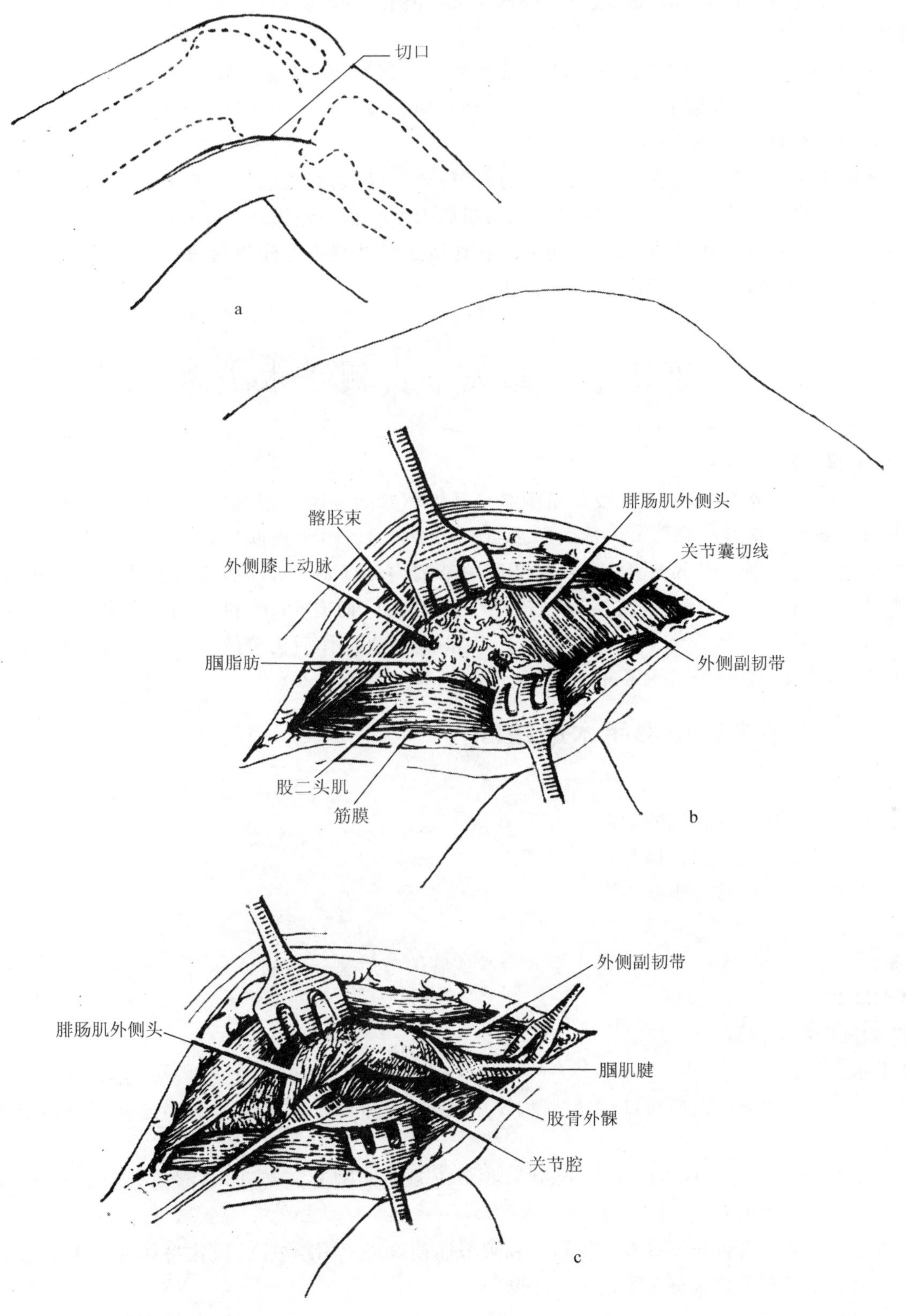

图 3-4-14　膝关节外后侧手术进路

3. 沿关节囊切口切开关节囊，将关节囊后方切缘连同腓肠肌外侧头向后方牵开，将关节囊前方切缘连同外侧副韧带向前方牵开，则股骨的外髁后方、外侧半月板后角得以显露(图 3－4－14c)。

【说明】

该切口系 Henderson 切口。能在避免腓总神经的情况下，通过肌间隙顺利到达膝关节腔的外后方，便于处理膝关节腔外后的病变和游离体，特别是摘除残留的外侧半月板后角比较方便。因这类病变较少，故临床应用机会不多。

手术时必须熟悉该部位的局部解剖。切口定位要正确，切开皮肤后要在股二头肌的前缘与髂胫束之间向深部分离。如定位错误将会造成股二头肌后缘的腓总神经损伤。在进入股二头肌与髂胫束后要妥善的切断并结扎外侧膝上动脉，以免出血。在作腓肠肌外侧头与外侧副韧带之间切开关节囊时，要找出间隙，避免损坏外侧副韧带和腓肠肌外侧头。

第四节　膝关节内侧手术进路

【应用解剖】

膝关节内侧进路类型较多，主要都是围绕半月板切除的进路。该类型切口的共同特点是切开皮肤与皮下组织都能直接显露膝关节内侧关节囊(图 3－3－1)。由于皮肤切口位置和形态不同，内侧膝关节下的显露有所区别。Fisher 切口主要显露膝关节前内侧，Cave 切口能显露关节前内侧和后内侧，有利于半月板前角与后角的显露(图 3－4－16c)。除此之外，尚有 Platt 和 Bruser 的横切口、Mc Murray 的斜切口、Jone Sir Robert 和 Fisher 的弧形切口等，还有直接作后内侧的 Henderson 切口，于缝匠肌前切开关节下，直接显露内侧半月板的后角(图 3－4－17c)。

一、膝关节内侧弧形手术进路(Ⅰ)

【适应证】

1. 膝关节内侧半月板摘除术。
2. 膝关节腔内侧游离体摘除术。
3. 膝关节腔内侧软骨瘤摘除术。

【体位】

患者平卧于手术台上，小腿下垂于手术台端或膝关节后垫一高枕。

【麻醉】

持续硬脊膜外麻醉。

【手术步骤】

1. 于膝关节内侧作弧形切口，自髌骨内缘中点外 2.5cm 处，向前下方弧形延伸到髌韧带止点外缘为止(图 3－4－15a)。

2. 沿切口切开皮肤、皮下组织和深筋膜，并将皮瓣向两侧游离牵开，显露内侧关节囊，沿关节囊纤维方向，作关节囊斜形切线(图 3－4－15b)。

3. 沿关节囊切线切开关节囊、滑膜，将膝关节屈曲 90°，再用半月板拉钩将切开的关节滑膜向两侧牵开，则内侧半月板得以显露(图 3－4－15c)。

【说明】

该切口系 Fisher 切口，与膝关节外侧横形切口一样是切除半月板常用的切口。

手术中注意事项与膝关节外侧横形切口相同。

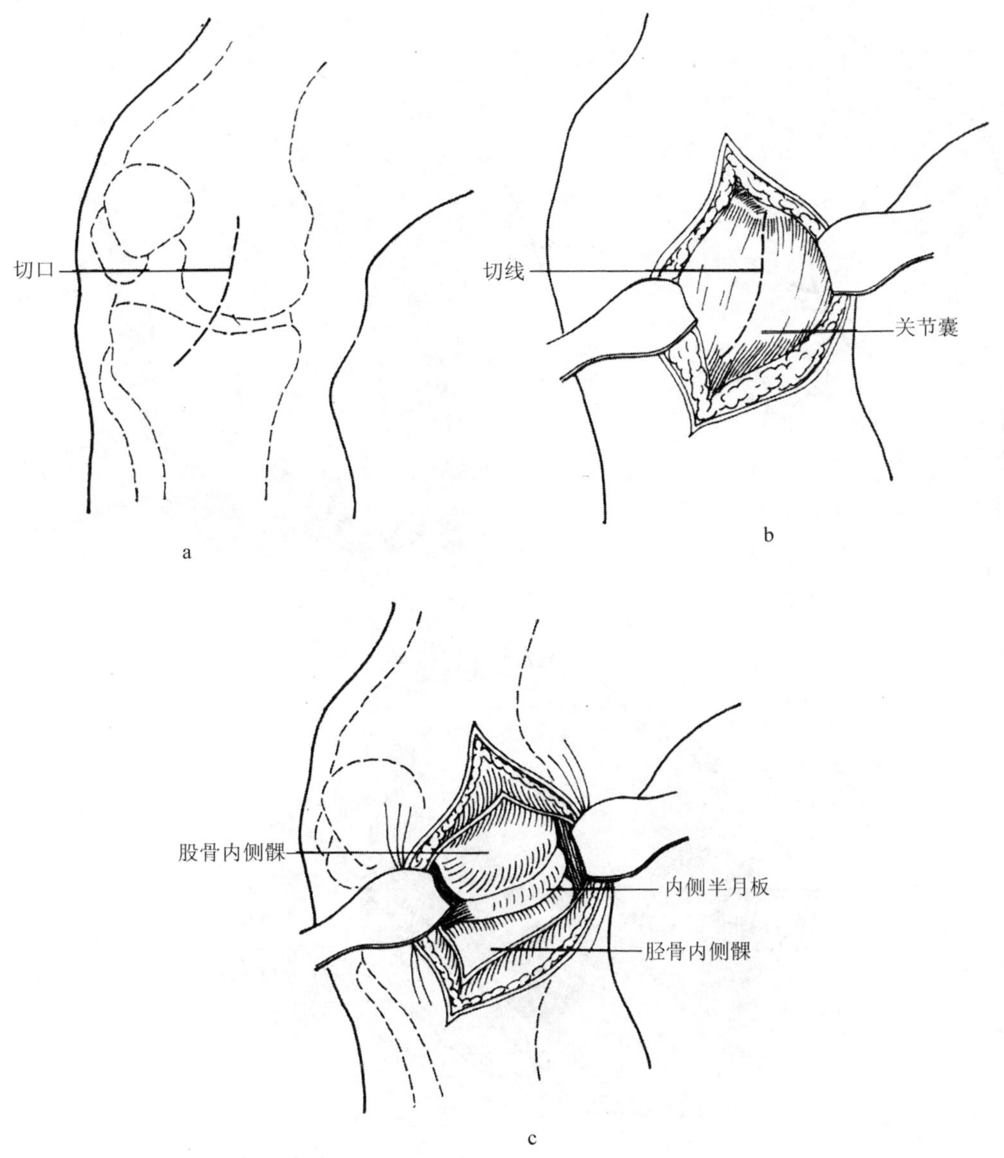

图 3－4－15　膝关节内侧弧形手术进路(Ⅰ)

二、膝关节内侧弧形手术进路(Ⅱ)

【适应证】

1. 半月板切除术。
2. 膝关节腔前内侧游离体摘除术。
3. 膝关节腔前内侧软骨瘤切除术。

【体位】

患者平卧于手术台上，小腿下垂于手术台端或膝关节后垫一高枕。

【麻醉】

持续硬脊膜外麻醉。

【手术步骤】

1. 于膝关节后内侧向前作弧形切口，切口自髌骨内缘中点 5cm 起，向前下方呈弯曲伸延，直到髌韧带的内侧缘(图 3－4－16a)。

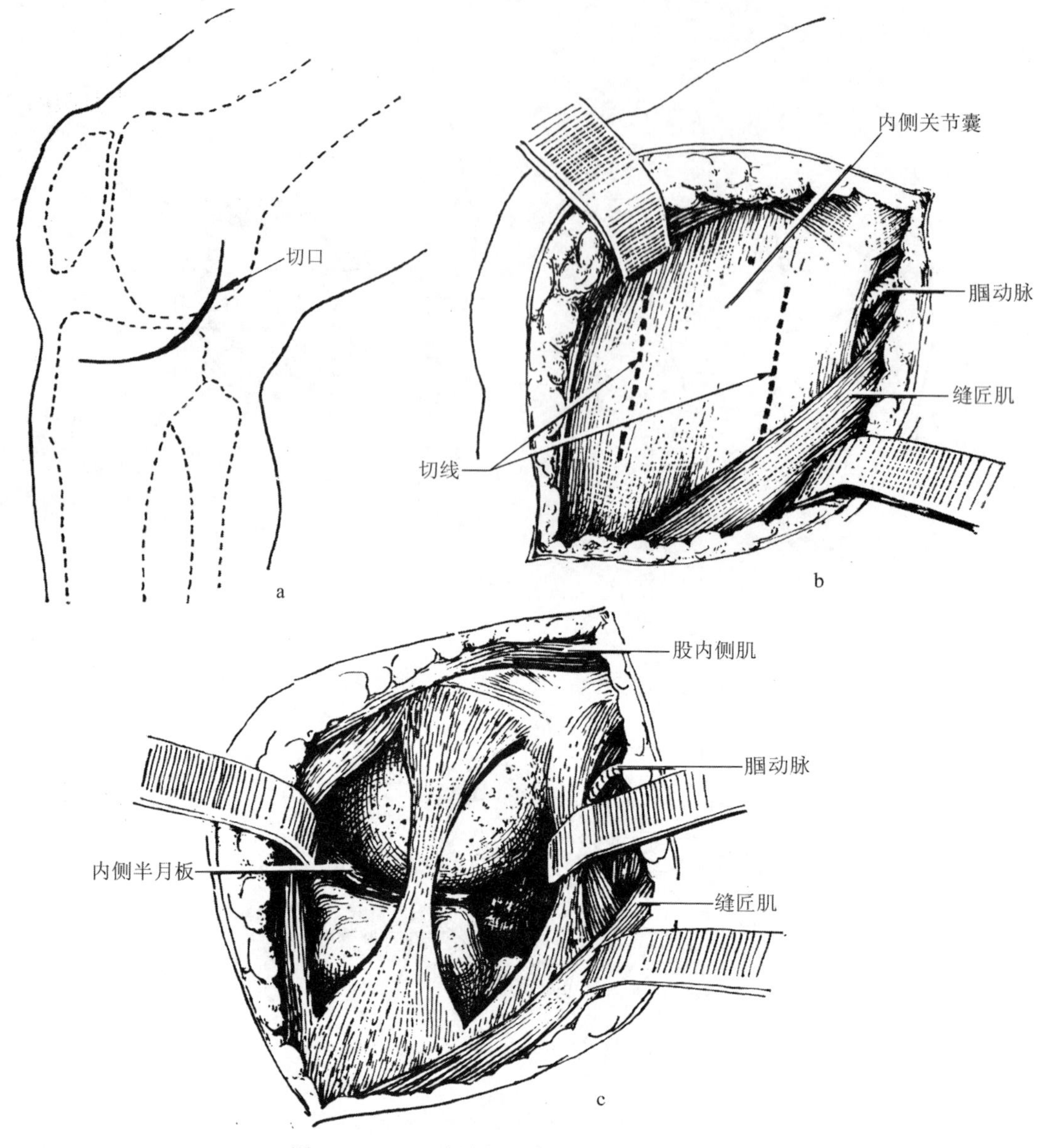

图 3－4－16　膝关节内侧弧形手术进路（Ⅱ）

2. 沿切口切开皮肤、皮下组织和筋膜，将皮瓣适当游离（注意勿损伤隐神经的髌下支），并向两侧牵开，显露出膝部的内侧关节囊，沿关节囊纤维方向作两个平行的纵形切口（图 3－4－16b）。

3. 沿膝关节囊纵形切口切开关节、滑膜，并向两侧牵开，即可显露内侧半月板的前后侧面（图3-4-16c）。

【说明】

该切口系 Cave 切口，它能同时在内侧副韧带的前方与后方各作一个纵切口，解决半月板的前角与后角，能顺利切除内侧半月板。如估计术中后角有困难应选用 Cave 的前后角显露切口。

术中需注意在显露关节腔时，应在内侧副韧带的前方和后方纵行切开膝关节囊。不可损伤内侧副韧带。

三、膝关节后内侧弧形手术进路

【适应证】

1. 内侧半月板后角切除术。

2. 膝关节腔后内侧游离体摘除术。

3. 膝关节腔后内侧软骨瘤摘除术。

4. 股骨内髁冠状面骨折切开复位内固定术。

5. 股骨内髁后方良性破坏切除术。

【体位】

患者平卧于手术台上，膝关节稍屈曲，内侧向上。

【麻醉】

持续硬脊膜外麻醉。

【手术步骤】

1. 于膝关节后内侧作纵形切口，自股骨内髁上 4cm，沿缝匠肌前缘向远端延长，至缝匠肌附着点止（图 3－4－17a）。

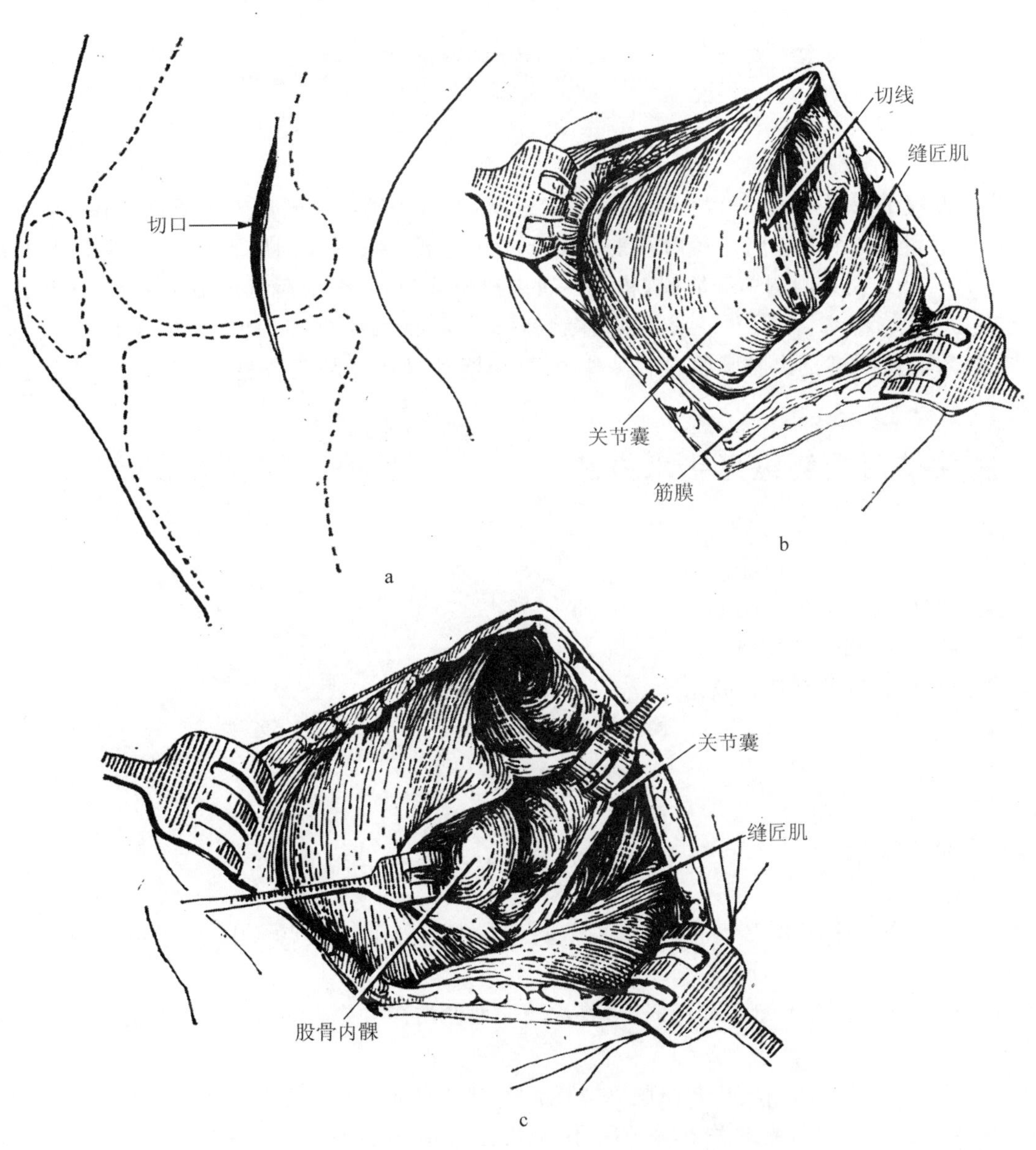

图 3－4－17　膝关节后内侧弧形手术进路

2. 沿切口切开皮肤、皮下组织和筋膜，将皮瓣适当游离（注意勿损伤皮下的大隐静脉和隐神经），并向两侧牵开。再将缝匠肌腱、股薄肌腱、半膜肌腱、半腱肌腱适当游离，向后方牵开，显露出股骨内髁和膝关节囊的后侧，并沿关节囊的内后方作一纵行切口（图 3－4－17b）。

3. 沿关节囊切口切开滑囊，用拉钩向两侧牵开，则膝关节腔的内后侧——股骨内髁后方、内侧半月板的后角得以显露（图 3－4－17c）。

【说明】

该切口系 Henderson 切口，能在股薄肌、缝匠肌、半腱肌、半膜肌的前方顺利地到达膝关节内侧后方，不通过下肢主要血管和神经。故在膝关节后方有病变或作内侧半月板后角切除时，选用该切口较理想。但由于这类病变较少，故应用机会不多。

手术中切开皮肤后，游离皮瓣要注意大隐静脉和隐神经，不可损伤。要认清股薄肌、缝匠肌、半腱肌、半膜肌的肌腱。在其前缘内侧副韧带的后方之间切开膝关节囊。

第五节　膝关节后方手术进路

【应用解剖】

膝关节后方解剖较复杂，故一般不选用后手术进路，如选用则应避开后方主要神经和血管。目前应用有后内侧手术和后方手术进路。后内侧手术切开皮肤与下组织后解剖出半腱肌、半膜肌和腓肠肌内侧头（图 3－4－18b），在其内侧切开肌膜，将上述肌肉拉向外侧，显露出后方内侧关节囊，切开显露膝关节内侧半（图 3－4－18d）。而后方手术进路，在解剖出上述肌肉后（图 3－4－19b），沿半腱肌、半膜肌内缘切开，将其牵向外侧，解剖出腓肠肌内侧头外缘，再尚沿外缘切开膝关节囊，充分扩大，使膝关节后方得到显露（图 3－4－19c）。

一、膝关节后内侧纵形手术进路

【适应证】

1. 内侧半月板残留后角切除术。
2. 膝关节腔后内侧游离体摘除术。
3. 膝关节腔后内侧软骨瘤摘除术。
4. 股骨内髁后方良性破坏括除术。

【体位】

患者俯卧于手术台上。

【麻醉】

持续硬脊膜外麻醉。

【手术步骤】

1. 于膝关节后方内侧作纵形切口，以膝关节间隙与腘窝外下缘交点为中心，纵形延伸上下各 5cm（图 3－4－18a）。

2. 沿切口切开皮肤、皮下组织和深筋膜，将皮瓣向两侧游离并牵开，显露出半腱肌、半膜肌、腓肠肌内侧头（图 3－4－18b）。

3. 沿半膜肌与腓肠肌内侧之切开肌膜，钝性分开，将半腱肌、半膜肌牵向内侧，腓肠肌内侧头牵向外侧，显出覆盖于股骨内髁后侧的关节囊，然后作关节囊纵形切线（图 3－4－18c）。

4. 沿关节囊切线切开关节囊与滑膜，并向两侧牵开，则膝关节后内侧的股骨内踝半月板、胫骨内髁后缘得以显露（图 3－4－18d）。

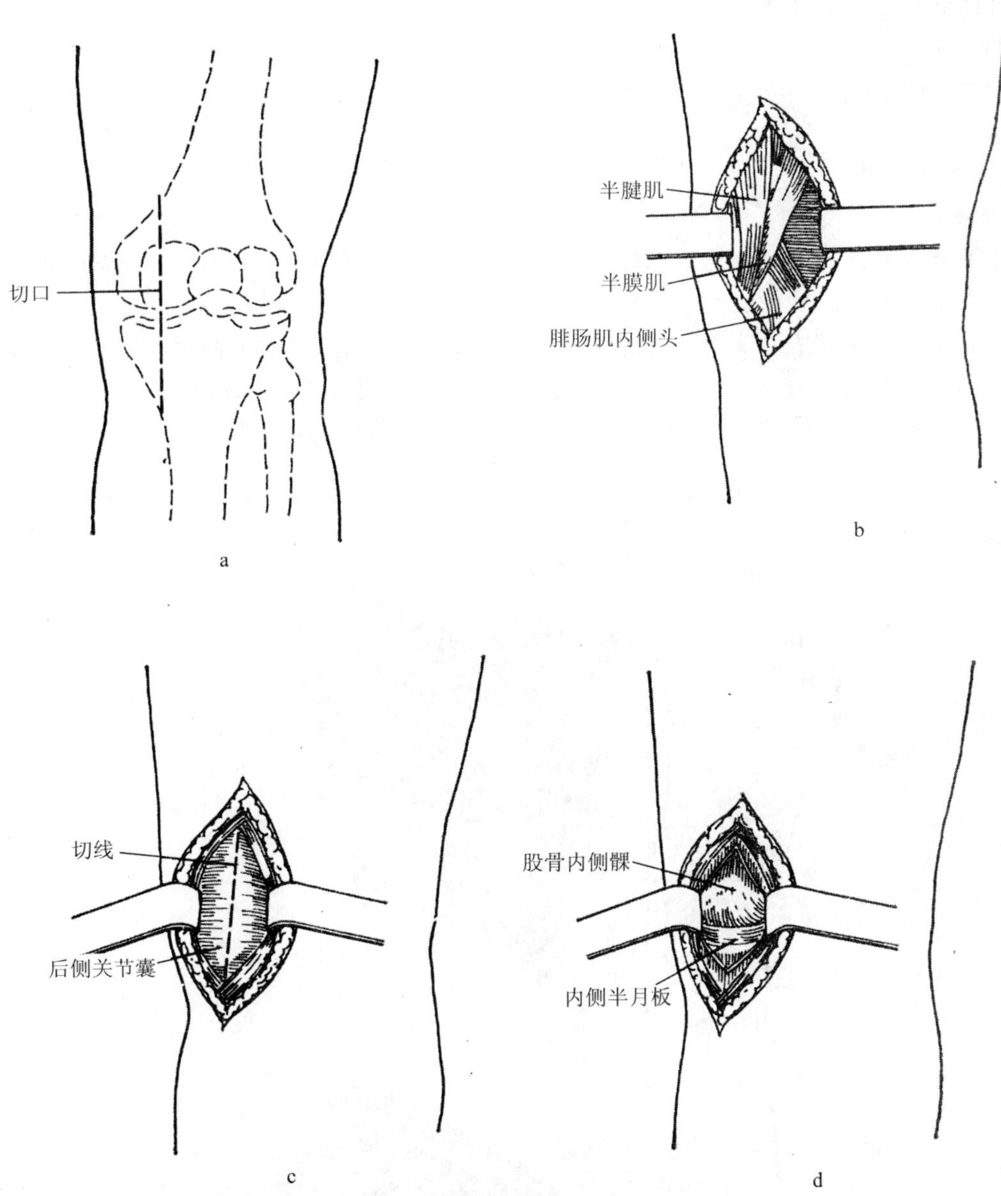

图 3-4-18　膝关节后内侧纵形手术进路

【说明】

该切口系 Klein 切口，是通过肌间隙直达膝关节后内关节腔，是处理膝关节后内侧关节腔病变的理想切口，特别对半月板后角残留，采用该切口摘除最方便。

二、膝关节后方手术进路

【适应证】

1. 膝关节腔内后方游离体摘除术。
2. 膝关节腔内后方软骨瘤切除术。
3. 股骨下端冠状内髁部骨折切开复位内固定术。
4. 膝关节后交叉韧带修补术。
5. 胫骨内髁后面骨折切开复位内固定术。

6. 胫骨内髁后面骨肿瘤切除术。

【体位】

患者俯卧于手术台上。

【麻醉】

持续硬脊膜外麻醉。

【手术步骤】

1. 于膝关节后方腘窝内作一"S"形切口，自股二头肌腱膝关节平面上5～7cm处起，沿股二头肌腱内侧缘向远侧至关节平面，后横过关节后方，再沿腓肠肌内侧头弯向远侧6～8cm(图3-4-19a)。

2. 沿切口切开皮肤、皮下组织和深筋膜，并将皮瓣向两侧游离，并向内侧牵开，打开半腱肌与腓肠肌之间的肌膜，将半腱肌向内上方牵开，再沿腓肠肌内侧头与半膜肌之间隙作切开(图3-4-19b)。

3. 沿上述间隙切开肌膜，将半膜肌进一步向内上牵开，将腓肠肌内侧头与关节囊之间作游离，并将

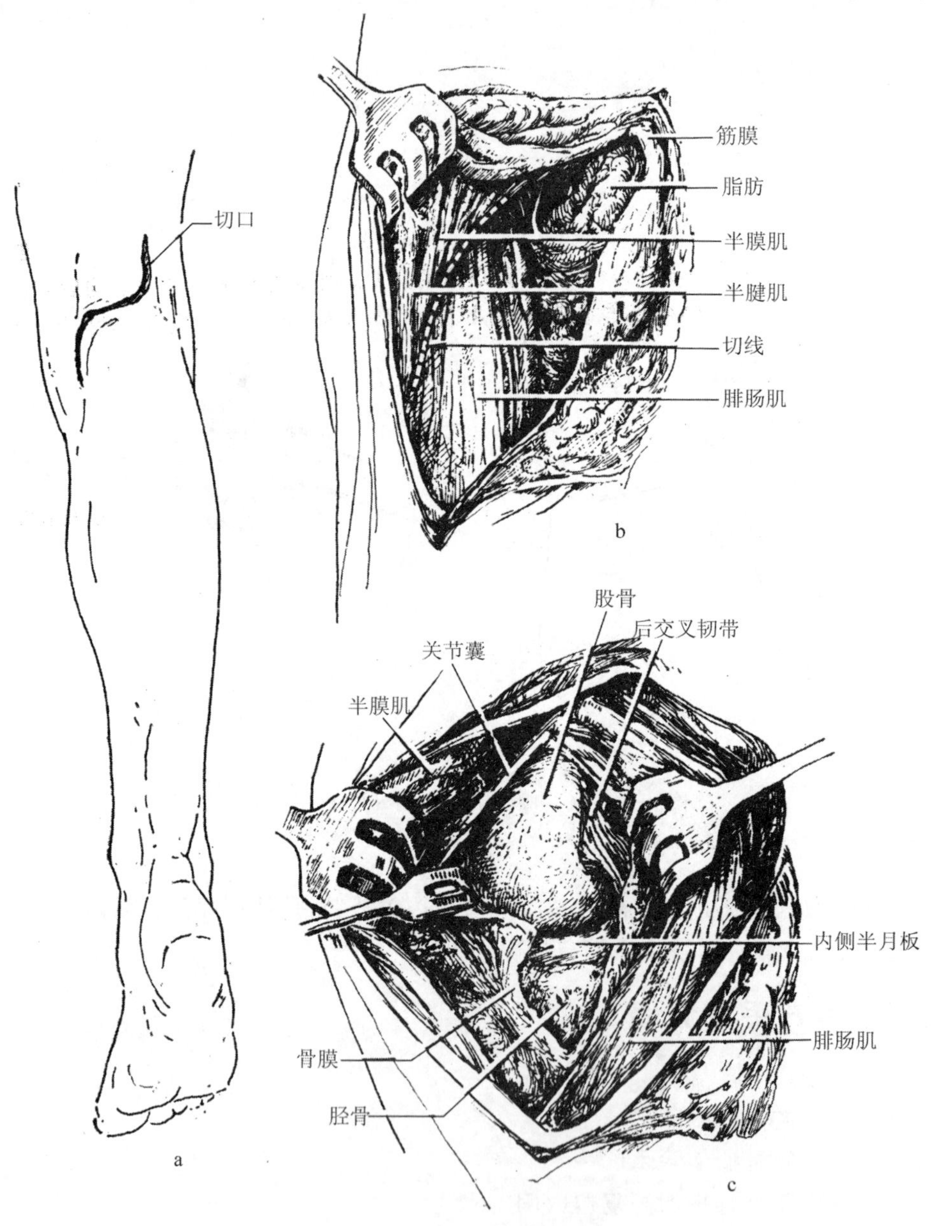

图3-4-19　膝关节后方手术进路

腓肠肌内侧头向外侧牵开，则膝关节囊的后内侧得以显露，再纵形切开关节囊，则膝关节腔的后内侧得到显露(图 3－4－19c)。

【说明】

该切口系 Bracket 和 Osgood，Putti 和 Abbott 的改良切口，能在不显露腘窝血管和神经的情况下显露关节腔后方内侧。其优点是皮肤切口按皮纹和不在关节周围作纵形切口，以免瘢痕影响关节活动。其缺点是不能显露膝关节外后方。如需显露膝关节外后方，则需采用腓总神经腘窝手术进路，将腓总神经显露后加以保护，再由股二头肌腱与腓肠肌内侧头之间显露关节囊，处理膝关节外后方的病变。如需充分显露膝关节后方，则可采用胫神经、腘动脉手术进路，将胫神经、腘动脉、腘静脉显露后加以保护，则膝关节囊的后方得以显露。

如显露膝关节内后方，则在皮肤、深筋膜切开后，找出半膜肌、半腱肌和腓肠肌内侧头间隙，不需要显露腘窝的血管和神经。如需显露膝关节外后方，则切口要与前者呈反方向，切开皮肤、深筋膜后，首先与股二头肌后缘解剖出腓总神经，加以保护。再找出股二头肌腱与腓肠肌外侧头间隙，亦不需要解剖腘动脉与胫神经。如需充分显露膝关节后方关节腔，则需要解剖出腘动脉和胫神经，并给予保护牵开，以免损伤。

第五章　小腿部临床解剖与手术进路

第一节　小腿部临床解剖

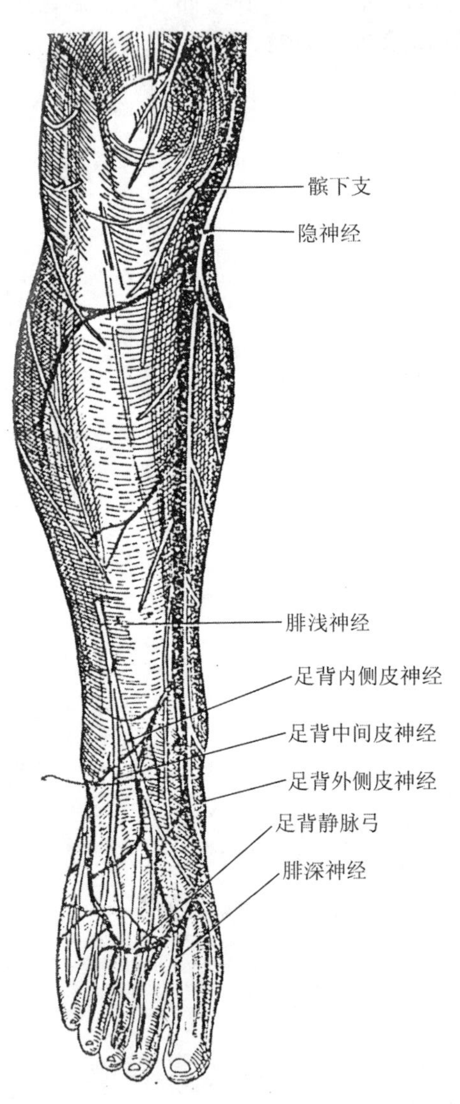

图 3-5-1　小腿前方浅层(前面观)

小腿部的上界为通过胫骨粗隆下部的水平面，下界为通过内外踝基底平面。其体表的骨性标志和肌肉标志都很明显，在前上端的胫骨粗隆是一个显著的骨性标志，仅皮肤和浅筋膜覆盖，其次胫骨前缘即胫骨嵴也是非常显著的标志，起于胫骨粗隆，呈微屈下行至踝关节；在胫骨下端内侧为内踝，也是一个非常显著标志，腓骨下 1/4 的外侧在皮下即能扪到。其体表的肌肉标志，有 3 个各具特殊功能肌部。3 个肌部的界限就是以小腿前正中线上的胫骨嵴和小腿前外侧的 2 条垂直沟(即前沟和后沟)。前后两沟表示前、后肌间隔的体表投影，前后肌间隔是由包裹小腿的深筋膜伸至腓骨骨干的前缘和后缘，分别隔开前同骨筋膜间隙和外侧骨筋膜间隙和后骨筋膜间隙的界限，以保证 3 个肌群的各自功能。

一、小腿部的浅层结构

在小腿前方的皮肤紧贴胫骨内侧面，移动性很小，浅筋膜内脂肪很少，大隐静脉走在其皮下，有时能在皮下看到其走行，特别大隐静脉曲张时可以看到其异常隆起形成皮下盘状扩张(图 3-5-1)。

在前外侧于表皮下可看到隆起的胫前肌、趾长伸肌的肌腹。在外侧皮下看到附丽于腓骨干外面的隆起的腓骨诸肌肌腹。其腓总神经在外侧，于腓骨小头后和腓骨颈外侧，分为浅深 2 支，即腓浅神经和腓深神经。

其后侧皮肤包被肌肉，柔软较厚。浅筋膜内有小隐静脉、腓肠内、外侧皮神经等结构。小隐静脉位于小腿后区中线，其下段有腓肠内侧皮神通和腓肠神经伴行。在小腿上部，小隐静脉屈支间吻合以及大、小静隐静脉间的交通支多。浅深静脉的穿静脉也多位于小腿上份，故此部多发生静脉曲线。腓肠外侧皮神经发交通支于小腿中、下 1/3 交界处与腓肠内侧皮神经会合成腓肠神经，伴随小隐静脉向下外方行至足背外侧缘(图 3-5-2)。

二、小腿部的深层结构

（一）深筋膜、筋膜间隙和肌群

小腿深筋膜与大腿深筋膜相互连接。小腿深筋膜的小部附着于胫骨、髁胫骨粗隆及腓骨头。深筋膜与胫骨内侧面粘连较薄弱，而其他部分粘连较为坚韧。深筋膜深面有胫骨前肌与趾长伸肌的起点。深筋膜向腓骨前、后缘分出前、后肌间隔，与胫腓骨间膜共同构成3个骨筋膜间隙。前骨筋膜间隙包绕小腿前面诸肌；外侧肌筋膜间隙包绕腓骨长、短肌；后骨筋膜间隙包绕小腿三头肌、胫骨后肌及踇、趾长屈肌。其中后骨筋膜间隙上通腘窝，下通足底。一旦感染，可沿血管、神经鞘相互蔓延。小腿下端前面的深筋膜部分形成有力的韧带束，保持各个伸肌腱的位置，名为伸肌上支持带（图3－5－3）。

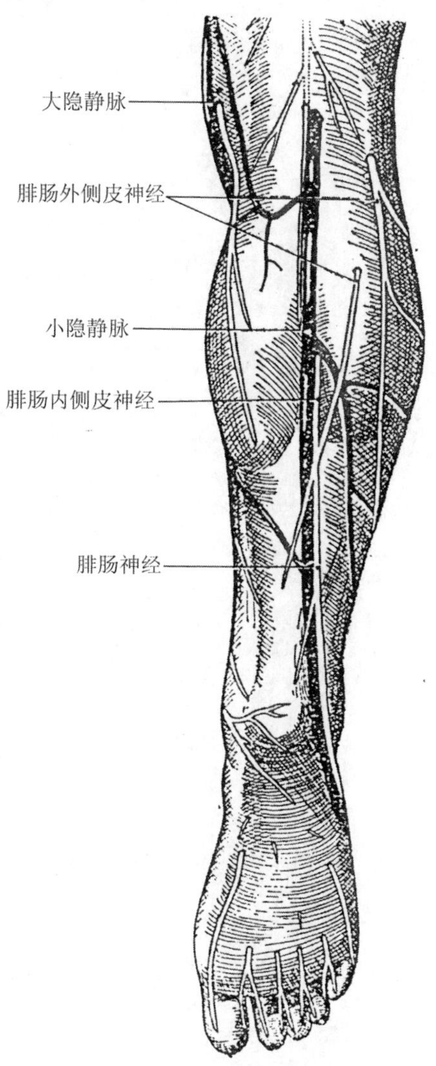

图3－5－2　小腿后侧浅层（后面观）

（二）肌肉

1. 前方肌群　① 胫骨前肌：起于胫骨上2/3的外侧面、小腿骨间膜及小腿深筋膜的深面。其肌腱向下内方穿经伸肌上支持带及伸肌下支持带的深面，抵止于第1跖骨底及第1楔骨内侧面，其作用使足背伸并内翻。② 趾长伸肌：起于胫骨上端外侧面、腓骨小头、小腿骨间膜、小腿筋膜及前肌间隔。向下穿插经伸肌上、下支持带深面，止于第2～5趾的趾背腱膜。另分出一腱，止于第5跖骨底，称为第3腓骨肌。趾长伸肌作用，可伸第2～5趾，并使足背屈。第3腓骨肌还可提起足外侧缘，使足外翻。③ 踇长伸肌：位于上述两肌之间，起于小腿骨间膜和腓骨内侧面的中2/3部，向下穿经伸肌上、下支持带的深面，向前止于踇趾第1

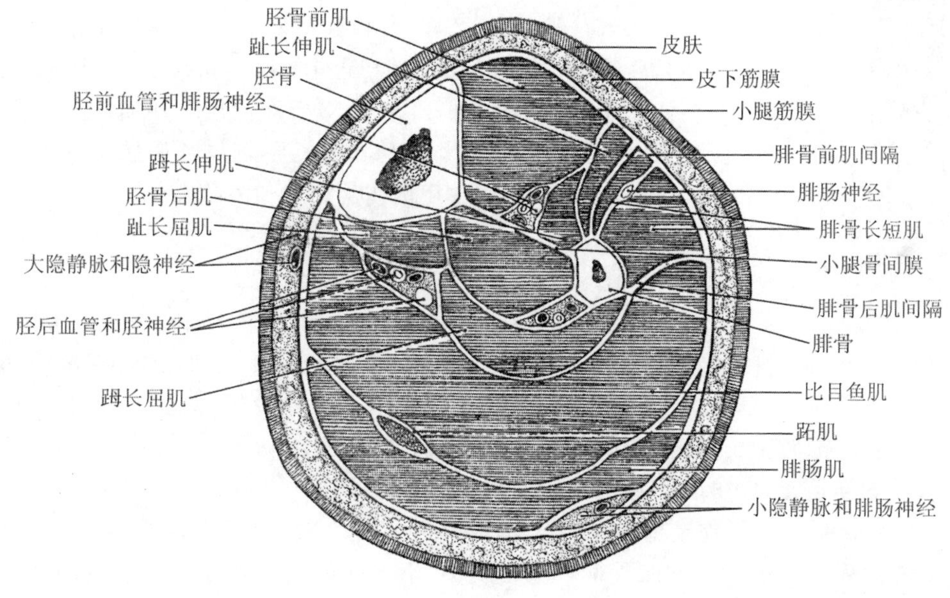

图3－5－3　小腿中部横断面

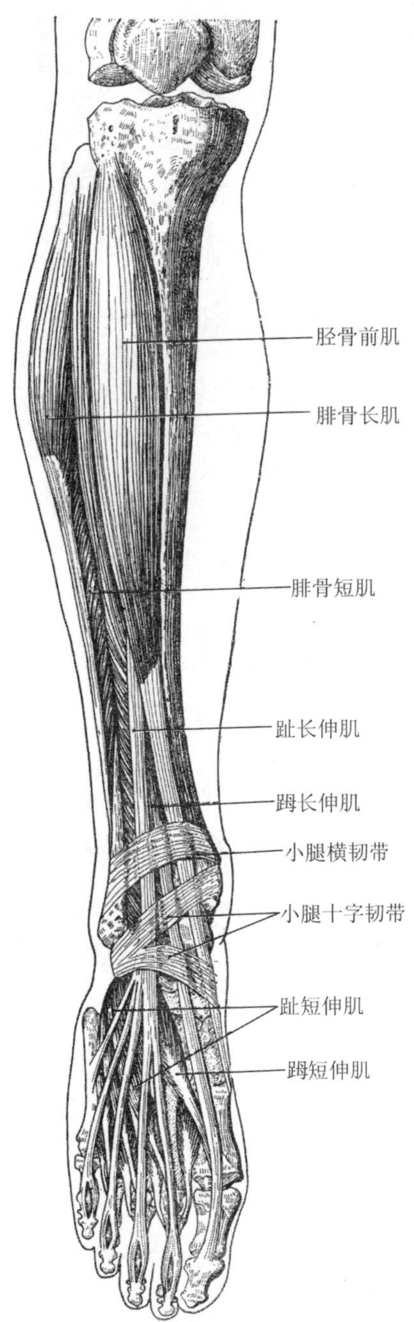

图 3－5－4　小腿前和足背肌

节趾骨底。其作用可伸踇趾，并使足背屈。前区诸肌均由第 4～5 腰神经和第 1 骶神经形成的腓深神经支配(图 3－5－4)。

2. 外侧肌群　① 腓骨长肌：起于腓骨小头、腓骨外上小腿筋膜及肌间隔，向下走在踝后沟中，借伸肌上支持带而贴于腓骨。自踝以下，则向前斜行于跟骨外侧面，肌腱斜行横过足底而止于第 1 契骨外侧面及第 1 跖骨底。其作用使足跖屈和外展、外翻。② 腓骨短肌：起于腓骨外下 1/3 及肌间隔，与腓骨长肌一起走行，止于第 5 跖骨粗隆及小趾伸肌腱，其作用使足跖屈和外翻(图 3－5－4)。

3. 后侧肌群　小腿后区肌群分浅、深 2 层，共 7 块。浅层肌群中有腓肠肌、比目鱼肌和跖肌 3 块；深层肌群中有腘肌、趾长屈肌、踇长屈肌和胫骨后肌 4 块。① 腓肠肌：具有两个头，起于股骨内外侧髁与腘平面，在小腿中部两头合并为一肌腱，止于跟结节。② 比目鱼肌：宽而扁肌，起于腓骨上端后面、胫骨腘线及比目鱼肌腱弓，位于腓肠骨深面。比目鱼肌腱及腓肠肌腱结合一起，止于跟结节，称为跟腱。比目鱼肌与腓肠肌的肌腹开成“小腿肚”，合称为小腿三头肌。两肌结合在一起可抗拒腓肠肌从股骨髁到跟骨的收缩，加强足跖屈的力量(图 3－5－5)。③ 跖肌：很小的一块肌腹，而肌腱却非常细长，紧靠腓肠肌外侧头内侧缘一条肌肉。起于腘平面外下部及膝关节囊后面，肌腱在走在跟腱内侧缘，止于跟结节。以上三肌的作用皆使足跖屈，其中腓肠肌和跖肌有助于膝关节屈曲。三肌都受第 4～5 腰神经及第 1～2 骶神经组成的胫神经支配(图 3－5－6)。④ 腘肌：为深层一块小肌。起于股骨外侧髁外侧面上缘，止于胫骨腘肌线，作用为屈小腿并内旋。从膝关节结构看，膝关节只在屈曲状态方可内旋(图 3－5－7)。⑤ 踇长屈肌：起于腓骨后面下 2/3、后肌间隔及小腿筋膜深面，止于踇趾末节趾骨底。作用使踇跖屈，足距屈。⑥ 趾长屈肌：起于胫骨后面中 1/3、小腿筋膜深面，止于第 2～5 趾末节趾骨底。其作用是屈第 2～5 趾末节趾骨，使足跖屈和内翻(图 3－5－7)。⑦ 胫骨后肌：起于胫骨腓骨后面及小腿骨间膜，止于足舟骨粗隆和第 1～3 楔骨基底部，其作用使足跖屈并内翻(图 3－5－8)。后面深层三块肌均以肌腱通过内踝后方，分裂韧带内的单独间隙，踇长屈肌与趾长屈肌间隔以胫神经和胫后动、静脉。三肌作用均使足跖屈和内翻。

(三) 血管和神经

1. 前方的血管和神经　① 胫前动脉：在胫骨粗隆水平起自腘动脉，穿过骨间膜上孔，沿骨间膜前面下行于趾长伸肌、踇长伸肌与胫骨前肌之间，直至踝部。继经踇长伸肌的深面，向下外方至足，延续为足背动脉(图 3－5－9)。② 腓深神经：为腓总神经绕过腓骨颈的外侧面，走在腓骨长肌深面时分出，穿前肌间隔和趾长伸肌。它与胫前动脉伴行，先行在其外侧，继之绕其前方而到内侧，向下到足背，途中发出分支支配前肌群(图 3－5－9)。

2. 外侧为腓浅神经　腓浅神经由腓总神经在腓骨颈外侧发出，向下走在腓骨长短肌之间，发出肌支，其终支穿前肌间隔下行于趾长伸肌外侧。于小腿中、下 1/3 处交界处穿出深筋膜，成为皮支，分布于小腿下部外侧及足背皮肤(图 3－5－9)。

3. 后方的血管和神经　① 胫后动脉和胫神经：在腘窝，由浅入深依次排列的有胫神经、腘静脉、腘动脉。在腘肌表面下缘处，腘动脉分为胫前动脉与胫后动脉。胫后动脉与胫神经伴行，穿经比目鱼肌腱弓，走在小腿后面浅、深屈肌之间。胫神经上段位于胫后动脉的内侧，下行越至其外侧。两者经内踝与跟结节之间的踝管，各分为 2 支到足底，胫后静脉在踝部与浅层静脉交通丰富，是重要的回流途径（图 3－5－10）。② 腓动脉：由胫后动脉的起始处以下约 3cm 处分出，约在腓骨上 1/3 段起自胫后动脉，紧贴腓骨的后内侧，走在腓骨与踇长屈肌之间，向下至外踝后方，终于外踝后动脉。腓动脉与胫后动脉之间以交通支相连，它们各有两条同名静脉伴行（图 3－5－10）。

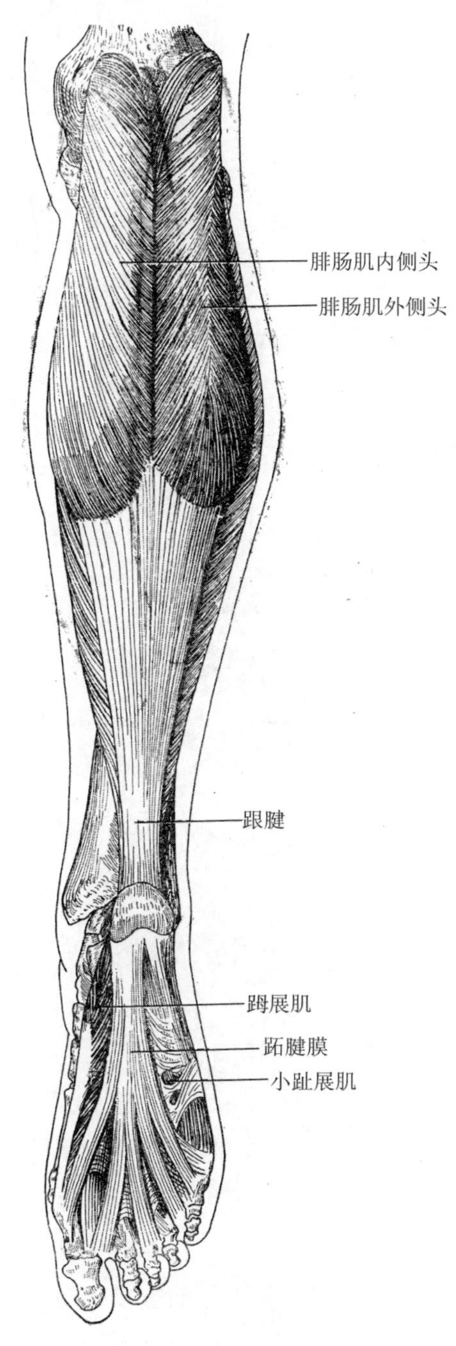

图 3－5－5　小腿后和足底肌（浅层）（Ⅰ）

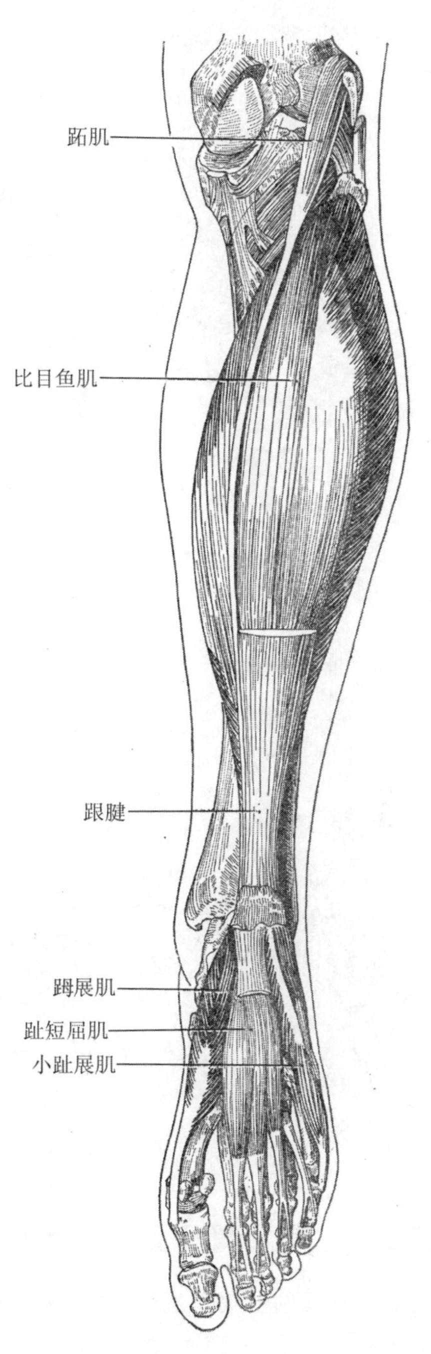

图 3－5－6　小腿后和足底肌（浅层）（Ⅱ）

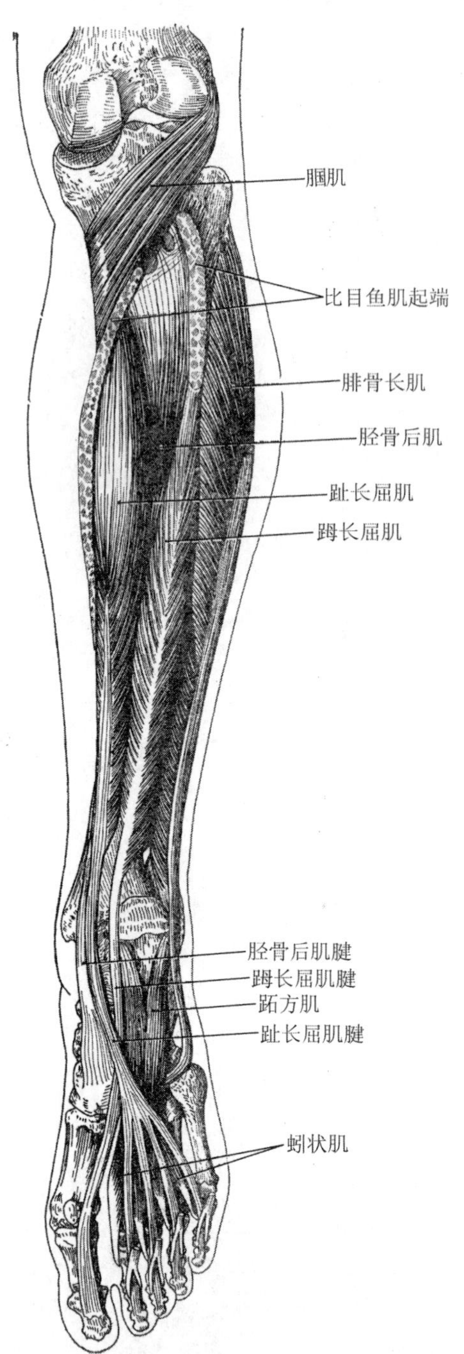

图 3-5-7　小腿后和足底肌(深层)(Ⅰ)

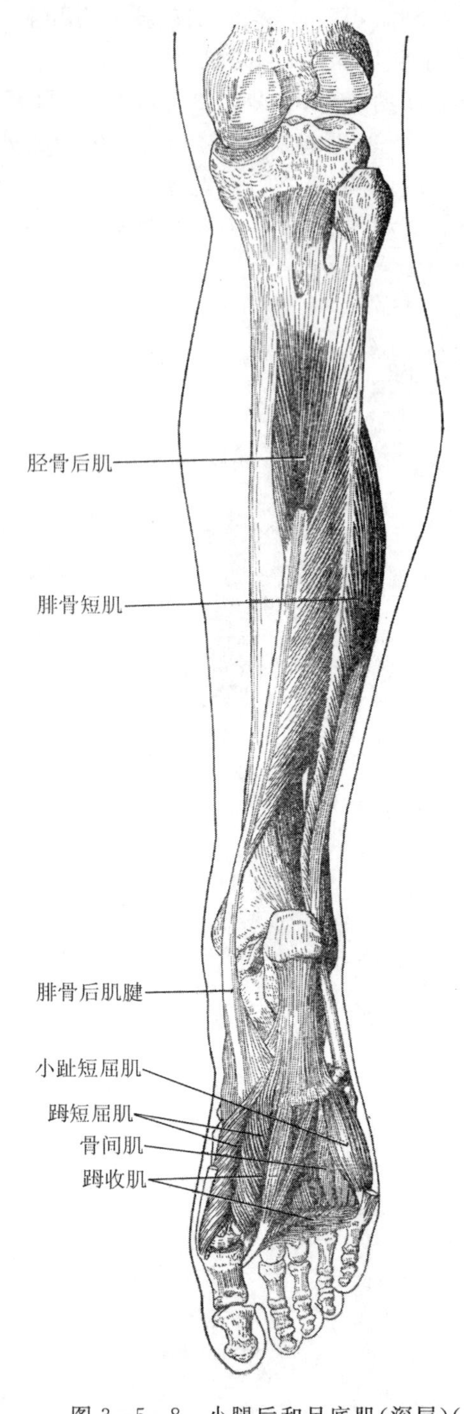

图 3-5-8　小腿后和足底肌(深层)(Ⅱ)

三、胫、腓骨骨干及骨间膜

胫骨与腓骨的两端以近位胫腓关节与远位胫腓关节结合在一起，两骨骨干之间连以骨间膜，借此传导间接冲击。

胫骨上端与股骨下端相关节，支持体重，经踝关节传至足部。胫骨下端与距骨相关节。胫骨骨干为一粗壮的密质骨，内有髓腔。胫骨嵴密质变厚，故骨移植可切胫骨嵴骨片(图 3-5-11)。

胫骨的滋养孔位于胫骨上 1/3 段后面，如胫骨骨折在滋养管处则易造成骨不连。

腓骨较为细长，两端与胫骨连接，可加强胫骨力量，使胫骨能抵抗极度弯曲和扭曲。腓骨骨干上3/4有大量肌肉附着，腓骨滋养孔开口手中 1/3(图 3－5－12)。腓骨下端参加组成踝关节，并与胫骨一起形成承接距骨的关节窝。

胫、腓骨间的小腿骨间膜为一层坚韧的纤维膜，附着于胫、腓骨的骨间嵴。大部分纤维起自胫骨，斜向下外方，止于腓骨；小部分纤维自胫骨斜向上外方，止于腓骨。

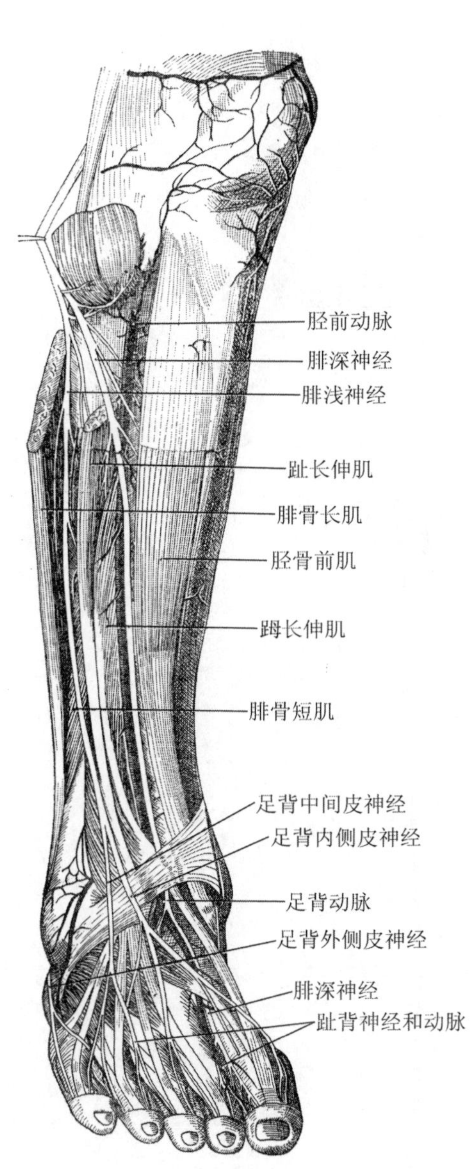

图 3－5－9　小腿前和足背

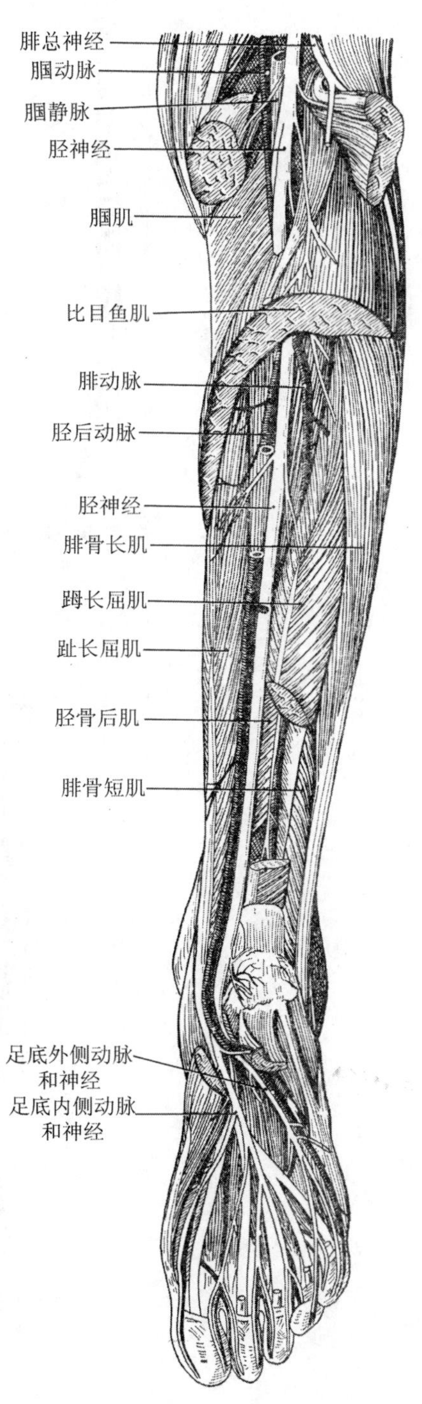

图 3－5－10　小腿后和足底浅层

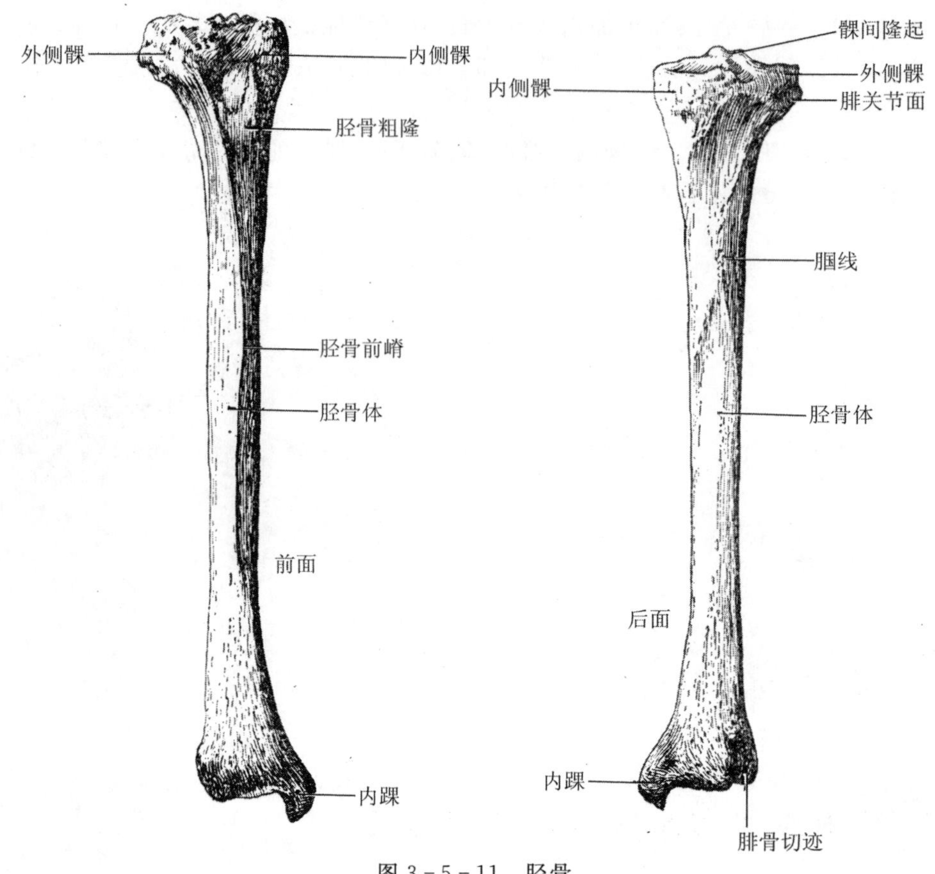

图 3-5-11　胫骨

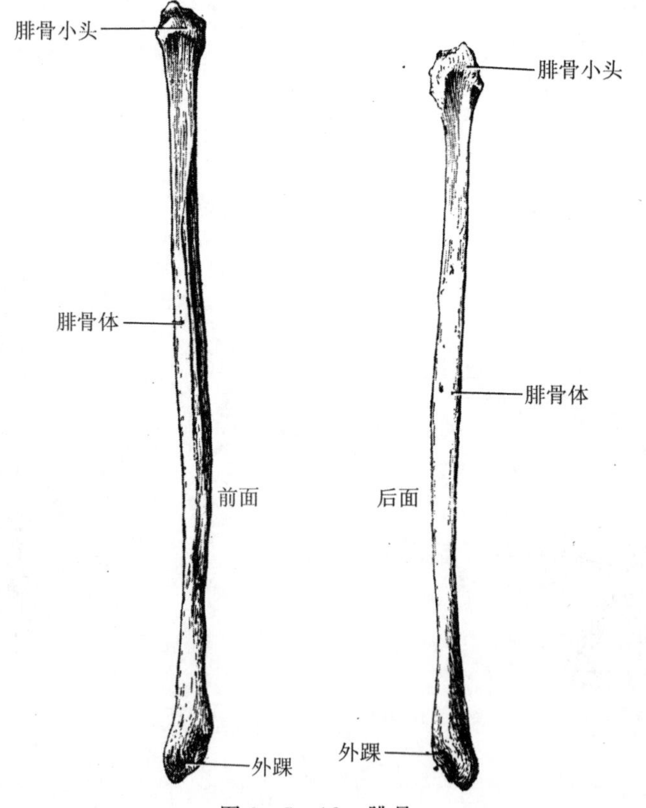

图 3-5-12　腓骨

第二节　胫骨近端手术进路

【应用解剖】

由于小腿解剖结构的关系，胫骨的前方和后方都宜采用正中切口或采用侧切口。胫骨近端只有前外侧、前内侧和后内侧3种切口，前内侧切口是以胫前肌近侧附丽部的前缘作皮肤切开，解剖出胫前肌近侧附丽处和髌韧带（图3-5-1），在胫前肌附丽处前缘切开肌膜向两侧解剖，则胫骨外髁（外侧胫骨平台）得以显露（图3-5-13c）。而胫骨前内侧切口，则以缝匠肌、股薄肌、半腱肌和半膜肌的附丽部（鹅腱）前缘切开皮肤，解剖缝匠肌前缘和髌韧带（图3-5-14b）；在缝匠肌前缘切开骨膜向两侧解剖，使胫骨内踝（内侧胫骨平台）得以显露（图3-5-14c）。而胫骨近端后内侧手术进路则在腘窝作"⌐"皮肤切开，解剖出半腱肌和腓肠肌内侧头（图3-5-15b）。将半腱肌牵向内上，解剖出腘肌和比目鱼肌（图3-5-15c），将腘肌牵向内上于比目鱼肌内缘切开肌膜，则胫骨内侧近端得以显露（图3-5-15d）。

一、胫骨外髁前外侧手术进路

【适应证】

1. 胫骨外髁骨折开放复位内固定术。
2. 胫骨外髁肿瘤切除术。
3. 胫骨外髁慢性骨髓炎死骨摘除术。

【体位】

患者平卧于手术台上。

【麻醉】

持续硬脊膜外麻醉。

【手术步骤】

1. 切口以胫骨外髁外侧上缘为标志，向内下斜形延长6～8cm至胫骨前（图3-5-13a）。
2. 沿切口切开皮肤、皮下组织和深筋膜，并适当向两侧游离，显露胫骨外髁、胫前肌附着部和髌韧带。再按切口位置于胫前肌附着的上缘作胫骨外髁骨膜斜形切口（图3-15-13b）。
3. 沿切口切开胫骨外髁骨膜，作骨膜下剥离，显露胫骨外髁（图3-5-13c）。

【说明】

该切口只能显露胫骨外髁的前方，范围较小，故临床应用不多。但因能在直视下显露胫骨外髁的前方，因而该处局限性的病变仍选用该切口。

手术时要注意切口的定位，防止切口偏低而操作由腓骨小头下方穿向前方的腓总神经。在胫骨外髁（平台）骨折切开复位内固定术，如需作半月板切除或外侧副韧带修补时，必须向外上延长，显露外侧副韧带和关节腔。

二、胫骨内髁前内侧手术进路

【适应证】

1. 胫骨内髁骨折切开复位内固定术。
2. 胫骨内髁肿瘤切除术。
3. 胫骨内髁慢性骨髓炎死骨摘除术。

【体位】

患者平卧于手术台上。

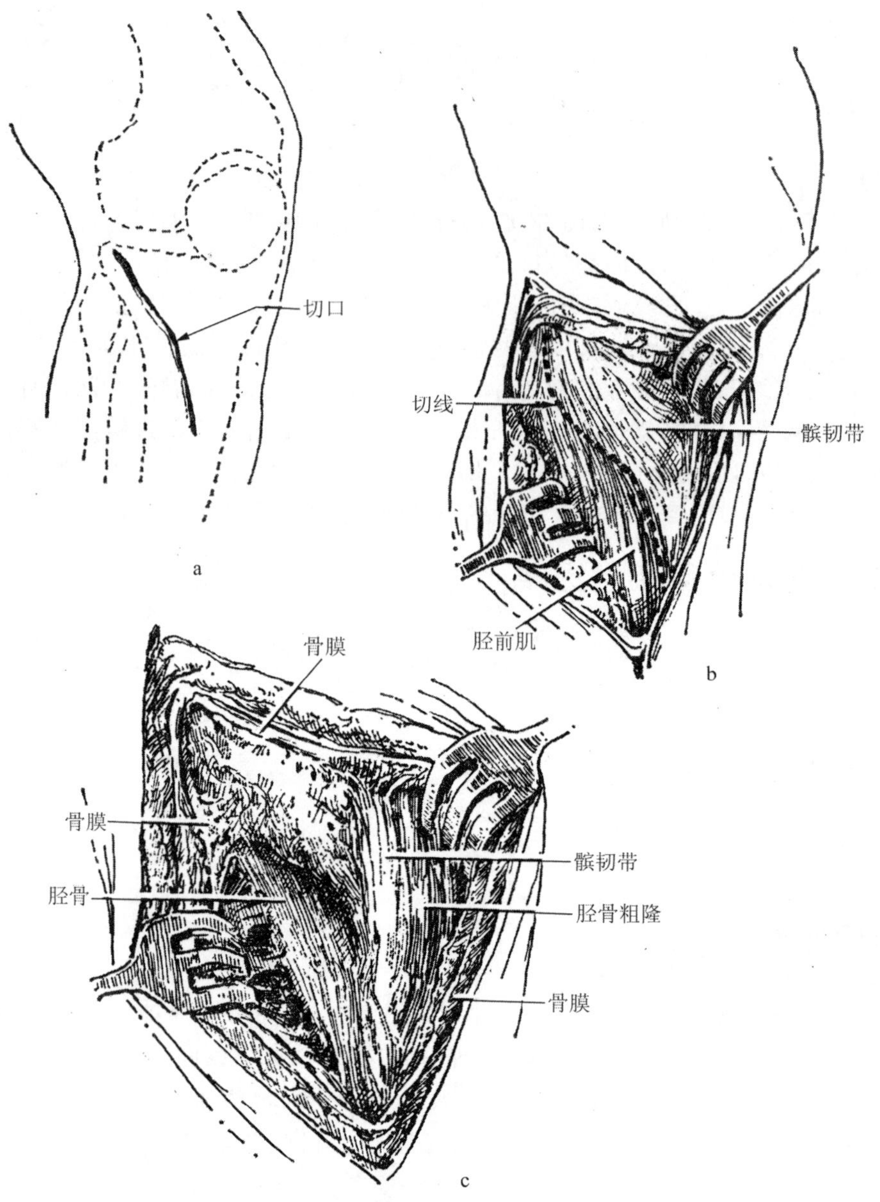

图 3－5－13　胫骨外髁前外侧手术进路

【麻醉】

持续硬脊膜外麻醉。

【手术步骤】

1. 切口以胫骨内髁内侧上缘为标志，向外下斜行延长 6～8cm 至胫骨前。如需要显露膝关节腔，则向上延长 4cm（图 3－5－14a）。

2. 沿切口切开皮肤、皮下组织和深筋膜，并向两侧游离，显露缝匠肌、股薄肌、半腱肌、半膜肌的附着部和膝关节囊的内侧，按切口位置切开以上诸肌的附着部与深面的滑囊，以及关节囊的壁层，显露胫骨内髁和膝关节囊的滑膜，再将显露的胫骨为切口（图 3－5－14b）。

3. 按骨膜切口切开骨膜，并于骨膜下向两侧游离，显露出胫骨内髁，如需同时显露膝关节腔，将切口上方的滑膜作纵行切口（图 3－5－14c）。

4. 按切口切开滑膜，向两侧游离，显露出膝关节腔内的半月板、股骨内髁（图 3－5－14d）。

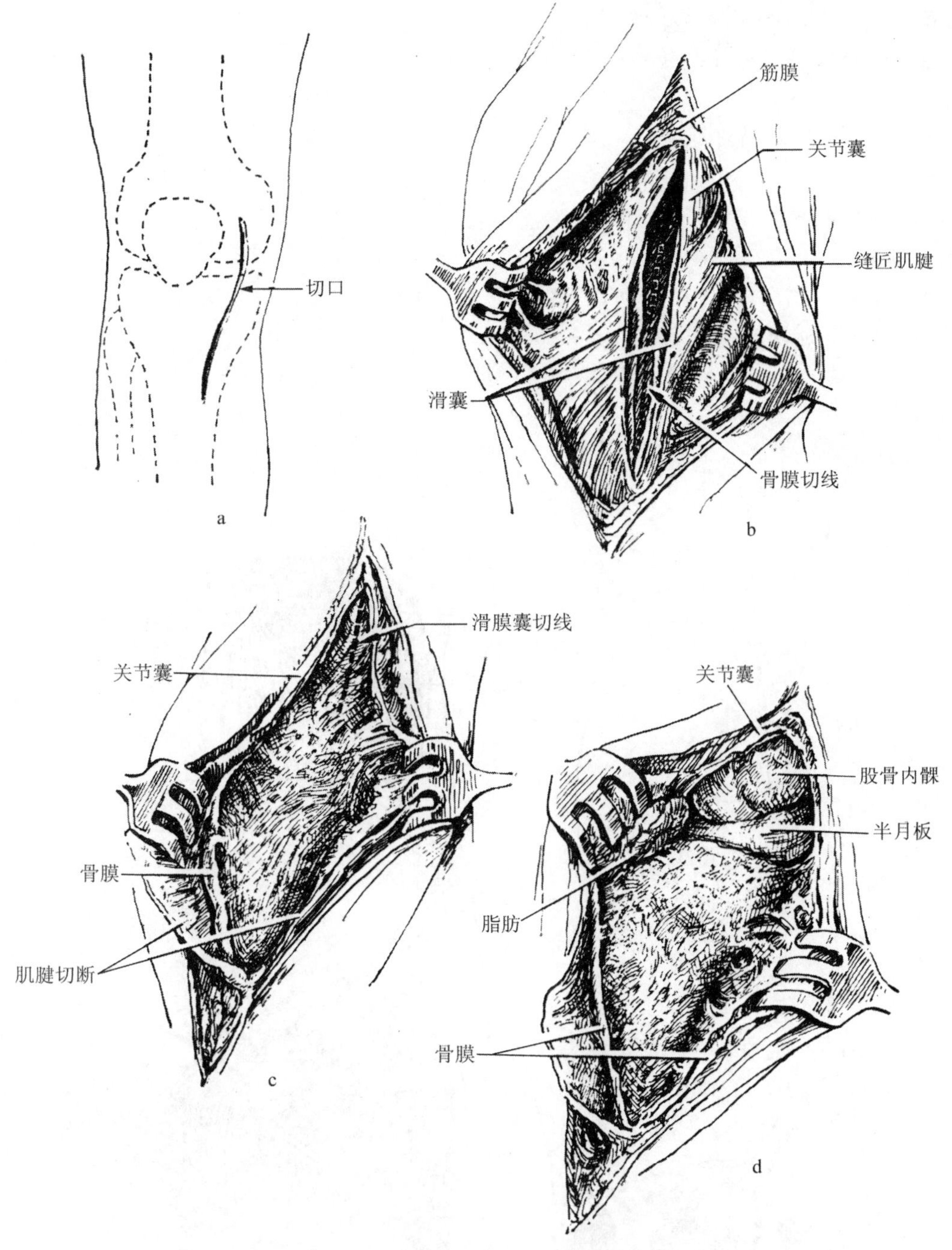

图 3－5－14 胫骨内髁前内侧手术进路

【说明】

该切口与胫骨外髁切口一样显露不够广泛，只能处理胫骨内髁前方的病变，但因同时能显露膝关节腔，因此对一些胫骨内髁通向关节腔的骨折可作为开放复位的手术进路。

该切口术中需切断缝匠肌、股薄肌、半腱肌和半膜肌的附着部，因此术中要妥善缝合。在胫骨内髁骨折通向关节腔或合并内侧半月板损伤时才切开膝关节囊。

三、胫骨近端后内侧手术进路

【适应证】

1. 胫骨上端后方骨折开放复位内固定术。

2. 胫骨上端后方慢性骨髓炎死骨摘除术。

3. 胫骨上端后方骨肿瘤切除术。

【体位】

患者俯卧于手术台上。

【麻醉】

持续硬脊膜外麻醉。

【手术步骤】

1. 于膝关节后方腘窝内作“Γ”形切口，从膝关节后方膝关节平面外侧开始，横向内侧，后于腓肠肌内侧头外缘弧形向下延伸 8cm 止(图 3－5－15a)。

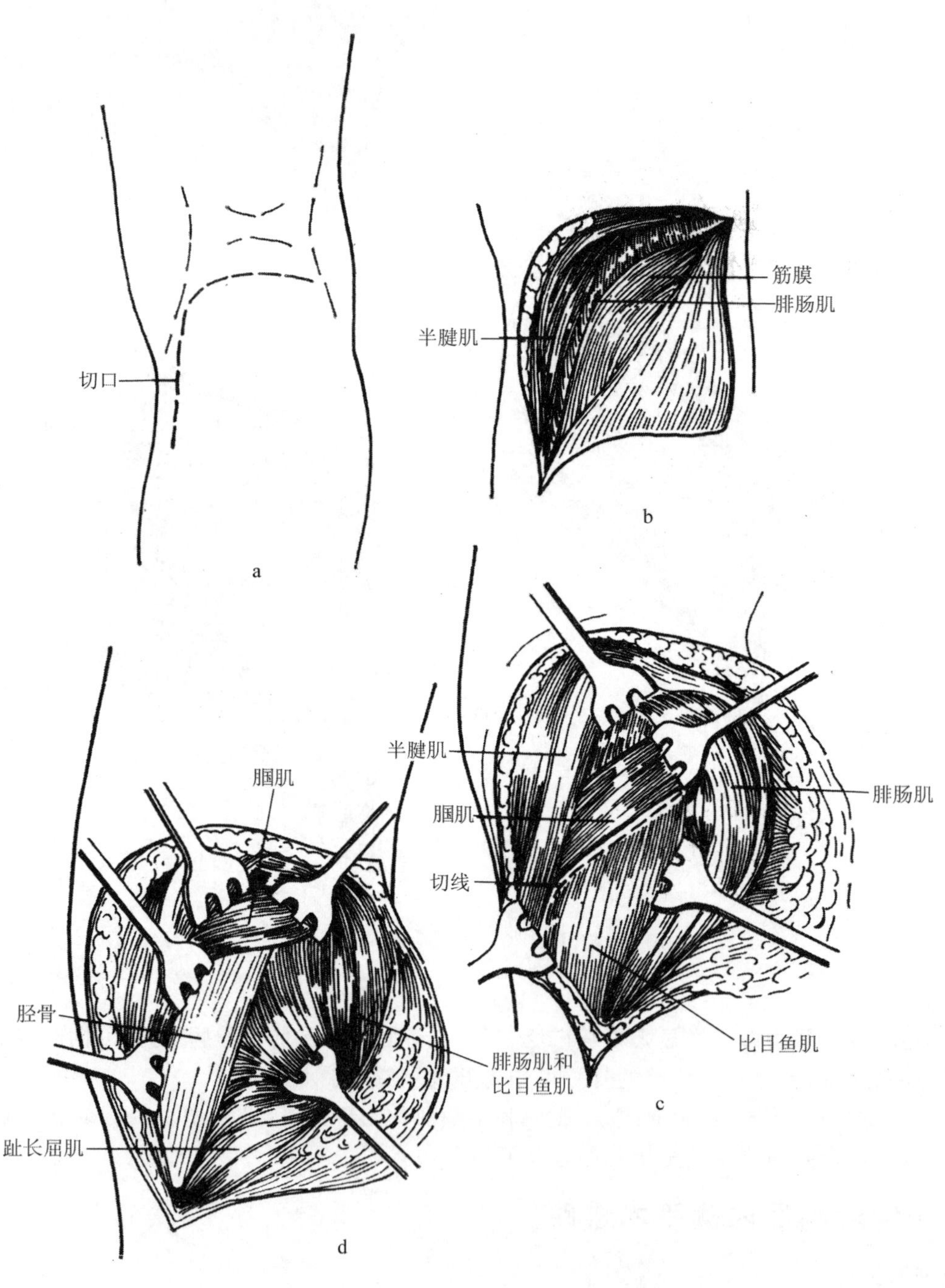

图 3－5－15　胫骨近端后内侧手术进路

2. 沿切口切开皮肤、皮下组织的深筋膜，并将皮瓣向上下与两侧游离，并向下翻开皮瓣，显露出半腱肌、腓肠肌内侧头(图 3-5-15b)。

3. 将半腱肌适当游离牵向内上方，将腓肠肌内侧头亦适当游离牵向外下方，显露出腘肌与比目鱼肌，与腘肌下缘比目鱼肌之间作斜形切线(图 3-5-15c)。

4. 沿切线切开腘肌下缘的肌膜，并将腘肌作游离牵向内上方，再游离比目鱼肌上方、连同腓肠肌内侧头牵向外下方，则胫骨上端得以充分显露(图 3-5-15d)。

【说明】

该切口系 Banks 和 Laufman 切口，虽然通过腘窝，但由于完全按肌间隙直视显露胫骨上端，而不需显露腘窝内的胫神经、腘动脉、腘静脉和腓总神经，故是一个很理想的显露胫骨后上方的切口。由于认识不足常被骨科医师忽视。但做该切口时，仍需重视腘窝内的神经血管解剖关系，如有疏忽亦会造成不可挽回的损失。

第三节　胫骨干手术进路

【应用解剖】

胫骨为一三角形长管状骨，骨干有 3 个面，即内侧面、后侧面和外侧面(图 3-5-11)，故手术切口也以 3 个面为中心，其胫骨干前内侧手术是于前内侧作皮肤切开，解剖出胫骨内侧面和腓肠肌的内侧缘(图 3-5-16b)，后直接切开胫骨内面的骨膜，显露出胫骨干(图 3-5-16c)。而胫骨干后内侧手术进路，其切口以腓肠肌内缘为切口，切开皮肤后，解剖出腓肠肌内缘(图 3-5-17b)，将其牵向后外，则胫骨干的后内侧面得以显露。而胫骨干后外侧手术进路，在腓骨后缘作纵形切开皮肤，解剖出腓肠肌外缘、腓骨长肌和腓骨短肌(图 3-5-18b)，后于腓肠肌外缘切开肌膜，将腓肠肌和比目鱼肌牵向后内侧，解剖出踇长屈肌和腓骨肌，于两肌间作切开，牵向两侧，解剖出深部胫后肌，进而将胫后肌牵向内侧，胫骨得以显露(图 3-5-18c)。

一、胫骨干前内侧手术进路

【适应证】

1. 胫骨骨折切开复位内固定手术。
2. 胫骨骨折不愈合或畸形愈合手术。
3. 胫骨慢性骨髓炎死骨摘除术。
4. 胫骨肿瘤切除术。
5. 取胫骨皮质作骨移植。

【体位】

患者平卧于手术台上。

【麻醉】

持续硬脊膜外麻醉。

【手术步骤】

1. 以胫骨内侧面作一纵形弯曲的向内弧形切口，其长度和高度以手术需要决定(图 3-5-16a)。

2. 沿切口切开皮肤、皮下组织，在切开该组织时，注意勿损伤大隐静脉和隐神经。后切开深筋膜，由于胫骨内侧面即在皮下，故切开深筋膜后即显露胫骨内侧面。按切口位置纵行作胫骨骨膜切口(图 3-5-16b)。

3. 沿切口切开骨膜，并作骨膜下剥离，注意骨膜不宜剥离过广，以免影响胫骨的血液供应。在剥离

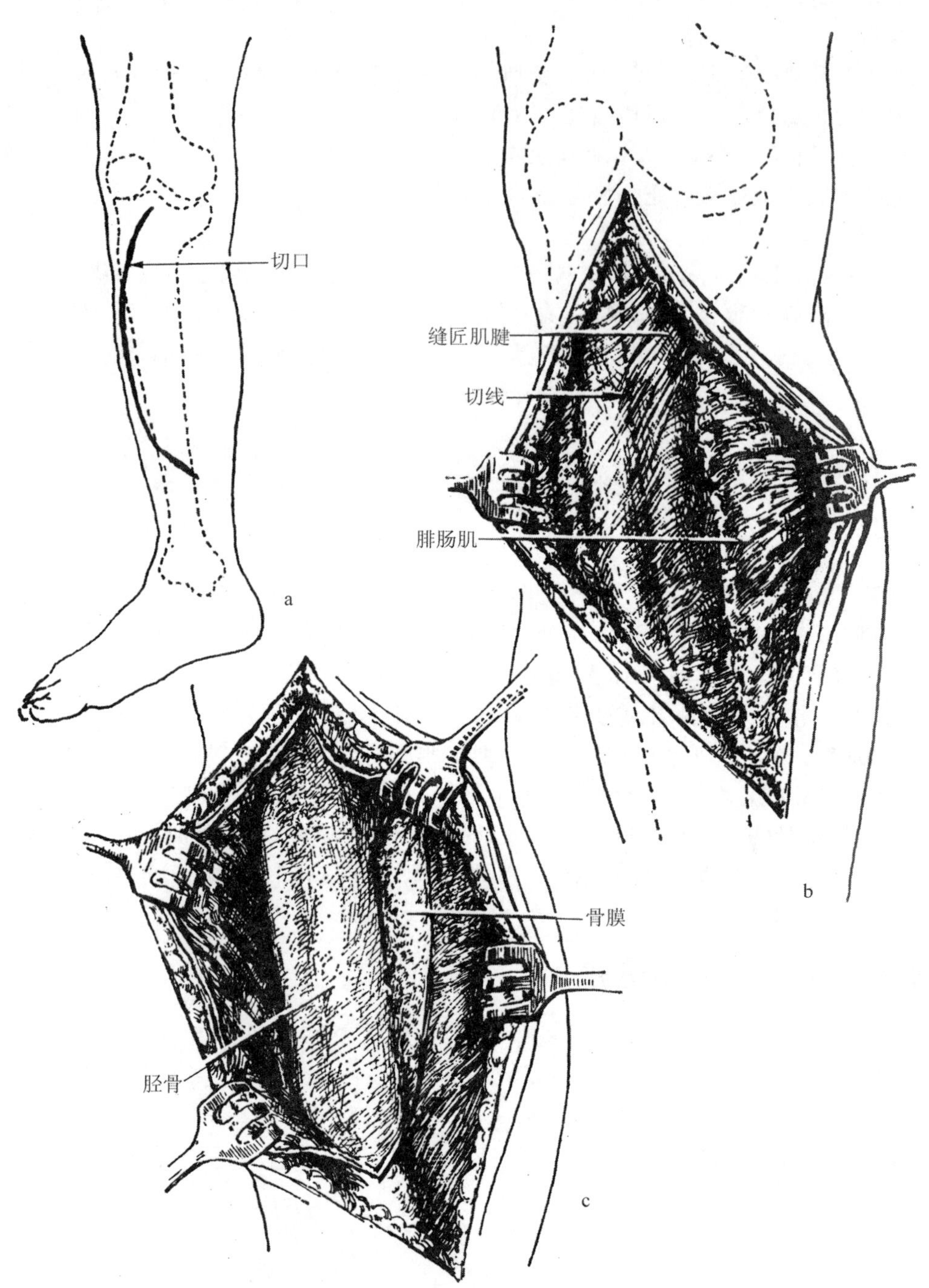

图 3－5－16　胫骨干前内侧手术进路

上端时可将缝匠肌、股薄肌和半腱肌等的附着部连同滑囊一并切开；于骨膜下向后剥离，使胫骨上端得以显露。但缝合创口时需将以上肌肉的附着部在原位上缝合(图 3－5－16c)。

【说明】

胫骨前内侧直接在皮下，没有肌肉覆盖，更没有下肢主要血管和神经通过，因此该切口能较顺利地显露胫骨干，便于作胫骨的手术。但因皮下没有丰富的软组织，故影响骨质的愈合。

手术时注意皮肤切口不要直接在胫骨前内侧，应通过弧形使切口偏向前方或后方，避免骨膜切口与皮肤切线在一条直线上，以减少术后切口与胫骨粘连。

二、胫骨干后内侧手术进路

【适应证】

1. 胫骨骨折开放复位、内固定术。
2. 胫骨骨折不愈合或畸形愈合的手术。
3. 胫骨干慢性骨髓炎死骨在后方的摘除术。
4. 胫骨肿瘤偏于后侧的切除术。

【体位】

患者平卧于手术台上。

【麻醉】

持续硬脊膜外麻醉。

【手术步骤】

1. 于小腿内侧胫骨后缘作一纵形切口，其长度和高度根据手术需要决定(图 3-5-17a)。

2. 沿切口切开皮肤、皮下组织，在切开皮下组织时，注意勿损伤大隐静脉和隐神经。后按切口的方向于胫骨后缘切开深筋膜，将皮瓣适当游离，并向两侧牵开。再于胫骨后缘切开骨膜(图 3-5-17b)。

3. 胫骨后缘骨膜切开后，先将胫骨后面的骨膜作骨膜下游离，则显露胫骨后面的骨皮质。将小腿外旋，用骨膜剥离器进一步将胫骨后面的骨膜作充分剥离，连同肌肉一并向后方牵开，则胫骨后面得到充分显露(图 3-5-17c)。

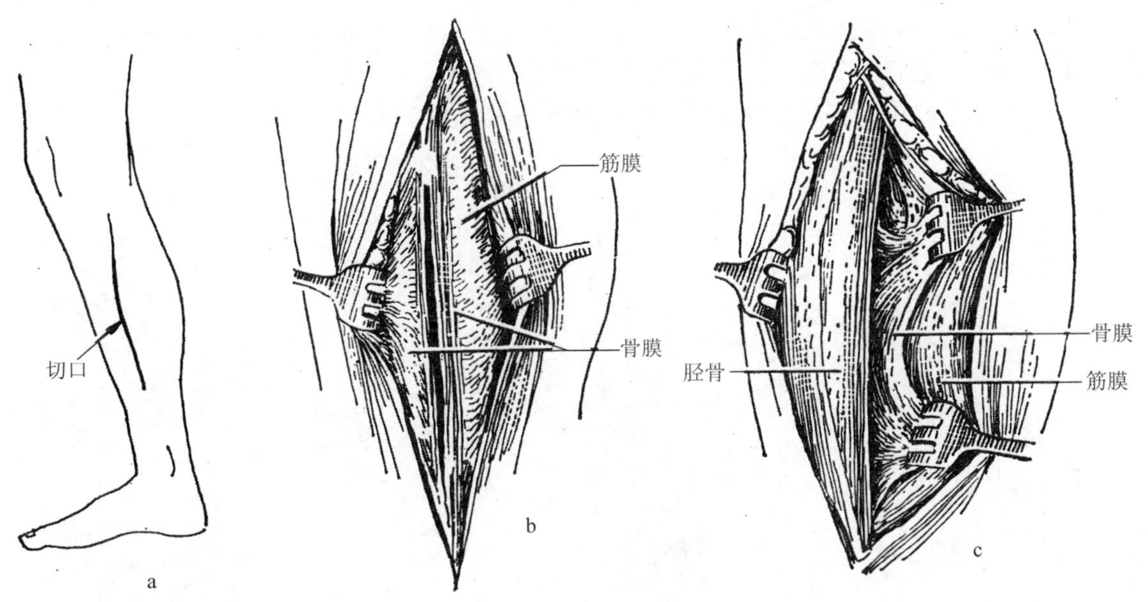

图 3-5-17　胫骨干后内侧手术进路

【说明】

该切口系 Phemister 切口。由于偏后故能较满意地显露胫骨后方，但不能很好地显露胫骨的前方和外侧，因此只适用于病变在胫骨后方的以及胫骨不连接或迟缓连接，用该切口便于后方植骨。

手术时切开皮肤后，注意大隐静脉和隐神经，以免损伤。在切开胫骨后缘的深筋膜后，即在胫骨后缘作骨膜切开并在骨膜下游离，无需作胫后肌肉分离。

三、胫骨干后外侧手术进路

【适应证】

1. 胫骨骨折开放复位内固定术。
2. 胫骨骨折不愈合或畸形愈合的手术。
3. 胫骨后侧慢性骨髓炎死骨摘除术。
4. 胫骨后侧骨肿瘤切除术。

【体位】

患者俯卧于手术台上或患肢在上的侧卧位，健肢稍屈曲。

【麻醉】

持续硬脊膜外麻醉。

【手术步骤】

1. 于小腿后外侧作一由上至下纵形切口，从腓肠肌外侧头外缘起纵形向远侧延长到跟腱外侧缘止(图 3-5-18a)。

2. 沿切口切开皮肤、皮下组织和深筋膜，并将皮瓣向两侧游离，并牵开，显露出腓肠肌外缘和腓骨长肌、腓骨短肌；再于腓肠肌外缘作纵形切线(图 3-5-18b)。

3. 沿切线切开腓肠肌外缘肌膜，将腓肠肌外侧头作游离，继而游离深面的比目鱼肌，并向内侧牵开，显露出踇长屈肌与腓骨肌，于该两肌之间切开即膜，将踇长屈肌向内后分离，并牵开，将腓骨肌向前外分开，并向前外牵开，在骨间膜后方暴露出胫后肌。如显露胫骨后方上 2/3，在胫后肌内侧缘作胫骨后方骨膜切开，于骨膜下分离，显露胫骨后方上段。如需显露胫骨的后下 1/3，则在胫后肌下方外缘作适当游离，显露胫骨下 1/3，后切开胫骨后下 1/3 骨膜，并于骨膜下剥离，则显露胫骨后下 1/3(图 3-5-18c)。

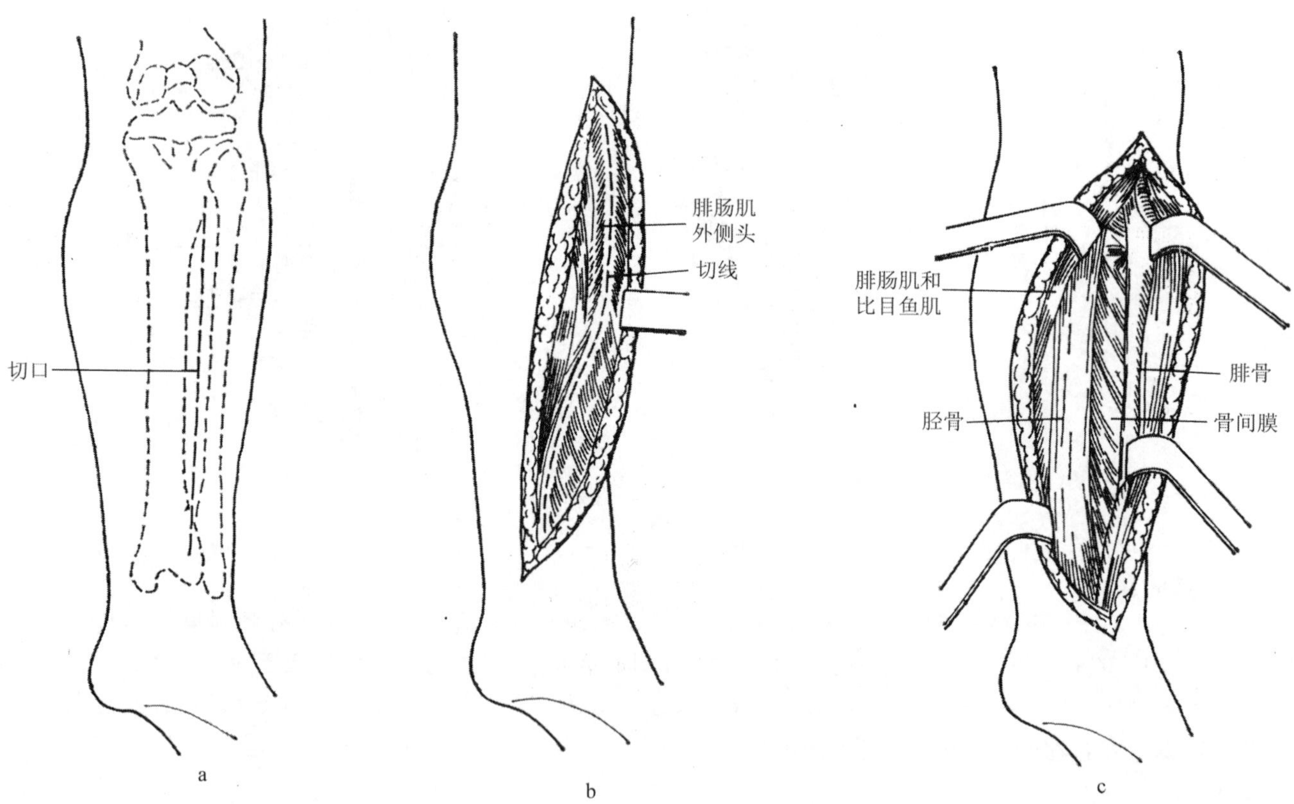

图 3-5-18　胫骨干后外侧手术进路

【说明】

该切口系 Harmon 切口，是按肌间隙显露胫骨后方，手术较安全。但由于切口位置深、经过的肌层多，故未引起大多骨科医师的重视。该切口的优点是在肌肉深层显露胫骨，伤口皮肤不发生张力过大的缝合困难，特别在胫前皮肤有瘢痕等病变，尤其是骨质病变在胫骨后时最适宜。

手术中解剖层次必须熟悉，并要注意保护腓骨动静脉以免损伤。其切口的长度可根据手术需要决定。

第四节　胫骨远端手术进路

【应用解剖】

胫骨远端手术切口，其内侧手术与踝关节的内踝手术进路都是联系在一起，故这里不给予介绍，胫骨远端外侧手术进路与外踝手术进路不能同时进行。其胫骨远端 1/3 前外侧切口是在腓骨远端前方作皮肤切开，解剖出腓骨远端前方和第 3 腓骨肌(图 3－5－19b)，将第 3 腓骨肌牵向内侧，则胫骨远端前外侧得以显露(图 3－5－19c)。而胫骨远端 1/3 后外侧进路则在腓骨后缘作皮肤切开，解剖出腓骨腓骨肌和跟腱(图 3－5－20b)，于腓骨肌和跟腱间切开向深部解剖出踇长屈肌，于踇长屈肌外缘切开将其牵向后内侧，胫骨下端后方得以显露(图 3－5－20d)。

一、胫骨远端 1/3 前外侧手术进路

【适应证】

1. 腓骨远端骨折伴胫腓关节分离的踝关节损伤切开复位内固定术。
2. 胫骨远端慢性骨髓炎死骨在外侧的摘除术。
3. 胫骨远端外侧骨肿瘤切除术。

【体位】

患者平卧于手术台上，患侧臀部垫一扁枕。

【麻醉】

持续硬脊膜外麻醉。

【手术步骤】

1. 于外踝前方作一纵行切口，自外踝前方直线向上延长 8～10cm 止(图 3－5－19a)。

2. 沿切口切开皮肤、皮下组织，并向两侧适当游离。沿切口方向切开筋膜和小腿横韧带，并向两侧牵开，显露出腓骨、第 3 腓骨肌。将第 3 腓骨肌向内侧牵开，显露出胫骨远端后外缘。再沿第 3 腓骨肌后缘，胫骨的外侧作纵行骨膜切口(图 3－5－19b)。

3. 沿骨膜切口切开骨膜，于骨膜下作骨膜剥离，将骨膜连同第 3 腓骨肌、趾长伸肌等牵向内侧，则胫骨远端外侧得到显露(图 3－5－19c)。

【说明】

该切口能较满意地显露胫骨远端外侧，而不能显露胫骨远端内侧与后方。因此该切口主要适用于病变在胫骨外侧的手术或踝关节损伤伴有胫腓关节分离的切开复位。

手术时皮肤定位要准确。切开深筋膜后，必须将胫前肌群牵向内侧，于第 3 腓骨肌的后缘作胫骨骨膜切开，这样能做到不损伤胫前肌群，而满意地显露胫骨远端外侧，但在切开胫骨骨膜前需注意胫前动脉和腓神经的深支正位于胫骨表面，切勿损伤。

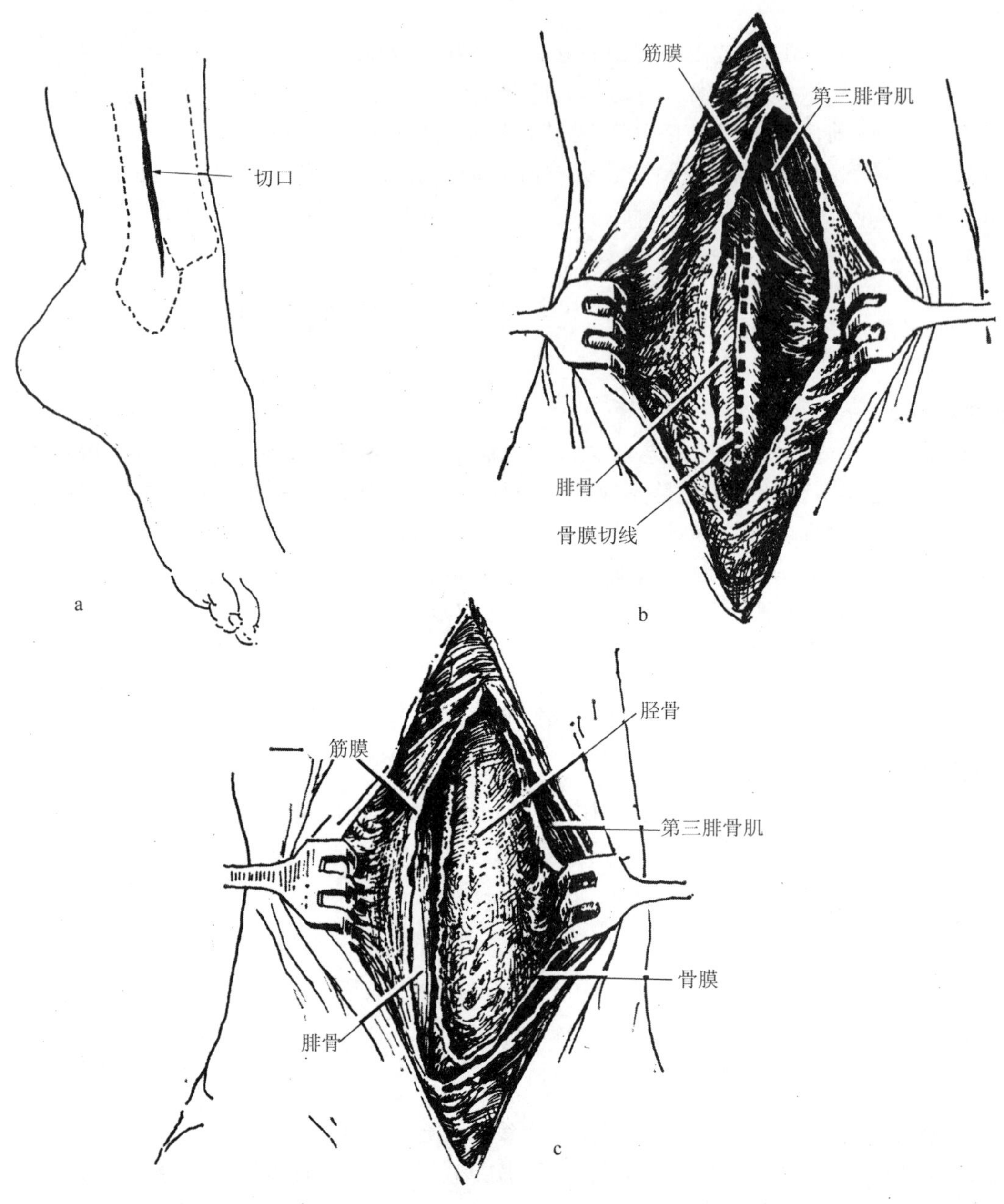

图 3－5－19 胫骨远端 1/3 前外侧手术进路

二、胫骨远端 1/3 后外侧手术进路

【适应证】

1. 胫骨远端后缘骨折合并脱位切开复位术。
2. 胫骨远端后侧肿瘤切除术。
3. 胫骨远端慢性骨髓炎死骨在后侧的摘除术。

【体位】

患者平卧于手术台上，患侧臀部垫一高枕。

【麻醉】

持续硬脊膜外麻醉。

【手术步骤】

1. 于跟腱外侧前方作一纵形切口，自外踝平面向上延长 8～10cm 止(图 3－5－20a)。

2. 沿切口切开皮肤、皮下组织及筋膜，并将皮瓣适当向两侧游离，显露出腓骨肌腱和跟腱。再沿跟腱前方作肌膜切口(图 3－5－20b)。

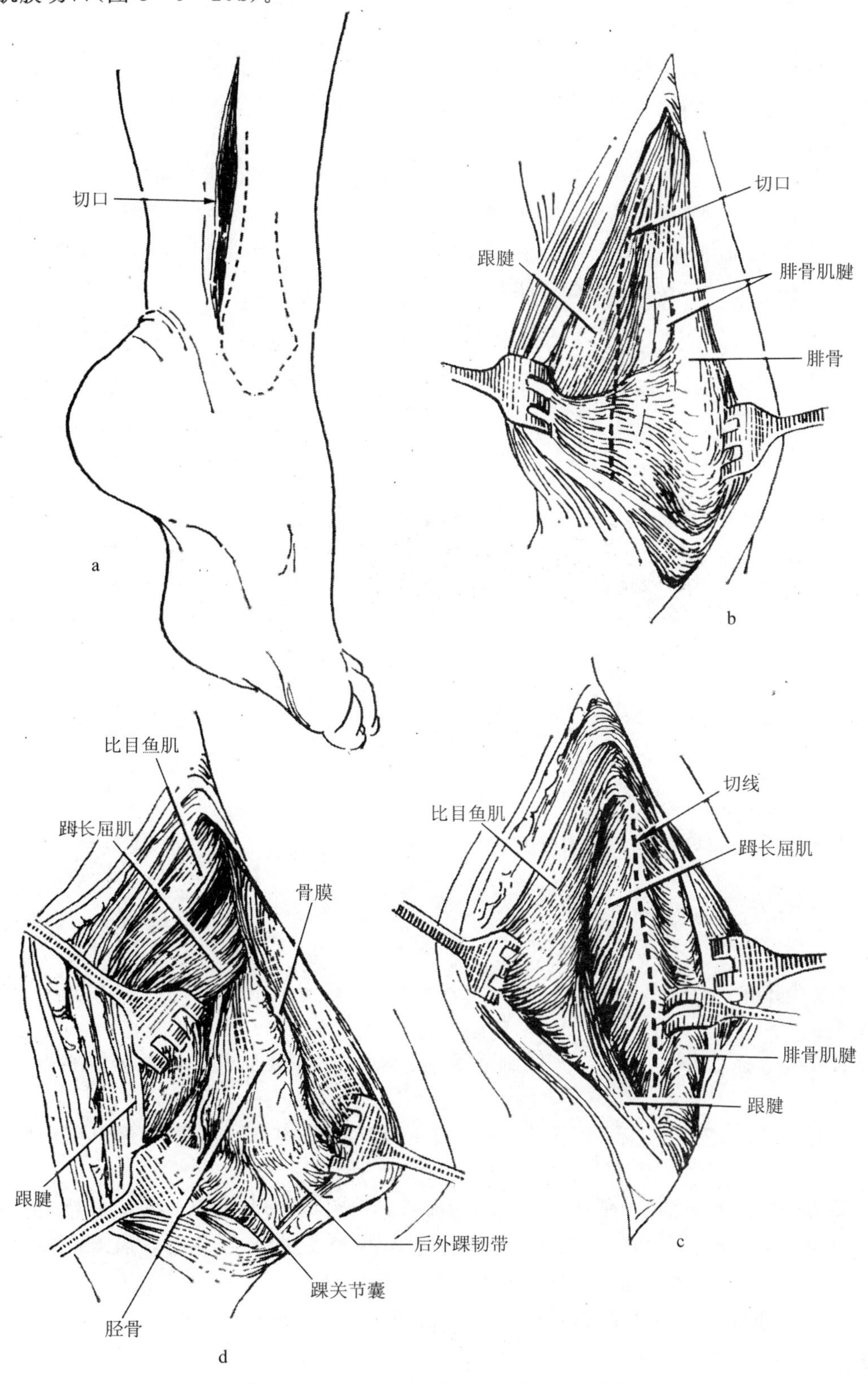

图 3－5－20　胫骨远端 1/3 后外侧手术进路

3. 沿跟腱前方的肌膜切口切开肌膜，将跟腱向后方牵开，显露出比目鱼肌和踇长屈肌。再沿踇长屈肌的前缘与腓骨肌腱的后缘之间的胫骨膜作一纵行切口（图 3－5－20c）。

4. 沿胫骨骨膜切口切开骨膜，于骨膜下作胫骨远端的后侧剥离，并将骨膜、踇长屈肌、比目鱼肌和跟腱牵向后方，显露出胫骨远端的后缘（图 3－5－20d）。

【说明】

该切口通过肌间隙，避免了经过踝关节后方的主要血管和神经，而顺利地到达所需显露的部位。该切口只能显露胫骨远端后方，因此只能作胫骨远端后缘骨折伴脱位以及诊断明确的胫骨远端后方病变的手术进路。对病变较广泛的，则不宜采用。

手术中解剖要熟悉，定位要准确。在切开皮肤作皮瓣游离时，应注意该部位的腓肠神经与小隐静脉，应避免损伤。切开深筋膜后要认清腓骨肌腱鞘与跟腱，必须在跟腱前方切开肌膜，显露出踇长屈肌，再在踇长屈肌前缘作胫骨下端的骨膜切口，否则不能顺利显露胫骨远端的后方。如果需要显露踝关节后关节囊，但不能切断后胫腓韧带，以免影响踝关节的稳定性。

第五节　腓骨手术进路

【应用解剖】

腓骨于小腿外侧即能扪到，其手术进路有近侧、骨干和远侧 3 种手术进路，都是沿腓骨作纵形切开，解剖出腓骨长肌。其腓骨上 1/3 外侧进路需解剖出位于股二头肌后缘的腓总神经（图 3－5－21c），给予保护后，向前内牵开腓骨长肌，则腓骨上 1/3 得以显露（图 3－5－21d）。而腓骨远端 1/3 外侧手术进路，在切开皮肤后解剖出腓骨肌腱和第 3 腓骨肌（图 3－5－22b），将第 3 腓骨肌牵向前内侧，可使腓骨下段得以显露（图 3－5－22c）。

一、腓骨干上 1/3 外侧手术进路

【适应证】

1. 腓骨上端肿瘤切除术。

2. 腓骨上端慢性骨髓炎腓骨上段切除术。

【体位】

患者平卧于手术台上，患侧臀部垫一扁枕。

【麻醉】

持续硬脊膜外麻醉。

【手术步骤】

1. 以腓骨小头为标志，向上沿股二头肌腱后缘延长 4cm，向下延腓骨外侧根据需要长度作切口（图 3－5－21a）。

2. 沿切口切开皮肤、皮下组织和深筋膜，并适当向两侧游离，于股二头肌后缘解剖出腓总神经（图 3－5－21b）。

3. 沿腓总神经向远侧解剖，于腓骨颈后缘转向腓骨颈前方，部分切断腓骨长肌纤维，使该神经充分游离，用橡皮条将该神经牵向前方。继解剖出比目鱼肌与腓骨长肌间隙，将腓肠肌牵向前方，比目鱼肌牵向后方，显露腓骨，再从腓骨外侧作骨膜切口（图 3－5－21c）。

4. 沿切口切开骨膜，于骨膜下向两侧剥离，显露出腓骨头、腓骨上 1/3（图 3－5－21d）。

【说明】

该切口容易显露腓总神经，能顺利的到达腓骨上端，使腓骨上端得到充分地显露，在直视下进行手

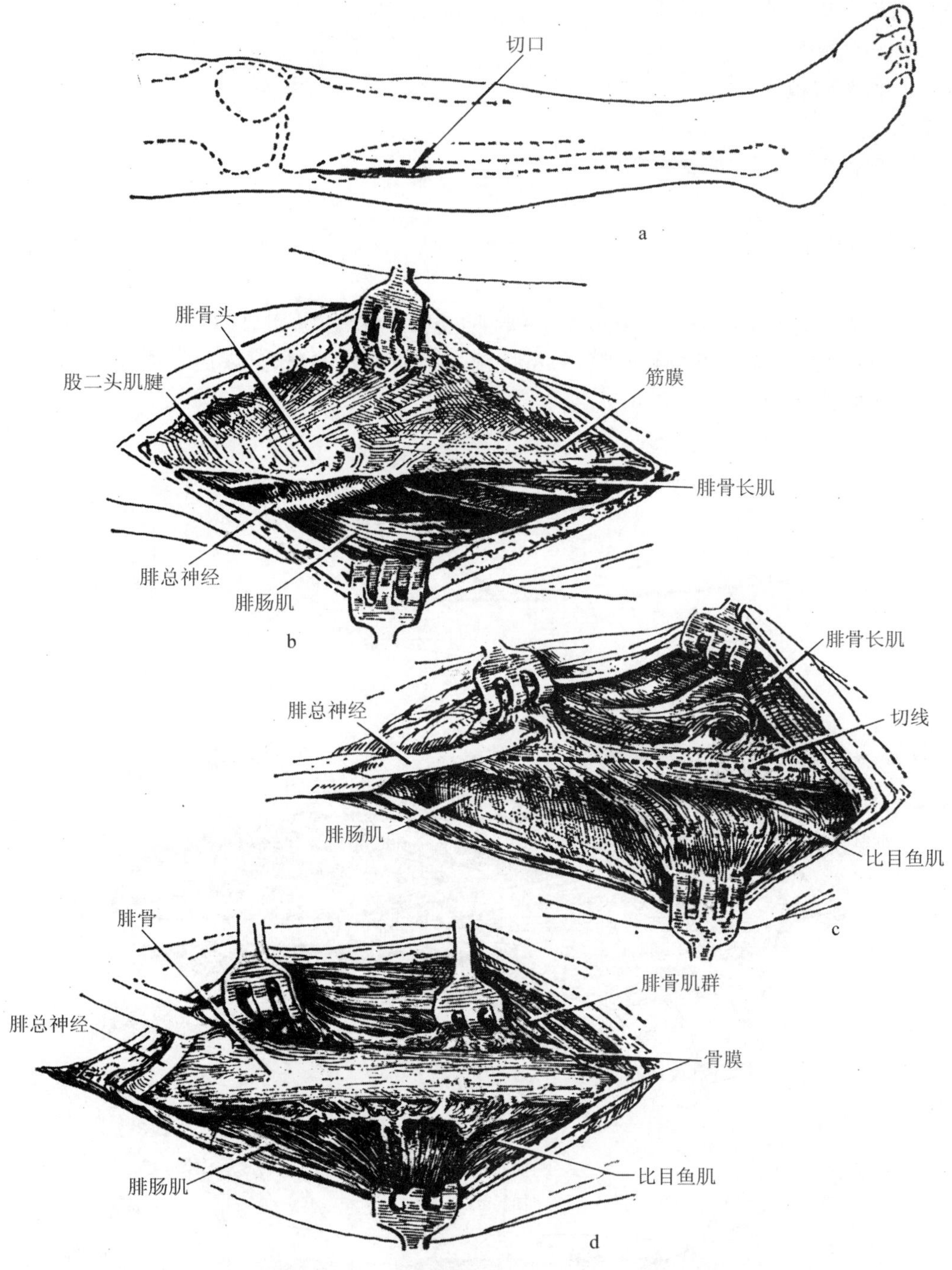

图 3－5－21　腓骨干上 1/3 外侧手术进路

术，故临床应用较多。

手术时切开皮肤和深筋膜后，要很细心地在股二头肌后缘找出腓总神经，并沿腓总神经走行，在腓骨小头前下方解剖出腓总神经，用橡皮条牵引保护，避免在切开腓骨上段骨膜游离腓骨时引起损伤。总之在没有解剖出腓总神经前，显露腓骨上端是很危险的。

二、腓骨干中 2/3 外侧手术进路

【适应证】

1. 腓骨骨折切开复位内固定术。

2. 腓骨慢性骨髓炎腓骨切除术。

3. 腓骨肿瘤切除术。

4. 取腓骨作骨移植术。

【体位】

患者平卧于手术台上，臀部垫一扁枕。

【麻醉】

持续硬脊膜外麻醉。

【手术步骤】

1. 于腓骨外侧自腓骨小头上 3～4cm 处直线向远侧到外踝作纵切口(图 3-5-22a)。

2. 沿切口切开皮肤、皮下组织和筋膜，并将皮瓣适当向两侧游离，显露股二头肌、腓骨长肌、腓骨短肌、比目鱼肌、腓肠肌等(图 3-5-22b)。

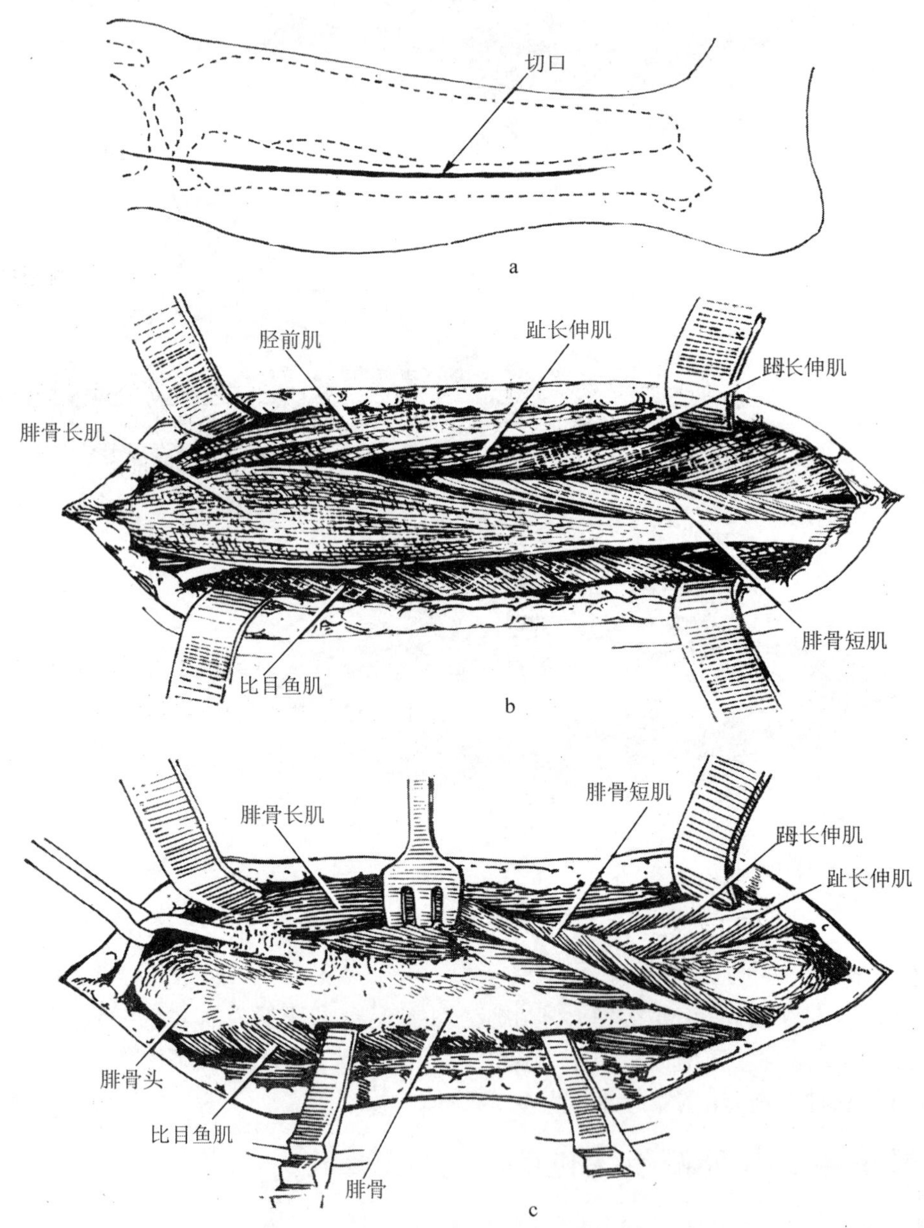

图 3-5-22 腓骨干中 2/3 外侧手术进路

3. 于腓骨小头后上方，股二头肌后下缘，解剖出腓总神经，用橡皮条作悬吊牵引。后沿腓总神经向远端解剖，于腓骨颈后缘转向腓骨颈前方，部分切断腓骨长肌纤维，使腓总神经充分游离。再解剖出腓骨长肌与比目鱼肌间隙。将腓骨长、短肌牵向前方，将比目鱼肌、腓肠肌牵向后方，显露腓骨。再作腓骨骨膜纵行切开，于骨膜下剥离，则腓骨大部(除腓骨远端)得到显露(图 3－5－22c)。

【说明】

该切口系 Henry 切口，能在直视下顺利地显露大部分腓骨，而不易造成下肢主要血管和神经的副损伤，所以临床医师在治疗腓骨病变时常采用。

手术中在切开皮肤和深筋膜后，首先在股二头肌后下缘找出腓总神经，并作适当的解剖，用橡皮条保护牵向前内侧；继之解剖出腓骨肌和比目鱼肌间隙，将腓骨长、短肌牵向前方，则腓骨即能得到充分显露。

三、腓骨远端 1/3 外侧手术进路

【适应证】

1. 外踝骨折切开复位内固定术。
2. 腓骨远端骨肿瘤切除术。
3. 腓骨远端慢性骨髓炎死骨摘除术。

【体位】

患者平卧于手术台上，患侧臀部垫一扁枕。

【麻醉】

腰椎麻醉或持续硬脊膜外麻醉。

【手术步骤】

1. 于腓骨远端的外侧作一纵形切口，自外踝开始，直线向上延长 8～10cm 止(图 3－5－23a)。

2. 沿切口切开皮肤、皮下组织和筋膜，将皮瓣适当游离，并向两侧牵开，显露外踝。将第 3 腓骨肌适当游离，并向前方牵开，显露出腓骨远端。再于腓骨远端作腓骨骨膜纵行切口(图 3－5－23b)。

3. 沿腓骨骨膜切口，切开骨膜，于骨膜下作腓骨远端游离，则外踝、腓骨远端得到充分显露(图 3－5－23c)。

【说明】

腓骨远端即在皮下，故该切口在切开皮肤后即能顺利地显露腓骨远端，因此手术比较简单，显露也较满意；且切口不通过知名的血管和神经，故手术方便安全。

术中注意，由于腓骨远端在维持踝关节的稳定性很重要，原则上不作腓骨远端切除术，只有在腓骨远端恶性肿瘤尚未侵泛周围组织者才考虑，但必须重建踝关节稳定。

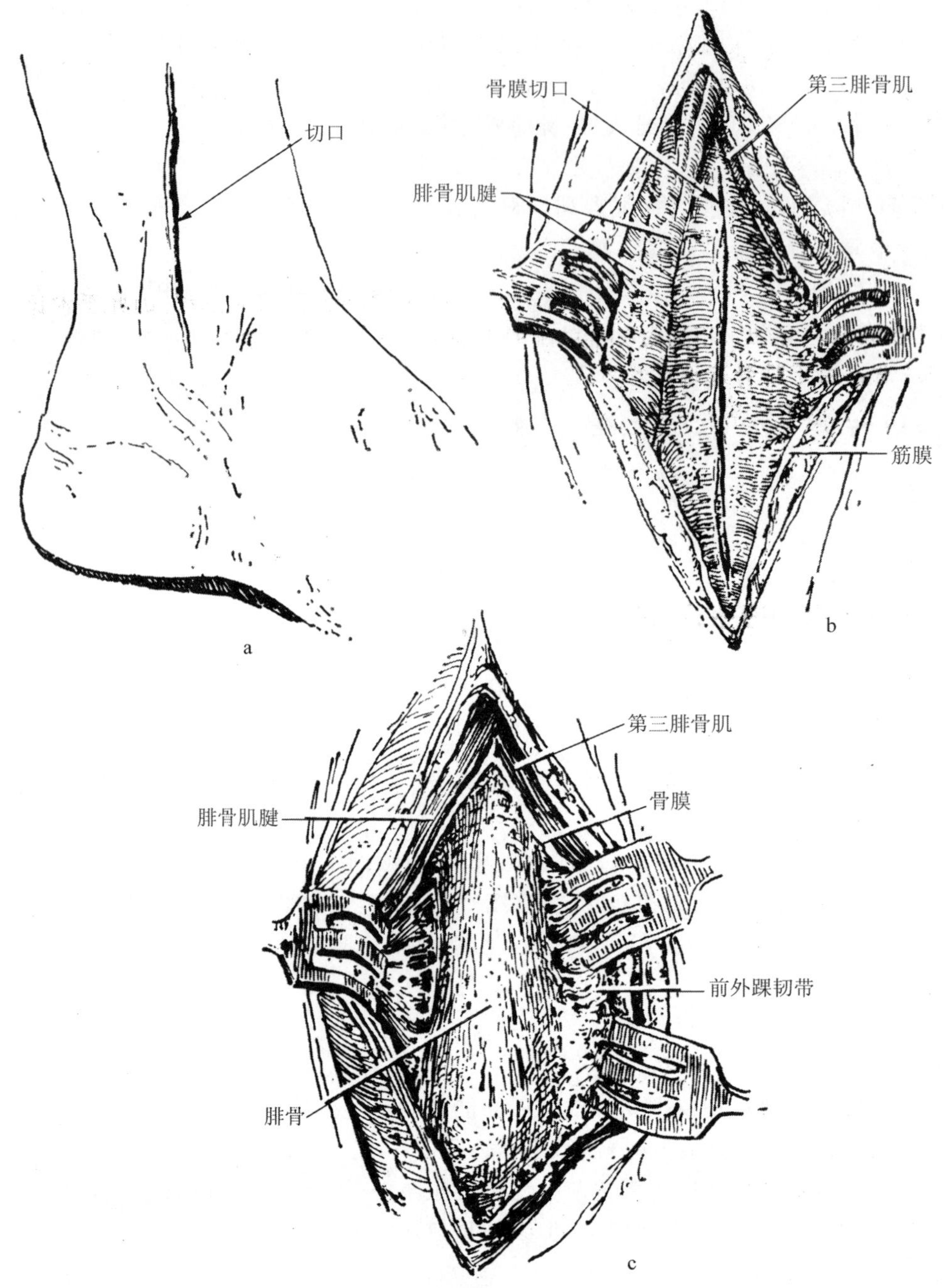

图 3-5-23 腓骨远端 1/3 外侧手术进路

第六章　踝部及足部临床解剖与手术进路

第一节　踝部及足部临床解剖

根据足外科的现代概念，神经应以坐骨神经、肌肉应以小腿为界，而骨骼与关节则以小腿下界胫腓骨的远端为踝关节上界。本章在上述范围给予叙述。

一、踝部及足部的体表

（一）踝部

踝部以下的皮下脂肪少，皮肤紧贴在软组织上，踝部各骨的轮廓及主要肌腱方向都可分辨清楚。踝前自内向外可摸到胫骨前肌腱、𧿹长伸肌腱和趾长伸肌腱，在后者两肌腱间能触及足背动脉的搏动。内踝和外踝是最显著的骨性标志，也是踝部手术的重要标志，外踝后侧可摸到腓骨长、短肌腱，踝部后方可清楚摸索到跟腱，跟腱与内踝之间可触到胫后动脉的搏动。外踝尖比内踝尖平面低 0.5～1cm，外踝比内踝位置偏后约 1cm。外踝尖以上约 7.5cm 的一段腓骨紧贴皮下，故易触摸。踝关节平面位于内踝尖部上方约 1cm；在外踝前方与第 3 腓骨肌腱的外侧有一浅凹，亦相当于踝关节平面。在内踝与胫骨前肌腱之间也有一陷凹。在上述两陷凹之间，踝关节接近表面，故当关节积液顺关节囊膨胀而致踝关节前方明显隆凸。当踝关节跖屈时，距骨向前滑动而形成一显著隆起，外踝前方最为明显。

内踝扁平而隆凸，内踝前面正对距骨头和颈的内侧面。内踝下方一横指处深压可摸到载距突。载距突跖面深沟经过𧿹长屈肌腱。踝后部的明显结构为跟腱。跟腱与内踝及外踝之间的跟骨形成两个深沟。外侧沟内有小腿外侧肌腱通过，内侧沟内有小腿后群深肌腱及血管、神经通过。

（二）足部

其足背皮肤较薄，皮下组织松弛，隐约可见淡蓝色的是背静脉弓，从弓的内外两端发出大、小隐静脉走向踝部。当足做背伸或内翻动作时，在足背由内侧到外侧可显示胫骨前肌腱、𧿹长伸肌腱及趾长伸肌腱。在足背的后外侧，外踝前方可见到趾短伸肌的肌腹隆起。足背动脉的体表投影可在两踝尖连线中点至第 1 趾间隙后端画一直线表示之，在其外侧为腓深动脉。足底皮肤较厚，皮下组织致密，尤其中央部分的深筋膜坚韧，组成跖腱膜。足底外形似呈三角形，内侧凹陷，外侧缘平直。跟结节、第 1 跖骨头和第 5 跖骨头处是足底的 3 个着力点，由于负重该 3 处皮肤增厚，甚至角化。足内侧面呈一弓形，皮肤薄而软，隔皮可见许多小血管。在内踝下方约 2.5cm 处可摸到跟骨载距突。在内踝前方 2.5cm 处，可摸到舟骨粗隆。在内踝后方可扪到胫后动脉。舟骨粗隆是胫骨后肌腱主要抵止处，也是足部手术中的一个有利标志。足外侧缘较薄，全部与地面接触。该缘的中点即第 5 跖骨基底，标志为跗跖骨关节的位置。

二、踝部及足部的浅层结构

踝部皮肤活动性较大，浅筋膜中组织疏松，脂肪很少，但在跟腱两侧较多。

足背皮肤较薄，皮下组织亦疏松，在足背内侧和内踝前方有大隐静脉，而足背外侧至外踝下方后转到小腿后方有小隐静脉，上述两静脉在足背远侧互相吻合成足背静脉弓，在近侧形成足背静脉网。其皮神经主要由腓浅神经分出的足背内侧皮神经和足背中间皮神经，以及由腓总神经分出外侧腓肠皮神经和腓深神经分出的外侧足背皮神经（图 3－5－1,2）。

足底皮肤较厚，持重部分常呈角化状态。足底其他部分则薄而敏感，并与手掌的皮肤一样含有许多汗腺。皮下组织与手掌同样由于许多纤维隔贯穿其中，与皮肤连接致密。这种坚韧和具弹力的组织因中央部分有坚强的跖腱膜而加强，负重的部位最厚。

三、踝部及足部的深层结构

（一）深筋膜

1．踝部　深筋膜在踝前侧、内侧和外侧肌腱通过的部位增厚，形成肌支持带，并向其深方骨骼发出间隔，形成骨性纤维性管，具有约束肌腱和保护其深部血管神经的作用。

（1）小腿横韧带：亦称伸肌上支持带，位于踝部前上方，附着于胫骨前嵴与腓骨前嵴之间，为小腿筋膜的横向纤维向下增厚而成（图 3－6－1）。

（2）小腿十字韧带：呈“Y”形，位于踝前小腿横韧带的下方。其外侧端附着于跟骨前部，内侧端分为上、下两束，上束止于内踝，下束与足内侧缘的深筋膜及跖腱膜引续（图 3－6－1）。此韧带向深而发出间隔，形成 3 个骨纤维性管，为包有滑液囊的伸肌腱和血管神经所通过。其内侧管内有胫骨前肌腱，中间管内有踇长伸肌腱，胫前动、静脉和腓深神经，外侧管内有趾长伸肌的 4 条肌腱和第 3 腓骨肌。

（3）腓骨肌支持带：分上、下两部，腓骨肌上支持带约束腓骨长、短肌于外踝后方与跟骨之间；腓骨肌下支持带约束两肌于跟骨的外侧面（图 3－6－1）。

（4）分裂韧带：又称为屈肌支持带，由踝内侧深筋膜增厚所形成，呈带状（四边形），斜行于内踝与跟骨内侧面之间，并与跟骨内面共同构成踝管（图 3－6－2）。自韧带深面向跟骨发出间隔，形成 4 个骨纤

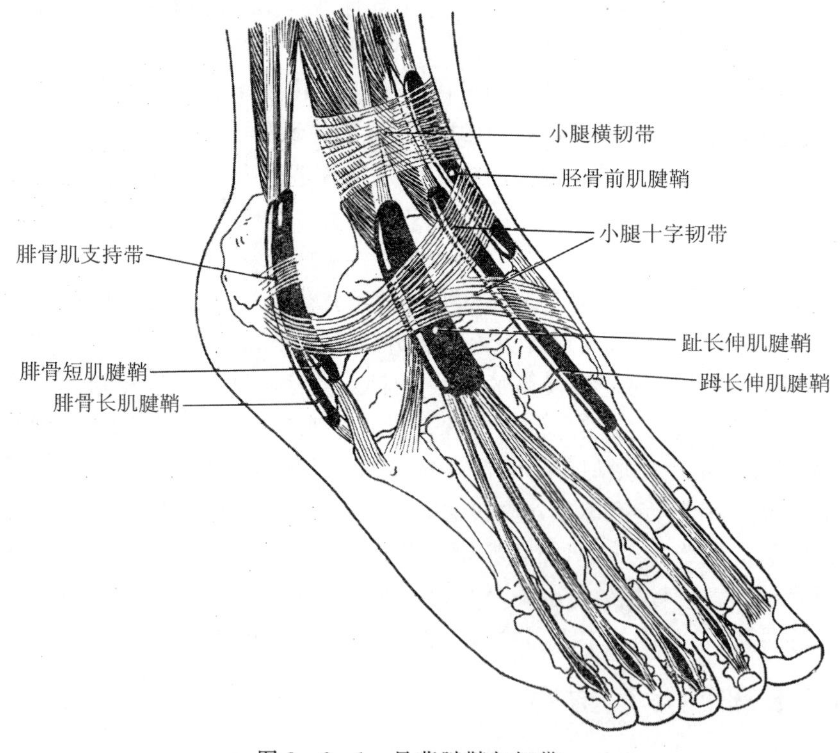

图 3－6－1　足背腱鞘与韧带

维性管道,通过包有滑液囊的肌腱和被有筋膜鞘的血管神经束。在踝管内自前向后排列有:胫骨后肌腱,趾长屈肌腱,胫后动、静脉和胫后神经,踇长屈肌腱。血管神经在管内或出管时分为足底内、外侧血管和神经。管内有较多的疏松结缔组织,是小腿后区和足底区的通路。踝管综合征可能是由胫神经或其终支或分支在踝管内直接或间接受压所致。踝管的纤维隔只有两片从内踝和屈肌支持带发出,形成分别包绕胫骨后肌腱和趾长屈肌腱的腱纤维鞘。踇长屈肌腱的腱纤维鞘连于跟骨载距突和跟骨内侧面,与屈肌支持带无关(图 3-6-2)。

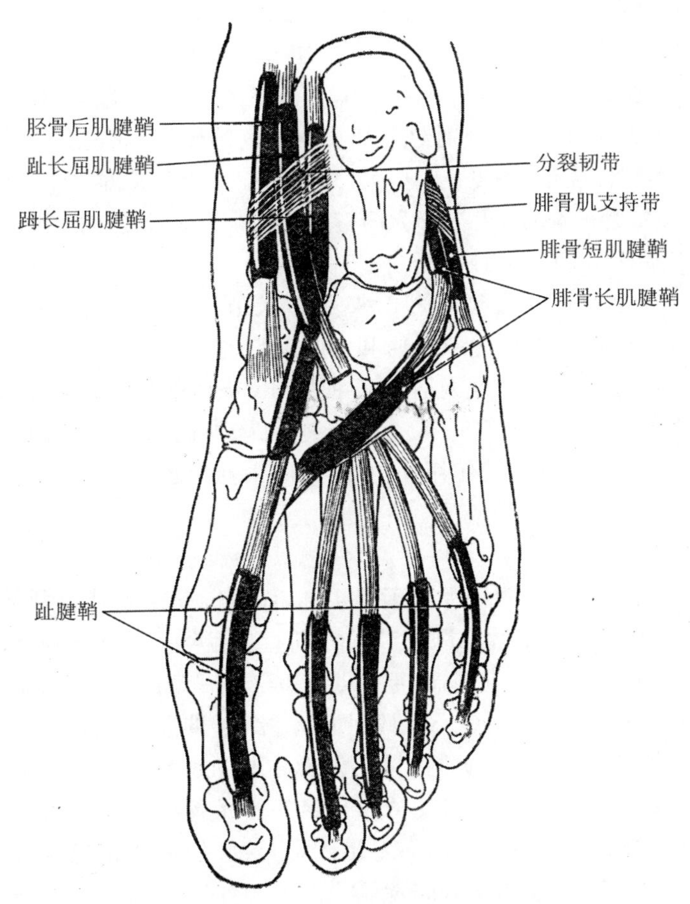

图 3-6-2　足底腱鞘和韧带

2. 足部　足背的筋膜较薄弱,覆盖于足背各肌腱表面而足底筋膜较厚而坚韧,称跖腱膜。包括 3 个部分:① 中央部在后方附着于跟骨粗隆,前方分为数条与五趾的纤维性屈肌鞘及跖趾关节的侧面相连,有力地支持足的纵弓。② 内侧部很弱,附着于跟骨粗隆与跖趾近位节趾骨的基底,敷在外展跖肌下面。③ 外侧部为坚强的纤维带,附着于跟骨与第 5 跖骨粗隆之间。在跖腱膜的三部分之间形成的足底内、外侧沟处,自足底腱膜的深面发出两个肌间隔,分别止于骨间跖侧筋膜。将足底中间肌隆起与两侧肌隆起隔开,在足底形成 3 个肌膜间隙或肌纤维鞘,即跖内、外侧和跖中间隙。

(二) 肌肉

踝部没有肌腹和肌肉的附丽部,只有足部外来肌的肌腱通过,这在踝部的深筋膜所形成韧带中已介绍。

足部的外来肌腱亦在介绍小腿肌肉和踝部深筋膜时已作详细介绍。足部内在肌在足背有:① 踇短伸肌,为一薄小短肌,起自跟骨外侧面的内侧支持带下缘,该肌收缩可伸踇趾,止于踇趾中趾骨,受腓深神经支配。② 趾短伸肌,为一薄小短肌,起自跟骨外侧面和上面的前部及伸肌下支持带的下缘,止于第

2～4 趾中趾骨，该肌收缩可伸第 2～4 趾，受腓深神经支配。③ 足骨间背侧肌，位置较深，有 4 条，填充在第 1～5 跖骨间。每条肌以两头起自第 1～5 跖骨底的相邻缘。第 1 骨间背侧肌止于第 2 趾的内侧缘，其他 3 条分别止于第 2～4 趾的外侧缘。其作用为外展第 2～4 趾，受足底神经支配(图 3－5－4)。

其足底的内在肌肉分三层。第一层：① 踇展肌，起自屈肌支持带及跟骨结节内侧部，止于踇趾第 1 节趾骨底。可使踇趾外展，受足底内侧神经支配(图 3－5－5)。② 趾短屈肌，起自跟骨结节的内侧部及足底腱膜的后部，在足底中部分为 4 腱，分别止于第 2～5 趾。作用跖屈第 2～5 趾，受足底内侧神经支配(图 5－5－6)。③ 中趾展肌，起自跟骨结节，止于小趾第 1 节趾骨底，也有部分纤维止于第 5 跖骨底。使小趾外展，受足底外侧神经支配(图 3－5－8)。第二层：① 足底方肌，两个头分别起自跟骨结节及足底长韧带，向前止于趾长屈肌腱的上面及外侧缘。其作用为协助趾长屈肌屈趾，受足底外侧神经支配(图 3－5－7)。② 蚓状肌，为 4 条小肌，分别起自趾长屈肌腱的侧缘，向前止于第 2～5 趾背腱膜。该肌作用为伸趾，受足底内外侧神经支配(图 3－5－7)。第三层：位于足底前半部，自踇趾侧向小趾侧依次为：① 踇短屈肌，起自第 1 楔骨的跖面，止端分为两腱，拥持踇长屈肌腱，分别止于踇趾第 1 节趾骨底部的两侧，其作用为屈踇趾，受足底内侧神经支配(图 3－5－8)。② 踇收肌，有斜头与横头。斜头起自腓骨长肌的纤维鞘及第 2～4 趾骨底；横头起自第 2～5 跖趾关节囊的跖侧面。两头在近踇趾处聚集，止于踇趾第 1 节趾骨底的外侧部。该肌作用为斜头屈和内收踇趾，横头内收踇趾，受足底外侧神经支配(图 3－5－8)。③ 小趾短屈肌：起自第 5 跖骨底及腓骨长肌的纤维鞘，止于小趾第 1 节趾骨底的外侧部。其作用屈小趾，受足底外侧神经支配(图 3－5－8)。除上述肌肉外尚有骨间跖侧肌，有 3 条，起自第 3～5 跖骨的内侧，止于第 3～5 趾阖的内侧，其作用为内收第 3～5 趾，受足底外侧神经支配(图 3－5－8)。

(三) 血管

踝部和足部的血管其动脉是由小腿经踝部延续足部，而静脉是由足背经踝部延伸到小腿的静脉。

1. *足背动脉* 足背动脉为胫前动脉在踝关节前方的直接延续。在踇长伸肌腱的外侧，经趾短伸肌第 1 肌腱的深面，走向第 1 跖骨间隙的近侧端，穿向足底，与足底动脉吻合，形成足底弓。其分支有：① 跗内侧动脉，为数小支，绕足内侧缘至足底。② 跗外侧动脉，于伸肌下支持带的下缘发自足背动脉，穿经趾短伸肌深面向下外下行，参加足背动脉网。③ 弓形动脉，在第 1 跖骨底处发自足背动脉，在各趾短伸肌腱的深面呈弓状向外行。弓形动脉的终支分布于足外侧缘及小趾的外侧部。④ 足底深动脉，为足背动脉较大的终支，穿第 1 骨间背侧肌两头之间至足底，与足底外侧动脉吻合，形成足底弓。⑤ 第 1 跖骨背动脉，为足背动脉较小的终支，沿第 1 骨间背侧肌的表面前行，至第 1、2 跖骨头附近分为 2 支；一支穿过踇长伸肌腱的深面，分布于踇趾背面内侧缘；另一支分为两条趾背动脉，至踇趾和第 2 趾的相对缘。⑥ 第 2 跖骨背动脉，起源于足底弓的后穿支或弓型足背动脉的弓上。⑦ 第 2 跖骨底动脉，大多起源于足底弓。⑧ 足背动脉皮支，将足背动脉分为三段：近侧段(足背动脉起始点以下 2cm)；远侧段(足背动脉末端向上 2cm)；中间段(近、远侧段的中间部分)(图 3－5－9)。

2. *足底动脉* ① 足底内侧动脉，在屈肌支持带深面由胫后动脉分出，伴行同名静脉，经踇展肌的深面，至趾短屈肌与踇展肌之间，再经踇展肌浅面至踇趾的内侧缘，分布于足内侧的肌肉、关节及皮肤。② 足底外侧动脉，自胫后动脉分出后，伴行同名静脉斜向前外方，穿经趾短屈肌与足底方肌之间，至第 5 跖骨底处，分为浅、深 2 支：浅支直接分布于小趾外侧缘；深支经小趾短屈肌与趾长屈肌腱及蚓状肌之间转入深层，参与足底弓。③ 足底动脉弓，足底外侧动脉自第 5 跖骨底处在趾长屈肌肌腱和蚓状肌与骨间肌之间转向内行，继则进入踇收肌斜头与骨间肌之间，至第 1、2 跖骨底间隙处，与足背动脉的足底深支吻合成足底弓。自足底弓的凸侧发出 4 条跖足底动脉(图 3－6－3)。

(四) 神经

神经都是由小腿延伸至足部的。

1. 腓深神经　腓深神经与胫前动脉伴行经踝部入足背，支配䟴短伸肌和趾短伸肌，还分出皮支支配外侧䟴背皮肤和内侧第 2 趾背皮肤(图 3－5－9)。

2. 胫神经　胫神经于内踝踝管到足底部分出 2 个分支：① 足底内侧神经，经屈肌支持带及䟴展肌深面至足底，行在䟴展肌与趾短屈肌之间，位于足底内侧动脉的外侧，沿途分支支配䟴展肌、䟴短屈肌、趾短屈肌及第 1 蚓状肌，并发出关节支至跗跖关节。皮支分布于足底中部的皮肤，最后分为 4 支，分而于䟴趾内侧缘及䟴趾至第 4 趾相邻缘的皮肤。② 足底外侧神经，经屈肌支持带和䟴展肌深而至足底，多在足底外侧动脉的内侧伴行，穿经趾短屈肌与足底方肌之间，至第 5 跖骨底分为浅、深 2 支：浅支除分支至小趾外侧缘及第 4、5 趾相邻缘的皮肤外，也分支至小趾短屈肌及第 4 跖骨间隙内的骨间肌。深支与足底外侧动脉伴行转入深层。足底外侧神经还分出肌支至䟴收肌、足底方肌、小趾展肌、第 2～4 蚓状肌及其余的骨间肌(图 3－6－3)。

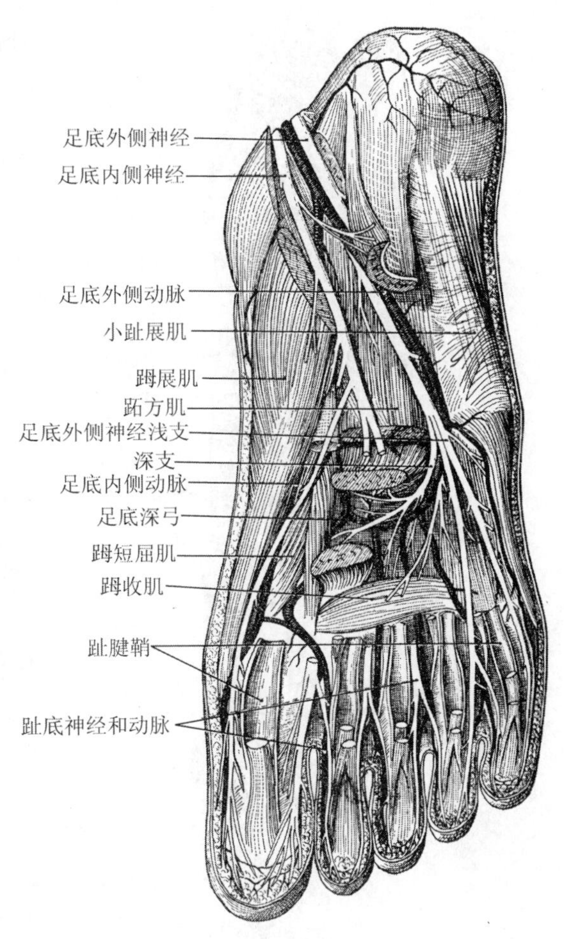

图 3－6－3　足底神经和动脉

四、骨与关节结构

(一) 踝部

胫骨和腓骨的下端与距骨相关节的部分共同形成踝关节。

1. 关节端　胫骨下端的内侧面呈钝锥体形的内踝。其外侧面上有一腓骨切迹，切迹上附着有骨间下韧带。胫骨下端的后缘隆起，有时称为第三踝或后踝。胫骨下端的关节面为凹形，覆盖关节软骨向内侧与内踝关节面的软骨相连。腓骨下端形成外踝，外踝的位置较内踝为低，外踝内侧面为关节面与距骨相关节，其上方为粗糙的凸起部，借此附着于胫骨(图 3－6－4)。

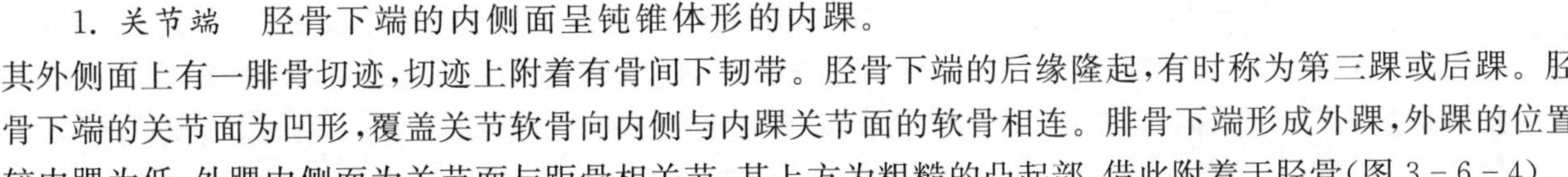

2. 距骨　分体、颈、头三部分。体部上面的滑车面与胫骨和腓骨相关节。颈部前伸，头部与舟状骨相关节。距骨体下面连接在跟骨的上面，其间可作轻微旋转。距骨与舟状骨和跟骨之间可做足的内翻和外翻运动。距骨的上面成前后均匀的弓形，前部宽、后部窄。活动于胫腓切迹之中，呈屈戌运动。距骨由于与各骨形成关节，故各关节面被有关节软骨，只有一小部分不被软骨而为有血管的骨膜所包盖(图3-6-4)。

3. 远位端胫腓关节　远位端胫腓关节是由腓骨下段内侧凸形关节面与胫骨下端外侧腓骨切迹关节面的韧带联合，非常有力。除有弹性外，无任何运动(图 3－6－4)。

4. 踝关节　由距骨上面滑车关节面与胫骨下端关节面及距骨两侧与内、外踝相关节。两踝环绕距骨两侧，故侧向运动极为轻微。距骨上面前部宽、后部窄，所以当足呈跖屈时，距骨上面后部位于胫腓窝臼内较宽松，可于踝之间作轻微的运动；但当足呈背屈时，距骨上面前部紧紧填充在胫腓窝臼之内，踝关节只能作使足跖屈或背屈的屈戌运动(图 3－6－4)。

5. 踝关节的关节囊和韧带　关节囊的前壁和后壁薄而松弛。囊壁的近位缘附着于胫腓骨骺的关节面的边缘，其远位缘附着于距骨上关节面的边缘。踝关节韧带有前、后内侧、外侧韧带。前韧带为一薄膜，附着于两踝前面和胫骨下端，向下附着于距骨颈的上面。后韧带为几条从胫骨下面和胫腓后韧带到距骨后面的韧带。䟴长屈肌肌腱通过踝关节的后方，为一条有力的后侧支持带。内侧韧带为胫侧副韧带，也称三角韧带。它与关节囊紧密相连，韧带尖端附着于内踝，基底部连续附着于舟状骨、距骨、载距突和足底跟

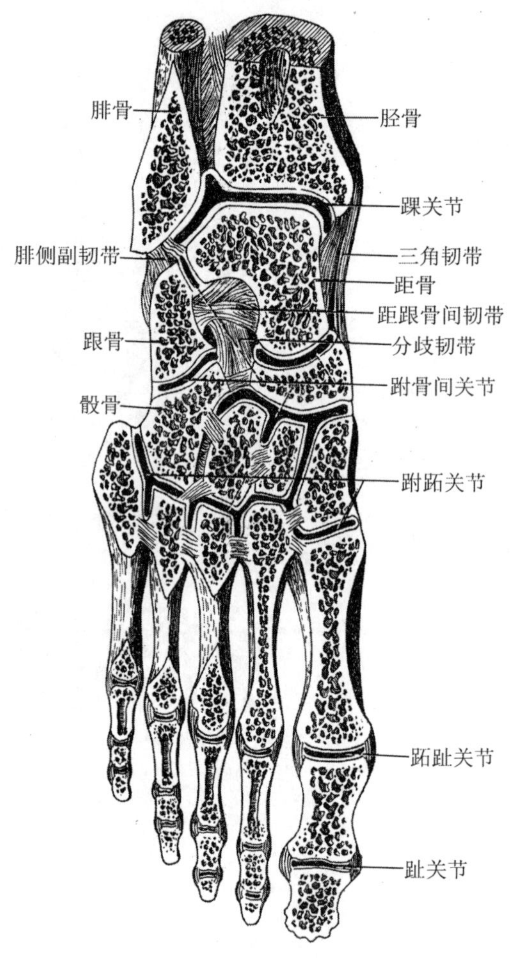

图 3-6-4　足骨连接(水平断面)

舟韧带。此韧带由通过的胫骨后肌和趾长屈肌的肌腱加强，限制足过度外翻。外侧韧带为腓侧副韧带，较弱，分为前、中、后 3 束：①距腓前韧带，附着于外踝前缘与距骨颈的外侧面。②跟腓韧带，从外踝向下后方斜行至跟骨外侧面，腓骨长、短肌肌腱位于该跟腓韧带之上。③距腓后韧带，为一条较坚厚的韧带，附着于外踝后缘与距骨后面，限制足的内翻运动(图 3-6-4)。

(二) 足部

1. *足骨*　①跗骨：共 7 块，排成前、中、后 3 列。后列有位于前上方的距骨和后下方的跟骨；中列为足舟骨，位于距骨的前方；前列由内向外分别为内侧楔骨、中间楔骨、外侧楔骨及位于跟骨前方的骰骨。②跖骨：共 5 块，从内侧向外侧依次称第 1～5 跖骨，可分底、体和头 3 部分。第 1、2、3 跖骨底分别与内侧、中间及外侧楔骨相关节，第 4、5 跖骨底与骰骨相关节，跖骨头与近节趾骨相关节。③趾骨：共 14 块，除踇趾为 2 节外，其余均为 3 节，分别称近节、中节和远节趾骨(图 3-6-5)。

2. *足骨间连接*

(1) 跗间关节：①距跟关节，分为前后两部分，前份为距跟舟关节，后份即距骨下面之后关节面与跟骨上面之后关节面形成。关节属摩动关节。其韧带有关节囊、前韧带、后韧带、外侧韧带、内侧韧带及骨间韧带。关节囊极薄，围绕关节，其滑膜层独立，与其他跗间关节不连。②距跟舟关节，该关节为较灵活的摩动关节。由舟骨后关节面、跟骨前关节面与跟舟跖侧韧带，三者共同与距骨头而成。包有关节囊及距舟韧带。③跟骰关节，由跟骨前端与骰骨后面形成。有关节囊及 4 条韧带，即跟骰背侧韧带、分岐韧带的跟骰部、跖长韧带及跟骰跖侧韧带。关节囊围绕关节，但不很完全，其滑膜层独立。跟骰关节与距舟关节共同形成跗横关节。④跟舟间韧带，跟舟两骨虽不直接相连，但有分岐韧带之跟舟韧带部分及跟舟足底韧带使之相连。⑤楔舟关节，舟骨前面接 3 块楔骨组成。其韧带有背侧韧带及跖侧韧带。⑥舟骰关节，该关节的韧带有背侧韧带、跖侧韧带、骨间韧带。⑦楔间关节及楔骰关节：这些关节即第 1、2、3 楔骨彼此互接及第 3 楔骨与骰骨相接所组成，有背侧韧带、跖侧韧带及骨间韧带(图 3-6-4)。

(2) 跗跖关节：跗跖关节为摩动关节。由踇跖骨接第 1 楔骨，第 2 跖骨在第 1、第 3 两楔骨之间，而其底接第 2 楔骨，第 3 跖骨接第 3 楔骨，第 4 跖骨接第 3 楔骨及骰骨，第 5 跖骨接骰骨组成。该关节的韧带有背侧韧带、跖侧韧带及骨间韧带。

(3) 跖骨间关节：为摩动关节，除第 1 跖骨与第 2 跖骨无关系外，其余跖骨底均彼此边以背侧韧带、跖侧韧带及骨间韧带。跖骨关横韧带系一窄束韧带，连接诸跖骨头，也和跖趾关节的跖侧副韧带相延续，其跖面形凹，通过屈肌腱(图 3-6-4)。

(4) 跖趾关节：系髁状关节，即由跖骨圆头纳于趾骨底的浅凹所组成。其韧带有足底韧带及两侧副韧带。

(5) 趾关节：系屈戌关节。每个关节有足底韧带及两侧副韧带，排列位置与跖趾关节相同。

3. *足弓*　人是唯一有足弓的脊椎动物。足弓由足骨、韧带和肌肉构成，分有纵、横两弓。

(1) 足骨：除籽骨和距骨外，足骨的形态都具有背宽跖窄的特点，故足骨借韧带连接，就形成了上凸下凹的整体形态。分为纵弓与横弓。横弓位于跖骨头之后，舟骨和骰骨之前。纵弓可分为内纵弓和外纵弓。内纵弓由跟骨和距骨组成后臂，三楔骨和内侧的三跖骨组成前臂。舟骨位于内纵弓的最高顶点，为内纵弓的关键足骨。外纵弓由跟骨单独组成后臂，第4、5跖骨组成前臂，骰骨位于外纵弓的顶点。外纵弓比较低，骨与骨间的韧带连接比较强，前后臂长短相关不悬殊，因此，外纵弓比较稳定，有较大的弹性，有缓冲震荡作用，也称弹性足弓。内纵弓比外纵弓高，第1跖骨和楔骨与其他跖骨、楔骨的韧带连接比较弱，弹性较差，与维持直立有关，也称支撑足弓，在重力压力下，容易移位。

(2) 韧带：韧带和关节囊是连接足骨，形成足弓的重要组织。骨与骨之间有很多长短不等的韧带。有的韧带形成关节囊的一部分，其中主要的有跟舟韧带、跖韧带、三角韧带和跖筋膜。跟舟韧带起于跟骨载距突，止于舟骨底部，为弹性和软骨纤维所组成，坚强而具弹性，支持距骨头，为预防下陷或内倾的主要结构，故也称为弹簧韧带。跖韧带分为跖长韧带与跖短韧带。跖长韧带起于跟骨内外结节的前部，止于骰骨嵴和第2、3、4、5跖骨的跖侧基部。跖短韧带起于跟骨前部，止于骰骨脊的后侧，其部位较跖长韧带为深。跖韧带的跖侧基部。跖短韧带起于跟骨前部，止骰骨嵴的后侧，其部位较跖长韧带为深。跖韧带的主要作用在于连接跟骰和跟跖的关系。三角韧带起于内踝，向下分为3股：前、后股均止于距骨；中股止于跟骨载距突。三角韧带的作用一方面稳定胫距关节，同时向内向上拉紧跟骨，使其不向外翻，间接地防止距骨下陷或内倾。跖筋膜不是韧带，是保护跖侧肌肉的筋膜，它起于跟骨内结节之间，止于跖骨头。实际上它又起着维持足弓的韧带作用(图3-6-6)。

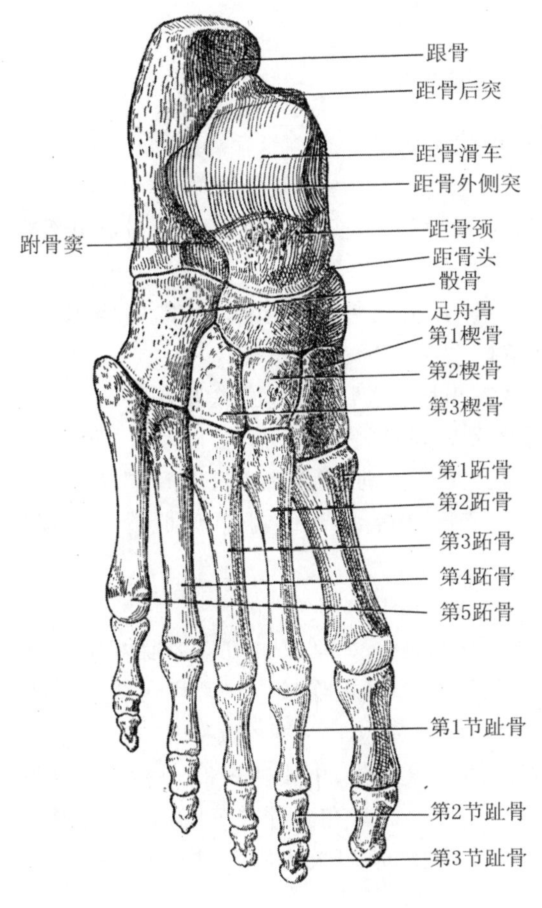

图3-6-5　足骨(背侧面)

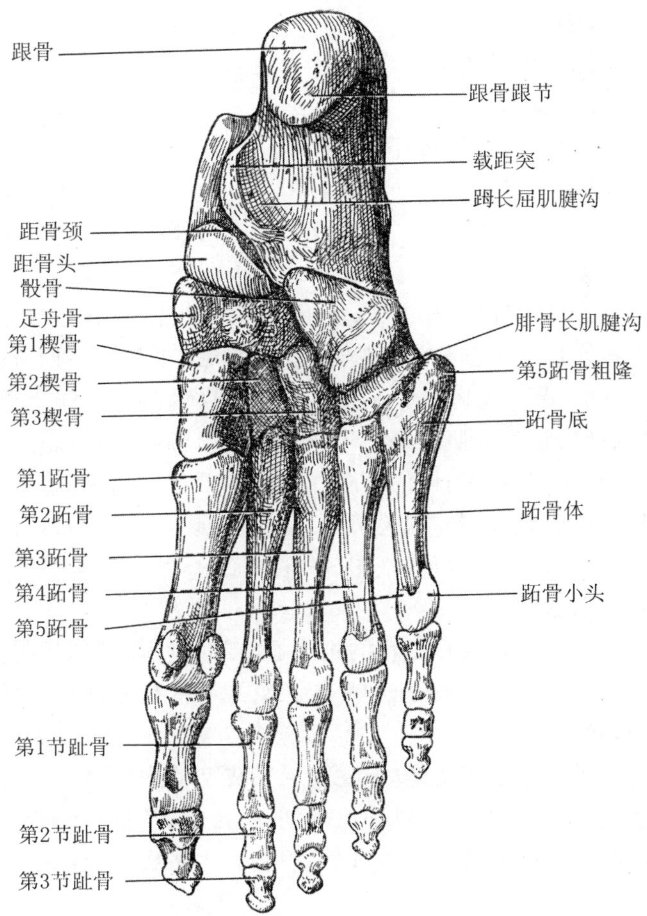

图3-6-6　足骨(足底面)

第二节 踝关节前部手术进路

【应用解剖】

踝关节前方的手术进路都是根据切口部位切开皮肤后，作小腿横韧带和小腿十字韧带切开(图 3-6-1)，由于部位和的其深部解剖有区别，踝关节前方手术进路在切开小腿横韧带和小腿十字韧带后，解剖出胫前肌、胫前动脉、腓深神经、踇长伸肌腱、趾长伸肌腱(图 3-5-4)，后于踇长伸肌腱与趾长伸肌腱间分开，牵向两侧，则踝关节囊得以显露，再纵形切开，使踝关节前方得以显露(图 3-6-7c)。而踝关节前外侧手术进路则在切开皮肤后，于第 3 腓骨肌外缘切开小腿横韧带和小腿十字韧带，并结扎外踝前动脉(图 3-6-8c)，将第 3 腓骨肌、趾长伸肌、踇长伸肌、腓深神经和足背动脉牵向内侧，切开踝关节囊，可使踝关节的前外侧得以显露(图 3-6-8d)。

一、踝关节前方手术进路

【适应证】

1. 踝关节融合术。
2. 胫骨下关节面前缘骨折合并距骨前移位切开复位内固定术。
3. 踝关节前方游离体摘除术。
4. 踝关节结核病灶清除术。

【体位】

患者平卧于手术台上。

【麻醉】

持续硬脊膜外麻醉。

【手术步骤】

1. 于踝关节前方作一纵形切口，自踝关节上 6～8cm，沿胫前肌腱外缘向下，越过踝关节 3cm 止(图 3-6-7a)。

2. 沿切口切开皮肤、皮下组织(勿损伤皮下的内侧足背皮神经)，将皮瓣适当游离，并向两侧牵开，再按切口的方向作深筋膜、小腿横韧带、小腿十字韧带的切口(图 3-6-7b)。

3. 沿上述切口切开深筋膜、小腿横韧带、小腿十字韧带，显露出胫前肌、胫前动脉、腓深神经、踇长伸肌腱、趾长伸肌腱等。于踇长伸肌腱与趾长伸肌腱之间作适当分离，将踇长伸肌腱、胫前动脉、腓深神经、胫前肌连同内侧的筋膜、韧带、皮瓣牵向内侧，将趾长伸肌腱连同外侧的筋膜、韧带、皮瓣牵向外侧，显露出胫骨下端与踝关节囊。沿皮肤切口的方向，切开骨膜和关节囊，于骨膜下作剥离，则胫骨下端，踝关节腔，距骨得以显露(图 3-6-7c)。

【说明】

该切口系通过足背的主要血管和神经才能到达踝关节前方，故不是一个理想的切口。但该切口显露踝关节前方比较充分，并能在直视下保护胫前动静脉和腓深神经，因此副损伤较少。常用于踝关节融合，病灶清除等手术。

手术中游离皮瓣时，注意保护皮下的内侧足背皮神经。其次切开深筋膜、小腿横韧带、十字韧带，要切断、结扎好外踝动脉和跗外动脉，再显露胫前动脉和腓深神经，以免出血。在切开关节腔前，要妥善保护胫前动脉和腓深神经，以免损伤。术终要缝合好小腿横韧带和十字韧带，以免术后伸腱失去支持。

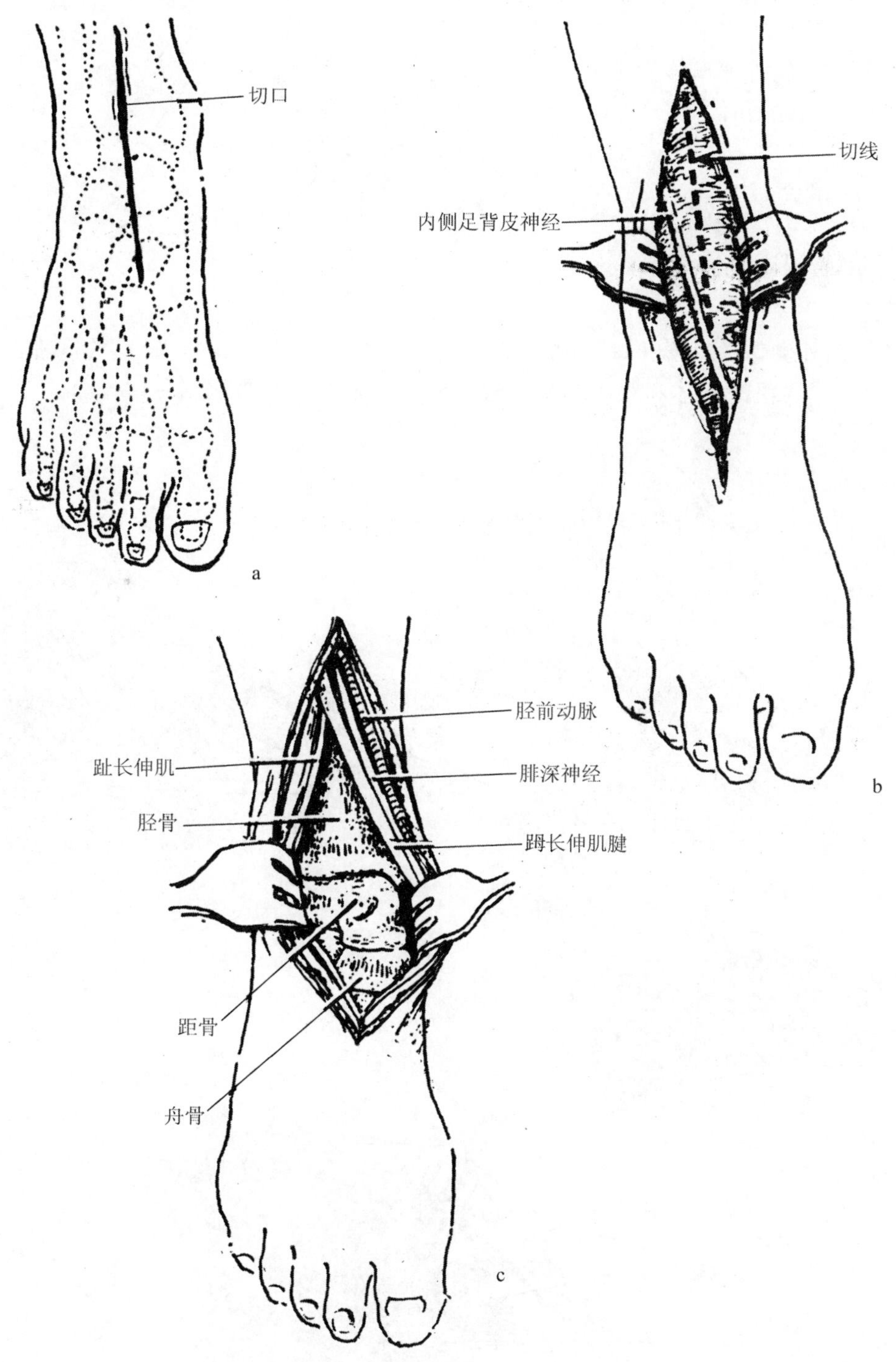

图 3－6－7　踝关节前方手术进路

二、踝关节前外侧手术进路

【适应证】

1. 全踝关节融合术。
2. 距骨切除胫跟关节融合术。
3. 踝关节结核病灶清除术。

4. 距骨骨折脱位内固定术。

5. 距骨剥脱性骨软骨游离体摘除术。

6. 距骨骨肿瘤刮除植骨术。

【体位】

患者平卧于手术台上。

【麻醉】

持续硬脊膜外麻醉。

【手术步骤】

1. 于踝关节前外侧作一纵形切口，自腓骨前缘内侧踝关节上 6～8cm 开始，沿第 3 腓骨肌外侧缘直线向下，越过踝关节，再沿距骨体和跟骰关节的前方至第 4 跖骨基底部（图 3-6-8a）。

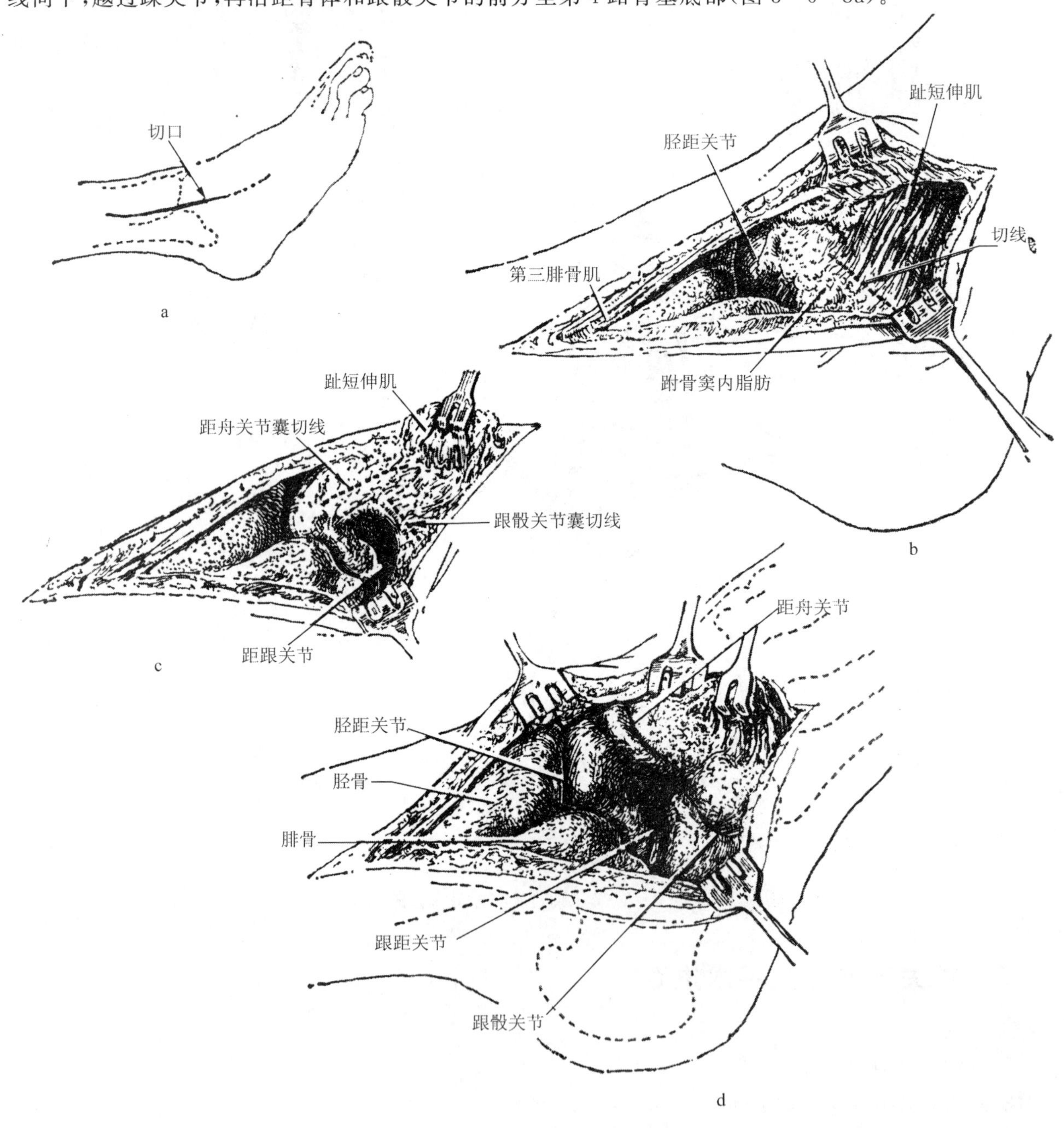

图 3-6-8　踝关节前外侧手术进路

2. 沿切口切开皮肤、皮下组织和深筋膜，并将皮瓣适当向两侧游离，于第3腓骨肌腱外缘切开小腿横韧带和十字韧带。然后切断并结扎外踝前动脉。后将内侧皮瓣、小腿横韧带、十字韧带、第3腓骨肌、趾长伸肌腱、足背动脉、腓深神经向内侧牵开。将外侧皮瓣及韧带向外侧牵开，注意牵开时看清并保护腓浅神经的中间背侧皮支。再纵形切开胫骨下端骨膜和踝关节囊，显露出踝关节。如作踝关节融合术，则将切口向两侧扩大即可。如作全关节融合术，则于趾短伸肌附着处作横行切口(图3－6－8b)。

3. 沿趾短伸肌附着处切口横行切断，向远侧翻转，并切除距骨颈外侧和下方的脂肪块，即可显露出跟距关节。再于跟舟关节囊作纵形切口；跟骰关节囊作横行切口(图3－6－8c)。

4. 沿关节囊的切口切开跟舟关节囊和跟骰关节囊，并用锐利骨膜剥离器将关节囊清除。这样踝关节、跟距关节、跟舟关节、跟骰关节都能得到清晰的显露(图3－6－8d)。

【说明】

该切口能在直视下显露胫距关节、距舟关节、跟距关节和跟骰关节，而且不需要通过前方和后方的主要血管和神经。

手术时切开皮肤后，首先要保护好腓浅神经的足背中间皮神经。其次在切开深筋膜、小腿横韧带、十字韧带时，要妥善保护趾长伸肌腱、足背动脉和腓深神经，将其牵向内侧，避免术中损伤。术终要将小腿横韧带和十字韧带缝合好，以免术后伸腱失去支持。

第三节　踝关节内侧手术进路

【应用解剖】

踝关节内侧手术进路的皮肤切口形式虽然有所区别，但都是以内踝为切口定位，其深面处理，在解剖出深部的内踝小腿横韧带、分裂韧带(图3－6－2)，进一步显露踝关节囊、踝关节内侧。“S”形切口和内侧纵形切口(Ⅰ)，都是作胫骨骨膜和三角韧带纵形切开，显露踝关节腔和间隙(图3－6－10d)；而踝关节内侧纵形切口(Ⅱ)和横形切口都是在平踝关节面处作内踝横形截断，向内翻转显露内侧踝关节间隙(图3－6－11d)。

一、踝关节内侧“S”形手术进路

【适应证】

1. 内踝骨折切开复位内固定术。

2. 踝关节内侧剥脱性骨软骨游离体摘除术。

3. 内踝部良性破坏病损切除术。

【体位】

患者平卧于手术台上，膝关节稍屈曲，内侧向上。

【麻醉】

持续硬脊膜外麻醉。

【手术步骤】

1. 于内踝关节内侧作“S”形切口，以内踝顶端为标志，向上偏前作“S”延伸7～8cm，向下延伸2cm(图3－6－9a)。

2. 沿切口切开皮肤、皮下组织和深筋膜，并将皮瓣向两侧游离牵开，显露出胫骨下端内踝、小腿横韧带、三角韧带、胫骨下端的骨膜与内踝三角韧带，并作纵形切口(图3－6－9b)。

3. 沿切口切开胫骨下骨膜、小腿横韧带、三角韧带，向两侧剥离，使胫骨下端内踝、三角韧带进一步显露，于内踝尖端按切线切开三角韧带与关节囊，使内踝尖端和内侧关节间隙得以显露。再于内踝前方

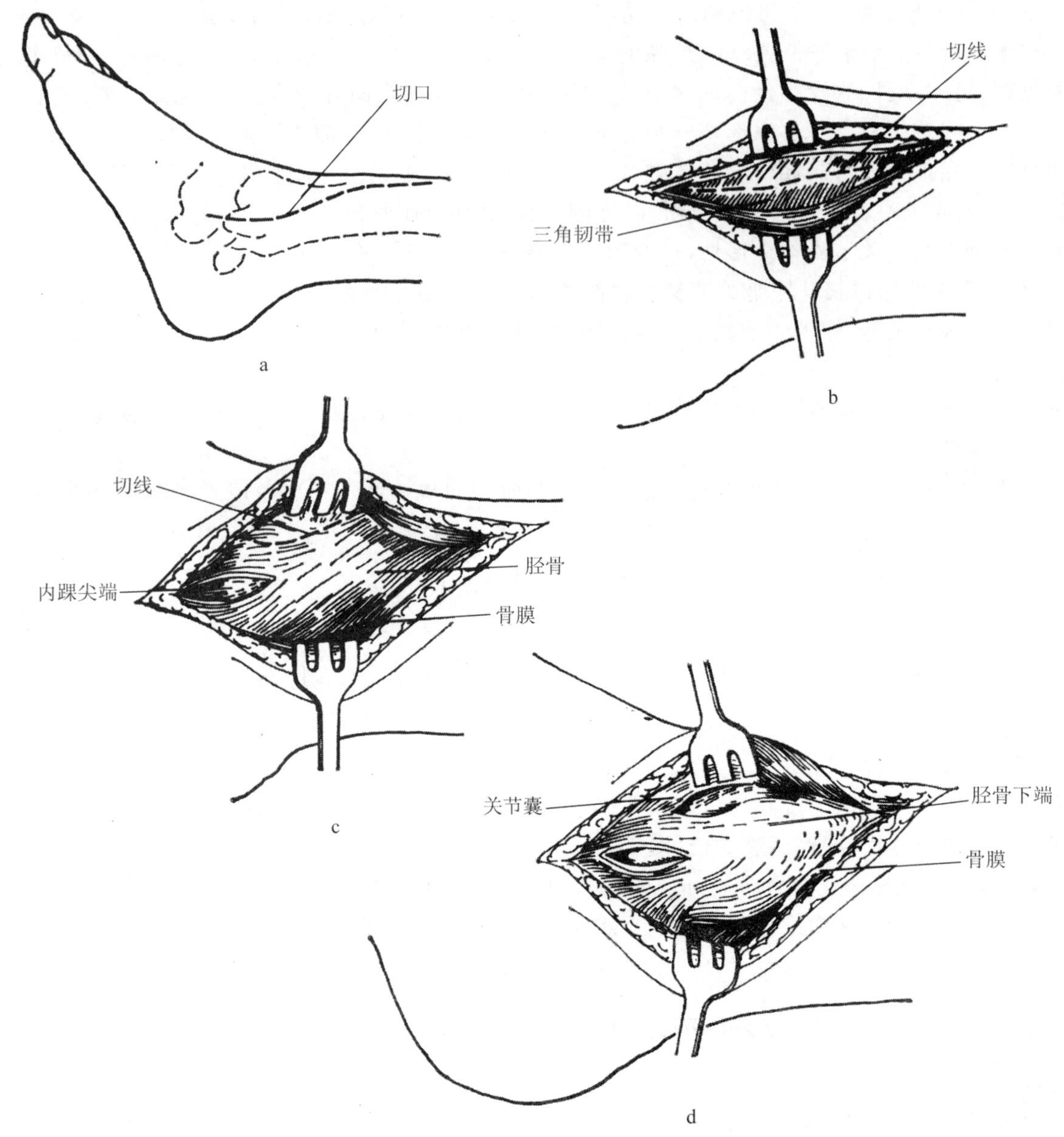

图 3-6-9　踝关节内侧"S"形手术进路

的踝关节囊作切线(图 3-6-9c)。

4. 沿切线切开内踝前缘的关节囊和滑膜,并向外侧牵开,使内踝前缘得以显露(图 3-6-9d)。

【说明】

该切口系踝关节内侧弧形切口的改进,减少了内踝横形截骨,减少了作内踝螺旋钉固定的时间,但影响了踝关节充分暴露,使踝关节内部的病变不能充分地处理,只能处理内踝和内踝前缘的病变。由于胫骨下端显露较充分,因此能较理想地处理胫骨下端病变,如为胫骨下端感染病未侵袭关节囊,则不应切开关节囊。术终注意韧带的修复。

二、踝关节内侧纵形手术进路(Ⅰ)

【适应证】

1. 内踝骨折切开复位内固定术。

2. 踝关节内侧剥脱性骨软骨游离体摘除术。

3. 内踝部良性破坏病损切除术。

【体位】

患者平卧于手术台上，膝关节稍屈曲，内侧向上。

【麻醉】

持续硬脊膜外麻醉。

【手术步骤】

1. 于踝关节内侧作一纵形切口，以内踝尖端为标志，向上垂直延伸5cm，向下延伸2cm(图3-6-10a)。

2. 沿切口切开皮肤、皮下组织和深筋膜，将皮瓣向两侧游离并牵开，使小腿横韧带、内踝、三角韧带得以显露，并作纵形切口(图 3－6－10b)。

3. 沿切口切开小腿横韧带、内踝骨膜，并向两侧剥离；再切开三角韧带与关节囊，并向两侧牵开，使内踝、内踝尖部、关节内侧间隙得以显露；再于内踝前缘作踝关节囊切线(图 3－6－10c)。

4. 沿切线切开内踝前缘的关节囊和滑囊，并向外侧牵开，使内踝前缘得以显露(图 3－6－10d)。

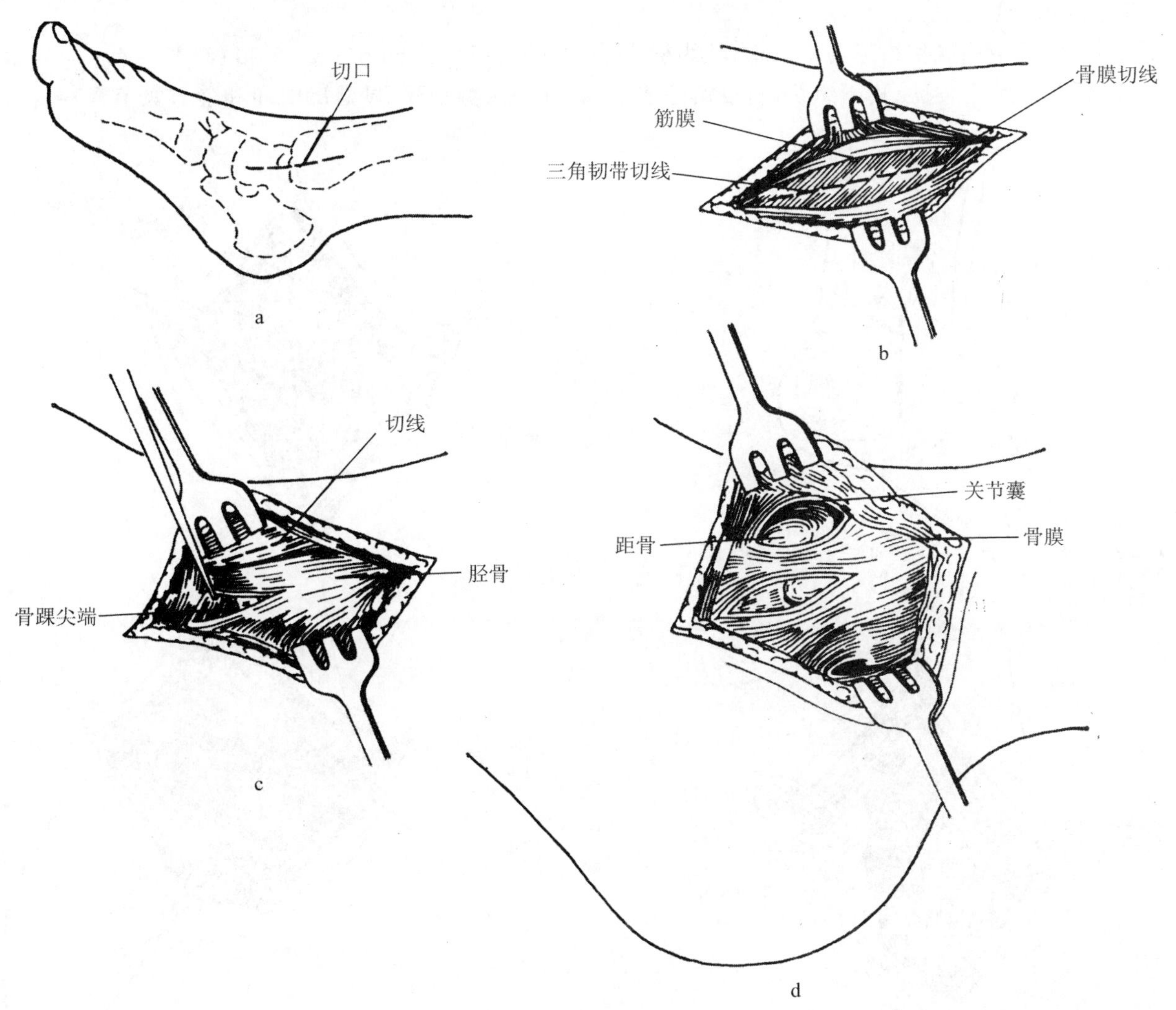

图 3－6－10　踝关节内侧纵形手术进路(Ⅰ)

【说明】

该切口与内侧“S”形切口基本相似，但胫骨下端前方得不到显露，故不适用于胫骨下端病变的处理，其他内踝病变均适用；也不适用于踝关节内部的病变。术终注意韧带的修复。

三、踝关节内侧纵形手术进路(Ⅱ)

【适应证】

1. 内踝骨折切开复位内固定术。
2. 踝关节内侧剥脱性骨软骨游离体摘除术。
3. 内踝部良性破坏病损切除术。
4. 距骨骨折脱位切开复位内固定术。
5. 距骨剥脱性骨软骨游离体摘除术。
6. 距骨骨肿瘤刮除植骨术。

【体位】

患者平卧于手术台上,膝关节稍屈曲,内侧向上。

【麻醉】

持续硬脊膜外麻醉。

【手术步骤】

1. 于踝关节内侧作纵形切口,以内踝为标志,向上、下各延长 3cm(图 3-6-11a)。
2. 沿切口切开皮肤、皮下组织,将皮瓣适当游离,并向两侧牵开,显露出内踝和前方关节囊;再沿内

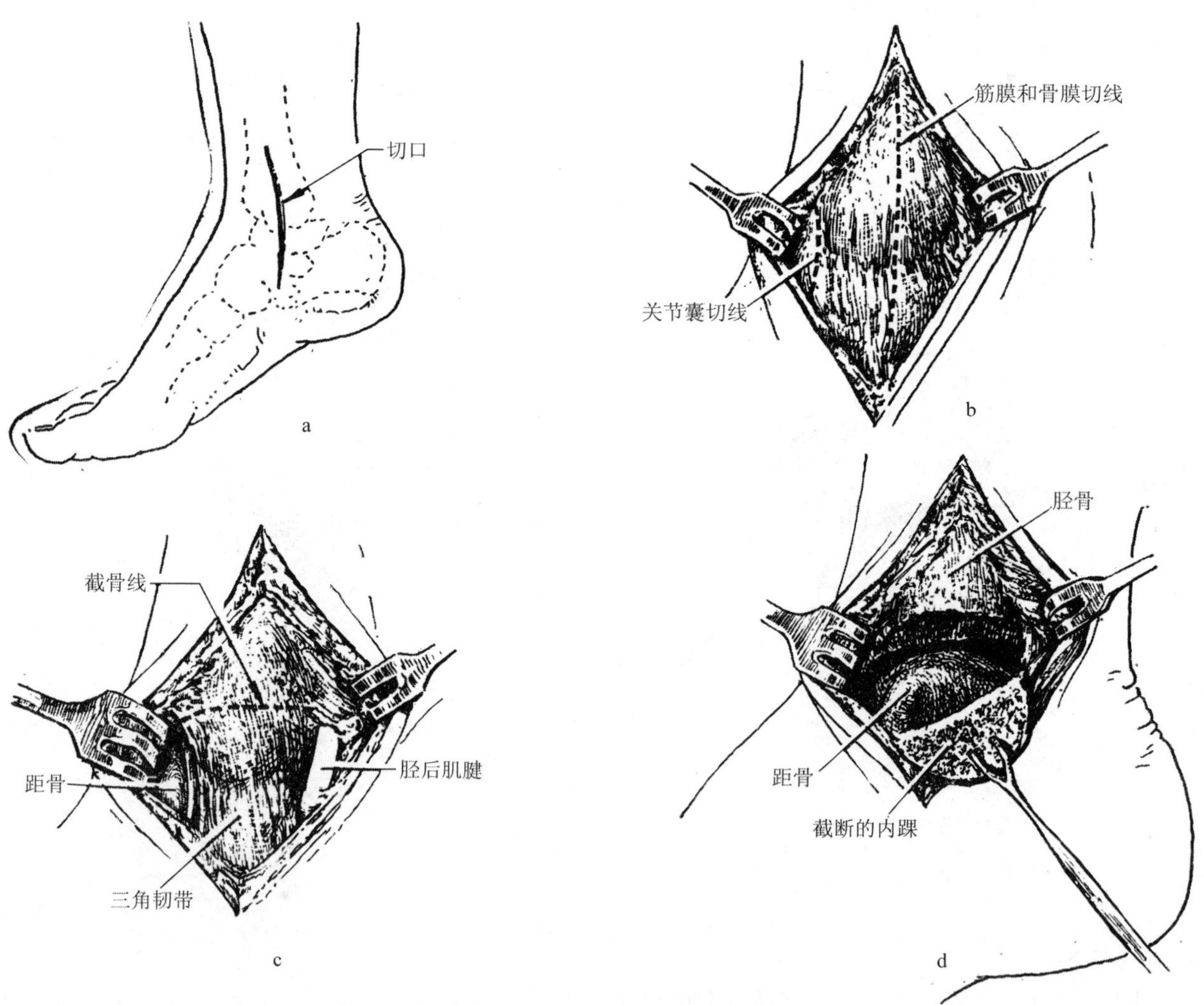

图 3-6-11　踝关节内侧纵形手术进路(Ⅱ)

踝作骨膜和筋膜纵行切口和内踝前方的踝关节囊切口(图 3-6-11b)。

3. 先切开内踝骨膜和筋膜切口,作骨膜下和筋膜下剥离,显露出内踝和下方的三角韧带;再沿内踝前方的关节囊切口切开关节囊,显露出踝关节腔的前内侧、分裂韧带和距骨。如需进一步显露踝关节内侧,则在内踝平踝关节面、分裂韧带下缘三角韧带上缘作内踝横行截骨线(图 3-6-11c)。

4. 沿内踝横形截骨线,用切骨刀切断内踝(注意勿损伤内踝后方的胫后肌腱);后将切断的内踝向下翻转,则踝关节内侧面得以显露(图 3-6-11d)。

【说明】

该切口系 Koenig 和 Schaefer 切口的改良,其皮肤切口与 Koenig 和 Schaefer 不一致。将内踝近侧的横弧形改为纵弧形,这样便于作深筋膜和骨膜的纵形切开和骨膜下剥离。切断内踝、保留三角韧带的方法与 Koenig 和 Schaefer 一致。该切口能在不通过踝部的血管、神经和肌腱到达内踝内部,但要凿断内踝,术后需作螺线钉内固定,增加愈合的时间。但内踝深面的病变,采用该切口较为适宜。术中应注意勿损伤内踝内的血管、神经。在凿断内踝时不要用力过重,以免损伤距骨关节面。术终要妥善用螺丝钉准确固定内踝。

四、踝关节内侧横弧形手术进路

【适应证】

1. 内踝骨折切开复位内固定术。
2. 踝关节内侧剥脱性骨软骨游离体摘除术。
3. 内踝部良性破坏病损切除术。
4. 距骨骨折脱位切开复位内固定术。
5. 距骨剥脱性骨软骨游离体摘除术。
6. 距骨骨肿瘤刮除植骨术。

【体位】

患者平卧于手术台上,膝关节稍屈曲,内侧向上。

【麻醉】

持续硬脊膜外麻醉。

【手术步骤】

1. 于踝关节内侧,以内踝为标志,在内踝上方作 6～8cm 的横弧形切口(图 3-6-12a)。

2. 沿切口切开皮肤、皮下组织和深筋膜,将皮瓣向两侧游离并牵开,使内踝、小腿横韧带、分裂韧带和胫后肌腱得以显露;再于分裂韧带下缘、三角韧带上缘,即平踝关节面作内踝截骨线(图 3-6-12b)。

3. 沿截骨线用切骨刀横形切断内踝(注意不要损伤内踝后方的胫后肌);后将切断的内踝向下翻转,则踝关节内侧显露。如要进一步显露踝关节,可将距骨外翻使之半脱位(图 3-6-12c)。

【说明】

该切口系 Koenig 和 Schaefer 切口。在切断内踝时需注意保留三角韧带,勿损伤后方的胫后肌。由于该切口可以不通过踝部血管、神经、肌腱而到达踝关节内,故较理想。但由于切断内踝,术后需作内固定,增加了骨愈合的时间,使应用受到了限制,但踝关节深部病变还是应选用该切口。术中需注意在切内踝时,不要损伤关节面。术后要妥善固定内踝。

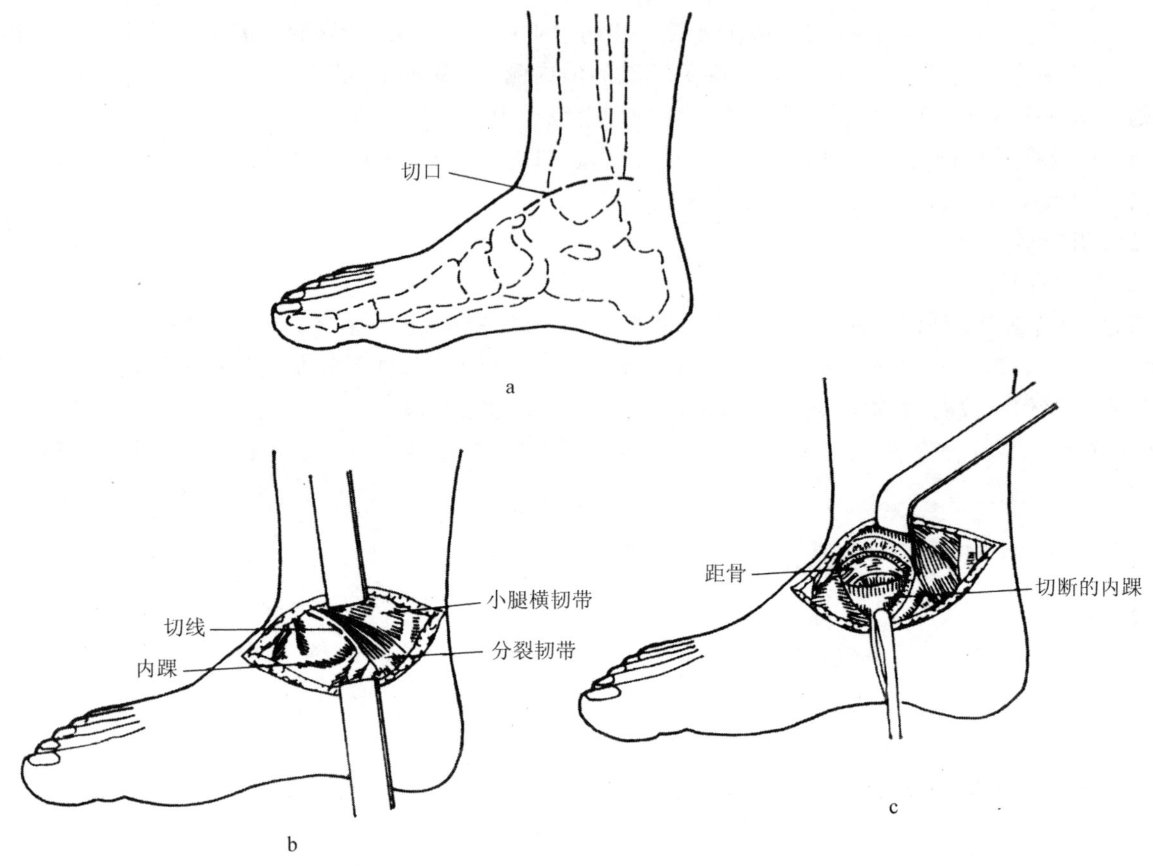

图 3－6－12　踝关节内侧横弧形手术进路

第四节　踝关节内侧偏后手术进路

【应用解剖】

踝关节内侧偏后手术进路有 2 种，即内侧纵弧形切口和后内侧弧形切口。在切开皮肤后深部的解剖是一致的，解剖深部的小腿横韧带、分裂韧带(图 3－6－2)。于内踝后方切开小腿横韧带、分裂韧带，解剖出胫后肌、趾长屈肌和胫后动脉、胫神经和踇长屈肌腱(图 3－6－13c)。踝关节内侧弧形切口是将胫后肌、趾长屈肌牵向前方，胫后动脉、胫后神经和踇长屈肌牵向后方，于内踝的后方作关节囊切口，显露关节腔(图 3－6－13c)。而踝关节后内侧弧形进路是将胫后肌、趾长屈肌、踇长屈肌、胫神经和胫后动脉牵向后方，于踝关节后方作关节囊切开，显露内踝和胫骨下端(图 3－6－14c)。

一、踝关节内侧纵弧形手术进路

【适应证】

1. 内踝骨折切开复位内固定术。
2. 踝关节内侧剥脱性骨软骨游离体摘除术。
3. 内踝部良性破坏病损切除术。
4. 胫骨后缘骨折开放复位术。

【体位】

患者平卧于手术台上，膝关节稍屈曲，内侧向上。

【麻醉】

持续硬脊膜外麻醉。

【手术步骤】

1. 于踝关节内侧作纵形弧度向内切口，以内踝内缘为标志，向上后与下后各延长 3cm（图 3-6-13a）。

2. 沿切口切开皮肤、皮下组织，将皮瓣向两侧游离并牵开，显露出内踝后缘，再沿内踝后缘作小腿横韧带和分裂韧带切线（图 3-6-13b）。

3. 沿内踝后缘切线切开小腿后横韧带和分裂韧带，再切开胫后肌与趾长屈肌腱鞘，将胫后肌与趾长屈肌腱向前方牵开，将踇长屈肌、胫后神经、胫后动脉牵向后方，内踝及关节囊得以显露。然后横弧形切开关节囊，显露踝关节内侧（图 3-6-13c）。

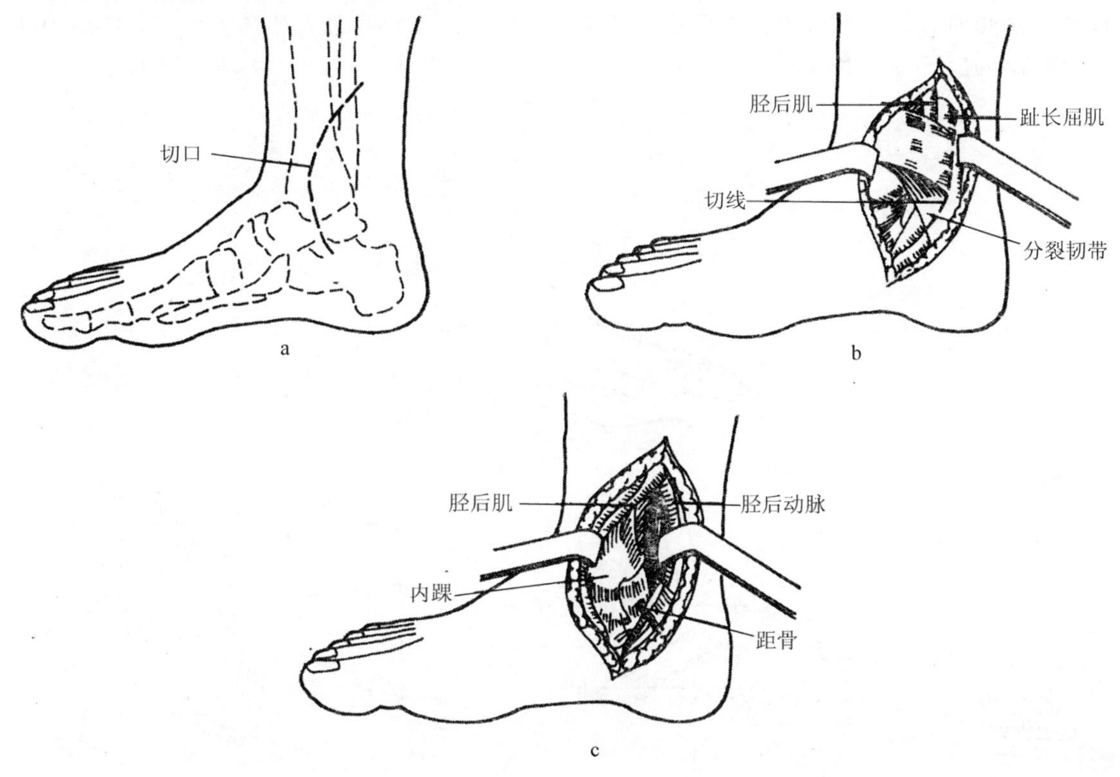

图 3-6-13 踝关节内侧纵弧形手术进路

【说明】

该切口系 Colonna 和 Ralston 改良的 Broomhead 切口，除适应内踝的一般手术外，最适合于胫骨后下缘骨折的开放复位。

手术中在显露内踝后的肌腱、神经、血管时，解剖要清晰，并注意保护，以免损伤。术终注意做好腱鞘与韧带缝合，保证关节的稳定。

二、踝关节后内侧弧形手术进路

【适应证】

1. 内踝骨折切开复位内固定术。

2. 踝关节内侧剥脱性骨软骨游离体摘除术。

3. 内踝部良性破坏病损切除术。

4. 胫骨后缘骨折开放复位术。

【体位】

患者平卧于手术台上，膝关节稍屈曲，内侧向上。

【麻醉】

持续硬脊膜外麻醉。

【手术步骤】

1. 于踝关节后内侧作纵弧形切口，沿胫骨后缘与跟腱之间内踝上端以上 5cm 处起，顺间隙下行绕过内髁以下 1cm 到足内侧缘为止（图 3－6－14a）。

2. 沿切口切开皮肤、皮下组织，将皮瓣适当向两侧游离并牵开，沿切口方向作小腿横韧带和分裂韧带切线（图 3－6－14b）。

3. 沿切线切开小腿横韧带和分裂韧带，再切开胫后肌和趾长屈肌腱鞘，将胫后肌、趾长屈肌腱、胫神经和胫后动脉牵向后方。然后将胫骨下端骨膜切开，作骨膜下剥离，最后切开关节囊并向后内侧翻转牵开，显露内踝和胫骨下端后缘（图 3－6－14c）。

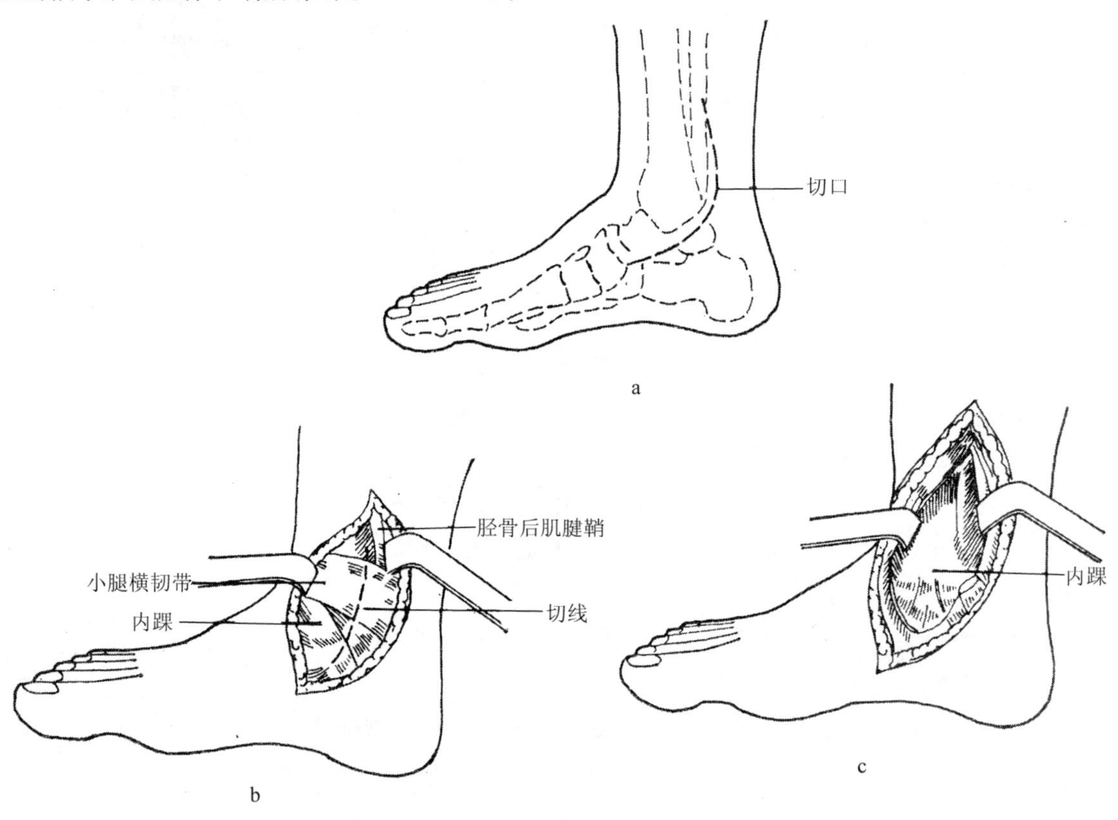

图 3－6－14 踝关节后内侧弧形手术进路

【说明】

该切口系 Broomhead 切口，便于显露踝关节内后方，有利于作胫骨下端后缘骨折开放复位，而且对血管、神经的保护较好。

手术中注意在显露踝关节后方时要保护好胫后动脉和胫神经，术终要做腱鞘、韧带的缝合，保护关节的稳定。

第五节　踝关节、距骨、跟距关节前内侧“S”形手术进路

【应用解剖】

该切口系踝关节内侧“S”形切口向远侧延伸。在切开皮肤后，将小腿横韧带、胫骨骨膜和三角韧带的切口进一步向远侧延伸与两侧剥离，除显露踝关节间隙外，可更好地显露距骨体、距骨颈和跟骨(图 3-6-15c)。

【适应证】

1. 距骨颈骨折合并距下关节脱位开放复位术。
2. 距骨缺血坏死摘除关节融合术。
3. 距骨慢性骨髓炎死骨摘除术。
4. 距骨结核病灶清除术。

【体位】

患者平卧于手术台上。

【麻醉】

持续硬脊膜外麻醉。

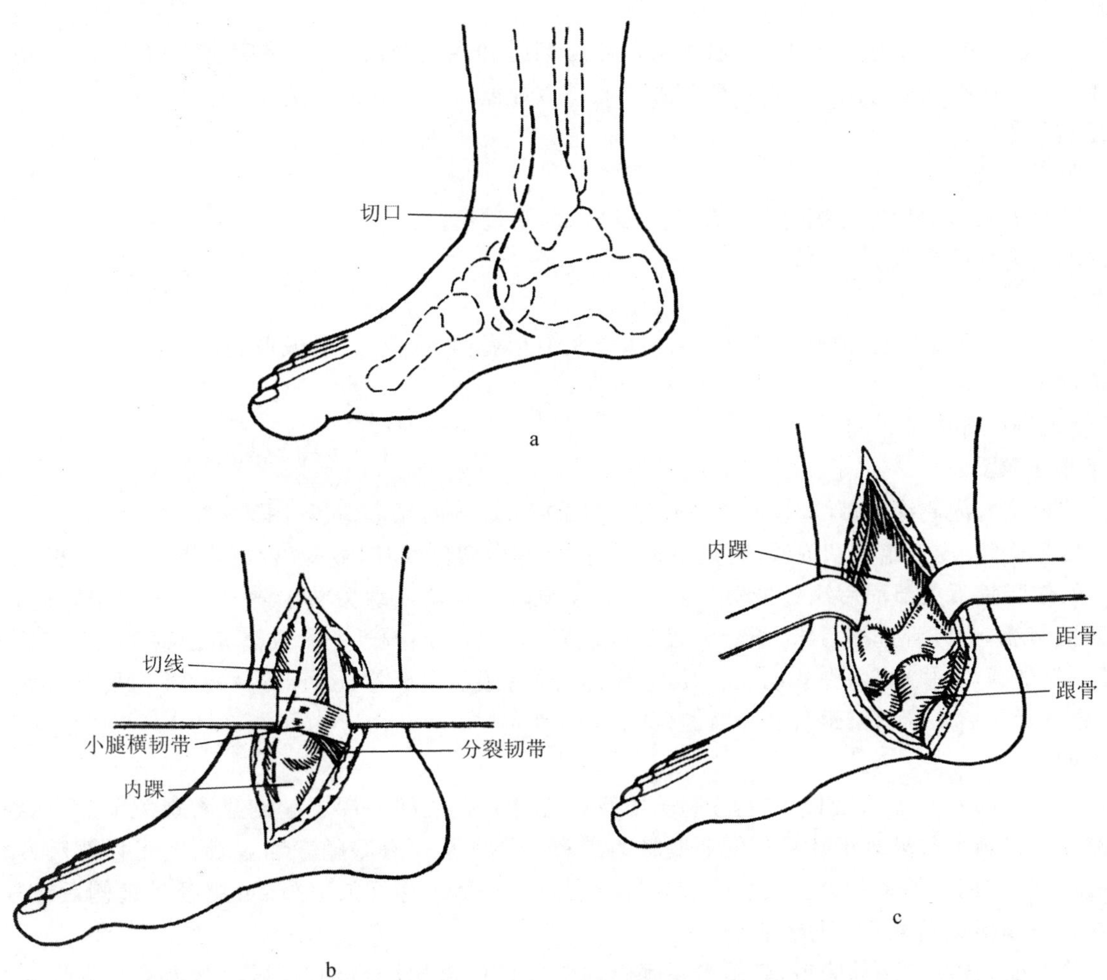

图 3-6-15　踝关节、距骨、距跟关节前内侧“S”形手术进路

【手术步骤】

1. 于踝关节前内侧作“S”形切口，自内踝前上方5cm起向前向下呈“S”形弯曲，延伸到足舟骨为止(图3-6-15a)。

2. 沿切口线切开皮肤、皮下组织和深筋膜，将皮瓣向两侧游离并牵开，使胫骨内侧前缘内踝、小腿横韧带、分裂韧带、三角韧带及踝关节前内侧关节内得以显露；并在胫骨内侧前缘稍后沿切口方向作胫骨骨膜、小腿横韧带和踝关节前内关节囊的纵“S”形切线(图3-6-15b)。

3. 沿切线切开胫骨骨膜、小腿横韧带和踝关节前内侧关节囊，并用锐性骨膜剥离器将骨膜剥离，使小腿横韧带向两侧分开。三角韧带向后翻开，并连同胫骨后肌腱向后牵开，使距骨体、距骨颈得以显露，再继续向前内侧剥离骨膜，使距骨头和跟骨得以充分显露(图3-6-15c)。

【说明】

该切口是显露距骨较理想的切口，常用于距骨骨折脱位和距骨病变的手术进路。切断内踝向下翻转可作为踝关节和跟距关节融合术。

在切开皮肤时注意保护切口下的隐神经，以免损伤。术终注意小腿横韧带和三角韧带的修复。

第六节　踝关节、距骨、跟距关节后内侧弧形手术进路

【应用解剖】

该切口是在跟腱内侧弧形切开皮肤解剖出跟腱跖腱和内侧胫后动脉，将跟腱作冠状“Z”形切断，翻向上、下两侧，则胫骨远端、距骨、跟骨即其关节腔得以显露(图3-6-16c)。

【适应证】

1. 跟腱延长术。

2. 胫骨下关节面后缘骨折合并脱位切开复位、内固定术。

3. 踝关节后阻滞术。

【体位】

患者平卧于手术台上，健侧臀部垫一扁枕，膝关节稍屈曲，内侧向上，或取俯卧位。

【麻醉】

持续硬脊膜外麻醉。

【手术步骤】

1. 于跟腱的内侧缘，以踝关节平面为中心，作10～12cm的弧形切口(图3-6-16a)。

2. 切开皮肤、皮下组织和筋膜，将皮瓣适当游离，并向两侧牵开，显露出跟腱(图3-6-16b)。

3. 如作胫骨下关节面后缘骨折切开复位、距骨颈切开复位或踝关节阻隔术等，则将跟腱向外侧牵开，切开关节囊，则胫骨远端后缘、距骨和跟骨得以显露。如做跟腱延长术或需充分显露踝关节后方，则可切开跟腱外膜，并作跟腱、矢状或冠状“Z”切断术，并将跟腱两断端向上、下翻转，并将足背背屈，则充分显露胫骨远端后缘、距骨、跟骨和关节腔(图3-6-16c)。

【说明】

该切口是通过“Z”字形延长跟腱，于踇长屈肌和腓骨肌腱之间向深层解剖显露踝关节后方、距骨后端、跟距关节后方。故处理上述部位的病变较为满意。特别是伴有跟腱挛缩者，同时可做跟腱延长术，因此临床上较常用。如系胫骨下关节面后缘骨折、移位明显，需作开放复位，可用胫骨远侧后缘外侧进路(图3-5-20)，这样可不切断跟腱。

手术中切开皮肤和深筋膜后，必须先在跟腱内侧深面解剖出胫后动脉、胫神经和踇长屈肌，并向内侧牵开。这样既便于作“Z”字形延长跟腱，又避免了损伤胫后动脉和胫神经。

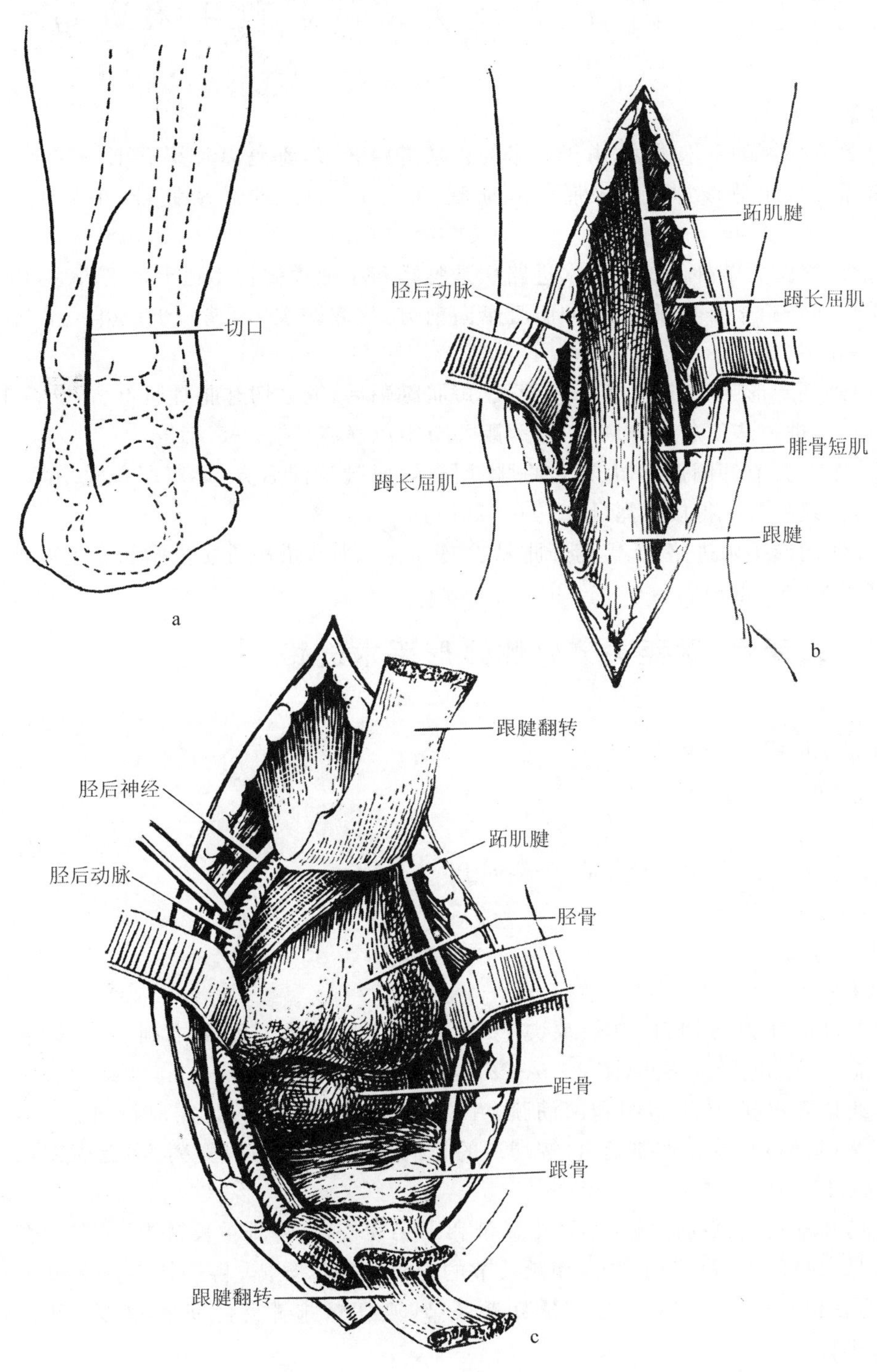

图 3－6－16　踝关节、距骨、距跟关节后内侧弧形手术进路

第七节　跗骨、跗骨关节的外侧手术进路

【应用解剖】

跗骨、跗骨关节外侧的手术进路，由于手术的要求进路较多，都是以外踝后下方或下方的皮肤切口切开皮肤，大多需解剖出腓浅神经以及腓骨长肌腱、腓骨短肌腱、小腿横韧带、小腿十字韧带（图 3-6-1）。

踝关节、距骨、跟距关节外侧弧形手术进路切开腱鞘和小腿横韧带小腿十字韧带后，将腓骨长、短肌腱牵向后方，腓浅神经第 3 腓骨肌、趾长伸肌腱牵向前方，显露踝关节，进一步切开关节囊，则跟距关节得以显露（图 3-6-17c）。

跟距关节后外侧斜形手术进路，切开腓骨长、短肌腱鞘后，继之切开腓骨肌上、下支持带，将腓骨长、短肌腱牵向前上方，进一步切断跟腓韧带，则跟距关节得以显露（图 3-6-19c）。

跟距、距舟、跟骰关节外侧弧形切口，是将腓骨长、短肌腱牵向后方，显露跟距关节后，切断上、下腓骨支持带，使距舟、跟骰关节得以显露（图 3-6-20e）。

跟距关节外侧横形手术进路，无需切开腓骨长、短肌腱，而是沿跗骨窦内脂肪块上缘切开向下翻转，显露跟距关节（图 3-6-20c）。

一、踝关节、距骨、跟距关节外侧弧形手术进路

【适应证】

1. 踝关节、跟距关节融合术。
2. 踝关节、跟距关节病灶清除术。

【体位】

患者平卧于手术台上，膝关节稍屈曲，外侧向上。

【麻醉】

持续硬脊膜外麻醉。

【手术步骤】

1. 于踝关节外侧作弧形切口，自外踝尖上 5cm，在腓骨后缘与跟腱之间向下延伸，到外踝尖下 1cm，再弧形向前延伸到骰骨前方止（图 3-6-17a）。

2. 沿切口线切开皮肤，皮下组织和深筋膜，并将皮瓣向两侧游离，显露腓浅神经、腓骨下段、腓骨长、短肌腱鞘、第 3 腓骨肌、趾长伸肌腱，再按切口的方向作腓骨长、短肌腱鞘、小腿横韧带、十字韧带的切线（图 3-6-17b）。

3. 沿切线切开腓骨长、短肌腱鞘、小腿横韧带和十字韧带，先将腓骨长、短肌腱向后牵开，再将腓浅神经、第 3 腓骨肌、趾长伸肌腱牵向前方，使踝关节的前外侧得以显露；再按切口方向弧形切开关节囊，使踝关节的外侧得以显露。如需进一步显露跟距关节，则切断腓骨支持韧带，沿关节弧形向前切开关节，则跟距关节得以显露（图 3-6-17c）。

【说明】

该切口系 Kocher 切口，可作踝关节与跟距关节融合手术。为进一步扩大手术范围，还可将切口向前内延伸到舟楔关节，即可作全关节融合术、病灶清除术。

手术中需注意保护腓浅神经，以免损伤该神经。在切断腓骨长、短肌腱鞘时，不可切断腓骨长、短肌腱。为了使三关节显露清晰，要清除骨窦内的脂肪块，以及距舟关节，跟骰关节和骨膜。

术终注意腓骨长、短肌腱的复位以及缝合小腿横韧带和腓骨支持韧带。

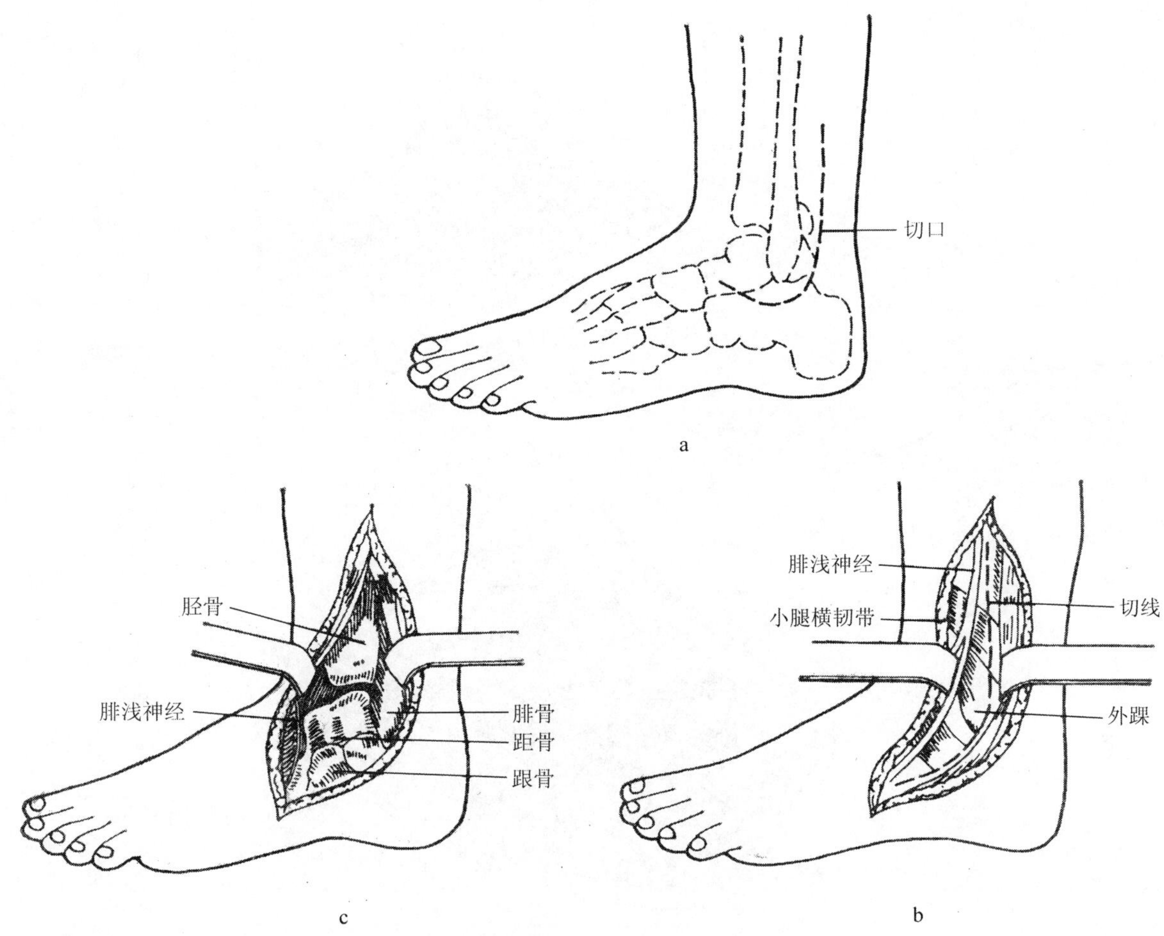

图 3-6-17 踝关节、距骨、距跟关节外侧弧形手术进路

二、跟距关节外侧横形手术进路

【适应证】

跟距关节融合术。

【体位】

患者平卧于手术台上。

【麻醉】

持续硬脊膜外麻醉。

【手术步骤】

1. 于外踝前外侧作横形切口，自外踝尖端后下方 1cm 开始向前内侧至距舟关节外侧止(图 3-6-18a)。

2. 沿切口切开皮肤，皮下组织和深筋膜及小腿十字韧带，并将皮瓣向两侧牵开(注意在切开皮肤远端时，勿损伤腓浅神经的中间背侧皮支，并在手术结束时将切断的小腿十字韧带进行缝合)；再于跗骨窦内脂肪块上缘作切口(图 3-6-18b)。

3. 沿跗骨窦内脂肪块上缘切口，打开脂肪块被膜，将脂肪块由跗骨窦内游离向下翻，使跟距关节得到充分显露(图 3-6-18c)。

【说明】

该切口是一个较小的切口，能在直视下显露跟距关节，而且不涉及足背的血管和肌腱，是一个融合

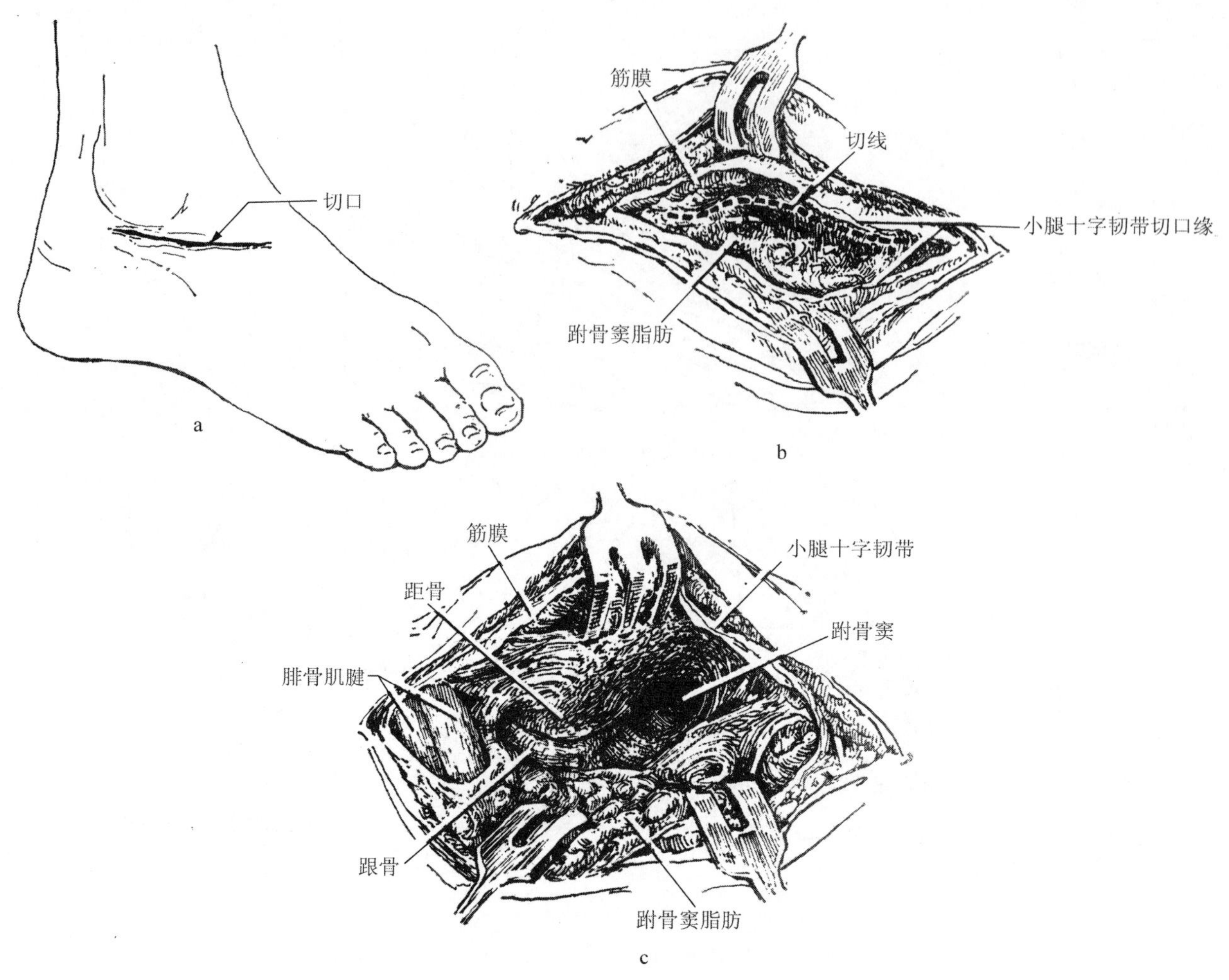

图 3-6-18　跟距关节外侧横形手术进路

跟距关节较满意的手术进路。但不能充分显露跟距关节的后关节面。

手术中应注意定位要准确，切开皮肤后先解剖出足背中间皮神经，避免损坏。在切开深筋膜和小腿十字韧带后，要切开跗骨窦内的脂肪块被膜，将跗骨窦内的脂肪向下翻转，这样才能较满意地将跟距关节显露。

三、跟距关节外侧斜形手术进路

【适应证】

1. 波及跟距关节的跟骨凹陷骨折切开复位内固定术。
2. 跟距关节融合术。

【体位】

患者平卧于手术台上，膝关节稍屈曲，膝关节外侧向上。

【麻醉】

持续硬脊膜外麻醉。

【手术步骤】

1. 于外踝后下方作斜形切口，自外踝尖部后上方 6cm 开始，沿腓骨肌腱向下、向前到跟骰关节止(图 3-6-19a)。

2. 沿切口切开皮肤、皮下组织和筋膜，将皮瓣适当游离，并向两侧牵开。再沿切口的位置，作腓骨肌腱鞘、上下腓骨支持韧带的腓骨短肌腱表面的切口(图 3-6-19b)。

3. 沿上切口切开腓骨肌腱鞘、上下腓骨支持韧带，将腱鞘与腓骨支持韧带向后侧牵开，显露出腓骨长、短肌腱；再作下腓骨支持韧带的腓骨长肌腱表面切口(图 3-6-19c)。

4. 沿腓骨长肌腱表面的切口，切开下腓骨横韧带，用拉钩将腓骨长、短肌腱牵向前上方，显露出跟腓韧带；再沿跟腓韧带作切口(图 3-6-19d)。

5. 沿跟腓韧带切口切断跟腓韧带，并向前方牵开，则跟距关节得以显露(图 3-6-19e)。

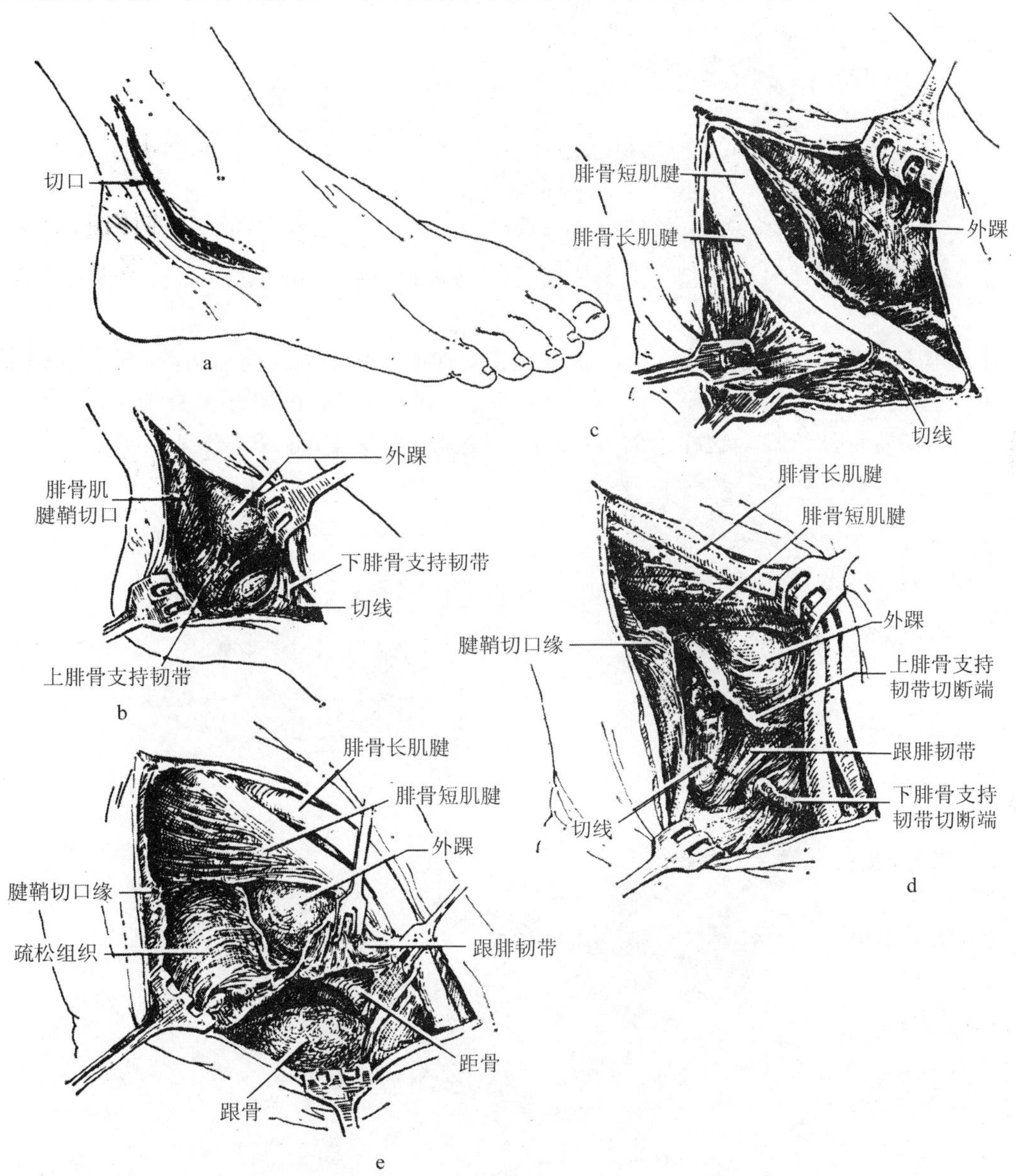

图 3-6-19　跟距关节外侧斜形手术进路

【说明】

该切口与前一进路不同的是能充分显露跟距关节的后关节面，不但能作跟距关节融合术，且能作跟距后关节面的凹陷骨折的切开复位、内固定术。缺点是较前者切口范围广，还要切断外踝的上、下腓骨支持韧带和跟腓韧带，术终虽做缝合，但仍会影响踝关节的稳定性。

手术中在切断腓骨肌腱鞘和上下腓骨支持韧带时，要注意勿损伤腓骨肌腱。术终先缝合跟腓韧带，将腓骨肌腱恢复原位，并缝合上、下腓骨支持韧带，保证术后踝关节的稳定性。

四、跟距、距舟、跟骰关节外侧弧形手术进路

【适应证】

1. 三关节固定术。
2. 跗中关节脱位及跟骨骨折切开复位内固定术。

【体位】

患者平卧于手术台上，患侧臀部垫一扁枕。

【麻醉】

持续硬脊膜外麻醉。

【手术步骤】

1. 于踝关节的外侧及足背作弧形切口，自外踝后上方1.5cm，向下绕过外踝尖端1.5cm，再向前至舟楔关节止(图3－6－20a)。

2. 沿切口切开皮肤、皮下组织和筋膜，将皮瓣适当游离，并向两侧牵开(注意游离皮瓣时勿损伤腓浅神经)；这时显露出外踝、腓骨肌腱鞘、上下腓骨支持韧带；再将腓骨肌腱鞘、上、下腓骨支持韧带作切口(图3－6－20b)。

3. 沿上述切口切开腓骨肌腱鞘及上、下腓骨支持韧带，将腓骨肌腱向后方牵开，第3腓骨肌、趾长伸肌、腓浅神经牵向前方，切除跗骨窦脂肪块，使跟距关节得以显露；再切开距舟关节囊和跟骰关节囊，并用锐利骨膜剥离器将其清除。这样三关节(跟距、跟骰、距舟关节)得以充分显露(图3－6－20c)。

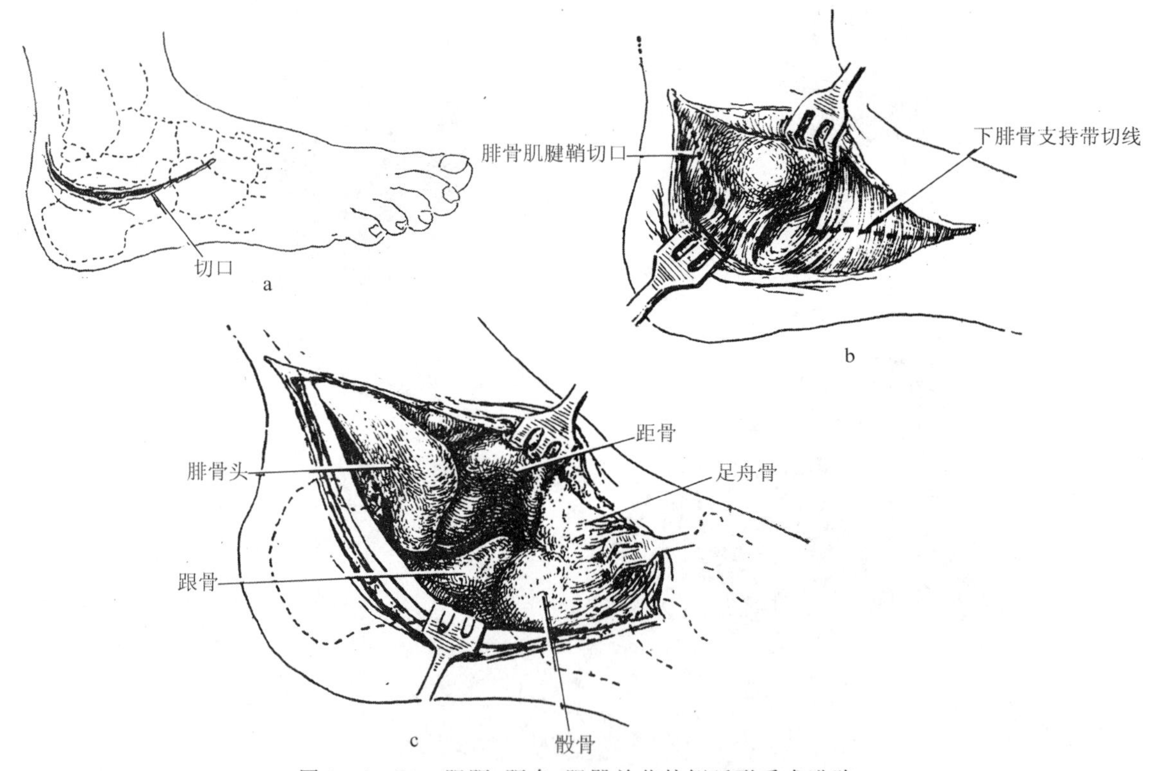

图3－6－20 跟距、距舟、跟骰关节外侧弧形手术进路

【说明】

该切口系Ollier切口，通过较小的切口能将三关节显露在切口内，而且不通过足背的主要血管和神经，故是三关节融合术和跟骨骨折开放复位、内固定术的一个常用进路。

手术中切开皮肤后，首先显露出足背中间皮神经，以免损伤。在切开腓骨肌腱鞘及上、下腓骨支持韧带时要小心，避免损坏腓骨肌腱。为了使三关节显露清晰，要清除跗骨窦内的脂肪块以及距舟关节和

跟骰关节的关节囊和骨膜。术终要将腓骨肌腱恢复原位，并缝合腱鞘和上、下腓骨支持韧带，以保证踝关节的稳定性。

五、跟距、距舟、跟骰关节外侧横形手术进路

【适应证】

1. 三关节固定术。

2. 跗中关节脱位及跟骨折切开复位内固定术。

【体位】

患者平卧于手术台上，患侧臀部垫一扁枕。

【麻醉】

持续硬脊膜外麻醉。

【手术步骤】

1. 于踝关节外下及足背作一横形切口，自外踝尖部后下 1cm 为起点，向前内到舟楔关节止（图 3－6－21a）。

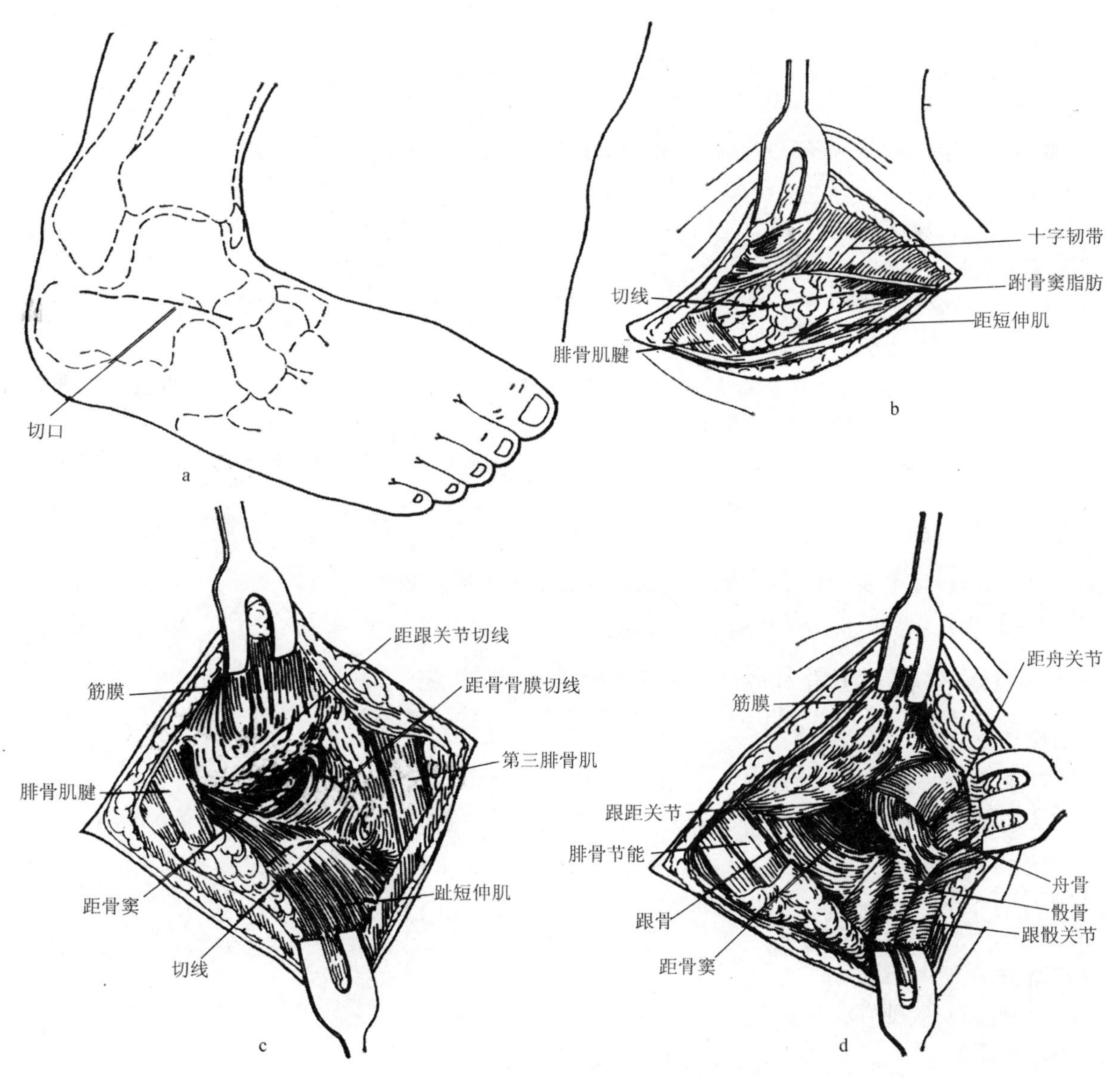

图 3－6－21　跟距、距舟、跟骰关节外侧横形手术进路

2. 沿切口切开皮肤、皮下组织和深筋膜，将皮瓣向两侧游离并牵开，显露出十字韧带、腓骨支持韧带和腓骨长、短肌腱鞘，按切口方向作十字韧带、腓骨支持韧带切开，并向上、下翻开，则跗骨窦脂肪、趾短伸肌得以显露；再作跗骨窦脂肪的切线(图 3-6-21b)。

3. 沿切线将距骨窦脂肪块摘除，并充分向上、下游离，使距骨窦、第 3 腓骨肌、趾短伸肌、腓骨长短肌得以显露；再作距骨骨膜和趾短伸肌附着部切线(图 3-6-21c)。

4. 按切线切开骨膜与趾短伸肌附着部，用骨膜剥离器充分剥离，并向两侧牵开，则距骨、跟骨、骰骨以及跟距关节、跟骰关节、距舟关节得以显露(图 3-6-21d)。

【说明】

该切口系 Ollien 切口的改良，通过较小的切口能显露三个关节，而且避免了通过足背的主要血管和神经，故可作三关节融合术和病灶清除术的进路。

手术的注意事项基本和 Ollien 切口一样。

六、跟骰关节手术进路

【适应证】

1. 跟骰关节融合术。
2. 跟骰关节病灶清除术。

【体位】

患者平卧于手术台上，臀部垫一扁枕，膝关节稍屈曲。

【麻醉】

局部麻醉或持续硬脊膜外麻醉。

【手术步骤】

1. 于足背外侧跟骰关节作一横切口，自第 5 跖骨基底后上方 1cm 起向后横行延伸 3cm 止(图 3-6-22a)。

2. 沿切口切开皮肤、皮下组织和深筋膜，并将皮瓣向两侧游离、牵开，显露出趾短伸肌和腓骨短肌；再按切口的方向于腓骨短肌上方作横切线(图 3-6-22b)。

3. 沿切线切开跟骰关节囊和滑膜，并用锐性剥离器贴跟骨骨膜下和骰骨骨膜下剥离，则跟骰关节得以显露(图 3-6-22c)。

【说明】

该切口临床应用不多，因单纯跟骰关节融合术或病灶清除术较少。

术中除防止腓骨短肌损伤外，其他无特殊。

七、跟骰关节、骰骨和骰跖关节外侧手术进路

【适应证】

1. 跟骰关节与骰跖关节融合术。
2. 骰骨肿瘤切除术。
3. 骰骨慢性骨髓炎死骨清除术。

【体位】

患者平卧于手术台上，臀部垫一扁枕，膝关节稍屈曲。

【麻醉】

局部麻醉或持续硬脊膜外麻醉。

【手术步骤】

1. 于足背外侧、骰骨为中心作横切口，自第 5 跖骨基底部上方远侧 1cm 起，平行向前 5cm 止(图 3-

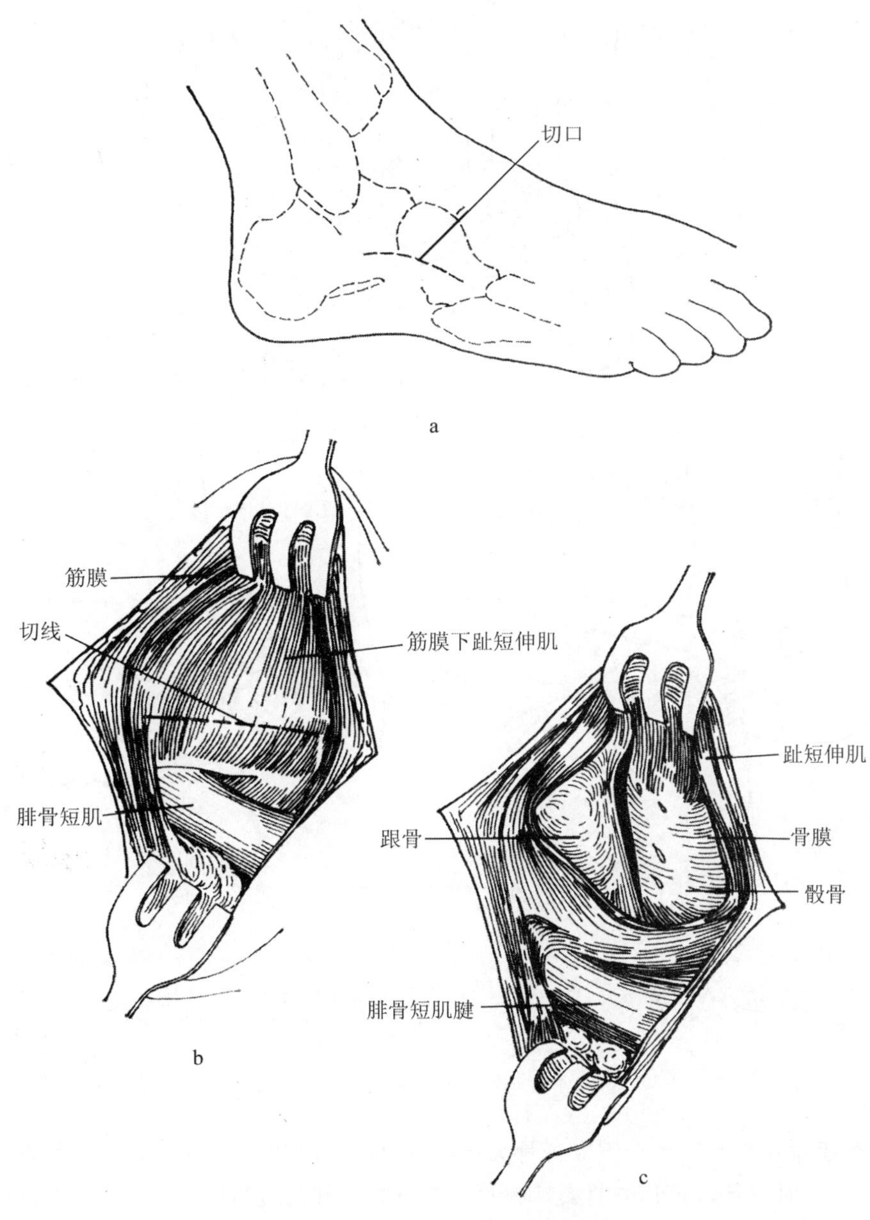

图 3-6-22　跟骰关节手术进路

6-23a)。

2. 沿切口切开皮肤、皮下组织和深筋膜，将皮瓣向两侧游离并牵开，显露出腓骨支持韧带、趾短伸肌和腓骨长短肌，再于腓骨长短肌腱鞘前方，按切线方向作腓骨支持韧带、趾短伸肌附着处切线(图 3-6-23b)。

3. 沿切线切开腓骨支持韧带，先将趾长伸肌腱向背侧牵开，再将腓骨长短肌腱向跖侧牵开，后切开趾短伸肌附着部，并作锐性剥离，前背侧翻开显露跗骨窦，接着在其前下方切开跟骰关节囊、骰骨骨膜和骰跖关节，作锐性剥离，使跟骰关节、骰骨和骰跖关节得以显露(图 3-6-23c)。

【说明】

该切口因跟骰关节、骰骨和骰跖关节的单纯病变较少，故临床应用很少。

术中注意勿损伤腓骨短肌腱。

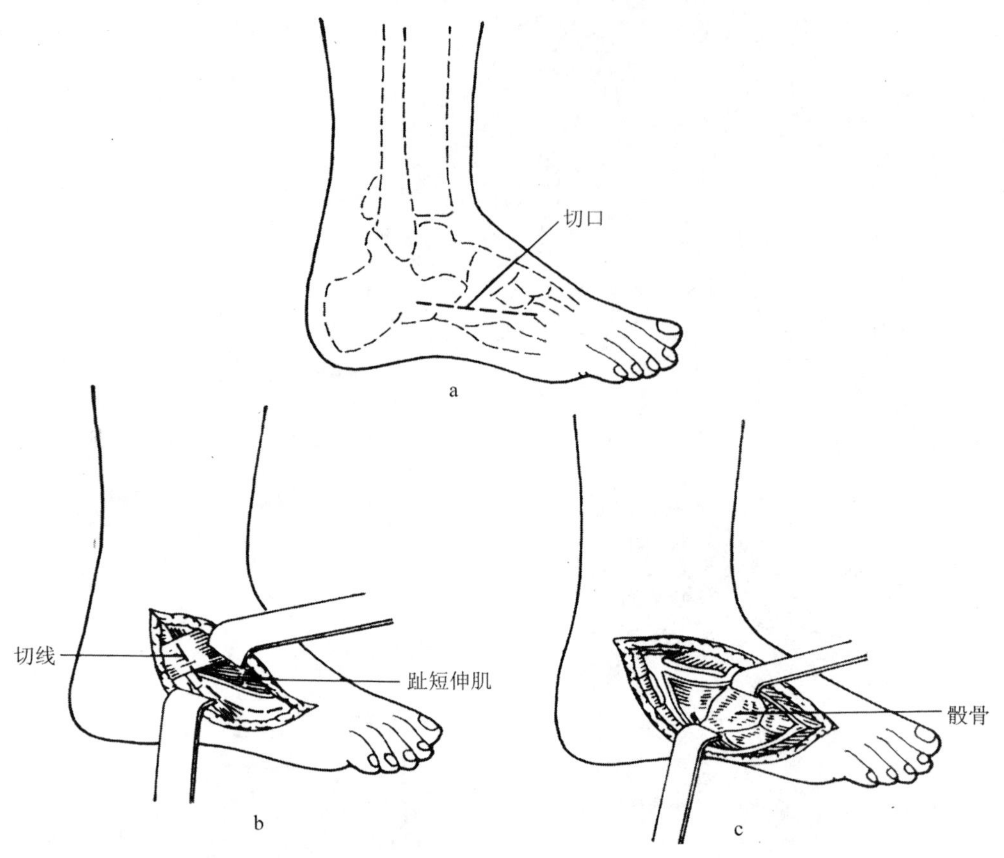

图 3－6－23　跟骰关节、骰骨和骰跖关节外侧手术进路

第八节　距舟关节背侧手术进路

【应用解剖】

距舟关节背侧手术切口是于足背侧以舟骨为中心，纵形切开皮肤，解剖出小腿十字韧带(图 3－6－1)；作十字韧带切开，并同时切开骨膜和关节囊，则距骨、距舟关节和舟骨得以显露(图 3－6－24c)。

【适应证】

1．足舟骨骨折合并脱位切开复位内固定术。

2．距舟关节融合术。

【体位】

患者平卧于手术台上。

【麻醉】

局部麻醉或持续硬脊膜外麻醉。

【手术步骤】

1．于足背前内侧作一纵形切口，自踝关节平面，沿踇长伸肌腱内侧缘，到舟楔关节止(图 3－6－24a)。

2．沿切口切开皮肤、皮下组织，将皮瓣向两侧游离牵开；再沿切口方向于踇长伸肌腱内侧切开小腿十字韧带，显露出关节前疏松脂肪层；再沿切口方向作脂肪层切口(图 3－6－24b)。

3．沿脂肪层切口切开脂肪层，再切开距骨、舟骨前方骨膜和关节囊，于骨膜下向两侧剥离，使距骨、舟骨和关节得以显露(图 3－6－24c)。

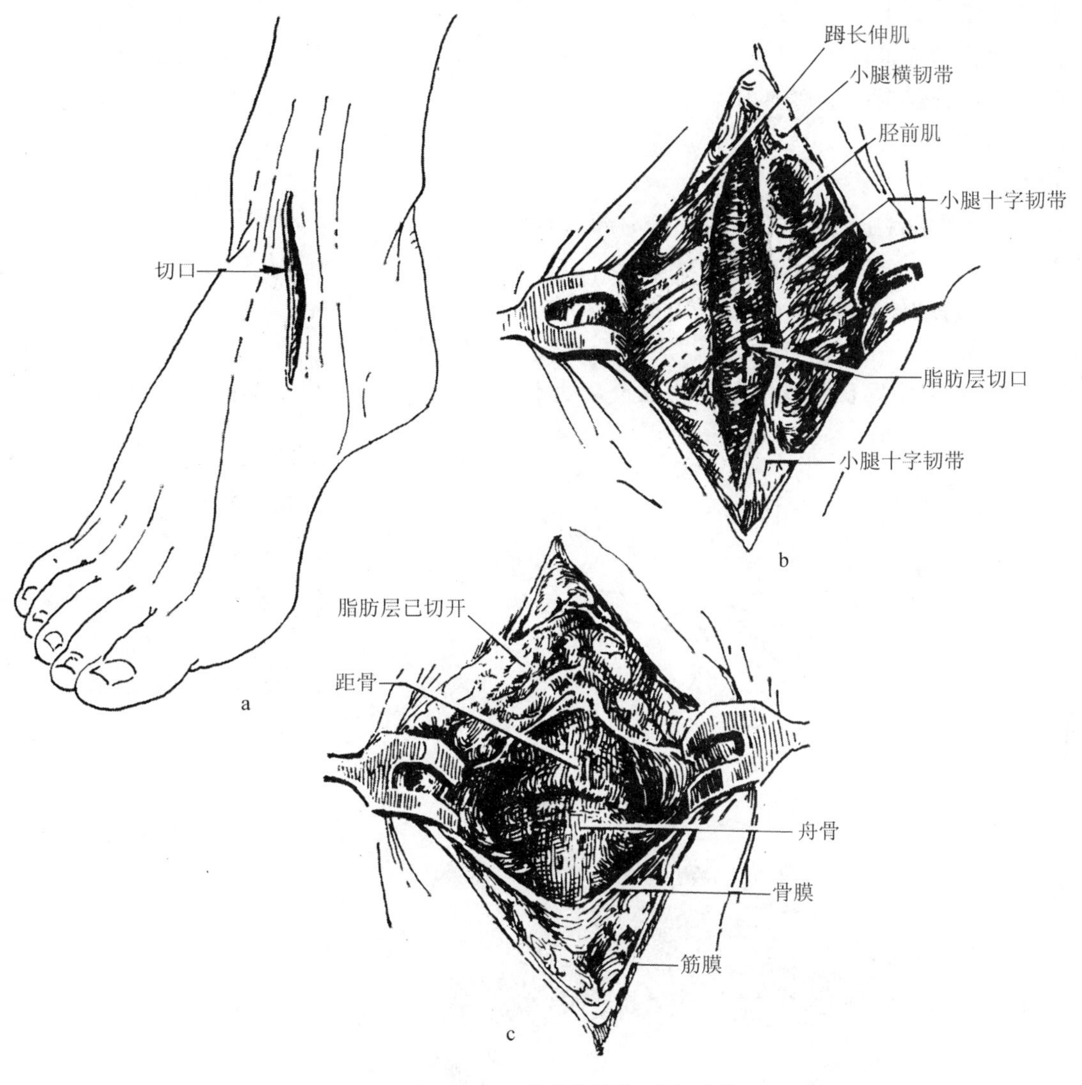

图 3－6－24　距舟关节背侧手术进路

【说明】

该切口临床应用不多，是一个通过足背前内侧切开足背小腿十字韧带显露足舟骨和距舟关节的切口。由于该关节直接在皮肤下，无需通过肌腱和足背主要的血管和神经，因此副损伤很少。但术终要缝合好小腿十字韧带，以保证十字韧带对足背肌腱的支持作用。

第九节　跟骨手术进路

【应用解剖】

跟骨的手术显露切口因病灶部位而定，由于跟骨紧贴皮肤下面，所以任何切口都是切开皮肤后即可显露跟骨。

一、跟骨内侧手术进路

【适应证】

1. 跖腱膜松解术。

2. 跟骨肿瘤切除术。

3. 跟骨部分切除术。

4. 跟骨慢性骨髓炎病灶切除术。

5. 跟骨刺切除术。

【体位】

患者平卧于手术台上,膝关节屈曲外旋,使足内缘向上。

【麻醉】

局部麻醉或持续硬脊膜外麻醉。

【手术步骤】

1. 在足跟内侧,沿跖侧皮肤和足背皮肤交界处作一切口,自跟骨结节内侧突向远侧延长至足舟骨内下缘止(图 3-6-25a)。

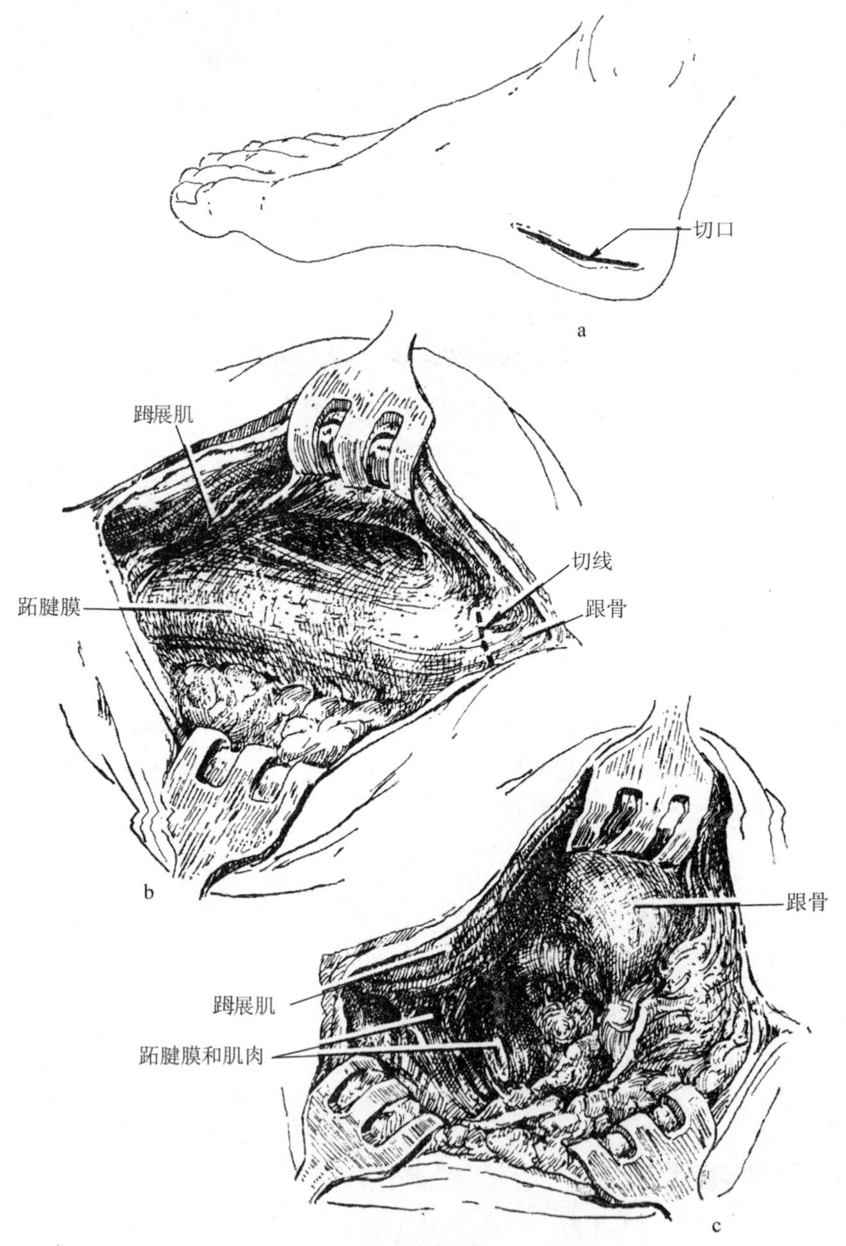

图 3-6-25 跟骨内侧手术进路

2. 切开皮肤、皮下组织和筋膜，将皮瓣适当向两侧游离，并将足底侧的纤维脂肪组织沿跖腱膜表面作钝性剥离，连同跖侧皮瓣向跖侧牵开，将踇展肌连同足背皮瓣向足背牵开，显露出跟骨结节和跖腱膜。再于跟骨结节前方，跖腱膜的附着处作一横行切口(图 3－6－25b)。

3. 用力将足背伸，使跖腱膜紧张，用尖刀紧贴跟骨将跖腱膜沿切口切断，如单纯作跖腱膜切断术，勿切开跟骨骨膜，以免日后产生骨刺引起跟痛；再于跟骨结节处切断趾短屈肌的附着处连同跖腱膜一起推向前方，使足弓得到松弛。如作跟骨的手术，则在跖腱膜切断后，用锐性骨膜剥离器，于骨膜下剥离，使跟骨得以显露(图 3－6－25c)。

【说明】

该切口是显露跟骨的常用切口，并能根据需要将切口扩大，使跟骨得到充分显露，而不需经过足部的主要血管和神经，所以手术比较安全，为临床医师常采用。

二、跟骨外侧手术进路

【适应证】

1. 跟骨骨折开放复位内固定术。
2. 跟骨部分切除术。
3. 跟骨肿瘤切除术。
4. 跟骨慢性骨髓炎死骨切除术。
5. 跟骨结核病灶清除术。

【体位】

患者平卧于手术台上，患侧臀部垫一扁枕，膝关节稍屈曲。

【麻醉】

局部麻醉或持续硬脊膜外麻醉。

【手术步骤】

1. 于足跟内侧外踝尖部与跟骨结节之间作斜切口，自跟骨结节后上方 1cm 起沿外踝尖端与跟骨结节之间斜行向前下延伸 5～8cm(图 3－6－26a)。

2. 沿切口切开皮肤、皮下组织和深筋膜，并将皮瓣向两侧游离牵开，显露出跟骨；再按切口方向作跟骨骨膜切线(图 3－6－26b)。

3. 沿骨膜切线切开骨膜，用锐性骨膜剥离器作锐性骨膜下剥离，并牵向两侧，使跟骨外侧得以显露(图 3－6－26c)。

【说明】

该切口是在不通过特殊组织的情况下，能顺利地显露跟骨外侧，因此安全可靠，故为处理跟骨病变，特别是偏外侧的病变常选用的进路。

三、跟骨后方弧形手术进路

【适应证】

1. 跟骨部分切除术。
2. 跟骨肿瘤切除术。
3. 跟骨慢性骨髓炎死骨切除术。
4. 跟骨结核病灶清除术。

【体位】

患者俯卧于手术台上，踝关节背侧垫一扁枕。

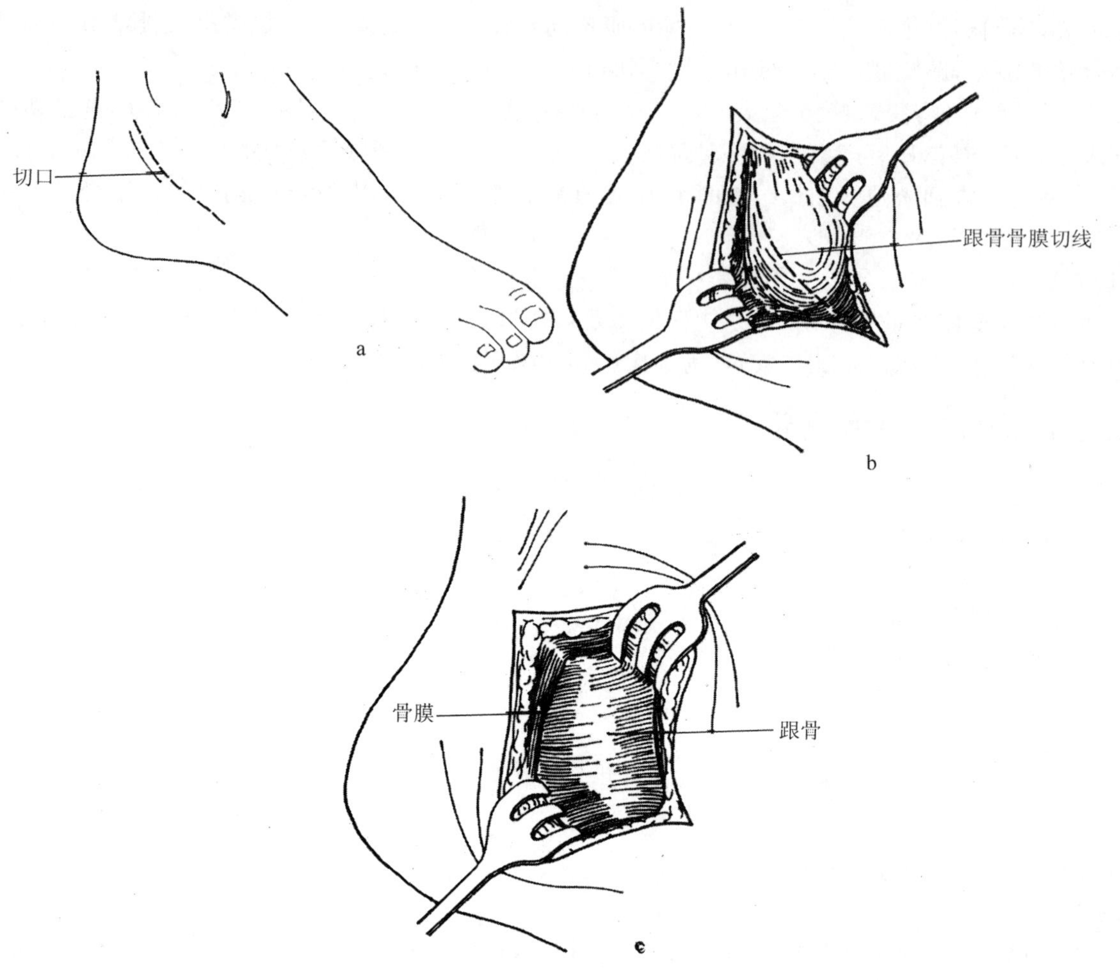

图 3－6－26　跟骨外侧手术进路

【麻醉】

局部麻醉或持续硬脊膜外麻醉。

【手术步骤】

1. 于足跟后方，沿足后侧皮肤与足跟后侧皮肤交界处做横行切口，自跟骨结节内侧缘起绕过足跟到跟骨结节外缘(图 3－6－27a)。

2. 沿切口切开皮肤、皮下组织和深筋膜，并将皮瓣向上、下游离，使跟骨结节、跟腱附着处和跖筋膜附着处得以充分游离；再按切口方向作跟骨骨膜切线(图 3－6－27b)。

3. 沿切线切开跟骨骨膜，用锐性骨膜剥离器作骨膜下剥离，先将跟腱剥离推向上方，再沿跖筋膜附着处作横切线(图 3－6－27c)。

4. 沿切线切开跖筋膜附着处，作骨膜下剥离，使跖筋膜向下翻开，则跟骨结节得到充分显露(图 3－6－27d)。

【说明】

该切口是显露跟骨后方的主要切口，能顺利地处理跟骨结节的病变。

术终需注意跟腱和跖筋膜的缝合固定。

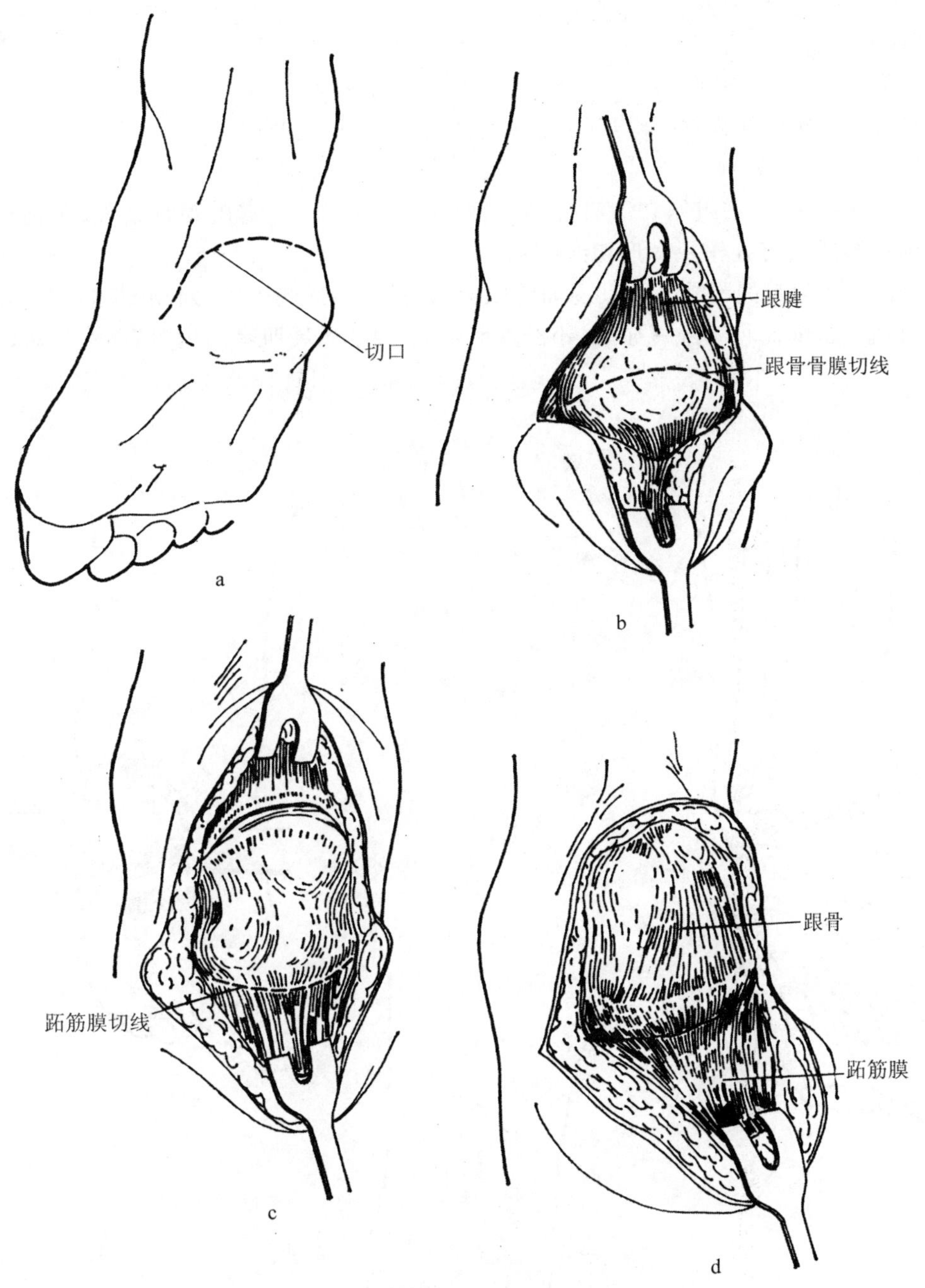

图 3-6-27　跟骨后方弧形手术进路

四、跟骨后方纵形手术进路

【适应证】

1. 跟骨部分切除术。
2. 跟骨肿瘤切除术。
3. 跟骨慢性骨髓炎死骨切除术。
4. 跟骨结核病灶清除术。

【体位】

患者俯卧于手术台上，踝关节背侧垫一扁枕。

【麻醉】

持续硬脊膜外麻醉。

【手术步骤】

1. 于足跟后方跖侧延伸线作一纵形切口，自跟骨结节后上方 1cm 处起，纵形向远侧延伸到跟骨结节远侧 2cm(图 3 - 6 - 28a)。

2. 沿切口切开皮肤、皮下组织和深筋膜，并向两侧游离牵开，显露出跟骨结节、跟腱附着处和跖腱膜附着处，再沿跖腱膜附着处作一横形切线(图 3 - 6 - 28b)。

3. 沿切线切断跖腱膜的附着处及其深面的肌肉，并锐性向远侧剥离，向跖侧翻开跖筋膜和肌肉，则跟骨的跖侧得以显露，继而将小趾短屈肌、小趾展肌牵向外侧，䠟展肌牵向内侧，则跟骨跖侧显露更满意(图 3 - 6 - 28c)。

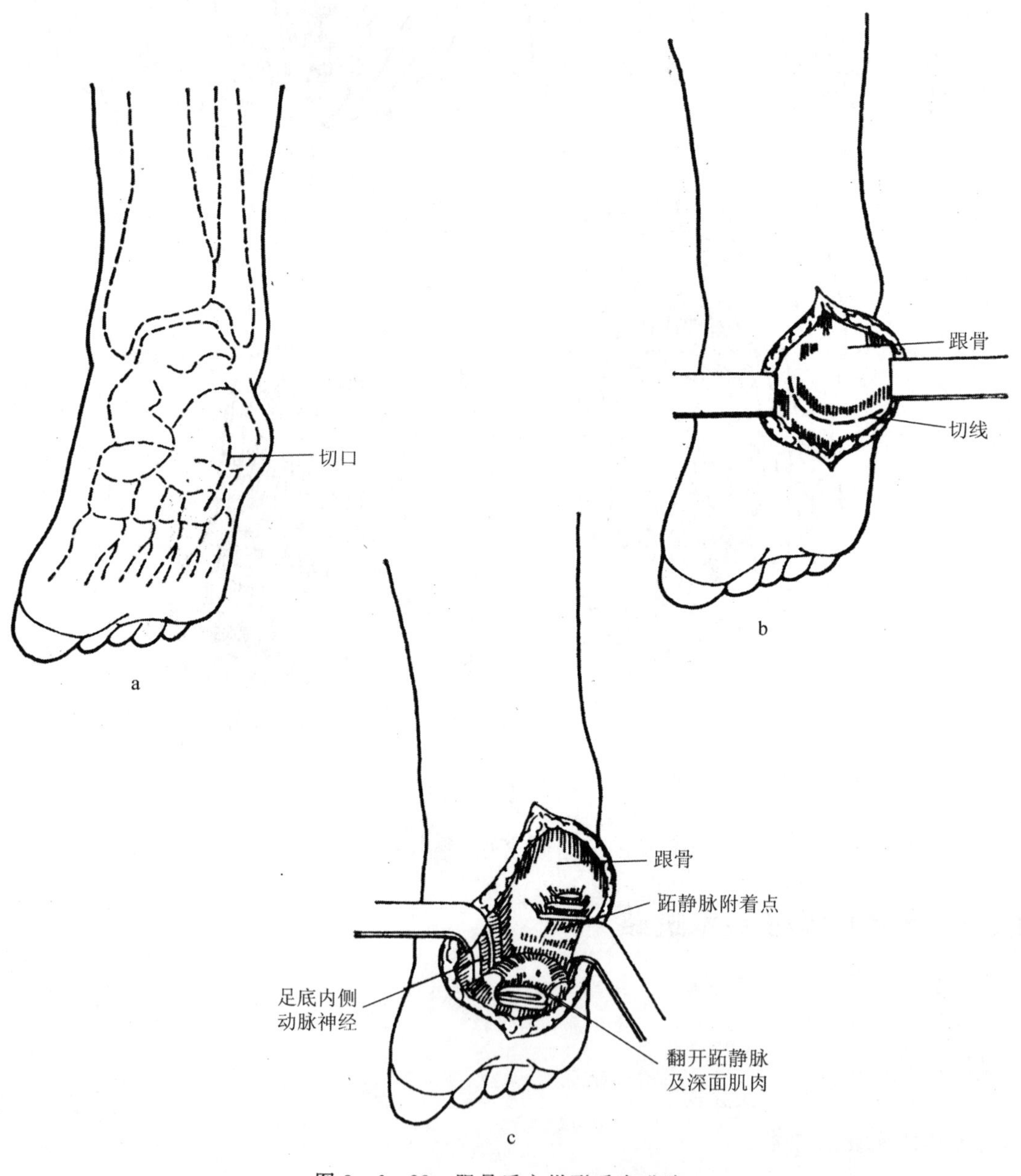

图 3 - 6 - 28 跟骨后方纵形手术进路

【说明】

该切口系 Gaenslem 切口，由于在足跟跖侧作纵切口，将会形成纵形瘢痕影响负重，故临床上常以足跟后侧横切口所替代。

五、跟骨后方“L”形手术进路

【适应证】

1. 跟骨全切除术。
2. 跟骨肿瘤切除术。
3. 跟骨慢性骨髓炎死骨切除术。

【体位】

患者俯卧于手术台上，踝关节背侧垫一扁枕。

【麻醉】

局部麻醉或腰椎麻醉。

【手术步骤】

1. 于足跟后外侧作“L”形切口，自内踝后上 5cm 处起，沿跟腱与胫骨后缘之间向下延伸，到跟骨结节内侧突，再横绕跟骨，经过跟骨结节外侧突向远侧延伸到第 5 跖骨基底部止(图 3－6－29a)。

2. 沿切口切开皮肤、皮下组织和深筋膜，并将皮瓣向两侧游离牵开，显露出跟腱、跟骨、腓骨上、下支持韧带、腓骨长短肌腱鞘；再于腓骨长短肌腱鞘后方作腓骨上、下支持韧带切线(图 3－6－29b)。

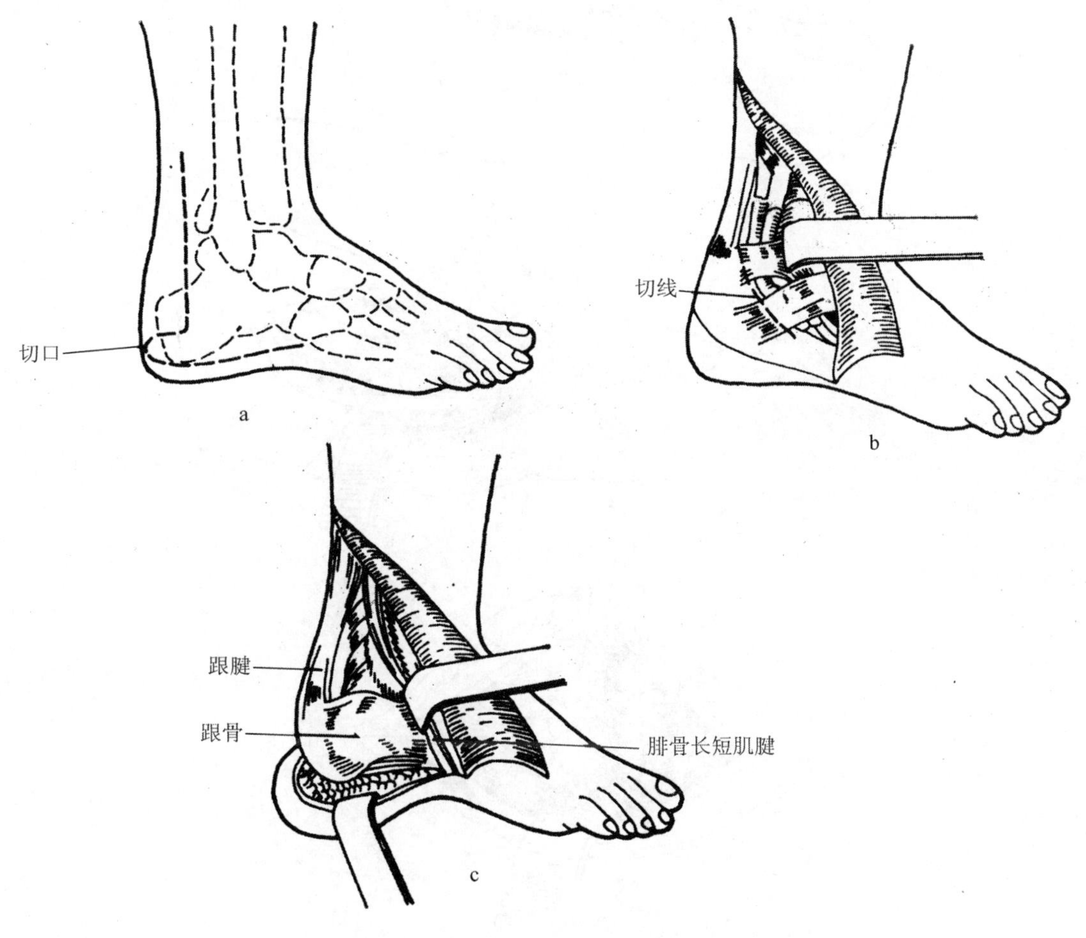

图 3－6－29　跟骨后方“L”形手术进路

3．沿切线切断腓骨上、下支持韧带后将腓骨长、短肌腱牵向背侧，则跟骨得以充分显露（图 3－6－29c）。

【说明】

该切口系跟骨 Kocher 切口，能将跟骨全部显露，故能处理跟骨最广泛性病变，更宜作为跟骨全切除的切口。

术中在作腓骨支持韧带切断时，不要损伤腓骨长短肌。如需作跟骨全切除，必须于附着部切断跟腱和跖腱膜，术终需妥善固定保证跟腱的张力。

第十节　第 1 跖趾关节手术进路

【应用解剖】

第 1 跖趾关节手术切口都采用关节内侧纵形切开皮肤，解剖跖趾关节囊（图 3－6－30b），继之切开关节囊，即能显露跖趾关节腔（图 3－6－30c）。

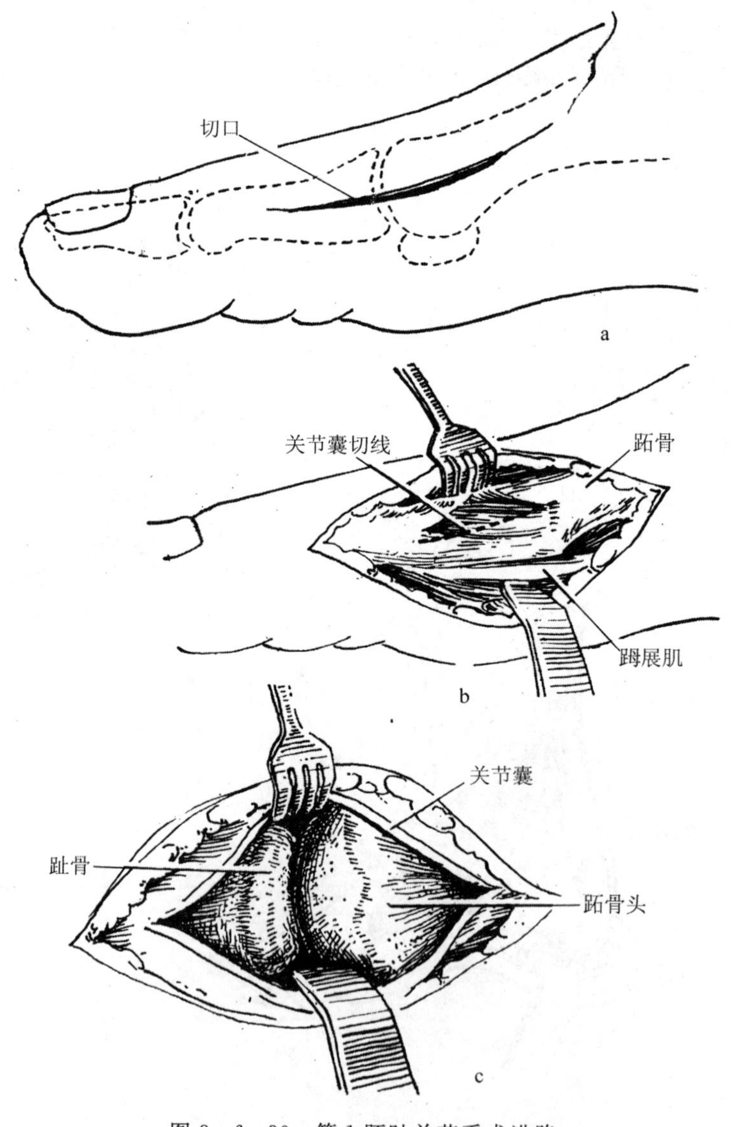

图 3－6－30　第 1 跖趾关节手术进路

【适应证】

1. 第 1 跖趾关节融合术。

2. 第 1 跖趾关节骨折合并脱位切开复位、内固定术。

3. 踇外翻矫正术。

【体位】

患者平卧于手术台上。

【麻醉】

局部麻醉。

【手术步骤】

1. 于第 1 跖趾关节内侧作纵形切口，自第 1 趾近侧趾骨头的颈部开始，纵行向后延长，经过跖趾关节到第 1 跖骨的中部止(图 3－6－30a)。

2. 沿切口切开皮肤、皮下组织和筋膜，将皮瓣适当游离，并向两侧牵开，显露关节囊的外侧；再沿关节囊外侧作一纵行切口(图 3－6－30b)。

3. 沿关节囊切口切开关节囊，并将跖骨头和趾骨的骨膜作剥离，将关节囊向两侧牵开，则第 1 跖趾关节得以显露(图 3－6－30c)。

【说明】

该切口临床应用不多，只有在踇外翻矫正术中应用。

切口是通过第 1 跖趾关节的外侧切开皮肤后即能显露关节，因此是一个安全的进路，不易引起并发症。其皮肤切口也可以稍向背侧沿踇长伸肌腱内缘。

该切口一般无特殊注意事项，但在切开皮肤、皮下组织及游离皮瓣时，注意不要损伤足背趾神经。

第七章　下肢神经、血管和肌腱的应用解剖与手术进路

第一节　股前神经、血管手术进路

【应用解剖】

股前的神经、血管的显露主要有股动静脉、股神经和股动脉内收肌管切口。股动脉和股神经都是在腹股沟中点作垂直皮肤切开，前者解剖出卵圆窝及其股血管的分支——旋髂浅动静脉、腹壁浅静脉、阴部外静脉及大隐静脉（图 3－3－1），结扎切断股髂浅静脉，切开股动脉鞘，则股动、静脉得以显露（图 3－7－1c）。显露股神经，则解剖出缝匠肌和深面的髂腰肌（图 3－7－3b），牵开缝匠肌可解剖出位于髂腰肌浅面的股神经。而股管内的股动脉的显露则需作大腿中下段内侧缝匠肌内缘的纵形皮肤切开，解剖出缝匠肌、股薄肌（图 3－7－2b），切开该两肌的间隙，显露出由大内收肌组成内收肌管（图 3－7－2b），小心切开股血管鞘膜，则股动静脉得以显露（图 3－7－2c）。

一、股动脉腹股沟手术进路

【适应证】

1. 股动脉血栓摘除术。
2. 股动脉损伤修复术。
3. 股动脉血管瘤切除，血管移植术。
4. 股静脉结扎术。
5. 大隐静脉曲张结扎术。
6. 股静脉血栓摘除术。

【体位】

患者平卧于手术台上。

【麻醉】

持续硬脊膜外麻醉。

【手术步骤】

1. 于腹股沟处作一平行、纵形或弧形切口。①平行切口：于腹股沟中点下 1.5cm，沿腹股沟平行向外上内下各 3～4cm；②纵形切口：于腹股沟中点向上直线延长 2cm，向下直线延长 5～6cm；③弧形切口：自腹股沟外侧离髂前上棘 2cm 开始沿腹股沟向内下到腹股沟中点，弧形向下 5～6cm（图 3－7－1a）。

2. 沿切口切开皮肤、皮下组织和筋膜，并将皮瓣适当向两侧游离，将腹股沟韧带下方、卵圆窝处的疏松脂肪组织用湿纱布推向外侧，显露出卵圆窝及旋髂浅动脉、腹壁浅静脉、阴部外静脉、大隐静脉及其注入的股静脉。如作股静脉或大隐静脉手术，则需将旋髂浅静脉结扎切断，于股动脉鞘外侧作切口（图 3－7－1b）。

3. 按图 3－7－1b 先结扎切断旋髂浅静脉，向外侧牵开，小心沿股动脉鞘切口，剪开股动脉鞘，沿股动脉壁游离股动脉鞘，用纱布条将股动脉悬吊，则股动脉及其主要分支得以显露（图 3－7－1c）。

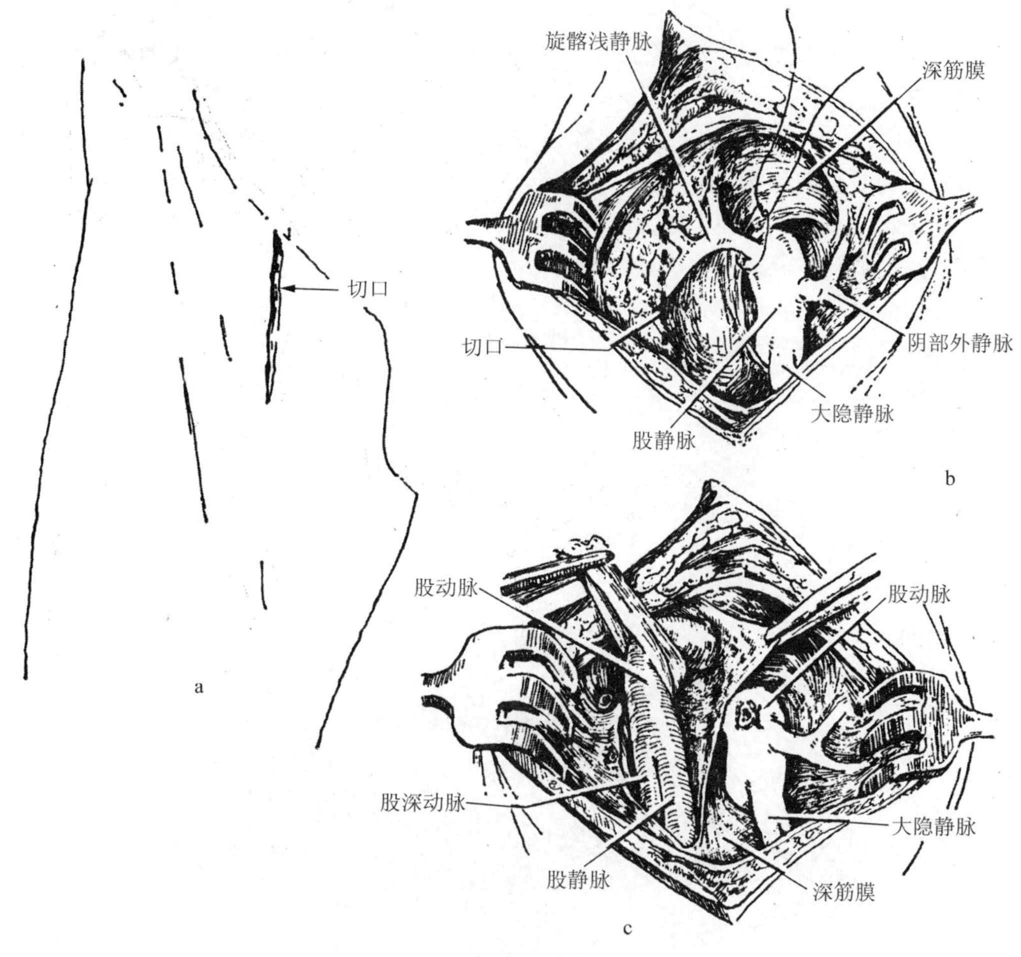

图 3－7－1　股动脉腹股沟手术进路

【说明】

该切口系在腹股沟中点作纵形切开皮肤，游离卵圆窝处的疏松脂肪后，即能清晰地显露出大隐静脉和其分支。结扎切断旋髂浅静脉，切开股动脉鞘即能显露股动脉。因此该切口是显露大隐静脉、股动脉、股静脉较满意的切口，而且副损伤很少，故临床应用较多。

手术中注意切口的定位，在切开皮肤后必须小心解剖出大隐静脉和分支，如需显露股动脉，则必须首先切断结扎前方的旋髂浅静脉。在作股动脉鞘切开时，要特别小心避免损伤深部股动脉和股静脉，以及位于股动脉之上腹股沟韧带之下的生殖股神经。

二、股动脉内收肌管手术进路

【适应证】

1. 股动脉损伤修补术。
2. 股动脉瘤切除，血管移植术。
3. 血栓摘除术。

【体位】

患者平卧于手术台上，患肢外旋。

【麻醉】

持续硬脊膜外麻醉。

【手术步骤】

1. 于大腿中下内侧作一纵形切口，自缝匠肌中点内侧缘开始，沿缝匠肌内侧向远侧到股骨内髁稍上方止(图 3-7-2a)。

2. 沿切口切开皮肤、皮下组织和深筋膜，并将皮瓣向两侧游离，后沿缝匠肌内缘切开肌膜，将缝匠肌向前外侧牵开，则内收肌管及股血管鞘得以显露，再沿内收肌管作纵行切口(图 3-7-2b)。

3. 沿内收肌管切口，小心切开内收肌管，再切开股血管鞘膜，显露出股动脉及股静脉，并用纱布条将股动脉和股静脉分别悬吊(图 3-7-2c)。

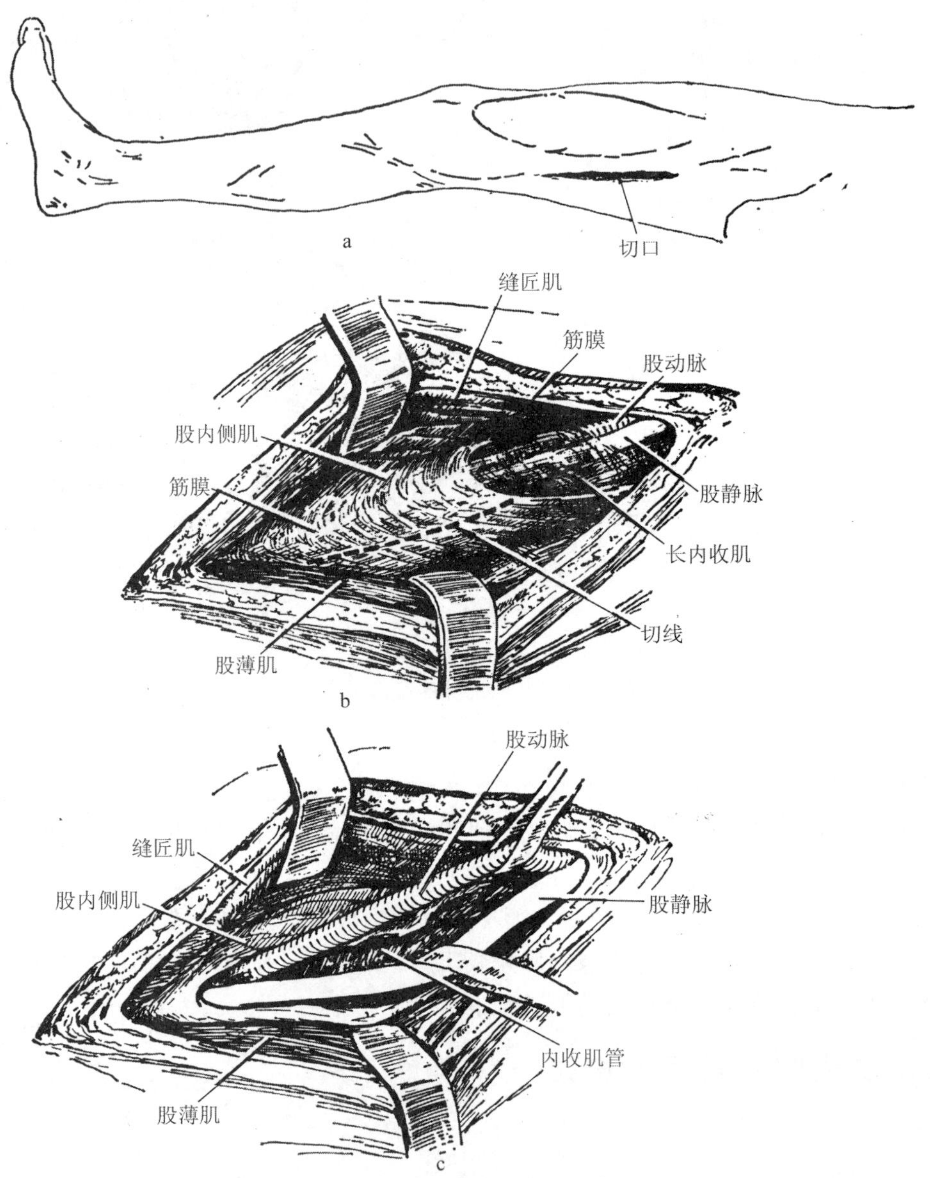

图 3-7-2　股动脉内收肌管手术进路

【说明】

该切口是通过股薄肌与缝匠肌的间隙，显露内收肌管后切开内收肌管显露股动脉，符合按肌间隙显露血管的原则，并能充分显露股动脉。

手术中注意切口的定位。在切开皮肤后要显露好缝匠肌与股薄肌，分出肌间隙，解剖出内收肌管，解剖时要纵行打开内收肌管，避免损伤血管；再小心游离出股动脉和股静脉。

三、股神经腹股沟手术进路

【适应证】

1. 股神经松解术。
2. 股神经吻合术。

【体位】

患者平卧于手术台上。

【麻醉】

局部麻醉或持续硬脊膜外麻醉。

【手术步骤】

1. 于腹股沟前外侧作一纵形切口，自髂前上棘内侧2cm开始，向下沿缝匠肌内缘向下8～10cm(图3-7-3a)。

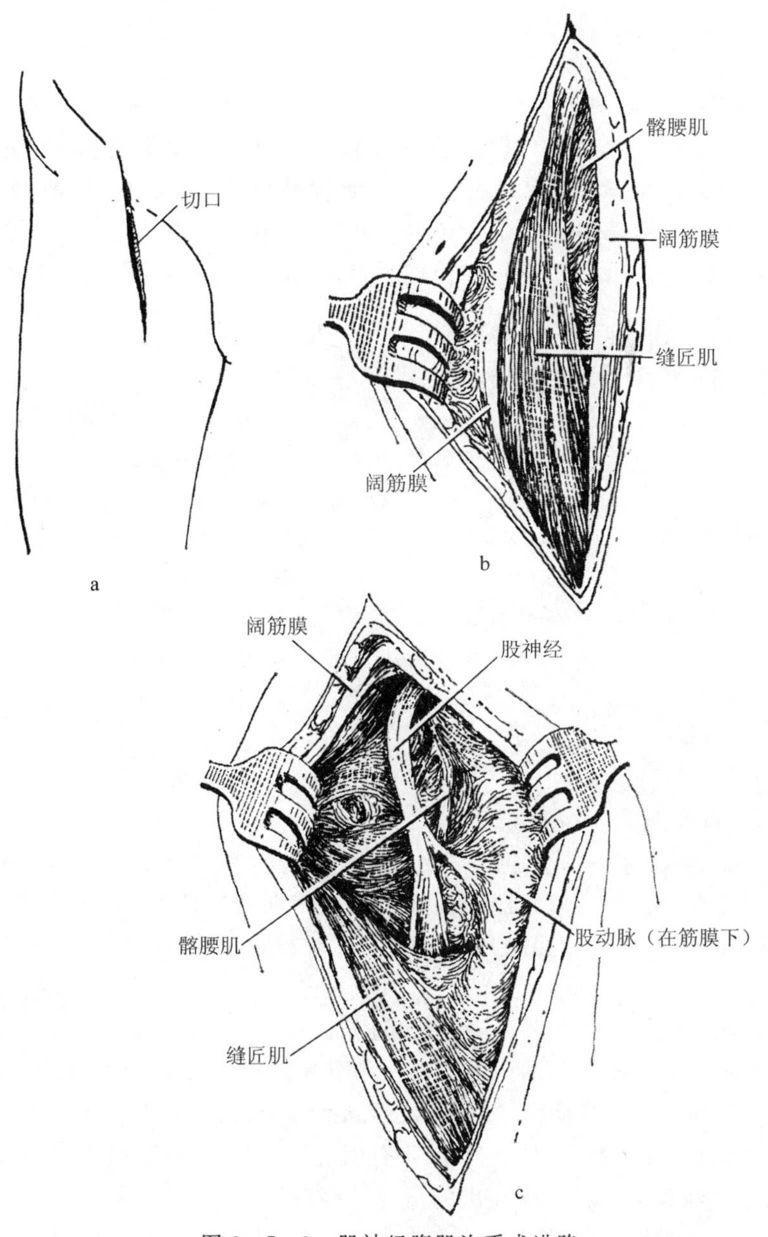

图3-7-3　股神经腹股沟手术进路

2. 沿切口切开皮肤、皮下组织和深筋膜，并向两侧牵引，显露出缝匠肌和深面的髂腰肌（图 3－7－3b）。

3. 将缝匠肌向外侧牵开，用盐水纱布将股神经前方疏松脂肪组织推向外侧，小心剪开股神经前方一薄层筋膜，则位于股动脉鞘外侧的股神经得以充分显露（图 3－7－3c）。

【说明】

该切口在腹股沟中点偏外侧缝匠肌内侧作一纵形切口，即能在缝匠肌内侧缘显露出股神经，符合按肌间隙显露神经和血管的原则，而且能在直视下顺利地到达股神经。

手术中要解剖出缝匠肌的内侧缘，并牵向外侧；再小心地将股神经前方疏松的脂肪清除，小心剪开前面的筋膜，即能在股动脉鞘外侧显露出股神经，但注意不要切开股动脉鞘，以免不必要的损伤。

第二节　坐骨神经手术进路

【应用解剖】

坐骨神经的显露有臀部与股部。前者于臀部臀大肌外缘作“?”形皮肤切开，解剖出臀大肌外缘（图 3－2－1）；切开臀大肌外缘筋膜，于臀大肌深面向内侧解剖，显露出臀中肌、臀小肌及梨状肌群（图 3－7－4c），则坐骨神经以及梨状肌上、下缘分出的臀上血管神经和臀下血管神经，股背侧皮神经得以显露。坐骨神经在股部的显露，则于股部后侧作正中纵形皮肤切开，解剖出腘绳肌群（股二头肌和半腱肌及半膜肌）和肌后皮神经（图 3－7－5c），切开半腱肌与股二头肌长头的间隙，向两侧解剖，则坐骨神经干得以显露（图 3－7－5d）。

一、坐骨神经臀部手术进路

【适应证】

1. 坐骨神经松解术。
2. 坐骨神经断裂吻合术。

【体位】

患者俯卧于手术台上，患侧髂部垫一扁枕。

【麻醉】

持续硬脊膜外麻醉或全麻。

【手术步骤】

1. 切口于臀部作“?”形切线，自髂后上棘下外方 2cm 处开始，先向外上呈弧形后向外下经大转子后方，经臀下皱襞中点，再直线向下 8cm 处止（图 3－7－4a）。

2. 沿切口切开皮肤、皮下组织和深筋膜，将皮瓣适当游离，在作臀下皱襞及大腿处皮瓣游离时，注意不要切开深筋膜，以免损伤深面的股后侧皮神经。将皮瓣向两侧牵开，显露出臀大肌及阔筋膜，再沿切口的方向作臀大肌与臀中肌之间和阔筋膜上的臀大肌附着处的切口（图 3－7－4b）。

3. 沿上述切口分开臀大肌与臀中肌，并切断臀大肌在阔筋膜张肌的附着处，在作臀大肌远侧缘切断时，要先找出该肌远侧与股后侧皮神经，将两者从股后侧肌肉上抬起，并将股后侧皮神经分离开，后切断臀大肌远侧缘；后作臀大肌深面游离，并翻向内上方。在作臀大肌向内侧翻转时，注意走向该肌的臀上、下动静脉及分支，它们是紧附着骨盆的，不可因过度牵拉引起断裂出血；后将大转子后方的脂肪组织沿大转子后缘切开并翻向内上方，则可显出臀中肌、梨状肌、上孖肌、闭孔肌、下孖肌、股方肌以及从梨状肌上缘穿出的臀上动脉、静脉、臀上神经和梨状肌下缘穿出的坐骨神经和臀下动静脉、臀下神经。术中注意勿损伤坐骨神经内侧的股后皮神经，而且还需认识到坐骨神经与梨状肌相互关系的变异（图 3－7－4c）。

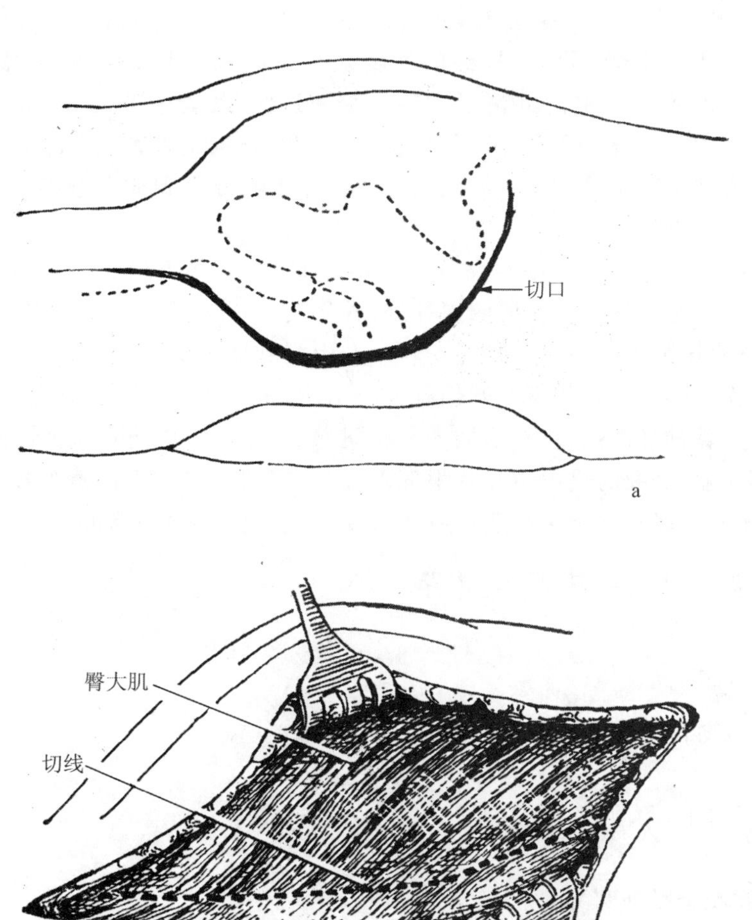

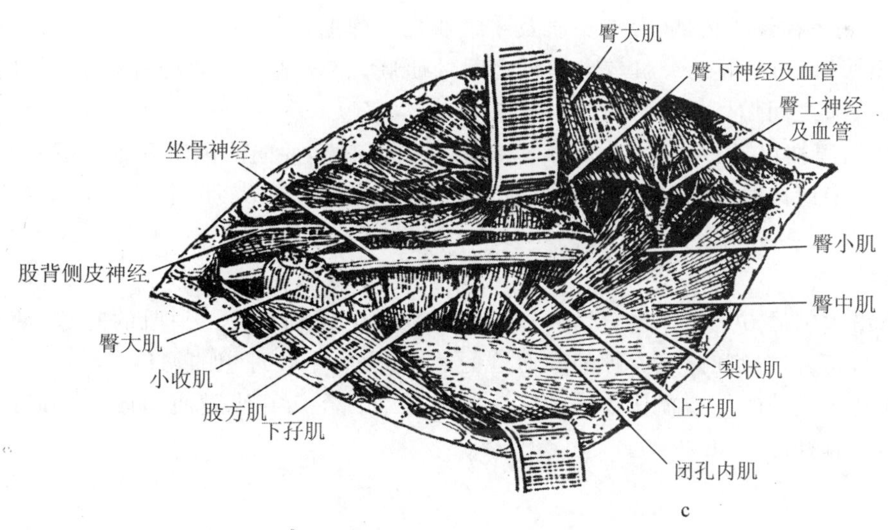

图 3-7-4　坐骨神经臀部手术进路

【说明】

该切口系沿臀大肌缘及其附着部切开，并将其翻向内上方，使坐骨神经得到充分显露，因此对臀大肌的损伤很少，是一个显露臀部坐骨神经的优良切口。Oarnesale为了扩大髋关节的显露，在该切口基础上翻转外旋短肌（梨状肌群），并凿下大转子翻向近侧，使髋关节充分显露，必要时还可向前内沿腹股沟延长切口，并找出股外侧皮神经，并将腹股沟韧带连同缝匠肌、股直肌以及髂腰肌向内侧剥离，但需保留阔筋膜张肌使之不受损伤。这样髋关节前外侧可得到充分显露，有利于髋关节复杂性骨折的处理。

手术中需注意在游离臀大肌时，在臀大肌与臀中肌间分开，并将阔筋膜张肌上的臀大肌附着处切断。在切断该肌下缘时，必须先找出股后侧皮神经，并将其分开，以免损伤。其次在翻开臀大肌时，注意勿损伤由梨状肌上缘穿出的臀上神经和臀上动脉以及由梨状肌下缘穿出的臀下动脉、臀下神经和股后侧皮神经，在没有损伤上述两血管的情况下仍有较大出血，要考虑到会阴内血管束的出血。其止血的方法是在梨状肌下缘、坐骨神经内侧，将示指插入梨状肌深面，即可压迫会阴内血管束的弧状部，使其暂时止血，后进一步分离止血，必要时进腹结扎其根部。在游离坐骨神经时，注意勿损伤位于内侧的股后皮神经。同时要认识坐骨神经在穿出梨状肌时可能有变异，以免造成不必要的损伤。

二、坐骨神经大腿后方手术进路

【适应证】

1. 坐骨神经松解术

2. 坐骨神经断裂吻合术。

【体位】

患者俯卧于手术台上。

【麻醉】

腰椎麻醉或持续硬脊膜外麻醉。

【手术步骤】

1. 以大腿后侧中线为切口，自臀股线开始，沿大腿后侧中线直线向下，到腘窝上方（图3-7-5a）。

2. 沿切口切开皮肤、皮下组织和深筋膜，并向两侧作适当游离，显露出股后侧皮神经、股二头肌半腱肌，再于肌后侧皮神经的内侧，股二头肌及半腱肌之间作肌膜切口（图3-7-5b）。

3. 沿肌膜切口，切开股二头肌与半腱肌之间的肌膜，将该两肌沿肌间隙分开，并向两侧牵开，再沿股二头肌与半膜肌之间作切口（图3-7-5c）。

4. 沿上述肌膜切口，切开股二头肌与半膜肌之间的肌膜，并向两侧牵开，则股神经得以显露。在分开肌膜和牵开以上肌肉时，勿损伤由股神经高位分出并支配股二头肌，半腱肌和半膜肌和肌支（图3-7-5d）。

【说明】

该切口系沿大腿后方正中作垂直切开，分开半腱肌、半膜肌与股二头肌的间隙，使坐骨神经得到充分显露。该切口符合按肌间隙显露神经和血管的原则，是一个较理想的切口。

手术中在切开皮肤时不要损伤皮下的股后侧皮神经。在切开半腱肌与股二头肌肌膜分开间隙时，要小心分离出坐骨神经，以免损伤。

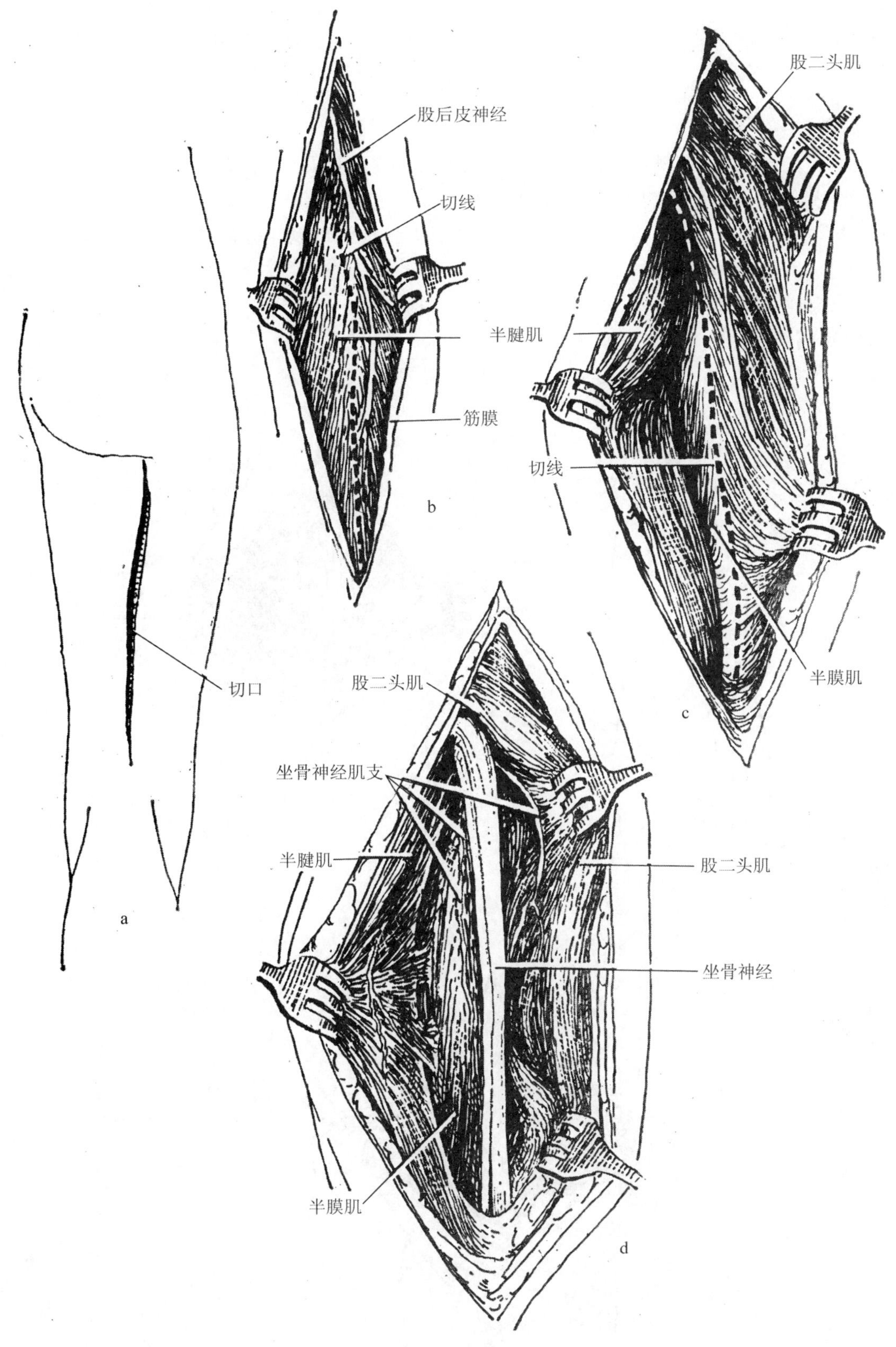

图 3-7-5　坐骨神经大腿后方手术进路

第三节　股四头肌腱手术进路

【应用解剖】

股四头肌腱的显露，只有采用股前下段的正中作纵行皮肤切开，于髌骨上方解剖出股四头肌下段的股直肌、股外侧肌、股内肌和股四头肌腱(图 3-2-4)；沿股直肌与股四头肌腱内侧或外侧缘作游离，将其用纱布保护，提起股四头肌腱与股中肌分开，则股四头肌腱就可以充分显露(图 3-7-6c)。

【适应证】

1. 股四头肌粘连松解术。
2. 肌四头肌断裂修补术。

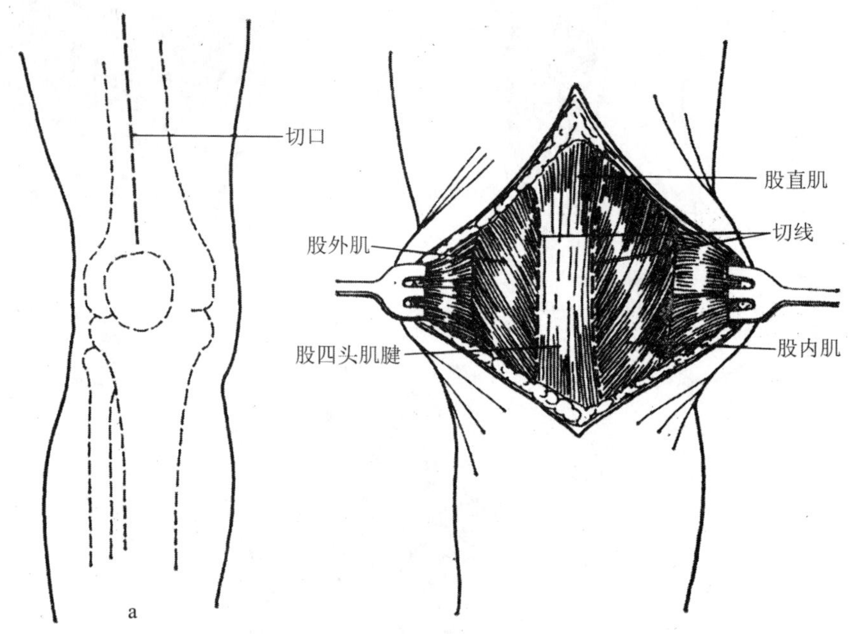

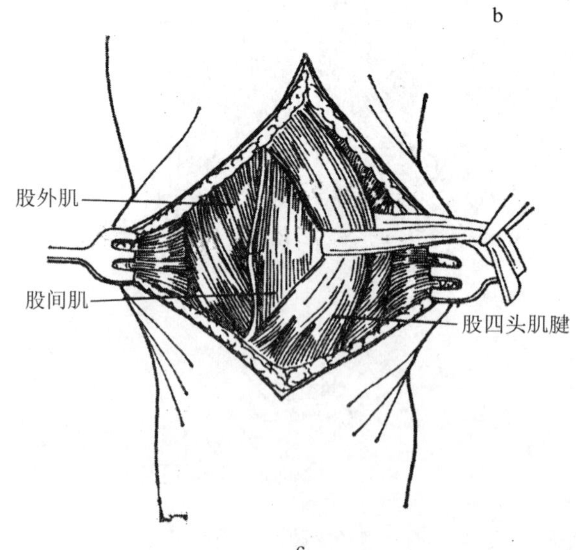

图 3-7-6　股四头肌腱手术进路

【体位】

患者平卧于手术台上。

【麻醉】

持续硬脊膜外麻醉。

【手术步骤】

1. 于大腿下方正中作纵形切口，自髌骨上缘中点起向上延伸，到大腿上、中 1/3 交界处或向上延长(图 3-7-6a)。

2. 沿切口切开皮肤、皮下组织和深筋膜，并将皮瓣向两侧游离牵开，显露出股四头肌腱、股内肌、股直肌和股外肌，再沿股四头肌腱内外缘作筋膜切线(图 3-7-6b)。

3. 沿切线切开股四头肌腱两侧筋膜，作肌腱深面游离，使其内外相通，并用湿纱布条牵起，则股四头肌腱得以充分显露(图 3-7-6c)。

【说明】

该切口是处理股四头股腱病变的唯一切口，由于手术途中无明显血管和神经，因此很安全。但术后亦可发生再粘连，故手术后要及早功能练习。

第四节　腘窝神经与血管手术进路

【应用解剖】

腘窝的神经、血管的显露都是采用"S"形皮肤切口，其腓总神经的显露主要以腓侧为主，切开皮肤后解剖出股二头肌、腓骨小头和腓肠肌外侧头(图 3-4-2)，于股二头肌下段内侧缘切开深筋膜，于其深面解剖出腓总神经；后向远侧解剖，在腓骨小头下方，腓总神经转向前方进入小腿前肌腱群内(图 3-7-7c)。

胫神经和腘动脉的显露，则在腘窝作"S"形皮肤切开后，解剖腘部的深筋膜和由腘静脉向腘浅表穿出的小隐静脉(图 3-7-8b)。于正中切开腘窝部深筋膜，解剖出组成腘窝的近侧半腱肌、半膜肌、股二头肌和腓肠肌内外侧头，切开腘血管周围的鞘膜，则腘动静脉及深部的胫神经得以显露(图 3-7-8c)。

一、腓总神经腘窝手术进路

【适应证】

1. 腓总神经松解术。

2. 腓总神经吻合术。

【体位】

患者俯卧于手术台上或健侧卧位。

【麻醉】

腰椎麻醉或持续硬脊膜外麻醉。

【手术步骤】

1. 于腘窝部作"S"形切口，自半腱肌关节面上 5cm 处沿半腱肌内侧缘向远侧至关节平面，后横过腘窝，再沿腓肠肌外侧头的外缘弯向远侧 6～8cm，即其远侧端向下方起至腓骨小头(图 3-7-7a)。

2. 沿切口切开皮肤、皮下组织，并将皮瓣适当向两侧游离，再沿股二头肌内侧缘作深筋膜切口(图 3-7-7b)。

3. 沿深筋膜切口小心切开深筋膜，并作适当游离，于股二头肌内侧缘深面切开覆盖于腓总神经上

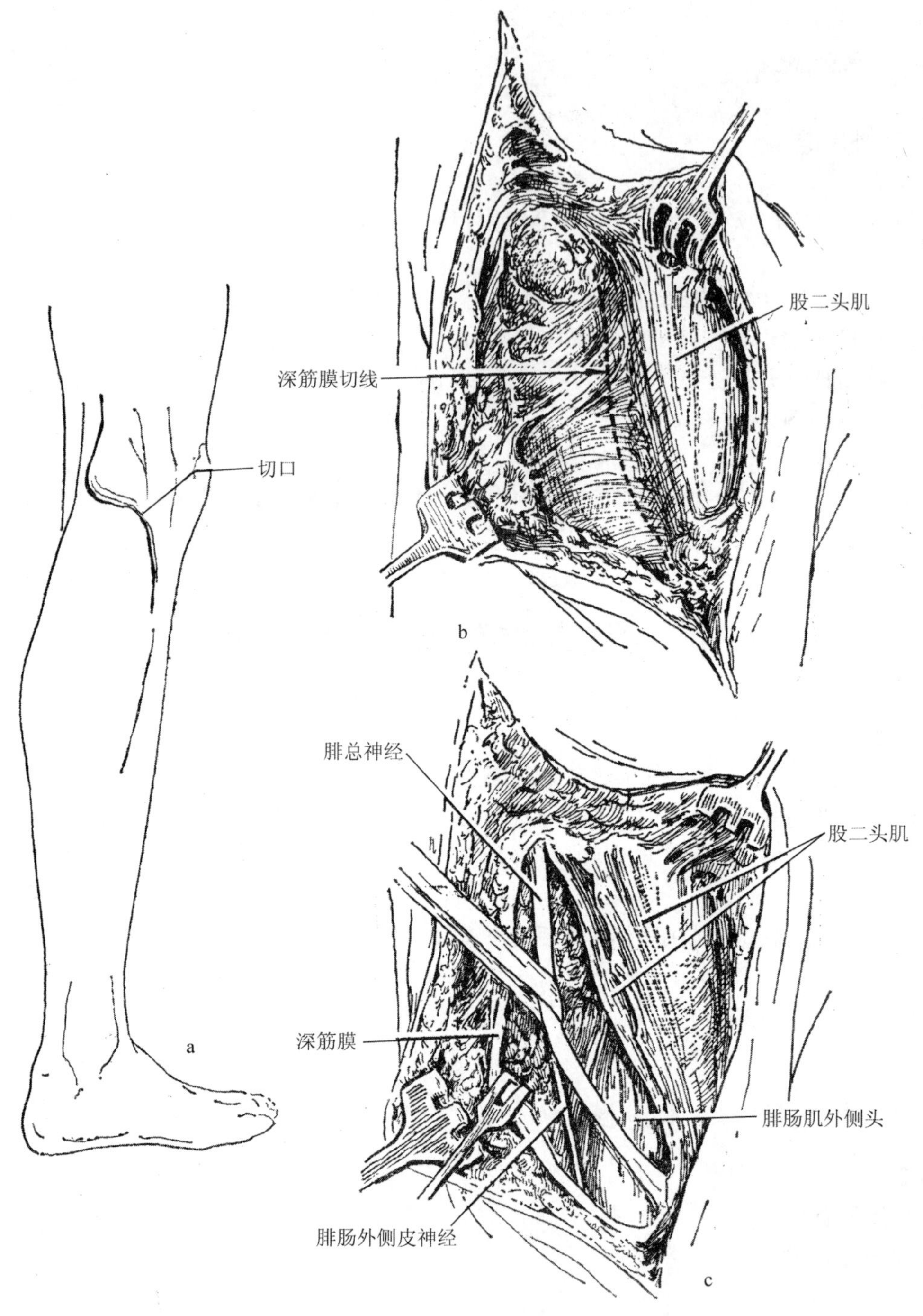

图 3-7-7　腓总神经腘窝手术进路

的一层薄的筋膜，则腓总神经得以显露，后用橡皮条作悬吊（图 3-7-7c）。

【说明】

该切口的皮肤切口呈“S”形，故避免了在腘窝造成直线疤痕而影响伸屈功能。并直接从股二头肌后缘解剖腓总神经，而避免了显露小隐静脉、腘动脉和胫神经。该切口的缺点是近端切口偏向内侧，故有人主张其切口从股二头肌后缘开始，于腓骨小头下方转向腓骨的前方，再向远侧延长 3～5cm。这样可使腓总神经显露得更充分。

手术中切开皮肤在游离皮瓣时，不要损伤腘窝处的小隐静脉。在作股二头肌后缘筋膜切开时要小心，不要损伤股二头肌后缘深面的腓总神经。

二、胫神经、腘动脉腘窝手术进路

【适应证】

1. 腘窝部胫神经吻合术。
2. 腘窝部胫神经松解术。
3. 腘动脉损伤修复术。
4. 腘动脉血栓摘除术。

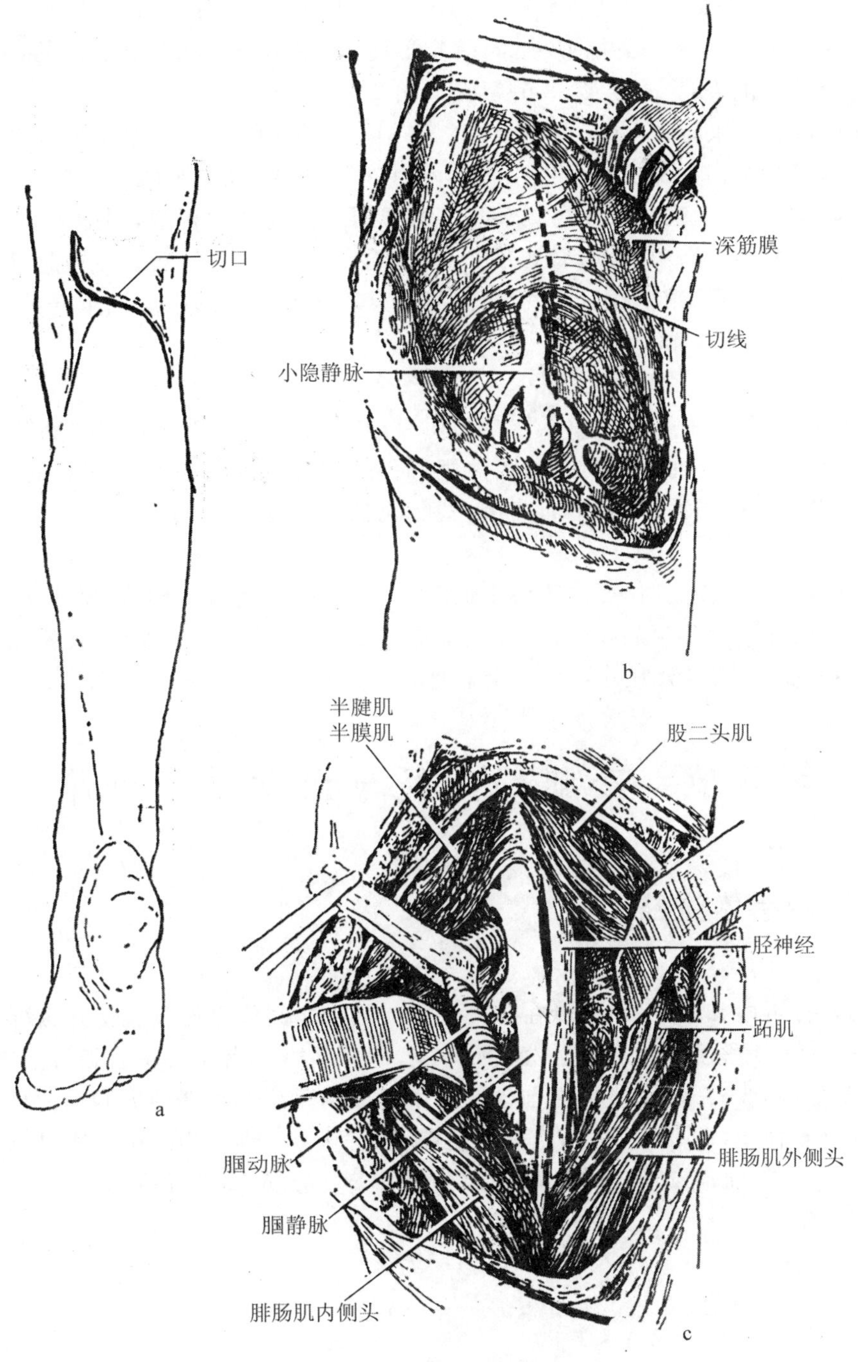

图 3-7-8　胫神经、腘动脉腘窝手术进路

5. 腘动脉瘤切除移植术。

6. 膝关节附近骨折合并腘动脉损伤探查术。

【体位】

患者俯卧于手术台上或健侧卧位。

【麻醉】

腰椎麻醉或持续硬脊膜外麻醉。

【手术步骤】

1. 于腘窝部作一"S"形切口，自股二头肌腱膝关节平面上 5～7cm 处开始，沿股二头肌腱内侧缘向远侧，至关节平面，后横过腘窝，再沿腓肠肌内侧头弯向远侧 6～8cm(图 3-7-8a)。

2. 沿切口切开皮肤、皮下组织，并将皮瓣向两侧游离，显露出位于深筋膜表面的小隐静脉，再沿腘窝的中线，小隐静脉的外侧缘，作一纵形深筋膜切口(图 3-7-8b)。

3. 沿深筋膜切口切开深筋膜，并向两侧游离。在这一步骤中，小隐静脉如有碍手术，可以切断结扎。切开深筋膜后，将腘窝内的疏松脂肪组织用盐水纱布推开，将股二头肌和腓肠肌外侧头向外侧牵开，将半腱肌、半膜肌和腓肠肌内侧头向内侧牵开。切开腘血管周围的鞘膜，则腘动脉和伴行的腘静脉和胫神经都得到显露；后用纱布条将腘动脉悬吊。如需显露腘动脉的分支胫前动脉、胫后动脉和腓动脉，则纵形切开比目鱼肌腱弓，则小腿后上段血管、神经束和深面的扇形腘肌和垂直的附加韧带即显露(图 3-7-8c)。

【说明】

该切口的皮肤切口符合在关节周围不作纵形切口的原则。当切开皮肤和深筋膜，分开股二头肌与半腱肌、半膜肌即能顺利地到达腘动脉和胫神经，而且显露充分，是一个较理想的切口。如需显露膝关节后方，则将腘动、静脉和胫神经牵向内侧，就能充分显露膝关节的后方。故该切口常为骨科医师所选用。

手术中切开皮肤在游离皮瓣时，要注意由小腿后方下来的小隐静脉和由腘窝处穿入深筋膜的腘静脉，避免损伤。纵形切开腘窝部深筋膜后，小心分开股二头肌与半腱肌、半膜肌，显露出胫神经、腘动脉和腘静脉。如需显露膝关节后方，则小心将以上血管和神经牵向内侧，并加以保护，以免损伤。

第五节 小腿部神经与血管手术进路

一、胫前动脉手术进路

【应用解剖】

胫前动脉显露，分近段和中下段，前者在腓骨上段与胫骨之间作纵形皮肤切开，解剖出胫前肌与趾长伸肌(图 3-5-4)，切开深筋膜，分开上述两肌间隙，即可显露出由比目鱼肌腱弓上缘经骨间膜穿入小腿前方的胫前动脉(图 3-7-9b)。而胫前动脉的中下段则采用在小腿前方胫前肌外缘，纵形切开皮肤，解剖胫前肌和趾长伸肌(图 3-5-4)，切开深筋膜，分开上述两肌间隙，在腓侧显露出踇长伸肌，连同趾长伸肌牵向腓侧，胫前肌牵向胫侧，则深面的胫前动、静脉和伴行腓深神经得以显露(图 3-7-10c)。

（一）胫前动脉上段手术进路

【适应证】

1. 胫腓骨上段骨折伴胫动脉循环障碍探查术。
2. 胫动脉上段血管瘤切除移植术。
3. 腘动脉血栓摘除术。

【体位】

患者俯卧于手术台上或健侧卧位。

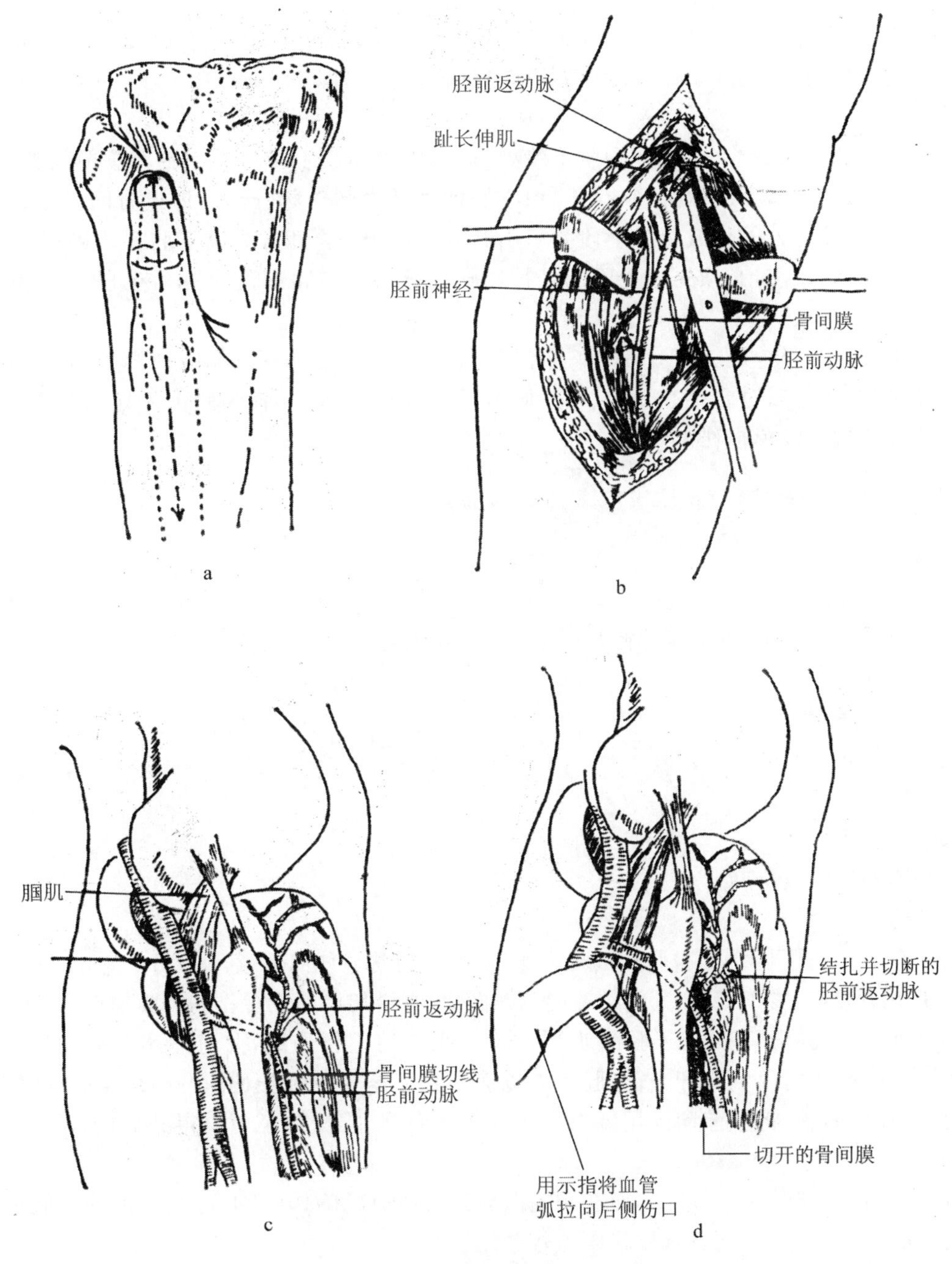

图 3-7-9　胫前动脉上段手术进路

【麻醉】

持续硬脊膜外麻醉或全麻。

【手术步骤】

1. 于腓骨与胫骨之间的上段作纵形切口，将拇指从下向上使指腹压于胫腓骨上端的拱形处，按平分拇指线作切开皮肤(图 3 - 7 - 9a)。

2. 沿切口切开皮肤和筋膜，适当向两侧游离并牵开。用刀柄分开趾长伸肌和胫前肌的间隙，即可显露胫前血管束，血管束在趾长伸肌的深面，处于切口的外侧，当使它在切口内显露于骨间膜之前时，即可游离血管弧，血管弧的前方被其分支胫前返动，静脉系住，需将其挑起切断结扎(图 3 - 7 - 9b)。

3. 如骨间膜上部洞口够大，血管弧可以通过自由，并能拉向后方；如洞口不够大或被胫前肌挤小，则必须扩大此洞口，再作骨间膜切口(图 3 - 7 - 9c)。

4. 在保护好胫前动脉和腓深神经的情况下，用手指穿过或越过胫前，再按切线切开骨间膜，则血管弧可安全地通过胫神经、腘动脉的后方切口，从前方移向后方(图 3 - 7 - 9d)。

【说明】

胫前动脉是腘动脉的最终分支，在腘肌下缘处分出，经骨间膜上缘进入小腿肌膜前间隙走行在腓骨头内侧到内外踝中点深面，有腓深神经伴行。由于胫前动脉由腘动脉分出后即进骨间膜上缘，因此移动性很小，亦因小腿上部前方外伤或胫腓上段骨折引起胫前动脉的损伤，造成下肢循环障碍，故手术探查机会较多，在进行该切口前，必须先按上面的胫神经腘动脉手术进路解剖小腿后上段神经和血管，后进行该手术进路。

该手术进路需结合胫神经、腘动脉手术途径同时进行，除注意前一途径的内容外，在作前方切口时定位必须正确，游离血管弧时要小心切断、结扎胫前返动、静脉。切开骨间膜前一定要注意保护好胫前动脉、静脉和腓深神经，以免损伤。

(二) 胫前动脉、腓深神经小腿前方手术进路

【适应证】

1. 胫前动脉损伤的修补或结扎手术。

2. 小腿前下方带血管游离皮瓣移植与胫前动脉吻合术。

3. 腓深神经吻合术。

4. 腓深神经松解术。

【体位】

患者平卧于手术台上。

【麻醉】

持续硬脊膜外麻醉或全麻。

【手术步骤】

1. 于小腿前方作一纵形切口，自胫骨粗隆外侧沿胫前肌外缘直线向下，其长度 8～10cm(图 3 - 7 - 10a)。

2. 沿切口切开皮肤、皮下组织，并将皮瓣向两侧游离，再沿切口的位置作深筋膜切口(图 3 - 7 - 10b)。

3. 沿深筋膜切口切开深筋膜，于胫前肌与趾长伸肌之间进行分离，并进一步在胫前肌与踇长伸肌之间作分离。将胫前肌向内侧牵开，直至胫骨外侧面得到显露。将趾长伸肌与踇长伸肌向外侧牵开，显露出胫前动脉、胫前静脉，将胫前动脉用纱布条作悬吊牵引，则腓深神经可以得到显露(图 3 - 7 - 10c)。

【说明】

该切口沿胫前肌与趾长伸肌进行，而在胫前肌与踇长伸肌之间作解剖，能顺利地到达胫前动脉和腓深神经。根据需要切口可上下延长，故临床上较常用。

手术中注意皮肤切口要在胫前肌的外缘垂直切开皮肤和深筋膜，要认清胫前肌与趾长伸肌，并小心

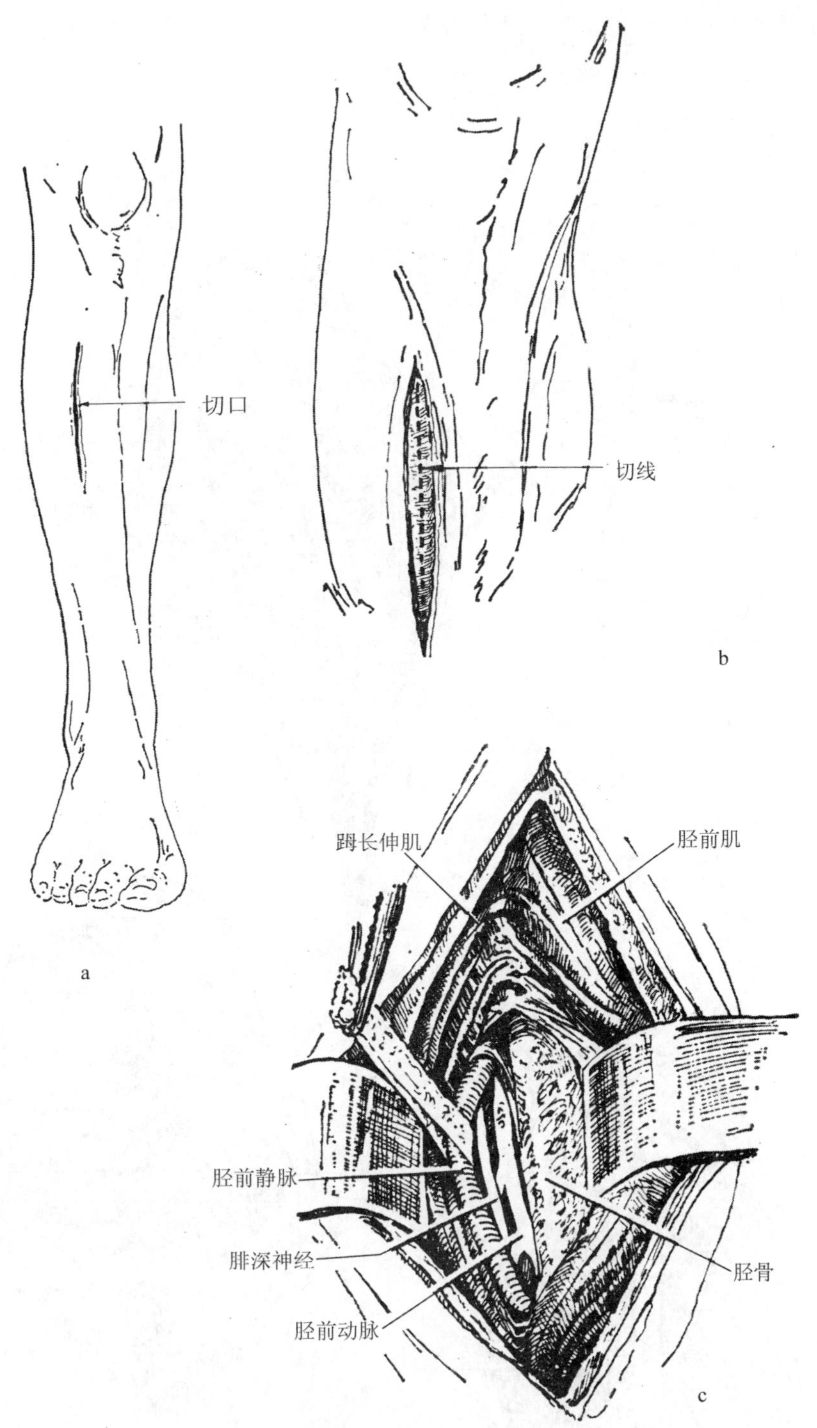

图 3-7-10　胫前动脉、腓深神经小腿前方手术进路

分开该两肌的间隙，进而有胫前肌与踇长伸肌分离，即能显露出胫前动脉和腓深神经。

二、胫神经小腿后方手术进路

【应用解剖】

胫神经小腿后的显露是采用小腿后内侧上方横过腘窝，再沿腓肠肌内侧头内缘作"Γ"形皮肤切开，解剖小腿后方上段的半腱肌、半膜肌、腓肠肌的内侧头（图 3-7-11b），切开深筋膜，将腓肠肌内侧头牵向内侧，解剖腘肌和比目鱼肌（图 3－7－11c），继之切开腘肌，其深面的胫神经即得以显露（图 3－7－11d）。

【适应证】

1. 胫神经吻合术。
2. 胫神经松解术。

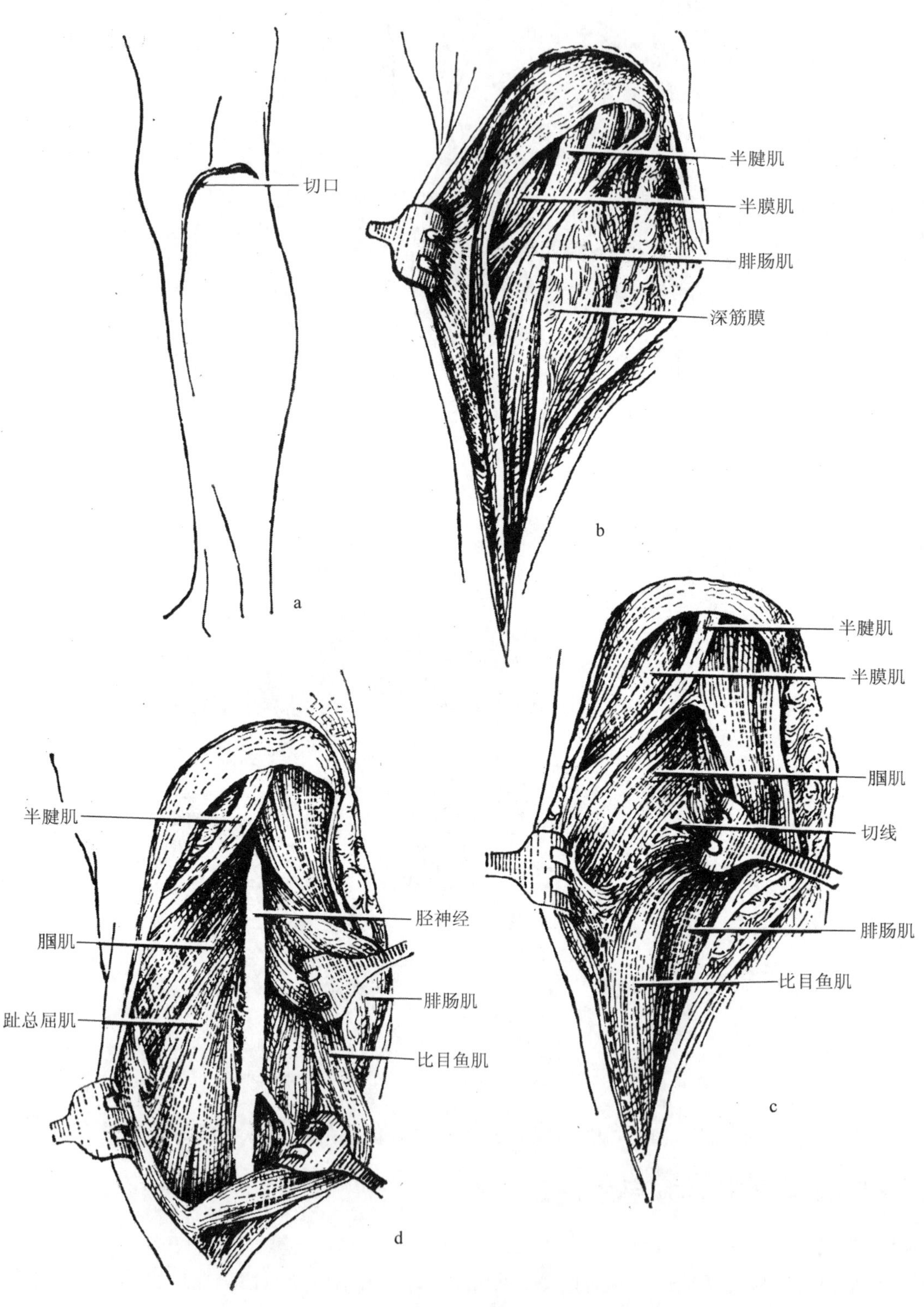

图 3－7－11　胫神经小腿后方手术进路

【体位】

患者俯卧于手术台上。

【麻醉】

腰椎麻醉或持续硬脊膜外麻醉。

【手术步骤】

1. 于小腿后内侧作“Γ”形切口，自腘窝的外侧开始，横过腘窝，至腘窝的内侧，沿腓肠肌的内侧头的内侧缘直线向下，至小腿的中下部(图 3-7-11a)。

2. 沿切口切开皮肤、皮下组织，并将皮瓣向两侧游离，后沿切口的方向弧形切开深筋膜，显露出半腱肌、半膜肌和腓肠肌内侧头(图 3-7-11b)。

3. 将腓肠肌内侧头肌膜切开，作分离，后向外侧牵开，显露出腘肌和比目鱼肌；再沿腘肌与比目鱼肌之间和比目鱼肌内侧作切口(图 3-7-11c)。

4. 沿腘肌与比目鱼肌之间和比目鱼肌内侧缘的切口，切开肌膜，将比目鱼肌内侧缘与趾长屈肌之间作分离，将比目鱼肌向外侧牵开，后将比目鱼肌在胫骨后的附着处(腘肌与趾长屈肌附着处之间的附着部分)切断。在切断该部分时，注意勿损伤由腘窝穿入比目鱼肌腓骨附着部与胫骨附着间的走于比目鱼肌深面的胫神经。后将比目鱼肌向外侧牵开，则胫神经得以充分显露(注意胫后动脉位于该神经的后方，不可损伤)(图 3-7-11d)。

【说明】

该切口是从腓肠肌内侧缘向上在腘窝处弯向外侧，呈“Γ”形，能充分显露小腿后方的胫神经，又避免了切口成纵形。其深部的进路，符合按肌间隙的原则，又避免了通过小腿后部的主要血管，因此并发症很少。

手术中在切开皮肤、深筋膜后，要细心解剖出腓肠肌与半膜肌间隙，将腓肠肌牵向外侧，找出腘肌与比目鱼肌间隙，并切开肌膜；将比目鱼肌牵向内侧，小心解剖出胫神经。如不按以上间隙进入深层，则不能显露出胫神经。

三、胫神经、胫后动脉小腿后内侧手术进路

【应用解剖】

胫神经、胫后动脉的显露都采用小腿内侧与胫骨内缘作纵形皮肤切开，解剖出胫骨内缘大隐静脉与腓肠肌内侧头(图 3-7-12b)，切开深筋膜，将腓肠肌内侧头及其深面的比目鱼肌一同牵向后，则深面的胫后动脉、静脉及胫神经得以显露(图 3-7-12c)。

【适应证】

1. 胫后动脉的修复或结扎术。
2. 小腿后下方与足跟部缺损带血管游离皮瓣移植与胫后动脉吻合术。
3. 胫神经吻合术。
4. 胫神经松解术。

【体位】

患者平卧于手术台上，健侧臀部垫一高枕。

【麻醉】

持续硬脊膜外麻醉或全麻。

【手术步骤】

1. 于小腿内侧作一纵形切口，自小腿中上 1/3 交点，胫骨内侧缘直线向下，其长度根据需要决定(图 3-7-12a)。

2. 沿切口切开皮肤、皮下组织，将皮瓣作适当游离，在游离前方皮瓣时，深筋膜浅面的大隐静脉和

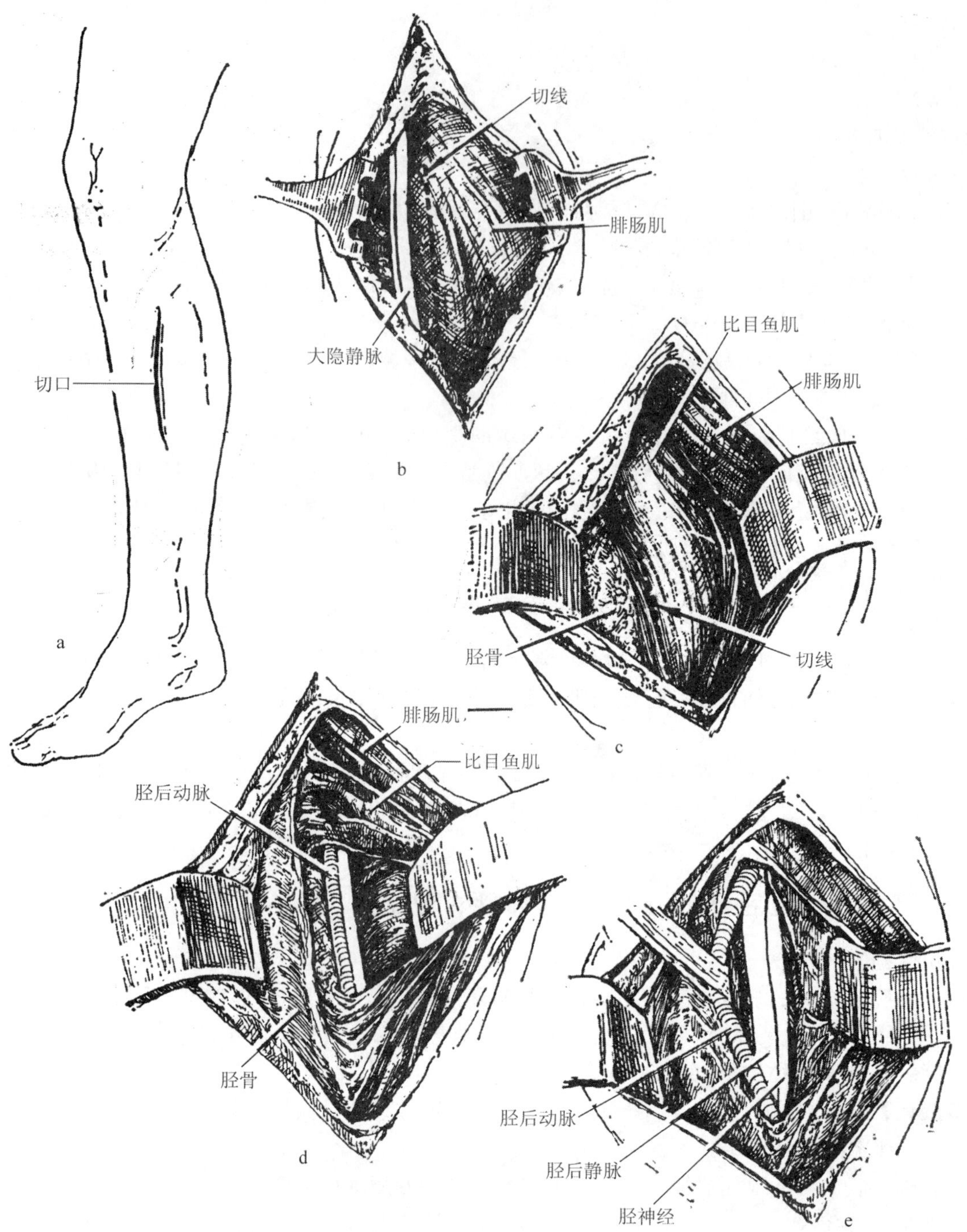

图 3－7－12　胫神经、胫后动脉小腿后内侧手术进路

隐神经应给予保护，不可损伤。后沿大隐静脉后缘作深筋膜的纵形切口(图 3－7－12b)。

3. 沿深筋膜切口切开深筋膜，将前方的大隐静脉和隐神经连同深筋膜向前方牵开，显露出胫骨后缘。将腓肠肌内侧头向后方牵开，显露出比目鱼肌，再沿比目鱼肌内侧缘作肌膜切口(图 3－7－12c)。

4. 沿比目鱼肌内侧缘肌膜切口切开肌膜，将比目鱼肌向后方牵开，则胫后动脉和胫后静脉得以显露，胫神经在胫后动脉的外侧(图 3－7－12d)。

5. 打开胫后血管的鞘膜，将胫后动脉作游离，用纱布条悬吊，注意勿损伤伴行的静脉。这时位于胫后动脉外侧的胫神经显露得更充分(图 3－7－12e)。

【说明】

该切口由于沿小腿后内侧腓肠肌内缘解剖出胫后动脉和胫神经，故符合按肌间隙的原则显露，并便于上下延长，故临床上较常用。

手术中需注意切口要沿小腿内侧腓肠肌内缘进行。游离皮瓣时不要损伤大隐静脉和隐神经。切开深筋膜后解剖出腓肠肌内侧缘，并牵向外侧；再于比目鱼肌内缘切肌膜，解剖出比目鱼肌并将其牵向内侧，则胫神经和胫后动脉得以显露，注意避免损伤。

四、腓动脉小腿后外侧手术进路

【应用解剖】

腓动脉小腿后侧显露都采用小腿外侧纵形皮肤切开，解剖出股二头肌、腓骨小头后缘、腓骨长短肌、比目鱼肌(图 3－7－13b)，切开股二头肌腱后缘深筋膜，解剖腓总神经，将其用橡皮条保护，牵向前方，使腓骨长、短肌与比目鱼肌进一步显露(图 3－7－13b)，切开腓骨长、短肌与比目鱼肌之间的肌膜，将其分开，即能解剖出深面的踇长屈肌，切开其外缘肌膜，将踇长屈肌牵向后内侧，则腓动脉得以显露(图 3－7－13c)。

【适应证】

1. 腓骨游离移植术。
2. 腓动脉探查术。

【体位】

患者平卧于手术台上，臀部垫一扁枕，膝关节稍屈曲。

【麻醉】

持续硬脊膜外麻醉或全麻。

【手术步骤】

1. 于小腿外侧作一纵形切口，自腓骨小头后上方股二头肌腱后缘起，沿腓骨后缘向下延伸到小腿中下 1/2 交界处(图 3－7－13a)。

2. 沿切口切开皮肤、皮下组织和深筋膜，并将皮瓣向两侧游离牵开，于股二头肌腱后缘切开肌膜，解剖出腓深神经，并作适当地显露，用橡皮条保护牵向前方，使腓骨长、短肌与比目鱼肌得以显露(图 3－7－13b)。

3. 沿腓骨长短肌与比目鱼肌间隙，切开肌膜，作肌间隙解剖。将腓骨长、短肌牵向前方；比目鱼肌牵向后方，显露出踇长屈肌，切开踇长屈肌外缘肌膜，沿腓骨长短肌与踇长屈肌外缘之间解剖，将踇长屈肌牵向后内侧，必要部分切断踇长屈肌上方，便于踇长屈肌向后内侧牵引，则腓动脉得以显露(图 3－7－13c)。

【说明】

该切口系腓骨移植术常用的切口，能充分显露腓骨和腓动脉，有利于作带血管腓骨切取。

手术中需注意保护腓深神经。如需切断部分踇长屈肌时，则要充分显露好腓动脉上段后再切断，以免损伤腓动脉。

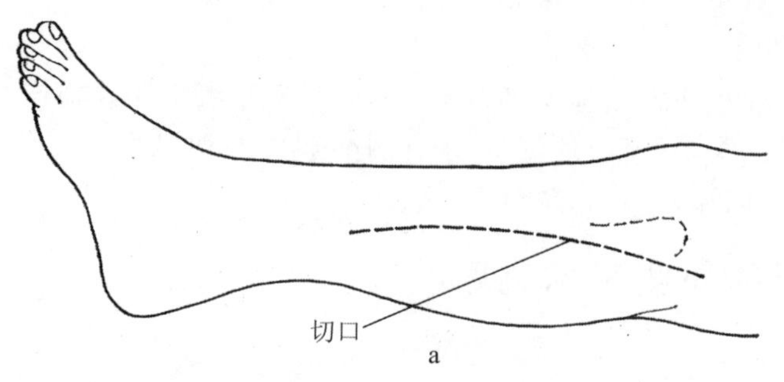

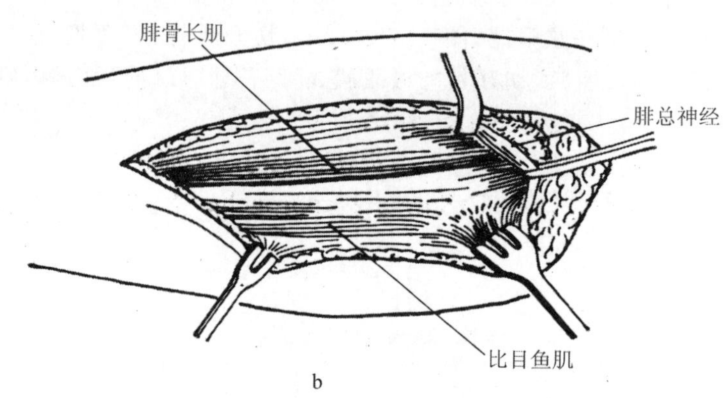

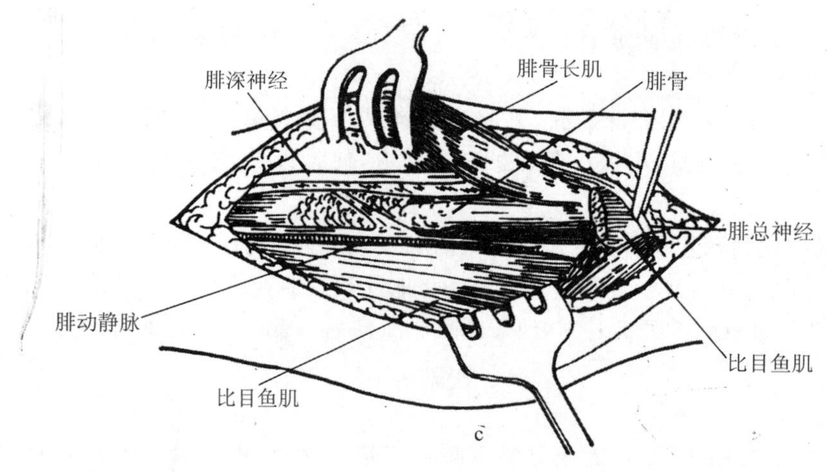

图 3－7－13　腓动脉小腿后外侧手术进路